Der Herzmuskel

und seine Bedeutung für

Physiologie, Pathologie und Klinik des Herzens.

Ein Versuch zur Entwickelung
einer allgemeinen Pathologie und Symptomatologie der Herzmuskelerkrankungen auf anatomischer Grundlage.

Von

Dr. Ehrenfried Albrecht,

Arzt in Berlin.

Mit 3 Lichtdruck- und 4 lithographierten Tafeln.

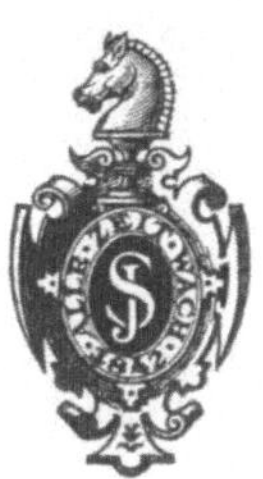

Springer-Verlag Berlin Heidelberg GmbH

1903.

ISBN 978-3-642-51261-2   ISBN 978-3-642-51380-0 (eBook)
DOI 10.1007/978-3-642-51380-0

Dem Andenken

seines unvergesslichen Lehrers,

des Herrn Geheimen Medizinalrates Professor Dr. Landois

in dankbarer Verehrung

gewidmet.

Vorwort.

Im folgenden übergebe ich der Öffentlichkeit eine Studienreihe, die mich seit einer großen Reihe von Jahren beschäftigt. Den ersten Grundstock, ja ich kann wohl geradezu sagen, den ganzen Anstoß lieferte ein Kapitel von anscheinend untergeordneter Bedeutung, nämlich die Anatomie der „Klappenmuskulatur". Dieser Abschnitt bildete einen Teil aus der von mir bearbeiteten, aber bisher nur zum kleinsten Teil veröffentlichten Preisaufgabe der Greifswalder medizinischen Fakultät aus dem Jahre 1885, deren Thema lautete: „Nach vorausgeschickter historisch-kritischer Übersicht über die bisher vorliegenden Untersuchungen sollen anatomische, histologische, physiologische Untersuchungen angestellt werden über die Muskulatur des Endocardium, der Herzklappen, der Venae cavae, der Venae pulmonales und der eigenen Herzgefäße bei Warmblütern."

Aus dieser Arbeit habe ich den Teil, welcher die Anatomie der Klappenmuskulatur behandelt, nur unter Vornahme einiger Kürzungen, unverändert übernommen, die funktionelle Bedeutung der genannten Muskulatur habe ich dagegen einer kleinen Überarbeitung unterzogen, um die für die vorliegenden Zwecke wichtigen Punkte besser hervorzuheben. Nun, die hierbei zu Tage getretenen Resultate führten mich zu weiteren Überlegungen und Untersuchungen und diese ließen mich die mich zunächst selber frappierende Erfahrung machen, daß einzelne auf anatomische Verhältnisse Bezug nehmende Behauptungen der Physiologen, die jedoch fundamentale Sätze aus der Lehre vom Bewegungsmodus der Kammermuskulatur behandelten, bedeutende Irrtümer zur Voraussetzung hatten. Zuerst von autoritativer Seite ausgesprochen, waren sie von Jahr zu Jahr, von Jahrzehnt zu Jahrzehnt immer weiter gelehrt worden. Dinge von anscheinend ganz nebensächlicher Bedeutung, wie die Insertionsweise und Anordnung der Chordae tendinae, erwiesen sich somit als außerordentlich wichtig, sie leiteten mit zwingender Notwendigkeit zu einer abweichenden Auffassung in außerordentlich wichtigen Fragen hin, sie wurde geradezu der Schlüssel zum Verständnis bis dahin unerklärter Vorgänge.

Eine weitere Anregung, den Versuch zu einer Erweiterung unserer Kenntnisse vom Bau des Myocards zu wagen, ging von einzelnen Befunden an pathologischen Herzen aus. Diese veranlaßten mich, die Lymphbahnen im Herzmuskel darzustellen: die Schlußfolgerungen aus diesen Versuchen wiederum führten dazu, von dem durch sie veränderten allgemeinen Gesichtspunkte aus Lehren und Auffassungen aus dem Gebiete der Pathologie und Klinik der Herzkrankheiten einer erneuten Kritik zu unterziehen.

Ich bin so mit dem Gesamtresultate meiner Arbeit abseits von der gewöhnlichen Heerstraße geführt worden, Schritt für Schritt. Eine ganze Reihe von Jahren ist darüber vergangen bis ich jetzt zur Veröffentlichung schreite, so datieren beispielsweise die Untersuchungen über die Lymphbahnen schon aus den Jahren 1892—94. Wenn auch ein wesentlicher Grund dafür rein äußerlicher Natur ist — er liegt in der Schwierigkeit, die mannigfachen und zum Teil sehr zeitraubenden anatomischen Untersuchungen neben den Pflichten der täglichen Praxis in den übrig bleibenden Mußestunden nur mit sehr bescheidenen, äußeren Einrichtungen zum nötigen Abschluß zu bringen, wobei unwillkommene und unvorhergesehene Unterbrechungen, die manches Präparat vernichteten, durchaus keine Seltenheit waren — so haben diese Dinge doch eine sehr gute Folge gehabt: sie haben mich zu wiederholterem Überlegen gezwungen und mich dadurch vor übereiltem Urteil bewahrt, das in dieser Lage, wo fundamentale Anschauungen in Frage kommen, mehr, wie unangebracht war.

Mögen meine Endergebnisse, für sich betrachtet, unter Umständen ketzerisch erscheinen, ich hoffe, es wird mich doch jeder von dem Vorwurf freisprechen, daß Neuerungssucht die Triebfeder meines Unternehmens gewesen ist. Wie ich glaube, habe ich meine Gründe auf eine Basis gestellt, die zu den festesten gehört, welche die Medizin kennt; in der Neuzeit ist zwar für klinische Zwecke die Verwertung der Anatomie etwas in den Hintergrund gerückt, ihre Bedeutung, ihr Wert ist deshalb nicht verringert, ja er kann es überhaupt niemals werden: Bau und Einrichtung der Organe sind Faktoren, die niemals werden vernachlässigt werden können!

In der Darstellung werde ich manchem vielleicht nicht Genüge geleistet haben, weil ich Literaturangaben auf das möglichst geringste Maß eingeschränkt habe. Aber ich sah keine Notwendigkeit zu ausgedehnterer Erörterung und Anwendung derselben. Einmal besitzen wir eine ganze Reihe von Arbeiten, welche dem Bedürfnis nach erschöpfender Literaturangabe Rechnung tragen, handelt es sich doch zum Teil um Gebiete, die außerordentlich intensiv bearbeitet sind, dann aber kommt für mich der Umstand in Betracht, daß ich meine Darstellung unter bisher nicht benutzten — weil nicht bekannten — Gesichtspunkten ausgeführt habe: das erspart mir tatsächlich ein weiteres Eingehen auf die Literatur, als wie ich es getan habe. Schließlich würde eine erschöpfende Benutzung und Anführung aller vorhandenen Veröffentlichungen einen enormen Raum beansprucht haben und das ganz unnötig, weil für meine Ziele und Zwecke nicht die geringste Förderung daraus zu erwarten war. Im wesentlichen hoffe ich, allen Autoren gerecht geworden zu sein, ich glaube auch nicht, Prioritätskonflikten ausgesetzt zu sein, ganz einfach deshalb nicht, weil die von mir benutzte Basis für meine Erörterungen nicht vorhanden war, sondern zum Teil erst von mir allein hat geschaffen werden müssen. Jedenfalls kann ich die Erklärung abgeben, daß ein absichtliches Ignorieren etwa übersehener Angaben nicht in meinem Willen gelegen hat.

Was die Illustrationen betrifft, die bei dem vorliegenden Thema nicht entbehrt werden konnten, und die, hoffe ich, das Verständnis bedeutend erleichtern werden, so war es meine Absicht, in ihnen die Tatsachen so ungeschminkt und so wahrheitsgetreu, wie möglich, zum Ausdruck zu bringen. Aus dem Grunde habe ich für die makroskopischen Präparate den Modus gewählt, sie so, wie sie von mir bearbeitet waren, photographieren zu lassen. Fig. 1 bis 5 inkl. (Tafel I-III) sind auf diese Weise gewonnen, sie sind nur um ein geringes kleiner, als die Originale. Fig. 6 bis 9 (Tafel IV u. V) sind aus der oben angeführten Preisarbeit nach den von mir damals gefertigten Zeichnungen reproduziert. Die übrigen Figuren (10—21, Tafel V bis VII) sind genau nach meinen eigenen Präparaten mittelst des von meinem Freunde Dr. Bernhard (Braunschweig) modifizierten Abbeschen Zeichenapparates (Zeitschrift für wissenschaftliche Mikroskopie und für mikroskopische Technik Bd. VIII, 1891, Seite 291—95) unter Benutzung des gleichfalls von Bernhard konstruierten und mir von ihm zur Verfügung gestellten Zeichentisches (die gleiche Zeitschrift Bd. IX, 1892, Seite 439—445) — Vorrichtungen, die sich beide mir außerordentlich bewährt haben — gezeichnet worden. Ausdrücklich bemerke ich, daß ich es absichtlich vermieden habe, die Figuren irgendwie aus den Präparaten zu kombinieren, ich habe sie lediglich den Originalen entsprechend gezeichnet.

Schließlich erfülle ich eine angenehme Pflicht, indem ich Herrn Sanitätsrat Dr. Hofmeier hierselbst auch an dieser Stelle meinen Dank ausspreche für die bereitwilligst erteilte Erlaubnis, das Obduktionsmaterial aus seiner Abteilung des Elisabeth-Krankenhauses für meine Zwecke benutzen zu dürfen.

Berlin, Januar 1903.

Der Verfasser.

Inhalt.

II. Teil.

Bedeutung des Baues des Myocards für Wesen, Genese und Aetiologie der Herzmuskelerkrankungen.

Erster Abschnitt.

Einleitung.

Es mag heutzutage als ein gewagtes, oder auf der andern Seite als obsoletes Unternehmen angesehen werden, wenn jemand den Versuch wagt, die Pathologie, vielmehr aber noch die Klinik der Herzmuskelerkrankungen von anatomischen Gesichtspunkten aus einer Betrachtung zu unterwerfen. Welche Wandlungen hat nicht die Lehre dieser Erkrankungen im Laufe der Zeit überhaupt zu verzeichnen gehabt! Bedeutet es doch in der Geschichte dieses Gebietes schon einen wesentlichen Fortschritt, daß nach einer langen, mit der Ausbildung der physikalischen Untersuchungsmethode eng verknüpften Periode der Nichtbeachtung, die bedeutsame Rolle des Herzmuskels bei sämtlichen Affektionen des Herzens in seiner Dignität überhaupt erst mehr und mehr erkannt und betont wurde. Erst eine verhältnismäßig kurze Reihe von Jahren trennt uns von diesem Zeitpunkt.

Hatte man bis dahin versucht, z. B. bei Fällen von organischen Klappenfehlern, die schweren Zirkulationsstörungen auf Rechnung des eigentlichen Ventildefektes zu setzen, so zwang doch unbefangene Beurteilung und der Vergleich anscheinend gleicher Erkrankungen unter einander zu dem Zugeständnis, daß jedenfalls außer der Klappenstörung noch andre mitwirkende Faktoren im Spiel sein mußten; der forschende Blick fiel da zunächst, auch mit Recht, auf den Herzmuskel selber. Freilich befand man sich über die Art, wie und weshalb die Herzmuskulatur ihren von Fall zu Fall wechselnden Einfluss ausübte, recht sehr im Unklaren. Vollends unerklärliche Erlebnisse schienen es zu sein, indem man Symptome, die als charakteristisch für Klappenfehler, ja geradezu als pathognomonisch gelten, an Kranken beobachtete, bei welchen die Autopsie nichts von der vermuteten Läsion erkennen ließ. Deutlich spiegeln sich diese Fragen und die herrschende Unsicherheit noch in der Arbeit von Seitz aus den Jahren 1873 und 74 wieder!

Aber, wenn auch diese Arbeit [1]) keine Antwort auf alle solche Fragen geben konnte, enthielt sie doch einen wesentlichen Schritt nach vorwärts. Es wird das unbestrittene Verdienst von Seitz sein und bleiben, zielbewußt — daran fehlte es seinen Vor-

[1]) Seitz, Zur Lehre von der Überanstrengung des Herzens. (Deutsches Archiv für Klinische Medizin, Bd. XI u. XII, 1873 u. 1874.)

gängern — nicht allein auf die Bedeutung des Myocards hingewiesen, sondern in die Lehre von den Herzmuskelerkrankungen einen neuen Faktor eingeführt zu haben, nämlich, daß eine mit körperlicher „Überanstrengung in Zusammenhang stehende Muskelentartung des Herzens“ vorkomme, d. h. also eine organische Erkrankung des Kreislaufmotors ohne Beschädigung seiner Ventile, allein durch funktionelle Einflüsse! Mögen in der Folgezeit andere Anschauungen gegen Seitz entstanden sein, ein Fortschritt war immerhin gemacht.

Aber selbst mit dem Ausbau und der Erweiterung dieser Anregungen (ich nenne die Arbeiten von O. Fräntzel, v. Leyden) wollte es nicht gelingen, Gesetze zu finden, welche es dem Arzt ermöglichen, Art und Umfang einer anatomischen Herzmuskelerkrankung in der nötigen Weise mit der erforderlichen Sicherheit bestimmen zu können. Entweder die Diagnose blieb oft in suspenso, oder aber in andren Fällen: eine Obduktion bereitete die größten Überraschungen, indem sie die vermuteten Veränderungen vermissen ließ. Und doch hatte man sicherer mit dem Mikroskop und neuen Methoden umgehen gelernt, man konnte mit viel vollkommenerem Rüstzeug zu Werke gehen, als noch in den 60iger Jahren etwa. Trotzdem: oft, leider sehr oft, findet sich bei Fällen, die infolge schwerer Zirkulationsstörungen zu grunde gegangen waren, die wiederholte Bemerkung, daß selbst die mikroskopische Untersuchung keine nennenswerte Degeneration etc. an den Muskelfasern nachweisen konnte! Aber weiter auch umgekehrt. Es war kein seltenes Vorkommnis, daß postmortale Untersuchung tatsächliche Veränderungen von verschiedener Ausdehnung aufdeckte, die man, immerhin mit einem gewissen Rechte, glaubte, in Beziehung zu einzelnen Erscheinungen im klinischen Bilde setzen zu dürfen. Aber damit war es auch zu Ende, mehr war nicht erreicht, weitere Schlüsse konnten nicht gewagt werden; in keinem Falle gelang es, eine jeder Kritik einigermaßen standhaltende Begründung selbst nur für die allgemeine Folgerung zu liefern, daß Beziehungen zwischen anatomischer Läsion und verminderter Leistungsfähigkeit des Herzmuskels im Leben bestanden hätten. So erinnere ich beispielsweise nur an Cohnheims Zweifel über die Bedeutung der fettigen Entartung der Muskulatur als primärer Erkrankung und ihren Zusammenhang mit der Muskelinsuffizienz.

Es blieb genug und übergenug Grund zum Unbefriedigtsein übrig: Der Arzt war ständig hin- und hergeworfen zwischen Wollen und Nichtkönnen. Es fehlte eben ein etwas, ein Bindeglied zwischen dem, was man sah, und dem traditionellen, selbst durch neuere Untersuchungen erweiterten positiven Wissen. Die pathologische Anatomie beschrieb Strukturveränderungen der Muskelsubstanz, gab auch Erklärungen oder Versuche für deren Zustandekommen; die normale und pathologische Physiologie arbeitete mit unendlichem Eifer und häufte Tatsachen auf Tatsachen zu fast unübersehbarer Fülle und doch gelang es der Klinik nicht, aus diesem großen Material das Erforderliche herauszufinden, um die Nutzanwendungen für ihre Zwecke zu ziehen.

Es kann kaum verwundern, daß unter diesen Umständen von klinischer Seite eine Reaktion entstand, welche einen gänzlichen Bruch mit der Überlieferung bedeutete und auf eigenen, neuen Wegen dem ersehnten Ziele zustrebte. Es war Rosenbach, der im Jahre 1881 eine wesentlich andere Methode der Untersuchung von Herzkranken vorschlug. Er ist seinen Ansichten bis in die Neuzeit treu geblieben und steht fest auf dem einmal proklamierten Standpunkt. Er erklärt kurzweg das „Streben nach anatomisch fundierter Diagnose" für illusorisch, er fordert an ihrer Stelle die „funktionelle Diagnose"; durch sie soll der Arzt in den Stand gesetzt werden, die Grundlagen für sein Handeln zu gewinnen. Die funktionelle Untersuchung, die darin bestehen soll, „dass man den Kranken nicht nur in der Ruhe, womöglich nur einmal untersucht, sondern unter den verschiedensten Bedingungen, welche die Herzkraft merklich in Anspruch nehmen", soll es ermöglichen, „schon geringere Grade von Herzschwäche" bemerkbar zu machen, denn es gelte, „die Initialsymptome aufzufinden, die Funktionsstörung, die sich allmählich zur Erkrankung ausbildet, in ihren feineren, noch verborgenen Anfangserscheinungen aufzuspüren." [1])

Diese von Rosenbach eingeleitete Bewegung hat von Jahr zu Jahr weitere Kreise gezogen und sie hat sich heute wohl zu allgemeiner Anerkennung durchgearbeitet: mit ihr schien jeder Versuch, anatomische Erörterungen wieder heranzuziehen, völlig abgetan zu sein. Ohne Zweifel hat sie wesentliches geleistet: die Klinik wurde für das Studium der Herzerkrankungen frei gemacht von dem einseitigen Druck und Einfluß der für sie im Grunde nur die Rolle einer Hilfswissenschaft spielenden pathologischen Anatomie. Sie war gezwungen, ihren eigenen Weg zu gehen und der praktische Erfolg ist nicht ausgeblieben, die neue Richtung hat eine Reihe neuer Krankheitsbilder abgrenzen gelehrt, hat ihren unverkennbaren Einfluß auch auf therapeutische Bestrebungen ausgeübt. Ohne Frage hat sie für die Klinik der Herzmuskelaffektionen, für die ärztlichen Bestrebungen ungleich mehr geleistet, wie die ausgedehnten Erörterungen und Anwendungen — soweit man dies Wort hier überhaupt gebrauchen kann — der Ergebnisse aus den pathologisch anatomischen Forschungen. Das steht fest. Zu erwarten ist ohne Frage auch noch, daß die Zukunft uns bei weiterer Ausbildung der Methode noch manche reife Frucht bescheren wird.

Trotzdem aber dürfen wir die Frage nicht zurückdrängen, kann die Methode in letzter Konsequenz ihre Versprechungen er-

---

[1]) Rosenbach, Grundriss der Pathologie und Therapie der Herzkrankheiten. 1899. Seite 13 u. 14.

füllen, d. h. ist sie imstande, uns alle Fragen, die in dem enthalten sind, was wir im wahren und besten Sinne des Wortes als Diagnose bezeichnen, zu beantworten? Eins mag erst noch bemerkt werden. Ich habe das Wort Diagnose stark in den Vordergrund gestellt. Ich habe das getan, nicht als ob diagnostische Momente allein in Frage kämen, es handelt sich vielmehr allgemein um die Erörterung der Pathologie des Myocards. In gewisser Weise ist jedoch die Diagnose ein Maßstab für pathologische Kenntnisse überhaupt: mit der gründlicheren Ausbildung der letzteren, von dem jeweiligen Standpunkte der Lehren der Pathologie wird notwendig die praktische Tätigkeit, darunter die Diagnostik, nicht zum wenigsten beeinflußt, es wird dieser geradezu der Stempel aufgedrückt. In dieser Weise möchte ich die Benutzung des Wortes Diagnose verstanden wissen.

Rosenbachs Worte enthalten also zweierlei. Erstens behauptet er, daß die Funktionsstörung sich erst zur Erkrankung ausbildet. Die Diskussion dieser Behauptung setze ich hier aus, zumal überdies Argumente gegen sie im Folgenden auch noch enthalten sein werden; allgemein aber kann Rosenbach schon entgegnet werden, daß er seine Beweise in jeder Richtung schuldig geblieben ist. An ihm ist es, erst einmal seine Worte mit Tatsachen zu belegen, nicht aber unsere Aufgabe, vorher Gegenbeweise beizubringen; bis dahin bleibt alle Erörterung leeres Gerede.

Wesentlicher für meine nächsten Zwecke ist Rosenbachs andere Forderung, nämlich zweitens, „die Funktionsstörung" und ihre Ausdehnung zu bestimmen; hierauf liegt das Hauptgewicht. Bei Besprechung der Muskeldegenerationen, wie sie bei Myocarditis beobachtet sind, erörtert er deren klinische Bedeutung mit folgenden Worten: „Wir vertreten dabei (ebenso wie bei der Endocarditis) den klinisch einzig möglichen Standpunkt, daß alle, anscheinend morphologisch so verschiedenen Texturerkrankungen ihrem Wesen nach als identisch, als verschiedene Entwickelungsstufen und Formen eines und desselben Grundprozesses aufzufassen sind. In welcher Form sich auch immer auf dem Leichentisch ein Herzmuskel, der in abnormer Weise funktioniert hat, präsentieren mag, im Leben war es doch sicher nur möglich, die Diagnose einer mehr oder weniger ausgeprägten Insuffizienz der Herzkraft, des weakened heart, zu stellen."[1])

Das eine steht sicher fest, daß degenerative Vorgänge an der eigentlichen Muskulatur zu einer Herabsetzung der motorischen Leistungsfähigkeit führen müssen. Aber mit der Feststellung dieser Tatsache ist die Wißbegier des Arztes doch nicht befriedigt, sollte es vielmehr nicht sein; denn aus seiner Diagnose im weitesten Sinne des Wortes hat er nicht allein den augenblicklichen Grad

[1]) a. a. O. Seite 88.

der Muskelkraft des Herzens zu bestimmen, er soll auch Anhaltspunkte für die Prognose etc. gewinnen. Wenn heute ein Arzt beispielsweise einen Fall von Magenkrebs feststellt und zur Operation vorschlägt, so ist einem Chirurgen für eine Operation nichts damit gedient, wenn ihm ein auch noch so vollkommenes funktionelles Prüfungsresultat der Magentätigkeit, also der sekretorischen und motorischen Funktion mitgeteilt wird, ihm kommt es vielmehr auf Sitz, Ausdehnung der Geschwulst und ihre Beziehung zu den Nachbarorganen an, Dinge, die an sich für das augenblickliche Befinden des Kranken irrelevant sein können. Zu einer vollkommenen Diagnose, einer, wie ich sie nannte, im weitesten Sinne des Wortes, gehören die letztbezeichneten Feststellungen also nicht zum mindesten. Ceteris paribus steht es bei den Verhältnissen am Herzen genau ebenso. Wir können an mehreren Kranken genau dieselben funktionellen Störungen erleben, und doch ist die Prognose bei ihnen eine grundverschiedene. Auch hier mag ein Beispiel das Gesagte illustrieren. Nehmen wir zwei Fälle mit Herzdilatation: der eine beträfe ein junges, anämisches Mädchen, das schwer hat arbeiten müssen, der andere einen jungen Säufer, der ebenfalls für seine Verhältnisse zu schwere Arbeit verrichtet hat. Da kann es leicht sein, daß der Grad der Dilatation bei beiden derselbe ist, die Funktionsprüfung ergibt bei beiden ebenfalls die gleiche Herabsetzung der Herzkraft, vom Standpunkt der funktionellen Diagnose braucht kein Unterschied zwischen beiden zu bestehen und doch differieren beide Fälle prognostisch weit, sehr weit! Das entscheidende Moment liegt darin, daß die zugrunde liegenden Prozesse verschieden sind, ihre Erkennung gelingt aber doch wohl nicht allein durch Prüfung der Funktion! Diese kann günstigstenfalls feststellen, daß und wie weit die Kraft des Organs gesunken ist. Würde sich der Arzt dabei beruhigen, so könnte er unter Umständen in die Lage kommen, nicht mehr auszusagen, als was der Kranke vielleicht selber schon weiss, nämlich, daß er ein schwaches Herz besitzt.

Wenn Vierordt in seiner Diagnostik[1]) sagt: „Von jeder klinischen Diagnose muß verlangt werden, daß sie nicht nur die anatomische oder rein funktionelle Bezeichnung der Krankheit enthält, sondern auch, daß sie deren ätiologisches Wesen . . . . angibt," so möchte ich diesen Satz, überhaupt, so weit es möglich ist, für unsere Zwecke aber sicher, dahin verändern, daß es heißen müßte, anatomische und funktionelle Bezeichnung der Krankheit. Beides gehört unzertrennlich zusammen. Rosenbach spricht sich zwar gegen das Bestreben, die anatomischen Veränderungen bei Herzschwächezuständen intra vitam namhaft zu machen, folgendermaßen aus: „sie (sc. die anatomischen Veränderungen) diagnostizieren, heißt also nur eine empirisch gewonnene Vermutung äußern;

[1]) VI. Aufl. 1901.

sichere differentiell-diagnostische Kriterien jedoch kann man nicht aufstellen.“ [1]) Aber ich kann mich diesem Schluß nicht ohne weiteres anschließen. Es wird ja nicht möglich sein, jede Form der morphologischen Änderungen im einzelnen namhaft zu machen — das ist auch an sich nicht erforderlich — aber etwas andres können wir wohl erreichen: wir können und müssen streben, die Natur des pathologischen Prozesses im konkreten Falle eventuell auch seine Ausdehnung festzustellen. Damit wäre dann viel gewonnen, wir könnten den Ablauf der ganzen Erkankung genauer bestimmen, vielleicht sogar vorhersagen und unter steter kontrolierender Bestimmung der funktionellen Leistungsfähigkeit die Möglichkeit erreichen, unsere therapeutischen Maßnahmen nach den Erfordernissen des Falles einzurichten. Das ist das Ziel unseres Strebens; wenn wir zu dem Zwecke auch zunächst empirisch gewonnene Tatsachen verwenden müssen, so verschlägt das wenig oder nichts, vorausgesetzt nur, daß die Empirie uns so weit hilft, die Gesetze zu finden, welche in Zukunft eine Vorhersage tatsächlich eintretender Ereignisse oder Verhältnisse ermöglichen. Verfolgen wir einen krankhaften Prozeß, welchen wir wollen, und beobachten seine anatomischen Produkte, so handelt es sich stets um eine gewisse Empirie; wir können nur durch Erfahrung (in gewissem Sinne) lernen, wie sich der Prozeß entwickelt und abspielt. Aber steht es mit Beurteilung und Verwertung der rein funktionellen, physiologischen Eigenschaften eines Organs, denen Rosenbach so eifrig das Wort redet, etwa um ein Haar anders? Wenn wir gezwungen sind, eine Automatie des Herzmuskels anzunehmen und zu schließen, müssen wir diese Eigenschaft nicht einfach auch als Erfahrungstatsache hinnehmen?

Ob und wie weit sich nun aber in der Folge differentialdiagnostische Kriterien ableiten lassen, welche eine Verwertung solcher pathologischen Studien ermöglichen, ist eine Frage für sich, es dürfte als sicher gelten können, daß solche in der Zukunft feststellbar sind.

Auf dem Wege zwischen dem eigentlich resignierten Standpunkt Rosenbachs und dem Ziel unseres Strebens, außer der funktionellen Bestimmung einer Herzmuskelerkrankung auch die Art und Ausdehnung derselben aussagen zu können, haben uns Arbeiten des letzten Jahrzehnts eine ausserordentlich wichtige Etappe gegründet. Ich meine die Arbeiten der Leipziger Schule. Soweit pathologische Fragen in Betracht kommen, sind die erzielten Erfolge das Resultat einer neuen Methode, die wir Krehl verdanken. Gegenüber der bisher üblichen Praxis der mikroskopischen Untersuchung wies er nach, daß die genaue Durchforschung des ganzen Herzens an Serienschnitten unabweislich notwendig sei und in der Tat ließen sich anatomische Erkrankungen in einer

[1]) a. a. O. Seite 88.

großen Zahl von Fällen erkennen, bei denen die frühere Methode der Untersuchung versagt hatte. Seine eigenen und Rombergs, Kelles Arbeiten gipfelten, abgesehen von weiteren Errungenschaften in dem allgemeinen Satze, daß man erst dann funktionelle Störungen für das beobachtete Krankheitsbild verantwortlich machen dürfe, wenn eine genaue Durchmusterung des Herzens nach der neuen Methode erfolglos geblieben sei. Der Begriff der funktionellen Schädigung an sich hatte also damit eine ganz wesentliche Einschränkung erfahren; dann aber sind, wovon noch zur Genüge die Rede sein wird, weitere Errungenschaften erzielt, welche uns das Wesen bestimmter Erkrankungsformen haben klären helfen. Aber von einer annähernd erschöpfenden Verwertung und Nutzbarmachung auch dieser, an sich ganz wesentlichen, Fortschritte für klinische Zwecke, speziell für Erklärung der Symptome im Leben konnte leider auch jetzt noch nicht die Rede sein. Ich glaube, die auch zur Zeit noch herrschende Situation ist am besten mit den Worten gekennzeichnet, welche v. Schrötter in seinem Referat auf dem Kongreß für innere Medizin (1899) über diese Frage aussprach[1]): „Wenn es nun leicht verständlich ist, daß alle die genannten Veränderungen am Muskel zu Schwächezuständen desselben führen, welche Angabe ja auch durch eine hinreichende Anzahl guter klinischer Beobachtungen gesichert ist, so sind dieselben doch nicht ohne weiteres für unsern Gegenstand (sc. Insuffizienz des Herzmuskels) zu verwerten, indem zwischen den Erscheinungen im Leben und den pathologischen Befunden oft ein so auffallendes Mißverhältnis besteht, daß noch eine ganze Reihe von Faktoren von maßgebender Bedeutung sein muß. Zunächst ist zu bedenken, daß auch der kranke Muskel für die gewöhnlichen Anforderungen noch genügen und sich erst bei verlangter stärkerer Leistung insuffizient zeigen wird. Dann werden die Arten der pathologischen Veränderung — frische Infiltrationen und vollendete Schwielenbildung — ihr Grad, ganz besonders aber ihre feinere Lokalisation nicht gleichwertig sein."

v. Schrötters Worte kritisieren also nicht allein die geschaffene allgemeine Lage, sie machen auch gleichzeitig auf die Momente aufmerksam, die in Zukunft das Objekt und die Richtung weiterer Untersuchungen darstellen müssen. Aber dabei wenden sie sich, wenn es auch nicht direkt ausgesprochen ist, nicht allein an die Adresse derer, die mit Hilfe anatomischer Untersuchungen dem Ziele näher zu gelangen suchen, sondern auch an die, welche durch Auffinden der feinsten funktionellen Störungen eine Diagnose zu ermöglichen streben. Denn hätten die letzteren Untersuchungen Erfolg gehabt, beständen v. Schrötters Worte überhaupt nicht mehr zu Recht.

---

[1]) Verhandlungen des Kongresses für innere Medizin 1899.

Weshalb aber versagten bisher alle Versuche nach den verschiedenen Richtungen? Die Frage wird sich jedem aufdrängen. Die Antwort ist leider nicht schwer zu geben; der Grund liegt, kurz gesagt, darin, daß unsere fundamentalen Kenntnisse über die normale Aktion des Herzmuskels zu lückenhaft und mangelhaft sind, um Schlüsse auf pathologischem Gebiet zu erlauben.

Die Klinik braucht für ihre Zwecke, für die Deutung von krankhaften Erscheinungen ganz unabweislich in erster Linie eine genaue Kenntnis von der physiologischen Tätigkeit der Organe. Die rastlose Forscherarbeit der Physiologen hat nun allerdings eine ungeheure, fast unübersehbare Fülle von Material zusammengetragen, welche durchweg die Eigenart und die Sonderstellung der Herzbewegungen illustrieren. Tatsachen sind nicht in Zweifel zu ziehen, aber was der Physiologie doch trotz aller Mühe nicht gelang, war das eine, die Bewegungen des Herzmuskels aus der spezifischen Bauart des Organs zu erklären, uns zu sagen, weshalb die Bewegungen sich in der bestimmten Weise und nicht anders vollziehen. An sich gestaltet sich gegenüber vielen anderen Organen, z. B. den drüsigen und nervösen, das Problem, aus dem anatomischen Bau auf die Aktionsweise des Organs zu schließen, an den muskulösen verhältnismäßig einfach, weil deren Aufgabe nur in der Erzeugung einer, noch dazu mit den Augen zu verfolgenden Funktion, nämlich einer Bewegung besteht. Trotzdem aber war dies am Herzen nicht gelungen und zwar deshalb nicht, weil eine genügende anatomische, für die Physiologie wirklich verwertbare Vorkenntnis vom Bau der Herzwandungen fehlte. Eine der jüngsten Arbeiten, wohl sogar überhaupt die letzte, welche sich mit der Bewegung des normalen Herzens beschäftigen und dabei gebührende Rücksicht auf die Anatomie zu nehmen versuchen, nämlich die von Ludwig Braun: „Über Herzbewegung und Herzstoß“ (1898) enthält den treffend die momentane Situation schildernden Satz (Seite 2): „Trotz des überaus großen Aufwandes an Arbeit, die auf diesen Teil der Anatomie verwendet wurde, welche so bedeutende und hervorragende Darstellungen, wie diejenigen von Casp. Friedr. Wolff, E. H. Weber in Hildebrands Anatomie, dieser Fundgrube anatomischen Wissens, u. a. m. produziert und zuletzt durch die Leipziger Physiologen-Schule bedeutende Förderung erfahren hat, kann dieser Weg (sc. aus dem Bau des Herzens seine Bewegungsart zu erklären) zum Zweck des Studiums der Herzbewegung auch heute noch nicht bis an seinen Endpunkt durchschritten werden.“ Der Verzicht ist in diesen Worten mit vollem Bewußtsein in aller Form ausgesprochen. Wo die Anatomie so gar keine Hilfe hatte bringen können, war die Physiologie tatsächlich in eine schwierige Lage geraten; ihr war damit allerdings immerhin ein Recht gegeben, auf eigene Faust, auf experimentellem Wege, den Versuch zur Lösung der schwebenden Frage zu unternehmen. Das Resultat konnte jedoch, weil die feste Basis fehlte, natürlich kein einheitliches sein, es blieb eine ganze Reihe von Differenzen übrig, nicht allein in nebensächlichen und untergeordneten, sondern leider selbst noch in grundlegenden Fragen.

Damit war denn aber die Klinik, trotz ihres Bedürfnisses nach einer Deutung der Krankheitserscheinungen, bei solchen Lücken in den positiven, fundamentalen Kenntnissen gleichfalls in arge Verlegenheit gebracht. Die Geschichte der Medizin, speziell die Lehre von den Gehirn- und Rückenmarkskrankheiten hat zwar noch gezeigt, daß vielleicht ein anderer Weg hätte Erfolg versprechen können: man hätte versuchen können, die durch die experimentelle Physiologie gewonnenen und registrierten Tatsachen zu vergleichen mit den Beobachtungen an Kranken und den pathologisch-anatomischen Befunden bei ihnen, also quasi das natürliche Experiment zu Hilfe nehmen. Allein systematisch ist man solchen Versuchen nicht nahe getreten; die Gründe, weshalb dieselben schwer angängig sind, werden in den folgenden Untersuchungen noch zur Genüge klar werden.

Die normale Anatomie lehrt uns das Werkzeug in seinen Einzelheiten kennen, dessen sich die Natur zu ihren Zwecken bedient, die Physiologie die Art, wie sich die Natur desselben bedient. Die pathologische Anatomie zeigt uns die Wirkung krankmachender Einflüsse in der Gestalt von geweblichen Veränderungen nach Qualität, Ausdehnung und Sitz innerhalb der Organe; die pathologische Physiologie soll uns dann klarlegen, wie die normale Aktion der Organe unter dem Einfluss der Gewebsveränderungen variiert wird. Da wir außerdem aber positiv wissen, daß es ausser solchen Noxen, welche zur sichtbaren Gewebsalteration führen, auch solche gibt, welche, wie wir sagen, funktionell die Tätigkeit der Organe stören können, so hat die pathologische Physiologie natürlich auch diese in den Kreis ihrer Betrachtungen zu ziehen. Die Klinik schließlich muss alle diese Disziplinen für ihre Zwecke benutzen, um lehren zu können, wie eine Krankheit nach Sitz und Ausdehnung an den verschiedenen Symptomen erkannt wird und welche Maßnahmen zur Beseitigung der Krankheit, resp. ihrer Produkte und damit zur Heilung des Kranken zu treffen sind. Das ist der allbekannte Zusammenhang zwischen den Vorkenntnissen, welche der Arzt für seine Tätigkeit am Krankenbett besitzen muss: eine Lücke in dieser Reihe muß unweigerlich Nachteile bringen, am meisten und einschneidendsten natürlich, wenn bereits elementare Dinge nur lückenhaft bekannt sind.

Aber noch weiteres folgt aus diesem Zusammenhange der Disziplinen: jede einseitige Bevorzugung der einen von ihnen, ohne gebührende Rücksichtnahme auf die übrigen, schafft für die klinische Beurteilung Nachteile, zum mindesten jedoch Schwierigkeiten. Ebenso, wie es unrichtig wäre, allein die pathologische Anatomie zur Grundlage der klinischen Überlegung zu machen, — überdies hat die tatsächliche Erfahrung gelehrt, daß dieser Weg ungangbar ist — ebenso ist es ein Fehler, allein die „funktionelle Störung" zum Maßstab zu wählen. Die Dinge gehören eng und unzertrennlich zusammen, sie wollen beide gleichmässig, je nach ihrem Werte berücksichtigt sein. Das gilt ganz allgemein für sämtliche Organe.

Am Herzen liegt der Nachteil aus solcher einseitigen Bevorzugung eines Gedankens selbst schon bei unseren jetzigen Kenntnissen offen genug zu Tage. Es war die Forderung erhoben worden, die praktische Beurteilung von Krankheitsfällen aus dem Maße der Funktionsstörung zu gewinnen, und doch steht diesem Postulat die bittere Tatsache entgegen, daß wir das Werkzeug der Natur zu diesem Zweck, d. h. die Anatomie des Organs noch nicht einmal so weit kennen, um seine Tätigkeit unter normalen Verhältnissen deuten zu können! Das Mindeste wäre gewesen, wenn die „funktionelle Diagnostik" hätte lehren können, daß bestimmte Symptome pathognomonisch für gewisse Erkrankungen seien. Aber auch diese empirischen Errungenschaften hat sie nicht zu verzeichnen. Selbst dann noch wären mit der geforderten Methode völlig unkontrollierbare Faktoren benutzt: unkontrollierbar aus dem Grunde, der aus meinen eben gesprochenen Worten folgt, daß wir ja noch nicht einmal imstande sind, den Einfluß anatomischer, also sichtbarer Störungen auf die Aktion des Herzmuskels bestimmen zu können, geschweige daß wir imstande wären, eine durchgreifende Analyse der rein funktionellen Störungen vorzunehmen.

Bezeichnend für die Größe der Lücke, die in den elementaren Kenntnissen über unser Organ klafft, ist es, daß Martius noch vor wenigen Jahren das Recht hatte, die Warnung auszusprechen, die Herzmuskelkontraktion sei nicht vergleichbar mit einer einfachen Zuckung des Gastrocnemius, das Herz stelle nicht einen einfachen Hohlmuskel, sondern wegen seines komplizierten Baues ein muskulöses Hohlorgan dar.[1]) Diese Warnung richtete sich ja freilich nicht gegen die gesamte Literatur, aber doch gegen eine Reihe von Arbeiten und das mit Recht.

So einfach sich auch am Ende die Arbeitsbetätigung des Herzmuskels zu gestalten scheint, wenn man nur den Endeffekt, die Strombewegung des Blutes im Gefäßsystem bedenkt, so ist doch im Grunde diese Einfachheit nur der endliche Ausdruck einer wunderbaren Einheitlichkeit, eines Zusammenarbeitens verschiedener Faktoren. Grundverschieden scheinen sie zu sein, eng aber gehören sie zusammen. Im gewöhnlichen Leben erscheinen

[1]) Martius, Der Herzstoss des gesunden und kranken Menschen. (Volkmanns Sammlung klinischer Vorträge No. 113 (1894), Seite 190.)

die Bewegungen des Körpers, wie Gehen, Laufen etc. auch höchst einfach, in Wirklichkeit stellen sie ein nur einheitlich erscheinendes, aber ebenfalls sehr kompliziertes Zusammenarbeiten der mannigfachsten Muskeln und Muskelgruppen dar. Nicht anders verhält es sich mit dem Herzen. Nicht allein, daß wir ein in bestimmter Reihenfolge arbeitendes System von Hohlräumen mit seinen bekannten Ventilabschlüssen haben, auch jeder einzelne Herzabschnitt zeigt eine verschiedene Art seiner Arbeitsweise.

Hier, bei dem Nachweise, wie die Natur dies fertig bringt, hätte also zunächst die Aufgabe jedes Einzelnen einzusetzen, der es unternehmen will, klinische Symptome zu erklären, um ihre Bedeutung und praktische Verwertung in Zukunft zu sichern. Ohne die Lösung dieser prinzipiellen Aufgabe kommen wir nicht vorwärts. Sie stellt im Verhältnis zur Zahl derer, die als Vorkenntnisse für die Klinik inbetracht kommen, wie wir schon sahen, ja nur einen kleinen Bruchteil dar, aber in ihrem Werte stehen sie nicht zuletzt!

Das Programm der Zukunft wäre damit bezeichnet. Im folgenden will ich nun versuchen, der Lösung näher zu treten und zwar auf dem Wege, daß ich die Anatomie des Herzens zum Ausgangs- und Stützpunkt nehme. Meine Untersuchungen in der Richtung haben mir gezeigt, daß dieser Weg wirklich nicht so aussichtslos ist, wie es von anderer Seite hingestellt wurde. Wir werden nachzuweisen haben, welche Mittel, speziell welcher Muskelanordnung sich die Natur bedient, um die tatsächlich beobachtete Bewegung und ihre Effekte zu erzielen. Diese Feststellung wird dann die Grundlage zur Analyse einer Reihe klinischer Symptome bieten. Nach einer anderen Richtung hin aber eröffnet eine genauere bezw. erweiterte Kenntnis vom Bau uusers Organs die Möglichkeit, bestimmten strittigen oder doch nicht genügend geklärten Fragen der Pathologie unter einem anderen Gesichtspunkt näher zu treten. Diese Punkte werden uns der Reihe nach beschäftigen. Ist der Gewinn solcher Unternehmungen in erster Linie auch nur ein theoretischer, so dürfen wir doch nie vergessen, dass unsere theoretischen Kenntnisse die Basis abgeben für jedwede Beurteilung praktischer Erwägungen und Unternehmungen. Das sei nur noch ausdrücklich erwähnt, daß ich nur solche Fragen aus der Herzpathologie in den Kreis meiner Besprechungen ziehen werde, welche geeignet sind, Förderung oder Feststellung durch anatomische Vorkenntnisse erfahren zu können.

Teil I.

Bau, Bewegung und Ernährung der Muskulatur der Herzkammern.

Abschnitt I.

Aufbau der Herzkammern.

Für den heutigen Stand unserer Kenntnisse von den Bewegungsvorgängen am Herzmuskel sind neben den bekannten älteren Arbeiten mehrere neuere aus den letzten beiden Jahrzehnten von hervorragender Bedeutung geworden und zwar aus dem Grunde, weil sie fundamentale Sätze festlegten. Sie können deshalb mit Fug und Recht zum Ausgangspunkt für Deutungsversuche experimentell festgestellter Tatsachen dienen. Es handelt sich um die Arbeiten von Hesse[1]), Krehl[2]) und Braun[3]).

An dieser Stelle will ich mich darauf beschränken, nur kurz ihre allgemeinen Aufgaben und Ergebnisse zu registrieren; die Einzelheiten ihrer Resultate und Beweise werden später an den entsprechenden Stellen ihre Erwähnung finden. Ich habe noch sehr oft Gelegenheit, auf sie eingehen zu müssen.

Hesse hatte sich die Aufgabe gestellt, indem er tote, aber kontraktionsfähige Herzen in den systolischen Zustand überführte, die Formunterschiede zwischen einem dilatierten und kontrahierten Herzen zu bestimmen, um so aus dem Bewegungseffekt auf die Bewegungsvorgänge schließen zu können. Seine Methode bestand darin, daß von einem dilatierten, noch erregbaren Tierherzen nach vorheriger Anbringung von Marken auf seiner Oberfläche ein Gypsabguß genommen wurde, darauf wurde die Kontraktion dieses Herzens bewirkt, indem es — völlig seines Inhaltes entledigt — in eine auf 50°C. erwärmte, gesättigte Lösung von

---

[1]) Hesse, Beiträge zur Mechanik der Herzbewegung. (Archiv für Anatomie von His und Braune. 1880.)

[2]) Krehl, Zur Kenntnis der Füllung und Entleerung des Herzens. (Abhandl. der math. phys. Klasse der Kön. sächsischen Gesellsch. der Wissenschaft. Bd. XVII. 1890.)

[3]) Braun, Über Herzbewegung und Herzstoss 1898.

doppeltchromsaurem Kali getaucht, also in den Zustand der Wärmestarre versetzt wurde. Aus dem Vergleich dieses Zustandes mit dem Gypsabguß, der den Zustand der Dilatation wiedergab, unter Zuhilfenahme der Messung der Markenabstände folgte eine Übersicht, wie und an welchen Bezirken des Herzens sich eine Formveränderung eingestellt hatte. So ließ sich die Änderung der äußeren Gestalt des Herzens demonstrieren.

Ein Studium der Formänderung an den Ventrikelhöhlen und -Wandungen ermöglichte Hesse folgendermaßen. Es wurden Paare von jungen Hunden desselben Wurfes gewählt. Ein Herz wurde unter weniger Centimeter Druck mit defibriniertem Blut gefüllt, in eine kalte, gesättigte Lösung von doppeltchromsaurem Kali getaucht, während das andere entleert und in einer auf 50° C. erwärmten Lösung desselben Salzes zur Wärmestarre gebracht wurde. Nach einigen Tagen wurde das Blut aus dem ersten, dilatierten Herzen abgehoben und durch die erhärtende Lösung ersetzt. Nach einigen weiteren Tagen folgte noch Behandlung mit Alkohol, um das Zerlegen der Präparate zu erleichtern.

Die Resultate, welche Hesse auf die geschilderte Weise erhielt, bedeuten unstreitig eine wesentliche Bereicherung unserer Kenntnisse über Anatomie und Physiologie des Herzens. Freilich müssen wir den Hauptnachdruck entschieden auf die physiologischen Errungenschaften legen. Um nur die hauptsächlichsten Punkte zu nennen, ist sein Werk der strikte Nachweis der Tatsache, daß der wesentliche Vorgang der systolischen Verkleinerung des linken Ventrikels in einer Verschmälerung seiner Querdurchmesser beruhe ohne Verminderung seiner Länge: ein für die Mechanik des Herzens unstreitig sehr wichtiger Punkt. Als weitere Errungenschaft erwähne ich den Unterschied zwischen dem oberhalb der Spitzen der Papillarmuskeln gelegenen Abschnitt des linken Ventrikels — dem von ihm sogenannten „Suprapapillarraum“ — vom übrigen Teil des Ventrikels; ferner die richtige Feststellung, daß die venösen Klappen nicht durch Längenverkürzung der Papillaren zum Schluß gebracht werden, sondern dadurch, daß die letzteren in der Horizontalebene dem Septum genährt werden. Ich habe damit nur die Hauptpunkte namhaft gemacht; jedenfalls handelt es sich um ganz wichtige Resultate von fundamentaler Bedeutung. Auf eigentlich anatomischem Gebiete sind seine Errungenschaften nicht von gleicher Bedeutung: was wir da durch ihn erfahren, betrifft fast nur die Beschreibung der äußeren Gestalt des Herzens, allerdings von seiner äußeren wie inneren Oberfläche, in seinen extremen Kontraktionszuständen. Für die Fragen des Faserverlaufs verweist er uns auf die herrschenden Anschauungen.

Auf Hesse folgt inhaltlich und zeitlich Krehl. Mit seiner allgemeinen Aufgabe lehnt er sich an seinen Vorgänger an: auch er legte die Form eines diastolischen und systolischen Herzens, bezw. ihre Unterschiede seinen Folgerungen zugrunde. Eine erhebliche Erweiterung der Aufgabe führte er jedoch durch anatomische Zergliederung des Herzmuskels durch. Die systolische Form stellte er in gleicher Weise wie Hesse her, zur Fixierung der diastolischen Form ging er abweichend vor. Das Herz wurde uneröffnet dem Körper entnommen, alle Gefäße gut verschlossen, außer der oberen Hohl- und einer Lungenvene, und durch diese während mehrerer Stunden Wasser durchgeleitet. Das Herz wurde so in die stärkste Diastole, „wohl stärker, als sie je im Leben erreicht wird", übergeführt. Fixiert wurde diese Form dadurch, daß das Herz nach dem Auswaschen mehrere Stunden durch 96prozentigen Alkohol durchströmt, darauf für mehrere Tage ohne Druck in absoluten Alkohol gebracht wurde.

Zur anatomischen Untersuchung, also zur Feststellung des Faserverlaufs benutzte Krehl rohe Salpetersäure, durch welche das Bindegewebe erweicht und zerstört wird. Die Maceration des systolischen Herzens gelingt leicht, da die Herzmuskulatur beim Einlegen in die Säure sofort in Systole gerät. Aus diesem Grunde war jedoch die Säurebehandlung des diastolischen Herzens nicht ohne Vorsichtsmaßregln möglich. Krehl erreichte aber seine Absicht, indem er bei 60 mm Druck, wie vorhin Wasser, so jetzt die Salpetersäure durch das Herz leitete und durch die Druckerzeugung einigermaßen einer Kontraktion der Muskulatur vorbeugte. Wie er selbst angibt, mißlingt der Versuch leicht, weil das Herz besonders an den Vorhöfen gern einreißt.

Die so erzielten Resultate enthalten zunächst im allgemeinen durchweg eine Bestätigung der Angaben Hesses, eine nicht unbedeutende Erweiterung aber darin, daß Krehl die Gültigkeit der bis dahin am Tierherzen dargestellten Erscheinungen auch auf den Menschen ausdehnen konnte, indem er Gelegenheit hatte, das Herz eines Hingerichteten in den systolischen Zustand überzuführen. Aber, was seine Arbeit besonders wertvoll macht, sind die anatomischen Untersuchungen: er begnügte sich nicht damit, sich auf die überlieferten Anschauungen zu stützen, sondern ging selbst an eine Darstellung des Faserverlaufs, *um sie zur Deutung der physiologischen Daten zu benutzen*. Auf den genaueren Inhalt des anatomischen Teils komme ich etwas weiter unten zurück: im allgemeinen bezeichnet er selber sein Resultat als eine Erweiterung der bis dahin in Geltung stehenden Ansichten. Wichtig erscheint es, noch einmal ausdrücklich hervorzuheben, daß die Anatomie ihm dazu dient, die festgestellten Umformungen zu erklären und verständlich zu machen, daß also die bez. Untersuchungen unter einem ganz bestimmten Gesichtspunkt in Angriff genommen sind.

Den beiden genannten Arbeiten ist das gemeinsam, daß sie die extremsten Grenzen der Exkursion des Herzens, die möglichst größte Dilatation auf der einen, die stärkste Kontraktion auf der anderen Seite festlegen, die so hervorgerufenen Formänderungen mit einander vergleichen und daraus auf die Bedingungen, die Art des Zustandekommens derselben zu schließen suchen.

Eine Ergänzung finden diese beiden Arbeiten, nach einer bestimmten Richtung hin, durch die dritte oben erwähnte, die von L. Braun. Als Aufgabe hatte Braun sich gestellt, nicht die extremen Grenzen der Herzbewegung, sondern vielmehr deren gesamten Ablauf direkt zu demonstrieren. Er führt dies so aus, daß er — natürlich unter den erforderlichen Kautelen — am lebenden Tier (Hund) das Herz freilegt und nun die einzelnen Phasen der Bewegung in bestimmten regelmässigen Zeitabständen mittelst des Kinematographen auf der photographischen Platte fixiert; so ermöglicht er eine isolierte Betrachtung der einzelnen Bewegungsmomente, was sonst am lebenden Wesen mit der einfachen Betrachtung wegen der zu schnellen Aufeinanderfolge der einzelnen Phasen ausgeschlossen ist, und durch die Zerlegung der gesamten Bewegung in einzelne Momente eine Übersicht über den Bewegungsvorgang selber. In der Natur der Sache liegt es freilich, daß auf diese Weise nur die Vorgänge bei der Gestaltänderung der äußeren, eigentlich nur der vorderen Fläche des Herzens demonstrierbar sind.

Inhaltlich stehen Brauns Resultate mit denen Hesses und Krehls, bis auf weniger bedeutsame Einzelheiten, in erfreulicher Übereinstimmung; das allgemeine Gesamtergebnis für die Physiologie aus diesen Arbeiten wäre dahin zusammenzufassen, daß wir mit einer Reihe wichtiger Tatsachen bekannt gemacht sind, in anderen strittigen Fragen eine einwandfreie Beweisführung und damit eine positive Beantwortung erhalten haben, und zwar von Tatsachen, die wir bei der Harmonie unter einander, trotz der verschiedenen Wege, wie sie erreicht sind, nunmehr als gesicherten Bestandteil unseres Wissens ansehen dürfen. Um welche Bewegungen und Erscheinungen es sich im einzelnen handelt, habe ich zunächst unerwähnt gelassen, ich komme darauf zurück.

Eigene anatomische Untersuchungen hat Braun nicht angestellt, wo er die Anatomie berührt, folgt er der allgemein herrschenden Auffassung einschließlich der Erweiterungen, wie wir sie besonders Krehl verdanken. Damit haben wir für diesen Zweig unseres Wissens die Tatsache zu verzeichnen, daß trotz der selbständigen Arbeit Krehls, die anatomischen Kenntnisse von der Herzmuskelfaserung sich innerhalb des Rahmens des Hergebrachten bewegen. Krehls eigenes, schon erwähnte Urteil über jene Resultate charakterisiert dieselben ja nur als Zusätze zu bereits Bekanntem.

Bevor wir nun zu der Aufgabe übergehen können, im einzelnen den Beweisen der genannten Autoren nachzugehen und zu sehen, ob oder wie weit die tatsächlich feststehenden Bewegungserscheinungen am Herzen sich auf Grund der vorliegenden Kenntnisse vom Bau des Organs erklären lassen, ist es notwendig, uns genauer mit diesem letzten Faktor bekannt zu machen.

Ich gebrauchte wiederholt den Ausdruck: allgemein herrschende Auffassung vom Bau des Herzmuskels. Die Zahl der Arbeiten, welche sich mit Klarstellung der anatomischen Verhältnisse beschäftigt haben, ist an sich eine recht große; aber keine unter ihnen hat auch nur annähernd einen solchen Einfluß bei den Deutungsversuchen der Physiologen, fast möchte ich sagen, praktischen Einfluß gewinnen können, wie die eine Arbeit C. Ludwigs: „Über den Bau und die Bewegung der Herzventrikel" in der Zeitschrift für rationelle Medizin 1849; ohne daß man jedoch die Schilderungen der Anatomen etwa für belanglos erklären dürfte. Die Tatsache steht fest, die Gründe folgen bald, daß seitdem Ludwig seine Ansicht aussprach, dieselbe bis in die Neuzeit hinein nahezu allein geherrscht hat und von den Physiologen tatsächlich benutzt ist; zum allermindesten neigte sich die überwiegende Mehrzahl der Autoren ihr zu.

Dieser Bedeutung der genannten Arbeit entsprechend wollen wir auch von ihr ausgehen.

Kapitel I.

Bau des linken Ventrikels.

Wenn wir den linken Ventrikel in den Vordergrund stellen, bedeutet das nicht Willkür, sondern entspricht durchaus der wichtigen Stellung dieses Ventrikels unter den übrigen Herzhöhlen: zunächst rein äußerlich betrachtet, schon wegen seiner Größenausdehnung, dann aber, wie wir nach unseren jetzigen Kenntnissen hinzusetzen können, auch aus dem Grunde, weil die Gestaltveränderungen des gesamten Herzens zum überwiegendsten Teile von denen der linken Kammer abhängig sind. „In einem Kreislauf mit zwei Herzen", sagt v. Basch,[1]) „ist der Hauptmotor, dem die größte Arbeit zufällt, das linke Herz, welches das Gebiet der Körpergefäße mit Ernährungsflüssigkeit zu versorgen hat. Das rechte Herz faßt man am besten als accessorischen Hilfsmotor auf, der in der Venenbahn eingeschaltet ist und dessen Triebkraft dazu dient, das langsam fließende Venenblut mit jener Geschwindigkeit durch die Lungen zu leiten, die die Ventilation desselben erfordert." Diese Worte v. Baschs verdienen uneingeschränkte Zustimmung; imgrunde genommen betreffen die wesentlichen Streitfragen aus dem Gebiet der Anatomie auch nur den linken Ventrikel.

Ludwigs Anschauung führe ich nun am besten wohl mit seinen eigenen Worten an.[2]) „Für den linken Ventrikel ergibt sich mit Leichtigkeit: daß alle seine innersten Schichten ihm gegenüber

---

[1]) v. Basch, Allgemeine Physiologie und Pathologie des Kreislaufs, 1892.

[2]) a. a. O. Seite 194.

einmal äußerste gewesen sind, daß mit anderen Worten, äußerste und innerste Fasern Fortsetzungen von einander sind; namentlich findet ein Zusammenhang zwischen den stark abwärts steigenden Fasern der äußeren linken Herzfläche, dem größten Teil der schrägen Fasern der rechten äußeren Herzfläche und den stark abwärts steigenden Fasern der rechten Scheidewandfläche auf der einen und den innersten Schichten der linken Herzkammer auf der anderen statt. Der Übergang dieser äußeren in innere Fasern geschieht am sogenannten Herzwirbel."

Weiter: „Ein Längsschnitt des linken Ventrikels zeigt ferner, daß an der Spitze desselben die äußerste und innerste Lage der Herzfasern unmittelbar zusammentreffen, während sie, je weiter man nach der Basis dringt, immer weiter auseinandergedrängt werden durch Fasern, welche mehr oder weniger quer laufen."

„Für einen nachdenkenden Beobachter müssen diese einfachen Tatsachen hinreichen, um aus ihnen mit Sicherheit das Schema des linken Ventrikels konstruieren zu können. Nur durch eine Hypothese lassen sich alle Beobachtungen in Zusammenhang bringen. Nimmt man mit mir an, daß alle Fasern, welche aus der tieferen Lage um den Aortenumfang — also aus dem vorderen und hinteren Winkel der Aorta mit dem Ostium venosum sinistrum und an der Berührungsstelle der Aorta mit der rechten Scheidewandfläche — entspringen, zuerst schief abwärts, dann horizontal und endlich schief aufwärts um den Ventrikel laufen, um zum Teil in den Papillarmuskeln, zum Teil an ihren Anfangspunkten oder in der Nähe derselben zu endigen: mit einem Wort, daß diese Fasern 8-Touren um die Kammer bilden; nimmt man an, daß die 8-Touren von den beschriebenen inneren und äußeren Fasern, die sich dem senkrechten Verlauf am meisten nähern, innen und außen eingeschlossen werden, so erhält man eine Figur, welche allen Bedingungen, wie sie die Präparation liefert, entspricht."

Ludwig liefert also mit seiner Auffassung nur, wie er selbst zugibt, ein Schema, gewonnen auf dem Wege der Hypothese: für anatomische Beschreibungen ein immerhin gewagter Standpunkt. Alle Verbesserungsversuche aber, soviele ihrer auch unternommen wurden, führten zu keinem bemerkenswerten Resultat: nur ihre Berechtigung an sich wurde wohl von allen Seiten übereinstimmend anerkannt. Hier setzt nun Krehl mit seinen Untersuchungen ein. Über deren Ergebnis spricht er selber, nachdem er Ludwigs Schlüsse zitiert hat, aus: „Diesen bekannten Tatsachen konnte mittelst der neuen Präparationsmethode einiges Neue hinzugefügt werden;" ich deutete hierauf schon oben hin. Im einzelnen ist nach ihm der Bau der linken Kammer folgendermaßen eingerichtet zu denken.

Er sieht zunächst ab von den Muskellagen, die beiden Ventrikeln gemeinsam sind und scheidet die eigentliche Substanz des linken Ventrikels in zwei Arten von „Fasern", in erstens: die sehnig bleibenden und zweitens die in sich zurücklaufenden, also immer muskulös bleibenden. Aus den ersteren, den sehnig endenden, werden die äußere und die innere Schicht der Ventrikelmuskulatur gebildet. Der äußere Ursprung der Fasern befindet sich „an zwei Stellen: dem Knorpel, der die Grenze zwischen linker und rechter Aortenklappe bildet und an dem, welcher über dem Boden der hinteren Klappe liegt," „außerdem in geringerem Maße am Atrioventrikularring." Von hier aus gehen die Fasern der oberflächlichen Schicht, indem die oberflächlichen steiler nach abwärts verlaufen als die tieferen, zum größten Teil in den Wirbel der linken Kammer, nur die am hintersten Teile des Ringes entspringenden werden zu äußeren Fasern des rechten Ventrikels. Die Fibrillen, die den Wirbel bilden, biegen in das Innere der Kammer um und laufen als innerste Schicht senkrecht nach oben, wobei sie sich zu den bekannten, durch dünne Querleisten verbundenen Längswülsten zusammenformen. Hier, an der inneren Ventrikelfläche finden sich zwei Endigungsweisen: a) in Papillarmuskeln und Chordae tendineae oder b) am Atrioventrikularring, am letzteren entweder direkt oder durch Vermittelung mehr oder weniger langer Sehnen.

Den Rest der Kammermuskulatur bildet das sogenannte „Mittelstück", das man präparatorisch gewinnen kann, indem man an dem mit Salpetersäure behandelten Herzen die Ursprünge der äußeren und inneren Längsschicht losschneidet und diese von den vorwiegend horizontal verlaufenden Fasern trennt. Es bleiben dann diese als das „Mittelstück" zurück und zwar in Form eines Muskelkegels mit weiter oberer und enger unterer Öffnung. Die letzte zeigt die Stelle, an der die äußeren Längsfasern in die innere Schicht umbiegen. Die Fasern selber verlaufen in diesem Abschnitt, wenn auch schräg, doch viel weniger steil, der Horizontalen stark genähert: außen vorn von rechts oben nach links unten, an der linken Seite und hinten außen in entsprechender Richtung, auf der Innenseite gerade umgekehrt etc. „Nur zuweilen gelingt es, einen Faserzug um den ganzen Umfang herum zu verfolgen, meist reißen die Fibrillen bei der Präparation ab, weil sie in die Wand hinein verschwinden. Man muß sich die Vorstellung bilden, daß die Fasern dieses Mittelstücks Schlingen darstellen, welche zu ihrem Ausgangspunkt zurückkehren, weil sie nicht sehnig enden." Die Schlingen gehen in allen möglichen Winkeln zur Längsachse der linken Kammer, doch entschieden so, daß die stumpfen Winkel vorherrschen, wobei sie sich auch noch vielfach gegenseitig durchflechten. „Von den Fasern des Mittelstücks gehen gewiß auch manche durch die Herzspitze, ebenso wie von den äußeren und inneren Längsfasern sich ein Teil dem Mittelstück zugesellt."

„Jedenfalls muß man aber jetzt die Vorstellung gewinnen, daß nicht alle Fasern des linken Ventrikels einmal sowohl in der

Längs- als auch in der Horizontalrichtung verlaufen." Dieser letzte Satz enthält denn auch eigentlich den Kernpunkt der Ergebnisse der Krehl'schen Untersuchungen, die ich an der Hand seiner Arbeit in großen Zügen, zum Teil mit seinen eigenen Worten referiert habe: es zeigt dieser Satz den wesentlichen Unterschied von der früheren Auffassung.

Das wären die Sätze, welche auf den allgemeinen Bau der linken Kammer Bezug nehmen. Außerdem finden wir eine Reihe nicht unwesentlicher Einzelheiten ausgeführt. So z. B., um nur eine zu erwähnen, mußte Ludwig 1861[1]) noch erklären: „Die Zusammenziehung (sc. der Muskulatur an der Herzbasis) beengt, soweit aus der Beobachtung ersichtlich, die arteriellen Mündungen nicht; es ist noch nicht klar, wie das geschieht." Für diese, für die Zirkulation außerordentlich bedeutungsvolle und wichtige Frage, hat Krehl anatomische Tatsachen beigebracht, die uns den Mechanismus jetzt vollkommen verständlich machen. Das sei nur erst nebenbei erwähnt, ich habe noch zur Genüge Gelegenheit, später auf Einzelheiten einzugehen.

Der Fortschritt, den Krehls anatomische Darstellung bedeutet, liegt nun entschieden nicht so sehr auf dem Gebiet der rein deskriptiven Anatomie; nach der Richtung hin besitzen wir z. B. in Henles bekanntem Handbuch das Resultat einer eingehenden und sorgfältigen Zergliederung des Herzmuskels in großer Vollkommenheit. Solche Unternehmungen befriedigten aber nicht das Bedürfnis der Physiologen und das war auch der Grund, weshalb die zahlreichen, sonstigen, rein anatomischen Arbeiten keine Bedeutung gewannen, im Gegensatz zu der Ludwigs. Denn die Beschreibung des Faserverlaufs ist nicht Selbstzweck, wir wollen vielmehr das Werkzeug kennen lernen, mittelst dessen die Natur die uns bekannten Vorgänge fertig bringt. Dazu waren aber die rein anatomischen Arbeiten völlig unzureichend. Diese Lücke zu füllen, das war auch Krehls Absicht, sowie aller der Autoren, welche vom physiologischen Standpunkt aus die anatomischen Tatsachen anschauten.

Ludwigs Versuch, nach dieser Richtung die Muskeln zu gruppieren, muß als gescheitert betrachtet werden: das beweist schon das allgemein empfundene Bedürfnis nach neuen Untersuchungen. Können wir nun Krehl zugestehen, dieses Ziel erreicht zu haben?

In seiner Gesamtauffassung vom Bau der linken Kammer bleibt er im wesentlichen an der alten Einteilung in drei Schichten hängen. Folgt man seinen physiologischen Ausführungen als den Folgerungen aus seinen anatomischen Resultaten, so kann ich nicht umhin, zu erklären, daß dieselben als Deutung für die wirklich am Herzen beobachteten Bewegungsvorgänge nicht aus-

[1]) Ludwig, Lehrbuch der Physiologie.

reichen. Ich befinde mich dabei allerdings im Gegensatz zu Braun, dem alles erklärlich erscheint. Wenn wir auch zugestehen müssen, daß gerade durch Braun manche Einzelheiten näher bekannt geworden sind, die Krehl natürlich noch nicht berücksichtigen konnte, so kann das meinen Einwand nicht im geringsten entkräften. Denn die ausnahmslose Richtigkeit der Krehlschen Anschauung vorausgesetzt, müßten neue physiologische Daten sich einfach einfügen lassen und ebensogut ihre Deutung finden.

Die Bewegungsvorgänge, deren Erklärung verlangt wird, sind kurz genannt, folgende: — ich kann sie aus den eben betonten Gründen getrost nach Braun aufzählen — „das Auftreten eines „systolischen Herzbuckels“, einer „systolischen Furche“ auf der Vorderfläche des Herzspitzenteils, beides unter gleichzeitiger Wölbungszunahme der Spitze, ferner einer Rotations- und Hebelbewegung der Spitze, einer Verschmälerung des Basisteils der linken Kammer: alles Bewegungen, welche auf die Verkleinerung des Herzinnenraumes abzielen und sich abspielen, ohne daß die Länge der linken Kammer eine Kürzung erfährt.

Wenn wir nun auch zugestehen, daß Krehl den letzten eigenartigen Vorgang, die Unveränderlichkeit der Länge des linken Ventrikels, im ganzen erklärlich gemacht hat, obschon sich noch Einwendungen, und zwar eigentlich nicht untergeordneter Natur erheben lassen, so ist es mir doch unerfindlich, wie man aus seiner anatomischen Beschreibung, die Rotations- und Hebelbewegung, wie das Auftreten des Herzbuckels konstruieren wollte, Bewegungen, die einseitig an der vorderen Kammerwand, in der Richtung nach dem Sternum hin sich abspielen. Diese Erscheinungen sind aber schon wegen ihrer Eigenart Vorgänge von wesentlicher Bedeutung! Einzelheiten der Kritik übergehe ich an dieser Stelle, ich komme später noch ausführlich darauf zurück.

Harren somit auch noch wichtige Punkte ihrer Lösung, so wollen und dürfen wir doch niemals vergessen, daß es Krehls Verdienst immer bleiben wird, zuerst die alte, schematisierende Auffassung durchbrochen und dafür klar zu demonstrierende Tatsachen an die Stelle gesetzt zu haben: ebenso müssen wir es ihm zugestehen, daß er in vielen Punkten zu endgiltigen Resultaten gelangt ist.

Aber auf welche Weise vermeiden wir die Irrtümer Krehls und erreichen doch unser zu erstrebendes Ziel? Leitender Grundsatz kann einzig und allein sein, wie lassen sich die verschiedenen Muskelschichten der Kammern zweckmäsig, d. h. in natürlicher Weise nach allgemeinen anatomischen wie physiologischen Prinzipien gruppieren.

Bei der systematischen Beschreibung der Skelettmuskulatur sind wir von jeher gewohnt, die Muskeln nach physiologischen Prinzipien einzuteilen; wir sprechen von Beugern, Streckern, Supinatoren, Pronatoren etc. etc., bei der topographischen Beschreibung treten diese Begriffe in den Hintergrund, aber insofern ergeben sich doch Berührungspunkte, als gewisse Gruppen von Muskeln ihre bestimmte Lage auf einer Seite der Extremität haben, je nach ihrer physiologischen Aufgabe. Die obige systematische Bezeichnung ist eben der kurz zusammenfassende Ausdruck; der wesentlich zu dieser Ordnung bestimmende Faktor: die Lage, der Ansatz und Endpunkt der Muskeln und ihr Verhältnis zu den Gelenken. Erst an zweiter Stelle findet ihren Platz die detaillierte Beschreibung des eigentlichen Faserverlaufs in der Masse des Muskels selber. Aber auch selbst die deskriptive Anatomie legt kein allzu großes Gewicht auf die Aufzählung aller möglichen Faserrichtungen, z. B. in M. glutaeus, iliacus, pectoralis, deltoides in den Rückenmuskeln etc., ihre wesentliche Aufgabe sieht sie in der Gruppierung der Fasern. Wenn sich aber auch nicht schlechthin die Verhältnisse an der Körpermuskulatur auf das Herz übertragen lassen, da es am Herzen weder eigentliche Fasern, wie ich noch ausführen werde, gibt, noch auch feste Ansatz- und Endpunkte, wir es vielmehr mit einem Hohlmuskelorgan zu tun haben, so lassen sich doch Analogieen finden. Es gibt am Herzen Muskelzellstränge und Bündel, die eine gewisse Selbständigkeit besitzen d. h. geringeren anatomischen Zusammenhang mit ihrer Umgebung, als in sich selber: darin liegt aber eine gewisse Ähnlichkeit mit der Fasergruppenbildung an der Skelettmuskulatur. Die Frage der Ansatzpunkte der Muskeln ist am Herzen ganz erheblich komplizierter, weil wir kaum einen einzigen gegen einen anderen unbeweglichen, sondern fast nur relativ weniger bewegliche Punkte finden; immerhin aber sind dadurch doch vergleichbare Verhältnisse gegeben. Alle diese Erörterungen wären überhaupt hinfällig, wenn das Herz ein einfacher Hohlmuskel wäre. Ein solcher besitzt Faserlagen in den verschiedensten, sich durchkreuzenden Richtungen, die Kontraktion derselben liefert demgemäß eine allseitige Verkleinerung des Innenraumes, die man an einem Gummiballon, z. B. eines Sprayapparates, nachahmen kann. Das Herz aber, als Hohlmuskelorgan mit seinen verschiedenen Hohlräumen, zeigt nicht einfache Raumverkleinerung allein, sondern neben derselben die schon erwähnten, komplizierten, ganz einzig dastehenden Bewegungsvorgänge. Wir haben also die Aufgabe, von der Fasergruppierung, die einem einfachen Hohlmuskel entsprechen würde, diejenigen Gruppen loszulösen und zu bestimmen, welchen eine von diesem genannten Typus abweichende Anordnung aufweisen, zweitens zu bestimmen, in welcher Weise sie ihrer unterschiedlichen Aufgabe genügen.

Nun sind aber fortgesetzt Einwendungen gemacht überhaupt gegen die technische Möglichkeit, die „Herzmuskelfasern“ so weit in ihrer Richtung zu verfolgen und zu bestimmen, daß daraus Schlüsse auf ihre Kontraktionswirkung gemacht werden könnten. Alle bisher zitierten Arbeiten greifen auf Ludwig zurück, der die Schwierigkeiten in der Analyse der Muskulatur betonte und angab, daß nicht allein die Verlaufsrichtung der Muskeln für die Beurteilung der Funktion von Belang sei, sondern ganz besonders auch das Lageverhältnis der einzelnen Bündel zu einander und die dadurch bedingten Hemmungen.[1]) Ähnlich spricht sich auch Henle aus: gewichtige Stimmen, die unstreitig alle Beachtung verdienen, denen ich mich indes nicht ohne weiteres anzuschließen vermag.

Krehl wendet dazu noch weiter ein: „Es ist ja nicht einmal möglich, Gruppen von Fibrillen ihrem ganzen Verlaufe nachzugehen, weil die Fasern nie auf längere Strecken zu Bündeln vereinigt bleiben.“ Dazu können wir sagen: ja und nein. Ich muß etwas weiter ausholen.

Es mag kleinlich erscheinen, sich gegen einzelne Worte zu wenden, manchmal aber ist es notwendig, zumal wenn der Gebrauch eines solchen zur irrtümlichen Auffassung einer Situation Anlaß gibt. Man braucht deshalb einen nicht ganz zutreffenden Ausdruck keineswegs gleich fallen zu lassen, notwendig ist nur, seinen Gebrauch genau zu umgrenzen. Hier meine ich das allgebräuchliche Wort „Fasern“ und „Fibrillen“.

Eigentlich haben wir nämlich solche garnicht am Herzen. Wir sollen und müssen dessen unter allen Umständen eingedenk bleiben, daß die Elemente der Herzmuskulatur dauernd in wohl ausgebildeten, immer als solche erkennbaren Zellen bestehen, ganz im Gegensatz zur Skelettmuskulatur; dann aber sind die Zellen verästelt. Wegen dieser charakteristischen Eigenschaft wird die Bildung einer einheitlichen „Faser“ oder „Fibrille“ unmöglich: das kleinste Stückchen Herzwand zeigt die netzartige Verbindung dieser verästelten Zellen; derselbe Typus wiederholt sich stetig beim Aufbau weiterer Bezirke und kommt auch in der gegenseitigen Verbindung der makroskopisch darstellbaren Muskelbündel zum Ausdruck. Wir können also nur von Zellzügen, Zellketten oder Zellnetzen reden — es schließt dies aber natürlich nicht aus, daß diese Zellzüge eine bestimmte Verlaufsrichtung zeigen. Allenfalls ließe sich der Begriff „Faser“ noch für kleinste zusammenhängende Zellketten, also nur mikroskopische Gebilde retten, in der makroskopischen Anatomie hat von rechtswegen das Wort aber keinen Platz. In richtiger Erkenntnis der Sache hat deshalb Henle schon eine viel glücklichere Lösung gefunden, indem er das Sich-Zusammenordnen der einzelnen Zellketten zu L a m e l l e n betont und diese Lamellen für die deskriptive makroskopische Anatomie als die Einheit — entsprechend einem Faserbündel an der Skelettmuskulatur — hinstellt. Der Eindruck der Faserung der Herzsubstanz wird in Wirklichkeit dadurch bedingt, daß wir den mehr oder weniger scharfen seitlichen Rand der La-

[1]) Ludwig a. a. O., Seite 201/202.

mellen verfolgen und dementsprechend dickere oder dünnere „Faserzüge“ oder „Fasern“ vor uns zu haben glauben.[1])

Es liegt aber eigentlich noch mehr in der schärferen Fassung der monierten Ausdrücke: eine Vernachlässigung der erwähnten Henleschen Anschauung hat zu entschieden nicht zutreffenden Resultaten in der „Faserung“ des Herzmuskels geführt. Hätte man daran festgehalten, so würde man z. B. nicht eine so unendliche Zahl von Schichten in der Wand des linken Ventrikels konstruiert haben, ich sage absichtlich nicht, gefunden haben —, wie es von mancher Seite geschehen ist, deren Erwähnung für uns jedoch mehr wie überflüssig ist.

Immer wieder an dem festgehalten, was ich ausführte, wird es nun aber auch wohl verständlich, weshalb ich vorhin sagte, ich könnte mich nicht so ganz den Zweifeln Ludwigs anschließen: wir haben in den Lamellen eine gewisse anatomische, aber auch physiologische Einheit, wir brauchen also nicht so unbedingt nach „End- oder Ansatzpunkten von Fasern“ zu suchen; die Lamellen brauchen solche nicht, weil sie ihren zelligen Bau bewahrt haben und jede einzelne Zelle an der Berührungsfläche mit ihrer Nachbarzelle einen festen Punkt findet. Wir werden also für physiologische Zwecke verwendbare Resultate erhalten, wenn wir die Gruppierung der Lamellen verfolgen und dabei beachten, welche verschiedenen Gruppen unter ihnen wir als gewissermaßen selbständig zusammenfassen können. Um alle Irrtümer zu vermeiden, werde ich versuchen, das Wort Fibrille oder Faser ganz fortzulassen, wir sprechen lieber von Faserung, Zellzügen, allenfalls Zellbündeln etc.

Der Weg, den wir zu der Analyse der Muskelanordnung in den Herzwandungen einzuschlagen haben, beruht demnach darauf, derartige Gruppenbildungen festzustellen. Und zwar werden wir solche dann annehmen müssen, wenn wir Lamellen finden, die eng aneinander gelagert die gleiche allgemeine Richtung verfolgen oder sonst wie, aus irgend einem Grunde, ihre Zusammengehörigkeit verraten und sich dabei, mehr oder weniger leicht aber deutlich, von solchen benachbarten Lamellen oder Lamellensystemen differenzieren lassen, welche in eine andere Richtung hinführen resp. eine andere Zugehörigkeit erkennen lassen. So lange wir solche Tatsachen finden, sind wir ohne weiteres zu dem Schlusse berechtigt, daß wir eine Gruppe in dem gedachten Sinne vor uns haben und ihr funktionell also eine gewisse Selbständigkeit zuerkennen dürfen. Wie weit die letztere geht, wird dann nicht abhängen von dem absoluten Massenumfang der Gruppe allein, sondern auch wesentlich von ihrem Verhältnis zu den gleichartig

[1]) Henle, Handbuch der Anatomie etc.

oder andersartig wirkenden, demselben speziellen Zweck dienenden oder entgegenwirkenden Gruppen.

Sonst aber ist im Anschluß an diese Grundsätze nach meiner Auffassung nicht genug davor zu warnen, daß wir die Suche nach den sogenannten „Endpunkten der Fasern", oder, wie wir jetzt zu sagen haben, den Endigungen der Lamellen zu weit treiben, ich meine, daß wir etwa jede Durchkreuzung oder Verflechtung von Muskelbündeln peinlich im einzelnen zergliedern. Das Resultat wäre dabei rein nichtig, da die Funktion an solchen Stellen, falls nicht ein einseitiges Überwiegen einer Bündelrichtung zu konstatieren wäre, nur in der allgemeinen Verengerung des Hohlraumes bestehen kann.

Die Sätze klingen einfach trivial, indes werden wir Beispiele zur Genüge finden, wo gegen diese Grundgesetze verstoßen ist, und demgemäß manche sonst unnötigen Differenzen und Irrtümer in den Anschauungen hervorgerufen sind.

Eigentlich alle Arbeiten über die Zusammensetzung der Herzwandungen nehmen ihren Ausgang von der äußeren Fläche des Herzens. Ich bin den umgekehrten Weg gegangen und habe die Präparation von der Herzhöhle aus begonnen. Ich bin auf diesen Weg gekommen, nicht etwa aus Neuerungssucht, sondern veranlaßt durch Erwägungen über die Bedeutung und Rolle der Papillarmuskeln, von deren, wie ich glaube, nicht unwesentlichen Ergebnissen später die Rede sein wird. Um diesen Erwägungen positive Unterlage zu geben, ging ich an die Präparation und kam dabei zu Resultaten, die mich selber überraschten, weil sie nicht in Einklang mit den mir bekannten landläufigen Ansichten zu bringen waren. An sich hätte es doch natürlich gleichgiltig sein müssen, von welcher Stelle aus die Präparation begonnen wurde. Nachträglich bei Durchsicht der Literatur fand ich, daß nichts wesentliches vorhanden war, was zu einer Klärung der Differenz hätte taugen können, daß ich also allein auf meine Untersuchungen angewiesen war.

Nur Andeutungen meiner Auffassung waren bei zwei Autoren, bei Hesse und Henle nachzuweisen. Hesse beschreibt an seinen „systolischen" Herzen den scharfen Unterschied zwischen dem Anteil der linken Herzhöhle, der von der Kuppe der Papillarmuskeln bis zur Ventrikelspitze reicht, und dem oberhalb der Papillarspitzen gelegenen, bis zur Klappeninsertion oder Atrioventrikulargrenze reichenden, dem von ihm sogenannten „suprapapillären" Raum. Die Höhle des kontrahierten Ventrikels „erscheint auf Querschnitten in dem ganzen Abschnitt, welcher die Pm.[1]) enthält, als eine enge, sternförmige Spalte. Über der Spitze der Pm. bleibt auch im kontrahierten Ventrikel ein merklicher

[1]) Ich werde mich aus rein äusserlichem Grunde der Abkürzung Pm. für Papillarmuskeln bedienen.

Hohlraum zurück."[1]) Ganz unzweideutig ist hier ausgesprochen, daß der die Pm. enthaltende Anteil des linken Ventrikels — nennen wir ihn im Gegensatz den interpapillären Raum — durch die Kontraktion in einen anderen Zustand übergeführt ist, als der suprapapilläre Raum: es teilt sich also der gesamte Ventrikelraum in zwei physiologisch unterscheidbare Abschnitte. Aber auch ohne diese tatsächlich differenten Umformungsvorgänge zu kennen, könnten wir aus rein anatomischer Beobachtung gewisse Anhaltspunkte zu allgemeinen Schlüssen in ähnlichem Sinne gewinnen.

Wir finden nämlich am diastolischen Herzen schon einen Unterschied im Aussehen der inneren Kammerfläche in den beiden Abschnitten. Abgesehen von den beiden Pm. sehen wir die Wand bedeckt mit den allbekannten Trabeculae carneae, die mit ihren Verbindungen im ganzen ein netzartiges Geflecht darstellen. Während aber im interpapillaren Raum die Maschen mehr quadratisch angeordnet, die verbindenden Querbalken scharf ausgeprägt sind, herrschen „je näher der Mündung, um so mehr die vertikalen Bälkchen vor" (Henle). Während Henle dieses Verhältnis aber nur nebenher erwähnt, halte ich es für außerordentlich wichtig. Es muß doch jedenfalls ausgeschlossen erscheinen, daß diese Anordnung nur rein zufällig ist; so jedoch zeigt sie, daß der suprapapillare Raum eine andere Verteilung seiner Hilfsmuskeln besitzt, als der interpapillare, mithin muß die Arbeitsweise beider ebenfalls verschieden sein.

Es ist also schon anatomisch eine Zweiteilung der Innenfläche der Kammerwand angedeutet; die beiderseitige Grenze wird, wie gesagt, durch die Kuppen der Pm. gebildet. Da nun den letzten außer dieser Grenzmarkierung noch bestimmte physiologische Bedeutung zugesprochen werden muß, wie ich oben vorweg schon andeutete, glaubte ich ein Recht zu haben, den anatomischen Verlauf der Pm. und ihre Zusammensetzung in erster Linie näher verfolgen zu müssen.

Ein Bericht über die vorhandenen Anschauungen vom Bau der Pm. ist mit wenigen Worten abgetan. Eigentlich alles Bekannte fassen die Worte Krehls zusammen: „Die Papillarmuskeln beziehen durchaus nicht alle Fasern aus der innern Längsschicht. Ein nicht unbeträchtlicher Teil ihrer Fibrillen stammt aus der Mittelschicht der linken Kammer und biegt an der Grenze von dieser und der Innenschicht scharf in die letzte ein. Dadurch wird natürlich die Befestigung der Papillarmuskeln eine besonders starke." Diese Worte enthalten den Begriff der Pm. noch am weitesten gefaßt!

Bei meinen eigenen Untersuchungen wurde mir die Darstellung der Verhältnisse am leichtesten am annähernd in „systolischen" Zustand übergeführten Herzen, wie es durch die früher allein ge-

---

[1]) Hesse a. a. O.

übte Kochmethode gewonnen wird. Späterhin habe ich auch einfache Formalinhärtung in Anwendnng gezogen: die Resultate waren die gleichen.

An einem derartig vorbereiteten Herzen (vom Schaf) spaltete ich durch einen Längsschnitt die vordere Wand des linken Ventrikels von der Basis bis zur Spitze und zwar legte ich den Schnitt unmittelbar an die Übergangsstelle des Septum in die vordere Kammerwand. Das Herz wurde auseinandergeklappt, mit der Spitze nach unten gelagert und dann die weitere Präparation angeschlossen. (Tafel I, Fig. 2.)

In dem kontrahierten Zustand, in dem sich das Herz infolge der Gerinnung der Muskulatur durch den Kochprozeß befindet, spielen die im dilatierten Zustande außerordentlich entfalteten Trabekelnetze eine recht untergeordnete Rolle. Die sonst schon durch ihre Masse imponierenden Pm. fallen jetzt noch mehr auf und durch die erfolgte Umordnung, deren Einzelheiten wir durch Hesse und Krehl erfahren haben, heben sich die funktionell bedeutungsvollen Partien aufs prägnanteste hervor.

Hat man nun das bedeckende Endocard fortgenommen, so sieht man deutlich, wie die massigen kegelförmigen Muskelkörper der Papillaren aus der Kammerwand hervorkommen, oder mit anderen Worten, wie die konstituierenden Muskellamellen der Papillaren in die Tiefe der Kammersubstanz eindringen. Ganz ohne Mühe und ohne daß man irgend welche nennenswerten Muskelbälkchen trennen brauchte, kann man durch einfaches Auseinanderdrängen eine tiefe Furche zwischen der oberen Begrenzung der Muskelpyramide der Pm. und der Wand des suprapapillaren Raumes herstellen. Schon jetzt erkennt man zwei Hauptrichtungen in den Lamellen der Papillaren, die eine, annähernd in der Längsrichtung des Ventrikels gelegene, oberflächlich gelagerte Partie, die ich als trabekulären Anteil bezeichnen will, und eine tiefer gelegene, in die Kammersubstanz überleitende, die ich intramuralen Anteil nennen will. Die Lamellen des letzteren ordnen sich so an, daß sie mit breiter Basis entspringen und dann zur Spitze des Pm. konvergierend aufsteigen: es entsteht ein Bild, das ich mit dem vergleichen möchte, wie es ein durch festes Aufdrücken auf eine Fläche ausgespreizter Borstenpinsel liefert. (Tafel I, Fig. 2 u. Tafel II, Fig. 3a.)

Doch das ist nur das Bild im allgemeinen: klarer übersieht man es, wenn man die beiden Pm. von einander drängt und dabei feststellt, wie unter dem „vorderen" linken, im Bilde also rechts gelegenen, Pm. die Lamellen hervorkommen und zur Spitze des „hinteren" aufsteigen. Fassen wir also die Verhältnisse der beiden Muskeln gesondert ins Auge und bleiben zunächst beim sogenannten „hinteren", im Bilde des aufgeklappten Herzens also links gelegenen, stehen.

Wie ich eben schilderte, wird seine zum benachbarten, vorderen Pm. gerichtete Seite durch die Konvergenz der aus der Tiefe kommenden Lamellen gebildet; auf der anderen, zum Septum gewandten Seite — ich will sie, wie es den Verhältnissen an dem in situ befindlichen Herzen entspricht, die rechte nennen — ist seine oberflächliche, in der Längsrichtung der Kammer verlaufende, trabekuläre Lage ganz unterschiedlich, fast scharf gradlinig gegen die benachbarte Muskulatur abgegrenzt. (Tafel I, Fig. 1 u. 2.) An dieser Seite sind also nicht die gleichen Verhältnisse zu konstatieren. Im obersten und mittleren Drittel des Pm. sieht man, wie oberflächlich Züge der Kammerwand vom Septum her sich in seine Substanz hineinbegeben. Im Bereich des untersten Drittels derselben Seite beobachtet man, daß ein Teil der oberflächlichen, im ganzen hier horizontal gerichteten Züge der Kammerwand, welche ihre Richtung zum Pm. einschlagen, hier an der Grenze des letzteren selber seine Richtung verläßt, zur Herzspitze hin abbiegt und sich mit den längsgerichteten Zügen des Pm., also seiner trabekulären Portion, netzartig verflicht. (Tafel I, Fig. 2.) In dem untersten, der Spitze nahe gelegenen Drittel ist diese Verflechtung jedoch nur locker: man kann an dieser Stelle durch Trennung weniger Muskelzüge eigentlich den trabekulären Anteil des Pms. von den Kammerzügen unschwer loslösen. (Tafel I, Fig. 1.) Gleichzeitig läßt sich feststellen, daß in dem Maße, als weniger Lamellen der Kammerwand an dem Aufbau des Papillaren sich beteiligen, die Masse des letzteren gegen die Herzspitze geringer wird!

Mit anderen Worten lassen sich die letztgeschilderten Verhältnisse so zusammenfassen: Die Masse des hinteren Pm. nimmt nach oben gegen seine freie Kuppe hin zu, wobei, aus dem Septum herkommend, Muskelgruppen der Wand gegen seine rechte Seite heranziehen, im Bereiche des unteren Drittels des Papillaren aus ihrer schrägen Richtung in die horizontale abbiegen und sich dann mit der trabekulären Portion des Pm. vereinigen. Es besteht somit schon bei der Oberflächen-Präparation ein ganz wesentlicher Unterschied in dem Verhältnis, wie die Kammerwand durch Abgabe von Muskellagen, wenn ich so sagen soll, zum Aufbau der beiden Seitenflächen des hinteren Papillaren beiträgt. Von Bedeutung wird nun die weitere Frage, in welchem gegenseitigen Verhältnis stehen eigentlich die verschiedenen Lagen, welche das Innere, also die eigentliche Substanz dessen bilden, was wir Pm. nennen.

Um hierüber Klarheit zu gewinnen, spaltete ich die oberflächliche longitudinale („trabekuläre“) Lage des Pm. in seiner Längsrichtung und suchte dann durch stumpfes Auseinanderdrängen der verschiedenen Lagen deren Richtung festzustellen. Es gelang das wider Erwarten leicht. Der gegen diese Methode zu machende Einwurf, daß sie, als zu gewaltsam, kein richtiges Resultat ergeben könne, kann ich als unzutreffend zurückweisen. Wir sind in diesem Falle in der gleichen Lage, als wenn wir an einem Skelettmuskel durch Eingehen in seine Masse und stumpfes

Auseinanderdrängen seiner Fasern deren Verlaufsrichtung bestimmen wollen. Notwendige Voraussetzung für diesen Vergleich ist es nur, daß man nicht zu weit gehen darf und dann Halt machen muß, sobald man eine Änderung in der Verlaufsrichtung der Muskelbündel feststellt, andererseits seine Resultate stetig kontrolliert, wobei genau darauf zu achten ist, daß nicht etwa irgend welche nennenswerten benachbarten Bündel aus ihren Verbindungen getrennt werden. Unter diesen Vorsichtsmaßregeln sind meine Versuche angestellt, ich betone dies hiermit gleich von vornherein.

Führt man nunmehr also einen solchen, aber nur oberflächlichen, Schnitt aus, als wollte man den Pm. der Länge nach halbieren, geht dann stumpf in die Tiefe unter Anwendung der denkbar mindesten Gewalt, so findet man, daß die die Lamellen konstituierenden Muskelbündel genau in der Richtung verlaufen, wie die oberflächlichen Lamellen, welche von der Seite des benachbarten vorderen Pm. an den in Rede stehenden hinteren herantreten, also wie die, welche ich oben mit dem Namen „intramurale" Lamellen belegte. (Tafel I, Fig. 2, P.h.i.) Es zeigt sich, daß es durch den geführten Längsschnitt nicht möglich ist, den ganzen Pm. zu halbieren, daß er also nicht aus zwei anatomisch gleich gebildeten Hälften besteht, sondern vielmehr anscheinend zum überwiegenden Teil aus Muskellagen gebildet wird, welche aus der Richtung vom vorderen Pm. her aus der Tiefe der Kammerwand aufsteigen. Ich sagte eben, daß diese Asymmetrie zwischen beiden Hälften nur eine scheinbare sein könnte: es wäre noch denkbar, daß der Schnitt nicht genau die Mittellinie getroffen hätte. Um hierüber Gewißheit zu bekommen, habe ich nun nicht den Schnitt in die Tiefe weiter geführt, eben aus dem Grunde, den ich anführte, vielmehr — um weniger gewaltsam vorzugehen — halbierte ich an demselben Präparat die dem Septum zugewendete, also rechte Hälfte noch einmal durch einen dem ersten parallelen Schnitt. Dieser Schnitt mußte definitiven Aufschluß gewähren; zu meiner Überraschung konstatierte ich aber nur, daß ich auch so in dieselbe Richtung geriet, wie vom ersten Schnitt aus, d. h. also, die Asymmetrie zwischen den beiden Hälften des hinteren Pm. ist keine scheinbare, sondern eine wirkliche.

Das Gesamtbild von der Konstitution des hinteren Papillarmuskels ist mithin folgendes: „Man kann zwei Teile unterscheiden, einen „trabekulären" und einen „intramuralen" Teil. Der erstere besteht im kontrahierten Herzen aus Muskelzügen, deren Richtung annähernd vertikal von der Kuppe des Papillaren zur Herzspitze herabgeht; es ist zugleich der oberflächlich gelegene Teil. Der intramurale Anteil ist komplizierter gebaut, und zwar setzt er sich wesentlich aus zwei Teilen zusammen. Von diesen wird einer, ganz erheblich kleinerer, ja im Verhältnis kaum in Betracht kommender

Teil aus dünnen Zügen gebildet, welche aus dem hinteren Septumrande her, und zwar aus der queren Schicht des Septum stammend, vorwiegend an die zwei oberen Dritteile des Pm. herantreten und nach einer Umbiegung in die vertikale Richtung in der Masse des Papillaren aufgehen. Der andere, *bei weitem überwiegende Teil, überhaupt der mächtigste des ganzen Pm.*, wird gebildet aus einem Lamellensystem, das von der Spitze des Pm. aus gesehen, fächerförmig zum benachbarten, vorderen Pm. ausstrahlt, an und hinter dem zugekehrten Rande desselben verschwindet und, sich in die Fläche ausbreitend, in die Masse der Herzwand sich einsenkt. Auf den weiteren Verlauf dieses Lamellensystems werde ich bald nachher eingehen; ganz auffallend ist die einseitige, nach vorne verlaufende Richtung der Hauptmasse des ganzen Pm. (Tafel I, Fig. 2.)

Wiederholen sich nun dieselben Verhältnisse auch am *vorderen Pm.*? Kurz vorwegnehmen kann ich das Eine: Die allgemeine Eigenschaft, daß auch an ihm ein trabekulärer, wie ein intramuraler Anteil festzustellen ist, wiederholt sich, ebenso die Asymmetrie, aber in dem inneren Aufbau dieser beiden Anteile bestehen nicht unbedeutende Modifikationen im Gegensatz zu denen des hinteren Pm.

Sucht man erst die an sich meist erheblich breitere Kuppe des vorderen Papillaren an ihrer Insertionsstelle in der Kammerwand zu isolieren, um die äußersten Grenzen festzustellen, innerhalb derer *Lamellen der Herzwand zum Bau des Pm. beitragen*, d. h. seine intramurale Portion bilden, so läßt sich leicht beobachten, daß von der Kuppe aus namhafte Züge senkrecht in die Tiefe gehen, quer (auf dem Vertikalschnitte gedacht) die Herzwand durchsetzen und fast bis zur äußeren Oberfläche hindurchdringen; in der Horizontalebene gesehen, gehen diese Bündel radiär auseinander, allerdings *weniger nach rechts* hinüber, in der Richtung zum hinteren Pm., als *vielmehr ebenfalls entgegengesetzt*, d. h. *also zum vorderen Septumrande*. (Tafel I, Fig. 2, P.v.i.) Hervorgehoben muß hier noch gleich werden, daß die Kuppe des vorderen Papillaren höher, als die des hinteren, liegt und daß an den einander zugekehrten Rändern der beiden keine Verflechtung zwischen den jederseitigen intramuralen Lamellen stattfindet: vielmehr verlaufen die intramuralen Portionen der beiden Papillaren zu einander parallel, weichen dadurch einander aus und lassen einen Raum zwischen sich für eine, später zu beschreibende, Muskellage frei. Aus der höheren Lage der Spitze des vorderen Pm. und umgekehrt aus der steil abwärts gehenden Richtung der intramuralen Portion des hinteren Pm. wird dieses Verhalten verständlich.

Der trabekuläre Anteil des vorderen Pm. präsentiert sich äußerlich als ein dicker, stark in das Lumen des Kammerraums vorspringender Längswulst, dessen Masse sich gegen die

Herzspitze hin anscheinend nicht verringert. Seine Richtung — ich betone dies gleich als ein wesentliches Faktum — geht nicht direkt zur Herzspitze, sondern im Mittel zu einem Punkte, der ca. 1—1½ cm über der Herzspitze in der Berührungslinie der vorderen Kammerwand mit dem Septum liegt. Sieht man auf die Verlaufsrichtung des trabekulären Teils des Pm. vom Ostium venosum aus herab, und wählt seine Stellung so, daß man die Herzspitze im Mittelpunkt der venösen Öffnung erblickt, mit anderen Worten, projiziert man den Kammerinnenraum auf eine Kreisfläche, dessen Mittelpunkt der Herzspitze entsprechen würde, so verläuft der genannte Teil des Papillaren nicht radiär in diesem Kreise, sondern er besitzt eine Neigung zur tangentialen Richtung. (Tafel II, Fig. 2a.) Eine notwendige Konsequenz dieser besonderen Verlaufsrichtung beobachten wir an den Präparaten, an denen der linke Ventrikel scharf am vorderen Septumrande gespalten ist; man findet dann nämlich die obere Hälfte des Pm. von diesem Hauptschnitt überhaupt nicht berührt, wogegen die untere Hälfte der Muskelmasse des trabekulären Teils schräg durchschnitten ist. (Tafel I, Fig. 2.) —

Hat man nun von dem Wulst des Pm. das Endocard abpräpariert und einige wenige oberflächliche, ganz zarte Muskelzüge getrennt, so sieht man, daß seine dem hinteren Pm. zugekehrte Seite keinerlei nennenswerte Muskelzüge von diesem letzteren erhält, daß hier also beide Papillaren ganz scharf von einander geschieden sind. Dies gilt natürlich nur von den untern zwei Dritteln des trabekulären Anteils, denn soweit reicht ja überhaupt nur die unmittelbare Nachbarschaft mit dem hinteren Pm. An das obere, den hinteren Pm. überragende Drittel jedoch tritt unterhalb der Kuppe des Pm. unter spitzem Winkel eine Muskellage heran, die aus der Muskulatur des suprapapillaren Raumes stammt und zwar aus dessen „longitudinaler" subendokardialer Schicht, und verschmilzt mit der Masse des Pm. (Tafel III, Fig. 4, L.h.tr.)

Auf den mit dem vorderen Septumrande zusammenhängenden Teil des Pm. gehe ich später ein.

Geht man nun der inneren Zusammensetzung dieser trabekulären Portion des Pm. nach, spaltet zu dem Zweck in der früher beschriebenen Weise diese Lage in ihrer Längsrichtung und sucht sich stumpf in die Tiefe zu arbeiten, so sieht man im Bereich des oberen Drittels ein unentwirrbares Flechtwerk von Zügen vor sich, das durch den Zusammentritt der aus der Kammerwand hervortretenden Lamellen des intramuralen mit den längsgerichteten des trabekulären Anteils gebildet ist. Nach unten gegen die Herzspitze hin werden die Verhältnisse übersichtlicher. Hier kommen bis zu einer gewissen Tiefe nur längsverlaufende Züge vor, bis allmählich in weiterer Tiefe immer zunehmend genau quergerichtete Lamellen sichtbar werden, die sich jedoch leicht bei Seite drängen lassen, d. h. also: diese senkrecht zu einander verlaufenden Muskelstränge bilden nicht, wie an anderen Stellen des Herzens ein wirkliches Flechtwerk, sondern sie durchsetzen sich hier nur gegenseitig, ohne ihre Individualität und besondere Bestimmung aufzugeben. Es trennt sie nur ein außerordentlich lockeres Bindegewebe, das in keiner Weise einer gesonderten Aktion der verschiedenen Muskelrichtungen hinderlich werden kann. Verfolgt man die Herkunft dieser quergerichteten Lamellen weiter und zwar namentlich in der Richtung zum benachbarten hinteren Pm., so findet man ohne die geringste Mühe, daß diese Lamellen nichts anderes sind, als die, die ich oben als intramurale Lamellen des hinteren Pm. beschrieben habe; daß diese also im Bogen den trabekulären Teil des vorderen Pm. von außen umgreifen. (Tafel I, Fig. 2, P.h.i.)

Hieraus geht ein bedeutungsvoller Unterschied im Aufbau der beiden Papillaren hervor: beim vorderen sind die beiden zu unterscheidenden Portionen, die trabekuläre und intramurale, geradezu räumlich von einander getrennt, während beim hinteren die Lamellen des intramuralen Teils sich in ihrer Richtung der des trabekulären anzupassen suchen und beide Teile nur unterschieden werden können, wenn man ihre endliche differente Herkunft beachtet. Ferner ist durch diese Anordnung bedingt, daß der trabekuläre Teil des vorderen Papillaren keine Verstärkungen erhält durch Lamellen der eigentlichen Kammerwand im Gegensatz zur hinteren Pm. Die Stärke der analogen Abschnitte der beiden Muskeln steht in umgekehrtem Verhältnis: der hintere Pm. besitzt eine erheblich stärkere Muskulatur in seinem intramuralen Teil, wogegen der vordere einen ganz überwiegend stärkeren trabekulären Teil führt.

Wenn ich eben beschrieb, daß die intramuralen Lamellen des hinteren Pm. — von der inneren Herzoberfläche gerechnet — im Bogen die trabekulären des vorderen umgreifen, so bin ich damit schon auf einen anderen Punkt gekommen, nämlich auf die Zusammensetzung der eigentlichen Herzwand selber. Gehen wir wieder von unserem Präparate aus und suchen durch Auseinanderdrängen der Muskellagen festzustellen, welche Ausdehnung und Umfang die intramuralen Lamellen des hinteren Pm. innerhalb der Herzwand einnehmen, so ergibt sich, daß sie von der Kammerhöhle nur durch die starke trabekuläre Portion des vorderen Pm. geschieden sind, nach unten reichen sie bis zur Herzspitze, nach oben — hier ist die Grenze allerdings nicht scharf ausgeprägt — nahezu bis über das unterste Drittel der gesamten Kammerhöhe hinaus; nach der perikardialen Oberfläche des Herzens zu bleibt nur eine verhältnismäßig dünne Lage von Muskulatur übrig, die aus Lamellen anderer Herkunft besteht. Diese Lage wird successive dünner und weniger mächtig, je mehr wir uns von hinten her dem vorderen Septumrande nähern. (Tafel I, Fig. 2 u. Tafel II, Fig. 3b.) Ich beschrieb dann oben, daß diese intramuralen Lamellen mit einer breiten Basis aus der Tiefe der

Kammerwand hervorkommen und nach oben zur Spitze des Pm. aufsteigen, also im ganzen einen schrägen, der Vertikalen sich nähernden Verlauf nehmen. An unseren Präparaten finden wir nun, daß diese selben Lamellen auf dem Schnitt, durch welchen wir die Kammerwand am vorderen Septumrande durchtrennten, genau quer getroffen sind. (Tafel I, Fig. 2.) Die Lösung dieses Verhaltens liegt klar auf der Hand: die auseinandergeklappte Ventrikelwand bildet wegen der breiteren Herzbasis ein Dreieck mit nach unten gerichteter Spitze und daher ist es möglich, daß wir die Lamellen an der Spitze des Dreiecks auf den Schnitt — also der Seite des Dreiecks — quer durchtrennt vorfinden; würde man dies nicht bedenken, so wäre man leicht verleitet, die Lamellen als cirkulär verlaufend aufzufassen, natürlich nur, wenn man seine Schlüsse allein aus der Beschaffenheit der Schnittfläche zöge.

Die Zusammenordnung der Lamellen zum Bau der Kammerwand und des hinteren Pm., sowie ihr Verhältnis zu den sonstigen Schichten der Ventrikelwand erfolgt also — es ergibt sich das aus der gesamten bisherigen Schilderung — in der Art, daß diejenigen Lamellen, welche dem Ventrikelinnern zunächst am oberflächlichsten verlaufen, an den linken, also vorderen Rand des hinteren Pm. herantreten; die darauf nach außen folgenden, oder was dasselbe heisst, die tieferen, inneren Lagen der Wand des Spitzenteils umgreifen jene oberflächlichen von außen her und dringen, je tiefer sie liegen, um so weiter in die Richtung zum rechten, der hinteren Septumkante benachbarten Rand des hintereu Pm. vor, alle immer mit der Neigung, zur Kuppe desselben aufzusteigen, so daß schließlich die Lamellen, die zunächst der Herzspitze liegen, in ihrem Verlauf am steilsten gerichtet sind und sich fast der Vertikalen nähern.

Das Verhältnis der intramuralen Lamellen des vorderen Pm. zum Aufbau der Kammerwand ist mit wenigen Worten abgetan. Erwähnt war schon, daß sie von der Kuppe des Papillaren aus in senkrechter Richtung zur Herzoberfläche sich verfolgen lassen, dann umbiegen, nun parallel zur Herzoberfläche verlaufen und vorzugsweise ihre Richtung einseitig zum vorderen Septumrande nehmen. Dem ist hier nur noch zur Vervollständigung hinzuzufügen, daß sie gegen die benachbarte Muskulatur keine gleich abgeschlossene und leicht differenzierbare Masse bilden, wie die analogen Lamellen des hinteren Pm., daß sie vielmehr in der Tiefe der Herzwand eng verschmelzen mit den cirkulär verlaufenden Muskelzügen des suprapapillaren Raumes, ja zum Teil sich mit ihnen durchflechten.

Diese bisher beschriebenen Verhältnisse lassen sich ohne viele Mühe auf dem angegebenen Wege mit vollkommener Sicherheit feststellen. Um aber auch die Vergleichspunkte mit den bisherigen Anschauungen zu gewinnen, habe ich durch Präparation der Muskelschichten von außen her Klarheit zu gewinnen gesucht. (Tafel II, Fig. 3b.) Dabei stellte sich heraus, daß man die äußeren

Schichten zwar auf Grund der Richtung ihrer Lamellen in einzelne Lagen trennen kann, wie das früher von anderer Seite ja vielfach geschehen ist, daß dieselben aber unter einander viel fester verbunden sind, als mit den intramuralen Lamellen der Papillaren, von denen sie durch ein etwas lockereres Bindegewebe geschieden sind. Wenn sie sich schon dadurch scharf abheben, so kennzeichnet sich die Grenze (von der perikardialen Fläche gerechnet) noch dadurch, daß die Richtung der äußersten Lamellen des Pm.-Systems unter stumpfem, nach links offenem Winkel die der tiefsten Schicht der oberflächlichen Muskellagen schneidet. Diese Tatsachen müssen aber wohl dafür sprechen, daß die von mir betonte Scheidung beider Systeme keine künstliche sein kann.

Durch die Präparation von außen her erhalten wir außerdem eine positive Bestätigung meines Befundes von dem asymmetrischen Bau des hinteren Pm. Sind wir nämlich auf der Rückseite des Herzens bis auf seine intramuralen Lamellen vorgedrungen, so läßt sich mit Leichtigkeit übersehen, wie diese Lamellen von der Herzspitze aus zum Teil fast in der Längsrichtung des Herzens, also senkrecht, emporsteigen. Diese Richtung besitzen sie bis zu einer Linie, welche dem äußersten rechten, dem Septum benachbarten Rande der trabekulären Portion des fraglichen Pm. entspricht. Diejenigen Lamellen, welche nach rechts von dieser Linie durch die Präparation freigelegt sind, also in der Richtung vom Septum her an den Pm. herantreten, verlaufen dagegen fast horizontal, kreuzen mithin die Richtung jener erstgenannten Muskelzüge. So markiert sich jene Linie, mit ihr also die gegen das Septum sehende Grenze des hinteren Papillaren durch die verschiedene Richtung der Muskellamellen. Aber nicht allein das: die Lamellen stoßen vielmehr in dieser Linie zur Bildung eines festen Geflechts zusammen und lassen auf die Weise an der fraglichen Stelle eine wirkliche Raphe zustande kommen. Die Lage dieser Raphe, einseitig am rechten, zum Septum gewandten Rande des hinteren Pm. entscheidet positiv die Asymmetrie dieses Pm. Der Befund deckt sich mit dem früher mitgeteilten Resultat.

Soweit der Bau der äußeren freien Wand des Spitzenteils des linken Ventrikels. Wir haben nun die Fortsetzung der bisher beschriebenen Lamellen an der anderen Schnittfläche des Präparates zu verfolgen, die direkt zum Septum überführt.

Der Aufbau der Kammerscheidewand wird allgemein so beschrieben, daß der überwiegende Teil seiner Masse dem linken Ventrikel angehört; man unterscheidet drei Schichten: zwei mit mehr oder weniger längsgerichteten, subendokardial gelegenen Lamellen, von denen die eine dem linken, die andere dem rechten Ventrikel zugehört, und zwischen ihnen beiden gelegen die bei weitem mächtigste Schicht, die Mittelschicht, mit hauptsächlich zirkulär angeordneten Muskellamellen. An eine wichtige Tatsache muß hier aber noch erinnert werden. Bekanntlich wird an einem normalen Herzen seine Spitze lediglich vom linken Ventrikel gebildet. Der unterste Rand des rechten hört eine Strecke oberhalb derselben auf; anders ausgedrückt kann man die Situation so darstellen, daß die Kammerscheidewand von dem Punkte an, wo die untere Begrenzung des rechten Ventrikels aufhört, bis zur Herzspitze hin allein die rechte Wand des Spitzenteils der linken Kammer bildet.

An unserm Präparat hat sich die longitudinale, subendokardiale, also oberflächliche Lage der inneren Schicht der Kammerscheidewand im Bereiche des interpapillaren Raumes des linken Ventrikels durch die Kontraktion zu einem platten Bündel zusammengezogen, das sich ohne Schwierigkeit von einer tieferen, ebenfalls longitudinalen Lage dieser Schicht trennen läßt. Von der einen Hälfte dieser obersten Muskelplatte ist zu erwähnen, daß sie in der Nähe der Herzspitze die Längsrichtung aufgibt, zum hinteren Rande der freien Kammerwand abbiegt, dort an den untersten Rand des hinteren Pm. herantritt, einen ganz oberflächlichen Faseraustausch mit demselben eingeht, wovon schon oben die Rede war, dann aber im wesentlichen unter die trabekuläre Portion des Pm. tritt und in der Kammerwand weiter verläuft. Mit anderen Worten also, die genannte Muskulatur umgreift von außen her die gesamte Masse des untersten Teiles des hinteren Pm. und legt sich an die untere Seite der oben geschilderten intramuralen Lamellen desselben an. (Tafel I, Fig. 1, [1].)

Genauer genommen, müßte man die Richtung dieses Wulstes also statt longitudinal vielmehr als schräg bezeichnen und zwar schräg von vorn oben nach hinten unten verlaufend. Verfolgen wir diese Züge nun noch weiter, nachdem sie die linke und später die vordere Wand der Herzspitze haben mit bilden helfen, so läßt sich feststellen, daß sie ihre Fortsetzung finden in der longitudinalen Schicht der Scheidewand, die man zum rechten Ventrikel rechnet. Hier gehören sie der Lage derselben an, die als tiefere bezeichnet und die vom Innenraum der rechten Kammer nur durch eine dünne, ebenso gerichtete subendokardiale Muskulatur getrennt wird. Auf diese Weise, durch Vermittelung einer intermediären Portion, welche schleifenartig hervortritt und mit dieser Schleife die Wand an der äußersten Spitze der linken Kammer bilden hilft — auf diese Weise also würden die beiden Längsschichten des Septums, auf ihrer linken und rechten Seite, in kontinuirlichem Zusammenhang mit einander stehen.

Mit der Mittelschicht der Scheidewand tritt nun in Verbindung das eigentliche Pm.-System, das ich geschildert habe, soweit es die freie Wand der linken Kammer konstituiert, also besonders die intramurale Portion des hinteren, wie die trabekuläre Portion des vorderen Pm. Wie der Augenschein lehrt, sind an unserm Präparat durch den Haupteröffnungsschnitt, der die vordere Wand am Septumrande gespalten hat, diese Verbindungen durchtrennt. Passen wir aber die beiden Schnittflächen aneinander, so findet sich zunächst die Fortsetzung der trabekulären Portion des vorderen Pm. in der dem Herzinnern näher gelegenen, also oberflächlicheren Partie der zirkulären (mittleren) Schicht des Septum: sie umfaßt hier in der Höhenausdehnung reichlich das untere Drittel der Scheidewand. (Tafel I, Fig. 2, [5]; außerdem Tafel II, Fig. 3a, [1].) Beachtenswert ist noch der Umstand, daß die äußere Gestalt der trabekulären Portion beim Eintritt in das Septum verändert wird: die bis dahin vorhandene zylindrische Form verliert sich, die Lamellen gehen fächerförmig zur Bildung einer platten Muskellage auseinander und diese bildet die zuletzt erwähnte Schicht.

Genau quer läuft in ihr die Richtung der Lamellen nicht, vielmehr leicht schräg abwärts, nach hinten und unten. Wir haben hier also ein neues Beispiel von dem typischen Verhalten, das wir allenthalben am Herzen vorfinden, daß nämlich die Lamellen ihre Richtung wechseln: die in der freien Kammerwand wesentlich vertikal angeordneten Lamellen des vorderen Pm. werden bei ihrem Eintritt in die Scheidewand zu quergerichteten, mit Neigung nach hinten unten; sie beschreiben damit also eine Spirale mit einer Krümmung — von oben gesehen — im Sinne des Zeigers einer Uhr.

Weiter zurück hatten wir gefunden, daß dieser trabekuläre Teil des vorderen Pm. von außen umfaßt wird von den senkrecht zu ihm verlaufenden intramuralen Lamellen des hinteren Pm. Die Fortsetzung dieser letzten im Septum hätten wir demnach an korrespondierender Stelle zu suchen: also auf dem Schnitt weiter nach links, im unmittelbaren Anschluß an die oben beschriebene Fortsetzung des vorderen Pm., wo sie sich ebenfalls in das Mittelstück der Scheidewand einsenken. So deutlich sich indeß in der eigentlichen Kammerwand die Lamellen des hinteren Papillaren von denen des vorderen unterscheiden lassen, so ist hier im Septum ihre genaue anatomische Trennung schwierig, ja kaum möglich. Die Lamellen des hinteren Pm. treffen unter spitzem Winkel in der früher beschriebenen Richtung auf den Septumrand, gehen nun aber nicht in derselben Richtung weiter, die sie nach hinten und unten führen würde, sondern verlaufen vielmehr rein quer bezw. horizontal. Diese verschiedene Richtung bildet eigentlich den einzigen Unterschied zwischen den beiden Muskellagen, welche die Fortsetzungen der Papillaren innerhalb des Septum bilden; im übrigen sind sie, wie gesagt, inniger mit einander verbunden, als in der freien Ventrikelwand. Die Verbindung erfolgt nach dem allgemeinen Gesetz, daß bei schichtweise aufeinander folgenden Muskellagen mit differenter Richtung sich allmähliche Übergänge zwischen den verschiedenen Richtungen vorfinden. Auf weitere Einzelheiten kann ich verzichten; eingehendere Trennungen hier vornehmen, würde ich für künstlich und nicht im Einklang mit meinen früher ausgesprochenen Grundsätzen halten. Da die anfangs divergenten Richtungen der Lamellen der Pm. im Septum jetzt mehr oder weniger zusammenfallen, müssen wir den Schluß ziehen, daß damit auch die bisher getrennte Funktion eine gemeinsame geworden ist und deshalb wird jedes weitere Zerlegen hinfällig.

An dieser Stelle will ich nun noch erinnern an die oben betonten allgemeinen Eigenschaften der Herzspitze und ihre Beziehungen zum Septum; daraus würde jetzt für uns folgen, daß die rechte Wand des untersten Teiles vom Spitzenraum der linken Kammer, soweit sie nicht vom rechten Ventrikel verdeckt ist, in der Hauptsache aus den vereinigten Lamellensystemen der beiden Pm. gebildet wird, deren Fortsetzungen sich von der linken Seite her über vorne hierher erstrecken. (Tafel II, Fig. 3a u. 3b.)

Analog gestaltet sich die Fortsetzung der intramuralen Portion des vorderen Pm. im Septum. Nachdem deren Lamellen den vorderen Septumrand in der früher beschriebenen Weise erreicht haben, erscheinen sie in der queren Mittelschicht der Scheidewand und schlagen eine Richtung ein parallel zu der, welche von den schon geschilderten intramuralen Muskellagen des hinteren Pm. verfolgt wird. Ebenso, wie schon früher, ist auch hier als wichtig hervorzuheben, daß wegen ihres parallelen Verlaufs innerhalb der kurzen Strecke in der freien Kammerwand, wie auch im Septum, sich die intramuralen Lamellen des vorderen Pm. nicht an die gleichen des hinteren Pm. eng anschließen resp. mit ihnen berühren, sondern einen Raum zwischen sich frei lassen für Lamellen anderer Herkunft, durch welche dann erst mittelbar eine Verbindung hergestellt wird. Darüber das Genauere weiter unten.

Das bisherige Resultat meiner Untersuchungen ist also im wesentlichen kurz folgendes: In dem Teil der linken Herzkammerwand, der von der Kuppe der Pm. bis zur Herzspitze reicht, ist ein bestimmtes System von Muskellamellen enthalten, welches einen ganz erheblichen, geradezu überwiegenden Teil der Masse dieses Herzabschnittes ausmacht. Dieses System wird gebildet durch eine bestimmte Anordnung und ein ganz bestimmtes gegenseitiges Abhängigkeitsverhältnis der Muskelblätter, welche die Pm. und die ihnen benachbarte Herzwand zusammensetzen. Je ein Pm. und bestimmte Abschnitte der Kammerwand sind anatomisch in keiner Weise von einander zu trennen, sie bilden ein zusammengehöriges Ganze und zwar in folgender Art. An jedem Pm. lassen sich zwei Portionen unterscheiden, eine oberflächliche, subendokardial gelegene, „trabekuläre" und eine tiefere, in der eigentlichen Kammerwand gelegene „intramurale". Die ideellen Hälften der Pm. sind nicht symmetrisch gebaut, vielmehr strebt fast die gesamte Masse derselben über die linke und vordere Wand der Kammer hinweg in die Richtung zum vorderen Septumrande hin. Beide Pm. erscheinen — im Großen und Ganzen — mit ihren beiden genannten Portionen eigenartig in einander geschoben und diese Verbindung liefert den größten Teil der Dicke des Teils der Kammerwand, der die Begrenzung des „interpapillaren Raumes“ bildet.

Wiederholt habe ich davon gesprochen, daß bis jetzt erst die Konstruktion des größten Teils der Muskelmasse an dem in Rede stehenden Herzabschnitte geliefert ist. Woraus besteht nun der Rest?

Die gesamte bisher beschriebene Muskulatur wird von außen her durch eine Muskellage umgriffen, welche aus dem hinteren Rande des Septum hervorkommt. Diese Lage besteht aus einer Reihe von einzelnen Schichten mit verschiedener Richtung ihrer Lamellen und zwar sind sämtliche Schichten Abkömmlinge des zum linken Ventrikel zu rechnenden Septumteiles, müssen also entstehen aus den Lamellensystemen, die wir vorhin analysiert und bestimmt haben als weitere und letzte Fortsetzung der Muskelzüge des Pm.-Systems, einschließlich der zum oberflächlichen Längswulst des Septums zu rechnenden Lagen. In noch ziemlich starker Schicht treten die Muskellagen aus dem hinteren Septumrande hervor und gehen über die hintere Kammerfläche nach vorne weiter; je weiter sie in dieser Richtung aber vordringen, um so mehr verringert sich ihr Dickendurchmesser. Die Richtung der Lamellen innerhalb dieser Schicht ist allgemein dahin zu bestimmen, daß sie sämtlich von hinten oben nach vorne unten, also zur Spitze herab verlaufen, nur mehr oder weniger steil: im einzelnen läßt sich feststellen, daß die tieferen Lagen sich mehr der horizontalen, die oberflächlichen, d. h. dem Perikard näheren mehr der vertikalen Richtung nähern. Die verschiedenen Richtungen gehen allmählich ineinander über und die verschiedenen Schichten verschmelzen ziemlich innig mit einander. Auf der vorderen Kammerfläche verlieren sie infolge ihrer zunehmenden Verdünnung mehr und mehr ihre Selbständigkeit; dies aber auch noch dadurch, daß sie sich verbinden mit einer anderen — nämlich der oberflächlichsten — Lage der Herzmuskulatur. Diese letztere wird in allen Beschreibungen aufgezählt als die, welche beiden Kammern, der linken wie der rechten, gemeinsam angehört. Da ich für diese Schicht, die wiederholt beschrieben ist, keine neue Daten hinzufügen kann, so wird die Schilderung des Verlaufs ihrer Lamellen im einzelnen für mich überflüssig.

Es wird also das gesamte Pm.-System demnach mantelartig von einer Reihe an sich dünner Muskellagen umfaßt. Wenn ich auch versucht habe, diese ihrem Ursprung nach zu scheiden, so möchte ich nur den Anforderungen der Beschreibung genügt haben; in ihrem inneren, physiologischen Wert gelten sie mir zusammen nur als eine einzige Umhüllungslage.

Soll ich ungefähr das Dickenverhältnis zwischen den umhüllenden Lagen und der wesentlichen Muskulatur des interpapillären Raumes, des Pm.-Systems, angeben, so würde es sich so darstellen, daß die ersteren etwa $^1/_4$, die letztere reichlich $^3/_4$ der gesamten Muskelmasse des fraglichen Abschnittes ausmachen, wenigstens in der Kammerwand nahe dem vorderen Septumrande. Am hinteren Septumrande würde das Verhältnis aus oben angeführten Gründen ein ungleich anderes sein: hier fehlt aber auch noch die Entwickelung des starken Pm.-Systems.

Im Gegensatz zu allen sonstigen Darstellungen habe ich bis dahin den sogenannten Herzwirbel unerwähnt gelassen. Es handelt sich dabei um eine ganz eigenartige Bildung, eigenartig schon wegen ihrer Konstruktion, aber — und das ist bisher nirgends zur Genüge hervorgehoben — eigenartig besonders wegen ihrer allgemeinen Beziehungen.

Die allgemeine Konstruktion des Wirbels wird in sämtlichen anatomischen Darstellungen übereinstimmend dahin geschildert, daß er zustande kommt, indem von der Außenfläche des Herzens herkommende Muskelzüge an der Spitze des Organs dessen Wand durchsetzen und dann subendokardial in der Längsrichtung des Ventrikels in die Höhe ziehen. Soweit ist die Schilderung auch unter allen Umständen anzuerkennen. Sehen wir uns jedoch die Schilderungen genauer an, z. B. die Ludwigs, so erhält wohl jeder Unbefangene den Eindruck, als ob der eben erwähnte Vorgang einen nennenswerten Teil der Muskulatur betreffen müßte. Die Richtigkeit dieses Eindrucks vorausgesetzt, würde einfache Überlegung ergeben, daß der Wirbel alsdann, weil er einen Knoten- oder Kreuzungspunkt einer ganzen Reihe von Muskelzügen darstellt, eine sichtbare Verdickung in der Kammerwand erzeugen müsse. Die Wirklichkeit kontrastiert jedoch mit einer solchen Konsequenz auf das allerlebhafteste. Denn tatsächlich — und das halte ich für ein physiologisch außerordentlich wichtiges Faktum — besitzt am Ort des Wirbels die Wand der linken Kammer im Gegenteil den allergeringsten Durchmesser überhaupt. Es ist das aber bisher nirgends hinreichend gewürdigt. (Tafel I, Fig. 2 u. Tafel II, Fig. 3a.)

Wie ich noch eben sagte, ist der Zusammenhang zwischen äußeren, subperikardialen und den oberflächlichsten subendokardialen Muskelzügen an der Stelle des Wirbels ein feststehendes Faktum. Aber, und das muß ausdrücklichst betont werden, es handelt sich dabei, wie die Präparation lehrt, nur um einen ganz verschwindend geringen Bruchteil von Muskelzügen, welche diesen Weg einschlagen. Auf der anderen Seite besitzen wir jetzt die Erfahrung, daß die bedeutendste Masse der Muskulatur des interpapillären Raumes zu den Pm. in Beziehung steht, alle nennenswerten Lamellen dieses Systems bleiben auf ihrem Wege zum vorderen Septumrande oberhalb der Spitze, sie verlaufen in ihrer Richtung tangential zum Wirbel, aber sie berühren ihn nicht. Die wenigen Züge, welche am Wirbel die Herzwand durchsetzen, verschwinden in ihrem Massenverhältnis vollständig gegenüber der sonstigen Wandmuskulatur.

Diese Tatsachen, besonders der Kontrast zwischen der Wanddicke am Wirbel und an der übrigen Ventrikelwand sind an einem systolischen Herzen mit größter Leichtigkeit zu demonstrieren. Gerade dadurch aber markiert sich die anatomische, eo ipso deshalb auch die physiologische Unabhängigkeit zwischen dem eigentlichen Wirbel und den Trabekelnetzen in der Nähe der Herzspitze, aus deren Umformung bei der Systole die uns bekannt gewordenen, stark ins Lumen des Ventrikels vorspringenden Längswülste der trabekulären Portionen beider Pm. hervorgehen. An einem diastolisch ausgedehnten Herzen verschwindet der Dickenunterschied zwischen der Gegend des Wirbels und den benachbarten Kammerpartien mehr und mehr: die systolische Umformung jedoch klärt uns eindeutig darüber auf, welche Wandgebilde anatomische und funktionelle Zusammengehörigkeit besitzen.

Für unsern Zweck würde ich also die Anatomie des Herzwirbels folgendermaßen kurz zusammenfassen. Es ist als eigentümliche Tatsache festzustellen, daß an der anatomischen Herzspitze ein Zusammenhang zwischen äußersten und innersten Muskellagen überhaupt besteht. Dieses Faktum ist jedoch nur von untergeordneter Bedeutung im Verhältnis zu der für verschiedene Fragen der Physiologie und Pathologie des Herzens wesentlichen Tatsache, daß im normalen systolischen Organ die Wand in der Gegend des Wirbels ganz erheblich in ihrem Dickendurchmesser zurückbleibt gegenüber der nächsten Nachbarschaft. Der Ort des Wirbels repräsentiert die dünnste Stelle, welche die Wand des Ventrikels überhaupt besitzt.

Den Teil des Gesamtraums der linken Kammer, der oberhalb der Kuppe der Papillaren gelegen ist und nach oben hin seine Begrenzung durch den Atrioventrikularring erhält, hat, wie ich zu Anfang erwähnte, Hesse zutreffend von dem unteren geschieden und mit dem Namen „suprapapillaren Raum“ belegt. Krehl ist nicht weiter auf diese Einteilung zurückgekommen; auch hat er in seinen anatomischen Beschreibungen keine Rücksicht darauf genommen.

Das bisher in der Literatur gezeichnete Bild von der Muskelanordnung dieses Raumes lautet im wesentlichen so: eine subperikardiale vom Atrioventrikularring entspringende Lage mit längsgerichteter Faserung bildet die äußere Begrenzung; darauf folgen einige Schichten mit verschieden sich kreuzender Faserung, deren letzte rein quer zur Herzachse verläuft. Diese Lage ist die mächtigste und dominiert so, daß ihr schon früher die Rolle eines Sphincter zugewiesen worden ist (Henle). Vom eigentlichen Kammerraum ist diese Schicht geschieden durch eine wesentlich als longitudinale bezeichnete. Als solche existiert sie rein nur an beschränkter Stelle, nämlich auf dem Septum am Eingange zur Aorta hin, während sie an der freien Kammerwand zur Bildung der bekannten Trabekel führt. Im großen und ganzen sind Hesse und namentlich Krehl von dieser Anschauung auch nicht abgewichen, wennschon sie uns wertvolle Bereicherungen über Einzelheiten, besonders über Konstruktion der innersten Schicht geliefert haben.

Auch für meine Darstellung acceptiere ich die Grundzüge dieser bisher giltigen Einteilung, muß aber doch einzelne Punkte hervorheben, in denen ich zu ergänzenden Resultaten von wesentlicher Bedeutung gekommen zu sein glaube, und zwar habe ich mit diesen Worten speziell den Bau der innersten, trabekulären Schicht im Auge.

An einem „systolischen" Herzen sieht man — ich verwende dasselbe bisher benutzte Präparat zur Darstellung — daß die sämtlichen Trabekelnetze so gut wie verschwunden und daß durch ihre Kontraktion zwei stark auffallende keilförmige Muskelwülste entstanden sind, mit breiterer oberer Basis und nach unten gerichteten, schmäleren oder spitzen Ausläufern. Der eine, größere dieser Wülste hat seine Lage zwischen den beiden Papillaren, der andere zwischen dem vorderen Pm. und der Septumwand; an beiden Stellen füllen sie den ganzen freien Raum zwischen den genannten Gebilden mit ihrer Masse aus.

Ich beginne mit dem hinteren, zwischen beiden Pm. liegenden Wulste. (Tafel I, Fig. 2, L.h.tr.) Seinen schmäleren unteren Ausläufer, der sich, genauer beschrieben, aus zwei durch eine Längsspalte getrennten Hälften zusammensetzt — ich will auch hier kurz Spitze sagen — erwähnte ich schon einmal, indem ich darauf aufmerksam machte, daß er durch Abgabe einer Muskelbrücke eine leicht sichtbare Verbindung mit der nach rechts und hinten, also zum hinteren Pm. gewendeten, ihm innig anliegenden Kuppenfläche des vorderen Pm. eingeht. (Tafel III, Fig. 4, L.h.tr.) Diese Verbindung ist scharf ausgeprägt: sie betrifft also nach dem früher ausgeführten die trabekuläre Portion des Papillaren. Außer dieser ist nun aber noch eine weitere Verbindung, die allerdings nicht sofort in die Augen fällt, festzustellen, und zwar mit dem hinteren Pm.: es spalten sich einige Lamellen von dem keilförmigen Längswulste ab und gehen eine Verbindung mit den obersten intramuralen Lamellen des Pm. ein, ebenfalls nahe seiner Kuppe. (Tafel I, Fig. 2, [2].)

Diese muskulären Verbindungen mit den beiden Pm. sind Abzweigungen aus den Seitenflächen des unteren verschmälerten und zugespitzten Endes des in Rede stehenden Wulstes: nach oben hin geht die „Spitze" über in die breite Muskelmasse des Wulstes, nach unten hin verschwindet sie an dem hinteren Rande des vorderen Pm. in der Kammerwand selber.

Verfolgt man die Richtung nach oben, so sieht man, wie sich die Hauptmasse im ganzen fächerförmig ausbreitet und zwar in der Weise, daß eine Partie in nach unten offenem Bogen über die Kuppe des hinteren Pm. hinweg die Richtung zum hinteren Septumrande einschlägt, dann aber sich wendet, nach oben umbiegt und vertikal zum Atrio-Ventrikularring emporsteigt. Die andere, nach vorn schauende Partie des Längswulstes bildet ebenfalls einen Bogen, dessen Krümmung die Kuppe des vorderen Pm. weit umgreift; die bogigen Ausläufer behalten hier aber ihre einmal angenommene Richtung und ordnen sich deshalb schließlich fast parallel mit dem Atrioventrikularring an.

Diese Muskulatur des „hinteren Längswulstes" steht nun in Beziehung zu einer Einrichtung des Herzens, auf die von Hesse und Krehl ein besonderer Nachdruck gelegt ist. Speziell letzterer hat auf diese Dinge hingewiesen. Durch diese Arbeiten erfahren wir, wie in der Systole die gesamte obere Öffnung der linken Kammer durch Vorspringen zweier Wülste „eine mehr ∞förmige Gestalt" erhält, statt der einfach ovalen in der Diastole, wodurch die Öffnung in einen venösen und einen arteriellen Anteil geschieden wird. Krehl beschreibt außerdem dann noch auf der Scheidewand subendokardial gelegene, sich zwischen den beiden Wülsten ausspannende, gekreuzte Muskelbündel, deren Kontraktion jene einander nähern muß.

In den nach rückwärts gerichteten von diesen beiden Wülsten — ich will sie kurz „Aortenwülste" nennen — geht nun die größere Masse des hinteren keilförmigen Längswulstes über mit seiner nach hinten und rechts gewendeten Partie; speziell bilden diejenigen Züge mit die Grundlage dieses hinteren Aortenwulstes, welche die anfängliche (von unten gerechnet) bogenförmige Richtung aufgeben und senkrecht in die Höhe aufsteigen. (Tafel I, Fig. 2, Ao.w.h. u. Tafel III, Fig. 4, Ao.w.h.) Der vordere Aortenwulst verdankt seine Bildung anderen Muskeln und wird nachher besprochen werden.

Von den Beziehungen des keilförmigen Längswulstes bleiben jetzt noch diejenigen zu besprechen übrig, welche sich aus seiner Fortsetzung nach unten in die Kammerwand hinein ergeben. Ich hatte gesagt, daß sein verschmälertes Ende hinter dem vorderen Pm. in der Tiefe verschwindet. Das weitere Schicksal dieser Muskelzüge ist kurz abgemacht. Ich erinnere daran, daß die intramuralen Lamellen der beiden Pm. auf ihrem Wege über die Kammerwand zum vorderen Septumrande wegen ihrer parallelen Richtung einen Zwischenraum zwischen sich frei ließen. Dieser freie Raum wird ausgefüllt von den in die tieferen Schichten der Ventrikelwand übertretenden Lamellen des keilförmigen Längswulstes des suprapapillären Raumes. Ihr Verlauf ist damit also vorgezeichnet: sie gehen eng angelehnt an jenes Lamellensystem ebenfalls über die freie Kammerwand hinweg zum vorderen Septumrande und senken sich hier in die Mittelschicht der Scheidewand ein. (Tafel I, Fig. 2, L.h.i. u. Tafel II, Fig. 3b, Partie zwischen 4 u. 5.)

Nach allen diesen Tatsachen haben wir es in dem keilförmigen Längswulst nach meiner Überzeugung nicht allein mit einer interessanten, sondern auch wichtigen Erscheinung zu tun. Abgesehen von seiner Bedeutung für den suprapapillären Raum dokumentiert er seine Eigenart noch dadurch, daß er mitten in das Muskelsystem des interpapillären Raumes eindringt und so eine umfassende Verbindung beider Kammerabschnitte herstellt.

Noch auf einen anatomischen Unterschied in der Zusammenordnung der Muskelzüge zu den charakteristischen Bildungen der beiden Kammerabschnitte möchte ich hinweisen. Am interpapillären Raum hatten wir erfahren, daß die Pm. aus zwei Portionen bestanden, einer „trabekulären" und einer „intramuralen". Je eine trabekuläre und eine intramurale vereinigten sich zu einem Ganzen dadurch, daß sie sich neben einander legten und eine gemeinsame freie Endigung in den Pm.-Kuppen fanden. An dem zuletzt besprochenen „keilförmigen Längswulst" des suprapapillären Raumes kann man, wenn man will, ebenfalls eine Trennung zwischen einer trabekulären, frei an der inneren Herzfläche gelegenen Portion, und einer intramuralen, in der Tiefe der Herzwand befindlichen, vornehmen; aber es besteht der Unterschied, daß beide Portionen nicht nebeneinander, sondern hinter einander angeordnet sind und so das Ganze bilden.

Denselben Typus in seinem Bau, wie der hintere keilförmige Längswulst, vertritt nun auch der andere vorhin erwähnte, vordere Längswulst: auch er besitzt eine nach oben hin sich ausdehnende fächerförmige Ausbreitung, die jedoch eigentlich nur einseitig, nach rechts und hinten hin, entwickelt ist und deren Ausstrahlungen — im systolischen Herzen — sich dicht unterhalb des Atrioventrikularringes mit den entgegenkommenden linken des hinteren Längswulstes bogenförmig vereinigen. (Tafel II, Fig. 3a, Ao.w.v.) Mit dieser seiner breiten Basis legt er sich unmittelbar der vorderen und oberen Fläche der Kuppe des vorderen Pm. auf und verdeckt dadurch die in die Tiefe dringenden intramuralen Lamellen des letzteren. Seine, nach unten gewendete, keilförmige Spitze schiebt sich in den Raum ein, der zwischen dem oberen Drittel des vorderen Pm. und der benachbarten Septumwand übrig bleibt. (Tafel I, Fig. 2, L.v. u. Tafel III, Fig. 4, Ao.w.v.) Soweit verläuft also auch dieser Längswulst subendokardial, sichtbar auf der Innenfläche der Herzkammer — wir können diesen Teil demnach gleichfalls als „trabekulären" bezeichnen —, mit seiner übrigen Masse senkt auch er sich, nach unten hin, in die tieferen Schichten ein und zwar in die Scheidewand. Wir müssen also seinen weiteren Verlauf —seinen „intramuralen" Anteil — in der direkten Fortsetzung der bisherigen Richtung suchen. Wir finden seine Fortsetzung in der — von der linken Ventrikelhöhle aus gerechnet — obersten Lage der tieferen, sogenannten queren, Septumschicht. (Tafel I, Fig. 2, L.v.i. u. Tafel III, Fig. 4, [2].) Sie wird dort von außen her, d. h. in der Richtung zur Herzoberfläche hin, umgriffen von andern Muskelbündeln, welche wir früher als Fortsetzung der trabekulären Portion des vorderen Papillarmuskels kennen lernten. (Tafel II, Fig. 3a, [1]).

Der Aufbau des vorhin schon erwähnten, durch die systolische Umformung entstandenen „vorderen Aortenwulstes" gestaltet sich folgendermaßen: Bei der Beschreibung des hinteren Pm. hatte ich auf Züge gewiesen, welche aus der Tiefe des Septums heraus zum Teil an den rechten Rand des Papillaren und zwar im Bereich seines obersten Drittels treten. Verfolgen wir diese Züge im Septum weiter, so sehen wir sie hier schräg von hinten unten nach vorn und oben verlaufen, sie gehören zu der Lage, die mit anderen, noch tieferen zusammengefaßt als mittlere (zirkuläre) Schicht des Septums bekannt ist. In dieser Schicht bilden sie die Lage, welche dem Innenraum der Kammer zunächst liegt und von diesem nur durch die subendokardiale (longitudinale) Schicht getrennt ist. (Tafel I, Fig. 2, [4] u. Tafel III, Fig. 4, [1].) Die vorhin beschriebene Richtung behalten die Züge bei, bis sie den vorderen Rand des Septum, das sie völlig durchqueren, erreicht haben; hier biegen sie nach oben in vertikale Richtung um und vereinigen sich in dieser Richtung mit gleichlaufenden Zügen der oberflächlichen (Längs-)Schicht, die dem vorderen Längswulst angehören und jene also verdecken. Die Vereinigung dieser, oberflächlichen wie tiefen aber gleichgerichteten, Muskelzüge liefert die Grundlage des sogenannten „vorderen Aortenwulstes". (Tafel III, Fig. 4, Ao.w.v. und [2] wie Tafel I, Fig. 2, L.v.i., L.v, [4].)

Nach den allgemein gültigen Regeln von dem Zusammenhang der Lamellen unter einander verbindet sich das System der „keilförmigen Längswülste", die bei der Systole aus der Umordnung der trabekulären Netze hervorgegangen sind und wegen ihres Umfanges eine durchaus nicht unbedeutende Muskelmasse repräsentieren, im Bereich des suprapapillären Raumes auf und mit der Rückfläche, also in der Richtung zur Herzoberfläche, mit der tieferen Lage dieses Kammerabschnittes, welche ringförmig den gesamten in Rede stehenden Raum umgreift, zugleich die mächtigste Schicht der eigentlichen Kammerwand und des Septums darstellt. Es ist das die Schicht, welche Henle als Sphincter, Krehl als „Mittelstück" benannt haben. (Tafel II, Fig. 3b, [2].) Da sich meine Anschauungen über die innere Konstitution dieser Lage mit den Darstellungen der anderen Autoren, besonders Krehls decken, ebenso mit den Ansichten vom Aufbau der sonst am suprapapillären Raum noch zu bedenkenden, subperikardial auf der Oberfläche der Kammerwand liegenden, aber verhältnismäßig nicht beträchtlichen Muskelschichten, so lasse ich eine weitere Besprechung dieser Dinge und verweise auf die bekannten Autoren.

Meine Schilderung bezog sich bis dahin, wie ich ausdrücklich hervorhob, auf die Verhältnisse am systolischen Herzen. Die berechtigte Frage erhebt sich da, können wir diese Anschauung auch für das diastolische Herz beibehalten? Entschieden ja: denn man sieht an einem erschlafften Herzen in der Anordnung der Trabekel bereits den beschriebenen Typus ausgedrückt, wenngleich natürlich nicht mit solcher Schärfe; es muß nur festgehalten werden, daß das, was ich im systolischen Herzen Längswülste genannt habe, die Summe von dem ist, was im diastolischen zum Teil als netzförmige trabekuläre Bildung sich darstellt. Unter diesem Gesichtspunkte ist der vordere keilförmige Längswulst mit aller Deutlichkeit herauszufinden; von dem hinteren sieht man in der Diastole ganz unzweideutig seine Zweiteilung sowie seine spitzwinklige Einsenkung in die rechte Seitenfläche des vorderen Pm., weiter markiert sich seine hinter dem vorderen Pm. in die Tiefe dringende intramurale Portion hinreichend scharf, um sie nach der früheren Schilderung wiederzuerkennen. Am verwaschensten gestaltet sich das Bild für den Bezirk, der oberhalb von der Kuppe des hinteren Pm. liegt: natürlich schon deshalb, weil ja der hintere Aortenwulst erst eine Erscheinung der Systole ist und daher jetzt noch nicht ausgeprägt sein kann.

Nun ergibt sich aber bei dem Vergleich der entgegengesetzten Kontraktionsphasen dieses letzten Bezirkes im suprapapillären Raum noch eine allgemeine Tatsache, die ich nicht übergehen möchte. Man bemerkt nämlich, daß dieser Wandabschnitt an der Ausweitung der Höhle des gesamten suprapapillären Raums einen überwiegenden Anteil hat, indem im Zustande der Dilatation der oberste Teil der hinteren Wand der Kammer gewissermaßen herausgestülpt erscheint.

Auf die oben beschriebenen Muskelzüge, welche zwischen der trabekulären Schicht des Septum (plattenförmiges Septumbündel des interpapillären Raumes) und dem hinteren Pm., weiter zwischen der trabekulären Schicht des suprapapillären Raumes und der äußeren, freien Wand des interpapillären Raumes (hinterer keilförmiger Längswulst), drittens zwischen der trabekulären Schicht des suprapapillären Raumes und der tiefen, queren Septumschicht (vorderer keilförmiger Längswulst) vorhanden sind, die also damit Verbindungen zweier, wie wir noch sehen werden, auch physiologisch unterschiedlicher Ventrikelabschnitte herstellen, möchte ich ein besonderes Gewicht legen. Von allgemeinem Interesse, aber auch von Bedeutung für die Physiologie ist noch die Tatsache, daß die Verlaufsrichtung dieser von mir als wesentliche Grundbestandteile der Wand des suprapapillaren Raumes geschilderten Muskelzüge analog ist, wie die des Pm.-Systems. Die Züge beginnen subendokardial mehr oder weniger nahe dem Atrioventrikularring, gehen dann an der Grenze des interpapillaren Raumes in die Tiefe der Wand hinein und beschreiben dabei, einschließlich dieser ihrer Fortsetzung innerhalb der Wand, eine Spirale mit einer Drehung im Sinne des Zeigers einer Uhr!

Nun aber treten auch noch die eigentlichen tiefen Lagen beider Kammerabschnitte, nämlich das „Mittelstück“ d. h. also die ringförmige Muskulatur des suprapapillaren Raumes mit der intramuralen des interpapillaren in Verbindung. Die Art, in der dies geschieht, ist mit wenigen Worten dahin abgetan, daß sich jene erstere an die Lamellen (intramuralen) des hinteren Pm., resp. des hinteren keilförmigen Längswulstes anlegt, sobald ihre Richtungen zusammenfallen, und durch den gegenseitigen Austausch einzelner, jedoch nicht zahlreicher Lamellen locker vereinigt; die Verbindung mit den intramuralen Lamellen des vorderen Pm. erfolgt dagegen zum Teil in der Weise, daß sie sich gegenseitig stuhlgeflechtartig durchkreuzen. Diese Verbindungen sind aber im einzelnen kaum analysierbar eben wegen ihrer innigen Durchflechtung.

Ich wende mich jetzt zur Besprechung der Gründe, die mich bewogen haben, die bisherigen Beschreibungen der Autoren abzulehnen und ihnen gegenüber eine neue zu liefern.

Ich ging davon aus, die von Hesse aus physiologischen Gründen angegebene Zweiteilung des Kammerinnenraums zu übernehmen und weiter auszuführen. Ich kann gleich vorweg erklären, daß die wesentlich treibenden Gründe für mich eigentlich ebenfalls physiologischer Natur waren; — davon später — aber, wenn wir zwei physiologisch verschiedene Abschnitte zu unterscheiden haben, so muß dies doch auch seinen anatomischen Ausdruck finden Diese letzte Forderung hat jedoch keine Beachtung gefunden.

Ihre Begründung fällt mit dem Nachweise zusammen, weshalb wir gerade die Grenze zwischen den beiden Abschnitten in den Kuppen der Papillaren anzunehmen haben. Hesse bestimmte die Grenze danach, weil die Gypsabgüsse, welche er vom systolischen Ventrikel erhielt, eine verschiedene Form zeigten vom Raum zwischen den Pm., als von dem oberhalb der Pm., er lieferte also mittelst dieser Gypsabgüsse einen sichtbaren Beweis für seine Auffassung, daß die Systole beide Abschnitte in abweichender Weise verengt hatte.

Wir werden nun unsererseits weiter unten die unwiderleglichen Daten dafür kennen lernen, daß die Spitzen der Pm. Ruhepunkte in der Wand darstellen, wenigstens insoweit, daß sie keiner Bewegungen in vertikaler Richtung fähig sind, und diese Beweise werden lediglich aus anatomischen Tatsachen folgen, ohne daß es einer Wiederholung der Beweisführung bedürfte, die Hesse durch seine komplizierten Versuche schon geliefert hat. Ich gehe einstweilen nicht näher hierauf ein, sondern bespreche die Tatsachen später im Zusammenhange und verweise hier auf den betr. Passus. Mit der Tatsache können und müssen wir aber rechnen. Und weil so die Spitzen der Papillaren diese bestimmte Rolle in der Aktion der Herzwand spielen, wie sie keinem anderen Punkte der freien Wand zukommt, so können wir sie auch als Grenzpunkte zwischen zwei Teilen des Kammerraums bezeichnen. Wir machen uns damit keiner Willkür schuldig, halten uns vielmehr ganz an die natürlichen gegebenen Verhältnisse.

Soweit handelt es sich nur um allgemeine Überlegungen und die Vergleiche mit den Resultaten der wiederholt zitierten Autoren ohne Rücksicht auf die Ergebnisse der Präparation der Herzwandungen. Diese aber liefert nun die eigentlichen unzweifelhaften anatomischen Beweise. Oben war schon hervorgehoben, daß die Form der Trabekelnetze in der Nähe der Spitze eine abweichende Form besitzen gegenüber denen an der Basis; doch das ist nur ein untergeordneter Faktor, der wesentliche bleibt die Rolle der Papillaren selber.

Die früheren Darstellungen bringen die Pm. allein in Beziehung zu den mit ihnen verbundenen Chorden resp. Klappen, stellen sie sonst aber mehr oder weniger in eine Reihe mit den Trabekeln, also Bildungen der freien inneren Oberfläche, nirgends ist von einer Betonung ihrer organischen Beziehungen zur eigentlichen Kammerwand die Rede. Krehl erwähnt, daß man bei dem Unternehmen, das „Mittelstück“ darzustellen, verschiedene „Fasern“ durchtrennen muß, nämlich die, welche die Verbindung zwischen äußerer und mittlerer, sowie innerer und mittlerer Schicht herstellen. „Alle diese Fibrillen müssen natürlich bei der Herausschälung des Mittelstücks durchschnitten werden, so speziell die Muskelzüge, welche in die Papillaren einbiegen.“ Mehr geht nicht aus dieser Darstellung hervor, als daß von allen das Mittelstück mit der Umgebung verbindenden Muskelzügen ihm die Verbindungen zu den Pm. besonders aufgefallen sein müssen Im einzelnen würdigt er diese Beziehungen nicht weiter in ihrer Bedeutung. An sich wäre es ja gleichgültig, ob man diese Verbindungszüge zu der eigentlichen Kammerwand rechnet oder zu den Papillaren, das wesentliche bleibt die Eigenartigkeit der Verbindung zwischen beiden. Das Ungezwungenste ist sicherlich wohl meine Annahme, daß ich diese Züge zu den Papillaren rechne. Denn erstens wird das uns bekannte Bild der Pm. nicht allein von den Muskelzügen gebildet, welche ich als trabekuläre bezeichnet habe; es helfen vielmehr ganz wesentliche Gruppen von Lamellen, welche aus der Kammerwand herstammen, hierzu mit. Dann aber, wo sollen wir die Grenze der Pm. festsetzen? In der Kuppe derselben haben wir, wie ich schon mitteilte, gewissermaßen ein „Fixum“ oder anatomisch gesprochen, einen End- und Insertionspunkt für alle dort zusammentreffenden Muskelzüge, während wir auf der anderen Seite kaum ein Ende der konstituierenden Lamellen feststellen können. Denn je weiter wir uns vom eigentlichen Pm. in die Kammerwand begeben, um so weniger unterschiedlich wird die Differenzierung der einzelnen Muskelzüge. Die Tatsache eines einheitlichen Endpunktes aller dieser Lamellen in der Spitze der Papillaren zwingt uns nach meinem Dafürhalten aber direkt dazu, daß wir der wiederholt betonten eigenartigen Verbindung der Lamellen der Wand, welche die Papillaren bilden helfen und die wir nur in einem scharf umgrenzten Abschnitt des linken Ventrikels finden, hier aber eine dominierende Stellung einnehmen sehen, daß wir dieser Verbindung eine charakteristische Bedeutung für diesen Teil der Kammer, dem Spitzenteil oder interpapillären Raum, zuerkennen müssen. Damit hätten wir aber schließlich das Recht, tatsächlich die Spitze der Pm. als einen Grenzpunkt anzusehen und den Innenraum der Kammer demnach in zwei Abschnitte zu teilen, wie das geschehen ist.

Wie ich schon vorhin erwähnte, ist die sonstige literarische Ausbeute über den eigentlichen Zusammenhang von Papillaren und Herzwand eine recht mäßige. Die meisten anatomischen Handbücher schildern die allbekannten Tatsachen. Aufgefallen ist mir einzig und allein folgender Passus bei Henle:[1]) „Eine eigentümliche Modifikation des lamellösen Baues bietet die Spitze des linken Ventrikels dar. Hier treten Lamellen auf, in welchen die Fasern eine gegen die Oberfläche senkrechte Richtung haben. An der äußeren Seite der Herzspitze alternieren sie mit Lamellen von gewöhnlichem, kreisförmigem Faserverlauf und setzen sich zum Teil auf die äußere Fläche des Herzens fort, um an derselben eine kurze Strecke als longitudinale Fasern aufwärts zu gehen. An der inneren Seite liegen sie eine kürzere oder längere Strecke unvermischt. In beiden Fällen bilden sie eine kompakte Masse, deren Zusammensetzung aus Blättern sich nur durch eine schwach wellenförmige Kräuselung der Oberfläche verrät. Weiter aufwärts wandelt sich in einem und demselben Blatt allmählich von der äußeren gegen die innere Oberfläche der kreisförmige Verlauf in den longitudinalen um, und so geschieht es auch in den Blättern, welche ohne an Festigkeit des Zusammenhanges zuzunehmen, die Spitze des rechten Ventrikels bilden. Über die innere Oberfläche der Herzwand sich erhebend, gehen alle diese longitudinalfaserigen Blätter in Papillarmuskeln über, in welchen sie zu einer zylindrischen, in zylindrische Bündel abgeteilte, hier und da von einer ringförmigen Muskelschicht bedeckten Masse verschmelzen."

Ich glaube, ich tue seiner Schilderung keine Gewalt an, wenn ich sage, daß jeder, der meine Beschreibung hinreichend verfolgt hat, in diesen Worten Henles Hindeutungen findet, daß er das, was ich als intramurale Lamellen der Papillaren bezeichnet habe, gesehen hat und als bemerkenswert hervorhebt. Damit schließt aber seine Beschreibung; der ganze vorhergehende Abschnitt giebt jedoch wohl Beweise genug, nach denen Henles Worte nicht ausreichend den wirklichen Sachverhalt klar legen, sondern nur ein Bruchstück liefern.

Nach einer andern Richtung hin, wenn auch nur indirekt, ist mir aber diese Bestätigung meiner Befunde von Wichtigkeit: nämlich dadurch, daß Henle sich auf die Verhältnisse am menschlichen Herzen bezieht, während ich das Tierherz zugrunde gelegt, am Menschenherzen dagegen nicht dieselbe ausgiebige Präparation vorgenommen habe, sondern hier meine Resultate, wenn auch bei jeder sich bietenden Gelegenheit, nur kontrollierte.

---

[1]) Henle, Handbuch der Anatomie: Gefässlehre. 2. Aufl. 1876, Seite 58.

Damit bin ich aber auch schon, soweit ich finden kann, mit dem Nachweis von Literaturnotizen, die eine meiner Auffassung ähnliche vertreten, am Ende. Die Arbeiten, die vom physiologischen Standpunkt aus die Frage nach dem Aufbau der Herzwandungen in Angriff genommen haben — ich meine hier besonders die Arbeiten Ludwigs und seiner Nachfolger — enthalten ebenfalls nichts für mich in positivem Sinne Verwertbares. Im Gegenteil, ich bin doch erheblich von deren — im gutem Sinne — schematischen Einteilung abgewichen.

Eine notwendige Voraussetzung für die Aufrechterhaltung des Schemas dieser Autoren liegt darin, daß man den anatomischen Zusammenhang und die Einheit innerhalb der verschiedenen Schichten und Züge, wie sie nach der Theorie aufeinander folgen sollen, festhält. Ludwig zerlegte die Muskulatur in Achtertouren; im großen und ganzen blieb diese Auffassung in der Zukunft bestehen. Krehl als letzter legte seiner Arbeit auch diese Annahme zugrunde, baute dieselbe nur weiter aus. Ich kann aber nicht umhin, darauf hinzuweisen, daß zwischen der einfachen Beschreibung der Präparationsergebnisse und den daraus gezogenen Schlüssen, wie wir sie auch zur Zeit noch bei Krehl antreffen, eine Differenz ohne irgend eine Erklärung besteht. Ich greife einen Satz heraus. Krehl sagt bei Beschreibung des Mittelstücks: „Nur zuweilen gelingt es, einen Faserzug um den ganzen Umfang herum zu verfolgen, meist reißen die Fibrillen bei der Präparation ab, weil sie in die Wand hinein verschwinden. Man muß sich die Vorstellung bilden, daß die Fasern dieses Mittelstücks Schlingen darstellen, welche zn ihrem Ausgangspunkt zurückkehren, weil sie nicht sehnig enden.“ Später spricht er von „Schlingen“ als von wirklich vorhandenen Gebilden. Wo liegt aber der Beweis? Sagt doch Krehl selbst nicht: man kann die Schlingen anatomisch darstellen, sondern nur: man muß sich die Vorstellung bilden, ebenso wie Ludwig früher ausgesprochen hatte, daß man sich nur auf dem Wege der Hypothese sein Urteil bilden könne.

In diesen Sätzen liegt der Schwerpunkt der gesamten Differenz zwischen mir und den bisherigen Darstellungen. Im einzelnen könnte mancher versucht sein, Ludwigs Achtertouren mit meinen „Muskelspiralen“ zu identifizieren. Nun gewiß: unsere Anschauungen kommen darin zu zusammen, daß die Muskelblätter der linken Kammer mit ihrem Verlauf bestimmte Bogen und Bogenabschnitte beschreiben. Das ist mit dem Auge zu verfolgen. Dann ist aber die Gemeinschaft der Ansichten auch zu Ende. Ludwig und seine Anhänger konstruieren sich ein Bild, indem sie es nötig zu haben glauben, die nackten anatomischen Tatsachen durch Kombination zu ergänzen; ich dagegen bleibe streng bei dem, was zu präparieren und zu demonstrieren ist. In dem Endresultat kommen dann schließlich die Konsequenzen der abweichenden Grundanschauungen deutlich zum Vorschein, die anfangs nur anscheinend kleinen Unterschiede vergrößern sich immer mehr und mehr und wachsen sich zuletzt zu den tatsächlichen nicht unbedeutenden Differenzen aus! Um nur eine Folge zu erwähnen: ich finde es nicht möglich, unter Zuhilfenahme der älteren Beschreibungen an einem beliebigen Stück der Herzwand die Richtung der Lamellen von vornherein zu bestimmen, sie also zu kennen. Das ist eine Lücke, welche eine schematische Auffassung notwendig mit sich führen muß; meine Beschreibung habe ich so zu geben versucht, daß man an ihrer Hand die eben geforderte Bestimmung treffen kann, ja es ist geradezu meine Absicht gewesen, dies so erreichbar zu machen, daß man nicht fehlgehen darf. Ich habe es für meine Zwecke streng vermieden, mich auf Kombinationen einzulassen, ich habe nur das von einander getrennt, was leicht zu trennen ist, alles Übrige aber als Ganzes betrachtet. In dem Sinne führte ich es schon früher aus, daß es ein absolut fruchtloses Beginnen ist, „Fibrillen“ auf irgendwie nennenswerte Strecken durch Präparation zu gewinnen und zwar aus dem ganz einfachen Grunde, weil dieselben garnicht existieren, vielmehr die Muskelzellen wegen ihrer eigenartigen Gestalt nur Zellnetze und Verbindungen aus ihnen, freilich mit bestimmter Richtung der Maschen, liefern können. Müssen wir so aber den Begriff Fibrille oder Faser eliminieren, so fällt eo ipso die Folgerung, daß sie Schlingen bilden können, abgesehen davon, daß niemand solche hat darstellen können.

Die makroskopisch-anatomische Einheit bilden die „Lamellen“, die Muskelblätter, wie Henle sie genannt hat und, was wir als Faserung am Herzen erkennen, ist nur der Rand der Lamellen. So groß jedoch werden dieselben nie, daß man von Schlingenbildung bei ihnen reden könnte. Es bleibt nichts anderes übrig, als — immer wieder komme ich darauf zurück — bestimmte Muskelgruppen, genauer Lamellengruppen, gegen andere abzugrenzen und haben wir so lange ein Recht, einer Gruppe anatomische und physiologische Selbständigkeit zuzuerkennen, als die Scheidung von benachbarten möglich ist. Die Zusammengehörigkeit der Lamellen aber läßt sich beurteilen, wenn wir feststellen, wie weit ist eine Reihe von Muskelblättern als ein geschlossenes Ganzes zu verfolgen und an welcher Stelle findet sich die Grenze gegen benachbarte Gruppen mit einer abweichenden Richtung ihrer Muskulatur. Ich muß diesen Grundsatz für meine anatomischen Untersuchungen wiederholt hervorheben, da nach meiner Ansicht die bisher vorliegenden Schilderungen von der Präparation des Herzens sich entweder viel zu viel in Einzelheiten verloren haben und deshalb einen zusammenfassenden Überblick vermissen lassen, oder mehr oder weniger willkürliche Schemata entwerfen. Nur durch die Feststellung der Grenzen einzelner Gruppen gelangen wir zur Möglichkeit, die Funktion eines Herzabschnittes, schließlich des ganzen Herzens zu analysieren und die komplizierte Bewegung des Herzmuskels in ihre einfachen Komponenten zerlegen zu können. Sehr wohl, das mag noch hinzugefügt werden, verträgt sich jedoch mit der Annahme von Lamellen als anatomischer Einheit die Tatsache, daß man verschiedene Lagen in der Herzwand beobachtet und daß die aufeinander folgenden allmählich eine verschiedene Grundrichtung der Faserung erkennen lassen.

Im weiteren halte ich die anatomische Darstellung des „Mittelstücks", in seiner von Krehl geschilderten Gesamtheit, für ein Kunstprodukt. Die Berechtigung dafür, dieser Muskelmasse eine gesonderte Stellung zuzuweisen, sucht Krehl darin, daß die Faserung in dem Mittelstück als eine nahezu zirkuläre, stellenweise völlig zirkuläre imponiert und sich dadurch von der übrigen Muskulatur abhebt. Nach meiner obigen Beschreibung folgt aber, daß eine sehr große, nicht nur eine geringe, zu vernachlässigende Anzahl von Lamellen die zirkuläre Richtung aufgibt und fast in die longitudinale übergeht, nämlich in den Papillaren. Auch Henle weist darauf hin. Mit dieser Richtungsänderung der Muskelzüge ist aber notwendig ihre Bestimmung eine andere, wir müssen daher, zumal es sich um eine ganz nennenswerte Muskelmasse handelt, diese vom „Mittelstück" abziehen; und somit bleibt dann für das letztere nichts weiter übrig, als der zentrale Teil — der zirkulär angeordnete — der Wand des suprapapillaren Raumes. Für diesen Teil acceptiere auch ich die Auffassung von einem Mittelstück: hier besitzt es die nötige Selbständigkeit und seine Beziehungen zu den übrigen benachbarten Schichten sind nicht anders geartet, als wie wir sie überhaupt überall am Herzen zwischen benachbarten Muskellagen vorfinden.

Von den anderen einzelnen Tatsachen, welche ich geschildert habe, finden wir dagegen in der Literatur nichts erwähnt. Dahin gehört vor allen Dingen die spezifische Sonderstellung, welche die trabekulären Netze auf der Rückseite des suprapapillaren Raumes einnehmen, indem sie sich in der Systole aneinander schließen zur Bildung des von mir sogenannten „hinteren keilförmigen Längswulstes" und dadurch ihre Zusammengehörigkeit dokumentieren. Ebenso wenig ist in einer Beschreibung bisher von den für physiologische Zwecke bedeutungsvollen weiteren Beziehungen dieses Längswulstes die Rede: nämlich, daß er die Grundlage des hinteren Aortenwulstes mit bilden hilft, auch ferner in eigenartiger Weise zur Bildung der kompakten Wandpartie des interpapillaren Raumes beiträgt.

Die Gründe, welche mich veranlaßten, die genannten Muskelgruppen anatomisch als zusammengehörig zu beschreiben, sind genau die gleichen, wie sie bisher mir zur Richtschnur gedient haben. Die konstituierenden Muskelzüge verfolgen anscheinend differente Richtung, aber sie streben doch zu einem einheitlichen Punkte hin, zu der nach unten liegenden Spitze des Längswulstes.

Das ist das charakteristische Unterscheidungsmerkmal gegenüber allen benachbarten Muskellamellen. Weiter brauche ich die mehrmals besprochenen Dinge hier wohl nicht von neuem wiederholen.

---

2. Kapitel.

Bau des rechten Ventrikels.

Ich komme nun dazu, den Aufbau des rechten Ventrikels zu beschreiben. Eine ausgezeichnete Schilderung desselben verdanken wir Krehl.[1])

Derselbe scheidet den Binnenraum der rechten Kammer in zwei Abschnitte, einen Ein- und einen Ausströmungsteil. Von diesen hat der erstere die Form einer Tasche und ist medial begrenzt von der Scheidewand, lateral von der bogenförmig gekrümmten Außenwand der rechten Kammer. Der Ausströmungsteil (Conus) setzt sich röhrenförmig an das vordere Ende des Recessus an, die Grenze zwischen beiden wird durch einen stark vorspringenden Muskelwulst gebildet.

Ebenso wie am linken Ventrikel gibt es unter den die Wand des rechten Ventrikels konstituierenden Muskeln solche, welche beiden Kammern gemeinsam angehören, ebenso wie solche, die allein zur rechten gehören. Die letzten scheiden sich wieder in solche, die zur Bildung des Recessus, in solche, die zur Bildung des Conus allein dienen, wie solche, die sich über beide gemeinsam forterstrecken. Die Muskelschichten ordnen sich im wesentlichen zu zwei Schichten an, eine äußerlich gelegene, kontinuierliche, dünne und eine innere, netzförmige, dickere Lage. In der ersteren von ihnen finden wir natürlich die beiden Ventrikeln gemeinsamen Züge. Sie scheiden sich hauptsächlich nach dreifacher Richtung: eine von ihnen betrifft Züge, die teils von der Scheidewand, teils vom hinteren Aortenknorpel herkommen, im wesentlichen von links hinten oben nach rechts vorn unten verlaufen und zum größten Teil in den besondern Wirbel des rechten Ventrikels übergehen, der kleiner als der linke, durch eine Furche von diesem getrennt ist. Eine zweite Richtung, die sich unterscheiden läßt, geht mehr horizontal: diejenigen unter ihnen, welche den Wirbel nicht erreichen, gehen über die vordere Kommissur in die Außenwand der linken Kammer und zum Teil in die Kommissur selbst hinein; ein Teil der Außenfasern unterbricht plötzlich seinen Verlauf und wendet sich mit scharfer Biegung nach innen, um sich der inneren Schicht beizumischen. Die dritte Richtung, welche sich vorfindet, geht von rechts hinten unten nach links oben vorn: diese Züge inserieren dann an der Stelle, wo die Aorta sich auf das Septum stützt, zwischen Pulmonal- und Tricuspidalöffnung.

---

[1]) Krehl, l. c.

Das wären zugleich die Muskeln der Außenwand des Recessus. Dessen innere Schicht wird fast ganz von „kurzen Fasern“ gebildet, die nach ihrem Verlauf der Tasche allein angehören. Sie entspringen am „oberen Rand der Scheidewand in seiner ganzen Ausdehnung und gehen zunächst senkrecht nach abwärts, stellen somit eine besondere Schicht des Septum dar. In verschiedener Höhe wenden sie sich nach dem Lumen der rechten Kammer, durchziehen dieses in wechselnder Höhe (die untersten bilden den Boden des Recessus) und steigen in getrennten Balken teils als Trabekeln, teils als Papillaren an der Außenwand der Tasche in die Höhe, um sich entweder mittelst Chorden am Segel oder mit mehr oder weniger kurzen Sehnen an dem Atrioventrikularring anzusetzen.“ Die Balken zeigen am systolischen Herzen zwei Hauptrichtungen: a) (die größere Zahl) ist von unten nach oben gerichtet (also in der Längsachse des Herzens), b) (die kleinere Zahl) senkrecht dazu (Längsachse des Conus). „Es wurde schon erwähnt, daß die senkrechten Trabekeln Fasern aus der äußersten Schicht der Taschenwand erhalten, diese müssen natürlich eine feste Verbindung beider Schichten hervorrufen. Unter den Trabekeln der Tasche ist einer besonders ausgezeichnet: der dicke Wulst, welcher die Grenze zwischen Conus und Recessus bildet. Er geht vom Aortenstück der Scheidewand über den Boden der Tasche nach der Außenwand und unter dem Dach des Conus wieder nach dem Aortenursprung zurück.“

Unter den Trabekeln erheben sich einzelne aus dem Gewirr am Boden des Recessus mitten in demselben und bilden Ansatzpunkte für Chordae tendineae: „Das sind die an Zahl wechselnden Papillarmuskeln der rechten Kammer, die nicht von der Scheide- und Außenwand ausgehen.“ Der vordere von ihnen entspringt häufig, ja meistens aus dem großen Muskelwulst an der Grenze zwischen Recessus und Conus. Muskelzüge ziehen dazu von allen Seiten heran und liefern so eine feste gleichmäßige Befestigung der freistehenden Papillaren nach allen Seiten hin.

Außer diesen beiden Arten von Papillaren gibt es nun solche, welche von der Scheidewand ausgehen; unter diesen ist der vorderste dadurch ausgezeichnet, daß er im Gegensatz zu allen andern Papillaren des Herzens horizontal steht.

Die Außenwand des Conus besitzt ebenso, wie die der Tasche, zwei Schichten, eine innere, für ihn längsverlaufende, und eine äußere Ringschicht. Auf der inneren sind (am besten am systolischen Herzen erkennbar) Längswülste sichtbar, die an der Klappeninsertion endigen und in der Gegend des Grenzwulstes mit den Querleisten der vertikalen Trabekeln des Recessus in Verbindung stehen. Am Ansatz der Semilunarklappen bilden die zusammengezogenen Längswülste genau ebensolche Polster für die Pulmonalklappen, wie wir sie an der Aorta kennen.

Die äußeren Querschichten gehören teils dem Conus allein an, teils setzen sie sich von ihm auf den linken Ventrikel fort. „Sie entspringen am Septum, dort an der Stelle, wo sie zugleich Aortenwand ist. Ein Teil entspringt beim Hund wenigstens von einer starken Sehne, die von der Grenze zwischen rechter und linker Pulmonalklappe nach der Aorta hinübergeht. Diese Fasern schlagen sich um den Conus herum und gehen teils in die Außenschichten der linken Kammer, teils in die Scheidewand, teils bleiben sie auf den Conus beschränkt und setzen sich an verschiedenen Stellen des Lungenarterienrandes an."

So schildert uns Krehl den Bau der rechten Kammer. Ich habe ihn so ausführlich referiert, erstens, weil ich — um das gleich vorweg zu nehmen — mich eigentlich ganz auf seinen Standpunkt stellen kann, zweitens, um für spätere physiologische und klinische Erörterungen eine Darlegung als Basis zur Hand zu haben, welche uns die in Frage kommenden Punkte in erforderlicher Zusammengehörigkeit liefert.

Nur einige Bemerkungen möchte ich anschließen. Bei aller Ähnlichkeit im Bau der beiden Kammern treten uns ganz sinnfällige Unterschiede am rechten Ventrikel entgegen im Vergleich zu den Verhältnissen, wie wir sie am linken kennen gelernt haben.

Zunächst gleich die Tatsache, auf welche Krehl aufmerksam macht, daß am rechten Ventrikel sich mit aller nur möglichen Deutlichkeit ein Einströmungsteil von einem Ausströmungsteil trennen läßt. Freilich besitzt auch der linke Ventrikel einen Ausströmungsteil, also ein Analogon zum Conus, aber doch in anderer Weise. Am rechten Ventrikel bildet die Ausströmungsbahn einen röhrenförmigen Ansatz als Verlängerung des vorderen Endes des Recessus, am linken Ventrikel existiert nur eine, wenn ich sagen soll, Ausströmungsrinne, nämlich im oberen Teil des Septum dicht unter dem Aorteneingang. Dazu kommt noch, daß die letztere, im Grunde genommen, erst als Produkt der Systole selber entsteht, da sie sich besonders durch das Vorspringen der beiden Aortenwülste formiert; ein wesentlicher Unterschied liegt dann ferner noch darin, daß sie in der Mitte der Seitenfläche der Kammer liegt, also nicht die eigentliche Fortsetzung des ganzen vorderen Endes der Kammer darstellt. Es sind das nicht unwesentliche Dinge, die uns später wegen ihrer Konsequenzen noch beschäftigen werden, die deshalb als Zusatz zu Krehls Schilderung auch entsprechend hervorgehoben zu werden verdienen.

Eine weitere Frage erhebt sich nun beim Vergleich der beiden Kammern. Können wir die am linken Ventrikel vorgenommene Teilung in einen supra- und interpapillaren Abschnitt auch hier vornehmen? Zu vergegenwärtigen haben wir uns, daß nicht allein die Anwesenheit der Papillaren das entscheidende Moment für diese Trennung darstellt, sondern — zunächst vom anatomischen Standpunkte aus — die eigenartige Verbindung der die Pm. konstituierenden Muskelzüge unter einander zu einem bestimmten Abschnitt der freien Kammerwand.

Krehls Schilderung macht uns gleich mit einer wesentlichen Differenz zwischen den beiden Herzhälften bekannt: es entspringen nämlich die Papillaren des rechten Ventrikels nicht allein von der Außenwand, sondern auch vom Septum! Zweitens erfuhren wir die Tatsache, daß mit der freien Außenwand Papillaren auf zwei verschiedene Arten in Verbindung stehen können. Abgesehen von der Inkonstanz ihrer Zahl gehen einzelne kleine und unbedeutende direkt aus der Wand hervor, andere, dazu gehören die konstanten Bildungen und die kräftigeren Papillaren, entspringen aus dem trabekulären Netzwerk, welches die Innenfläche, besonders den Boden des Recessus auskleidet. Das heißt also: hier besitzen die Pm. keine direkten, unmittelbaren Beziehungen zur eigentlichen Kammerwand in der Weise, daß ihre Lamellen einen wesentlichen Bestandteil der kompakten Wandmuskulatur darstellten, vielmehr ist die freie Wand eine Bildung für sich, besitzt eine eigene Muskelanordnung, die Papillaren bestehen ebenfalls für sich, sie sind ohne jede Mühe genau gegen alle übrigen Teile des Ventrikels abzugrenzen und zu umschreiben; beide Teile, freie Außenwand und Papillaren kommen in Verbindung erst durch die Vermittelung des trabekulären Netzwerkes, einer im rechten Ventrikel ebenfalls verhältnismäßig selbständigen Bildung.

Demnach haben wir kein Recht, am rechten Ventrikel von dem Dasein eines interpapillaren Raumes zu sprechen im gleichen spezifischen Sinne, wie wir es am linken wegen des spezifischen, kontinuierlichen Zusammenhanges zwischen Papillaren und eigentlicher Kammer-Außenwand tun mußten. Immerhin bestehen aber doch wieder gewisse unverkennbare Ähnlichkeiten: zunächst, wie oben betont, ein bestimmter, wenn auch nur mittelbarer Zusammenhang zwischen Wand und Papillaren, dann findet sich dieser Zusammenhang und diese Verbindung am Boden der Kammer, also einer Stelle, die ein Analogon zur Spitze des linken Ventrikels darstellt. Aus diesen Differenzen und Ähnlichkeiten können wir demnach als Gesamturteil aussprechen, daß der rechte Ventrikel nicht prinzipiell anders gebaut ist, als der linke, sondern nur gewisse Unterschiede erkennen läßt; speziell: auch er läßt eine Scheidung zwischen supra- und interpapillarem Raum vornehmen, doch der rechte Ventrikel besitzt einen interpapillaren Raum, im Vergleich zu dem linken Ventrikel, nur in modifizierter, und zwar rudimentärer Form.

Daß immerhin ein gewisser anatomischer Unterschied zwischen dem Spitzen- und Basisteil des Recessus vorhanden ist, der das Recht zu dem eben ausgesprochenen Schluß erhöht, lehrt noch die Betrachtung der freien Wand der Kammer, speziell die Anordnung der trabekulären Schicht. Es war wiederholt gesagt, daß diese Schicht ein stark ausgebildetes, fast selbständiges Netzwerk darstellt.

Wenn auch Krehls Schilderung hierüber im ganzen zutrifft, so ist doch eine so summarische Behandlung nicht am Platze, Vervollständigungen sind für spätere Zwecke geradezu notwendig. Nämlich ganz deutlich lassen sich drei Richtungen unterscheiden, in denen die langgestreckten Maschen dieses Netzwerkes verlaufen. Erstens gibt es eine zusammenhängende Gruppe unter diesen Maschen, oder, was dasselbe sagt, Balken, welche von links nach rechts durch die Höhle des Recessus ziehen und eine quere, direkte Verbindung zwischen Außenwand und Septum herstellen. (Taf. III, Fig. 5,[1]). Diese sind von Krehl schon beschrieben als Ansatzstellen für Papillaren, ihre Lage haben sie am Boden des Recessus, also gegen die Herzspitze hin. Die übrigen beiden Richtungen, und diese finden sich nur an der eigentlichen Außenwand vor, hat Krehl jedoch nicht genügend gewürdigt trotz der großen Bedeutung, die ihnen zukommt. Die Maschen des Netzwerkes sind hier besonders lang gestreckt, so sehr dominieren bei ihnen die Längsbalken, daß sie fast als parallele rundliche Muskelstränge imponieren, stellenweise muß man sich geradezu Mühe geben, die Querbalken aufzufinden.

Die Trabekeln beginnen hinten und unten an der Insertionsstelle der freien Wand am Septum, gehen zunächst untereinander gleichgerichtet, parallel der vorderen Längsfurche des Herzens, also fast vertikal, nur leicht schräg nach vorn hin geneigt, in die Höhe. Sind sie so ungefähr bis zum Niveau der Pm.-Spitzen vorgedrungen, so verlassen sie diese Richtung, biegen, bei ihrem Weitergehen nach vorne, mehr in die Horizontale um und erscheinen nun fast parallel der Atrioventrikularfurche gerichtet, verlaufen also beinahe in der verlängerten Achsenrichtung des Conus. (Tafel III, Fig. 5, [2].) Ihr Ende erreichen diese Balken in der Gegend des Grenzwulstes zwischen Recessus und Conus. Der von diesem Netzwerke ausgekleidete Teil des Recessus entspricht also seinem interpapillaren Abschnitt, es ist der entschieden größere Teil der Tasche. Diejenigen Balken dieses Netzes, welche am nächsten dem Boden der Kammer liegen, besitzen, einfach aus dem Grunde, weil sie keinen Platz dazu haben, einen kaum angedeuteten aufsteigenden Schenkel; sie erscheinen deshalb als nahezu grade Stränge, welche von hinten nach vorne parallel der Atrioventrikularfurche, also senkrecht zur Längsachse des Herzens verlaufen.

Ganz auffallend differiert hiervon die Richtung der Maschen im suprapapillaren Abschnitt, also dem Teil der Außenwand, der oberhalb von dem eben geschilderten Balkenwerk bis zur Atrioventrikulargrenze übrig bleibt. Die Balken des trabekulären Netzes liegen hier nämlich genau in der Längsrichtung des Herzens; (Tafel III, Fig. 5, [3]), sie zweigen sich von den obersten Balken des eben geschilderten Netzes des interpapillaren Abschnittes unter spitzen

Winkeln ab und streben parallel unter einander senkrecht gegen die obere Kammergrenze in die Höhe; in der unmittelbaren Nähe der letzteren treten die benachbarten Trabekeln dann nach Art eines gotischen Spitz- oder romanischen Rundbogens durch Anastomosen mit einander in Verbindung.

Der erwähnte Richtungsunterschied zwischen den verschiedenen Abschnitten des trabekulären Netzwerkes ist am diastolisch erweiterten, wie systolisch ad maximum verengten Herzen zu verfolgen. Der Unterschied besteht nur darin, daß im ersteren die Wülste des Netzwerkes in ihrer ganzen Selbständigkeit zu erkennen sind, während im systolischen Herzen nur flache Spalten auf der inneren Kammerfläche die Grenzen der umgeformten Netzbalken markieren.

Die eben vorgenommene Trennung nach dreifacher Richtung ist Krehl gegenüber durchaus festzuhalten. Aus dieses Autors allgemein gehaltener Schilderung, daß die Balken im systolischen Herzen zwei Hauptrichtungen zeigen, nämlich zum größeren Teil in der Längsachse des Herzens von unten nach oben verlaufen, zum kleineren Teil senkrecht dazu in der Längsachse des Conus: mit dieser Schilderung ist für physiologische Zwecke nichts anzufangen. Nicht allgemein die Art der Richtung entscheidet, sondern es kommt auch darauf an, an welcher Stelle sich diese Richtungen ausprägen. Dann aber fehlt bei Krehl der sehr wichtige Nachweis, daß diese Trabekeln ihre ursprüngliche Richtung ändern, eine Eigenart der Herzmuskulatur, der wir überall im Herzen begegnen.

Außer diesen Erweiterungen der Krehlschen Darstellung möchte ich nur noch einen an sich weniger bedeutenden Punkt berühren. Krehl scheidet, wie das auch sonst üblich ist, die verschiedenen Richtungen innerhalb der äußeren Schichten. Ganz im Einklang mit meinen hierher gehörigen Ausführungen vom linken Ventrikel möchte ich dieser Trennung nur einen rein deskriptiven Wert beimessen, für unsere späteren physiologischen Zwecke handeln wir sicherlich am besten, wenn wir diese Schichten gleichfalls als umhüllende zusammenfassen und als eine Einheit gelten lassen. Es würde allenfalls die äußere Schicht in zwei Lagen zu trennen sein, nämlich als eine, welche beiden Kammern gemeinsam ist und zweitens als eine solche, welche die äußere Hülle der eigentlichen Muskulatur des rechten Ventrikels allein darstellte. Aber anatomisch für die Präparation hat eine genaue Scheidung zwischen beiden ihre großen Schwierigkeiten.

Die vorzüglichste Bedeutung kommt in der rechten Kammer der trabekulären, inneren Schicht zu. Es macht schon Krehl darauf aufmerksam, wie die äußere Schicht gegenüber der inneren, trabekulären zurücktritt, indem er anführt, daß man im stark dilatierten Herzen zwischen den Balken des Netzwerks Licht durch die dünne äußere Lage durchschimmern sehen kann.

Bevor ich nun diesen Teil meiner Arbeit, der die Muskelanordnung in den Kammerwänden behandelt, verlasse, scheint es mir, angebracht zu sein, noch auf einen Einwand allgemeiner Natur einzugehen, zumal derselbe von keinem Geringeren, als Henle, ausgesprochen ist. In seiner Gefäßlehre (Seite 47) wendet er sich gegen eine zu detaillierte, individuelle Beschreibung der Muskulatur mit den Worten: „Wenn die Beschreibung allgemein gültig sein soll, so darf sie nicht tief in die Einzelheiten eingehen, und die Abbildung, die sich an den einzelnen Fall halten muß, beansprucht eben deshalb keine allgemeine Gültigkeit, sondern hat nur den Wert eines Beispiels.“ Wie stellt sich dazu meine bisherige Darstellung? Nach meinem persönlichen Dafürhalten wird sie dadurch in keiner Weise alteriert und zwar besonders aus einem sehr wichtigen Grunde.

Seitdem Henle jene Worte niederschrieb, haben wir durch Hesse und Krehl die wiederholt angeführte Tatsache erfahren, daß die Muskulatur eines systolisch umgeformten Herzens ein wesentlich anderes Bild liefert, wie die eines diastolisch erschlafften. Dieser Unterschied ist von Henle völlig bei Seite gelassen, wäre aber seiner Natur nach wohl geeignet, zu Irrtümern oder Streitfragen Anlaß zu bieten. Meine Darstellung gipfelte in dem Grundsatz, die Muskellamellen, in welche das Präpariermesser die Kammerwände zerlegen kann, so zu gruppieren und zusammenzufassen, wie sie sich anatomisch als zusammengehörig erweisen; und zwar folgte diese Bestimmung weniger aus der Richtung der Muskelblätter allein, wie die bisherigen Schilderungen es tun, als vielmehr unter dem Gesichtspunkt, ob sie enger oder lockerer mit ihrer Nachbarschaft verbunden sind resp. wie weit Lamellen als eine geschlossene Gruppe mit gemeinsamen End- oder Insertionspunkten zu verfolgen und von der Nachbarschaft zu scheiden sind. Solche Lamellengruppen sind die anatomische Einheit, aus deren Vereinigung das Gesamtbild sich zusammenfügt. Unter diesem Gesichtspunkt ist die Scheidung, ob wir die Verhältnisse am systolischen oder diastolischen Herzen zum Ausgangspunkt wählen, nicht von einschneidender Bedeutung. Nur praktisch ist es vorteilhafter, vom systolischen auszugehen, weil durch die Umformung sich die Zusammengehörigkeit der verschiedenen, als Einheit gedachten Lamellengruppen prägnanter markiert.

Unter Beachtung des Henleschen Einwandes würden wir uns also nur hüten müssen, allzu sehr in die Details der einzelnen Muskelgruppen einzugehen. Das glaube ich auch vermieden zu haben. Indes wäre tatsächlich die Gefahr trotzdem kaum so groß, wie Henles Worte vermuten lassen; denn, so viele Herzen ich untersucht habe, sind mir individuelle Verschiedenheiten fast nur an bestimmter Stelle begegnet, dort allerdings so sehr, daß es wirklich heißen kann, jeder Fall spielt nur die Rolle eines Beispiels. Soweit nämlich die Konstitution der eigentlichen kompakten Masse der linken Kammerwand in Betracht kommt, ist fast durchweg ein einheitliches, allgemein gültiges Bild zu entwerfen; während im Gegensatz dazu die innere trabekuläre Schicht mit ihren netzförmigen Bildungen eine so mannigfache Abwechselung, eine solche Unzahl von Varietäten liefert, daß nicht ein Herz dem anderen gleicht. Ganz besonders gilt das, und das deutete ich schon oben an, wenn wir die Innenfläche einer diastolisch erweiterten Kammer betrachten.

Halten wir uns an meine dargelegten Grundsätze und die mittelst derselben erreichten Ergebnisse, wie ich sie geschildert habe, so wird das von mir gezeichnete Bild jedesmal herauszufinden sein. Wohl das Extrem unter den Varietäten, die mir begegnet sind, bildete das Herz einer 70 Jahre alten Frau. Das Herz war dilatiert, man mußte demnach also schon an sich auf eine gewisse größere Kompliziertheit des Bildes gefaßt sein. Aber die Aufteilung der von mir als zusammengehörig geschilderten Muskelgruppen war doch ganz besonders ausgeprägt. So war der sonst meistens massige vordere Pm. in zwei Teile gespalten, einen kleineren hinteren und einen größeren vorderen, von ihnen endigte der hintere eine bemerkenswerte Strecke tiefer, als sein Nachbar. Außerdem entsprangen kleine Muskelchen, welche den basalen Sehnenfäden zur Insertion dienten, neben seiner Spitze aus der eigentlichen Kammerwand, also gesondert von der Hauptmasse des Papillaren, eine Art, wie wir sie sonst am rechten Ventrikel sehen. Der hintere Pm. zeigte eine deutliche trabekuläre Portion, wie wir das kennen lernten; dagegen lagen seine intramuralen Lamellen, die man ja zum Teil schon ohne Präparation aus der Wand hervorkommen sehen kann, in diesem Fall nicht in der eigentlichen Wand, sondern wegen der vorhin geschilderten Aufteilung des vorderen Pm. ganz oberflächlich und zeigten sogar selbst noch deutliche, netzartige, trabekelähnliche Zerklüftung. Ihre Bedeutung und ihre Zugehörigkeit zum hinteren Pm. dokumentierten sie jedoch ohne weiteres durch ihren Verlauf, wie wir ihn von früher her als typisch kennen. Ganz haarscharf trennten sie sich von dem in diesem Beispiel, ebenfalls auffällig reich gegliederten, trabekulären Netzwerk, welches die Grundlage des von mir sogenannten „hinteren keilförmigen Längswulstes“ des suprapapillaren Raumes abgibt.

Das Bild wirkte auf den ersten Blick äußerst verwirrend, war mir jedoch trotzdem nachher eine erwünschte und wertvolle Illustration dafür, daß meine Einteilung auch unter solchen Umständen nicht versagte, vielmehr mit aller Klarheit bestätigt wurde.

Dieses eben skizzierte, eigentümliche Verhalten der trabekulären Schicht auf der inneren Oberfläche der Kammern, wie die Neigung der Natur, gerade hier die individuell verschiedentlichsten Bildungen erkennen zu lassen, ist schließlich auch nicht so unerklärlich, wie es anfangs scheinen könnte. Wir brauchen uns nur einiger entwickelungsgeschichtlicher Daten zu entsinnen. Im embryonalen Herzen bestehen die Elemente des Myocard aus sternförmigen Muskelzellen, die durch ihre Vereinigung einen ausgesprochen cavernösen Bau der Wandungen bedingen. Dieser cavernöse Bau, „der im zweiten Monate dem Herzfleische in seiner ganzen Dicke zukommt, ist kein länger andauernder Zustand, vielmehr wird im dritten und vierten Monat allmählich, von außen nach innen fortschreitend die Herzwand kompakter, bis am Ende der schwammige Bau auf die innersten Lagen allein beschränkt ist".[1]) Dieses Faktum erklärt es wohl zur Genüge, wenn besonders an der inneren trabekulären Schicht ein abwechselungsreicher Anblick sich bietet. Denn im Grunde genommen ist das netzartige Gefüge der Trabekeln nichts anderes, als eine Fixierung des Bildes von der Entstehungsweise der Kammerwand, und daß der ursprüngliche Zustand, der „schwammige Bau" an den innersten Lagen in einem Falle ausgeprägter bleibt, wie im anderen, oder was dasselbe heißt, in einem Falle der Prozeß, der zur Bildung der kompakten Wand führt, eher Halt macht, als im anderen, dieses Moment verstößt durchaus nicht gegen das Grundgesetz von der Entstehung der Organe oder eins seiner Teile: im Gegenteil, es besitzt Analogien in den verschiedensten übrigen Organen.

Nebenbei bemerkt, liefert die Berücksichtigung der Entstehungsgeschichte des Myocards noch eine Begründung dafür, weshalb die Zergliederung der Kammerwandungen von der endokardialen Fläche aus müheloser gelingt, weil nämlich hier die Lamellen lockerer mit ihrer Nachbarschaft verbunden sind, als gegen die äußere Oberfläche hin.

Hiermit hätte ich auf Grund meiner Untersuchungen eine Skizze davon gegeben, wie sich der Aufbau der Wandungen der beiden Kammern vollzieht. Als Paradigma habe ich Präparate vom Schafherzen zu Grunde gelegt, — der Einfachheit halber, andererseits auch äußerer Verhältnisse wegen, weil ich die mir zur Verfügung stehenden Menschenherzen vorzog, zu pathologischen Untersuchungen zu verwenden. Im Grunde genommen interessieren uns für spätere Zwecke aber eigentlich nur die Verhältnisse beim Menschen.

Indes auf das Endergebnis hat die Benutzung des Schafherzens keinen Einfluß gehabt. Ich fand überall denselben Typus vor: wie ich das durch Kontrolle am Kalbsherzen, dann — in diesen Fällen auf mikroskopischen Schnitten — am Herzen von Meerschweinchen, Hamster und Katze direkt habe bestätigen können. Was speziell die menschlichen Herzen betrifft, so habe ich gerade hier bei der Anfertigung von Schnitten auf die uns interessierenden Verhältnisse geachtet und kann eine positive Bestätigung meiner

[1]) Kölliker, Grundriss der Entwickelungsgeschichte des Menschen und der höheren Tiere, 2. Aufl. 1884. Seite 388.

oben geschilderten Resultate durch den Umstand nachweisen, daß ich an jeder Stelle der Kammerwand, trotz des verwickelten Verlaufes der Lamellen, vorher bestimmen konnte, in welcher Ebene mein Schnitt die Muskellagen treffen mußte. Ich kann also das gewählte Beispiel (Herz vom Schaf) wohl ohne weiteres auf die Säugetiere allgemein ausdehnen, speziell aber auf die uns besonders interessierenden Verhältnisse beim Menschen übertragen.

Ich würde jetzt dazu übergehen können, darzulegen, wie die experimentell festgestellten Bewegungserscheinungen des Herzens sich unter Zugrundelegung der obigen anatomischen Resultate erklären lassen. Ich vertage indes einstweilen diese Besprechung und wende mich vielmehr erst noch einem anscheinend untergeordneten, in seinem Wesen jedoch keineswegs bedeutungslosen Punkte der Herzanatomie zu.

---

3. Kapitel.

Klappenmuskulatur.

Nachdem fast gleichzeitig — 1839 von Reid,[1]) 1840 von Kürschner[2]) — die Entdeckung quergestreifter Muskeln in den venösen Herzklappen von Warmblütern gemacht war, ist diese Frage Gegenstand einer ganzen Reihe von Untersuchungen geworden, welche zu den verschiedentlichsten Ergebnissen im Nachweise der anatomischen Tatsachen, wie der physiologischen Deutung geführt haben.

Reid vermochte die Fasern nur bei Tieren, und zwar beim Rinde und Pferde zu finden; Kürschner gelang es bereits, ihr konstantes Vorkommen in der ganzen Reihe der Säugetiere und, was den hauptsächlichsten Streitpunkt in der ganzen Folgezeit bildete, namentlich auch für den Menschen nachzuweisen. Von ihm rührt die erste genauere und umfassendere Beschreibung jener Muskulatur her und darin liegt es jedenfalls begründet, daß in der Regel ihm, und nicht Reid, die Entdeckung zugeschrieben wird.

Die Muskulatur besteht nach Kürschner aus einer dünnen Lage von Zügen, welche vom Vorhof aus, dicht unter dem Endocard gelegen, tief in beide Klappen eindringen und in ihren stärkeren Bündeln mit Insertionen der Chordae tendineae in Verbindung treten. Ganz anders lauten bereits die Daten Theiles.[3]) In erster Linie gibt er den Befund von quergestreiften Muskel-

[1]) Reid. Todds Cyclopaedia of Anat. and Physiol. Art. Heart. London 1839.

[2]) Kürschner, Frorieps Neue Notizen No. 316. Juli 1840.

[3]) v. Sömmering, Vom Bau des menschlichen Körpers. Umgearbeitet von Theile 1841, Bd. III, T. 2.

fasern nur für die Mitralis des Menschen und des Kalbes zu, spricht sie dagegen der Tricuspidalis gänzlich ab. In zweiter Linie wendet er sich gegen die Kürschnersche Deutung jener Muskelbündel als einer eigentümlichen Klappenmuskulatur: er hält sie vielmehr nur für Fasern der Vorhofsmuskulatur, welche — gemäß der Ausdrucksweise seiner Zeit — von den „Faserknorpelfäden" entspringen, speziell von deren Fortsetzungen, welche sich zwischen beide Blätter des Endocardium in die Klappe hinein erstrecken, am deutlichsten im vorderen Mitraliszipfel. Im weiteren stellt er sie in eine Reihe mit den Muskelbündeln, welche von der Kammerwand an die untere Klappenfläche treten und sich dort festheften.

Bisher galten die Muskeln, allerdings mit den erwähnten Einschränkungen, doch noch als regelmäßige Befunde. Dementgegen wurden sie aber von Baumgarten[1]) beim Menschen für eine mindestens sehr inkonstante Bildung erklärt, und ihr etwaiges Vorkommen, im diametralen Gegensatz zu Theile, allein auf „ein paar äußerst feine Muskelstreifen im hinteren Lappen der Tricuspidalis" beschränkt, wogegen sich nun Nega[2]) wieder völlig im Sinne Kürschners aussprach.

Die Angaben Theiles scheinen in der Folge vergessen zu sein, wenigstens findet er sich bis auf eine Arbeit der Neuzeit, nämlich auf die von Bernays, von keinem Autor erwähnt und als Urheber dieser Deutungsweise wird immer nur Savory[3]) angegeben, welcher ein Dezennium später, als jener, sich allerdings in analoger Weise erklärte. Auch Savory leugnet eine spezifische Klappenmuskulatur: ein Vorhandensein derselben erkläre sich daraus, daß, während der Ursprung der innersten, dem Innenraum des Herzens zunächst gelegenen Fasern der Vorhofsmuskulatur in der Regel sich an der Insertionsstelle der Klappe befindet, er in jenen Fällen, bald mehr, bald weniger weit herabgerückt sei und so das Bild vorgetäuscht habe, als sei die Klappe selbst mit Muskeln ausgerüstet.

Indirekt involviert auch diese Auffassung eine Bestätigung der von Kürschner gefundenen Tatsachen, da ja Savorys Deutung ihren Ausgang von dem faktischen Vorhandensein von Muskeln im Bereich der Klappe nimmt, wo sie weiterhin auch von Müller, Rigot und Bouillaud gefunden waren. Darin liegt zunächst für uns auch der Hauptwert der Savoryschen Arbeit, eine Lösung und Beseitigung der Frage hatte sie nicht herbeigeführt.

Mit Savory, kann man sagen, schließt der erste Abschnitt in der Reihe der hierauf bezüglichen Arbeiten. Sei es nun, daß dieser Gegenstand wirklich allmählich in Vergessenheit geraten war, oder, daß man ihm nicht die nötige Bedeutung beilegte, Tatsache ist es, daß er von keinem Anatomen dieser Zeit und

[1]) Baumgarten, Müllers Archiv für Anatomie und Physiologie, 1843.

[2]) Nega, Caspers Wochenschrift, 1851.

[3]) Savory, Lond. and. Edinburgh. phil. mag., 1852, April.

unter den Physiologen nur von Valentin[1]) und Donders[2]) erwähnt wird, und von ihnen geht auch nur der letztere mit einigen mehreren Worten auf die Sache ein. Valentin stellt sich ganz zu Kürschner, Donders dagegen leugnet für alle Fälle die Existenz der Muskelfasern.

Daß die Frage aber wirklich vernachlässigt war und daß man auch den zuletzt erwähnten Angaben keine weitere Beachtung schenkte, zumal sie sich auch nur als nebensächliche Bemerkungen finden, geht daraus hervor, daß Joseph[3]) an seine Arbeit gehen konnte, ohne auf die frühere Literatur aufmerksam geworden zu sein. Dadurch aber gerade gewinnen seine Untersuchungen für die Entscheidung der vorliegenden Frage noch an Wert, weil er selbstständig und unbeeinflußt durch die früheren Angaben zu Resultaten gelangte, welche bis auf Gussenbauer die erfolgreichste Bestätigung derjenigen Kürschners darstellen; jedenfalls kann aber diese Übereinstimmung zwischen beiden von einander unabhängigen Beobachtungen, der ersten Entdeckung Kürschners und, man kann fast sagen, der Wiederentdeckung durch Joseph, nicht dazu dienen, manche so differente, ja sogar auf das völlige Gegenteil auslaufende Resultate früherer Autoren zu unterstützen.

In dieser zweiten, von dem letzteren an zu datierenden Periode, während Valentin und Donders wesentlich den Übergang darstellen, wiederholt sich nun sonderbarer Weise dasselbe Spiel in dem Widerstreite der Meinungen, wie in jener ersten Periode. Gegen die Beschreibung Josephs nämlich, daß konstant in den Herzklappen des Menschen sich als Fortsetzung der Vorhofsfaserzüge eine eigene, in Längs- und Querbündeln verlaufende Klappenmuskulatur finde, eine Darstellung also, die im Kern der Sache mit Kürschners identisch ist, trat zunächst Luschka[4]) auf. Er gibt zwar das Faktum zu, daß Muskelbündel vom Atrium aus auf die Klappen bis zu verschiedener, allerdings nur geringer Tiefe übertreten, am tiefsten noch in den Aortenzipfel der Mitralis eindringen, erklärt aber dies Verhalten beim Menschen nur für ausnahmsweise vorkommend. Bei der Deutung dieses Befundes stellt er sich zu Savory: jene Fasern seien für die Klappenfunktion von absolut keiner Bedeutung, sie stellten eben nichts weiter vor, als „zufällig tiefer entspringende Bündel der Vorhofsmuskulatur.“ In gleichem Sinne sprechen sich Kölliker[5]) und Henle[6]) aus.

Dementgegen suchte nun wieder Gussenbauer[7]) die positive Kürschnersche Ansicht von neuem zur Geltung zu bringen und

[1]) Valentin, Lehrbuch der Physiologie, 1855.
[2]) Donders, Physiologie des Menschen, 1856.
[3]) Joseph, Archiv für pathol. Anatomie. Bd. XIV, 1858.
[4]) Luschka, Anatomie des Menschen, 1863.
[5]) Kölliker, Handbuch der Gewebelehre, 1867.
[6]) Henle, Anatomie. II. Aufl., 1876.
[7]) Gussenbauer, Wiener Sitzungsberichte, Bd. LVII.

es ist ihm dies, wie die weitere Entwickelung der Frage gelehrt hat, von allen bisherigen Verteidigern dieser Anschauung entschieden am meisten gelungen, weil er sich eben auf Beobachtungen stützen konnte, welche an Genauigkeit alle übrigen übertrafen.

Die Klappenmuskulatur ist nach ihm in erster Linie eine für alle Fälle konstante und denselben Gesetzen unterworfene Bildung. Ihre, beim Erwachsenen im Gegensatz zum Neugeborenen im allgemeinen stärkeren, Bündel gehen in aufeinander senkrecht stehenden Richtungen, also mit Quer- und Längsfasern von der Vorhofsmuskulatur ab und reichen in der Regel bis zum dritten Teil der Klappenlänge, mitunter allerdings überschreiten sie auch diese Grenze noch nach unten hin. Ihre Anheftungspunkte verlegt er in das eigentliche Klappengewebe und zwar an die Punkte, wo an der unteren Seite die Chorden zweiter Ordnung (nach Henles Einteilung) inserieren.

Dies ist in den wesentlichen Hauptzügen der Inhalt seiner Betrachtungen. Damit ist aber auch zugleich die Ansicht skizziert, welche bei den Anhängern der positiven Richtung die noch heute herrschende ist und welche sich vollständig auf Gussenbauer stützt. Zu ganz allgemeiner Aufnahme haben jedoch seine Resultate noch nicht gelangen können: noch immer steht ihnen die Theile-Savorysche Anschauung gegenüber.

Nach Gussenbauer finde ich den Gegenstand noch behandelt von Paladino und Bernays. Bernays[1]) schließt sich in den Befunden beim erwachsenen und neugeborenen Menschen direkt an Gussenbauer an; er gibt aber zugleich eine Beschreibung der Entwickelung der Klappenmuskulatur, die einzigste Arbeit, welche sich über diesen Punkt in der Literatur findet.

Bis zum fünften Monat der fötalen Lebensperiode entbehrt nach ihm die Klappe noch völlig der Muskulatur und die Vorhofsmuskeln reichen gerade bis zum Anheftungsrande der Klappe, mit welchem sie fest verwachsen sind. Das weitere Wachstum der letzteren geht nun von der Ventrikelwand aus gegen den Innenraum des Herzens hin vor sich, und in dem Maße, wie dies geschieht, werden die mit der Klappe fest verbundenen Muskelbündel der innersten Vorhofsschicht mechanisch mit hervorgezogen. Diese Vorgänge dauern auch noch nach der Geburt fort und daraus erklärt sich denn die größere relative Mächtigkeit der Muskulatur beim Erwachsenen gegenüber den früheren Entwickelungsstadien.

Die Arbeit Paladinos[2]) zeichnet sich dadurch aus, daß von ihm endlich einmal wieder die Verhältnisse bei Tieren zur Untersuchung gezogen werden. Abstrahiert man von seiner Neigung

---

[1]) Bernays, Entwickelungsgeschichte der Atrio-Ventrikularklappen. (Morphol. Jahrbuch. Bd. II.)

[2]) Paladino, Nach dem Referat in Hoffmann und Schwalbes Jahresbericht über Anatomie und Physiologie, 1876.

zu extremen, man möchte fast sagen, enthusiastischen Schlüssen, so stimmen doch immerhin im Kern der Sache die Ergebnisse seiner Beobachtungen mit denen Gussenbauers überein, so daß also durch ihn, wie durch Bernays, die bestehende Ansicht nach einer Seite hin wiederum ihre Bestätigung, nach der anderen eine Erweiterung und Vervollständigung erhalten hatte.

Hier wäre noch Darier anzuführen.[1]) Der Inhalt seiner Mitteilung ist folgender: er berichtet über den regelmäßigen Befund von Muskulatur im Aortenzipfel der Mitralis beim erwachsenen Menschen. Die Muskeln liegen im oberen Teil des Klappensegels und erstrecken sich von der Basis aus auf eine Strecke von im Mittel 4 Millimeter (Grenzwerte: 3 und 5 Millimeter) in die Klappe hinein, umfassen also ungefähr 1/6 der Segellänge. Bei Kindern ist das Verhältnis ein ähnliches. — Beim Neugeborenen finden sich in der Mitralis und Tricuspidalis gleichfalls Muskeln. Ihre untere Begrenzung ist nicht gradlinig, vielmehr gehen sie mit spitzen Bündeln („forment des franges ou festons") in das Klappengewebe hinein; dabei jedoch korrespondieren die Ausbuchtungen der unteren Begrenzungslinie der Muskulatur durchaus nicht mit den Einschnitten zwischen den einzelnen Klappensegeln. In ihrer Ausdehnung überschreiten sie nicht die halbe Höhe der Klappe.

Weitere Angaben sind bei ihm nicht vorhanden, wenn nicht die, daß vereint mit den Muskeln Blutgefäße in die Klappen hineinziehen.

Wie sich nun aus den angeführten Daten ergibt, welche sich lediglich auf die Erforschung und Feststellung der anatomischen Tatsachen, resp. der Deutung des Befundes im anatomischen Sinne beziehen, habe ich im Anfange dieser Auseinandersetzung jedenfalls nicht zuviel damit gesagt, die Untersuchungen hätten nach der angegebenen Richtung hin zu den möglichst verschiedenen Resultaten geführt. Denn von der absoluten Negation, wie sie von Donders vertreten wird, auf der einen Seite, bis zu Anschauungen hin, welche in einzelnen Punkten als übertrieben zu bezeichnen sind, wie sie in der Arbeit Paladinos ausgesprochen werden, lassen sich mühelos die mannigfachsten Abstufungen konstatieren: allerdings erweisen sie sich als unabhängig von der historischen Entwickelung.

Die Stellung von Donders ist in jedem Falle unhaltbar, sie hat auch in der Tat keinen Verteidiger gefunden. Donders zu-

[1]) Darier, Les vaisseaux des valvules du coeur chez l'homme. (Archives de physiologie normale et pathol. IV. Serie, II. Bd., 1886.)

Bei Fertigstellung dieses Abschnittes über die Klappenmuskulatur, welcher 1885 der Greifswalder medizinischen Fakultät vorgelegt wurde, aber bisher nicht veröffentlicht ist, war Dariers Arbeit also noch nicht erschienen. Auf meine Resultate hat sie gar keinen Einfluss: auch heute gelten meine Angaben genau, wie damals. Ich kann deshalb Darier hier einfach referierend einschalten.

nächst steht mit seinen Ansichten Reid, welcher, wie oben angeführt, nur den Säugetieren eine Klappenmuskulatur zugesteht, sie aber für den Menschen ebenfalls negiert. Komplizierter gestaltet sich schon die Auffassung bei Baumgarten und Luschka. Über das Verhalten bei Tieren fehlen bei ihnen Angaben; für den Menschen kommen sie aber dem wirklichen Sachverhalt dadurch bereits näher, daß sie die Existenz der Muskelfasern für einzelne, allerdings seltene Fälle zugeben. Aber auch das lassen sie noch nicht in seinem ganzen Umfange gelten: die Grenzen werden dadurch enger gezogen, daß Baumgarten die Muskeln nur in einem begrenzten Bezirk, im hinteren Lappen der Tricuspidalis gefunden haben will, wogegen Luschka, soweit aus seinen etwas unbestimmt gehaltenen Worten mit Sicherheit hervorgeht, sie wesentlich nur für den Aortenzipfel der Mitralis gelten läßt. Hieran schließt sich nun die ältere, Theilesche Ansicht, daß der Befund nur in der Mitralis, nie aber in der Tricuspidalis nachweisbar ist.

Sieht man nun auch davon ab, daß sie in den angeführten Beziehungen ja bereits widerlegt sind, so muß doch jeden unbefangenen Beobachter das Hin und Her in diesen Angaben, die absolut in kein gegenseitiges Verhältnis zu bringenden Widersprüche, bereits von vornherein gegen ihre Richtigkeit einnehmen. Der Grund aber hierfür, daß so erfahrenen Autoren der objektive Nachweis dieser durchweg konstanten Bildungen nicht hat gelingen wollen, ist nach meiner Meinung darin zu suchen, daß ihnen, da sie sich immer nur auf den Menschen beziehen, die Mitwirkung von Nebenumständen entgangen ist, welche hier nicht gerade selten in Betracht kommen und recht wohl im Stande sind, das allgemeine regelmäßige Bild zu alterieren, vielleicht auch deshalb, weil sie nur ein geringes Material benutzt haben mögen; dann aber namentlich auch darin, daß sie der Endigungsweise der Muskeln keine Beachtung zugewendet haben. Die näheren Erklärungen für diese Behauptungen werden sich bei Darstellung der betreffenden Verhältnisse ergeben.

Lassen wir vorläufig Einzelheiten unberücksichtigt, so stimmen doch bei weitem die meisten Autoren in dem Grundsatz überein, daß sich mit Sicherheit im ganzen Bereiche beider venösen Klappen die Anwesenheit von Muskelzügen konstatieren lasse, welche im direkten Zusammenhange mit der Vorhofsmuskulatur stehen, ein Satz, der ja auch tatsächlich die mannigfachsten Beweise erhalten hat. Differenzen stellen sich aber bei der Deutung dieser anatomischen Fakta heraus. Zwei Meinungen stehen sich hier schroff und unvermittelt gegenüber: gehen die Muskeln von der Klappe in den Vorhof über oder umgekehrt, vom Vorhof in die Klappe; mit anderen Worten, sind die in Rede stehenden Muskeln nur Ursprungsbündel der Vorhofsmuskulatur, oder sind sie als Abkömmlinge derselben ein organischer und physiologisch wichtiger Bestandteil der Klappensegel.

Die erstgenannte Anschauung ging von Theile aus; ihr nächster Vertreter war Savory, weiterhin Luschka. Wie dieser sie „als zufällig tiefer entspringende Bündel der Vorhofsmuskulatur“ bezeichnet, ebenso tritt Kölliker für diese Ansicht ein, indem er sagt: „Vom äußersten Saume der mittleren Lage der Klappen entspringen hier und da einzelne Muskelfasern des Vorhofes, dagegen sind die Klappen sonst frei von Muskeln“. In analoger Weise drückt sich Henle aus: auch er bezeichnet sie als „in einzelnen Fällen“ etwas weiter über den Anheftungsrand der Klappen hinausgerückte Muskelfasern des Vorhofs.

Auf der anderen Seite stehen dagegen vor allen, als die maßgebendsten, Kürschner, Joseph, Gussenbauer, in zweiter Linie Nega, Müller, Rigot, Bouillaud und die übrigen.

Diese Gegensätze haben aber für uns noch mehr als historisches Interesse: im Grunde genommen schwanken, wie schon einmal bemerkt wurde, zwischen ihnen auch jetzt noch die Ansichten hin und her, und noch immer gibt es einzelne, welche jener ersten Auffassung das Wort reden, die ja allerdings auf den ersten Blick viel Bestechendes an sich trägt und in ihrer Mittelstellung auch am ersten geeignet schien, eine Einigung herbeizuführen. Und doch bietet diese Annahme eine solche Reihe von Angriffspunkten dar, daß sie als unhaltbar bezeichnet werden muß.

In den meisten der genannten Beschreibungen findet sich die Bezeichnung „zufällig“ oder „in einzelnen Fällen“ oder deren Synonyma. Auch hier gilt dieser Ausdruck, wie es in so manchen anderen Fällen sich gezeigt hat, nur als Notbehelf für nicht genügend erkannte Gesetze. Gerade in unserem Falle gibt kein Umstand die Berechtigung für eine solche Benennung, da im Gegenteil das stete Vorkommen von Muskeln über jeden Zweifel erhaben ist, wofür von verschiedener Seite genügende Beweise vorliegen: die Stellen, an welchen sie sich finden, sind eben so typisch, wie diejenigen, an welchen sie fehlen. Läßt man es aber auch noch gelten, sie als accessorische Ursprungsbündel der Vorhofsmuskulatur aufzufassen, so fällt damit trotzdem die Bezeichnung „zufällig“; gerade so gut, wie niemand der Gedanke kommen würde, diese Ausdrucksweise für konstante accessorische Ursprungsbündel anderer Muskeln anzuwenden. Indes auch diese Erklärung ist nicht einwurfsfrei; richtiger wäre es, statt Ursprung, zu sagen: Ansatz. Der Ursprungspunkt eines Muskels muß doch notwendig ein fixer Punkt, oder auch, es muß ihm die Möglichkeit gelassen sein, daß er im Moment der Kontraktion des Muskels festgestellt werden kann, wenn anders dieser zur Wirkung gelangen soll. Wie ist dies aber hier möglich? Die Vorhofskontraktion erfolgt während der Diastole der Ventrikel und mithin in der Ruhe der Papillaren, gerade also zu einer Zeit, wo die Muskeln sich im Zustande völligster Erschlaffung befinden, welche überhaupt eine Spannung der Klappe herbeizuführen im Stande wären. Damit wären aber jene Bündel, welche die Klappenmuskulatur bilden, für die Aktion des Vorhofes einfach verloren, da sie hierbei ja nie zur Geltung kommen könnten und deshalb würden sie sich, nach allgemeinen, ausnahmslos gültigen Gesetzen, auf die Dauer nie intakt erhalten, sondern im Gegenteil regressiven Metamorphosen verfallen und durch Atrophie zu Grunde gehen müssen.

Eingehende Untersuchungen von Bernays, wie Beobachtungen von Gussenbauer haben aber genau das Gegenteil gelehrt, daß nämlich die Entwickelung jener Muskeln gerade im direkten Verhältnis mit dem Alter des Individuums zunimmt, selbstverständlich nur für die Zeit, wo die Körpergewebe überhaupt noch keine Einbuße durch senile Atrophie aufweisen. Kein Moment in dieser ganzen Zeit hat aber wahrgenommen werden können, daß sie irgendwie Rückbildungsprozessen anheimgefallen wären.

Diese letzten Tatsachen sind aber allein schon der schlagendste und zuverlässigste Beweis für die Selbständigkeit der in Rede stehenden Muskelbündel, und sie überheben uns eigentlich jeglicher weiteren Versuche, nach ferneren Beweisen zu forschen. Es muß deshalb auch die Behauptung fallen, daß sie nichts weiteres, als zufällig tiefer entspringende Ursprungsbündel des Vorhofes darstellen.

Was nun meine eigenen Untersuchungen anlangt, so dienten ihnen als Material 15 menschliche Herzen, von Erwachsenen und Neugeborenen, desgleichen von 11 Katzen, ebenfalls von neugeborenen, ca. 4 Wochen alten und völlig ausgebildeten. Die hier gefundenen Resultate wurden dann an einer Reihe von Herzen anderer Tierspecies weiter kontroliert, und zwar beim Schaf, Rind, Kalb, Schwein und Kaninchen.

Für die makroskopische Präparation ging ich zuerst nach der Kürschnerschen Vorschrift vor und ließ die Herzen ganz leicht macerieren, worauf dann das Endocard abpräpariert wurde. Indes gab, wie ich bald bemerkte, diese Behandlungsweise leicht zu Irrtümern Veranlassung, weil die Unterscheidung zwischen Muskel- und Bindegewebe ziemlich erschwert war. Deshalb unterließ ich die Maceration, wenigstens für die Tierherzen, während ich sie für die menschlichen beibehalten mußte, da die Objekte nicht mehr frisch genug waren, und härtete dieselben einfach in Alkohol; diese Methode hat mir durchweg gute Resultate geliefert. Der Unterschied zwischen dem Endocard und der Muskulatur tritt sehr prägnant hervor, ebenso war die Grenze der letzteren in den Klappen leicht erkennbar und die Präparation leicht und sicher ausführbar.

Für die Gewinnung mikroskopischer Präparate wurden die Klappen nach genügender Härtung der Herzen in der Weise herausgeschnitten, daß sie im Zusammenhang mit dem Faserringe und den angrenzenden Teilen des Vorhofs und der Kammer blieben, die Papillarmuskeln wurden dicht an ihrem Ursprunge aus der Kammerwand abgetrennt. Um die eine gute Schnittführung hindernden Faltungen der Klappen zu vermeiden, wurden die herausgeschnittenen Teile durch passende Einführung von Insektennadeln gespannt und so, nach dem dabei üblichen Verfahren, in Celloidin eingeschlossen. Nach genügender Erhärtung desselben fertigte ich Schnitte in verschiedenen Richtungen an und zwar Längsschnitte: senkrecht zur Klappenfläche und parallel zur Ventrikelachse, zweitens Querschnitte, welche parallel mit dem Faserringe verliefen und zuletzt Flächenschnitte. Zür Färbung diente das Schweigger-Seidelsche saure Karmin.

Wie nun schon oben zitierte Arbeiten ergeben haben, und wie ich bereits vielfach betont habe, ist das Vorkommen von Muskulatur in den venösen Klappen absolut konstant beim Menschen und bei allen Tieren, die zur Untersuchung verwendet wurden. Danach, daß hier ihre ganze Anordnung und Verbreitungsart genau konstant und denselben Gesetzen unterworfen ist, kann der Schluß durchaus nicht ungerechtfertigt erscheinen, daß sich dieselbe Bildung auch bei den übrigen, noch nicht untersuchten Säugetieren finden wird.

In ihrer Stärke variiert sie im ganzen zwischen der Hälfte bis zwei Dritteln der Dicke der Klappe an den Stellen ihres Vorkommens, nur an wenigen Punkten findet sie sich noch stärker entwickelt. Weitere wesentliche Anhaltspunkte gibt diese Bestimmung aber auch nicht, da mit der stärkeren Entwickelung der Muskulatur ebenfalls eine Dickenzunahme der Klappe erfolgt.

Ganz richtig ist es fernerhin von Gussenbauer bemerkt, daß im allgemeinen die Mächtigkeit der Bündel verschieden ist nach den verschiedenen Zipfeln der Klappe desselben Herzens. Indes kann ich in einem Punkte die von ihm aufgestellte Skala nicht billigen: ich muß ihm nämlich darin widersprechen, daß er dem Scheidewandlappen der Tricuspidalis seine Stellung noch vor dem hinteren Mitraliszipfel angewiesen hat; ich habe nämlich hier stets eine nicht unbeträchtliche Muskulatur gefunden, während sie in dem ersteren auf nur wenige, weit schwächere Bündel reduziert war. Seine Reihenfolge müßte ich somit dahin modifizieren: am tiefsten reichen die Muskelbündel in den Aortenlappen der Mitralis hinab, und darauf folgen dann der vordere Tricuspidaliszipfel, der hintere Zipfel der Mitralis, der Scheidewand- und zuletzt der hintere Lappen der Tricuspidalis. (Tafel IV, Fig. 6 u. 7.)

Die Verbreitung der Klappenmuskulatur beschränkt sich lediglich auf den Basalbezirk der Atrio-Ventrikularklappen, der sich schon äußerlich von den übrigen Partien des Klappensegels, dem „Klappensaum“ durch seine bedeutendere Dicke, und in der Ruhe der Segel durch seine Faltenlosigkeit prägnant unterscheidet. In diesen Bezirk dringen nun jene Bündel ein als eine ganz direkte Fortsetzung der innersten Schicht der Vorhofsmuskulatur (Tafel IV, Fig. 6 u. 7), ohne eine irgendwie bestimmbare Grenze erkennen zu lassen. Ganz naturgemäß werden sie also von dem Herzraum durch das Endocard geschieden, während nach außen ihre Grenze durch die Bindegewebslage gebildet wird, welche sich von den Faserringen her in die Klappe hinein begibt. Innerhalb der Klappe sind jedoch die Bündel nicht zu einem kontinuierlichen Stratum angeordnet, vielmehr bemerkt man nach dem Abpräparieren des Endocard in ziemlich regelmäßigen Abständen Unterbrechungen: die Bündel haben sich nämlich im allgemeinen zu der Form kleiner gleichschenkliger Dreiecke zusammengelegt, welche sich mit ihren Basiswinkeln berühren, deren Grundlinie mit dem Anheftungsrande der Klappe zusammenfällt und deren Spitze in der Klappe selbst liegt und gegen deren freien Rand hinschaut. An einigen Stellen und zwar an solchen, welche die Muskeln in größerer Menge neben einander enthalten, geht die Form des Dreiecks in die eines Trapezes über; selbstverständlich entspricht der Spitze des Dreiecks in diesem Falle die kleinere der parallelen Seiten des Trapezes.

Hiermit erhebt sich nun eine weitere Frage, ob sich nicht Bedingungen finden lassen, welche eine Erklärung dieses auffallenden Verhaltens liefern können. In der Tat läßt sich ein unter allen Umständen giltiges und keinen Ausnahmen unterworfenes Gesetz hierfür konstatieren. Es sind nämlich die Spitzen der soeben beschriebenen Dreiecke ganz ausschließlich an die Stellen gebunden, welche den Insertionen der Chordae tendineae zweiter Ordnung (nach Henles Einteilung), den basalen Chorden, an der unteren Klappenfläche entsprechen, und zwar fast ausnahmslos den Formen derselben, welche sich vor ihrer Anheftung zu „dreieckigen Plättchen“ verbreitern und dann eine Strecke weit an der unteren Klappenfläche verlaufen, um schließlich in der Ventrikelwand nahe dem Annulus fibrosus zu enden. In einigen Fällen verbinden sich die Muskeln aber auch mit den Chorden, welche von den erstgenannten sich abzweigen, dann aber ihre Insertion in der Nähe jener finden. An vereinzelten Stellen im rechten Ventrikel treten hierzu noch die Chorden dritter Ordnung.

Nunmehr wird auch unschwer die Anordnungsform der Klappenmuskulatur verständlich sein. Heftet sich nämlich an einer Stelle eine einzige Chorde in der bekannten Form an, so erscheint der zugehörige Teil der Klappenmuskulatur als eines der beschriebenen Dreiecke; in dem Falle aber, daß, wie es nicht selten vorkommt, zwei Chorden vor ihrer Insertion zu einer breiteren Platte konfluieren, findet sie sich in der Gestalt des Trapezes.

Umgekehrt folgt aus dem Angeführten, und es findet sich dies tatsächlich bestätigt, daß an allen Stellen, an denen diese Sehnenfäden fehlen, auch der Mangel einer Klappenmuskulatur zu konstatieren sein wird. Andererseits läßt sich jedoch auch wieder keine bestimmte Zahl für die Chorden dieser Art und damit für die auf die einzelnen Lappen entfallenden Muskelbündel angeben.

In vollem Einklange mit der obigen Beschreibung steht nun auch das Faktum, daß der hintere und der Scheidewandlappen der Tricuspidalis nur ganz spärliche Muskeln aufzuweisen haben, denn hier sind eben die betreffenden Sehnenfäden außerordentlich reduziert, zumal noch im Bereiche des letzteren von beiden keine Papillarmuskeln vorhanden sind. Einer besonderen Beschreibung jedoch bedürfen noch die Verhältnisse im Aortenzipfel der Mitralis, obschon auch hier die Regel durchaus gewahrt bleibt.

Jederseits neben dem Ursprunge der Aorta befinden sich die von Henle so bezeichneten Nodi valvulae atrioventricularis (Tafel IV, Fig. 6, d): sie haben ihre Lage zwischen dem die Klappe überziehenden Endocard, den Häuten der Aorta und der Ventrikelwand und dienen der Aortenwand wie dem vorderen Lappen der Mitralis zum Ansatz. Dieselben bestehen nach Henle beim Menschen aus sehr festem Bindegewebe von knorpelartiger Konsistenz, während sich bei Tieren genau an ihrer Stelle wirklicher (hyaliner) Knorpel befindet, der sogenannte „Herzknorpel", welcher bei einigen sogar zum „Herzknochen" wird, z. B. beim Ochsen.[1]) Im Bereiche dieser Gebilde findet sich ganz typisch kein einziges Muskelbündel in der Klappe, die Vorhofsmuskulatur reicht genau nur bis zum festgewachsenen Rande des Klappensegels, wie andererseits auch keine einzige Chorde bis an diesen Rand heranreicht.

Zwischen beiden Herzknorpeln oder Knoten der Atrioventrikularklappe dringen nun schräg vor der Aorta herunter, in der Richtung zu dem links von derselben gelegenen, vorderen Papillarmuskel, vom Vorhof aus tief in die Klappe hinein die Muskeln — es ist dies die Stelle, an welcher die Klappenmuskulatur am mächtigsten entwickelt ist —, obschon sich an der Endigungsstelle der Bündel keine Chorden inserieren, diese sich vielmehr eine ganze Strecke davon, in geringer Entfernung vom freien Klappenrande, anheften.

Darin scheint auf den ersten Blick ein Widerspruch gegen die oben auseinander gesetzte Regel zu liegen. Dem ist indes nicht so. Die Erscheinung erklärt sich einfach daraus, daß die Sehnenfäden, anstatt, wie gewöhnlich, direkt mit ihrer Insertion mit der Muskulatur in Verbindung zu treten, in diesem Falle eine Strecke weit aufwärts, gegen die Muskelbündel hin, in der Substanz der Klappe selbst verlaufen. Dies Verhalten stellt also nur eine, durch anderweitige Gründe bedingte Modifikation, nicht aber eine grundsätzliche Abweichung von dem geschilderten Typus dar.

In den mitgeteilten Daten habe ich bereits meine Stellung kundgegeben, welche ich in der Frage der Endigung der Klappenmuskulatur einnehme, daß sie nämlich in den Chordae tendineae enden und nicht im Klappengewebe. Und diese Behauptung muß

---

[1]) cf. auch Leisering-Müller, Vergleichende Anatomie der Haussäugetiere.

ich mit aller Entschiedenheit, um so mehr, da sie einen für die ganze physiologische Auffassung prinzipiell bedeutungsvollen Punkt betrifft, Gussenbauer gegenüber aufrecht erhalten und ebenso gegen Joseph, welcher die gleiche Meinung zu haben scheint, wie dieser, da sich bei ihm besondere Angaben hierüber nicht vorfinden. Bereits von Kürschner war auf den wirklichen Sachverhalt aufmerksam gemacht worden, später ist aber von niemand eine Bestätigung dieses Befundes geliefert worden. Jedoch ist nicht, wie er noch will, jene Regel allein auf die „stärkeren Bündel" anzuwenden, sondern im Gegenteil ist die Endigung der Muskelbündel in den Sehnenfäden die einzige Insertionsweise, welche beobachtet wird.

Einiges habe ich nun noch über die genauere Endigungsweise hinzuzufügen.

Nach der gewöhnlichen Ansicht teilen sich die Sehnenfäden innerhalb der Klappe in zwei Teile, von denen der eine seine Richtung gegen den Faserring, der andere gegen den freien Klappenrand hin nimmt, während seitlich die benachbarten Fäden durch bogenförmige Anastomosen in Verbindung treten. Nirgends finde ich nun angegeben, daß hiervon die Chorden, welche eine Strecke weit an der unteren Klappenfläche verlaufen und in der Kammerwand enden, irgend eine Ausnahme machten. In der Tat scheinen hier einige Momente bisher übersehen zu sein: es zerfallen nämlich die erwähnten Chorden nicht in zwei, sondern in drei Teile. Von ihnen begibt sich der äußerste Anteil an den Faserring (Tafel V, Fig. 8) und tritt dort mit den von Theile und Paladino erwähnten Muskelzügen der Ventrikelwand in Verbindung, der innerste wendet sich gegen den freien Klappenrand hin, während der mittelste sich unmittelbar und vollständig mit den Bündeln der Klappenmuskulatur vereinigt und so, wie auch in seiner ganzen Gestaltung, völlig das Bild einer Sehne der genannten Muskulatur darbietet.

Allerdings konnte das eben geschilderte Verhältnis leicht der Beobachtung entgehen, weil der mittelste Anteil meistenteils nur eine sehr kurze Weile in der Klappe verläuft, bis er die Muskeln erreicht hat. Leichter tritt es in dem mikroskopischen Präparat durch die Tinktion in Erscheinung, da durch das Karmin die Faserrichtung des Chordengewebes, namentlich auch in der Klappe, sehr deutlich hervortritt, wogegen das vom Faserringe eintretende Bindegewebe so gut wie ungefärbt bleibt; unterstützt wird die Beobachtung dabei noch, wenn man einen ganz leichten Druck auf die betreffenden Längsschnitte ausübt, wodurch momentan die einzelnen Teile der Chorden sich etwas von einander entfernen.

Besonders habe ich diese Form im hinteren Zipfel der Mitralis gefunden und hier tritt auch die eigenartige Endigungsweise der Muskeln am prägnantesten hervor. Die Muskelzüge liegen anfangs ganz auf der Vorhofsseite der Klappe, vom Innenraum des Atrium nur durch das Endocard geschieden, im weiteren Verlauf durchsetzen sie nun quer die ganze Dicke der Klappe und biegen zur unteren Klappenseite hin um, begeben sich in einigen Fällen sogar noch eine kurze Strecke weit in die Chorde hinein. Ich glaube aber, es liegt auf der Hand, daß diese Erscheinung nicht für Gussenbauers Anschauung spricht, der in seiner Arbeit ausdrücklich sagt: „Die Muskelfasern enden dort im Bindegewebe, wo an der äußeren Klappenfläche die Chorden zweiter Ordnung inserieren. Die Enden der einzelnen Muskelfibrillen stehen nicht unmittelbar mit den Insertionen der zweiten Chordenreihe in Verbindung, sondern sind durch das vom Faserring eintretende Gewebe von ihnen getrennt."

Aber noch ein anderer Faktor steht Gussenbauers Anschauung entgegen. Das vom Annulus fibrosus eintretende Bindegewebe, welches also nach Gussenbauer der Klappenmuskulatur zum Ansatz dienen soll, findet sich manchmal, namentlich im rechten Ventrikel durch Fettgewebe ersetzt, welches im Zusammenhange mit dem Fett der Horizontalfurche steht. Daß aber Fett den Ansatz für Muskulatur abgeben sollte, ist doch einfach unmöglich.

Statt daß nun weiterhin die Chorden in der Klappe selbst in drei Teile zerfallen, kann die Teilung derselben bereits außerhalb der Klappe, in einigen Fällen ganz unmittelbar vor ihrer Insertion, in anderen weiter davon entfernt, erfolgen, nie aber geht die Spaltung so weit, daß bereits aus dem Pm. zwei getrennte Sehnenfäden hervorgehen. Die Gruppierung dieser Abschnitte stellt sich stets so dar, daß die Trennung zwischen dem mittleren und äußersten eintritt: der letztere, zugleich der stärkste, sich also allein an den Faserring begibt, während von den beiden übrigen der frühere mittlere, jetzt zum äußersten Abschnitt der Teilchorde gewordene, sich mit der Klappenmuskulatur vereinigt, der innere, wie vorher, die Richtung gegen den freien Klappenrand hin einschlägt.

Diese Anordnung stellt die früher erwähnte zweite Form von Sehnenfäden dar, welche zum Ansatz jener Muskelbündel dienen; in ihrer Faserrichtung bieten diese aber auch weiter nichts Abweichendes von dem gewöhnlichen, allgemein bekannten Verhalten dar.

Die Konstitution der Klappenmuskulatur wird nun von Joseph und Gussenbauer übereinstimmend dahin beschrieben, daß sich eine longitudinale innere, d. h. dem Herzinnenraum zunächst gelegene, und eine senkrecht zu ihr stehende äußere, quere Schicht unterscheiden lasse, und daß von beiden die longitudinale am tiefsten in die Klappe eindringe.

Nun weiß ich sehr wohl, daß man sich bei Beschreibung der Faserung der Herzmuskulatur durchaus nicht an einzelne Worte klammern darf; trotzdem aber wurde ich zum Widerspruch gegen die obige Behauptung veranlaßt, namentlich durch die Anschauungen, welche Gussenbauer über die physiologische Wirkung der Bündel vertritt und welche bezeugen, daß er jene Beschreibung genau wörtlich gelten lassen will. Denn die beanspruchte Wirkung der „Ringfasern“: „Die Klappe einer Ebene anzunähern, welche man sich durch ihre ringförmige Anheftung gelegt denkt“, ist doch nur möglich, wenn man die Vorstellung hat, daß sich ein Muskelstratum mit einer dem Annulus fibrosus parallelen Faserrichtung vorfindet.

Nie aber habe ich derartiges bestätigt gefunden. Denn bei allen individuellen Verschiedenheiten und Schwankungen in der Faserrichtung der Atriummuskulatur, wird doch immer die Anordnung der Muskelzüge, sobald sie in die Klappe eingetreten sind, eine durchaus konstante und typische, mit welcher aber jene Beschreibung nicht übereinstimmt.

Das bleibt indes auch von jener Darstellung bestehen, daß sich die Klappenmuskulatur an den meisten Stellen wenigstens in zwei gesonderte Lagen scheiden läßt: beide Schichten muß ich jedoch als wesentlich längsverlaufend bezeichnen. Der Unterschied zwischen ihnen beruht im Folgenden. Die dem Endocard zunächst gelegene Schicht behält als Fortsetzung der longitudinalen innersten Schicht der Vorhofsmuskulatur diese Richtung auch nach ihrem Eintritt in die Klappe bei. Die tiefere Lage leitet sich dagegen von der tieferen Schicht der Vorkammermuskulatur mit ihren vornehmlich transversal gerichteten Lamellen ab. Von diesen biegen an den betreffenden Stellen Muskelbündel ab und streben ebenfalls gegen die Chordeninsertionen hin, welche ihnen zum Ansatz dienen: sie verlassen also ihre ursprüngliche Richtung und schneiden natürlich den Anheftungsrand der Klappe unter einem mehr oder weniger spitzen Winkel; ihr Verlauf ist in den meisten Fällen jedenfalls mehr gegen die Horizontale geneigt, als derjenige der oberflächlichen, als longitudinal bezeichneten Muskelbündel. (Tafel V, Fig. 9.) Dadurch nun, daß bereits einige Züge sich mehr längs, oder doch wenigstens schräg gerichtet haben, während andere an derselben Stelle noch die frühere quere Richtung beibehalten haben und erst weiterhin diese ändern, kommt es, daß beispielsweise an Längsschnitten der Klappe diese tiefere Schicht im Gegensatz zu der ersten sich mehr oder weniger quer getroffen erweist. Und dadurch ist denn auch der Irrtum jener Autoren bedingt worden.

Jedenfalls ist es von Gussenbauer übersehen worden, daß sich stellenweise das von ihm als Norm bezeichnete Verhalten völlig oder doch wenigstens nahezu umkehrte, daß also an seinen Querschnitten, welche er ganz vorzugsweise benutzt hat, die oberflächliche Schicht fast längs, die tiefere dagegen schräg oder auch ganz quer getroffen war, und daß an wieder anderen Stellen beide schräg oder quer durchschnitten waren, während nur spärliche longitudinale Fasern in dem Schnitte sich zeigten, woraus es folgt, daß die Muskeln hier wesentlich die Längsrichtung inne halten. Die Erklärung für diese Bilder, welche man namentlich aus dem hinteren Zipfel der Mitralis gewinnen kann, liegt bereits in den eben gemachten Mitteilungen. Die leichteste Übersicht über die angegebenen Verhältnisse ermöglichen nach meinen eigenen Erfahrungen allein Flächenschnitte der betreffenden Stellen.

Nach meiner Auffassung dieser Klappenmuskulatur ist es nun durchaus irrtümlich, nur die im eigentlichen Klappengewebe belegenen Muskelzüge mit diesem Ausdruck zu bezeichnen. Als grundlegender Satz, welcher allen anatomischen und physiologischen Erklärungen zum Ausgangspunkt dienen muß und der allein den Schlüssel zum Verständnis sämtlicher Beziehungen der fraglichen Muskulatur gibt, gilt das in den obigen Auseinandersetzungen fortwährend betonte Faktum, daß die Züge kontinuierlich mit denen der Vorkammer zusammenhängen, überhaupt einen integrierenden Bestandteil der Atriummuskulatur darstellen. Der Diskussion der Frage, wie tief die Muskeln sich in die Klappe hineinerstrecken, lege ich kein großes Gewicht bei, obwohl früher durchweg das Gegenteil geschehen ist, ja diese Bestimmung als alleiniges Kriterium für oder gegen die Annahme einer physiologischen Bedeutung der Klappenmuskulatur galt. Meiner Überzeugung nach ist es eine ziemlich nebensächliche und unwesentliche Frage, eine wie große Strecke die Muskeln in dem Klappengewebe verlaufen, da dies lediglich davon abhängt, wo sie die zu ihrer Insertion dienenden Sehnenfäden antreffen.

Fasse ich noch einmal meine Resultate, namentlich in den Punkten, in welchen sie von früheren Angaben abweichen, zusammen, so lauten sie folgendermaßen: Die Klappenmuskulatur findet sich absolut konstant und stellt eine ganz unmittelbare Fortsetzung der innersten longitudinalen, wie der darauf nach außen folgenden transversalen Schicht der Atriummuskulatur dar. Die Trennung zwischen beiden Schichten bleibt meistens auch noch innerhalb der Klappe erhalten, in welcher aber beide längsgerichtet sind. Nach ihrem Eintritt in dieselbe ordnen sie sich zu einzelnen getrennten Bündeln, welche ihren Ansatz ausschließlich an den Chordae tendineae finden und zwar fast nur an denen, welche dicht am Anheftungsrande der Klappe inserieren und mit einem Anteile an deren unteren Fläche zur Ventrikelwand verlaufen. Der Name „Klappenmuskulatur“ muß schließlich auch auf die Züge des Vorhofs ausgedehnt werden, sobald sie sich von dessen Muskelmasse differenziert haben, um sich in die Klappen hinein zu begeben.

Mit der Beschreibung Paladinos, daß Muskeln von der Kammerwand aus an den unteren festgewachsenen Rand der Klappe treten, war keine neue Entdeckung gemacht worden; diese Gebilde waren lange vorher bekannt, sie finden sich bereits in Sömmerings Werk angeführt. Durch Bernays stellte sich nun auch ihre Bedeutung heraus, daß sie nämlich nichts weiter seien, als die letzten Reste der früheren Chordae musculares, die im übrigen Teile nur zu den Chordae tendineae umgewandelt wären.

Wie sich ebenfalls durch Bernays ergeben hat, handelt es sich auch nur um Residuen jener embryonalen Bildungsform bei den Muskelbündeln, welche von Oehl[1]) in den stärkeren Sehnenfäden der Mitralis vorgefunden wurden und von ihm die Bezeichnung „Musculus contractor chordae“ erhalten haben.

Jch gehe jetzt über zur Besprechung der Wirkung und funktionellen Bedeutung der Klappenmuskulatur.

Über den fraglichen Punkt sind die Autoren geteilter Ansicht: diejenigen von ihnen, welche die Existenz der Muskulatur in Abrede stellen, scheiden natürlich eo ipso für diese Frage aus; indes auch von den übrigen, welche sich positiv für ihr Dasein ausgesprochen haben, stellt sich zu jenen noch Bernays.

Kürschner faßt seine Anschauung über die Wirksamkeit unserer Muskeln dahin zusammen: „daß das Klappensegel bei der Kontraktion des Vorhofs von den Sehnen erster Ordnung (zweiter Ordnung Henles) entfernt und so am Rande des Vorhofes gestellt wird, als wäre es nach vollständiger Entfaltung nicht herabgesunken, sondern gegen den limbus cordis hin zusammengeschoben worden,“ „daß also diese Muskeln eine Veränderung in der Form der Klappe hervorbringen, durch welche es erst möglich wird, daß das Blut die Klappe entfaltet.“

Nega sucht ihre Wirkung darin, daß sie einen direkten „aktiven“ Anteil an dem Schluß der Klappe besitzen.

Valentin gibt dagegen nur die Möglichkeit zu, daß sie „am Ende der Vorhofssystole vielleicht die Segel heben helfen könnten“; jedenfalls hält er sie für entbehrliche Bildungen.

Joseph[2]) erklärt sich in ähnlicher Weise, wie Kürschner, dafür, daß durch die Muskelkontraktion die Klappe an ihrer Basis in wellenförmige, longitudinal gerichtete Falten gelegt werde, wie „ein Vorhang mittelst eines Zuges an mehreren durch ihn gezogenen Fäden zusammengeschnurrt werden kann.“

Gussenbauer schließt auf Grund seiner anatomischen Vorstellungen: durch die Längsfasern werde eine Verkürzung der Klappe in ihrer Längsrichtung erzielt, mit den „Querfasern“ zusammen eine Erhebung derselben in eine horizontale Ebene bewirkt, ein Effekt, in dem die Muskulatur durch die von der Kammerwand her sich in dem Blute bildenden Ströme und Wirbel unterstützt werde, welche ihrerseits ebenfalls eine Erhebung der Klappe hervorbrächten. Den Nutzen dieser Wirkung sieht er darin, daß so die Klappen über eine größere Partie Blut hinweggehoben würden und dadurch eine größere Menge desselben für den Ventrikel resultierte.

---

[1]) Oehl, Mem. della acad. delle scienze di Torino XX.

[2]) Joseph, Physiologie der Herzklappen. (Virchows Archiv XVIII, 1860.)

Ganz extreme Ansichten besitzt aber Paladino, indem er den ganzen Klappenschluß ausschließlich für einen Tätigkeitseffekt der Klappenmuskulatur hält.

Über die Gründe, welche uns berechtigen, der Klappenmuskulatur eine Funktion zuzuerkennen, brauche ich indes nicht weiter zu handeln, ich habe sie bereits oben bei einer anderen Gelegenheit angeführt. Und darin, daß wir die Muskeln für eine verhältnismäßig selbständige Differenzierung der Vorhofsmuskulatur halten müssen, was ich nach den obigen Ausführungen für erwiesen halte, liegt zugleich auch die Notwendigkeit, ihnen physiologisch eine entsprechende Würdigung zuteil werden zu lassen.

Der Einwurf, daß die Klappenmuskulatur nicht gegen die immerhin viel größere Kraft des in den Ventrikel einströmenden Blutes zur Geltung gelangen könne, ist in keiner Weise stichhaltig.

Der ungünstigste Fall hierfür wäre der, daß der ganze Druck des eindringenden Blutes einseitig auf der Vorhofsfläche der Klappe lastete: aber selbst dann würde eine Kontraktion der Muskeln möglich sein. Denn die Klappen stellen die seitliche Begrenzung des Blutzylinders dar, sie müssen sich daher parallel zur Achse desselben richten; somit muß also auch die Kontraktionsrichtung der Muskelbündel parallel zur Richtung des Blutstroms verlaufen. Jener Vorwurf könnte aber doch nur Geltung haben, wenn die Achse des Blutstroms und die Kontraktionsrichtung der Muskeln einen Winkel mit einander bildeten. Dieser extreme Fall entspricht aber nicht einmal der Wirklichkeit. Auch die Kammerseite der Klappen ist beim Eintritt der Vorhofssystole bereits von Blut umspült (Residualblut), welches nach physikalischen Gesetzen unter genau demselben Druck steht, wie das einströmende Blut: beide Klappenflächen, kurz alle in den Ventrikelraum frei hineinragenden Bestandteile, werden also mit derselben Kraft gepreßt und die Kontraktion der Klappenmuskulatur kann daher ihre Wirkung ebenso ungestört ausüben, als ob sich die Segel in irgend einem ruhenden Medium befänden.

Alle bisher vertretenen Ansichten sind nun so gehalten, als ob die Zusammenziehung der Klappenmuskulatur direkt Bewegungen an der eigentlichen Klappe bewirkte, während es sich tatsächlich hierbei um rein passiv erfolgende, sekundäre Effekte handelt. Wir müssen nämlich durchaus zwischen der Kontraktion der Klappenmuskulatur und ihren unmittelbaren Wirkungen und den in zweiter Linie auftretenden, nur indirekt mit jener zusammenhängenden, anderweitigen Erscheinungen unterscheiden. Merkwürdigerweise hat man aber gerade in den letzteren die Wirkung der Muskeln suchen wollen, während jene ersteren nur als ganz nebensächliche Daten erwähnt werden.

Aus den anatomischen Angaben folgt zunächst nun der lange bestätigte Satz, daß die Kontraktion der Klappenmuskulatur direkt abhängig ist von der des Vorhofs, und, da diese ihren Ausgang von den Herzohren und den großen Venenstämmen nimmt, jene wesentlich gegen das Ende, richtiger gesagt, auf der Höhe der Vorhofssystole eintritt; an diesen Punkt schließt sich dann ganz unmittelbar die Ventrikelsystole an. Weiterhin wird infolge der Längsrichtung der Bündel, bei ihrer Zusammenziehung notwendigerweise der Ansatzpunkt der Chorden in der Klappe gegen den Vorhof emporgezogen werden müssen, und damit selbstverständlich auch die Chorde selbst, wie der mit ihr festverbundene Basisteil der Klappe. Mit großer Leichtigkeit kann man sich hiervon an jedem toten Herzen überzeugen, nämlich durch Ausübung eines direkten Zuges an der Vorhofsmuskulatur, am besten allerdings bei etwas größeren Tieren oder dem Menschen; obschon man so nicht dieselbe Intensität des Zuges erreicht, wie sie bei der Muskelkontraktion eintritt.

Ein weiterer direkter Kontraktionseffekt der Klappenmuskulatur beruht auf der oben beschriebenen Bündel-Gruppierung, indem muskelfreie Stellen mit muskelhaltigen in ziemlich gleichmäßigen Intervallen abwechseln. Die ersteren werden sich notwendig den in ihrer Nachbarschaft vor sich gehenden Bewegungen anschließen und denselben nachgeben müssen. Da nun durch die Kontraktion der Klappenmuskulatur der Basalbezirk der Klappe emporgezogen wird, während der Anheftungsrand derselben selbstverständlich fest und unbeweglich bleibt; gleichzeitig auch infolge der eigenartigen Anordnung der Muskelbündel, namentlich derjenigen der tieferen Schicht, welche in ziemlich schräger Richtung in das Klappengewebe eindringen, eine gegenseitige Annäherung der Muskeldreiecke stattfindet und damit ein Seitendruck auf die muskelfreien Stellen ausgeübt wird: so werden durch die Einwirkung beider Momente die letzteren Bezirke gegen den Vorhof hin hervorgebauscht und erscheinen im ganzen als das Klappenniveau überragende halbkuglige Hervorwölbungen.

Sehr gut verständlich wird diese Erscheinung durch den von Joseph angestellten, oben bereits angeführten Vergleich gemacht, welcher sich auf direkte Beobachtung an Tieren stützt: „daß nämlich die Klappe gegen das Ostium venosum hin zusammengeschoben und in ihren Hauptlappen gerunzelt und gleichsam in wellenförmige Falten gelegt werde, gleich einem Vorhange, der mittelst eines Zuges an mehreren durch ihn gezogene Fäden zusammengeschnurrt werden kann.“

Aus allen bisher angeführten Tatsachen geht positiv hervor, daß die Wirkung der Muskeln sich, was die Klappe anbetrifft, allein an deren Basis geltend machen kann, an einem Bezirk, der zwischen ihrer Insertion und einer damit ziemlich parallelen Linie liegt, welche man sich durch die Enden der Muskelzüge gelegt denken kann: der ganze übrige Teil der Klappensegel liegt aber außerhalb des Bereiches der Wirksamkeit der Klappenmuskulatur.

Eine andere Frage erhebt sich aber jetzt damit, welcher Nutzen aus diesen tatsächlich stattfindenden Erscheinungen für die Klappen- und damit für die Herztätigkeit hervorgeht.

Wir sahen, daß die fragliche Muskulatur lediglich mit dem Teil der venösen Klappen in anatomische Beziehung trat, der zwischen dem Anheftungsrande der Klappe und der Eintrittsstelle der basalen Chorden und des Klappengewebes liegt, ja es ließ sich sogar nachweisen, daß die Muskeln mit dem eigentlichen Chordengewebe selber in Beziehung stehen; in den basalen Chorden besitzt die Klappenmuskulatur eine regelrechte Sehne und ihre Zusammenziehung muß deshalb an diesen Chorden einen Zug nach oben hin ausüben. Bei der Frage nach der funktionellen Bedeutung dieser Muskulatur müssen wir demnach unsere Aufmerksamkeit einmal der Bedeutung dieser Sehnenfäden überhaupt schenken, ja wir können aus dem anatomischen Zusammenhang wohl schon a priori schließen, daß der funktionelle Wert der Klappenmuskulatur im ganzen zusammenfallen muß mit dem der basalen Sehnenfäden.

Diese bekannten bindegewebigen Gebilde, welche, allgemein gesagt, die untere Fläche der venösen Klappen mit der Kuppe der Papillaren verbinden, sind — darauf hat keine Arbeit bisher das nötige Gewicht gelegt — in keiner Weise unter einander gleichwertig. Die Scheidung in Sehnenfäden verschiedener Ordnung, wie sie die normale Anatomie vornimmt, ist auch physiologisch keine gekünstelte, sondern durch Wesen und Aufgabe derselben wohl begründet.

Von den Sehnenfäden, welche vom freien Rande und der unteren Fläche der Klappensegel entspringen, scheiden sich prägnant die, welche zur Klappenbasis ziehen und mit einem ihrer Teile in den Atrio-Ventrikularring, mit dem anderen in das Gewebe der Klappenbasis übergehen. Ihre unterscheidenden Merkmale sind, abgesehen von dieser ihrer Insertionsweise, erstens: ihre bedeutendere Stärke gegenüber den übrigen Chorden; zweitens treten sie in Verbindung mit jenen als Klappenmuskulatur bezeichneten Muskeln, stellen im wahren Sinne des Wortes eine Sehne derselben dar; eine dritte, außerordentlich wichtige Eigenart, die aber bisher nirgend gewürdigt ist, liegt darin, daß in jeder Kontraktionsphase des Herzens — auf der Höhe der Systole, wie im Zustande stärkster Erschlaffung der Kammerwände — diese Sehnenfäden immer straff gespannt sind und stets eine gerade Verbindung zwischen Klappenbasis und Spitze der zugehörigen Pm. darstellen; viertens könnte man noch anführen, daß sie allein von mitunter vorhandenen, besonderen, kleinen accessorischen Pm. ausgehen, die neben den eigentlichen Papillaren gelegen sind.

Nach dieser ganzen Einrichtung der basalen Chorden, besonders wegen ihrer nahen Verbindung mit dem Anheftungsrand der

Klappe, ist es absolut ausgeschlossen, daß sie überhaupt einen Einfluß auf die Klappenbewegung ausüben können, im Gegensatz zu den übrigen, welche die freie Fläche und den freien Rand des Segels bei der systolischen Spannung der Klappe fixieren und der Exkursion derselben gegen den Vorhof hin eine bestimmte Grenze setzen. Worin liegt dann aber ihre besondere Funktion?

Wie oben gesagt wurde, kontrahiert sich isochron mit der Vorhofsmuskulatur und sicher erst am Schluß derselben die Klappenmuskulatur: sie ist ja nur ein Bestandteil von jener. Die Folge der Vorhofssystole ist, daß das Blut mit einem entsprechenden Druck in den Ventrikel getrieben, gleichzeitig aber auch, daß die Spannung der basalen Chorden durch den Zug der sich ausdehnenden Ventrikelwand selber erhalten resp. durch die Zugkraft ihrer Muskeln noch verstärkt wird. Das Klappensegel wird durch die Kraft des strömenden Blutes zur Seite gedrängt: jetzt kann eine straffe Spannung der basalen Sehnenfäden für den weiteren Verlauf der Dinge von Bedeutung werden. Da der Ventrikel nachgewiesenermaßen immer einen Rest von Blut enthält, wird sich natürlich auch ein entsprechender Teil davon zwischen unterer Klappenfläche nnd Kammerwand befinden müssen und deshalb schon das Klappensegel nicht ganz an letztere gedrängt werden können; indes wird die Möglichkeit, daß dies unter Umständen durch die Stromkraft des eindringenden Blutes doch geschehen könne, ganz unmöglich gemacht dadurch, daß das Klappensegel an den zwischen Klappenbasis und Papillarmuskeln straff ausgespannten Sehnenfäden einen Widerhalt finden muß. Die gegenseitige anatomische Lage der Teile, besonders die zum Klappenring zentral gestellten Pm. bedingen es somit, daß bei Integrität der Chorden die Klappensegel unter allen Umständen, trotz der Aktion des Vorhofes, einen Trichter mit unterer engerer Öffnung bilden müssen.

Hesse betont zwar schon die Wichtigkeit dieser Einrichtung. Er sagt,[1]) um auch für das hintere kleine Segel (der Mitralis) die Gefahr zu nehmen, daß es durch das in der Diastole einströmende Blut an die Wand gedrückt wird, sind die Papillaren wichtig: da deren Spitzen der Achse des Ventrikels näher stehen, als der befestigte Rand der Klappe, „so kann auch der freie Klappenrand, der dem Zuge der Chordae folgt, beim Beginne der Kontraktion nicht der Wand anliegen.“ In diesem Umfange kann ich indes Hesses Worten nicht zustimmen. Was er von den Chorden überhaupt sagt, gilt lediglich von den basalen: sie nehmen ganz und gar eine Ausnahmestellung ein; das glaube ich, zur Genüge bewiesen zu haben, ebenso wie die Erweiterung dieser Tatsachen dahin, daß es sich bei den fraglichen Vorgängen nicht um rein mechanische handelt, sondern auch noch um die Mitwirkung

[1]) Hesse a. a. O., Seite 345.

muskulöser Elemente. Hesses Schilderung deckt sich daher nicht mit der meinigen.

Nun ist aber in dieser Einrichtung nicht allein eine Sicherheitsvorrichtung gegen eventuelle schädigende Möglichkeiten enthalten, sondern auch ein direkter, positiver Nutzen für ein normales Funktionieren der Klappen, speziell ist durch sie eine Gewähr für den prompten Eintritt des Ventilverschlusses gegen den Vorhof hin geliefert.

Durch die Bildung und die Erhaltung des Trichters können die Blutwirbel, welche das einströmende Vorhofsblut in dem ruhenden Rest des Kammerblutes zu Wege bringt, beim Beginne der Kammertätigkeit leichter den freien Klappenrand heben und den Schluß der Segel herbeiführen. Es kann also die Einleitung, gewissermaßen die erste Phase des Schlusses der venösen Klappe, noch der Effekt der Vorhofstätigkeit sein: die Vollendung des Schlusses fällt dagegen bekanntlich der Kammerkontraktion zu.

In gleichem Sinne, wie diese Spannung der basalen Sehnenfäden, wenn auch nur indirekt, zur Erleichterung und Unterstützung des Klappenschlusses beitragen kann, wirkt, jetzt aber viel unmittelbarer, die weitere, oben bereits besprochene Wirkungskomponente der Klappenmuskulatur, indem die Basis der Klappensegel „gerunzelt und in wellenförmige Falten gelegt" wird. Ich brauche nicht weiter mehr darauf eingehen.

Außerdem finden wir Verbindungen der basalen Sehnenfäden mit der Kammermuskulatur und zwar an zwei Stellen: eine allbekannte liegt in den Papillarmuskeln, eine zweite an der Ventrikelfläche der Klappenbasis.

Auf die Wirksamkeit der Pm. werde ich an anderer Stelle bald zu sprechen kommen; hier will ich nur noch auf die zweite der genannten Verbindungen eingehen. Wir hatten erfahren, daß sich die basalen Chorden beim Eintritt in das Klappengewebe in drei Portionen auflösen: der eine Teil verläuft in der Richtung zum freien Klappenrande in der Substanz der peripheren Partie des Segels, der mittlere Teil wird zur vorhin besprochenen Sehne der „Klappenmuskulatur", der dritte begibt sich zum Atrio-Ventrikularring hin. Die endlichen Ausstrahlungen dieses letzteren Drittels der basalen Chorden treten nun mit gleichgerichteten Muskelbündeln der Kammer in Verbindung, welche von der äußersten longitudinalen Schicht der Ventrikelmuskulatur herkommen.

In der Kammersystole werden diese Muskeln natürlich bestrebt sein müssen, den mit ihnen in Verbindung stehenden Teil der Sehnenfäden in den Atrioventrikularring hineinzuziehen. Da es sich aber um keine frei beweglichen Teile handelt, so kann dieser Zug offenbar nur den Zweck verfolgen, eine Fixation der Chorden, mittelbar dadurch der Klappenbasis zu Wege zu bringen. Gleichzeitig wird an diesen Chorden nach der entgegengesetzten Seite, nach unten hin, durch die Papillaren ein Zug ausgeübt und dadurch ihre schon vorhandene Spannung noch unterhalten und vermehrt. Diese Spannung kann aber nur den gleichen Sinn während der Ventrikelsystole haben, wie ihn während der Vorhofssystole oder der Kammerdiastole die Spannung besitzt, welche durch die vom Vorhof abstammenden, schon besprochenen Muskelbündel erzeugt wird: nämlich die Klappe durch dieselbe Muskeltätigkeit, welche den erhöhten Blutdruck erzeugt, an ihrer Basis festzustellen und ihr dadurch einen Schutz für ihr Gewebe bezw. Funktion zu sichern. Wir haben also ein neues Beispiel für ein allgemeines Gesetz: Die Natur hält mit denselben Mitteln, mit denen sie eine Kraft ausübt, wobei sie die Gewebe stärker in Anspruch nimmt, die eventuellen Schädigungen, welche sich dadurch einstellen könnten, nach Möglichkeit fern. Vielleicht müssen wir aber auch noch daran denken, daß in dieser Doppelspannung eine Reserveschutzvorrichtung vorhanden ist in der Art, daß bei etwaigem Kraftnachlaß der einen Komponente die andere vikarierend eintreten kann, selbstverständlich mit der Einschränkung, daß der Hauptanteil auf die Pm. und ihre größere Muskelmasse entfällt.

Die basalen Sehnenfäden erfüllen somit die Aufgabe, während der Vorhofsystole beizutragen zur geordneten Ventiltätigkeit, indem sie die Klappensegel nicht über einen gewissen Punkt hinaus an die Ventrikelwand drängen lassen und damit zur leichteren Entfaltung und sicherem Schlusse derselben helfen. Bei der Kammersystole besteht ihre Aufgabe wesentlich darin, daß sie eine Schutzvorrichtung bilden, welche die Klappenbasis gegen eine Zerrung durch den Blutdruck sichert. Da diese Sehnenfäden in anatomischem Zusammenhang mit bestimmten Muskeln stehen: „Klappenmuskulatur", die wohl jetzt richtiger Chordenmuskulatur genannt würde, ferner Papillaren, wie Bündeln der äußeren Längsschicht der Kammer am Atrioventrikularring, welche mehr oder weniger selbständige Muskelzüge darstellen, an jenen nach Art einer Sehne ihre Insertion finden und in ihrer Zugrichtung mit dem Verlauf der Chorden oder ihrer Teile übereinstimmen, so müssen wir die Funktion der Sehnenfäden auch auf diese Muskeln übertragen und werden zur Annahme gezwungen, daß beide Einrichtungen auf gegenseitige Unterstützung angewiesen sind.

Diese meine, auf Grund meiner anatomischen Untersuchungen gewonnene Anschauung von der Bedeutung der basalen Sehnenfäden und damit also der „Klappenmuskulatur", glaube ich, im Obigen soweit gestützt zu haben, um sie gegenüber der abweichenden Ansicht anderer Autoren aufrecht erhalten und sie im Folgenden zur Deutung anderweitiger, sehr wichtiger Tatsachen verwenden zu können. Gerade in dem letzten Moment liegt ein Grund, weshalb ich diese, scheinbar geringfügige Bildung hier so ausgedehnt besprochen habe.

II. Abschnitt.

Die Bewegung des Herzmuskels.

4. Kapitel.

Die Bewegung der Muskulatur des linken Ventrikels.

Da ich mir hier nur die Aufgabe gestellt habe, die bekannt gewordenen Bewegungserscheinungen der Kammern aus dem anatomisch darstellbaren Verlauf der Herzmuskulatur zu erklären, so erübrigt es sich, daß ich auf eine erschöpfende Literaturangabe und Kritik der Arbeiten eingehe, welche vom rein physiologischen Standpunkt aus die Herztätigkeit behandeln. Ich verweise, was diesen Punkt anbelangt, auf die Literaturangabe bei Braun. Die Arbeiten, welche für mich eigentlich ausschließlich in Betracht kommen und alles das enthalten, was wir hier gebrauchen, sind die wiederholt genannten von Hesse, Krehl und Braun.

Den Gang der Untersuchung, den diese Autoren eingeschlagen haben, ihre Aufgaben und allgemeinen Resultate hatte ich bei der Einleitung zum vorhergehenden Abschnitt bereits skizziert und kann ich deshalb darauf verweisen. Auf fernere Litaraturangaben verzichte ich: für unsere Zwecke würden sie keinen weiteren Vorteil bedeuten, da, wie schon gesagt, die genannten drei Arbeiten fast ein geschlossenes Ganze darstellen, welches den Stand unserer jetzigen Kenntnisse vorzüglich repräsentiert. Um im übrigen die nötigen Vergleichspunkte zu ermöglichen, will ich von einer Arbeit ausgehen und wähle dazu die von Braun: ich glaube, so am einfachsten und übersichtlichsten zu meinem Ziel zu gelangen.

Kurz referiert sind nach Braun die grundlegenden Formveränderungen des arbeitenden linken Ventrikels folgende:[1]) „Während der Systole nimmt die Länge des Tiefendurchmessers des rechten und linken Ventrikels in allen Höhen ihrer Längsachsen bedeutend zu. Das Maximum der Wölbungszunahme fällt in die ersten Phasen der Systole.“

„Der Spitzenanteil des Herzens ändert mit den anderen Teilen seine Form somit zunächst auch durch allseitige Wölbungszunahme. Hand in Hand mit dieser Formveränderung tritt als noch weitergehende Umformung die Bildung des „systolischen Herzbuckels“ an seiner vorderen Fläche auf. Derselbe kommt durch eine Verschiebung des Reliefs zustande; zu seiner Bildung werden die der Herzspitze angehörenden und die ihr unmittelbar benachbarten Teile herangezogen, während an ihre Stelle von den Seiten und von hinten her andere Teile der Herz-Wand rücken.“

„Das Emporrücken der Spitze bei der Systole ist daher zum Teil eine nur in der Wand des Spitzen-Anteils selbst erfolgende

[1]) Braun, l. c. Seite 102 ff.

Bewegung, die von einer Ortsveränderung des unteren Herzrandes und des Herzens in toto nach oben nicht begleitet wird."

„Zwischen der rechten und linken Kammer tritt eine sich im Verlaufe der Systole immer mehr vertiefende, breite Furche auf. Dieselbe umfaßt die vordere Längsfurche und überragt dieselbe nach oben und nach unten. Sie reicht von dem Septum-Wulste bis an den systolischen Herzbuckel."

„Die dominierende Bewegung des linken Ventrikels ist die Hebel-Bewegung („eine Schwenkung des Herzens um seine Querachse". C. Ludwig.")

„Die Rotationsbewegung besteht in einer Bewegung des ganzen linken Seitenrandes und des ganzen Spitzen-Anteils über vorne nach rechts im Sinne einer Pronation der linken Hand."

„Das Zusammengehen von Hebel- und Rotationsbewegung bewirken den Eindruck einer spiraligen Lokomotion des Spitzenanteils."

„Die resultierenden Kontraktions-Richtungen sämtlicher Herzmuskelfasern konvergieren von allen Seiten her gegen das obere Ende der Scheidewand."

„Die Spitzen-Basis-Achse des linken Ventrikels erfährt während der Systole keine Verkürzung."

Ich habe einstweilen absichtlich nur Rücksicht auf die Angaben über den linken Ventrikel genommen: Jedem müssen ohne weiteres an dieser Schilderung die starke Betonung des Spitzenanteils der genannten Kammer und die an ihm hervortretenden ganz eigenartigen Bewegungserscheinungen auffallen.

Im großen und ganzen finden wir schon bei Hesse dieselben Verhältnisse beschrieben.

Er hebt ebenfalls hervor, daß der wesentliche Vorgang der systolischen Verkleinerung des Herzens in der Verschmälerung seiner Querdurchmesser ohne Verminderung seiner Länge bestehe. Die Angaben über Unveränderlichkeit der Länge des Herzens seien streng nur auf den linken Ventrikel zu beziehen, der allerdings auch vorzugsweise maßgebend sei. „Auf der Außenfläche der linken Kammer bleiben die reinen Längenmaße von der Ringfurche bis etwa zum unteren Drittel hinab ganz unverändert. Die Spitze und die vordere Längsfurche dagegen zeigen geringe Abnahme ihrer Nadelabstände (Bezugnahme auf die experimentelle Anordnung): die Spitze infolge einer Achsendrehung . . . . . , die Längsfurche infolge ihres schrägen Verlaufes, welcher bedingt, daß hier die Nadelabstände keine reinen Längenmaße, sondern gleichzeitig Quermaße abgeben."

Die Kontraktion des Herzens könne man im Groben nachahmen durch Umlegen beider Hände um das Herz und Zusammenpressen desselben. Dazu tritt aber noch eine andere Bewegung. „Es hat sich nämlich bei jenem (d. h. kontrahiertem Herzen) die Außenfläche des linken Ventrikels in der Richtung nach der vorderen

Längsfurche hin verschoben, d. h. der Ventrikel hat eine Drehung nach rechts um seine Längsachse erfahren; an der ruhig bleibenden Basis nimmt diese Drehung gegen die Spitze allmählich zu und läßt sich am leichtesten dadurch erkennen, daß die hintere Längsfurche am systolischen Herzen nicht mehr senkrecht verläuft, sondern von der Basis gegen die Spitze hin etwas nach links abweicht.“

Wir sehen also, daß Hesses Beschreibungen im wesentlichen mit denen Brauns übereinstimmen, daß sie aber von dem letzteren durch Hinzufügen des systolischen Herzbuckels wie durch Ausarbeitung der schon von Ludwig hervorgehobenen Hebelbewegung bereichert sind. Nun aber finden wir von Hesse noch die Veränderungen geschildert, welche sich durch die Kontraktion in den Herzhöhlen herausgebildet haben, wodurch seine Arbeit ein ganz besonderes Interesse gewinnt. Ich lasse zunächst die Änderungen an den Ostien beiseite und beschränke mich auf die eigentlichen Kammerwandungen.

Hesse gibt folgende Schilderung: die Höhle des kontrahierten linken Ventrikels „erscheint auf Querschnitten in dem ganzen Abschnitt, welcher die Papillarmuskeln enthält, als eine enge sternförmige Spalte. Über den Spitzen der Papillarmuskeln bleibt auch im kontrahierten Ventrikel ein merklicher Hohlraum zurück.“

Das Septum hat sich in der Richtung von vorn nach hinten verkürzt, seine auf kleineren Raum zusammengeschobene Innenwand hat sich in kleine Längsfalten gelegt, die nur am allerobersten Abschnitt, am Eingang in die Aorta, fehlen.

„Über den Spitzen der Papillarmuskeln erweitert sich die Spalte zu einem Hohlraum (Supra-Papillar-Raum), der aber an Ausdehnung beträchtlich hinter dem des dilatierten Herzens zurücksteht. Der Übergang der Spalte in diesen Raum ist ein ganz allmählicher, da sich erst die Spitze des vorderen Papillarmuskels über die des hinteren, dann das obere Ende des vorderen Längswulstes über die Spitze des vorderen Papillarmuskels hinaufschiebt.“

An Ausgüssen der systolischen Höhle entspricht dem suprapapillaren Raum ein massiver Kern; „nach abwärts setzt sich derselbe in vier, an eine gemeinsame Achse befestigte Blätter oder Flügel fort, entsprechend den vier Spalten.“ Die Vertiefungen entsprechen den großen Wülsten. „Was aber am meisten auffällt, ist eine äußerst klar ausgesprochene spiralige Drehung der Blätter. Dieselben laufen von der Basis zur Spitze rechts um, also umgekehrt, wie die Muskelzüge an der äußeren Herzfläche. Am erweiterten Herzen ist von einem solchen spiraligen Verlauf der Vorsprünge an der Innenwand kaum eine schwache Andeutung zu sehen.“

Eine bessere Lösung der Frage nach den Veränderungen der inneren Oberfläche des Herzens in der Systole, wie sie Hesse gegeben hat, dürfte so leicht nicht zu erwarten sein. Bei der Übereinstimmung der eigenartigsten, hervorstechendsten Tatsachen der Formänderung auf der Innenwand mit denen des Oberflächenreliefs, die ihre Feststellung verschiedenen Methoden verdanken, können wir aber ohne weiteres den Schluß ziehen, daß die Hesseschen Angaben als der Wirklichkeit entsprechend anzusehen sind.

Eine Bestätigung dieser Versuche liegt von Krehl vor, der im wesentlichen nach derselben Methode arbeitete; eine Erweiterung, wie wir schon erfuhren, nach der Richtung hin, daß er die bisher nur bei Tieren gewonnenen Resultate direkt auf den Menschen übertragen konnte, indem er Gelegenheit hatte, das Herz eines Hingerichteten in künstliche Systole überzuführen: ein für pathologische Zwecke aus naheliegenden Gründen wichtiger Punkt.

Damit habe ich die in Betracht kommenden Bewegungserscheinungen am linken Ventrikel in ihren wesentlichen Zügen referiert und kommen wir von dieser Basis aus zu der nächsten Frage, wie erklären die Autoren das Zustandekommen dieser Phänomene.

So selbstverständlich die Behauptung klingt, daß die allerdings komplizierte Formveränderung des Herzens nur die Folge einer bestimmten Anordnung und daraus resultierender Wirkungsweise der Wandmuskulatur sein kann, so hat doch z. B. Damsch versucht, hiervon zu abstrahieren, indem er für den maßgebenden Faktor den Einfluß des Inhaltsdruckes des Herzens auf dessen Wandungen hält. Die Gegenbeweise hat schon Braun (l. c. Seite 73) zusammengefaßt und neben einem besonderen Versuch darauf hingewiesen, daß unter der Voraussetzung der Richtigkeit von Damschs Auffassung die künstlich in Systole übergeführten Herzen von Hesse und Krehl nicht die typischen Umformungen zeigen könnten, da in diesem Falle doch von der Wirkung eines Inhaltsdruckes im Innern des Herzens keine Rede sein könne. Dieser Faktor ist außerordentlich bedeutungsvoll; derselbe widerspricht den Behauptungen von Damsch zu gründlich, so daß nichts weiter übrig bleibt, als dessen Einwand fallen zu lassen. Weitere Stützen gegen ihn werden wir gewinnen, wenn es sich bestätigen sollte, daß man die sämtlichen Formveränderungen aus dem Verlauf der Kammermuskulatur konstruieren kann. Erreichen wir das, dann fallen alle Einwände eo ipso in sich zusammen.

Wie gesagt, es ist auch sonst nirgends der Satz angefochten, daß die Wandungen in sich selber die formgebenden Kräfte besitzen. Weniger Klarheit herrscht allerdings in der Frage, in welcher Weise die Kräfte angreifen, um den Effekt, der bei der Beobachtung des schlagenden Herzens sichtbar wird, zu erzielen.

Gehen wir die einzelnen Bewegungsmomente durch. Braun hat, wie ich erwähnte, als Erster auf die Erscheinung des systolischen Herzbuckels aufmerksam gemacht: eine Erklärung, wie er sich dessen Zustandekommen denkt, vermisse ich aber. Für die gleichzeitig mit diesem Phänomen sich ausbildende Wölbungszunahme der Kammer zieht er die anatomische Schilderung Krehls an. Ich werde nachher hierauf zurückkommen.

Genauer geht er dagegen schon bei Besprechung der Rotationsbewegung auf die Wirkungsweise von Muskelzügen ein. „Die Anordnung und die daraus abzuleitende Wirkungsweise der Muskelfasern des Herzens und speziell des linken Ventrikels kann uns das Zustandekommen der Rotationsbewegung in genügendem Maße erklären. So sagt z. B. Landois (Lehrbuch der Physiologie 1891): „Die Rollung rührt daher, daß die Faserzüge der Ventrikelmuskeln, welche von dem der Brustwand zugewendeten Teile des Faserringes an der Grenze des rechten Vorhofes und der Kammer entspringen, schräg von oben und rechts nach unten und links, zum Teil bis auf die Rückseite des linken Ventrikels verlaufen. Sie ziehen also in der Richtung ihres Verlaufes die Herzspitze etwas empor und die Rückseite etwas gegen die vordere Brustwand".

Weiter beruft sich Braun auf Oehl (Seite 73). Nach diesem kämen beim Froschherzen „für die Rotation besonders die transversalen Fasersysteme in Betracht, während die Hebung des Spitzenanteils auf die Wirkung der longitudinalen Fasersysteme zurückzuführen sei. Partielle Durchschneidungen der einen oder der anderen heben die entsprechende Bewegung auf." Gleich hierbei möchte ich aber bemerken, daß wir wohl nicht viel Wert auf diese letzte Mitteilung legen dürfen, weil es sich um das Froschherz handelt und dessen differenter Bau schwer Vergleichspunkte zuläßt.

Wichtiger sind dagegen die Angaben Ludwigs, die Braun für seine Schilderung als Erklärung zu Grunde legt. Braun geht von der Tatsache aus, daß „die höher oben, dem oberen Stücke der vorderen Längsfurche entlang liegenden Teile sich deutlicher nach oben bewegen und weniger deutlich nach rechts, die tieferen, der Herzspitze benachbarten Partien der Herzwand und die Herzspitze selber stärker nach rechts und mit wenig nach oben gerichteter Tendenz. In den bezeichneten Richtungen bewegen sich alle Punkte der vorderen Wand des linken Ventrikels gegen das Septum hin." Hieran schließt er die Worte Ludwigs: „Zu den festen Punkten zweiter Ordnung im Herzen, welche gegen ihre nächste Umgebung zwar unbeweglich, aber beweglich gegen andere Herzstellen sind, dürfen wir wohl mit Recht die Scheidewand zählen, weil sie den nach verschiedenen Richtungen gehenden Gegenwirkungen des rechten und linken Ventrikels ausgesetzt ist, und zugleich in den jedesmaligen, entsprechenden Querschnitten eine größere Muskelmasse als die rechte und linke Kammerwand für sich zeigt."

Darauf führt nun Braun als anatomische Erklärung Folgendes an (Seite 76): „Verfolgen wir nunmehr noch den Verlauf der oberflächlichen Faserschicht an einem, von dem visceralen Pericard entblößten, linken Ventrikel, dann treffen wir auf den wichtigen Befund, daß die untersten Fasern nur wenig gegen die Horizontale geneigt nach aufwärts gegen den rechten Ventrikel hin verlaufen, daß aber, je weiter wir nach oben kommen, ein desto größerer Winkel von den Fasern und der Horinzontalen gebildet wird und daß die weiter nach außen und links gelegenen Fasern fast rein vertikal zu dem Septumwulste aufsteigen. Eine große Anzahl dieser Fasern geht, wie bekannt, mit den tieferen Schichten der Herzmuskelfasern eine innige Verflechtung ein, ein Umstand, der noch dazu beitragen muß, die Wirkung der Kontraktion zu erhöhen. In den Fasern der mittleren Schicht finden wir ein dem Geschilderten analoges Verhalten. Sie konvergieren in geringem Maße an der vorderen Scheidewandfläche gegen das obere Ende der Scheidewand."

Weiter finden wir Hesses Deutung angeführt, der sich folgendermaßen ausdrückt[1]): „Ein Blick auf die Anordnung der Muskelfasern des Herzens wird genügen, die Ursache dieser Erscheinung zu erkennen. Wenn die Herzmuskulatur die Kammer in lauter Zügen umkreiste, die parallel zur Basis verliefen, so würde eine Achsendrehung nicht eintreten. So umkreisen aber die Faserzüge das Herz in der Richtung nach abwärts und links. Da nun die Länge des Herzens nicht abnimmt, so bleibt von den Komponenten des Zuges jeder Herzfaser die horizontale in der Richtung der Basis übrig und dreht das Herz nach rechts um die nicht rotierte Basis."

Was hier bisher von der Rotationsbewegung gesagt ist, gilt auch für die begleitende Hebelbewegung.

Bei Krehl finden wir keine Erklärungsversuche für diese Gestaltänderungen; dagegen ein näheres Eingehen auf die noch restierende Erscheinung, daß nämlich der linke Ventrikel bei der Kontraktion keine Abnahme seiner Länge erfährt. Er rekurriert hierzu auf die Verbindung zwischen dem „Mittelstück" und den wesentlich längsgerichteten Muskelzügen. „Die Teilung der Muskelfasern in vorwiegend längs und vorwiegend quer verlaufende, deren erstere sehnig enden, während die letzteren in sich selbst zurücklaufen, zeigt die Anwesenheit eines besonderen Triebwerkzeugs, welches durch den mittleren Kegel dargestellt wird. Es ist ersichtlich, daß dessen Fasern ganz vorwiegend die Entleerung des linken Herzens bewirken müssen. Wären sie allein da, so müßte sich die linke Kammer bei der Systole verlängern." Diese Verlängerung (durch die Alleinarbeit der horizontalen) wird verhindert durch die vielen schrägen Fasern, welche die Mittelschicht klammerartig umgeben. Die letzteren würden eine Verkürzung der Kammer bewirken, verhindert wird es aber durch Einschaltung der Quermuskeln. „Wenn also beide Systeme von Muskelfasern

---

[1]) Hesse, l. c. Seite 336.

sich bei ihrer Zusammenziehung die Wage halten, so muß der linke Ventrikel während der Systole nur im Querdurchmesser verkleinert werden. Die Längenmaße müssen im wesentlichen unverändert bleiben."[1])

Aus dem gleichen Zusammenwirken erklärt sich nach Hesse und Krehl übereinstimmend auch die Umformung der inneren Kammerfläche. Früher schon hatte Hesse betont, daß die Ringfasern allein eine Verlängerung des Herzens, die Längsfasern eine Verbreiterung bedingen würden. Da sich aber beide Funktionen widersetzen, so bleibt für beide Faserarten nur ein Ausweichen in die Ventrikelhöhle möglich. Deshalb wird die innere Längsschicht in das Lumen der Höhle hineingetrieben und, da dieselbe für die jetzt gebotene Fläche zu groß ist, in Längsfalten gelegt; dieser Faltung ist bestimmte Regelmäßigkeit vorgeschrieben durch Anordnung der Längsmuskulatur in Wülsten.[2])

Krehl meint: Bei der Zusammenziehung müssen die inneren Schichten der linken Kammer stark gedrückt werden, und zwar nicht nur die inneren Längs- sondern auch die inneren Querschichten; „denn, wenn ein bandartiger Ring durch centripetale Kräfte so verengt wird, daß sein Flächenraum unverändert bleibt, so muß sich, wie eine mathematische Berechnung (Dr. Starke) ergibt, der innere Grenzkreis procentarisch stärker verkleinern, als der äußere." Die Verkleinerung der Herzhöhle finde so statt, wie man ein Faltenfilter durch Verengerung eines horizontal um dasselbe gelegten Ringes verengern würde. (Wülste! Trabekeln!)

Genügen nun diese Erklärungsversuche? Das Nein liegt sehr nahe, zumal wir erfahren haben, daß für das Auftreten des systolischen Herzbuckels überhaupt keine Erklärung vorliegt. Aber weiter sind die übrigen Deutungen in keiner Weise einwandfrei und lückenlos. Gegen alle Autoren, welche — und diese Auffassung steht, wie wir sahen, sehr im Vordergrunde — die Rotation des Spitzenanteils als Kontraktionseffekt der oberflächlichen Muskelschichten der linken Kammer hinstellen wollen, erhebt sich ein Einwand durch die Frage, reicht denn die Kraft dieser Schichten zur Hervorbringung der Bewegungserscheinung aus? Nach meiner Überzeugung nicht.

Die größte Dicke dieser oberflächlichen Schicht schätzt der vielerfahrene Henle auf ca. $^1/_8$ der Gesamtdicke der Herzwand und dabei nimmt dieselbe gegen die Spitze hin noch ab! Allem Anschein nach haben wir es aber bei der ganzen Bewegung der Herzspitze mit Wirkungen von ziemlich erheblicher Energie zu tun und können wir deshalb den fraglichen Muskeln die ganze Arbeit nicht zuerkennen. Dasselbe gilt von den eigenen Erklärungsversuchen Brauns: für die beobachtete Bewegung ist die dafür in Anspruch genommene Muskulatur zu schwach.

---

[1]) Krehl, a a O.

[2]) Hesse, a. a. O. Seite 341.

Hesse und Krehl besprechen die Erklärung der Rotationsbewegung gleichzeitig mit der der Unveränderlichkeit der Ventrikellänge. Im Prinzip wäre ihre Erklärung vielleicht zutreffend, die dahin lautet, daß die Erhaltung der Kammerlänge in der Systole die Folge der Kombination aus der gleichzeitigen Kontraktion der Ring- und Längsschicht ist; für die Einzelheiten läßt sie jedoch im Stich, ich komme darauf später zurück. Die Achsendrehung der Spitze bleibt indes gänzlich unerklärt, denn daß die mächtige Muskelmasse des Spitzenteils (das „Mittelstück") durch eine so dünne Lage, wie es die oberflächliche ist, eine Drehung im geforderten Sinne erfahren könne, ist, wie schon betont, nicht gut möglich. Zum mindesten müßte eine Muskulatur nachgewiesen werden, welche die übrige, deren Effekt die sonst festgestellten Bewegungserscheinungen sind, in ihrer Wirkung so beeinflussen könne, daß die Spitze des Herzens eine Rotation erfährt. Daß sich aber auch dann an der Hand der tatsächlichen Verhältnisse noch Einwände erheben ließen, mag ganz bei Seite gelassen werden.

Auch Hesses Worte: „Die Faserzüge umkreisen das Herz in der Richtung nach abwärts und links" und dessen Folgerung: „Da nun die Länge des Herzens nicht abnimmt, so bleibt von der Komponente des Zuges jeder Herzfaser die horizontale in der Richtung der Basis übrig und diese dreht das Herz um die nicht rotierte Basis": diese Ansichten kann ich nicht als hinreichend anerkennen. Es geht nirgends aus seiner Beschreibung hervor, wo er er jene „Faserzüge" sucht; da er sich sonst aber auf die herrschende anatomische Lehre beruft, kann er nicht gut etwas anderes gemeint haben, wie jene besprochenen oberflächlichen Muskelschichten, denn sonst finden wir keine so ausgesprochene Richtung in der Faserung wieder: damit stehen wir aber wieder auf demselben Punkte, wie vorhin.

In Hesses eigenster Annahme bleibt aber außerdem noch eine wesentliche Lücke. Wir hatten wiederholt erfahren, daß er allein einen Unterschied im Bewegungseffekt des suprapapillaren Raumes von dem zwischen den Papillaren gelegenen betonte, ohne daß wir aber eine Deutung hierfür kennen lernen; in ihr hätte jedoch eine Erklärung der Achsendrehung enthalten sein müssen.

Überhaupt gar keine entsprechende Rücksicht ist in allen Erklärungen auf den Tätigkeitsanteil der innersten Wandschicht genommen worden.

Ich glaube damit die Punkte hervorgehoben zu haben, die es rechtfertigen, wenn ich früher sagte, daß zwar eine Übereinstimmung in der Beschreibung der Bewegungsvorgänge bei den in Betracht kommenden Autoren vorhanden ist, in den Deutungsversuchen aber recht wenig Klarheit herrscht.

Nun wird es sich fragen, geben denn meine oben beschriebenen anatomischen Untersuchungen eine Handhabe, daß wir durch sie zu einer besseren, unzweideutigen Erklärung der Bewegungsphänomene gelangen? Ich hoffe den Anforderungen gerecht zu werden und ich glaube, es wird sich herausstellen, daß durch die Harmonie der Resultate, nach der anatomischen wie physiologischen Seite hin, eine wesentliche Stütze für meine Annahme geschaffen wird.

Wollen wir die Wirkungsweise von Muskeln überhaupt erklären, so müssen wir vor allen Dingen ihre Ansatz- oder Endpunkte und deren gegenseitige Lage zu einander bestimmen. Diese Bestimmung ist am Herzen allerdings nicht mit der Leichtigkeit herbeizuführen, wie an der Skelettmuskulatur. Die Grundlagen sind indes schon von Ludwig geschaffen, der „feste Punkte" beschrieb, d. h. solche Punkte, welche nicht die völlige Beweglichkeit anderer besitzen.

Bei der prinzipiellen Bedeutung dieses Nachweises ist es wohl angebracht, Ludwigs eigene Worte anzuführen. Er sagt[1]): „Es läßt sich mit Sicherheit behaupten, daß in der natürlichen Lage und Verbindung des Herzens die Basis unbeweglicher ist, als irgend ein anderer Teil und zwar wegen ihrer vielfachen Anheftungen an die Arterien und Vorhöfe. Von allen Teilen der Basis wird wiederum der Teil der Scheidewand am unbeweglichsten sein, welcher mit der Aorta verbunden ist, weil er die relativ festeste Anheftung zeigt und weil hier die Muskelmasse den größten Querschnitt bietet. Nächst ihm würden die Ansatzpunkte um die Arteria pulmonalis, dann die Wand des linken und dann die des rechten Ventrikels zu nennen sein. Zu den festen Punkten zweiter Ordnung im Herzen, welche gegen ihre nächste Umgebung zwar unbeweglich, aber beweglich gegen andere Herzstellen sind, dürfen wir wohl mit Recht die Scheidewand zählen, weil sie den nach verschiedenen Richtungen gehenden Gegenwirkungen des rechten und linken Ventrikels ausgesetzt ist, und zugleich in den jedesmaligen entsprechenden Querschnitten eine größere Muskelmasse, als die rechte und linke Kammerwand für sich zeigt."

Diese („festen") Punkte, die sich dadurch auszeichnen, daß sie eine verhältnismäßig größere Unbeweglichkeit besitzen, sind es also am Herzen, die wir mit den Ansatzpunkten der Skelettmuskulatur vergleichen können. Wenn wir aber auch Ludwigs Auseinandersetzungen voll acceptieren können, so klingt es doch befremdlich, daß er „die Wand des linken und dann die des rechten Ventrikels" zu den festen Punkten rechnet. Ein Mißverständnis unsererseits kann als völlig ausgeschlossen gelten, wenn man Ludwigs spätere Angaben vergleicht und dort findet, daß er ausführt:[2]) „Da der Papillarmuskel frei in die Herzhöhle

[1]) Ludwig, Über den Bau und die Bewegung der Herzventrikel. (Zeitschrift für rationelle Medizin, 1849. Seite 201/202.)

[2]) C. Ludwig, Lehrbuch der Physiologie des Menschen. 2. Aufl. 1861. Seite 81.

ragt, so wird er bei seiner Verkürzung sich gegen die Wand zurückziehen und somit einen Zug von innen und oben nach außen und unten gegen die Klappe üben.“ Was die Papillarmuskeln anlangt, so gehe ich gleich darauf ein; daß aber die freie Wand selber kein „fester Punkt“ sein kann, wird klipp und klar durch die physiologische Beobachtung erwiesen, ja diese lehrt sogar, daß die Außenwand der Kammern zu den allerbeweglichsten Stellen des Herzens rechnet! Also darin müssen wir Ludwig berichtigen.

Nun aber führt eine Überlegung zu der bemerkenswerten Tatsache, daß sich in dieser beweglichen freien Ventrikelwand doch noch ein Ruhepunkt, also ein „fester Punkt“ nachweisen läßt.

Die hergehörigen Überlegungen lehnen sich an meine Ausführungen über die Klappenmuskulatur an: sie sind als fundamentaler Grundsatz der Ausgangspunkt für diesen ganzen Teil meiner Arbeit, den anatomischen wie physiologischen, geworden. Nachträglich fand ich bei Hesse einen Passus, der denselben Gedanken beginnt, aber nicht die notwendigen Schlußfolgerungen zieht. Nebenbei — ich betonte das früher schon — geht meine Behauptung ohnedies über den von Hesse begrenzten Umfang hinaus.

Bei Hesse findet sich nämlich folgendes: „An jedem Herzen, das in der dilatierten Form erhärtet ist, kann man sich überzeugen, daß das vordere Klappensegel mit seinen Chorden nicht schlaff herabhängt, sondern geradlinig zwischen seinen Befestigungspunkten ausgespannt ist. Wenn nun das Segel in der Systole eine Knickung erfährt, so müssen sich seine oberen und unteren Befestigungspunkte näher treten, da das Sehnengewebe der Klappe eine nennenswerte Dehnung nicht zuläßt. Der Papillarmuskel würde demnach in der Systole eine solche Dislokation zu erfahren haben, daß seine Spitze dem befestigten Rande der Klappe näher tritt.“ „Hiermit sind nicht nur die Angaben der meisten Autoren in Widerspruch, sondern die Gleichzeitigkeit der Kontraktion der Papillarmuskeln und der Ventrikelmuskulatur erweckt von vornherein die entgegengesetzte Erwartung“. Er führt nun einen Versuch an, der eine direkte Messung der fraglichen Abstände ermöglicht und schließt dann: „es zeigte sich ganz ausnahmslos, daß die Spitzen der Papillarmuskeln sich dem Aortenostium in horizontaler Richtung sehr bedeutend genähert hatten, während ihr senkrechter Abstand von der Ebene der Atrioventrikular-Öffnung unverändert war, öfters aber auch um einige Millimeter abgenommen hatte.“

Mit diesen Ausführungen ist Hesse den Anschauungen entgegengetreten, wie wir sie von Ludwig an finden, daß die Pm. bei der Systole die „gestellten“ Klappen nach abwärts ziehen und so zur besseren Entleerung des Ventrikels beitragen sollen. Diese und ähnliche Ansichten können unter keinen Umständen zu Recht bestehen.

Wollten wir eine solche Funktion anerkennen, so wäre das nur möglich, wenn wir, wie Ludwig es tat, die Kammerwand als festen Punkt ansehen; daß dazu aber die positive Beobachtung im Gegensatz steht, war schon erwähnt.

Aber ganz abgesehen hiervon stellt sich jener Annahme noch ein sehr wichtiger Punkt entgegen: es folgt aus anatomischen Tatsachen nämlich unzweifelhaft, daß die Vorstellung, als könnte durch die Kontraktion der Pm. überhaupt eine Lageveränderung der Klappensegel bedingt werden, ganz unmöglich ist. Ich hatte schon bei Besprechung der Klappenmuskulatur auf den anatomischen und physiologischen Unterschied zwischen den Chorden ein und desselben Klappensegels aufmerksam gemacht: danach wäre ein Abwärtsziehen des Klappensegels aber nur dann für die Pm. möglich, wenn sie lediglich oder vorzugsweise einen Zug durch Vermittelung der Chorden ausüben könnten, welche mehr oder weniger nahe dem freien Rande der Klappe inserieren, d. h. also geradezu, wenn man sich die basalen Sehnenfäden mit ihrer andersartigen Funktion fortdenkt; denn alle Chorden inserieren gleichmäßig an der Kuppe der Papillaren, nach oben hin stehen die basalen Chorden jedoch ebensoviel mit dem Atrioventrikularring, wie mit der Klappe, aber nicht mit dem eigentlichen freibeweglichen Teil des Klappensegels in Beziehung: ihre Gegenwart wäre bei der angenommenen Pm.-Funktion also nicht nur nicht gleichgültig, sondern geradezu ein Hemmnis. Es müßte nämlich durch die Pm., wenn sie das Klappensegel herabziehen sollten, der Widerstand der ganzen äußeren Wand des suprapapillaren Raums mit überwunden werden, indem diese in vertikaler Richtung komprimiert würde, oder aber es müßten die verschiedenen Sehnenfäden desselben Papillaren in verschieden starke Spannung versetzt werden können. Beide Annahmen sind gleich unmöglich. Und wenn wir uns dabei gleichzeitig der einfach feststehenden Tatsache erinnern, daß die freie Kammerwand durchaus kein „fester Punkt“ sein kann, so bleibt uns nichts übrig, als eine mit solchen Voraussetzungen rechnende Deutung der Funktion der Pm. prinzipiell und gänzlich fallen zu lassen.

Noch ein Faktum möchte ich anführen, welches für mich in dem eben ausgesprochenen Sinne eindeutig redet. Es kommt gelegentlich ein Muskelbündel vor, das von der Spitze des vorderen Pm. als ca. 2 mm dicker, runder muskulöser Strang gerade nach oben zieht und ca. 1/2 cm unterhalb des Atrioventrikularringes in der Kammerwand inseriert, also überhaupt garnicht mit der Klappenbasis in Berührung kommt. (Tafel I, Fig. 2,[1]). Dieser inkonstante Muskelstrang deutet doch unzweifelhaft darauf hin, daß die Kontraktion des zugehörigen Pm. unmöglich ein Herabziehen des Klappensegels bewirken kann, denn wenn irgendwo, so müßte in diesem Falle die oben namhaft gemachte Konsequenz eintreten, daß der Pm.

gleichzeitig den mit ihm in direkter Verbindung stehenden Wandbezirk mit herabziehen müßte. Verständlich wird die Gegenwart dieses an sich unscheinbaren Muskelstranges vielmehr nur, wenn sich die Funktion der Papillaren in dem unten zu besprechenden Modus vollzieht.

In Wirklichkeit besitzen die basalen Sehnenfäden, wie wir erfuhren, stets eine unveränderliche Länge, sie sind in jeder Phase der Systole oder Diastole straff zwischen ihren Insertionspunkten ausgespannt. Mit anderen Worten: die Kuppe der Pm. muß sich stets in demselben, sich immer gleichbleibenden senkrechten Abstande von der Klappenbasis, d. h. dem Atrioventrikularringe befinden. Kontrahieren sich die Papillaren, so kann hierdurch also in diesem Verhältnis auch gar keine Änderung eintreten: ihre Spitze muß demnach als „fester Punkt" angesehen werden. Wir haben damit dasselbe Resultat, was Hesse durch umständliche und schwierige Messung festgelegt hat; außerdem ergibt sich hieraus noch die physiologische Begründung für Hesses Annahme, die Papillaren als Grenze der beiden Kammerhälften, des supra- und interpapillaren Raumes anzusehen.

Von hier an führen mich nun meine Schlußfolgerungen über eigene Wege: etwas anderes bleibt bei der obigen prinzipiellen Differenz ja garnicht übrig. Als nächste unausbleibliche Folgerung der eben gemachten Auseinandersetzung erhalten wir: wenn sich die Pm. kontrahieren, so besteht keine andere Möglichkeit, — angenommen zunächst nur, daß ihre Kraft zu solcher Wirkung ausreicht — als daß sie ihrem Fußpunkt, d. h. der Stelle, an der sie aus der Kammerwand hervortreten, eine Bewegung erteilen. Etwas anderes ist nach der anatomischen Anordnung ganz ausgeschlossen; welche Bewegung sie diesem Punkte erteilen, das ist eine Frage für sich, die weiter beantwortet werden muß.

Die Kraft hierzu müssen wir den Pm. des linken Ventrikels ohne weiteres zugestehen: ein Blick auf ihre Muskelmasse genügt schon dazu, dann aber ist für mich die Frage noch leichter erledigt, da nach der von mir vertretenen Auffassung der Begriff Papillaren viel weiter, als bisher, gefaßt werden muß und wir ganz namhafte Bezirke der Ventrikelwand dem hinzuzurechnen haben. Funktionell gehören auf alle Fälle die Muskelzüge hierher, die in unmittelbarem, untrennbarem Zusammenhang mit den, allgemein Pm. genannten, Gebilden stehen.

Aus meinen anatomischen Schilderungen ging als Resultat hervor, daß man in dem Spitzenteil des linken Ventrikels ein förmliches Muskelsystem nachweisen kann, welches einen überwiegenden Teil der gesamten Wanddicke dieses Abschnittes einnimmt, von der Herzspitze bis zur Kuppe der Papillaren reicht und zu diesen letzteren in ganz bestimmten Beziehungen steht.

Die Beziehungen gehen so weit, daß man ohne weiteres sagen kann, die eigentlichen Papillaren und dieses Muskelsystem bilden eine anatomische Einheit, die Papillaren sind nichts, als die freien, mit den Chorden als Sehnen in Verbindung tretenden Enden dieses Systems. Da wir ferner soeben gefunden hatten, daß die Spitzen der beiden Pm. des linken Ventrikels als „feste Punkte" gelten müssen, so muß die Wirkung der Pm.-Kontraktion nicht allein in einer Lageveränderung ihrer Fußpunkte, sondern in ursächlichem Zusammenhange damit auch in einer bestimmten Bewegung des gesamten Spitzenteils des Herzens gesucht werden. Damit geht meine Behauptung schon bei weitem über die Hesses hinaus, denn es kommt nicht allein die Gleichzeitigkeit der Kontraktion von Pm. und Ventrikelwand in Frage, sondern der anatomische Bau zwingt zu einer ganz gesetzmäßigen, gemeinsamen Arbeitsbetätigung.

Einen festen Punkt hätten wir für dieses System also in der Spitze der Pm. kennen gelernt; gibt es nun für die Muskulatur des interpapillaren Raumes noch einen zweiten? Die Antwort darauf hat Ludwig gegeben, indem er, wie schon angeführt, das Septum als festen Punkt zweiter Ordnung bezeichnete, und ins Septum sahen wir ja die Lamellen sich einsenken. Nebenbei gesagt, werden wir später noch einen dritten Fixpunkt kennen lernen.

Mit der Feststellung dieser Punkte, finde ich aber, ist ein wesentliches Bedenken gegen Konstruktionsversuche der Bewegungserscheinungen am Herzen gefallen. Indes, wenn wir an die Konstruktion selber herantreten, begegnen wir gleich neuen Einwänden: mit Ludwigs Namen sind sie verbunden und von allen späteren Antoren ohne weiteres acceptiert. Er sagt nämlich:[1] „Um mit Hilfe der Theorie die resultierende Wirkung aller Herzfasern zu bestimmen, wäre es zuerst nötig, die Richtung der Kontraktion jeder Faser auszumitteln, welche aber wiederum von ihrem Verlaufe und der gegenseitigen Lage ihrer festen Punkte abhängig ist. Diese beiden ersten Forderungen lassen sich aber nicht mit hinreichender Schärfe erfüllen." . . . . Es folgt seine oben wiedergegebene Ansicht über die festen Punkte und dann fährt er fort: „Aber auch mit Feststellung der erwähnten Bedingungen würde der Forderung der Theorie nur genügt werden können, wenn man zugleich angeben könnte, welche Einflüsse auf den Grad und die Richtung der Faserkontraktion durch die seitlichen Drücke der Fasern aufeinander ausgeübt würden, Drücke, welche bedingt werden durch die Gestaltsveränderungen der Fasern während ihrer Zusammenziehung und der innigen und vielfachen Berührung der nach mannigfachen Richtungen um einander gewickelten Fasern."

Die Einwände Ludwigs sind aber für uns nicht mehr gültig, denn seine Auffassung von der Konstitution der Herzwand war eine

[1] C. Ludwig, Über den Bau etc. Seite 201.

schematisierende, jedenfalls eine andere, als ich sie vertreten habe. Dadurch rechtfertigen sich zwar von seinem Standpunkt aus seine Worte, für uns sind aber die grundsätzlichen Voraussetzungen bedeutend verschoben: die Bedenken müssen daher in einem veränderten Lichte erscheinen. Meine Gegenbehauptung lautete: wir müssen die gesamte komplizierte Herzbewegung in ihre verschiedenen Komponenten zerlegen, zunächst also die Bewegung eines einzelnen Herzabschnittes analysieren. In einem solchen können wir aber, wie meine anatomischen Schilderungen ergaben, sehr wohl bestimmte Muskelgruppen mit einer gewissen Selbständigkeit nachweisen; weiter wollte ich die Zergliederung der Herzmuskulatur nicht getrieben wissen. Ich hatte das als Richtschnur für die anatomische Untersuchung hingestellt und lege das gleiche Prinzip auch für die physiologische Besprechung zu Grunde: so lange wir die Muskelzüge in einem Herzabschnitt anatomisch als geschlossene Masse mühelos von benachbarten differenzieren können, so lange müssen wir sie auch als physiologisch selbständige Faktoren behandeln und ihnen eine eigene bestimmte Funktion zuerkennen. Indem wir dann die Funktion dieser selbständigen Gruppe nach physikalischen Gesetzen mit den übrigen kombinieren, erhalten wir das Gesamtbild. Wir können auf diese Weise also entgegen Ludwig ganz und völlig von einem unkontrollierbaren, gegenseitigen Einfluß abstrahieren, ein Urteil, das nur aus der differenten früheren Anschauung von der Verlaufsrichtung der Muskeln sich ergibt. Auf diesem, bisher für unmöglich gehaltenen Wege, hoffe ich, zu meinem Ziele zu gelangen: der eben genannte einfache Satz ist das Fundament der folgenden Konstruktionen, und, kann ich hinzusetzen, er wird mir zur Richtschnur dienen, auch wenn ich nicht ständig auf ihn verweise, zumal diese Hinweise nur Wiederholungen der oben mitgeteilten anatomischen Daten wären.

An jedem Pm. hatte ich auf zwei anatomische Komponenten hingewiesen, eine trabekuläre und eine intramurale Portion, die sich ineinander schieben und dadurch die Kammerwand konstituieren, dann aber auf eine sehr wichtige Tatsache, daß eigentlich die gesamte Muskulatur der Papillaren asymmetrisch angeordnet ist, indem ihre Masse einseitig die Richtung über die seitliche und vordere Wand der Kammer hin zum vorderen Teil des Septum einschlägt.

Zunächst also die Konstruktion der Funktion der Einzelkomponenten des Pm.-Systems.

Alle Muskellamellen, welche die trabekuläre Portion der beiden Papillaren bilden, verlaufen im diastolischen Herzen in nach außen gewölbtem Bogen zur Spitze hin entsprechend der Ausbuchtung der erschlafften Kammerwand. Bei der Kontraktion streben natürlich solche Muskeln aus der bogigen in die gerade

Richtung, wir finden sie daher im systolischen Herzen als verhältnismäßig gradgerichtete dicke Muskelwülste. Als Effekt dieser Streckung muß sich eine ihrer Kraft entsprechende Einbuchtung der mit ihr verbundenen Ventrikelwand ergeben. Das ist von allen Autoren gleichmäßig zugegeben. Am einfachsten liegen diese Verhältnisse am hinteren Pm., dessen trabekuläre Portion beinahe in vertikaler Richtung in die Nähe der anatomischen Herzspitze zieht.

Die Hauptmasse dieses Papillaren besteht indes aus den fächerförmig ausstrahlenden intramuralen Lamellen, bei deren Funktion wir uns ihrer asymmetrischen Anordnung erinnern müssen, sowie der Tatsache, daß sie als, im anatomischen wie physiologischen Sinne, verhältnismäßig selbständige Bildung nur im Bereiche der freien Wand des Spitzenteils der linken Kammer anzusehen waren. Denken wir uns nun diese letzten einstweilen allein in Tätigkeit, so werden sie eine Verkürzung ihrer Verlaufsstrecke zwischen der Kuppe des Pm. auf der einen und dem vorderen Septumrande — ihrer zweiten Insertion — auf der anderen Seite bewirken. Diese Verkürzung bedeutet aber eigentlich nichts anderes, als eine quere Verengerung des Kammerraumes an dieser Stelle, eine Annäherung der freien Wand an das Septum. Indes kann diese Verengerung nicht an allen Stellen gleichmäßig erfolgen.

Die Richtung der Lamellen geht bekanntlich in dem Pm. selber fast vertikal zu dessen Spitze in die Höhe, in der Kammerwand schräger, der Horizontalen sich etwas nähernd, im Septum finden wir sie quergerichtet: also im ganzen mit leicht spiraligem Verlauf. Im tätigen Muskel wird sich diese Spirale, deren Enden festgehalten sind, zu strecken suchen müssen. Die größte Bewegungsexkursion muß daher der Bogen der Spirale, also der linke, freie Rand der Kammerwand erfahren, der neben der im zirkulären Sinne zu denkenden Annäherung an das Septum eine kleine Hebung nach vorn und oben erfahren wird.

Eine Bedingung für das Zustandekommen dieser Bewegung ist nun aber nicht nur die Fixierung der Spitze des Pm., sondern auch die seines ganzen rechten, hinteren Randes. Ich habe dieselbe zunächst als selbstverständlich vorausgesetzt, sie findet jedoch auch durch die Anatomie ihre volle Begründung. Die muskulösen Verbindungen des hinteren Randes des Papillaren mit den angrenzenden Kammer- und hinteren Septumpartien, also dem „festen Punkte“, sind kurz, verlaufen, ohne daß sich eine Gruppe von irgendwie hervorstechender Selbständigkeit auffinden ließ, nahezu einander parallel an den Rand des Papillaren. Dementsprechend fehlt natürlich jede einseitige Krafteinwirkung auf einzelne Bezirke dieses Randes; die ohne weiteres aus allgemeinen Gründen als gleichzeitig vorauszusetzende Tätigkeit der Verbindungszüge kann daher eine Bewegungs- oder Lageänderung nicht hervorbringen, als Effekt derselben bleibt deshalb nur die Feststellung des Randes anzunehmen übrig. Mit dieser Folgerung haben wir die zu Anfang kurz erwähnte Tatsache gefunden, daß in dem hinteren, rechten Rande des hinteren Pm. ein „fester Punkt“ vorhanden ist, eigentlich eine feste, vertikal gestellte Stützlinie. Nach der Herzspitze zu wird diese Fixation noch erhöht durch die Kontraktion der den Pm. von außen umfassenden, vom oberflächlichen Längswulst des Septum herstammenden Lamellen, weiter nach oben von den ebenso verlaufenden Zügen der oberflächlichen Lage der mittleren Septumschicht.

Weiter: Bei der Präparation des vorderen Pm. hatte sich ergeben, daß nur ein kleiner Teil seiner trabekulären Portion in die Nähe der Herzspitze zieht, während der in seiner Masse weit überwiegende Teil über die vordere Kammerwand hinweg zum Septum geht, in diesem in der Richtung nach hinten unten, somit in seiner Verlaufsrichtung ebenfalls eine Spirale bildet. Soweit nun dieser Wulst die intramurale Portion des hinteren Pm. kreuzt und deckt — und dies ist der Fall im Bereich der unteren zwei Drittel seiner Länge — finden wir keine irgendwie nennenswerten Verbindungen zwischen beiden; eine direkte Fixation seines rechten, hinteren Randes in diesem Abschnitt wäre also bei der Systole nicht in der gleichen Weise vorhanden, wie am hinteren Pm. Die notwendige Festlegung findet sich aber doch vor, allerdings in anderer Weise, nämlich dadurch, daß — wie ich früher beschrieb — Lamellen der unteren Spitze des „hinteren keilförmigen Längswulstes“ des suprapapillaren Raumes sich in die Substanz des Papillaren an der unteren Grenze von dessen oberstem Drittel einsenken. Außerdem aber sorgt, und das ist die Hauptsache, die Kontraktion der intramuralen Lamellen des hinteren Papillaren, welche die trabekulären des vorderen von außen umfassen, in gleichem Sinne. Notwendig ist die Festlegung, weil wir ebenfalls mit dem asymmetrischen Bau des Pm. zu rechnen haben.

Denken wir uns auch hier einstweilen den Fall, daß sich dieser vordere Pm. allein kontrahiert, so werden für seinen trabekulären Teil zwei Folgen zu bedenken sein. Die während der Diastole in Bogenform verlaufenden Bündel werden in der Systole sich möglichst gerade strecken, und dadurch wird erstens ganz allgemein die freie Ventrikelwand gegen das Septum bewegt werden; zweitens aber, weil der größere Teil der trabekulären Portion gleichfalls in Spiralform über die vordere Wand weggeht, wird diesem Teil der Kammerwand eine entsprechende Bewegung mitgeteilt werden müssen, genau in der Weise, wie wir das eben von der intramuralen Portion des hinteren Pm. erfuhren. Die ganze eigenartige Bewegungserscheinung erklärt sich also lediglich als Folge der Streckung der in der Ruhe in Bogenform zwischen den Ruhepunkten, der Spitze der Papillaren oben, dem vorderen

Septumrande unten, ausgespannten Muskeln. Eine gegenseitige Annäherung der beiden Ruhepunkte in der Vertikalen ist ausgeschlossen, denn die Spitze der Papillaren behält ja stets ihren vertikalen Abstand vom Atrioventrikularring; das Septum ist, wie wir aus physiologischen Experimenten schon wissen, ebenfalls keiner Lokomotion fähig, ist vielmehr ein Fixpunkt, mit anderen Worten: eine Verkürzung der Länge des interpapillaren Herzabschnittes kann in der Systole, durch die Zusammenziehung der bisher besprochenen Lamellen der Pm., nicht eintreten.

Die intramurale Portion des vorderen Pm. verläuft anatomisch dem oberen Rande der intramuralen des hinteren Pm. parallel, übt also entsprechend dieser Verlaufsrichtung eine analoge Wirkung aus. Bei ihrer Kontraktion wird ihr eigener Pm., mit ihm der entsprechende Wandbezirk der Kammer dem Septum in horizontaler Richtung genährt werden müssen. Eine kleine Modifikation wird diese Aktion nur dadurch erleiden, daß ihr Einfluß allein auf den vorderen, schmalen Ventrikelbezirk sich erstrecken kann, der zwischen dem Pm. und dem Septum liegt: es muß sich im Prinzip ebenso, wie wir es bei der entsprechenden Portion des hinteren Papillaren gesehen haben, eine Neigung zur spiraligen Drehung dieses Kammerbezirkes herausstellen, freilich kann dieselbe nur schwach ausfallen, da der Angriffspunkt der Kraft zu nahe dem Fixpunkt gelegen ist und der Verlauf der Muskulatur sich stellenweise schon stark der Horizontalen nähert: es folgt das aus der Anwendung der physikalischen Hebelgesetze.

Außer diesen Folgen, die allein aus der Längenverkürzung der in Tätigkeit tretenden Muskeln resultieren, haben wir zu bedenken, daß gleichzeitig, während der Muskel an Länge verliert, sein Dickendurchmesser zunimmt: „das Volum des Muskels bleibt bei der Kontraktion unverändert, so daß er in einer Richtung gewinnt, was er in der entgegengesetzten verliert.“ (Hesse.) Es kommt durch diesen Vorgang einerseits zum Verschwinden der diastolischen, trabekulären Netze wegen der engen Aneinanderlagerung der einzelnen Maschen und andererseits wieder als direkte Folge hiervon zur Bildung der auf der Kammer-Innenfläche aus der Wand hervorspringenden Längswülste, die im wesentlichen durch die trabekulären Portionen der beiden Papillaren repräsentiert werden. Es ist diese Tatsache schon wiederholt betont worden (Hesse, Krehl), sie muß natürlich auch zur Verkleinerung des Kammerraumes beitragen. Näher hierauf einzugehen, ist an dieser Stelle unnötig.

In Wirklichkeit haben wir es nun aber nicht, wie die Konstruktion bis dahin annahm, mit der isolierten Wirkung einer oder der anderen dieser Komponenten, sondern mit der gemeinsamen Aktion aller dieser einzelnen Komponenten zu tun. Zu deren Beurteilung ist es erforderlich, zunächst das Nebeneinander

der verschiedenen Richtungen zu berücksichtigen, in denen die kontraktilen Kräfte wirksam sind. Wir haben gesehen, daß von den vier Muskel-Komponenten dreien: der trabekulären Portion des vorderen, sowie den intramuralen Portionen beider Pm., infolge ihres anatomischen Verlaufes die gleichen physiologischen Wirkungen zukommen, in gewissem Unterschiede von dem trabekulären Teil des hinteren Pm. Funktionell stellen also die trabekulären Portionen der beiden Papillaren nicht ganz kommensurable Größen dar.

Es hat sich nämlich herausgestellt, daß alle drei zuerst genannten Komponenten mit ihrer Kontraktion zu einer Bewegung der freien seitlichen und vorderen Wand des Ventrikels führen, während der trabekuläre Teil des hinteren Pm. hierauf nur einen ganz untergeordneten Einfluß gewinnt, vielmehr im wesentlichen durch seine Zusammenziehung einen festen Punkt, einen sicheren Stützpunkt für die Bewegung der zu ihm gehörigen intramuralen Portion schafft.

Soweit nun, wie ich im anatomischen Teil ausgeführt habe, die Wurzelgebiete der beiden Papillaren die Kammerwand bilden helfen, finden wir an ihnen einen gemeinsamen Typus ausgesprochen: sie besitzen einen spiraligen Verlauf, der ganz im allgemeinen im gleichen Sinne ausgesprochen ist, im einzelnen freilich Modifikationen enthält. Analog gestaltet sich demnach auch die Funktion übereinstimmend. Aus diesem Grunde haben wir vom physiologischen Standpunkte aus das Recht, die verschiedenen Portionen der Papillaren als Synergeten zu bezeichnen, wobei natürlich jedem einzelnen Teil seine spezielle Aufgabe zufällt.

Die hauptsächlich in Betracht kommende Muskelmasse an diesen Spiralen wird repräsentiert durch die intramurale Portion des hinteren und die trabekuläre Portion des vorderen Pm.; von beiden ist die erstere die stärker gekrümmte und umgreift von außen her die mehr gestreckt verlaufende des vorderen Pm. Eingefügt sind diese Spiralen der seitlichen und vorderen Wand des Spitzenbezirks der Kammer und ausgespannt zwischen — oben — der Spitze der Papillaren und — unten — dem untersten Teil des vorderen Septumrandes.

Bei der Zusammenarbeit beider wird also die aus ihnen gebildete Kammerwand durch die Streckung dieser Spiralen einen Bewegungsimpuls erfahren, grob dargestellt: in der Richtung schräg von links unten nach rechts oben und zwar so, daß der linke freie Rand des Ventrikels auf seine Vorderfläche hinaufgeschoben erscheinen muß.

Der wesentliche feste Punkt für diese gesamte Bewegung liegt im rechten hinteren Rande des trabekulären Teils des hinteren Pm. Denn der entsprechende Rand des vorderen Pm. erfährt außer durch die oben erwähnte spitzwinklige Insertion des hinteren keilförmigen Längswulstes des suprapapillaren Raumes keine eigene direkte Feststellung: vielmehr nur eine indirekte dadurch, daß er von außen vom intramuralen Teil des hinteren Pm. umgriffen und so an diesen herangezogen wird.

Hiermit haben wir nun aber meines Erachtens alle Tatsachen beisammen, die eine erschöpfende Erklärung der experimentell durch Ludwig, Hesse, Krehl, Braun u. a. gefundenen Umformungen des Spitzenteiles des linken Ventrikels liefern können. Es war von jenen nachgewiesen, daß dem Spitzenanteil eine spezifische Bewegungsform zukommt: aus meinen Darlegungen ergibt sich diese als Folge einer bestimmten, jetzt bekannten Anordnung der Muskulatur. Wir haben zwei Bewegungserscheinungen schon ohne weiteres konstruieren können: eine Verkleinerung der Querdurchmesser des Kammerabschnitts gleichzeitig mit einer spiraligen Drehung desselben. In meiner Beschreibung wird wohl jeder die von Braun ausführlich gelieferte Schilderung der „Rotationsbewegung“ wiedererkennen, es wird mir auch wohl jeder Unbefangene Recht geben müssen, daß die von mir in Anspruch genommene mächtige Muskelmasse eher zu dieser Bewegung imstande ist, als die in früheren Erklärungen herangezogene oberflächliche subperikardial gelegene dünne Muskelschicht.

Ich kann aber noch weitergehen. Aus dem Vergleich des Muskelquerschnitts des eigentlichen Pm.-Systems mit dem der von mir als „umhüllende Lagen“ zusammengefaßten könnte man ableiten, daß die Aktion des ersteren den geschilderten Effekt erreichen könnte, selbst wenn die letzteren aus irgend einem Grunde nicht Hilfe leisten würden. In Wirklichkeit nähert sich die Lamellenrichtung in diesen Umhüllungsschichten mehr oder weniger den wiederholt geschilderten Spiralen: es kann also funktionell auch hier von einem Entgegenarbeiten derselben keine Rede sein. Viel Wert möchte ich aber im einzelnen nicht auf diese Schichten für die Erklärung der allgemeinen Umformungserscheinungen des Spitzenteils legen. Im ganzen kann ihre Wirkung bei der allgemeinen Anordnung ihrer Lamellen kaum eine andere sein, als daß sie wesentlich die quere Verengerung der Herzhöhle mit zustande bringen helfen, nur so, daß sie in keiner Weise die Rotation der Spitze stören.

Keine direkte Erwähnung haben bisher von mir zwei anderweitige wesentliche Umformungserscheinungen gefunden, die Hebelbewegung und das Auftreten des systolischen Herzbuckels. Die Erklärung für beide Erscheinungen folgt aber ebenfalls aus meinen bisherigen Darlegungen ohne weiteres. Die Hebelbewegung besteht bekanntlich darin, daß „sich der untere Herzrand während der Systole von seinem Hintergrunde abgehoben hat.“ Ich finde, die Deutung liegt schon in dem enthalten, was ich für die Rotation geltend machte. Die spiraligen Züge des

Wurzelgebietes der Papillaren drehen den unteren Herzrand, aber sie heben ihn auch gleichzeitig, sie müssen ihn geradezu heben. Diese Hebung ist nämlich einfach die notwendige Folge davon, daß die Bogen der Spiralen einseitig, nur in der Seiten- und Vorderfläche des Herzens vorhanden sind; der Drehpunkt für die Hebelbewegung liegt in den Kuppen der Papillaren und dem hinteren Rande der trabekulären Portion des hinteren Pm. Besonders auffällig wird noch diese Hebelbewegung durch die gleichzeitige Ausbildung des systolischen Herzbuckels, einer scharf ausgeprägten Formänderung der vorderen Spitzenwand der linken Kammer.

An dem anatomischen Präparat, welches ich als Paradigma benutzt habe, und das uns die systolische Umformung zeigt, finden wir diese Erscheinung ausgeprägt und zwar besonders an der (im Bilde) linken Schnittfläche. (Tafel I, Fig. 2, [5].) Wir konnten feststellen, daß der Ort des systolischen Herzbuckels der Stelle entspricht, an der die bezüglichen Lamellen der Papillaren die vordere und seitliche Kammerwand verlassen, um in das unterste Septumende einzubiegen. An dem Präparat erkannten wir auch, daß der Schrägschnitt, der die trabekulären Züge des vorderen Pm. getroffen hat, eine keilförmige Gestalt besitzt mit unterer Spitze, der Ausdruck davon, daß die Muskulatur des Papillarwulstes beim Übergang in die andere Richtung sich fächerförmig in die Fläche ausbreitet, seine Hauptmasse aber oberhalb der Herzspitze verlaufen läßt. Es deckt sich diese Anordnung mit jener an der freien Kammerwand, indem dort der vorspringende Wulst des Pm. oberhalb der Herzspitze vorbei zum Septum hinzieht. (Tafel II, Fig. 3a.)

Berücksichtigen wir diese anatomischen Beziehungen und das physiologische Faktum, daß in der Systole der Dickendurchmesser der Pm. zugenommen hat, so ergibt sich, daß diese Zunahme sich notwendig dort am meisten markieren muß, wo die Muskeln in dichtester Masse über einander liegen. Eine solche Stelle befindet sich dicht über der Herzspitze auf der vorderen Fläche des Herzens, weil an der Innenfläche die trabekuläre Portion des vorderen Pm. vorbeizieht. Nun könnte ja aber der durch seine Kontraktion dicker gewordene Wulst in das Lumen der Kammer hinein ausweichen; dies ist indes ausgeschlossen und zwar deshalb, weil er wegen der gleichzeitigen Verkleinerung des Kammerraumes bis zur Berührung den übrigen Wandgebilden genähert wird und so an dem Längswulst des hinteren Papillaren einen Widerstand findet, dessen Richtung er bekanntlich kreuzt. Auf diese Weise verrät sich seine Existenz auf der äußeren Fläche durch Hervortreten eines „Buckels", eben des von Braun so benannten „systolischen Herzbuckels".

Wir finden also in dem Auftreten der Hebelbewegung und des systolischen Herzbuckels nichts weiter, als notwendige weitere

Konsequenzen aus der Kontraktion der Wurzelgebiete des Pm. Systems, im Einklange mit meinen bisherigen Erklärungen.

Es erübrigt jetzt auf die Umformungen der inneren Kammerfläche einzugehen: nun, das kann mit wenigen Worten geschehen. Hesse hatte besonderes Gewicht auf die Erscheinung gelegt, daß die Ausgüsse des systolischen Ventrikels im interpapillaren Raum spiralig gestellte flügelartige Fortsätze zeigten, welche den Spalten zwischen den durch die Umformung entstandenen Längswülsten entsprachen. Die Erklärung für die spiralige Drehung des Kammerabschnittes überhaupt habe ich schon besprochen, es kommt also nur noch darauf an, weshalb markiert sich diese Bewegung auf der inneren Herzfläche in der genannten Weise. Die Antwort ist eigentlich ebenfalls bereits gegeben: nehmen wir die Achse des Längswulstes der trabekulären Portion des hinteren Papillaren als Grundrichtung, so schneidet die des vorderen Pm. jene unter einem spitzen Winkel. Es werden sich die Spalten zwischen ihnen mit ihrer Richtung ebenfalls kreuzen müssen und so entsteht das von Hesse beschriebene Bild. Der Innenraum der Kammer müsste diese Oberflächenbegrenzung besitzen, auch wenn die systolische Verkleinerung des Spitzenabschnittes nur in der Annäherung der freien Wand an das Septum in der Horizontalen bestände, schon wegen der an sich gekreuzten Richtung der Wülste zu einander; noch deutlicher jedoch muß sich der Vorgang gestalten durch die vielgenannte spezifische Bewegungsform des Spitzenabschnittes.

Ich kann also meine Darlegungen dahin zusammenfassen, daß aus der eigenartigen Anordnung der Muskulatur im Herzspitzenteil für die grundsätzlichen, experimentell feststehenden Bewegungserscheinungen desselben eine lückenlose, einfache und ungezwungene Erklärung folgt und glaube ich, deshalb für mich das Recht beanspruchen zu dürfen, mit der Aufdeckung der wirklichen Tatsachen gleichzeitig die Widerlegung der früheren Anschauungen zunächst nach der Richtung hin geliefert zu haben, daß es aussichtslos sei, aus dem anatomischen Verlauf der Muskeln eine Konstruktion der Bewegungsphänomene überhaupt nur zu wagen.

Nun finden wir aber in den ausgezeichneten experimentellen Arbeiten der wiederholt zitierten Autoren eine Reihe von weiteren Einzelheiten, meistens in Form von Ergänzungen und Anfügungen weiterer charakteristischer Eigentümlichkeiten der besprochenen Bewegungsformen; liefert nun meine Erklärung auch die Begründung dieser weiteren Eigenschaften, so kann das geradezu doch als Probe auf die Richtigkeit meines Resultates gelten.

Hierher gehört das, was Braun zur Charakteristik des systolischen Herzbuckels anführt (Seite 60): „Oft entsteht oberhalb der anatomischen Herzspitze nichts weiter, als eine flache, von der Umgebung nur unscharf sich abhebende Vorwölbung; von hier bis zum Maximum . . . . sind unzählige Übergangsgrade möglich.“

Die Deutung liegt nach dem Vorhergehenden nahe genug. Die Entstehung des Buckels ist eine Funktion der Muskulatur, je vollkommener resp. energischer eine Kontraktion erfolgt, um so mehr muß der Dickendurchmesser der Muskeln zunehmen und um so mehr muß es zur erforderlichen Berührung der Muskelwülste kommen. Nun die Energie eines Muskels ist nie ein gleichbleibender Faktor, also sind die Schwankungen in der Deutlichkeit des Herzbuckels leicht erklärlich.

Andere Erscheinungen erhalten durch Brauns Resultate eine Erweiterung, indem er angibt, erstens (Seite 69): „daß die Rotationsbewegung die am längsten dauernde systolische Bewegung der linken Kammer darstellt, so daß andere Komponenten ihrer Systole diese Drehung mitmachen müssen. Es muß daher auch der systolische Herzbuckel noch im Endteile der Drehung vorhanden sein.“ Und zweitens: „Je stärker die Rotationsbewegung im konkreten Falle ausgesprochen ist, desto tiefer prägt sich auch die systolische Furche an der vorderen Herzfläche aus. Dies beweist, daß zwischen Rotation des linken Ventrikels und systolischer Furche ein kausaler Zusammenhang zweifellos besteht.“

Auf den ersten Teil des ersten Satzes Brauns komme ich bei Besprechung des Herzstoßes zurück. Daß nun aber der systolische Herzbuckel zeitlich so lange vorhanden sein muß, als die Rotationsbewegung anhält, muß uns jetzt leicht verständlich sein, da beide Umformungserscheinungen nur die Funktion des arbeitenden Pm.-Systems darstellen. Auf die systolische Furche bin ich nicht weiter eingegangen, da ich in ihr nur einen passiven Vorgang sehe als Folge der aktiven Bewegung benachbarter Herzabschnitte und ich überdies mich Brauns Deutung vollkommen anschließen kann.

Da die Hebelbewegung schließlich gleichfalls nur eine Konsequenz der Pm.-Funktion darstellt, so liegt im früher Gesagten die Erklärung dafür enthalten, wenn Braun betont (Seite 80): „Die Extensität der Hebelwegung steht im geraden Verhältnis zu der Kontraktionskraft des linken Ventrikels. Mit der Erlahmung der Kraft der linken Kammer sistiert die Hebelbewegung.“ Auf seine weiteren Ausführungen, daß die Extensität der Hebelbewegung abhängig ist von der Lagerung des Herzens, kann ich erst später eingehen.

Auch Hesses Angaben über Art und Eigentümlichkeit der Rotationsbewegung: „von der ruhig bleibenden Basis nimmt diese Drehung gegen die Spitze allmählich zu und läßt sich am leichtesten dadurch erkennen etc. . . . .“ finden ihre Bestätigung und Erklärung in meiner Annahme. Wir sahen ja, daß die eigentliche Rotation im wesentlichen vom intramuralen Teil des hinteren und dem trabekulären des vorderen Pm. ausgeführt wird: aber wir erfuhren auch, daß noch andere Bezirke der Kammerwand, obgleich in weniger ausgiebiger Weise, zu diesem Effekt beitragen. Ich erwähnte als dahin gehörig die intramuralen Lamellen des vorderen Pm., wir werden weiter unten noch die beiden keilförmigen Längswülste des suprapillaren Raumes als Hilfsmuskel für diese Bewegung kennen lernen.

Auf einen Punkt will ich aber noch besonders eingehen, wenn auch nur mit wenigen Worten. Vergleicht man die Herzspitze an einem diastolischen mit der an einem systolischen Herzen — eine lehrreiche Illustration dazu liefern die Projektionsbilder von Hesse — so fällt es auf, daß bei der Drehbewegung des Spitzenanteils die eigentliche Herzspitze nur eine geringe Einbuße an ihrem Breitendurchmesser erleidet, während die Verringerung des Querdurchmessers der weiter oben gelegenen Partien eine unverhältnismäßig erheblichere ist. Zum Verständnis müssen wir uns vergegenwärtigen, daß in der Systole die auf der Innenfläche stark vorspringenden Längswülste sich neben und über einander legen, daß die Verringerung der Durchmesser an dieser Stelle aber ihren höchsten Grad erreicht hat, sobald die Berührung der Wülste eine vollständige geworden ist. Da sie aber schon in der Diastole in der Nähe der Herzspitze dicht bei einander liegen, so ist der Weg, den sie an dieser Stelle bei der Systole noch zurücklegen können, nur ein sehr beschränkter.

Hier ist nun auch die Stelle, der früher erwähnten Eigenschaft des Herzwirbels zu gedenken, daß er die dünnste Stelle der ganzen Kammerwand darstellt. Es hatte sich ergeben, daß der Bewegungsmodus des interpapillaren Raumes, allgemein ausgedrückt, in einer Annäherung der freien Wand an das unbewegt bleibende Septum in der Horizontalebene beruht. Diese Bewegungsart verurteilt also die anatomische Herzspitze, d. h. die Gegend des Herzwirbels, wegen ihrer Nachbarschaft zum Septum, geradezu zu einer passiven Rolle, die Stelle stellt wohl kaum etwas anderes, als einen Drehpunkt für die obige Bewegung dar. Es steht das im Einklang mit den anatomischen Daten. Mit der geringen Wanddicke am Ort des Wirbels liefert die Natur ein sichtbares Zeichen, daß sie von hier aus eine Unterstützung der spezifischen Bewegung nicht nötig hat. Wir dürfen einen solchen Schluß wagen, weil wir wissen, daß die Natur in den normalen Einrichtungen des Organismus nirgends etwas Überflüssiges besitzt, sondern die Werkzeuge adäquat ihren Zwecken geschaffen hat. Ob das Gesetz auch unter pathologischen Verhältnissen Geltung hat, ist eine ganz andere Frage.

Aus meinen gesamten Ausführungen erhalten wir nun nicht allein die Berechtigung, an der von Hesse zuerst betonten Trennung zwischen einem inter- und einem suprapapillaren Raum festzuhalten, sondern die auf den Tatsachen sich aufbauende Erklärung der Wirkungsweise der Herzmuskulatur fordert geradezu mit Notwendigkeit diese Zweideutung. Ich glaube bewiesen zu haben, daß schon aus den anatomischen Gründen das Recht hervorging, die Papillaren des linken Ventrikels und die unmittelbar mit ihnen in Verbindung stehenden Kammerwandmuskeln als eine anatomische Einheit, als ein eigenes, in sich geschlossenes muskulöses System aufzufassen. Die physiologischen Daten zwingen uns, meine ich, unter allen Umständen zur Annahme jener Einheit, denn was sollte dazu berechtigen, einem umschriebenen Abschnitt dieses Gebietes eine vom benachbarten gesonderte Wirkungsweise zuzuerkennen: z. B. anzunehmen, daß die freien Enden der Papillaren ihre Verkürzung zeitlich, oder qualitativ und quantitativ anders ausführten, als ihre unmittelbare Fortsetzung in der Ventrikelwand? Und daß ich wirklich auf dem richtigen Wege war, geht schließlich wohl daraus hervor, daß sich aus den anatomischen Tatsachen die wirklich beobachteten Umformungen und Bewegungserscheinungen folgerichtig konstruieren lassen. Anatomische Befunde und physiologische Folgerungen liefern sich so also die Beweise gegenseitig an die Hand.

Diejenigen, die sich bisher noch nicht haben bekehren können, im Herzen etwas anderes, als einen einfachen Hohlmuskel zu sehen, können aber jetzt nicht mehr den geringsten Schein eines Beweises für sich retten, wenn sie inne werden müssen, daß für den interpapillären Abschnitt des linken Ventrikels aus der Aktion seiner Wandmuskulatur eine Bewegung resultiert, die nichts gemein hat mit den Bewegungsformen, wie sie sonst ein Hohlmuskel, etwa die Blase etc. besitzt. Die Tatsachen sind unwiderleglich: die Verkleinerung des Innenraums des Spitzenabschnitts wird, wie wir schon wußten, jetzt aber genauer in ihren Einzelheiten verfolgen können, durch eine spiralige Drehung in seiner Längsrichtung zu Wege gebracht, so — wenn ich zur Erklärung ein Bild gebrauchen soll — wie man ein nasses Wäschestück durch Wringen d. h. spiralige Drehung von dem anhaftenden Wasser befreit. Mittelst dieser Bewegung entledigt sich der interpapillare Teil des linken Ventrikels seines Blutes, indem er es in den suprapapillaren Raum hineindrängt. Es ist verführerisch, hinter dieser auffälligen Bewegungserscheinung einen positiven Zweck zu suchen; dem hat sich schon Hesse nicht entziehen können, wenn er sagt: „daß der Blutstrom nicht einfach nach oben steigt, sondern infolge der spiraligen Anordnung der Wülste und Furchen an der Innenwand der Höhle eine Rotation erhält, ähnlich wie das Projektil eines gezogenen Geschützes, ist nicht durch direkte Beobachtungen ermittelt worden, ist aber nach dem Bau der Innenwand wohl kaum zu bezweifeln.“ Es ist das sicherlich nicht zu bezweifeln, dazu ist die Einrichtung zu leicht zu übersehen. Dann aber läßt sich ableiten, daß sie einen direkten Nutzen nach verschiedener Richtung hin erfüllen kann.

Zunächst für die allgemeine Zirkulation entsteht ein Nutzen, indem durch die spiralige Drehung des Blutstroms diesem eine erhöhte Geschwindigkeit erteilt wird, genau wie in dem von Hesse angezogenen Bilde. Dazu glaube ich aber noch auf einen weiteren Nutzen dieser Einrichtung hinweisen zu können. Ich bleibe bei dem von mir oben gewählten Bilde stehen. Die Waschfrauen suchen durch Wringen das Wasser aus der Wäsche zu entfernen, weil sie ihren Zweck so am vollkommensten aber auch mit der geringsten Kraftanstrengung erreichen. Gerade der letzte Punkt scheint mir bedeutungsvoll und seine Anwendung auf die uns hier interessierenden Verhältnisse am Herzen nicht ohne Wert, wenn wir sagen können, daß durch diese Einrichtung eine Ersparnis an Kraft von der Natur bezweckt und erreicht wird im Vergleich zu den Verhältnissen an sonstigen Hohlmuskeln, oder auch, daß ein hoher Nutzeffekt bei einmal gegebener Größe der Muskelkraft und unter möglichster Schonung der aufgewendeten Kraft möglich ist. Schließlich aber kann auch die eigentliche Funktion des Herzens selber aus einer solchen Institution Nutzen ziehen. Es wird uns das zwar später noch klarer werden, kann aber schon hier erwähnt werden: nämlich die Drehung des Blutstroms kann zu einer leichteren Entfaltung der Zipfel der Mitralklappe beitragen und damit ein Hilfsmoment zu ihrem Schlusse werden. Der Mechanismus ist im übrigen sehr einfach zu verstehen: die drehende Bewegung des Blutstroms wird, zumal die Strombahn wegen der Form der Kammer sich nach oben erweitert, gerade die Flüssigkeitsteile, welche am nächsten der freien Wand sich befinden, leichter in Bewegung setzen helfen sowie durch die dabei erzeugten Wirbel natürlich auch die Insertionsstelle der Klappenzipfel an dem Atrioventrikularring aus der Nähe der Kammerwand wegdrängen und dabei heben müssen.

Dieser Hilfsmechanismus ist nicht ohne Bedeutung für die geregelte Funktion des Herzens: das Wichtige an ihm ist das, daß sich im schlagenden normalen Herzen trotz der Buchten und Ecken in der Kammer keine ruhenden Flüssigkeitsteile vorfinden können, die durch die Drehung zustande gebrachten Wirbel verhindern diese Möglichkeit. Daß diese spezifische Bewegung ferner Wert für das eigentliche Ausströmen des Blutes in die Aorta hat, werden wir später an der betreffenden Stelle auch noch erfahren.

Jedenfalls bildet die Einrichtung einen integrierenden Teil bei der Mechanik der linken Kammer; die Rolle des interpapillaren Raumes ist daher eine sehr wichtige.

Es handelte sich bis dahin um schon äußerlich auffällige Bewegungserscheinungen; weit weniger auffällig präsentieren sich nun, um weiter zu gehen, die systolischen Umformungserscheinungen am suprapapillaren Raum, also im Bereich der Basis des Herzens und trotzdem ist für die Aufrechterhaltung eines geordneten Kreislaufes die regelrechte Tätigkeit gerade dieses Herzabschnittes von enormer Bedeutung.

Die Angaben über die von außen sichtbaren Formänderungen dieses Raumes sind mit sehr wenig Worten abgetan. Gehen wir wieder von Brauns Darstellung aus, so finden wir dort einen Hinweis auf die „Abrundung der Herzbasis“ und dann gibt er seine Meinung dahin ab, „daß das systolische Herabsteigen der Herzbasis gegen das obere Septum-Ende ohne Zweifel ein aktiver Vorgang ist“ (Seite 48). Diese Angaben zusammen mit der allgemeinen, schon früher zitierten, daß in der Systole eine Verschmälerung des Herzens eintritt, liefern im ganzen das Bild, daß außer der allgemeinen Raumverengerung — nur mit der Modifikation, daß sich der vertikale Durchmesser, vorläufig gesagt, am wenigsten verringert — keine sonstige auffällige Bewegungsform erkennbar ist.

Gehen wir nun aber auf Hesses und Krehls Arbeiten ein, in denen uns außerdem ein Bild der durch die Systole veränderten Innenfläche des Herzens gegeben wird, so finden wir gleich bemerkenswerte Tatsachen, welche der anscheinend so einfachen Bewegungsform des Basisabschnittes eine ganz besondere Rolle und Bedeutung verschaffen.

Sofort tritt uns ein außerordentlich wichtiger Faktor darin entgegen, daß bei der Versuchsanordnung der beiden Autoren, wodurch sie, nach ihren eigenen Angaben, einen Grad von systolischer Verkleinerung des Herzens herbeiführten, wie er im Lebenden wohl überhaupt nicht vorkommt, trotzdem niemals ein völliges Verschwinden des Lumens in dem fraglichen Kammerabschnitt hervorgebracht wurde. In der Neuzeit ist dieser Befund durch Benutzung der Röntgen-Strahlen am lebenden Menschen wiederholt kontrolliert und somit also bestätigt, daß bei jeder Systole ein Blutrest im Herzen zurückbleibt. („Andauernd bluthaltige Räume etc.“ Krehl.) So auffällig dies manchem auf den ersten Blick erscheinen mag, so einleuchtend wird bei näherer Betrachtung diese Tatsache, zumal wenn man sich den Nutzen klar gemacht hat, welchen eine solche Einrichtung für die geordnete Tätigkeit der Mitralklappe besitzen muß.

Die Beziehungen zu dieser sind es ganz besonders, welche dem suprapapillaren Raum eine hervorragende Bedeutung verleihen, und sie genauer klargestellt zu haben, ist das hohe Verdienst der zuletzt genannten Autoren. Eindeutig ist in der Richtung der Versuch von Hesse. Füllt man den schlaffen Ventrikel von der Aorta her, so läßt die Mitralis Flüssigkeit ausfließen. Wiederholt man denselben Versuch an einem künstlich zur Kontraktion gebrachten, oder totenstarren Herzen, so schließt die Mitralis. Hieraus folgert er: man schrieb früher dies Verhalten der Wirkung der Pm. zu; da man indes durch Umlegen von Fäden oder Eingypsen auch am erschlafften Herzen die Vorhofsklappen zum Schluß bringen kann, so wird man auch der Verengerung der Vorhofsmündung eine wesentliche Beteiligung an dem Vorgange zuerkennen müssen. Der Satz, noch von Krehl bestätigt, hat, soweit ich sehe, auch jetzt allgemeine Annahme gefunden.

Weiter enthält aber die Herzbasis noch die Aortenöffnung. Von dieser führt Hesse aus, daß während bei der systolischen Verschmälerung der Basis die Zuflußöffnungen der Ventrikel verengt werden, die arteriellen von diesem Vorgange unberührt bleiben, wenigstens soweit, daß die Entleerung des Blutes ohne Hindernis vonstatten gehen kann! Die in der Tat eintretende mäßige Verengerung des arteriellen Ostiums hat nur den Zweck, den Semilunarklappen einen Halt- und Stützpunkt zu geben.

So wenig äußerlich auffällige Formänderungen am suprapapillaren Raum vor sich gehen, so wichtige Funktionen fallen ihm also zu!

Wie lautet nun die bisherige Erklärung der Tatsachen? Für die allgemeine Verkleinerung des Raumes werden von beiden Autoren wesentlich die ringförmig angeordneten Schichten in Anspruch genommen, die von Krehl mit dem Namen eines „Triebwerkzeugs" belegt sind; indes spricht dieser Autor auch den „Längsschichten" einen aktiven Anteil zu mit Worten, welche ich schon früher oben angeführt habe: speziell sind nach Krehl für die Hand in Hand mit der Gesamtverkleinerung der Kammerhöhle erfolgende Verengerung des venösen Ostiums beteiligt die horizontalen Faserlagen, weiter aber durch ihren horizontalen Abgang auch die äußeren Längsfasern (Krehl, a. a. O. Seite 359).

Die vorhin berührten eigentümlichen Vorgänge am arteriellen Ostium sind nach beiden Autoren, Hesse und Krehl, dadurch bedingt, daß auf dem Septum unterhalb des Eingangs zur Aorta die sonst überall in der Kammer vorhandenen systolischen Wülste fehlen; nach links hin wird das Ostium durch zwei starke vertikale Wülste begrenzt, welche (Krehl) durch Kontraktion von Schrägzügen, die auf dem Septum liegen, entstehen. Hesse erklärt die zweckmäßige Einrichtung des Offenbleibens des Aorteneingangs allgemein „durch Anordnung der Ventrikelmuskulatur", ohne genaueres darüber beizubringen, weiter aber unter Betonung mechanischer Vorgänge, welche darin bestehen, daß der Aortenzipfel der Mitralis durch die Systole vom arteriellen Ostium weggedrängt werde. Diese Tatsache ihrerseits sei eine Folge von der Stellung der Papillaren: da sie von der Außenwand entspringen, entfernen sie sich um so mehr vom Septum, je mehr sich die Höhle ausdehnt.

Wir können wohl ohne weiteres zugestehen, daß die Kontraktionsvorgänge des suprapapillaren Raumes und die aus ihnen folgenden Einwirkungen zum Schluß der Klappen im ganzen ihre Begründung durch die übereinstimmende Erklärung der angeführten Autoren finden. Das schließt nicht aus, daß keineswegs gleichgiltige Tatsachen, nach meiner Überzeugung wenigstens, jenen als Ergänzung hinzuzufügen seien.

Für unsere Betrachtungen besteht das erste Erfordernis darin, uns wieder möglichst Klarheit über die „festen Punkte“ zu verschaffen: erst nach ihrer Feststellung kann eine Konstruktion der Muskelwirkung möglich werden. Bei der Einleitung zum vorigen Abschnitt hatten wir einen festen Ausgangspunkt durch die Bestimmung gewonnen, daß die Spitzen der Papillaren in vertikaler Richtung keiner nennenswerten Ortsveränderung fähig sind, und zwar folgte das aus dem Umstande, daß die basalen Chorden in jeder Phase der Herzbewegung sich als straff gespannte Fäden darstellen. Diese obere Grenze des interpapillaren Raumes ist natürlich die untere des suprapapillaren Raumes, also auch ein Fixpunkt für die Muskulatur des letzteren.

Was aber von der einen Insertion der basalen Chorden gilt, gilt natürlich auch von der anderen und deshalb müssen wir mit demselben Recht schließen, — eine übrigens schon bekannte Tatsache — daß ein zweiter Fixpunkt im fibrösen Atrioventrikularring und zwar an der Stelle seines Zusammenhanges mit der venösen Klappe liegt. Weiter kennen wir einen dritten Fixpunkt im Septum (cf. Ludwig) und zwar liegt im Bereiche des suprapapillaren Raumes gerade der unbeweglichste Punkt des ganzen Herzens, nämlich die Aortenwurzel (cf. Braun).

Da somit, wie die allgemeine Betrachtung der anatomischen Verhältnisse uns lehrt, eine Annäherung der Papillarspitzen an den Atrioventrikularring in vertikaler Richtung nicht stattfindet, andererseits der funktionelle Zweck der gesamten Kammerkontraktion der ist, den Inhalt zur Aorta hin herauszupressen, so muß, das folgt schon a priori, der ganze Bewegungsvorgang am suprapapillaren Raum in der horizontalen Ebene sich vollziehen. Wir haben also nur den Einrichtungen im Einzelnen nachzugehen, welche diese Bewegung zustande bringen können.

Meine anatomischen Untersuchungen hatten in Übereinstimmung mit den anderen Autoren die Tatsache ergeben, daß der bei weitem überwiegende Teil der Wand aus horizontal, zirkulär geordneten Muskellamellen gebildet wird und daß diese eine in sich geschlossene Masse darstellen, die Henle als eine Art Sphincter bezeichnete, Krehl als „Mittelstück“ — „Triebwerkzeug“. Die Art der Tätigkeit dieser Muskeln liegt klar auf der Hand und bedarf deshalb keiner weiteren Ausführung: sie würde an sich schon die Verengerung des Raumes in der geforderten horizontalen Ebene erklären. Nun haben wir aber außer dieser Muskulatur nach außen eine dünne Schicht wesentlich längsgefaserter Muskulatur, nach innen eine recht ansehnliche: die bekannte Trabekeln bildende Muskellage.

Für die allgemeine Bewegung des Raumes können wir wegen ihrer verhältnismäßig geringen Mächtigkeit die äußere Lage zunächst bei Seite lassen; in keiner Weise jedoch die innere trabekuläre Schicht. Sie bedarf einer ausführlicheren Besprechung, obwohl ihr bisher nicht die nötige Aufmerksamkeit geschenkt ist.

Oben hatte ich schon die bogenförmige Anordnung der Trabekeln betont und hervorgehoben, daß ihre im diastolischen Herzen netzförmigen Bildungen sich in der Systole zu zwei keilförmigen Längswülsten umgeformt hätten: der hintere von beiden schiebt sich zwischen die beiden Pm. ein, tritt mit denselben an ihrer Oberfläche in Verbindung, während seine tieferen Lagen weiterziehen, um in der Kammerwand selber den Zwischenraum auszufüllen, welchen das intramurale Lamellensystem der beiden Pm. zwischen sich gelassen hat, also parallel mit diesen über die vordere Wand des Spitzenabschnittes in das Septum überzugehen. Der vordere keilförmige Längswulst drängt sich zwischen vorderen Pm. und vorderen Septumrand ein und senkt sich dort in die Mittelschicht des Septum ein. Nach oben hin, unterhalb des Annulus fibrosus stehen beide Längswülste durch arkadenartige, muskuläre Anastomosen in Verbindung mit einander.

Physiologisch muß uns der Zusammenhang des hinteren Längswulstes mit dem vorderen Pm. auffallen und nach der vorhin noch einmal referierten Bedeutung der Pm.-Spitze folgt hieraus, daß die gesamte Muskulatur, welche zur Bildung dieses systolischen Längswulstes — dessen Komponenten sich ja übrigens auch im diastolischen Ventrikel als zusammengehörig präsentieren — herangezogen wird, einen festen Punkt außer am Atrioventrikularring in der Mitte seines Verlaufes erhalten hat, eben an der Spitze der Papillaren, dort, wo sie in die Tiefe der Kammerwand des interpapillaren Raumes verschwindet. Das analoge Resultat für den vorderen Längswulst lautet, daß der Fixpunkt der ihn bildenden Trabekeln im vorderen Septumrande liegen muß. Die Grundlagen für die Erklärung der Aktionsweise dieser trabekulären Kammerschicht sind damit beisammen.

Die fast horizontal liegenden bogigen Anastomosen der Trabekeln finden wir nur — wenn ich es so nennen soll — im Gewölbe des suprapapillaren Raumes: ihr gesamter Kontraktionseffekt kommt, wie bei jedem Muskel, durch zwei Komponenten zustande, einmal durch die Längenverkürzung, die allgemein eine Abflachung der Bogenlinien bewirkt, und zweitens durch das Dickerwerden, das zu einem Verschwinden der diastolischen Trabekelnetze und dadurch zur Bildung stark vorspringender Muskelwülste führt.

Der Kontraktionseffekt durch die Längenverkürzung allein, also durch Abflachung der diastolischen Bogen, wird sich nach zwei Richtungen äußern: erstens darin, daß beide — kurz gesagt — Längswülste und damit die zwischen ihnen liegende Kammerpartie in der Fläche der Herzwand, also auch in horizontaler Ebene einander genähert werden, zweitens dadurch, daß die Herzwand selber in der gleichen Ebene an das Septum herangeführt wird, also eine Abflachung der diastolischen Ausbuchtung erfährt.

Diese Bewegungsvorgänge müssen natürlich eine Raumverkleinerung des suprapapillaren Kammerabschnittes zur Folge haben, daher in gleichem Sinne wirken, als das Hervorspringen der sich kontrahierenden — dicker gewordenen — Muskelbündel. Dies letztere kann besonders nur einem Teile des Ventrikelraums zu Gute kommen, nämlich dem, der von der Basis des Klappensegels und dem nach außen vorgebuchteten, am Atrioventrikularring inserierenden oberen Wandabschnitt begrenzt wird, dem vorhin von mir sogenannten Gewölbe oder Kuppelraum der Kammer. Dies Verhältnis wird besonders klar auf Längsdurchschnitten des Herzens. In anatomischen Handbüchern findet man wiederholt betont, daß man an Längsschnitten der Kammerwand quasi ein Überhängen der Wand in der Gegend des Annulus fibrosus gegen den Ventrikelraum hin beobachtet. Dieses Überhängen, das besonders deutlich am diastolischen Herzen sich findet, wird also mit ausgeglichen durch die Dickenzunahme der im Gewölbe liegenden Trabekeln.

Zusammengefaßt finden wir demnach, daß die Kontraktion der oberen bogigen Abschnitte der trabekulären Schicht genau im Sinne, wie die zirkuläre Mittelschicht, tätig ist.

Außer diesen queren bogigen Verbindungen kommen nun an beiden Längswülsten in Betracht ihre nach unten gerichteten, keilförmigen Muskelsäulen, nach denen sie ihren Namen erhalten haben. Ich hatte früher beschrieben, daß der vordere Längswulst parallel der trabekulären Portion des vorderen Pm. verläuft und dadurch, daß seine Lamellen dann im Septum in zirkulärer Richtung weitergehen, eine ähnliche, wenn auch kürzere Spirale in der Kammerwand beschreibt. Er wird nach seiner Verlaufsrichtung daher auch, wenn gleich in entsprechend geringerem Maße, beitragen zur spiraligen Drehung des vorderen Kammerabschnittes. Eine große Bedeutung ist diesem Faktum allerdings nicht beizulegen, soweit die Rotation der Kammer dabei in Frage kommt.

Eine wesentlich ausgedehntere Bedeutung besitzt dagegen nun der hintere Längswulst. Seine anatomischen Eigentümlichkeiten sind noch kurz vorher berührt. Schnell erledigt sich die Funktion seines untersten Fortsatzes, seiner intramuralen Portion, die zwischen die intramuralen Lamellen der beiden Pm. eindringt und mit ihnen zusammen zum vorderen Septumrande weitergeht. Dieser anatomische Verlauf macht nach den früheren Darlegungen seine funktionelle Bedeutung ohne weiteres klar: er kann nur mit tätig sein im Sinne einer Verengerung des Innenraums und einer spiraligen Drehung der Wand des Spitzenanteils: also genau so, wie die Muskulatur des früher besprochenen interpapillaren Raumes. An sich würde seine Rolle als Hilfsmuskel hierfür nicht viel bedeuten, wesentlich scheint mir eine andere Seite dieser Einrichtung.

Da seine Lamellen nämlich beiden Kammerbezirken, dem supra- wie interpapillaren Raum gemeinsam angehören, so können wir seiner Tätigkeit eine spezifische Aufgabe nach der Richtung zuerteilen, daß er bei den immerhin bestehenden, differenten Eigenschaften der beiden Ventrikelabschnitte als muskulöses Band zwischen ihnen wirkt und ein geordnetes, gemeinsames Zusammenarbeiten zwischen ihnen gewährleistet. Es ist dies durch sein Eindringen mitten zwischen die Lamellen des Spitzenanteils viel prägnanter ausgesprochen, als am vorderen Längswulst, dessen Lamellen sich nur dem oberen Teile des Pm.-Systems anlehnen.

Ganz ungleich mehr Wert und Interesse beansprucht aber der oberflächliche, „trabekuläre“ Anteil des hinteren Längswulstes, also die Portion, welche ganz dem suprapapillaren Raume angehört. Seine Dickenzunahme in der Systole wird die Zwischenräume zwischen den oberen Pm.-Abschnitten auszugleichen suchen, dann aber die starke Ausbuchtung gerade des hinteren Bezirkes des suprapapillaren Raumes, auf die ich früher ausdrücklich aufmerksam machte, abflachen helfen. Der Hauptanteil an dieser Abflachung, und damit also an einer Annäherung der freien Wand an das Septum in der Horizontalebene, entfällt jedoch natürlich auf die andere Komponente der Kontraktionswirkung des Längswulstes, nämlich auf seine Längenverkürzung. Zustatten kommt ihm zu diesem Zwecke die Länge seiner Ausdehnung — ich erinnere an seine Fixpunkte: Atrioventrikularring, Kuppe des vorderen Pm. und vorderer Septumrand in der Mitte des interpapillaren Raumes — und davon abhängig, entsprechend den Hebelgesetzen, seine größere Kraftentfaltung.

Eine Besonderheit dieser Bewegung wird uns gleich noch deutlicher werden, wenn wir eine weitere Eigentümlichkeit berücksichtigen, welche er vor dem vorderen Längswulst voraus hat. Außer seinen schon berücksichtigten Verbindungen besitzt der hintere Längswulst noch die sehr wichtige Beziehung, daß, wie wir sahen, sein hinterer oberer Abschnitt, genauer gesagt, die ihn bildenden Trabekelnetze, nicht ähnliche Bogen, wie nach vorne hin, bilden, sondern zuerst einen flachen, nach unten offenen Bogen beschreiben, dann aber in die vertikale Richtung umbiegen und die Grundlage des „hinteren Aortenwulstes“ liefern. Da dieser Bogen im diastolischen Herzen sehr scharf ausgesprochen ist, während wir am systolischen Herzen statt dessen fast eine schräge Linie finden, die nur noch eine Andeutung ihres bogenförmigen Ursprungs zeigt, so ist die Konstruktion der Tätigkeit dieses Abschnittes unschwer zu liefern. Die Streckung des Bogens muß zur Abflachung der diastolischen Ausbuchtung der Kammer an dieser Stelle mit ihren Konsequenzen führen — Längenverkürzung zwischen beiden Ruhepunkten, oben und unten —; die Dickenzunahme der tätigen Muskulatur muß zum scharfen Hervorspringen des Aortenwulstes sowie, und das erfuhren wir schon, zur Verkleinerung des Winkelraums zwischen Mitralis und Wand der Kammerbasis führen.

Noch einmal zusammengefaßt liefert also der hintere Längswulst: erstens ein gemeinsames Band zum Zusammenhalt der beiden Teilräume der linken Kammer, sorgt zweitens für die Abflachung der hinteren Ausstülpung des suprapapillaren Abschnittes und hilft drittens durch Markierung des Aortenwulstes mit zur systolischen Verengerung des venösen Ostiums wie zur Bildung quasi eines Uferwalles oder einer Böschung für das Strombett, in dem das Blut durch die Kraft der Gesamtmuskulatur des suprapapillaren Raumes in die Aorta gedrängt wird.

Für die Besprechung ist vom suprapapillaren Raum jetzt nur noch der dem Septum angehörige Bezirk übrig geblieben, mit anderen Worten die eigentliche Ausströmungsbahn zur Aorta hin. Hier fand sich gleich ein auffallender Strukturunterschied gegenüber der freien Wand: es gibt hier bekanntlich bis in geraume Tiefe hinein nichts von bogenförmigen oder zirkulären Muskellagen, alle verlaufen in der Längsrichtung. Eine Kontraktion dieser Muskeln der Innenschicht kann daher, weder durch ihre Längenverkürzung, noch durch ihre Dickenzunahme eine Verengerung dieses Abschnittes zu Wege bringen, wie an den übrigen Kammerbezirken: durch ihre genau parallele Lagerung verhalten sie sich hierzu völlig indifferent. Krehl hatte nur auf die oberflächlichste, subendokardiale Lage Bezug genommen, indes, das muß ausdrücklich hinzugefügt werden, es gilt das gleiche Prinzip auch für die tieferen.

Seine linke und vordere Begrenzung erhält der Scheidewandbezirk durch den vorderen Aortenwulst. Sein Hervorspringen in der Systole ist nach dem früher Mitgeteilten unschwer zu deuten: er entsteht durch die Dickenzunahme seiner Muskelbündel, die wir als Abkömmlinge von Zügen des vorderen keilförmigen Längswulstes und der obersten Lage der mittleren Septumschicht kennen gelernt haben und von denen die letzteren zum Teil ihre untere Insertion am rechten, hinteren Rande des obersten Drittels des hinteren Pm. besitzen. Längenverkürzung dieser Muskeln allein würde eine Annäherung des eben genannten Randes des hinteren Papillaren an den obersten Teil des vorderen Septumrandes zur Folge haben, eine Bewegung, die also mit einer Verschmälerung des Septums zusammenfiele.

In keiner der bisherigen Darstellungen ist der spezifischen Funktionsäußerung der trabekulären Lage des suprapapillaren Raumes ihre gebührende Beachtung zuteil geworden; und doch müssen wir ihr nach meinen Ausführungen, die sich eng an die nackten, anatomischen Tatsachen anlehnen, einen erheblichen Wert beimessen, ganz abgesehen davon, daß wir weitere Momente zur Erklärung der Formänderungen des Herzmuskels gewonnen haben.

Zunächst haben wir aber jetzt alle *Einzelfaktoren* beisammen, *deren Zusammenwirken* die spezifischen Bewegungen des basalen Herzabschnittes ergibt. Ich sah nur ab von den äußeren Muskellagen: davon später. Die beiden anderen in Betracht kommenden, die mittlere und innere Schicht, sind entschieden die wesentlicheren und was jetzt in Frage kommt, in ihrer Masse einander fast ebenbürtig. Etwas stärker ist freilich die Mittelschicht; doch ist das in demselben Augenblick irrelevant, wo, wie wir jetzt erfahren haben, *die gemeinsame Arbeit der einzelnen Bestandteile der trabekulären Schicht ausschließlich im Sinne einer zirkulären Verkleinerung des Raumes wirkt.* Ohne weiteres klar ist das bei den bogigen Anastomosen der trabekulären Schicht. Trotz der auf den ersten Blick anscheinend entgegengesetzten Anordnung ihrer Bündel, liefern die longitudinalen Portionen der inneren Schicht in Wirklichkeit ebenfalls nur eine Unterstützung der für die zirkuläre Raumverengerung wirksamen Muskeln, besonders also auch des Mittelstücks.

Denn die trabekulären Muskellagen, die man allgemein als longitudinale bezeichnet, verlaufen in Wirklichkeit in Spiralform, genau in der gleichen allgemeinen Richtung, wie ich es am Pm.-System gezeigt habe. Damit deckt sich auch ihre Aktionsweise mit der des letzteren, sie würden also, allein in Tätigkeit gedacht, neben der Rotation der äußeren Kammerwand eine Verengerung des Innenraums in der Horizontalebene bewirken.

Wir erhalten auf diese Weise das im Gegensatz zu früheren Deutungen stehende, wichtige Resultat, daß die *verschiedenen Schichten des suprapapillaren Raumes sich in ihrer Aktion gegenseitig, positiv unterstützen, also wirkliche Synergeten darstellen*, genau das Resultat, das wir am interpapillaren Raum bereits früher gewonnen hatten. Diese Einrichtung stellt das Optimum dar; während die Annahme selbst nur einer gewissen, gegenseitigen Kompensation zwischen den einzelnen Schichten, wie die anderen Autoren es wollen, immerhin einen Kräfteverlust bedeuten müßte, also keine gerade nützliche oder vollkommene Einrichtung darstellte.

Aus dem Grunde lehne ich für die Tatsache, daß in der Systole des suprapapillaren Raumes keine Abnahme seiner Höhe stattfindet, die von Hesse und Krehl gelieferte Deutung ab, daß die bei der Kontraktion eintretende Verkürzung der longitudinalen Lagen durch die Dickenzunahme der sich gleichzeitig zusammenziehenden zirkulären kompensiert werde. Nach meinen Untersuchungen liegt der Schlüssel zum Verständnis der angeführten Tatsache klar und deutlich in dem bestimmten, nachweisbaren, früher beschriebenen *anatomischen Aufbau der Muskeln in sämtlichen Schichten.* Mein Resultat lautet demgemäß: *Die Entleerung des Inhaltes des suprapapillaren*

R a u m e s e r f o l g t l e d i g l i c h u n t e r V e r k l e i n e r u n g s e i n e s h o r i z o n t a l e n D u r c h m e s s e r s u n d z w a r d u r c h d i e g e m e i n s a m e, i n g l e i c h e m S i n n e t ä t i g e A r b e i t s l e i s t u n g d e r s ä m t l i c h e n i h n k o n s t i t u i e r e n d e n M u s k e l s c h i c h t e n, für eine etwa anzunehmende Verkleinerung des vertikalen Durchmessers des basalen Kammerabschnittes sind einfach keine Muskeln nachweisbar. D i e c h a r a k t e r i s t i s c h e n V e r ä n d e r u n g e n d e s i n n e r e n O b e r f l ä c h e n r e l i e f s a n d i e s e m A b s c h n i t t s i n d d a g e g e n a l l e i n d e r i n n e r e n, t r a b e k u l ä r e n S c h i c h t z u z u s c h r e i b e n.

Ich sagte vorhin, daß die mittlere und innerste Schicht an Masse einander ungefähr ebenbürtig seien: eine Stelle existiert indes, wo eine Ausnahme hiervon zu konstatieren ist. Die Stelle betrifft den obersten Septumabschnitt unterhalb des Aorteneingangs, natürlich muß dann hier auch eine abweichende Formänderung in der Systole nachzuweisen sein.

In der Tat kann die innerste Schicht, weil ihr hier Wülste und Trabekeln fehlen, nicht in gleichem Maße, wie an den übrigen Orten der Kammerwand zur Verkleinerung des Innenraumes beitragen; an dieser Stelle dominiert die mittlere, zirkuläre Schicht und dementsprechend ist hier der Grad der systolischen Verengerung ein verhältnismäßig geringerer.

So wird der Aorteneingang für das ausströmende Blut freigehalten: diese Konsequenz ist klar und bekannt. Hesse, besonders aber Krehl beschrieben die Formänderung, welche die obere Öffnung der linken Kammer in der Systole erfährt, daß dieselbe nämlich durch das Vorspringen der beiden Aortenwülste, von oben gesehen, die Form einer ∞ annimmt, also eine deutliche Trennung in zwei Öffnungen erleidet: eine arterielle kleinere und eine venöse größere. Denselben Autoren verdanken wir die Erklärung, weshalb in der Systole die Ausströmungsbahn in die Aorta hinein frei und offen bleiben muß.

Die Tatsache nun, daß der venöse Teil der Kammeröffnung die stärkere, verengernde Muskulatur besitzt, mithin auch offenbar schon unter normalen Arbeitsbedingungen eine größere verengernde Kraft zur Verfügung haben muß, führt auf eine weitere funktionelle Konsequenz der Bewegung des basalen Kammerabschnittes.

Es ist ja bekannt, daß dem suprapapillaren Raum nicht allein die Austreibung des Blutes in die Aorta zukommt, sondern auch noch die Aufabe, durch seine Kontraktion den regelrechten Schluß der Mitralklappe zu ermöglichen; ich hatte s. Z. den bezüglichen Versuch Hesses angeführt. Aus dieser Doppelaufgabe des basalen Kammerabschnittes, bei welcher die letztgenannte Teilaufgabe nicht die unwesentlichste ist, wird die starke Entwickelung der Muskulatur an der Herzbasis erst voll und ganz verständlich. Lange hat man die muskulären Hilfskräfte für den Schluß der venösen Klappe in den Papillaren gesucht, jedoch ganz mit Unrecht; heute können wir durch die zitierten Autoren den Beweis dafür als voll erbracht ansehen, daß in der verengernden Kraft des Basisteils des Herzens die Sicherung gelegen ist.

Diese ist nun als Funktion eines Muskels natürlich auch Schwankungen unterworfen; trotzdem aber bleibt, selbst bei schwächerer Aktion, natürlich innerhalb bestimmter Grenzen, der Klappenschluß noch gesichert, dafür sorgt die Länge der Klappensegel selber. Der eine Unterschied muß dann nur eintreten, daß die Schlußlinie weiter von der Basis fort zum freien Rande der Klappe hinrückt.

Nun gibt es noch weitere Einzelmomente, welche bei der Frage in Betracht kommen, wie die zirkuläre Verengerung der Basiswand für den Schluß der venösen Klappe sorgt: an dieser Stelle übergehe ich aber diese Details, ich werde sie im pathologischen Teil bei Besprechung der muskulären Mitralisinsuffizienz einer Analyse unterziehen.

Auf die Ansicht anderer Autoren, daß den Pm. die Funktion zufalle, in der Systole die Klappensegel abwärts zu ziehen, bin ich früher schon eingegangen und hatte ihre Unhaltbarkeit nachgewiesen. Eine Bewegung der Kuppen der Pm. in vertikaler Richtung gibt es nicht, wohl aber, und das ist die einzigste Bewegung, die wir an den eigentlichen Papillaren beobachten, die, daß sie sich in horizontaler Ebene dem Septum nähern. Wir hatten die Bewegung bereits kennen gelernt. Jetzt müssen wir dem Gesagten nur noch hinzufügen: außer durch die Kontraktion ihres eigenen Wurzelgebietes, des Herzspitzenteils, wird sie ihnen noch durch die Verengerung des suprapapillaren Raumes mitgeteilt, ist also nach dieser Richtung hin gleichzeitig eine passive.

Unter den früher aufgezählten Ergebnissen der physiologisch-experimentellen Beobachtung fand sich noch die Tatsache, daß trotz maximaler Zusammenziehung des Herzmuskels nie ein völliges Verschwinden des Lumens im suprapapillaren Raum erfolgt. Erklärt ist dieses Faktum bisher nicht, ich glaube, es jedoch auf Grund der anatomischen Befunde deuten zu können.

Wiederholt habe ich schon auf die Eigentümlichkeiten der basalen Chorden zurückgreifen müssen, die eine starre Verbindung zwischen dem fibrösen Atrioventrikularring bezw. dem basalen Abschnitt der venösen Klappen und der Kuppe der Pm. darstellen. Ihre Insertion an den Papillaren liegt nun aber nicht genau an der medialen Fläche dieser letzteren, vielmehr auf der Höhe der Kuppe, eher an deren lateralem Bezirk. Eine maximale Zusammenziehung des interpapillaren Raumes kann begreiflicherweise nicht weiter gehen, als bis zur Berührung der medialen Begrenzungsflächen der papillaren Längswülste, die Insertionsstellen der basalen Chorden auf der Spitze der Papillaren können sich also direkt nie berühren, und so muß ein gewisser Raum zwischen ihnen in der Achse der Kammer frei bleiben. Andererseits kann eine maximale Kontraktion des suprapapillaren Raumes die freie Wand höchstens in Berührung mit den basalen Sehnenfäden bringen, also bis zu einer Linie, die durch den Verlauf der Chorden zwischen Papillaren und Herzbasis vorgeschrieben wird, anderenfalls müssten dieselben gegen das Lumen der Kammer geradezu vorgebuchtet werden. Nun, dies tritt nie ein: erstens ergibt es sich aus der eben noch rekapitulierten Tatsache, daß die basalen Chorden stets straff ausgespannt gefunden werden; denn, wenn irgendwann, müßte eine solche Vorbuchtung sichtbar werden bei der maximalen Kontraktion, wie die nach Hesses Methode künstlich zur Kontraktion gebrachten Herzen sie zeigen, doch nie ist davon etwas zu finden. Dann aber wäre es überhaupt kaum verständlich, wie eine solche Vorbuchtung stattfinden könnte. Gesetzt, sie käme zustande, so würde darin eine Hemmung für die Tätigkeit des Herzspitzenteils liegen müssen, aber alle uns bisher bekannten Beobachtungen ergeben übereinstimmend, daß sich beide Kammerabschnitte in jeder Weise in ihrer Arbeitsbetätigung und -Leistung unterstützen. Damit aber ist die Tatsache gegeben, daß selbst bei der energischsten und vollkommensten Zusammenziehung der Herzhöhlen, wie sie überhaupt nur denkbar ist, stets ein Raum, der nach außen von den basalen Chorden, nach unten von der Kuppe der Papillaren, nach oben von der Schlußlinie der venösen Klappe begrenzt wird, seinen Inhalt behalten muß. In Wirklichkeit beobachten wir nie eine so weit getriebene Kontraktion, das bedingt aber wieder nur, daß das Residualblut einen noch größeren Raum einnehmen muß, als wir eben festgestellt haben.

Somit läßt sich auch diese auf den ersten Blick befremdlich erscheinende Tatsache folgerichtig aus den anatomischen Befunden ableiten. Hier kam es darauf an, zu zeigen, daß ein völliges Verschwinden des Lumens bei der nun einmal gegebenen Einrichtung des Herzens überhaupt unmöglich ist: die Bedeutung des Residualblutes wird später im pathologischen Teil berücksichtigt werden.

Bei der Erörterung der Bewegungsvorgänge an jedem einzelnen der beiden Kammerabschnitte, dem inter- und suprapapillaren Raume hatte ich wiederholt auf die Erscheinung Bezug nehmen müssen, daß die Kontraktion erfolgte ohne Verlust am Längendurchmesser. Dasselbe muß demnach natürlich auch für den ganzen Ventrikel gelten, entsprechend den Bestimmungen von Hesse, Krehl und Braun. In meinen erklärenden Ausführungen liegt wohl gleichzeitig der Beweis für die Richtigkeit jener Behauptung gegenüber den Autoren, welche sich zur Annahme des Satzes von der Unveränderlichkeit der Länge des kontrahierten linken Ventrikels nicht entschließen können. Daß der suprapapillare Raum —um es noch einmal zusammenzufassen — keine Einbuße in seiner Höhe erleidet, geht unzweideutig aus der vielfach besprochenen Unveränderlichkeit der Länge der basalen Sehnenfäden hervor; daran ist nicht zu rütteln. Mit diesem Faktum konnten wir auch die Aktionsweise der Muskulatur in Einklang setzen. Es bliebe also als Angriffspunkt nur die Umformung des Spitzenabschnittes übrig. An dem aber hatten wir die Beobachtung gemacht, daß alle Kräfte nichts weiter bedingen konnten, als eine Aneinanderlagerung der bei der Kontraktion entstehenden papillaren Längswülste ihrer Länge nach und zwar vermittelst einer spiraligen Drehung der mit den genannten Gebilden verbundenen Kammerwand zu Wege zu bringen, daß aber aus dem Verlauf der Muskulatur kein Moment zu entdecken oder abzuleiten war, welches eine Verkürzung des Abstandes zwischen Herzspitze und Kuppe der Papillaren hätte erklärlich sein lassen. Für beide Abschnitte der linken Kammer ergab sich dieselbe Art und Weise der Bewegung.

Wir können mit vollstem Recht deshalb alle entgegenstehenden Behauptungen zurückweisen, freilich wohlgemerkt nur, soweit die Länge des linken Ventrikels in Betracht kommt, nicht die Länge des gesamten Herzens. Diese, „die systolische Längenabnahme des Herzens, im ganzen genommen, wird einerseits durch die während der Systole geänderte Stellung des linken Ventrikels im Verhältnis zum rechten bewirkt; sie ist andererseits und in noch höherem Maße Folge der Abnahme der Conus-Wölbung während der Systole und ihrer Zunahme während der Diastole“, sagt hiervon Braun übereinstimmend mit anderen Autoren.

Zwei Fragen harren jetzt am linken Ventrikel noch der Besprechung: erstens, wie verhält sich das Septum in seiner Tätigkeit, zweitens, welche Rolle spielen die bisher ganz vernachlässigten äußeren Muskelschichten der Kammerwand?

Erstens also das Septum. Da wiederholt schon seine Beziehungen berührt worden sind, so ist recht wenig an dieser Stelle mehr auszuführen. Hesse wies durch Messung nach, daß die Scheidewand „in der Systole ihre Länge nicht vermindert, abgesehen davon, daß auch ein solches Verhalten schon aus der Unveränderlichkeit der Länge des linken Ventrikels zu schließen ist.“ „Da sich aber die Muskulatur des Septums in der Systole mit kontrahiert, so wird eine Abnahme seiner Länge nur dadurch unterbleiben können, daß durch die Verkürzung von hinten nach vorn diejenige von oben nach unten aufgehoben wird, wobei eine Zunahme seines Querdurchmessers, welche die beabsichtigte Verkleinerung der Ventrikelhöhle unterstützen würde, nicht ausgeschlossen ist.“

Die Tatsachen an sich, welche ich auch nirgends angegriffen finde, scheinen aus den bisherigen anatomischen Kenntnissen vollauf erklärlich; indes müssen wir aus früher angeführten Gründen doch die bisherige Beweisführung modifizieren. Wir haben nämlich zu bedenken, daß die Hauptmuskelmasse der Scheidewand vom Mittelstück gebildet wird, also aus Bündeln mit vorwiegend horizontalem Verlauf. Diese können natürlich nur eine Verschmälerung des sagittalen Durchmessers, ohne Veränderung des vertikalen bedingen. Zweitens ist zu bedenken, daß die „Längsbündel" keine Durchflechtung mit jenen aufweisen, sondern als Teile der „trabekulären" Schicht eine Umformung erfahren, welche der Kontraktion der tieferen, zirkulären Schicht nicht hinderlich ist. Und zwar kann dies letztere deshalb nicht eintreten, weil die oberflächliche Schicht nicht aus streng längsgerichteten Bündeln besteht, sondern aus leicht schräg verlaufenden, deren Zusammenziehung positiv die spiralige Drehung der Kammer unterstützen muß. Diese Bewegungsform, welcher wir in einem fort begegnet sind, läßt die Längendurchmesser so gut wie unverändert, also auch hier treffen wir das Gesetz, daß die verschiedenen Schichten, die innere „quere" und äußere „längsgerichtete", im physiologischen Sinne tatsächlich Synergeten darstellen.

Im übrigen stellt das Septum eine geschlossene Muskelmasse vor und besitzt keine Muskeln, welche sich in ähnlicher Weise, wie an der freien Kammerwand als selbständig von einander differenzieren lassen, die deshalb auch gesondert betrachtet werden müßten, ausgenommen den oberflächlichen Längswulst im interpapillaren Raum und die Aortenwülste; die letzteren haben ihre Erledigung gefunden, auf Details brauche ich nicht weiter eingehen, ich würde mich sonst nur unnötig wiederholen. Ebenso glaube ich, kann ich die funktionelle Bedeutung des Basisabschnittes des Septums, die in der Bildung eines muskulären Stützpunktes für die Aortenklappen besteht, hier übergehen, nachdem dieser Punkt von Hesse und Krehl in erschöpfender Weise behandelt ist.

Anderer Meinung nun aber, wie alle übrigen Autoren, bin ich in der vorhin aufgeführten, zweiten, noch unerörterten Frage, nämlich nach der Bedeutung der äußeren Muskelschichten der Kammer. Wir sind denselben schon wiederholt in den Darstellungen sämtlicher zitierter Autoren begegnet, und zwar soll nach ihnen beispielsweise der äußeren Längsschicht die Bedeutung zufallen, die Rotation der Spitze zuwege zu bringen. Daß ich sie für zu schwach halte, diesen Effekt durch eigene Kraft zu erreichen, habe ich schon ausgesprochen und ich glaube, in Wirklichkeit wird dieser Einwand von allen vorurteilslosen Beobachtern geteilt werden müssen.

Für meine Darstellung fasse ich alle die dünnen, oberflächlichen, subperikardialen Schichten zusammen, d. h. also alle die, welche nach außen von der zirkulären, medialen liegen. Der

Grund hierzu liegt für mich darin, daß wir es in jeder einzelnen Schicht für sich nur mit einer dünnen, aber durchaus noch nicht einmal immer gleichmäßigen Muskellage zu tun haben, der wir allein keinen bestimmenden Einfluß auf die gesamte Umformung der Kammer zuschreiben können; dann aber findet sich auch, daß jede Lage die Richtung ihrer Faserung ändert, so daß wir schließlich ein förmliches Geflecht von Richtungen vor uns haben; drittens gehört ein Teil dieser Lagen beiden Ventrikeln gemeinsam an; viertens ist der anatomische Zusammenhang zwischen ihnen ein ungleich festerer, als zwischen den tieferen, bis dahin besprochenen. Hiernach scheint es mir am ratsamsten zu sein, diese Muskeln als eine physiologische Einheit zu betrachten, zumal das Gesamtbild derselben den Verhältnissen gleicht, wie wir es an sonstigen Hohlmuskeln vorfinden. Meine Ansicht ist also die, daß wir die Bedeutung dieser Schichten darin zu suchen haben, lediglich der allgemeinen gleichmäßigen Raumverkleinerung des Herzens zu dienen. Sie sind so für die gesamte Tätigkeit des Organs immerhin von nicht geringem Wert, sie besitzen aber für sich allein keinen wesentlichen Einfluß auf die spezifischen Umformungserscheinungen, die wir an den einzelnen Abschnitten der Kammer beobachten. Weder aus ihrer Verlaufsrichtung ist etwas derartiges zu schließen, noch ist ihre Kraft ausreichend, entscheidend auf die bedeutend kräftigere, übrige Masse des Ventrikels einzuwirken; ihr Einfluß ist also, abgesehen davon, daß sie eine Rolle spielen können für die Gleichzeitigkeit, den Synchronismus in der Aktion der beiden Kammern, für die Tätigkeit des linken Ventrikels allein nur ein rein accessorischer, unterstützender.

Zu Grunde gelegt hatte ich meinen Ausführungen die von mir anatomisch genauer begründete Hessesche Auffassung, daß wir in der linken Kammer zwei Abschnitte mit unterschiedlichen Eigenschaften auseinander zu halten haben. Notwendig führt dies zu der Frage, arbeiten beide Abschnitte absolut isochron, oder beginnt der eine seine Tätigkeit, wenn auch nur um ein Geringes, früher?

Ich will aber die Besprechung hier aussetzen und komme bei der Erörterung des Herzstoßes darauf zurück.

Mit der Analyse der Bewegungen des linken Ventrikels glaube ich den Beweis erbracht zu haben, daß wir berechtigt sind, Ludwigs oben angeführte Zweifel jetzt als widerlegt zu betrachten, trotzdem sie ihren Einfluß bis in die Neuzeit ausgeübt haben. Ich glaube klar genug nachgewiesen zu haben, daß die Konstitution der Herzwand so vollkommen organisiert ist, daß die sämtlichen Muskelsysteme, zu denen ich die Lamellen gruppiert habe, sich gegenseitig in ihrer Aktion zum beabsichtigten Zweck unterstützen, also, wie ich schon sagte, wirkliche Synergeten darstellen, daß aber nirgends sich ein Beweis dafür findet, daß etwa, wie behauptet wurde, die komplizierte Tätigkeit des linken Ventrikels abhängig sein könnte von „Hemmungen“ oder „seitlichen Drücken der Fasern auf einander“, also mit dem leisen Hintergedanken, als kämen überhaupt an sich antagonistisch wirkende Kräfte in Betracht. Wir sind jetzt bei der Erklärung der muskulären Funktion an den besprochenen Herzabschnitten in der gleich günstigen Lage wie an der willkürlichen Körpermuskulatur, daß wir nämlich ihre Wirkungsweise aus ihrer Verlaufsrichtung, sowie der Lage ihrer Ansatz- und Endpunkte konstruieren können.

---

5. Kapitel.

Die Bewegung der Muskulatur des rechten Ventrikels.

Im ganzen kann ich mich nun kürzer fassen; denn da ich mich anatomisch, in der Frage vom Bau des rechten Ventrikels, fast völlig auf Krehls Standpunkt stellen konnte, bleibt für die physiologischen Fragen auch nicht mehr so viel zu erörtern.

Krehl wies, wie früher beschrieben, auf eine Zweiteilung der rechten Kammer hin, einen hinteren „taschenförmigen“ Einströmungsteil (Recessus) und den sich daran nach vorne anschließenden Ausströmungsteil (Conus); von ihnen enthält der erstere die venösen Klappensegel. Eine entsprechende Einrichtung hatten wir schon am linken Ventrikel kennen gelernt, freilich in abweichender Anordnung, indem nämlich der Ausströmungsteil eine andere Lage zur Kammer einnahm und dann, indem er am linken Ventrikel nicht als röhrenförmiges, allseitig von Muskulatur umgebenes, Ansatzstück, sondern in Form einer Rinne, nur einseitig von einer muskulösen Wand begrenzt, auftrat. Wesentlich größere Differenzen hatten sich beim Vergleich herausgestellt, ob wir ein Recht hatten, auch an der rechten Kammer von einem interpapillaren Raume zu sprechen in gleicher Weise, wie wir es am linken tun mußten. Das Resultat dieses Vergleichs von rein anatomischen Gesichtspunkten aus lautete: beide Ventrikel besitzen zwar im allgemeinen dieselbe Einrichtung, der rechte jedoch nur in rudimentärer Form. Es ergab sich dieser Schluß besonders aus den veränderten Beziehungen zwischen Pm. und Ventrikelwand.

Diese Unterschiede in den baulichen Verhältnissen der rechten Kammer müssen selbstverständlich in ihrer Bewegungsweise zum Ausdruck gelangen.

Zu deren Konstruktion brauchen wir natürlich erst ebenfalls die Bestimmung „fester Punkte“, d. h. gewissermaßen der Ruhepunkte, gegen welche oder zwischen welchen die Kontraktion der Muskulatur sich abspielt, ohne ihnen selber dadurch eine direkte Bewegung zu erteilen.

In erster Linie ist am rechten Ventrikel als hauptsächlichster Fixpunkt ebenfalls das Septum zu nennen. Wenn dies schon für den linken Ventrikel eine solche Rolle spielt, so gilt das hier erst recht. Bei und durch die Systole des linken Herzens erhält das Septum seine bestimmte Form. Der rechte Ventrikel kann bei seiner gleichzeitig erfolgenden Systole an dieser Tatsache keine Änderung vollbringen, weil dazu seine Muskulatur einfach nicht mächtig genug ist, er muß also die systolische Form der Scheidewand als gegebenen Faktor hinnehmen. Daraus folgt der einfache, weitere Schluß, daß das kontrahierte Septum die Form vorschreibt, der sich der rechte Ventrikel bei seiner Systole anpassen muß. Das Septum wölbt sich gegen die Höhle der rechten Kammer vor; es ist deshalb gerechtfertigt, wenn gesagt wird, daß die Kontraktion des linken Ventrikels „schon einen raumverengernden Einfluß auf den rechten ausübt; denn indem sich das Septum stärker krümmt und verkürzt, wird eine Raumverminderung der rechten Höhle und ein Zug auf die Außenwand derselben erzeugt, welche für die systolischen Kräfte des rechten Herzens unterstützend wirken muß“.[1])

Das Septum spielt seine Rolle als Fixpunkt natürlich für sämtliche Wandbezirke der rechten Kammer; keineswegs schließt das jedoch aus, daß nicht für die spezielle Konstruktion bestimmte Bezirke seiner Fläche besonders hervorgehoben werden müßten. Wir haben sogleich daran zu denken, wenn wir uns die Wirkungsweise des (rudimentären) interpapillaren Raumes verständlich machen wollen. Für dessen Muskulatur kommt, wie das ohne weitere Bemerkungen klar ist, vom Septum natürlich besonders sein unterer und hinterer Abschnitt in Betracht, die Stellen, an denen die freie Wand der Kammer mit der Scheidewand zusammenstößt. Das ist nach unten und hinten der Fixpunkt dieses Kammerabschnittes, nach oben besitzt er solche in den Spitzen der Papillaren; über die Gründe hierzu habe ich mich genügend ausgelassen bei den anatomischen Beziehungen zwischen Klappenmuskulatur, basalen Chorden und Pm.

Gehen wir von diesen Grundlagen aus, so muß auch hier am rechten Ventrikel durch die Kontraktion der Papillaren, wegen der unveränderlichen Lage ihrer Spitzen, notwendigerweise ihr Fußpunkt, d. h. ihre Verbindung mit der Kammerwand, ihrer Spitze, d. h. der Insertion der basalen Sehnenfäden, genähert werden. Die Bewegung der Pm. mit ihren nächsten Verbindungen muß sich also als Bewegung der freien Kammerwand bemerkbar machen.

Ich habe hier gleich nur die Papillaren der Außenwand berücksichtigt. Ein Teil von ihnen entspringt aber bekanntlich auch vom Septum. Deren Kontraktion, die übrigens nach denselben Gesetzen erfolgt, kann zu keinem anderen Effekt, als einer systolischen Spannung der basalen Chorden führen, — der Zweck dieser

[1]) Hesse, a. a. O. Seite 349.

Spannung ist früher besprochen —; irgend einen, auch nur den geringsten Einfluß auf das Septum müssen wir ihnen natürlich völlig absprechen. Die Extreme ihrer Exkursionsfähigkeit bewegen sich aus dem Grunde auch nur innerhalb ganz enger Grenzen und damit steht entschieden die anatomische Tatsache im Einklang, daß es sich bei ihnen nur um ganz kurze, verhältnismäßig unbedeutende Wülste handelt.

Also nur die Aktion der übrigen, mit der freien Wand in Verbindung stehenden Pm., hatte ich vorhin im Auge. Ich sprach erst ganz allgemein davon, daß sich ihre Kontraktion in einer Bewegung der Wand ausdrücken müsse. Nun handelt es sich natürlich um die Frage, wie äußert sich die Bewegung und wie kommt sie zu Stande?

Entscheidend für diese Fragen sind selbstverständlich die anatomischen Verhältnisse. Ein unmittelbarer Zusammenhang der Papillaren mit der kompakten Masse der Kammerwand fehlt am rechten Herzen, ein solcher existiert nur zwischen den Papillaren und den Trabekelnetzen. Krehl schildert uns, wie schon angeführt, außerordentlich anschaulich diese Verhältnisse, indem er sagt, daß sich einzelne unter den Trabekeln aus dem Gewirr am Boden des Recessus mitten in demselben erheben und Ansatzpunkte für die Chordae tendineae bilden; „das sind die an Zahl wechselnden Pm. der rechten Kammer, die nicht von der Scheide- und Außenwand ausgehen.“ Der vordere von ihnen entspringt häufig, ja meistens aus dem großen Muskelwulst an der Grenze zwischen Recessus und Conus. Die freistehenden Papillaren der rechten Kammer sind also fest und gleichmäßig nach allen Seiten befestigt. (Krehl.)

Wenn ich vorhin allgemein giltig sagte, daß bei der Kontraktion der Pm. sich ihr Fußpunkt ihrer Spitze nähern muß, so präzisiert sich dieser Ausdruck jetzt, nach Nennung der mit dem Fußpunkt der Papillaren in unmittelbarem Zusammenhang stehenden Muskelzüge, dahin, daß das trabekuläre Netz auf der freien Wand des interpapillaren Raumes und am Boden des Recessus gegen die Kuppen der Papillaren herangezogen werden muß. Das wäre der unmittelbare allgemeine Effekt der systolischen Verkürzung der Papillaren und ihrer zugehörigen Muskeln; der weitere mittelbare Effekt muß darin bestehen, daß dieselbe Bewegung, welche dem Trabekelnetze erteilt worden ist, durch dessen Verbindungen mit der freien Außenwand der Kammer nun auch auf diese übertragen werden muß.

Die netzförmigen Trabekeln spannen sich im diastolischen Herzen, im Frontalschnitte gesehen, in nach außen konvexem, stark gewölbtem Bogen aus. Außerdem ist die Richtung zu berücksichtigen, welche die Maschen des trabekulären Netzes in der Fläche der freien Wand des in Rede stehenden Abschnittes des Recessus einschlagen, also ungefähr in der Sagittalebene. Zwei Richtungen hatten wir hier kennen gelernt: am Boden des Recessus quere Verbindungen zwischen Septum und Außenwand, zweitens auf der letzteren selber bogenförmige Trabekeln, welche von hinten her kommen, fast vertikal mit einer Neigung nach schräg vorne hochsteigen und dann in die Horizontale umbiegen.

Bei der systolischen Umformung verschwinden die Netze mehr oder weniger, ihre einzelnen Muskelbalken legen sich der Länge nach aneinander (Folge der Längenverkürzung und gleichzeitigen Dickenzunahme ihrer Lamellen); bei dieser Zusammenziehung streben sie natürlich aus ihrer bogenförmigen in eine möglichst gerade Richtung. Das sind die bekannten fundamentalen Gesetze.

Festgehalten waren diese Muskeln, um es noch einmal zu rekapitulieren, hinten und unten an der Anheftungsstelle der freien Wand am Septum, oben an der freien Spitze der Papillaren, also: die Abflachung der diastolischen Bogen muß durch Längenverkürzung der Abstände zwischen diesen genannten Punkten zustande kommen. Im einzelnen gestaltet sich der Effekt folgendermaßen.

Die queren Verbindungen zwischen Außenwand und Septum am Boden der Kammer werden beide einander nähern müssen. Das ist einfach zu übersehen. Die Trabekeln der Außenwand dagegen zeigen kompliziertere Bedingungen; sie sind mehrfach gekrümmt, einmal auf dem Frontalschnitt: hier sieht die Konvexität des Bogens nach außen, dann auf dem Sagittalschnitt: hier sieht die Konvexität nach hinten und oben, drittens auf dem Horizontalschnitt: hier sind sie konvex nach außen gekrümmt, parallel der entsprechenden Krümmung des Septum. Flacht sich die erste Bogenrichtung ab, so bedeutet das, daß die Trabekeln mit der Stelle ihrer stärksten Krümmung dem Septum in der Frontalebene genähert werden, mithin, daß der quere Durchmesser der Kammer an dieser Stelle verkleinert wird: genau die Bewegung, die wir am Boden des Recessus eben kennen lernten. — Sucht sich die zweite Bogenrichtung zu strecken, so wird die Folge davon sein müssen, daß das Netzwerk mit der Stelle der größten Konvexität des Bogens eine Annäherung in der Richtung zur vorderen Längsfurche des Herzens erfährt. Nach den Gesetzen vom Parallelogramm der Kräfte resultiert aus diesen beiden Bewegungen als Gesamteffekt eine allgemeine Annäherung der netzförmigen Trabekeln an das Septum, aber nicht mehr allein im Sinne der einfachen queren Verengerung des Raumes, sondern mit der Modifikation, daß die Stelle ihres nach hinten und oben schauenden Bogens eine Strecke weit gegen die Insertion der Außenwand am vorderen Septumrande herangezogen wird. — Dann ist noch die dritte Bogenrichtung im diastolischen Ventrikel zu bedenken: die Konvexität des trabekulären Netzwerks nach außen auf dem Horizontalschnitte. Da dieser Bogen sich zwischen den beiden Insertionen der Außenwand an der hinteren und vorderen Kante des Septum ausspannt, so wird seine Abflachung eine Annäherung des Netzwerks an das Septum bedeuten; diese Funktion drückt sich speziell im Verlauf der untersten Züge des wandständigen Netzes im interpapillaren Abschnitt des Recessus aus, welche fast genau in der Horizontalebene zwischen dem Grenzwulst und der hinteren Anheftung der Außenwand ausgespannt sind.

Als gemeinsames Resultat aus den Einzelkonstruktionen ergibt sich daher, daß die verschiedenen Richtungen, welche in den Bogen des trabekulären Netzwerks ausgedrückt sind, sich gegenseitig zu dem gleichen Endresultat unterstützen: die systolische Verengerung des unteren Kammerabschnittes erfolgt durch Annäherung der Außenwand an das Septum vorzugsweise in der Horizontalebene, nur die eine eben erwähnte Modifikation ist dem zuzufügen.

Nun erfuhren wir weiter die Tatsache, daß das an sich selbständige trabekuläre Netzwerk mit der äußeren Schicht der freien Wand mittelbar durch eigene Verbindungszüge im Zusammenhang steht, wobei es aber außerdem im Verhältnis zu letzterer die entschieden stärkere Schicht repräsentiert. Daraus folgt unmittelbar, aber ganz notwendig schon a priori, daß der eben abgeleitete Bewegungseffekt sich auch auf die Außenschicht übertragen muß. Genauer soll die Außenschicht weiter unten besprochen werden.

Greifen wir aber noch etwas zurück und erinnern uns, daß die Pm. wichtige Teile dieses Netzwerks darstellten, so hieße der letzte Schluß jetzt, daß alle und jede Einwirkung der Pm.-Kontraktion auf die freie Wand der rechten Kammer abhängig ist von der vermittelnden Tätigkeit des zugehörigen Trabekelnetzes. Aus der anatomischen, verhältnismäßig lockeren Verbindung dieser Muskelgebilde mit der Außenschicht folgt aber weiter, daß durch ihre Kontraktion der gesamte unter ihrer Einwirkung stehende Wandbezirk der Kammer und zwar gleich in seiner ganzen Ausdehnung in Bewegung gesetzt werden muß, daß jedoch niemals eine einseitige, zirkumskripte Formänderung der Gesamtwand hieraus resultieren kann, wie wir das am linken Ventrikel kennen gelernt haben.

Dazu bildeten andere anatomische Bedingungen die Voraussetzung: am linken Ventrikel hatten wir von vornherein schon im diastolischen Herzen ein Ineinandergefügtsein von Pm.-System und Kammerwand, am rechten ist das Pm.-System quasi aufgelöst in ein muskulöses Netzwerk, das aber verhältnismäßig selbständig dasteht, und erst durch die Systole wird eine engere Verbindung zwischen ihm und der eigentlichen Wand hergestellt. Es gehört die maximale Kontraktion eines in künstliche Systole übergeführten toten Herzens dazu, — am Lebenden dürfte wohl kaum jemals ein solcher Grad erreicht werden —, um ein gänzliches Verstrichensein des Netzwerks und eine völlig enge Aneinanderlagerung von Papillaren, Trabekeln und Kammerwand konstatieren zu können.

Es bliebe uns jetzt die Bewegung des oberhalb von der Spitze der Papillaren gelegenen Abschnittes des Recessus zu besprechen übrig. Von den „festen Punkten" für die Bewegung seiner Muskulatur hatten wir zwei schon kennen gelernt: erstens das Septum, zweitens die Kuppen der Pm., letztere in dem Sinne, daß ihre Annäherung an den Atrioventrikularring in vertikaler Richtung ausgeschlossen ist. Von dem Septum kommt besonders sein hinterer oberer und vorderer oberer Teil in Frage, die Stellen, an denen die Vereinigung mit der Außenwand der rechten Kammer erfolgt.

Außerdem besitzt, genau wie am linken Ventrikel, natürlich auch hier am rechten der fibröse Atrioventrikularring selber die Bedeutung eines Fixpunktes. — Ich nannte soeben unter den festen Punkten die vordere Insertion der Kammerwand am Septum; im Grunde genommen gehört diese Insertion aber weniger dem Recessus, von dem wir augenblicklich handeln, als vielmehr dem Conus an. Indes können wir diesen Punkt doch im allgemeinen festhalten, schon aus dem Grunde, weil ein Teil der Muskelschichten gemeinsam über Recessus und Conus hinweggeht. Ein Fehler für die Konstruktion der Muskelwirkung resultiert hieraus überhaupt auf keinen Fall. Streng genommen stellt nämlich auch noch die Grenze zwischen Recessus und Conus einen Fixpunkt dar, speziell für die innere trabekuläre Schicht. Der Fixpunkt liegt also für die Tasche in derselben Richtung wie der vordere Septumrand; nur ist zu bedenken, daß die genannte Grenze erst während der Systole selber zum Fixpunkt wird und zwar durch die Kontraktion des starken zu dem Trabekelnetze gehörigen Grenzwulstes, der dem vordersten Pm. zum Ursprung dient.

Die auch hier wiederholte Eigenschaft der Pm.-Spitzen, eine stets gleiche Entfernung vom Annulus fibrosus zu behalten, gibt im Verein mit der Tatsache, daß durch die Systole der Innenraum der Kammer verkleinert wird, den Fingerzeig, daß diese Verengerung nur in der Annäherung der Außenwand an das Septum in der Horizontalebene erfolgen muß. Dieses Faktum steht also fest; die ganze Aufgabe besteht deshalb nur in der Feststellung der Art, wie die Natur diese Bewegung vollführt. Die allgemeinen Bedingungen und die Aufgabe sind demnach dieselben, wie am analogen Abschnitt des linken Ventrikels.

Für die Konstruktion kommen zwei Muskelschichten in Betracht, eine verhältnismäßig dünne äußere: aus Lamellen, mit verschiedentlich sich kreuzender, im großen und ganzen der Horitalen sich nähernder Verlaufsrichtung und eine erheblich stärkere, innere, trabekuläre Schicht. Die letztere ist ein Teil des allgemeinen Balkennetzes der Außenwand, es scheidet sich von dem abgehandelten, dem des interpapillaren Abschnittes, nur durch die abweichende Richtung seiner Trabekel.

Auch an diesem suprapapillaren Abschnitte der rechten Kammer ist in der Diastole das Netzwerk konvex nach außen gekrümmt: es ist das auf dem Frontralschnitt der Kammer ebenso zu sehen, wie auf dem Horizontalschnitt. Die systolische Umformung des Netzwerks erfolgt natürlich nach den wiederholt angeführten Grundsätzen, durch Längenverkürzung und gleichzeitige Dickenzunahme. Durch diese Vorgänge wird, während die Enden der Trabekeln an den Fixpunkten festgehalten sind, die charakteristische Bewegung, welche zur Verkleinerung des Kammerhohlraums führt, ausgelöst.

Die Längenverkürzung der mehr quer-, d. h. parallel der Kammergrenze, liegenden, bogigen Verbindungen des Netzwerks, welche dicht unter dem Atrioventrikularring sich befinden, muß ebenso, wie wir das am linken Ventrikel erfuhren, im Sinne einer Verkürzung der Außenwand in sagittaler Richtung wirken; ihre gleichzeitige Dickenzunahme wird, wie wir das an der anderen Herzhälfte auch schon erfahren haben, zur Ausfüllung und damit zur Verengerung des in der Diastole kuppelartig ausgebuchteten Raumes zwischen der Basis der Trikuspidalklappe und der anstoßenden Kammerwand beitragen helfen.

Die eben erwähnte Verkürzung der Außenwand in sagittaler Richtung wird natürlich eine Abflachung der diastolischen Ausbuchtung bewirken; genau das gleiche ist die Folge, wenn wir die weiteren Bewegungskomponenten der trabekulären Schicht berücksichtigen. Nämlich auch die parallel zur Längsachse des Herzens liegenden, also „vertikalen“ Balken beschreiben einen nach außen konvexen Bogen. Suchen sich diese Balken in der Systole zu kontrahieren und flachen sie ihre Bogenrichtung dadurch ab, so muß der Innenraum der Kammer um ebensoviel im transversalen Durchmesser verengert werden.

Jede Teilbewegung, welche aus der Kontraktion dieser Schicht resultiert, wirkt also zu demselben Zweck; die Muskeln sind trotz ihrer differenten anatomischen Anordnung, physiologisch wirkliche Synergeten.

So könnte es jedoch noch immer scheinen, als ob diese Balken nicht allein eine Bewegung der mit ihnen verbundenen Wand zwischen den Fixpunkten gegen das Septum zustande bringen, sondern auch eine Annäherung derselben in der Vertikalen bedingen könnten. Das ist jedoch aus dem einfachen Grunde ausgeschlossen, weil sie zwar vertikal gegen den Annulus fibrosus, mehr oder weniger parallel der Längsachse des Herzens aufsteigen, doch aber im Vergleich zur Längsachse ihres eigenen Ventrikels einen schrägen, die gedachte Linie unter sehr spitzem

Winkel schneidenden Verlauf besitzen. Dadurch stellen sie überhaupt keine senkrechte Verbindung zwischen den oberen und unteren Fixpunkten des suprapapillaren Raumes dar und können also auch keine direkte Annäherung dieser Punkte bewirken.

Nun wäre noch schließlich die Bewegung der Außenschicht zu bedenken. Von dieser gilt im Bereich des suprapapillaren Abschnittes des Recessus zunächst dasselbe, was ich vorhin beim interpapillaren sagte: nämlich, daß ihr durch die mit ihr verbundene, verhältnismäßig stärkere, innere, trabekuläre Schicht im allgemeinen deren Bewegung mitgeteilt werden muß. Dazu kommt nun aber noch, daß ihr Kontraktionseffekt überhaupt nicht im mindesten von dem der trabekulären Schicht differiert.

Ihre weitere Besprechung hatte ich am interpapillaren Abschnitt noch unterlassen; die Gründe dazu ergeben sich aus dem Studium vom Bau der Wand. Erstlich geht die Außenschicht ja bekanntlich über beide Abschnitte des Recessus gemeinsam hinweg; dann aber enthält sie auch noch Lagen, welche zur gemeinsamen Umhüllungsschicht der beiden Herzhälften gehören. Eine detaillierte Erörterung über die Wirkung jeder einzelnen Richtung, die sich in dieser Schicht vorfindet, können wir uns deshalb hier ersparen, wir würden nichts weiter erfahren, als daß die verschiedenen Kontraktionsrichtungen positive Unterstützung für die bisher besprochenen Bewegungseffekte liefern. Es genügt, wenn ich Krehls Worte hier zitiere. Derselbe sagt: „Die beiden Ventrikeln gemeinsamen Fasern der Außenschicht ziehen bei ihrer Verkürzung den rechten an den linken heran und verkürzen den sagittalen und transversalen Durchmesser. Dabei müssen die, welche tangential zum Atrioventrikularostium vorübergehn, oder von demselben entspringen und dann tangential zu ihm verlaufen, dieses Ostium gleichzeitig verengern".

Diese Konstruktion der Bewegungsart des Recessus gibt uns also außer der schon hervorgehobenen Tatsache, daß zwischen den anatomisch differenzierbaren, anscheinend different gerichteten Muskellamellen und ihren Gebilden physiologisch nirgends ein Antagonismus besteht, die Erklärung für die weitere Tatsache an die Hand, daß die Verkleinerung des Kammerraums durch eine allseitige Annäherung der freien Außenwand an das Septum erreicht wird. Mit anderen Worten würde das heißen: Die Kontraktionsweise des Recessus ähnelt, alles in allem genommen, schon stark der eines einfachen Hohlmuskels, nur so, daß ihm durch die systolische Form der Scheidewand eine bestimmte Direktion zuteil wird.

Damit sind also die experimentell gewonnenen Tatsachen, die Hesse von der Umformung des rechten Ventrikels anführt, zur Genüge erklärt. Nach ihm, dem übrigens Krehl und Braun, der letztere mit einigen Erweiterungen, folgen, setzt sich die Raumverminderung aus drei Momenten zusammen: 1) Verkürzung der Länge,

2) Abflachung der gewölbten Außenwand, 3) Verschmälerung (Annäherung des oberen Randes an den unteren). „Die Abweichung, die der erste dieser drei Momente in dem Verhalten des rechten und linken Ventrikels (hier bleibt die Länge bekanntlich unverändert!) erkennen läßt, erklärt sich daraus, daß der rechte Ventrikel an den linken so angefügt ist, daß seine Längsachse sich einem Querdurchmesser des linken Herzens schon sehr beträchtlich nähert, also einer Linie, die auch dort die stärkste systolische Abnahme erfährt.“ [1]) Braun (Seite 91) drückt sich so aus: „Von allen Seiten her strebt der rechte Ventrikel mit allen Punkten seiner Wände in konvergierenden Richtungen einem in seinem Innern gelegenen Punkte zu, der, wie schon dargelegt wurde, in dem oberen Ende der Scheidewand zu suchen ist.“

Für eine Deutung der Tätigkeit des Conus-Abschnittes liegen die Verhältnisse nicht minder klar. Krehl sagt von ihm, und dem können wir uns ohne weiteres anschließen, durch die Zusammenziehung seiner Längsfasern müsse er verkürzt, durch die seiner Querfasern verengt werden. Dann führt er weiter als Effekt dieser Zusammenziehung an: „In der Tat sieht man am lebenden Herzen die diastolische Wölbung des Kegels bei jeder Systole verschwinden und seine Längsachse sich beträchtlich verkleinern. Dadurch steigt der ganze vordere Teil des rechten Herzens nach abwärts und man hat den Eindruck, als ob das ganze Herz verkürzt würde, ein Eindruck, der so mächtig in seiner Wirkung ist, daß man trotz Hesses gegenteiligen Erweisungen noch heute allgemein eine systolische Verkürzung des ganzen Herzens annimmt.“ [2])

Diesen Ausführungen habe ich nichts hinzuzufügen, als daß wir, besonders für spätere pathologische Zwecke, noch besonders die Fixpunkte für die Conus-Bewegung namhaft machen müssen. Der eine von ihnen liegt in dem Grenzgebiet des Recessus und Conus, indem, wie wir erfuhren, durch die Verbindungen des Grenzwulstes des trabekulären Netzes der Außenwand mit dem wandständigen vordersten Pm. während der Systole ein solcher geschaffen wird. Die beiden anderen festen Punkte sind ebenso bekannt, nämlich die vordere Septumfläche und dann der Anfang der Pulmonalis.

Besonderes Interesse am Conus beanspruchen nur noch die Umformungen seiner inneren Schicht. Dieselbe besitzt bekanntlich nur in seiner Längsrichtung liegende Muskelwülste. Ihre Längenverkürzung wirkt zu der bereits genannten Bewegung des ganzen Conus-Abschnittes, außerdem ist noch ihre Dickenzunahme in Betracht zu ziehen. Diesem Faktor verdanken die Semilunarklappen der Pulmonalis das Zustandekommen eines ebensolchen stützenden „Muskelpolsters“, wie es für die Aortenklappen von Hesse und

---

[1]) Hesse, a. a. O. Seite 335.

[2]) Krehl, l. c. Seite 354.

Krehl in den „Aortenwülsten“ nachgewiesen ist. Im übrigen ist hier durch die anatomischen Einrichtungen (Fehlen von netzförmigen Trabekeln) dieselbe glatte Ausströmungsbahn zur Pulmonalis hin für das Blut geschaffen, wie sie der linke Ventrikel auch besitzt.

In den vorstehenden Konstruktionen, glaube ich, liegen Gründe genug, um meiner anfangs aufgestellten Behauptung, daß beide Ventrikel zwar die allgemeinen, analogen Einrichtungen besitzen, diese am rechten aber in modifizierter Form vorhanden sind, zu ihrem Rechte zu verhelfen. Dahin gehört es, wenn ich sagte, der rechte Ventrikel besitzt nur einen rudimentären interpapillären Raum, gemessen an den Verhältnissen des linken Herzens. Nach Besprechung der physiologischen Tätigkeit der Muskulatur können wir hinzusetzen, daß die Gründe zur Annahme der allgemeinen Analogie vorzugsweise auf anatomischem Gebiete liegen. Während am linken Ventrikel der interpapilläre und suprapapilläre Raum noch gewisse unterschiedliche Bewegungsform zeigten, fällt am rechten Ventrikel eigentlich jeder Unterschied ganz fort. Noch mehr: selbst anatomisch fehlt dem oberhalb der Pm.-Spitzen gelegenen Abschnitt des rechten Herzens eine besondere Muskulatur, wie der analoge Abschnitt der linken Kammer sie in der sphincterartigen Ringschicht besitzt.

Diese Differenzen legen die Frage nahe, wenn beide Kammern solche baulichen Unterschiede aufweisen, wie verhält sich da die physiologische Bestimmung der analogen Einrichtungen, der Nutzen und Zweck, welchen die Natur mit ihren Einrichtungen verfolgt? Wenn wir oben erfuhren, daß das starke, eigenartig in einander gefügte Pm.-System des linken Ventrikels außer bestimmten Zwecken für die innere Funktion des Herzens, besonders einer erhöhten Kraftleistung des Ventrikels dienbar sein konnte, wenn wir dann sahen, daß diese Einrichtung fast bis zur Unkenntlichkeit am rechten Ventrikel verwischt ist, so kann die Erklärung dieser Differenz nicht schwer sein. Schon der Vergleich zwischen der Länge der arteriellen Bahnen, durch welche die Kammern ihren Inhalt hindurchtreiben sollen, läßt ohne weiteres erkennen, daß der rechte Ventrikel einen solchen Mechanismus im Gegensatz zum linken weniger nötig hat.

Dann aber, wie erfüllt die rechte Kammer die entsprechende Aufgabe, welche dem suprapapillaren Raum der linken ohne Zweifel zukommt, nämlich den Schluß der Mitralis zu bewirken, für seine venöse Klappe, die Tricuspidalis? Am linken Ventrikel hatten wir gefunden, daß zu diesem Zwecke der zirkulären, mittleren Muskellage des Basisabschnittes die besondere Bedeutung zufällt. Der rechte Ventrikel besitzt eine solche schließmuskelähnliche Einrichtung nicht, dagegen aber hatte seine Formänderung in der Systole die Eigentümlichkeit gezeigt, daß sich die Außenwand in der transversalen Ebene dem Septum nähert, also auf diese Weise ein völliges Äquivalent für das Fehlen eines eigentlichen Sphincters entsteht. Vergessen darf dabei jedoch nicht werden, daß die gegebene systolische Septumform ein unterstützender Faktor ist. Ein Versagen dieses Mechanismus wird bis zu einem gewissen Grade durch die Verbindungen zwischen wandständigen Pm. und den Trabekelnetzen eingeschränkt; denn zwar kann der rechte Ventrikel wegen des Mangels eines sphincterähnlichen Muskels nicht durch positive Kraftentfaltung eingreifen, dafür aber behalten die Pm. wegen ihrer Verbindungen mit dem freistehenden Trabekelnetze bei den verschiedensten Anforderungen an die Kontraktionsfähigkeit der Kammerwände, sei es bei maximaler oder untermaximaler Kontraktion, immerhin ihre gewisse Selbständigkeit und mit ihnen auch die von ihrer Stellung abhängigen Chorden und Klappensegel. So gilt das Wort Krehls: „Die freien Pm. werden durch ihre Befestigungen nach allen Seiten hin an ihrem Ort gehalten, welches auch die Stellung der Wände sein mag."

Im übrigen haben wir sonst dieselben Bedingungen wie an der Mitralis.

Auf die Wichtigkeit des Residualblutes für den prompten Schluß der Tricuspidalis weist Hesse noch ausdrücklich hin und sucht die Notwendigkeit dieser Tatsache zu deuten. „Die Persistenz eines bluterfüllten Spaltraumes unterhalb der Tricuspidal-Klappe hat ihren Grund in dem Vorhandensein der Papillarmuskeln und in der Konkavität des oberen Abschnittes des Septums (in der Längsrichtung des Herzens). Die Papillarmuskeln legen sich in der Systole zwischen Septum und Außenwand und hindern die unmittelbare Berührung beider oberhalb ihrer Spitzen", sagt Hesse zur Begründung des Faktums. In der Weise finde ich jedoch die Erklärung ungenügend. Gewiß ist das Verhältnis der Papillaren zu der Wand maßgebend, aber nicht an sich, sondern erst durch ihre Verbindung mit den basalen Sehnenfäden. Wären diese nicht da, so ist nicht zu verstehen, warum der kontrahierte, oberhalb der Pm.-Spitzen gelegene Wandabschnitt um die Dicke der Papillaren zurückbleiben sollte. An den Sehnenfäden findet er aber eine Barriere. Ich habe beim linken Ventrikel diese Verhältnisse auseinander gesetzt; dieselben Angaben gelten auch hier.

---

6. Kapitel.

Physiologie des Herzstoßes.

Ich kann jetzt zur Besprechung einiger Einzelheiten als Folgerungen meiner bisherigen Ergebnisse übergehen. Einen sehr wichtigen Gegenstand dieser Art bildet ein physiologisch wie klinisch gleich wichtiges und interessantes Phänomen, nämlich der Herzstoß und die mit seiner Erklärung im Zusammenhang stehenden Fragen.

Die verschiedenen Erklärungsversuche, welche sich mit ihm im Laufe der Zeit beschäftigt haben, faßt Fräntzel in seinem bekannten Lehrbuche mit folgenden Worten zusammen[1]): „Die Untersuchungen der letzten zehn Jahre haben immer entschiedener die ältere Annahme bestätigt, daß der Spitzenstoß wirklich durch Vorwölbung der Herzspitze erzeugt wird, die Erklärung derselben als Reaktionsstoß ist immer fraglicher geworden." Im selben Sinne urteilen spätere Untersucher, unter denen ich besonders Martius und Braun hervorhebe.

Martius[2]) spricht sich betreffs der Genese des Spitzenstoßes, unter Bestätigung der Ludwigschen Anschauung, dahin aus, daß der Stoß die Vorwölbung einer umschriebenen Stelle der Brustwand darstellt, erzeugt durch die mit Erhärtung einhergehende Formänderung des linken Ventrikels. Anzuführen ist hier noch, daß sich an Martius Namen die viel angefochtene Antwort auf die Frage anknüpft: „Durchdauert der Stoß die ganze Systole oder fällt er nur mit einem Abschnitt derselben zusammen und mit welchem?" Seine Antwort lautet, der Spitzenstoß ist eine Funktion der „Verschlußzeit". Die sich hieran anschließende, ausgedehnte literarische Diskussion will ich an dieser Stelle übergehen, zumal die Beweise für und wider die angegebene Anschauung sich in anderer Richtung bewegen, als die uns hier beschäftigenden Tatsachen.

Braun[3]) geht nun auf die Entstehungsbedingungen des Phänomens näher ein und ergänzt auf Grund seiner eigenen Untersuchungen die bisherige Anschauung dahin, daß „der Spitzenstoß des normal gelagerten Herzens durch den systolischen Herzbuckel" bewirkt wird; die weitere Ansicht von Martius weist er jedoch zurück und läßt den Spitzenstoß die ganze Systole durchdauern.

Brauns Beweise für den ersten Teil seiner Behauptungen, glaube ich, können wir ohne weiteres als zutreffend anerkennen. Er weist experimentell, dann aber auch auf Grund der Beobachtung mit Röntgenstrahlen die Richtigkeit der früheren Behauptung von v. Dusch nach, daß die Stelle des fühlbaren Spitzenstoßes nicht der Herzspitze entspricht, sondern oberhalb derselben gelegen ist. „Man findet, daß der Herzschatten (bei der Durchleuchtung mit Röntgenstrahlen) in der Systole die markierte Stelle (des fühlbaren Spitzenstoßes) nach links hin und abwärts überragt."

Da sich nun weiterhin mit Sicherheit ergibt, daß „eine Verschiebung des Herzens in toto im allseits geschlossenen Brustraum nicht stattfindet," so erfolgt nur ein „stärkeres Sichan-

---

[1]) O. Fräntzel, Vorlesungen über die Krankheiten des Herzens. II. 1891. Seite 98.

[2]) Martius, Der Herzstoss des gesunden und kranken Menschen. Sammlung klinischer Vorträge. Nr. 113. 1894.

[3]) Braun, Über Herzbewegung und Herzstoss. 1898.

pressen" des in der früher beschriebenen Weise umgeformten Spitzenanteils des linken Ventrikels (Rotations- und Hebelbewegung!) Da gleichzeitig bei und mit dieser Umformung der systolische Herzbuckel entsteht, derselbe eine umschriebene Vorwölbung oberhalb der Herzspitze bildet, so ist dieser als die eigentliche Veranlassung des fühlbaren Herzstoßes anzusehen. Die Angaben und Beweise sind so eindeutig und in sich geschlossen, daß Zweifel nicht gut obwalten können. Ein wesentlicher Punkt fehlt allerdings noch, aber auch den stellt Braun klar. Das stärkere „Sichanpressen" des Spitzenteils ist nur erklärlich, wenn die Rückfläche des Herzens ein festes Widerlager findet, so „daß das Herz auf einer hinreichend resistenten Fläche aufliegt und zwischen dieser und der vorderen Brustwand in der Weise eingelagert ist, daß es, um den bei der Verlängerung seines Tiefendurchmessers während der Systole nötigen Raum zu gewinnen, diese beiden Widerstände auseinanderzudrängen sucht. Dieser Druck kann allerdings dem Blutdruck gleich sein. Das Herz wird dann in normalen Fällen bloß den dem prominenten systolischen Herzbuckel vorgelagerten Interkostalraum, in pathologischen Fällen auch andere Interkostalräume, unter Umständen die ganze linke Brustseite nach außen hervorzutreiben im Stande sein." Die Voraussetzung hierzu wird bestätigt durch den Nachweis der Tatsache, daß der Herzbeutel und seine Verbindungen mit dem Brustbein (Ligamenta sterno-pericardiaca (sup. et. infer.) das Widerlager schafft. „Der Herzbeutel stellt somit im Grunde genommen eine Schleife dar, welche vom Sternum aus über die hintere Fläche des Herzens nach unten und vorne hinübergespannt ist und die das Herz in immerwährendem Kontakt mit der Herzwand erhält, insoweit nicht die Lungen während der Inspiration zwischen Brust- und Herzwand sich hineindrängen und auch während der Exspiration zwischen dem Herzen und der Brustwand gelagert sind."

Wie gesagt, nach meinem Dafürhalten, trifft Braun mit seiner Darstellung das Richtige und gehe ich deshalb auch von ihr im Folgenden aus.

Nur eines muß noch erst nachgeholt werden. Ich sagte oben, daß Braun sich gegen die Theorie von Martius ausspricht. Diese Entgegnung veranlaßte Martius selber auf dem Kongreß für innere Medizin (1899)[1]) zu einer präziseren Fassung seines Satzes, die für die gesamte Auffassung von großer Wichtigkeit ist. Martius betont nämlich, daß *der Akt des von der aufgelegten Hand als Stoß empfundenen Andrängens im wesentlichen mit der Verschlußzeit (Anspannungszeit) zusammenfällt.* Er trennt also Fühlbarkeit des Herzstoßes von der Dauer der eigentlichen, den Herzstoß erzeugenden, Umformung des Herzens.

---

[1]) Martius, Verhandlungen des Kongresses für innere Medizin. 1899. Seite 57.

Durch diese Erklärung gewinnt natürlich die gesamte Diskussion über diesen Punkt ein ganz anderes Ansehen, viele Angriffe erledigen sich damit; und auch das ergibt sich dann schon auf den ersten Blick, daß die mit Brauns Worten wiedergegebene Anschauung sich in keiner Weise feindlich zu Martius stellen braucht, daß vielmehr beide sehr wohl mit einander zu vereinigen sind.

Ich will nun versuchen, diese Punkte so weit zu beleuchten und zu ihrer Klarstellung beizutragen, wie meine Untersuchungen mich dazu in Stand setzen.

Oben hatte ich ausgeführt, daß und wie Rotations- und Hebelbewegung des Spitzenanteils, sowie Bildung des systolischen Herzbuckels die Kontraktionseffekte der Wurzelbezirke der Papillaren des linken Ventrikels darstellten. Übertragen wir diese Feststellungen auf unsere Frage, so heißt das einfach nichts anderes, als wir fühlen in dem Spitzenstoß direkt die Tätigkeit des interpapillaren Raumes des linken Ventrikels und wir haben — alle übrigen bedingenden Faktoren des Spitzenstoßes zunächst unverändert gedacht — in ihm gleichzeitig einen Anhalt für die regelrechte Arbeit dieses Abschnittes der linken Kammer. In dieser so ausgedrückten, sich ohne weiteres ergebenden Folgerung werden wir später Anhaltspunkte für pathologische Fälle kennen lernen!

Die Entstehung eines fühlbaren Spitzenstoßes war jedoch nicht allein von der Tätigkeit des Herzspitzenteils abhängig, sondern auch von anderen Faktoren, teils außerhalb des Herzens gelegenen, z. B. Verhältnis zu den Lungen etc., teils im Herzen selber entstandenen. Nur diese letzteren habe ich im Folgenden im Auge.

Braun machte uns bekannt mit der Bedeutung der Rückfläche des parietalen Pericardiums als Stützfläche für die in der Systole im Tiefendurchmesser sich vergrößernde linke Kammer. Aus einfachen Überlegungen folgt, daß diese Stützfläche besonders von dem Abschnitt des linken Ventrikels in Anspruch genommen werden wird, der den größten Tiefendurchmesser besitzt, und das ist der Basisteil, der suprapapillare Raum. Das Pericard kann für uns in seinen Dimensionen als unveränderlich gelten; es wird daher die systolische Wölbungszunahme der Basis einen indirekten Einfluß auf die Deutlichkeit des Spitzenstoßes ausüben können und müssen und zwar wird der Spitzenstoß um so deutlicher ausfallen, je größer die Zunahme des Tiefendurchmessers des Basisteils ausfällt, weil dadurch die ganze Vorderfläche des Herzens natürlich stärker gegen die Brustwand angedrängt wird, und dann je größer gleichzeitig die Muskelkraft und damit die Exkursionsgröße der Rotations- und Hebelbewegung der Spitze wird, und umgekehrt.

Eines Beweises bedarf es nach den angeführten Gründen hierzu nicht mehr: diese Folgerungen sind nichts, als einfache Nutzanwendungen unserer oben vorgenommenen Konstruktionen. Hier Beweise anführen, hieße nur, unnötige Wiederholungen machen.

Hierher gehört es, wenn Braun[1]) unter Bezugnahme auf die diesbezüglichen Angaben Ludwigs sagt: „Ist das Herz . . . . . horizontal gelagert, dann erfolgt die Hebelbewegung mit viel mächtigerem Ausschlage, als wenn das Herz sich in vertikaler Stellung befindet, wo es keinen anderen Stützpunkt besitzt, als die Aufhängestelle an den großen Gefäßen." Auf Grund unserer anatomischen Errungenschaften und unter Berücksichtigung der allgemeingültigen Hebelgesetze ist das leicht verständlich (asymmetrische, einseitig zur Vorderfläche der Herzspitze gewandte Richtung und Anordnung des Pm.-Systems!). Bedeutung hat aber diese Beobachtung noch dadurch, daß — und auch darauf macht Braun aufmerksam — es durch sie klar wird, weshalb ebensogut in der Rückenlage des Menschen der Spitzenstoß fühlbar werden kann.

Aus diesen Überlegungen haben wir besonders für klinische Zwecke einen Schluß festzulegen, nämlich den, daß die Deutlichkeit, mit der der Spitzenstoß gefühlt werden kann, also nicht allein von der Funktion des Herzspitzenabschnittes, im einzelnen besonders von der Energie seiner Tätigkeit abhängig ist, (freilich werden diese die Hauptrolle spielen), sondern indirekt auch noch beeinflußt wird durch das gegenseitige Verhältnis zwischen Spitzenteil und suprapapillarem Raum, wie den Beziehungen des letzteren zu seiner Umgebung. Dieser Punkt ist praktisch wichtig, ich halte es für nötig, ihn ausdrücklich hervorzuheben, da er in keiner bisherigen Arbeit namhaft gemacht ist.

Außer diesen Beziehungen ist noch eine weitere in dem gegenseitigen Tätigkeits-Verhältnis zwischen den beiden Abschnitten des linken Ventrikels denkbar, obschon sie nicht eine unmittelbare praktische Bedeutung besitzt. Ich hatte die Frage bereits oben gestreift, damals aber noch zurückgestellt: es handelt sich nämlich darum, arbeiten beide Abschnitte, der inter- und suprapapillare Raum absolut gleichzeitig?

Als feststehende Tatsache müssen wir heutzutage die Lehre hinnehmen, daß der Muskulatur der Herzkammern die Eigenschaft innewohnt, den vom Vorhof empfangenen motorischen Reiz weiterzuleiten. Soll aber ein Reiz fortgeleitet werden, muß er an einer bestimmten Stelle zuerst wirksam werden. Beide Kammerabschnitte besitzen eine große Reihe bedeutender Verbindungszüge; denkbar wäre es also an sich, anzunehmen, daß der motorische Impuls in einem der Abschnitte zuerst ausgeübt, von ihm dann

---

[1]) Braun, l. c. Seite 81.

dem anderen mitgeteilt werde. Für viele wird die Frage völlig überflüssig erscheinen, sie ist es jedoch keineswegs.

Zwei Anschauungen finde ich schon in der Literatur niedergelegt, obschon sie von ihren Vertretern natürlich nicht nur in meinem Sinne gebraucht sind. So erklären Roy[1]) und Adami, und ihnen schließen sich auch andere Autoren an, daß die Pm. sich zuletzt im linken Ventrikel kontrahieren. Dagegen folgt aus den Darlegungen von Martius über den Herzstoß, daß die Kontraktion der zu den Pm. zu rechnenden Wurzelbezirke derselben mit ihrer äußerlich sichtbaren Erscheinung des Spitzenstoßes in die erste Zeit der Systole, die sogenannte Verschlußzeit, fällt. Also zwei diametral entgegengesetzte Ansichten.

Nun die erste Anschauung kann ich ohne weiteres nach meinen bisherigen Ausführungen zurückweisen. Weshalb gerade unter allen Wandbezirken sich die Pm. zuletzt zusammenziehen sollten, ist schon an sich unverständlich. Aber nicht allein das; wäre das wirklich der Fall, so bedeutete es einen direkten funktionellen Schaden. Wir kennen jetzt die Tatsache von der Unveränderlichkeit der Länge der basalen Chorden in allen Phasen der Herztätigkeit. Würde sich nun zuerst die Kammerwand kontrahieren und zum Schluß die Papillaren, so würde jene natürliche Einrichtung, ein nicht unwesentlicher Sicherheitsapparat, der seine muskulösen Unterstützungen durch Klappenmuskulatur und Papillaren erhält, einfach illusorisch werden. Ferner aber, und das trifft einen viel wichtigeren Punkt, müßte, wenn wir Roy und Adami folgen, das Gleiche, was sie von den Papillaren aussagen, auch von fast dem ganzen Spitzenteil gelten; etwas anderes wäre bei der anatomischen Einheit zwischen Papillaren und Kammerwand der Spitze gar nicht denkbar. Damit aber, d. h. wenn die Kontraktion der Spitze zuletzt erfolgte, bliebe nicht allein der ganze charakteristische Umformungsprozeß des interpapillaren Raumes unverständlich und unmöglich, vielmehr würde noch positiv ein Nachteil aus solchem Vorgange erwachsen und zwar deshalb, weil durch die dann zuerst einsetzende Aktion des Basisabschnittes das Blut nicht allein zum Ausweichen nach der Aorta hin, sondern nun auch noch gegen die Herzspitze hin gezwungen würde und von hier aus müßte es, wenn auch nur kurze Zeit später, durch die Aktion des Spitzenteils auf demselben Wege zurückbewegt werden. So unvollkommen aber arbeitet die Natur nicht: die Ansicht von Roy und Adami ist daher in jeder Weise unhaltbar.

Viel wahrscheinlicher lautet die Behauptung, wie sie aus Martius Theorie abzuleiten ist, daß die Tätigkeit des Spitzenteils, mit anderen Worten der Herzstoß, schon in die allererste Phase der Kontraktion fällt. Bevor ich weiter hierauf eingehen kann, muß ich die Behauptungen von Martius etwas genauer besprechen.

---

[1]) Roy und Adami, The Practitioner 1890 I.

Martius[1]) unterscheidet am gut ausgebildeten Spitzenstoß nach unmittelbarer Beobachtung drei Phasen: 1) ein Vorgewölbtwerden der Brustwand, 2) ein mehr oder weniger brüskes Zurücksinken derselben, 3) eine Ruhepause, in der nichts von Bewegung gefühlt wird. Bei gleichzeitiger Auskultation des Herzens finde sich, daß der Stoß mit dem ersten Ton zusammenfällt, also mit dem Beginn der Verschlußzeit und der Systole. Die bis dahin vertretene Ansicht, daß das Zurücksinken der Brustwand als diastolische Erschlaffung aufzufassen sei, weist Martius zurück, indem er sagt, daß man bei einiger Übung und Aufmerksamkeit findet, wie das mehr erwähnte Zurücksinken, das entschieden einen aktiven schnellenden Charakter hat, mit dem zweiten Ton zusammenfällt, jedenfalls nicht später kommt, wie der zweite Ton, also nicht diastolisch sein kann.

Der Wahrscheinlichkeitsschluß, daß somit der Stoß mit der Verschlußzeit, das Zurücksinken mit der Austreibungszeit zusammenfällt, erhält eine wesentliche, beweisende Stütze in der Verwertung eines Falles von Aortenstenose mit fühlbarem Schwirren über dem Aortenursprung. Dies Phänomen kann nur in die Austreibungszeit fallen. Martius führt dazu aus: „Legen Sie nun den Mittelfinger der einen Hand auf die Auskultationsstelle der Aorta, den der anderen auf den Spitzenstoß, so fühlen Sie bei einiger Aufmerksamkeit ohne weiteres, daß Stoß und Schwirren nicht zusammenfallen, sondern unmittelbar aufeinander folgen." Dasselbe Ergebnis sei von v. Noorden graphisch gewonnen worden.

Diesem Resultate von Martius tritt Braun mit den Worten entgegen: „Den Theorien, welche den Stoß einzig und allein als Funktion der Verschlußzeit des erhärtenden und sich umformenden Herzens bezeichnen, widerspricht das oft zu beobachtende, schon erwähnte Phänomen einer andauernden, die ganze Zeit der Systole in Anspruch nehmenden Hervorwölbung des Interkostalraumes." Dies Ergebnis folgt für Braun notwendig aus seinen gesamten Untersuchungen, welche lehren, daß der Stoß nichts weiter ist, als die sich dem Gesicht und Gefühl offenbarende Umformung und Bewegung des Spitzenteils.

Beider Autoren Beweise erscheinen, jede für sich, so einfach und natürlich, daß man ihnen wohl mit Recht folgen könnte. Der Widerspruch in ihnen hat, wie wir früher schon erfuhren, durch Martius selber seine Klarstellung erfahren, indem er erklärte, daß er bei Formulierung seines Satzes die Zeitdauer der Fühlbarkeit des Stoßes im Auge gehabt hatte. So widersprechen sich aber beide Anschauungen nicht mehr, sondern sind direkt zu vereinigen, sie müssen es sogar werden, wenn wir die Fassung erhalten wollen, welche den Ausdruck der physiologischen Tatsachen repräsentiert, gleichzeitig aber auch für pathologische Zwecke verwertbar ist.

[1]) Martius a. a. O.

Wir haben nichts weiter zu tun, als uns nur gegenwärtig zu halten, daß die Frage etwas anderes ist, wie lange die gesamte Bewegung des Spitzenteils, die sich uns im Spitzenstoß verrät, dauert, als die Frage, während welcher Zeit wir am uneröffneten Thorax den Spitzenstoß fühlen können. Der Beweis, ob und daß diese Fragen zweierlei bedeuten müssen, wird einfach dadurch zu führen sein, daß wir nachzuweisen haben, weshalb der Stoß eher unfühlbar wird, als die ihn erzeugende Bewegung ihr Ende erreicht hat. Die spezifische Bewegung des Spitzenteils muß, auch wenn wir es nicht positiv durch Braun wüßten, die ganze Systole hindurch anhalten, etwas anderes ist einfach undenkbar.

Und nun der Beweis dafür, weshalb der Stoß nur während eines Teiles der Systole gefühlt werden kann, wenigstens in einer Zahl von Fällen, der Beweis ist einfach und klar darin enthalten, wenn wir uns der Rolle erinnern, welche die Wechselbeziehungen zwischen inter- und suprapapillarem Raum spielen. Bei gleicher Energie der Muskulatur wird der Stoß um so deutlicher fühlbar sein, so erfuhren wir oben, wenn der Tiefendurchmesser des Basisteils am größten ist und so das Herz mit seiner Rückfläche einen Stützpunkt an der hinteren Pericardfläche findet. Das ist nun normal in der sogenannten Verschlußzeit der Fall, in der Austreibungszeit verringert sich der Tiefendurchmesser wegen der allgemeinen Verengung des Basisraumes: also der Spitzenstoß wird undeutlicher oder sogar unfühlbar. Von dem Grade, wie der Tiefendurchmesser verringert wird, muß es dann abhängen, wie deutlich oder undeutlich der Stoß gefühlt wird. Selbstverständlich folgt aber noch hieraus die Tatsache, daß der Stoß stets nur in die Systole, niemals in die Diastole fallen kann. Diesen letzten Irrtum, wie er in der Rückstoßtheorie zum Ausdruck kommt, völlig beseitigt zu haben, ist nicht zum mindesten das Verdienst von Martius.

Die Lösung der anscheinenden Differenz liegt also in der Feststellung der Wechselbeziehungen zwischen den verschiedenen Abschnitten der linken Kammer. Und so erhalten wir jetzt ohne Mühe eine Fassung für die Eigenschaft des Spitzenstoßes, welche auch späteren klinischen Zwecken genügt, nämlich daß — und dies ist experimentell erhärtet — die eigentlichen Bewegungsvorgänge am Herzen, welche die Grundlage für den Spitzenstoß abgeben, nämlich das Auftreten des systolischen Herzbuckels neben der Hebelbewegung der Spitze, die ganze Systole durchdauern, daß die Fühlbarkeit dieser Bewegungen in Gestalt des Spitzenstoßes dagegen verschieden ausfällt, daß wir sie unter Umständen nur während der Verschlußzeit, in anderen aber auch während der ganzen Systole fühlen können. Den Prozentsatz, in dem dies eintritt, will ich dabei außer Acht lassen, zumal zu dessen Erörterung auch mein Material nicht ausreicht. Ich halte das überhaupt für nebensächlicher, wesentlich scheint es mir dagegen, daß wir uns den Entstehungsmodus in seinen Einzelheiten zu vergegenwärtigen haben, weil wir dadurch allein zur weiteren Erklärung konkreter Fälle gelangen werden. Auf die pathologischen Verhältnisse, werde ich noch Gelegenheit haben, später einzugehen.

Nun zurück, es lag noch in unserer Absicht, zu erfahren, ob der eine der beiden Abschnitte des linken Ventrikels seine Kontraktion eher beginnt. Die allergrößte Wahrscheinlichkeit spricht entschieden dafür, daß der Spitzenteil um eine meßbare Zeit eher in Tätigkeit tritt. Positiv folgt dies eigentlich aus den eben besprochenen Verhältnissen, daß nämlich Bewegungsvorgänge am Herzen sich schon in Gestalt des Spitzenstoßes markieren, bevor der suprapapillare Raum seinen Inhalt entleert, also bevor die Kraft der Systole die Aortenklappen zu öffnen vermag, d. h. vor der Austreibungsperiode. Weiter ist das zu schließen deshalb, weil mit dieser Annahme sich die günstigsten Arbeitsbedingungen für den Spitzenteil ergeben würden. Er würde sein Blut in den suprapapillaren Raum entleeren können: die durch seine Aktion bewirkte Drehung des Blutstroms könnte Wirbelbildungen im Basisraum erzeugen und so zur „Stellung" der Mitralis beitragen etc. Dies alles würde einen positiven Nutzen für die Zirkulation bedeuten, weil der Ventrikelinhalt schon einen Bewegungsimpuls erführe in gleichem Sinne und in gleicher Weise, so daß eine nun folgende Kontraktion des suprapapillaren Raumes die vorbereitete Bewegung nur zu vorvollständigen hätte. Noch auf einen anderen, hierfür in positivem Sinne verwertbaren Faktor wies ich schon gegen Roy und Adami hin, nämlich daß eine zuerst beginnende Kontraktion der Papillaren die für die Mitralis in Gestalt der basalen Chorden repräsentierte Sicherheitsvorrichtung in Wirksamkeit setzen würde. Diese untersteht nach der einen Seite hin, zum Vorhof, der Klappenmuskulatur, auf der anderen den Papillaren. Hört die Vorhofskontraktion auf und setzt nicht unmittelbar daran die der Papillaren ein, so bliebe die Vorrichtung, wenn auch nur kurze Zeit, außer Funktion. Das könnte aber unter Umständen einen Fehler bedeuten, wir werden deshalb wohl zur Annahme gezwungen, daß an den Papillaren, damit an der Spitze die Kontraktion der Kammer beginnen muß.

So erfahren wir also aus der Lehre vom Spitzenstoß in ihrer Vervollkommnung durch die genannten Autoren in Verbindung mit den Ergebnissen meiner Präparation des Herzmuskels einzelne zunächst nur physiologisch interessante Tatsachen, resp. lernen ihre genaue Begründung kennen. Wir werden später unter pathologischen Verhältnissen noch vielfach auf diese Schlußfolgerungen zurückzugreifen haben.

Zum Schluß dieses Abschnittes, der von den Ergebnissen meiner anatomischen Präparation der Herzkammermuskulatur und der Deutung ihrer Arbeitsweise auf Grund jener Befunde handelt, möchte ich noch auf eine Erscheinung hinweisen, die vielleicht schon manchem aufgefallen sein mag, jedoch nirgends hervorgehoben ist, obgleich sie es wegen ihrer wesentlichen Bedeutung für unsere späteren pathologischen Betrachtungen in besonderem Maße verdiente.

Wir haben nämlich die Beobachtung zu verzeichnen, daß die *Natur zur Verwirklichung einer Funktion zweierlei Mittel und Wege, oder sagen wir, Instrumente besitzt, ein direkt und ein indirekt wirkendes; ebenso, daß jedes dieser Instrumente für zweierlei Funktion verwandt wird.*

Um bei dem zuletzt besprochenen Herzspitzenstoß anzuknüpfen: so ist seine Fühlbarkeit abhängig von der Umformung des Herzspitzenteils, aber auch von der Wölbungszunahme des Basisraums in den ersten Phasen der Systole und dadurch von dessen Andrängen gegen die Hinterwand des Herzbeutels. Um weitere Beispiele anzuführen, untersteht die Spannung der basalen Sehnenfäden der Einwirkung der Klappenmuskulatur und der der Papillaren. Der Klappenschluß ist die Folge rein mechanischer Vorgänge, aber auch muskulöser Kräfte. Die Kontraktion des linken Ventrikels bewirkt die Raumverengerung seiner eigenen Höhle, aber auch indirekt die der rechten. Die Kräfte, welche den hohen Innendruck in den Herzhohlräumen erzeugen, schützen dabei zugleich die Klappenbasis möglichst gegen den hohen Druck. Die Torsion des Blutstroms durch die Rotation des Spitzenteils nützt nebenbei der Entfaltung der Klappensegel etc. etc.

Umgekehrt kommt der Kontraktion eines Muskelsystems eine doppelte Funktion zu: z. B. hat die Zusammenziehung des Mittelstücks im suprapapillaren Raum die Austreibung des Blutes zu besorgen, aber auch den Schluß der Mitralis; die Muskulatur des Pm.-Systems die Verkleinerung des interpapillaren Raumes, aber auch die Sicherung der Basis der venösen Klappe. Die Aortenwülste stützen die Semilunarklappen der Aorta, schaffen aber gleichzeitig die Strombahn für das austretende Blut u. s. w.

So lassen sich Beispiele in einem fort anführen, die erwähnten mögen jedoch genügen, da ja im Vorhergehenden alles darüber enthalten ist.

Diese Erscheinungen sind so typischer und eigenartiger Natur, daß man sicherlich berechtigt ist, von einem Gesetz zu sprechen: ich glaube, die spezifische Natur desselben wird sinngemäß ausgedrückt, wenn wir es das *Gesetz der Doppelbesetzung der Funktion* nennen. Ob man darin einen direkten Nutzen sehen will oder nicht — und zu weit soll man mit teleologischen Grundsätzen nicht gehen — spielt keine Rolle; wir werden uns aber immer vorstellen können, daß es Zustände oder Momente geben kann, in denen die eine oder andere Komponente der Funktions-Hilfsmittel nicht voll zur Wirkung gelangt und trotzdem braucht die Funktion selber deshalb noch keinen Schaden leiden, weil ihr wegen der Doppelbesetzung eine gewisse Reserve zur Verfügung steht. Die richtige Würdigung des Gesetzes wird uns deshalb erst unter krankhaften Bedingungen recht ersichtlich werden.

III. Abschnitt.

Ernährungsbahnen des Herzens.

Für die Physiologie wichtig, noch wichtiger aber aus allbekannten Gründen für die Pathologie ist die Frage, in welchem Verhältnis steht die Verteilung, überhaupt die Einrichtung des eigenen Gefäßapparates des Herzens zu den einzelnen Wandbezirken desselben, wie wir sie im vorigen Abschnitt kennen gelernt haben, und zu dessen einzelnen histologischen Elementen.

7. Kapitel.

Die Arterien und Venen der Herzkammern.

Zu den allgemein bekannten Tatsachen über die einschlägigen Verhältnisse, die naturgemäß vielfach Gegenstand eingehender Erörterungen in der Literatur geworden sind, habe ich im Grunde nichts Neues hinzuzufügen. Mir kommt es hier darauf an, eine Zusammenstellung zu liefern, woher die von mir als anatomische und physiologische Einheiten hingestellten Lamellensysteme der Kammer ihre Gefäße beziehen, also auch nach dieser Richtung hin meine eigenen Präparationsergebnisse mit den bekannten Tatsachen in Einklang zu bringen.

Es ist bekannt, daß die linke Koronararterie sich bald nach ihrem Austritt aus der Aorta in zwei Äste teilt: der eine von ihnen zieht parallel mit und in der Atrioventrikularfurche zum linken Herzrande und erreicht nach kurzem Verlaufe auf der Rückseite sein Ende. Es ist das der Ramus circumflexus der linken Arteria coronaria; der zweite Ast, der Ramus descendens anterior geht gleich von seiner Ursprungsstelle abwärts bis zur Herzspitze hin. Denselben Typus zeigt auch die rechte Kranzarterie: auch sie bildet einen entsprechend über den rechten Herzrand zur Hinterfläche verlaufenden, in der Atrioventrikularfurche liegenden Ramus circumflexus; aus diesem zweigt sich der Ramus descendens erst am rechten Herzrande ab und geht von da auf der rechten Kante des Organs zur Spitze hinab.

Zunächst ergibt sich nun, daß nicht etwa jede Kammer von ihrer gleichnamigen Kranzarterie versorgt wird, sondern jede der letzteren übernimmt noch einen kleinen Bezirk des nicht gleichnamigen Ventrikels. Das sind bekannte Dinge: so versorgt die linke Coronaria im wesentlichen die Vorderseite des linken Ventrikels und nur einen kleinen Bezirk der hinteren Wand, überläßt den Rest der hinteren Wand den Endausläufern des Ramus circumflexus der rechten Coronaria. Ebenso greift die linke Coronaria und zwar mit ihrem Ramus descendens auf einen kleinen Teil der Vorderwand des rechten Ventrikels über.

Im speziellen wird der suprapapillare Raum des linken Ventrikels gespeist in seinem vorderen Teile wesentlich vom Ramus circumflexus sinister sowie einzelnen Ästen des Ramus descendens anterior; hinten: von Ästen des Ramus circumflexus dexter. Die Grenzscheide zwischen den Gebieten beider Arterien liegt auf der Rückseite des Herzens gleich hinter dem linken Herzrande! Der Spitzenteil der linken Kammer gehört vorne zum Verbreitungsbezirk des Ramus descendens anterior der linken Kranzarterie, im wesentlichen ist dies also das Gebiet des vorderen Pm. und der ihn von außen umfassenden Fortsetzung der intramuralen Portion des hinteren Pm. Der übrig bleibende Teil des Spitzenbezirks, also das Gebiet des hinteren Pm. und seiner Verbindungen mit dem Septum entfällt auf die Endverästelungen des Ramus circumflexus der rechten Coronaria. Das Septum wird vorne von der linken Coronaria (ihrem Ramus descendens), hinten von den Ästen der rechten Arterie vaskularisiert.

Einfacher gestalten sich die Verhältnisse am rechten Ventrikel: es wird nämlich alles mit Ausnahme eines dem Septum angrenzenden Streifens der Vorderwand von der rechten Coronaria versorgt; der genannte Streifen selber gehört, wie schon erwähnt, zum Gebiet der Äste des Ramus descendens der linken Kranzarterie.

Auf ein nicht uninteressantes und vielleicht pathologisch nicht unwesentliches Faktum will ich noch hinweisen, nämlich auf die ungleiche Stärke der beiden Coronariae. Auffallenderweise ist nämlich die rechte, trotzdem sie das ernährende Gefäß einer Kammer mit erheblich geringerer Wanddicke darstellt, das stärkere Gefäß.

Einen analogen Verlauf, wie die Arterien zeigen die Venen, die sich unmittelbar den ersteren anschließen. Alles dies sind ganz bekannte Tatsachen, ich würde sie auch in keiner Weise hier besonders erwähnt haben, wenn ich nicht doch später bestimmte Schlußfolgerungen hieraus ziehen müßte. Davon weiter unten mehr.

Die Gefäße verlaufen auf der Oberfläche des Herzens subpericardial und ihre Zweige senken sich von da in die Substanz der Wände, in die diese konstituierenden Lamellen ein. Hier ist der Platz, auf eine Äußerung Henles einzugehen.[1]) Er sagt: „Wo in der vorderen und hinteren Längsfurche die Fasern oder Blätter auseinanderweichen, um Äste der Koronargefäße in die Substanz des Herzens eintreten zu lassen, da sind die Lücken bis zu einer gewissen Tiefe glatt und von ringförmigen Fasern umgeben,

[1]) Henle, Handbuch der Anatomie. Gefässlehre. 2. Aufl. Seite 61.

die wenn sie sich gleichzeitig mit den übrigen Muskelfasern zusammenziehen, die Gefäße absperren müssen.“ So einfach die anatomische Tatsache zu bestätigen ist, so wenig kann ich die Schlußfolgerung gelten lassen, deren Anerkennung im Grunde nichts anderes, wie eine Wiederbelebung der zur Zeit, als Henle jene Worte niederschrieb, schon endgültig abgetanen Brückeschen „Selbststeuerungstheorie“ bedeuten würde; nebenbei gesagt, existiert die letztere seltsamerweise sogar noch im Fräntzelschen Buche! Henle selber fährt noch fort und sagt: „Die Spalten zwischen den Muskelplatten der Herzventrikel sind von Endothelzellen ausgekleidet und stehen nach Schweigger-Seidel mit den subpericardialen Lymphgefäßen in Zusammenhang.“ Ich kann schon jetzt hinzufügen, daß sie hier nicht allein mit den subpericardialen, sondern auch mit den intermuskulären Lymphgefäßen in Verbindung stehen, ja sogar, daß die Arterien hier eine ausgesprochene Lymphscheide besitzen, deren Endothel Henle oben erwähnt. Durch diese Einrichtung wird aber ein komprimierender Einfluß der sich kontrahierenden Herzmuskulatur auf die Arterien unmöglich gemacht und somit fallen alle darauf hinzielenden Schlußfolgerungen in sich zusammen.

Aus dem weiteren Verlauf der Arterien innerhalb der Muskulatur — ihre Verästelung erfolgt nach sonst allgemein bekannten Grundsätzen — ist nur hervorzuheben, daß sie sich nicht in dem, übrigens außerordentlich zarten, Bindegewebe zwischen den Muskellamellen vorfinden, sondern im Gegenteil in die Substanz der Blätter, senkrecht zu deren Längsrichtung, eintreten und stets im Innern der Lamellen zu finden sind. Hier haben sie sich auch von den begleitenden Venen getrennt, mit denen sie erst in der Nähe der Herzoberfläche wieder zusammentreffen.

Im Innern der Muskulatur liegen die kleinen und kleinsten Arterien dicht umschlossen von den Muskelzellen, zwischen denen sie sich in ein außerordentlich reich entwickeltes Kapillarnetz auflösen. Die Maschen desselben erscheinen, wie auch sonst in Muskeln, länglich gestreckt in der Richtung, wie die Muskulatur angeordnet ist. Nach meinen eigenen, ziemlich zahlreichen Erfahrungen, muß ich aber Köster[1]) widersprechen, der sagt, das Kapillarnetz sei außerordentlich eng, „so eminent reich, dicht und gleichmäßig, wie ein enges Drahtgeflecht mit länglich rechteckigen Maschen, nicht breiter als eine Muskelfaser.“ So leicht der erste Teil des Satzes zu bestätigen ist, so kann ich dagegen seinem Schluß nicht beipflichten: ich habe stets gefunden, daß in den Maschen des Kapillarnetzes immer mehrere Muskelzellen eingeschlossen lagen, wie das auch Ranvier[2]) betont: ferner,

[1]) Köster, Über Myocarditis, Bonner Programm 1888

[2]) Ranvier, Lehrbuch der Histologie. Übersetzt von Nicati und Wyss. 1888. Seite 510.

daß die Maschen nie rechteckige Form besitzen, daß vielmehr die Kapillaren stets unter mehr oder weniger spitzem Winkel an einander stoßen. Die rechteckige Form trifft nur — davon nachher — zu für die Lymphkapillaren. Fern liegt es mir indes, damit behaupten zu wollen, daß etwa Köster eine Verwechselung untergelaufen sei, obgleich ich schon hier darauf hinweisen will, wie leicht man zu einer partiellen Füllung der Lymphkapillaren bei Injektion der Arterien kommen kann.

Nicht unerwähnt lassen will ich das Faktum, welches Landois noch als physiologisch wichtig hervorhebt[1]), daß beim Übergang der Kapillaren in die Venen gleich mehrere der ersten zu einem Venenstämmchen zusammentreten, wodurch ein erleichterter Abfluß des arteriellen Blutes ermöglicht wird.

Im weiteren werde ich noch die außerordentlich interessanten Beziehungen zwischen Blut- und Lymphgefäßen berühren müssen. In diesen, glaube ich, den Grund suchen zu müssen, weshalb die technisch vollkommene Darstellung des Blutkapillarnetzes durch Injektion auf ganz erhebliche Schwierigkeiten stößt. Darum kann ich mir auch Kösters[2]) Ansicht, daß der Grund für jene Schwierigkeit darin läge, „daß die Koronargefäße zu eng kontrahiert sind und durch die Muskulatur zusammengepreßt“ wären, nicht zu eigen machen. Die Verbindung zwischen den Ästen der Kranzarterien wird durch ein verhältnismäßig langes Kapillarnetz hergestellt, ohne Unterstützung durch nennenswerte Anastomosen zwischen den kleineren Arterien. Eine Kompression der Kapillaren durch die Muskulatur ist aber deshalb ausgeschlossen, weil sie zum größten Teil, wie wir gleich sehen werden, mit Lymphscheiden versehen sind, nicht aber in lockerem Bindegewebe eingebettet liegen, wie in anderen Organen.

---

8. Kapitel.

Die Lymphbahnen des Herzens.

Bei der schon bekannteren Anatomie der Blutgefäße des Herzens habe ich mich darauf beschränken können, nur die Beziehungen hervorzuheben, welche zwischen den verschiedenen Ästen der Kranzgefäße und den von mir beschriebenen Lamellensystemen in den Kammerwandungen bestehen. Einen für die Physiologie, wie die Pathologie ebenfalls sehr bedeutungsvollen Teil des gesamten Kanalsystems, welches der Zirkulation der Ernährungsflüssigkeiten dient, bilden nun noch die Lymphgefäße.

Sehen wir uns in der Literatur um, was von ihnen über Verteilung und Anordnung innerhalb der Herzmuskulatur bekannt

[1]) Landois, Lehrbuch der Physiologie des Menschen. 2. Aufl. Seite 84.
[2]) Köster, a. a. O.

ist, so müssen wir leider die Beobachtung machen, daß die positiven Angaben recht dürftig sind und selbst in diesem Wenigen zur Zeit noch nicht einmal eine Einigung erzielt ist. Wollte ich eine Verwertung dieses Kanalsystems möglich machen, so mußte ich zu selbständigen Nachforschungen schreiten.

Was die bisher bekannten Anschauungen betrifft, so hat man die Gegenwart von Lymphgefäßen ja nicht gerade geleugnet, aber eine nennenswerte Bedeutung hat man ihnen nicht beigemessen und dementsprechend sind die Angaben der Lehrbücher recht allgemein gehalten. Manche übergehen sie einfach ganz, fast alle übrigen beschränken sich nur darauf, anzuführen, ob sie sie für zahlreich oder weniger zahlreich halten. Es lohnt nicht, die Verfasser namhaft zu machen. Eine etwas eingehendere Würdigung wird den Lymphbahnen durch Ranvier zu teil. In seinem Buche[1]) findet sich folgender Passus: „Man überzeugt sich durch diesen Versuch, daß der Ursprung der Lymphgefäße überall in dem Herzmuskel verbreitet ist, da sie an allen Stellen, wo die Spitze der Kanüle hingelangt, injiziert werden. Der sämtliche freie Raum in dem Herzen zwischen den Muskelbündeln und den Blutgefäßen ist lymphatisch. Mit anderen Worten, das Herz der Säugetiere kann als ein lymphatischer Schwamm betrachtet werden, ebenso wie das Herz des Frosches einen blutführenden Schwamm darstellt." Das ist zusammengefaßt seine Meinung, die er selber in Beziehung bringt zu dem, was Schweigger-Seidel schon im Jahre 1870 ausgesprochen hat.[2])

Indem dieser Autor Eberth und Belajeff entgegentritt, erklärt er, nach seinen eigenen Untersuchungen annehmen zu müssen: „daß die Herzmuskulatur doch in innigerer Beziehung zu den Lymphgefäßen steht, als es nach diesen Angaben erscheint, insofern die früher erwähnten Henleschen Spalten in der Muskelsubstanz mit den Lymphbahnen in Zusammenhang gebracht werden müssen. Da aber diese Spalten sich mannigfach unter einander verbinden, so bilden sie ein die Muskelsubstanz durchziehendes Kanalsystem von einer Entwickelung, die gewiß nicht spärlich genannt werden kann. Es wurde bereits früher erwähnt, daß die platten Spalten mit einem Häutchen, analog dem Lymphgefäß-Endothel ausgekleidet sind, wozu noch die Bemerkung gefügt werden muß, daß man wohl im stande ist, offenbare subpericardiale Lymphgefäße mit ihren Fortsetzungen in das Spaltsystem hinein zu verfolgen." „Es ist anzunehmen, daß die Lymphgefäße der Muskelsubstanz nicht immer spaltartig, sondern auch röhrenförmig, je nach der Füllung und je nach dem Kontraktionszustande der Muskulatur verlaufen."

---

[1]) Ranvier, Lehrbuch der Histologie etc. 1888. Seite 510/511.

[2]) Schweigger-Seidel, Artikel „Das Herz" in Strickers Handbuch der Gewebelehre, Seite 185.

Hierzu bemerkt Ranvier kritisch:[1] „Nach uns würde der Ursprung der Lymphgefäße weit tiefer liegen. Man muß ihn in den Maschen des Netzes der Muskelfasern des Herzens suchen und hauptsächlich in den zwischen diesem Netz und den Kapillargefäßen bestehenden Räumen. Doch erkennen wir mit Schweigger-Seidel an, daß eine vollständige histologische Demonstration der Lymphgefäße des Herzens noch nicht geliefert ist."

Außerdem finde ich dies Thema nur noch von Salvioli[2]) bearbeitet. Die Originalarbeit war mir leider nicht zugänglich, ich muß mich deshalb auf die Referate in Virchow-Hirschs Jahresbericht (von Waldeyer) wie im „Jahresbericht über Fortschritte der Anatomie und Physiologie von Hoffmann und Schwalbe" (Jahrgang 1879) beschränken. Ich setze den Wortlaut des von Bizzozero verfaßten Referates aus dem zuletzt erwähnten Jahresbericht hierher. Salvioli „füllte das Lymphgefäßnetz des Herzens mit Berliner Blau und zwar durch Stichinjektion ins Myocardium. Nach gehöriger Härtung wurden die nach allen Richtungen geführten, ziemlich dicken aber durchsichtig gemachten Schnitte untersucht. Man erkannte an denselben, daß im Herzfleisch echte Lymphgefäße vorhanden sind, die als Kanäle von charakteristischer höckeriger Gestalt im intermuskulären Bindegewebe verlaufen und mit einer endothelialen Umhüllung versehen sind. Das System dieser Kanäle bildet ein Netz, das einerseits mit den subendocardialen Lymphgefäßen kommuniziert, während es andererseits mit dem Lymphgefäßnetz des Pericardium zusammenhängt und durch dessen Vermittelung in die dem Verlaufe der Blutgefäße folgenden, stärkeren Lymphstämme des Pericardial-Überzuges mündet. Nach jenen eigentümlichen, intermuskulären Spalten oder Hohlräumen, wie sie von Henle beschrieben und von Schweigger-Seidel als das myocardiale Lymphgefäßsystem angesprochen worden sind, hat Verfasser zwischen den sekundären Muskelbündeln vergebens gesucht. Dagegen fand er zwischen den sekundären Muskelbündeln sowohl, als zwischen den tertiären, und ebenso in dem die großen Gefäße begleitenden Bindegewebe mannigfach gestaltete und von Endothelien ausgekleidete Spalten, die „keine besonderen Höhlungen" sondern einfach Durchschnitte von Lymphgefäßen darstellten. —

Auf Grund seiner Ergebnisse, erklärt Verfasser für ganz ungerechtfertigt die Meinung Ranviers, der aus der faktischen Möglichkeit, von jedem Punkte des Myocardium aus das pericardiale Lymphnetz zu injizieren, gefolgert hatte, das Herz der Säugetiere stelle gleichsam einen lymphatischen Schwamm dar und die Kapillaren des Herzens verliefen innerhalb eines lymphatischen Hohlraums. Verfasser meint hingegen, die erwähnte Möglichkeit,

[1]) Ranvier, a. a. O. Seite 511, Anmerkung.

[2]) Salvioli, Sulla struttura e sui linfatici del Cuore. (Archivio per le Scienze med. dir. per Bizzozero II. No. 3, Seite 379.)

ja die Leichtigkeit, das pericardiale Lymphgefäßnetz vom Myocardium aus zu injizieren, beweise eben nur den Zusammenhang des myo- und pericardialen Netzes. Doch, fügt er hinzu, die Injektionsmasse dringe auch in das pericardiale Lymphgefäßnetz ein, wenn sie sich unter Zerreißung des interfaszikulären Bindegewebes, einfach zwischen den Muskelfasern und -Bündeln ausbreitet; und solches erkläre sich daraus, daß sich dann das Pericardium bei seiner größeren Resistenz und seinem größeren Reichtum an Lymphgefäßen, in gleicher Lage befindet, als wenn die Injektion direkt ins Pericardium geschehe."

Salvioli hat, wie das Referat noch erwähnt, an verschiedenen Tieren untersucht, aber nur die Resultate von Schaf und Mensch mitgeteilt, wobei sich übrigens herausgestellt hat, daß sich beim Menschen die Lymphgefäße ähnlich verhalten, wie beim Schaf.

Soviel geht aus den vorhandenen Literaturangaben hervor, daß wir über eine Klärung der verschiedenen Ansichten nicht berichten können. Ich für mein Teil muß vor allen Dingen an Salviolis Resultaten — vorausgesetzt, daß das Referat diese Punkte genügend wiedergibt — aussetzen, daß die Beziehungen zwischen Lymphbahnen und Muskelgewebe nicht zum Ausdruck kommen, abgesehen von seinen sonstigen Differenzen mit Ranvier und Schweigger-Seidel. Im folgenden will ich nun eine Darstellung meiner Resultate geben, die, wie ich hoffe, zur Feststellung von Tatsachen geeignet sind, soweit wenigstens unsere praktischen Ziele in Betracht kommen.

Von wesentlicher Bedeutung für die Beweisführung in unserer Frage ist die Erörterung der angewendeten Methode. Die dominierende Stellung unter ihnen zur Demonstration der Lymphgefäße nimmt unstreitig noch heutigen Tages die Einstichinjektion mittelst Berliner Blau ein. Trotz ihrer großen Vorzüge besitzt diese Methode aber bekannterweise auch ihre großen Übelstände und haben wir die Verpflichtung, die mit ihr gewonnenen Resultate durch andersartige Beweise zu stützen: ein durch Injektion allein gewonnenes Bild kann höchstens einen Wahrscheinlichkeitsbeweis liefern. Die Geschichte der Anatomie der Lymphbahnen liefert Beweise genug hierfür.

Für die Ausführung der Injektion selber gelten nun erfahrungsgemäß eine Reihe von bekannten, in jedem Lehrbuch der histologischen Technik aufgeführten Vorsichtsmaßregeln, die hier zu wiederholen, überflüssig wäre. Detailliertere Anweisungen für die spezielle Technik beim Herzen finde ich nirgends angegeben. Am genauesten spricht sich noch Ranvier aus, indem er rät, „in das Myocard eines noch warmen Schafherzens eine Einstichinjektion zu machen". Dieser Vorschlag stellt aber auch keine Modifikation bekannter Grundsätze dar und die allgemeine Gefahr, sich dem berechtigten Einwande auszusetzen, daß man durch die für die zarten Gewebe immerhin forcierte Behandlungsweise künstliche, nicht präformierte Spalträume injiziert habe, ist durch nichts gemildert.

Nun liegen aber die Verhältnisse in mancher Beziehung am Herzen günstiger und glücklicher, als in anderen Organen. Am schwersten ist nämlich der Vorwurf, Kunstprodukte geliefert zu haben, bei den Organen bezw. Organteilen zu widerlegen, welche erhebliche Bindegewebseinlagerungen enthalten. Wählen wir aber zu unseren Untersuchungen Herzen von Tieren aus, die arm an Bindegewebe sind — so z. B. besitzt das der Maus ein so außerordentlich spärliches Bindegewebe, daß als organaufbauende Elemente fast nur Muskelzellen und Blutgefäße in Betracht kommen — so gewinnen wir schon einen kleinen Stützpunkt gegen den erwähnten Einwand. Ein weiterer Stützpunkt wäre dann vielleicht dadurch geliefert. ob man zeigen kann, daß die mittelst der Injektion dargestellten Bilder eine typische Regelmäßigkeit erkennen lassen.

Nun erlaubt uns aber das Herz, noch eine kleine Änderung in der Versuchsanordnung bei der Injektion vorzunehmen und zwar durch Benutzung eines wichtigen, natürlichen Hilfsmittels. Wir können nämlich die spontane Bewegung des schlagenden Herzens zur Weiterbeförderung der Injektionsmasse benutzen. Diesem Modus gegenüber muß der Einwand fallen, als habe die immerhin rohe Kraft des Spritzenstempels die Masse auf künstlich geschaffenen Wegen vorwärts getrieben: dafür ist eine andere Tatsache an die Stelle gesetzt worden, nämlich die, daß die Masse sich fortbewegen muß in den Bahnen und durch die Kräfte, welche auch sonst im lebenden Körper für den Weitertransport verbrauchter Ernährungsflüssigkeit zur Verfügung stehen.

Unter Zugrundelegung dieses Gedankenganges habe ich meine Versuche durchgeführt, die Anfänge der Lymphbahnen innerhalb der eigentlichen Herzmuskulatur mit Berliner Blau zu füllen. Benutzt wurden hierzu die Herzen von Katze, Meerschweinchen, Hamster und Maus. Die Anordnung der Versuche selber war höchst einfach. Das Tier wurde tief narkotisiert, und zwar, da mir anfänglich unter Chloroform besonders die Meerschweinchen gleich nach wenigen Zügen durch Herzstillstand starben, nach Vorausschickung einer starken Morphiuminjektion. Äther oder Chloroform kam dann im weiteren Verlauf zur Ergänzung hinzu. In der Narkose wurde schnell die linke Thoraxhälfte in der Herzgegend geöffnet und das Sternum allmählich stückweise von links aus entfernt, um möglichst die Eröffnung der rechten Pleurahöhle zu verhindern. Stets gelang das letztere nicht, wegen der besonders bei kleinen Tieren außerordentlichen Zartheit der Pleura. Indes trübten auch das Zusammenfallen der Lunge und die dadurch bedingten Zirkulationsänderungen nur manchmal das Resultat; es kam mir ja nur darauf an, daß das Herz noch eine kurze Zeit nach vollführtem Einstich fortschlug. Nach verschiedenen anfänglichen Mißerfolgen gelangen mir dann die Versuche.

Um recht reine Injektionen zu erhalten, d. h. um es zu vermeiden, daß nicht die Blaulösung ein Blutgefäß traf, wählte ich als Injektionsstelle möglichst die Herzspitze, stach langsam in dieselbe eine feinste Kanüle ein und spritzte durch dieselbe unter ganz leichtem, langsamem aber stetigem Druck ein. Es bildete sich sofort eine scharf abgegrenzte tiefblau gefärbte „Ödemkugel", von der einige Male einzelne Gefäße parallel mit den Koronargefäßen zur Herzbasis zogen. Nun wurde die Spritze wieder entfernt; das Herz, welches unter dem Reiz der Nadel bekanntlich in wiederholt anderweitig beschriebener Weise seinen Rhythmus geändert hatte, nahm seine regelmäßige Schlagfolge mehr oder weniger wieder auf und dabei ließ sich nun deutlich verfolgen, wie die blaugefärbte, manchmal prominente „Ödemkugel" sich abflachte, verkleinerte und etwas abblaßte, gleichzeitig aber ein zierliches Netz von Lymphgefäßen unter dem Pericard entlang den Koronargefäßfurchen zur Herzbasis hin sichtbar wurde. Diese Beobachtung lieferte das Kriterium, ob mein Versuch gelungen war oder nicht. Um eine unnötig weitere Verbreitung der Masse zu verhüten, wurde das Herz schnell aus seinen Verbindungen getrennt und in absoluten Alkohol getan.

Zur Lösung weiterer Fragen wurde an anderen Tieren zwar die Injektionsstelle gewechselt, indes bei allen Versuchen, mit einer unten zu besprechenden Ausnahme, wurde in der angegebenen Weise verfahren, daß in das noch schlagende Herz injiziert und dasselbe dann noch schlagend aus dem Körper entfernt wurde. Wie der Augenschein lehrte, wurde trotz der Kraftabnahme des Herzmuskels doch noch durch seine Aktion die Blaulösung sichtlich weiter befördert. Weniger spielte die Eröffnung der Pleura eine hindernde Rolle; sorgfältig geachtet wurde nur darauf, daß keine Verletzung der großen Gefäße oder der Vorhöfe stattfand, welche das Beobachtungsterrain mit Blut hätte überschwemmen können. Erwähnen will ich an dieser Stelle noch das Vorkommnis, daß bei der Injektion plötzlich ein irreparabler Herzstillstand eintrat. Dieses Ereignis, welches mich zuerst frappierte, klärte sich bei meinen weiteren Studien dahin auf, daß ich das Kroneckersche „Koordinationszentrum" in der vorderen Scheidewand[1]) getroffen hatte. Nachdem ich darauf achten lernte, habe ich das Ereignis vermeiden können.

Die erste allgemeine Schlußfolgerung aus den Injektionsversuchen führt bereits Ranvier an mit den Worten: „Der Versuch gelingt, an welcher Stelle des Ventrikels man auch eine In-

---

[1]) Kronecker und Schmey, Sitzungsberichte der Berliner Akademie der Wissenschaften. Sitzung der phys.-math. Klasse vom 14. II. 1884.

jektion gemacht hat". Und weiter: „man überzeugt sich durch diesen Versuch, daß der Ursprung der Lymphbahnen überall in dem Herzmuskel verbreitet ist, da sie an allen Stellen, wo die Spitze der Kanüle hingelangt, injiziert werden." Ich kann diese Sätze voll unterschreiben.

Für mich handelt es sich hier darum, die Ursprungsstellen der Lymphbahnen zu bestimmen: unsere Aufmerksamkeit werden wir zu dem Zwecke auf die nähere oder weitere Umgebung der Einstichstelle in der Richtung zur Herzbasis hin zu wenden haben, also auf Partien, welche nicht dem Druck der injizierten Masse direkt ausgesetzt gewesen sind. Für jeden Kenner ist es eigentlich überflüssig, hinzuzufügen, daß man erstens nur sehr kleine Teile der Herzwand injiziert erhält, zweitens von diesen Partien zur Untersuchung auch nur wieder kleinere Abschnitte verwerten kann: man bedarf deshalb einer ganzen Reihe von Einzelbildern zur Konstruktion und Darstellung der tatsächlichen Verhältnisse. Wenn ich nun nach Möglichkeit in meiner Schilderung den Zusammenhang mit den Versuchen hervorheben will, so werde ich doch der Übersicht wegen mich der Darstellung des Gesamtbildes zuwenden.

Die Stellen, an denen die Lymphbahnen gefüllt sind, unterscheiden sich schon makroskopisch von solchen, an denen absichtlich oder zufällig die Blutgefäße injiziert sind. Die letzteren Stellen erscheinen im Verhältnis auffällig blasser gefärbt, zeigen gewöhnlich eine streifenförmige Zeichnung, welche ihre Richtung zu den sichtbaren Gefäßen nimmt, und umfassen durchschnittlich größere Strecken. Die ersteren dagegen, welche injizierte Lymphbahnen enthalten, stellen ganz scharf umschriebene, nahezu gradlinig begrenzte, mit einzelnen zackigen, spitzen Ausläufern versehene dunkelblau gefärbte Partien dar. Hat man die Injektion zeitig unterbrochen, so braucht nur eine solche Stelle, dem Einstich entsprechend, aufgetreten sein, doch kann im Innern der Herzwand im unmittelbaren Anschluß daran noch eine oder die andere kleinere Stelle vorhanden sein. Die Regel wird dieses fleckweise Auftreten aber bei forcierterer oder länger fortgesetzter Injektion: der Unterschied gegen die Blutgefäße tritt dann erst recht hervor, indem nicht eine größere Fläche gleichmäßig mit Berliner Blau gefüllt ist, sondern indem eine Reihe von anscheinend regellos zerstreuten Partien von dem eben geschilderten Charakter auftritt. Hin und her läßt sich beobachten, daß die zackigen Ausläufer sich in kurze blaue Linien fortsetzen, die Anschluß an einen Ast der Koronargefäße suchen.

Es handelt sich somit um ganz auffällige Erscheinungen, die wir ohne Zuhilfenahme des Mikroskops nicht lösen können. Gleich vorweg nehmen kann ich, daß wir wirklich instruktive Bilder nur in Schnitten erhalten, welche die Muskelzellen quer getroffen haben, also ganz im Gegensatz dazu, wie wir den Verlauf der Blutgefäße demonstrieren können; freilich sind ja Längsschnitte der Muskeln zur weiteren Beweisführung nicht zu entbehren, jedoch wäre es bei ihrer alleinigen Benutzung absolut unmöglich, eine Übersicht über die Lymphbahnen zu gewinnen. Es gelingt nämlich nicht, auf Längsschnitten eine einigermaßen nennenswerte Strecke im Schnitt zu erhalten, an der ein Zusammenhang zwischen den injizierten Bahnen klar und beweiskräftig genug sichtbar wäre, ein Verhalten, welches durch die Eigentümlichkeit im Verlauf der Lymphgefäße bedingt ist.

Hat nun der Schnitt die Muskelzellen quer in ihrer Richtung getroffen, so ist das Bild folgendes. In den breiten, spaltförmigen Lücken, welche die einzelnen Muskelzellbündel von einander trennen, (Henlesche Spalten) sieht man — mehr oder weniger längs getroffen — gröbere Gefäße mit der Injektionsmasse gefüllt. (Tafel V, Fig. 10.) Unmittelbar aus ihnen hervorgehend, und zwar parallel zu einander, erstrecken sich blaue Linien in das Innere des Muskelbündels hinein und bilden dadurch, daß nahezu jede einzelne Muskelzelle ringförmig von ihnen umgeben ist, durch ihre Anastomosen ein regelrechtes Netzwerk. Die Stärke der einzelnen Äste des Netzwerks variiert in erheblichen Grenzen: zarteste Linien bis zur doppelten Stärke der Blutkapillaren bilden die durchschnittlichen Grenzwerte; bemerkenswert ist der oft auffällig ungleiche Durchmesser derselben einen Linie, ebenso die Tatsache, daß Linien jeden Durchmessers, also auch die zartesten, ohne Vermittelung gröberer in das starke Gefäß einmünden. Verfolgt man nun den Verlauf einer Linie zwischen den Querschnitten der Muskelzellen, so sieht man außerordentlich häufig die Linie sich teilen, eine kleine kreisförmige Lücke zwischen sich fassen, um dann wieder einfach weiterzugehen. (Tafel V, Fig 10, c.) Die so umflossene Lücke stellt nichts anderes dar, als eine quer getroffene Blutkapillare. So setzt sich das Bild über den ganzen Querschnitt des Muskelbündels hinüber fort, bis die blauen Linien ihre Ausmündung wieder in größeren Stämmen in den Henleschen Spalten auf der entgegengesetzten Seite des Bündels finden.

Nehmen wir einstweilen an, die injizierte Berliner Blaulösung habe die richtigen Lymphbahnen getroffen und bezeichne durch ihre Farbe den Verlauf derselben, so würde der Schluß der sein, daß größere Stämme in den Henleschen Spalten liegen, im großen und ganzen eine Verlaufsrichtung quer zur Längsrichtung der Muskelzellen nehmen und bestimmt sind, ein Kapillarnetz, welches im Innern des zugehörigen Bündels liegt, in sich aufzunehmen. Sie vollführen dies direkt, ohne daß die Lymphkapillaren erst gezwungen wären, sich zu den einen Übergang vermittelnden Stämmen zu sammeln, also ohne successive dichotomische Teilung, wie sie den Blutgefäßen eigen ist. Der Verlauf der Lymphkapillaren selber zwischen den einzelnen

Muskelzellen würde der sein, daß sich ein zusammenhängendes Netz aus ihnen bildet, dessen Ebene rechtwinklig oder wenigstens ungefähr rechtwinklig zur Längsrichtung der Muskelzellen stände: die Maschen des Netzes wären bestimmt, jedesmal eine Muskelzelle in sich aufzunehmen. Das Verhältnis zu den Blutkapillaren, deren Verlauf parallel mit der Richtung der Muskelzellen geht, regle sich derart, daß nicht eine einfache Kreuzung erfolgt, sondern die Lymphkapillaren umgeben jene mit einer ringförmigen Scheide.

Das wäre im großen und ganzen der Verlauf, vorausgesetzt also nur, daß sich der Beweis erbringen läßt, daß die Lösung in wirklich präformierte Kanäle eingedrungen ist, ferner, daß diese im Leben der Lymphzirkulation dienen.

Der nächstliegende Einwand gegen die Richtigkeit einer Deutung der Linien als Kanäle ist natürlich der, daß die Injektionsmasse zwischen die Muskelzellen gedrungen ist und auf dem Querschnitte der letzteren nur als Linie sichtbar wird. Dem widerspricht aber zunächst die weitere Durchsuchung desselben Präparates. Das obige Bild ist von mir entworfen, wie es sich bei einer bestimmten unveränderten Stellung des Tubus zum Präparat bietet. Senkt man nun mittelst der Mikrometerschraube den Tubus, so sieht man allmählich die zuerst beobachteten Linien verschwinden — nebenbei gesagt, geschieht dieses Verschwinden abschnittsweise — und dafür neue in anderer Richtung verlaufende auftreten. Weiter beobachtet man, daß die neu im Gesichtsfeld bei veränderter Tubusstellung aufgetretenen Linien mit ihren Endpunkten im Zusammenhang bleiben mit den Kreuzungsstellen oder Knotenpunkten des oben beschriebenen Netzes. Dies eine Möglichkeit. Ein anderer Ausgangspunkt läßt sich an stärkeren Gefäßen finden, welche mit schrägem oder gebogenem Verlauf im Innern des Schnittes sichtbar sind. Verfolgt man den Lauf eines solchen Gefäßes, so zeigt sich, je mehr man sich der Oberfläche des Präparates nähert, häufig eine hellere, axiale Partie an ihnen und schließlich endigt das Gefäß auf der Schnittfläche selber in der oben beschriebenen Form eines blauen Kreises, der eine querdurchschnittene Blutkapillare umgibt. (Tafel V, Fig. 10, sch.).

Aus diesen Beobachtungen ergibt sich zunächst, ohne den Befunden die geringste Gewalt anzutun, folgendes. Die Annahme, daß die Linien der optische Ausdruck quergeschnittener, zwischen die Muskelzellen diffundierter Injektionsmasse ist, bleibt deshalb ausgeschlossen, weil sie einen scharf begrenzten Durchmesser haben. Das geht unstreitig beim Gebrauch der Mikrometerschraube hervor und zwar zeigt sich, daß die Breite der Linie ihrem Tiefendurchmesser entspricht. Das könnte bei einer Diffusion der Masse aber nicht der Fall sein, es müßte dann der Tiefendurchmesser erheblich größer als der Breitendurchmesser sein. Mit der Annahme einer Diffusion ferner unvereinbar ist das weitere Ergebnis der Tubusbewegung, daß nämlich die Linien, wie wir sie auf dem Querschnitt der Muskulatur sehen, durchaus nicht parallel mit der Schnittrichtung, im Bilde also horizontal verlaufen. Ich betonte schon, daß die oberflächlichen Linien abschnittweise verschwinden: bald sieht man die eine Seite, bald die andere weniger scharf konturiert, bis sie völlig unsichtbar werden. In derselben Weise werden die tiefer liegenden Linien ebenfalls erst streckenweise sichtbar: in Summa, das Verlaufsbild läßt sich überhaupt nicht mit einem Blick umfassen, es läßt sich nur aus der Gesamtheit von Einzelbildern konstruieren. Diese Bilder wären aber unverständlich, wenn die Masse diffundiert wäre, d. h. frei zwischen den Muskelzellen läge.

Nun tritt eine Diffusion von Injektionsmasse in Wirklichkeit leider nicht selten ein; so unliebsam dies Ereignis an sich ist, so bietet es uns doch Gelegenheit zur Kontrolle. Das Bild ist in diesem Falle das, daß die Oberfläche der Muskelzellen mit einer dünnen blauen Schicht überzogen ist, in welcher sich indes stärker blau tingierte Linien scharf begrenzt abheben, genau in Stärke und Verlaufsrichtung, wie vorhin beschrieben.

Wir müssen daraus also wenigstens schließen, daß anatomische Vorbedingungen existieren müssen, welche der Injektionsmasse bestimmte Wege vorschreiben. Bei diesem Schluß dürfen wir aber mit Fug und Recht zu seiner weiteren Begründung auf die Methode der Injektion zurückverweisen, bei der jede Gewalt vermieden wurde und bei der, wie wir sahen, die Aktion des noch schlagenden Herzens als bewegende Kraft für die Vorwärtsbeförderung der Injektionsmasse mit benutzt wurde; will man also die oben beschriebenen Bilder für Kunstprodukte erklären, so müßte ebenso gut behauptet resp. bewiesen werden können, daß die physiologische Tätigkeit des Herzens seine eigenen Gewebe schädige. Das wäre absurd oder es bliebe nur übrig, anzunehmen, daß Gewebslücken resp. -Spalten existieren, in welche die Injektionsmasse von der Injektionsstelle gelangt wäre, vielleicht mit Umgehung der Lymphgefäße, vielleicht auch ständen die Räume in Kommunikation mit Lymphgefäßen, ohne doch selber welche zu sein.

Ich erwähnte, daß öfters eine Diffusion der Injektionsflüssigkeit eintrete, trotzdem ich weiter betonte, daß bei den Versuchen jede Gewalteinwirkung ausgeschlossen sei. Zur Erklärung füge ich hinzu, daß selbstverständlich eine Diffusion eintritt an den Stellen und in der Nachbarschaft des Punktes, an dem die Kanüle eingestochen wird. Von hier aus muß sich natürlich die Lösung ebenso gut diffus ins Gewebe ergießen, als sie ein Lymphgefäß trifft. Zur Feststellung der weiteren Wege vermittelst mikroskopischer Schnitte aber wurden besonders die möglichst von der Einstichstelle entfernt gelegenen Partien verwendet, wo von einem großen Injektionsdruck kaum mehr die Rede sein konnte. Indes können Strecken aus beiden Stellen im speziellen Schnitt gleichzeitig vorhanden sein und dadurch klärt sich der scheinbare Widerspruch auf natürliche Weise auf.

Handelt es sich nun um Räume, welche außer Zusammenhang mit Lymphgefäßen stünden, so könnten dieselben nur im Bindegewebe liegen, denn das Bild, welches eine Diffusion der Masse zwischen den Muskelzellen darbietet, ist uns schon bekannt geworden. Nun ist aber das Bindegewebe zwischen den einzelnen Zellen unter normalen Verhältnissen ein außerordentlich zartes; am zartesten, fast geradezu als ganz zu vernachlässigender Faktor existiert es, wie früher erwähnt, bei kleinen Tieren, z. B. der Maus. Trotzdem ist auch hier die Verlaufsweise, das ganze durch die Injektion gewonnene Bild genau das oben beschriebene. Also Wahrscheinlichkeit stützt den eben gemachten Einwand gegen meine Annahme nicht.

Andererseits zeigen uns unsere Injektionsbilder, daß das aus den geschilderten Linien zusammengesetzte intermuskuläre Netz zum größten Teil ohne Vermittelung gröberer Gefäße aus größeren, ja großen Gefäßen hervorgeht, welche senkrecht zur Achse der Muskelzellen in den Henleschen Spalten verlaufen.

Daß es sich bei den in den Henleschen Spalten liegenden Gefäßen um wirkliche Gefäße mit eigenen Wandungen handeln muß, klären vor allen Dingen Serienschnitte auf: dasselbe Gefäß findet sich in zwei auf einander folgenden Schnitten nur dann, wenn sein Dickendurchmesser größer als die Dicke eines einzelnen Schnittes ist. Im anderen Falle sind nur etwa durch den Schnitt getrennte Teile von ihm sichtbar. Wäre hier die Masse diffundiert, so würde sie natürlich doch die ganze Spalte erfüllen müssen: das ist aber nicht der Fall. Ferner findet sich die Tatsache, daß das injizierte Gefäß mehr der einen Seite der Henleschen Spalte anliegt, also auf der entgegengesetzten Seite noch einen Teil der Spalte freiläßt. Danach muß es sich um ein wirkliches, präformiertes, mit eigenen Wandungen ausgestattetes Gefäß handeln, wobei ich ebenfalls als Beweiszusatz auf den absolut identischen Befund an dem bindegewebsarmen Mäuseherzen verweise. Weiter kann dies Gefäß aber nichts anderes, als ein Lymphgefäß sein, aus dem einfachen Grunde, weil die Blutgefäße einen anderen charakteristischen Verlauf besitzen und sich dadurch scharf und mühelos unterscheiden lassen. Auch haben diese letzteren ihre Lage nicht in den Henleschen Spalten, sondern im Innern des zugehörigen Muskelzellenbündels. Eine Verwechselung ist daher absolut ausgeschlossen.

Mit diesen Gefäßen, — also unzweifelhaft interfaszikulären Lymphgefäßen — sehen wir jenes, zuerst beschriebene, zarte intermuskuläre Netz in kontinuierlichem Zusammenhange. Die größte Wahrscheinlichkeit spricht bei der Anordnung der Versuche, bei der Stetigkeit und Häufigkeit des Befundes deshalb dafür, daß der Zusammenhang ein natürlicher ist, d. h., daß das beschriebene Netz ein Netz von Lymphkapillaren darstellt. Völlig ist allerdings der Einwand noch nicht aus der Welt geschafft, daß die Injektionsmasse durch Verletzungen der zarten Wandungen aus den größeren interfaszikulären Gefäßen in spaltförmige Räume, zwischen die Muskelzellen eingedrungen wäre. Dieser Einwand muß also noch weiter erledigt werden.

Wenn auch das Eindringen der Injektionsmasse in nicht präformierte Kanäle kaum das typische Verhalten liefern würde, welches die Schnitte zeigen — die Wege, auf denen dies erfolgen könnte, müßten sich dann viel unregelmäßiger gestalten — so würde es dennoch an einem Teile des gesamten Bildes verständlich sein. Es wäre nämlich nicht schwer denkbar, daß die Blutkapillaren durch ihren Verlauf für die Richtung der injizierten Blaulösung bestimmend sein könnten. Diese würden dann aber natürlich nicht in wirklichen Lymphscheiden stecken.

Daß es sich aber wohl um kein Kunstprodukt handeln kann, dafür lassen sich Beweise, allerdings erst nur negative, bei der Durchmusterung der Präparate beibringen. Es ist mir vorgekommen, daß bei den notwendigen Manipulationen mit den Schnitten, dieselben an den dünnen Randpartien etwas gedrückt oder gezerrt worden waren; dadurch kam es zu Stande, daß die Muskelzellen und die injizierten Bahnen auseinander gedrängt wurden, auch wohl stellenweise zerrissen. Trotzdem bewahrten die — allgemein gesagt — Figuren, welche von dem Berliner Blau bezeichnet waren, genau ihre Form, wie an allen Stellen des Präparates, an denen keine Läsion stattgefunden hatte. Dies hätte nicht der Fall sein können, wenn nicht die Farbe in wirklichen, mit Wandungen ausgestatteten Kanälen sich befunden hätte: da das Blau durch den härtenden Alkohol einfach ausgefällt wird, so müßte dies bei nicht sehr zarter Behandlung zerfallen, wo es nicht durch bestimmte Bedingungen zusammengehalten ist.

Dieser Befund spricht also eher dafür, daß wir es mit präformierten Kanälen zu tun haben. Was nun das Verhältnis zu den Blutkapillaren betrifft, so gibt es eine ganze Reihe von Stellen, in denen die Lymphscheiden nicht vollständig geschlossen sind, vielmehr eine Seite oder auch Abschnitte der Blutkapillaren frei lassen, — wohlverstanden an Präparaten, die im übrigen eine komplette, gelungene Injektion zeigen. Längsschnitte der Muskulatur, auf welche ich bisher überhaupt noch nicht eingegangen bin, helfen uns leider gar nicht: dieselbe bieten sogar ein recht verwirrendes Bild. Dünne Schnitte zeigen natürlich zu sehr Bruchstücke von Gefäßen, dickere sind wegen der Übereinanderlagerung der massenhaften Lymphgefäße kaum oder garnicht zu entziffern. Was speziell unsere Frage anlangt, so sieht man auf Längsschnitten der Muskulatur die Blutkapillaren verdeckt durch die Injektionsmasse, welche sie umschließt, mehr oder weniger zarte Verbindungszweige zwischen den benachbarten dicken Strängen umspinnen die Muskelzellen. So sind die Blutkapillaren bei einer starken Injektion völlig dem Auge entzogen, ihr Verhältnis zu den Lymphbahnen ist auf diese Weise also nicht festzustellen. Ganz anders ist das Bild bei einer schwachen Füllung der Lymphwege: dann kann man kleine Blutgefäße beobachten, die von beiden Seiten mit einer blauen Linie eingefaßt sind. Eine Klärung erreichen wir aber damit ebensowenig.

Der Zufall kam mir nun bei meinen Untersuchungen in der glücklichsten Weise zu Hilfe. Bei der Durchsuchung eines Katzenherzens (alte Katze), nebenbei erwähnt, auch eines menschlichen Herzens (dies freilich bei einer andern Gelegenheit) zeigten sich im Präparat Stellen, an denen zwischen den Muskelquerschnitten eigenartig glänzende, von gelblich-bräunlichen amorphen Körperchen durchsetzte, sternförmige, resp. mit zackigen Ausläufern versehene Figuren bemerkbar waren. Betrachtete ich diese Figuren genauer, so zeigte sich, daß die eben bezeichnete Masse quer getroffene Blutkapillaren zirkulär einschloß, im übrigen aber genau die Figuren in ihrer Form nachahmte, wie ich sie durch die Injektion mit Berliner Blau gewonnen hatte. Offenbar handelte es sich, das konnte keinem Zweifel unterliegen, um irgend eine geronnene Masse, sei es durch spontane Einflüsse, sei es durch den zur Fixation benutzten Alkohol (nur hiermit waren die Stücke behandelt). Blutgerinnungen resp. deren Abkömmlinge konnten es nicht sein; diese hätten sich unbedingt doch durch die Gegenwart von Blutpigment oder dergl. verraten, auch war das Lumen der Kapillaren völlig frei. Die Gebilde lagen überdies nicht frei im Gewebe, vielmehr eingerahmt von einer zarten membranartigen Haut, — auf dem Querschnitt zeigte sich dementsprechend eine doppeltkonturierte Linie —, welche auf ihrer Oberfläche flache Erhebungen als Durchschnitt von endothelartigen Zellen erkennen ließ. Da nun außer Blutgefäßen im Herzen präformiert keine anderen Hohlräume oder Kanäle existieren, so konnte es sich nur um Lymphgefäße handeln und die Figuren konnten nichts anderes darstellen, als Gerinnsel, welche in den Lymphbahnen steckten: mithin hatte ich eine quasi spontane, natürliche Injektion der letzteren beobachtet.

Durch diese Beobachtung erfuhren mit einem Schlage die oben geschilderten Injektionsbilder ihre Bestätigung dahin, daß wir es nicht mit Kunstprodukten zu tun haben konnten, ferner, daß tatsächlich die Blutkapillaren in Lymphscheiden stecken, daß stärkere Lymphgefäße in den Henleschen Spalten verlaufen — auch diese zeigten zum Teil die obigen Gerinnsel — und daß beide, die lymphatischen Blutkapillarscheiden wie die interfaszikulären Lymphgefäße durch dünnere, im ganzen zarte Kommunikationen verbunden werden, so daß das von ihnen gebildete

Netz senkrecht zur Längsachse der Muskelzellen verläuft und diese letzteren selbst zirkulär mit seinen Maschen umgreift.

Wenn ich somit auch die Berechtigung zu besitzen glaubte, tatsächlich die Injektion der Lymphbahnen des Myocards geliefert zu haben, so lag doch noch das Verlangen nahe, mich noch sicherer von dem Vorhandensein von Wandungen an ihnen zu überzeugen. In der Behandlung mit Höllenstein steht uns ja bekanntlich ein Mittel zu Gebote, die charakteristische Endothelform der Lymphgefäße sichtbar zu machen, und damit also die Möglichkeit, die spezifische Natur von Kanälen im obigen Sinne festzustellen. Gelingt uns der Versuch, so wären wir damit aller Schwierigkeiten überhoben.

In der Tat ist es mir nach verschiedenen vergeblichen Versuchen gelungen, beim Hamster meinen Zweck zu erreichen. Zu dem Behufe tötete ich das Tier durch tiefe Narkose, öffnete den Thorax, schnitt das Herz heraus und injizierte in die Muskulatur unter langsamem Druck eine Höllensteinlösung von 1 : 300. Das Herz kam dann in Alkohol; die Schnitte wurden in gewöhnlicher Weise weiter behandelt. Bei dieser Injektion — darauf machte ich schon zu Anfang aufmerksam — achtete ich nicht so peinlich auf eine möglichst geringe Kraftanwendung, hier galt es nicht, die Räume zu füllen, sondern die charakteristische Zeichnung der Endothelgrenzen zu erzeugen. Dazu war es aber offenbar gleichgiltig, wo die injizierte Höllensteinlösung zunächst hingeriet.

Die noch strittigen Punkte finden, glaube ich, ihre Erledigung durch diese Präparate. An ihnen sieht man deutlich größere Lymphgefäße mit ihrer charakteristischen Endothelauskleidung (in diesen Fällen verwandte ich Längsschnitte der Muskulatur.) (Tafel V, Fig. 11.) Manchmal ganz direkt, manchmal nur durch ganz kurze Stämmchen verbunden, gehen aus diesen größeren Gefäßen die Lymphkapillaren hervor, die durch die Höllensteinzeichnung sich in zwei Formen präsentieren. Einmal ist ihre seitliche Begrenzung durch je eine wellenförmig gekräuselte Linie bezeichnet, dann aber kann man sehen, daß diese beiden Linien spitzwinklig zusammenstoßen und eine Strecke weit als einfache krause Linie weitergehen. Dies trifft aber nur für kurze Entfernungen zu, dann schließt sich wieder das erste Bild an und so fort.

Stellen nun diese gekräuselten Linien die Zellgrenzen von Lymphgefäßendothelien dar? Ich glaube, die Frage unbedingt bejahen zu können. Es handelt sich im ganzen überhaupt nur um kleine Endothelzellen: an den gröberen und stärkeren Gefäßen kann über ihre Natur kein Zweifel Platz greifen, sie sind leicht kenntlich an ihrem charakterischen Aussehen. Zum Überfluß war stellenweise in den Präparaten auch das Endothel der Blutgefäße durch die Höllensteinlösung gezeichnet: diesen Zellen fehlen aber die tiefen Ausbuchtungen der Ränder, welche wir an denen der Lymphgefäße beobachten können.

Mit diesen unzweifelhaften Lymphgefäßen steht nun das oben beschriebene System feiner Kanäle in kontinuierlichem Zusammenhang; die Silberniederschläge bilden durch die gekräuselten Linien aber dieselbe Form, die wir als Begrenzung der einzelnen Endothelien an den stärkeren Lymphgefäßen gefunden haben. Der veränderte Gesamteindruck, den die Endothelien der Kapillaren liefern, rührt meines Erachtens lediglich daher, daß bei dem geringen Durchmesser der letzteren unter Umständen an einer Stelle nur eine einzige Zelle die Wandbegrenzung bildet, daher dann in solchen Fällen nur eine einzige Linie darstellbar ist, als Zeichen der lineären Vereinigung der seitlichen Begrenzungslinie einer um ihre Fläche gekrümmten Endothelzelle. Weiter ist diese Flächenkrümmung einer solchen Endothelzelle daran schuld, daß wir zum Teil auf den Rand derselben blicken und deshalb die völlige Ausbildung ihrer tiefen Randausbuchtungen nicht übersehen können: an solchen Stellen würde die Silberlinie also weniger gezähnelt erscheinen. An sich wäre es auch denkbar, da es sich um ganz feine Kanäle handelt, daß der Silberniederschlag, wo er als einfache Linie auftritt, direkt das Lumen der Kanäle darstellte. Dem widersprechen aber wohl zwei Tatsachen. Einmal die Kräuselung der Linie, welche in ihrer Form der der bekannten Endothelgrenzen entpricht, dann aber haben wir schon durch die Injektion mit Berliner Blau erfahren, daß es feinste Gefäße geben muß, an denen jedoch nichts von einer solchen Kräuselung wahrnehmbar war.

Die Bilder, in denen die Begrenzung der Lymphkapillaren durch zwei solcher Linien gebildet wird, ist nach dem Gesagten wohl klar: es handelt sich in diesem Falle um erweiterte Strecken der Gefäße.

Der Schluß muß nach meinem Dafürhalten als feststehend gelten, daß wir in den beschriebenen, durch Höllenstein gezeichneten Figuren in der Tat eine Darstellung von Lymphbahnen vor uns haben. Die Art nun, in welcher sie uns auf den hierzu benutzten Längsschnitten der Muskulatur entgegentreten, ist die, daß sie ein Netz bilden, dessen Maschen parallel zur Längsrichtung der Muskulatur verlaufen: jede Muskelzelle ungefähr ist von einer Masche umfaßt und zwar so, daß je zwei kleine Längsgefäßchen durch zwei Ringgefäße verbunden werden; die Verbindung erfolgt mehr oder weniger unter rechtem Winkel.

Wenn man das allgemeine Bild vor sich hat, so fällt einem eine große Ähnlichkeit der Verlaufsrichtung dieser Lymphbahnen mit der der Blutkapillaren auf, welche bekanntlich in ähnlicher Weise die Muskelzellen umspinnen. Man sieht überdies manchmal sogar ein kleines Blutgefäß, kenntlich an der schlanken, gestreckten Form seiner Endothelien, welche nicht die ausgebuchteten Grenzlinien besitzen, mit dem von mir als Lymphkapillarnetz angesprochenen Kanalsystem in Verbindung treten.

Damit wären wir bei einem Widerspruch angelangt. Nach meinen früheren Ausführungen im Anschluß an die Injektionsversuche mit Berliner Blau dürfte jedoch eine Lösung nicht schwer fallen. Wir waren zur Annahme gedrängt worden, daß die Blutkapillaren von Lymphbahnen scheidenartig umgeben seien. Ist das der Fall, so muß sich natürlich in gewisser Ausdehnung der Verlauf der beiden Gefäßarten decken. Daß nun nicht immer der Zufall so glücklich waltet und uns im Innern einer Lymphkapillare bei Versuchen mit Höllensteininjektion auch die Zeichnung der Blutkapillaren entgegentreten läßt, brauche ich wohl nicht weiter erwähnen. Dazu ist die angewandte Methode in ihren Erfolgen nicht zuverlässig genug. An einzelnen Stellen glaubte ich Bilder gesehen zu haben, die in dem Sinne zu deuten wären, aber die Kleinheit der Endothelien, der geringe Durchmesser der in Betracht kommenden Kanälchen treten einer einwandsfreien Deutung hindernd in den Weg. Trotz der allgemeinen Übereinstimmung im Verlauf zwischen den beiden Arten von Kapillaren ist aber doch der Umstand hervorzuheben, daß das Lymphkapillarnetz entschieden dichter ausfüllt. Das würde sich decken mit dem, was ich früher anführte, daß zarte Verbindungszweige existieren zwischen den stärkeren Ästen des Lymphkapillarnetzes, welche die Einscheidung der Blutkapillaren zu übernehmen haben.

Als allgemeiner Schluß der Versuche mit Höllenstein wäre demnach anzuführen, daß ihre Resultate übereinstimmen mit den Berliner Blau-Injektionen, was die Verlaufsrichtung der Lymphwege anbetrifft, besonders aber liefern sie uns die Bestätigung, daß unsere Annahme, die mit jener Farblösung gefüllten Kanälchen seien Lymphgefäße, in der Tat gerechtfertigt war. Die letzteren besitzen danach die bekannte Wandstruktur, bestehend aus einer einfachen Lage der charakteristischen Endothelzellen.

Aber nicht allein durch Behandlung mit Silberlösung läßt sich eine Wandung kenntlich machen, auch an passend gefärbten Schnitten der Herzmuskulatur sind deutliche Begrenzungslinien an den Lymphkapillaren zu sehen. Es ist das nicht unwesentlich, denn wir können damit eine Kontrolle unserer Befunde unter solchen Umständen und an solchen Herzen erhalten, die sich aus bekannten naheliegenden Gründen, wie z. B. das menschliche Herz, nicht mehr zu Injektionsversuchen verwenden lassen. Am deutlichsten habe ich die Kapillarwandungen beobachten können, wenn ich die Heidenhainsche Färbemethode (Färbung kleiner Stücke des Herzmuskels mit wässeriger Hämatoxylin-Lösung und nachfolgender Behandlung mit doppeltchromsaurem Kali, dann Anfertigung der Schnitte etc.) anwandte, eine Färbung, welche bekanntlich ein außerordentlich scharfes Strukturbild liefert. An solchen Schnitten sieht man hin und her — speziell habe ich hier Querschnitte der Muskulatur im Auge — wie sich um einen Abschnitt einer Muskelzelle ein spaltförmiges Kanälchen herumwindet: seine Wand wird durch eine feine, dunkle, doppeltkonturierte Linie bezeichnet: stets liegt die eine Wand der Kapillare der Muskelzelle eng und unzertrennlich an, etwaige Querschnitte von Blutkapillaren sieht man dementsprechend natürlich nur auf der entgegengesetzten Seite, also an der freien Wand des Kanälchens. (Tafel VI, Fig. 16). In manchen Fällen verfolgt man auch, wie das letztere sich teilt und noch benachbarte Muskelzellen mit umgibt, mit anderen Worten, man hat dann die Verbindungsstelle zweier längsgetroffener Lymphkapillaren vor sich.

Diese Befunde waren es, welche mich überhaupt dazu veranlaßt haben, Injektionsversuche zu machen: ich glaubte, sie von Anfang an nicht anders deuten zu können, als wie ich ausgeführt habe, und wollte ich aus dem Grunde doch Beweise für die Richtigkeit meiner Annahme beibringen.

Noch ein Resultat, das man am einfach gefärbten menschlichen Herzen erhalten kann, mag hier angeführt werden. Es gibt krankhafte Zustände beim Menschen — es wird noch wiederholt von ihnen die Rede sein — in denen wir innerhalb der Herzmuskulatur stellenweise, manchmal recht breite spaltartige Kanäle eine Strecke weit verfolgen können. Besonders instruktive Bilder habe ich an so erkrankten Herzen aus der Gegend der Herzspitze erhalten, weil hier auf demselben Schnitt die Muskulatur innerhalb kurzer Abstände teils längs, teils quer getroffen erscheinen kann. Unter solchen Umständen läßt sich beobachten, wie ansehnliche,längliche Kanäle in den Henleschen Spalten verlaufen, ohne sie jedoch ganz auszufüllen, und unmittelbar im Zusammenhang stehen, bezw. übergehen in spaltartige, zwischen den quergetroffenen Muskelzellen liegende Lücken. Diese Spalten bilden zwischen den Muskelzellen ein förmliches Netz; wenn sie auch an der Oberfläche der primären Lamellen, d. h. also in der Nähe der Henleschen Spalten, am breitesten sind, so sind sie bei einiger Ausdehnung doch durch den ganzen Querschnitt der betr. Lamellen zu verfolgen. (Tafel VI, Fig. 16.) Der ganze Verlauf dieser spaltartigen Kanäle deckt sich mit dem Bilde, welches uns meine Injektionsversuche geliefert haben, die Begrenzung des Kanallumens gegen die umschlossenen Muskelzellen wird an diesen gefärbten Schnitten geliefert durch die scharfe, soeben erst geschilderte doppeltkonturierte dunkle Linie: kurz, wir finden an diesen Kanälen alle die charakteristischen Momente wieder, welche ich bisher an den Lymphgefäßen des Myocards beschrieben habe.

Es muß sich demnach hierbei unter allen Umständen um ein präformiertes, mit eigenen zarten Wandungen ausgestattetes Spaltsystem handeln, welches nur aus bestimmten Ursachen stellenweise besonders ausgeweitet ist. Wir gelangen zu dem schon einmal gefaßten Schluß, da außer Blut- und Lymphbahnen kein präformiertes Kanalsystem im Myocard vorkommt, können wir nicht anders, wie diese netzförmigen Spalten als ektasierte Lymphgefäße anzusprechen.

Angeführt habe ich diesen pathologischen Befund an dieser Stelle lediglich aus dem Grunde, weil wir durch ihn, ohne daß wir irgend ein besonderes Hilfsmittel nötig gehabt hätten, also ohne daß wir dem Einwande ausgesetzt werden könnten, künstlich mit Gewalt ein Spaltsystem erzeugt zu haben, ganz genau das gleiche Bild erhalten, wie ich es als Resultat meiner Injektionsversuche geschildert hatte, gleichzeitig auch eine entsprechende Bestätigung der Ergebnisse der Höllensteinbehandlung.

Wenn irgend eine Beobachtung positiven Wert hat, so ist es diese: sie beweist eindeutig, daß tatsächlich ein wandungshaltiges interzelluläres (intermuskuläres) Lymphkapillarnetz existiert, und daß es mit größeren Gefäßen (interfaszikulären), die in den Henleschen Spalten liegen, kontinuierlich zusammenhängt. Auch das mag noch gesagt werden, daß durch die verschiedenen Versuche sich die Identiät des Verlaufs der Lymphbahnen am Tier- und Menschenherzen herausgestellt hat.

Nun betonte ich vorhin, daß die eine Wand der Lymphkapillaren fest verbunden ist mit der Oberfläche der Muskelzellen: es ist nämlich niemals auch nur eine Spur selbst des zartesten Bindegewebes zwischen beiden zu erkennen. Damit sind wir zu einer physiologisch hoch bedeutsamen Tatsache gekommen.

Ein weiterer Beweis für diese Tatsache wird erst in einem späteren Abschnitt, nämlich bei Besprechung der pathologischen Verhältnisse angeführt werden: hier will ich nur das einfache Faktum feststellen. Der von mir hervorgehobene Zusammenhang zwischen Lymphkapillaren und Muskelzellen ist so fest, daß er niemals gelockert wird. Wir kennen unter krankhaften Zuständen Bindegewebswucherungen am Herzmuskel; dieselben drängen sonst alle Gebilde der Herzwand auseinander, niemals aber drängen sie die sich auf die Oberfläche der Herzmuskelzelle stützende Wand der Lymphkapillaren von der Muskelzelle fort. (Tafel VII, Fig. 17.)

Diese Beobachtung legte mir die Frage nahe, ob nicht vielleicht bestimmte Beziehungen der kapillaren Lymphbahnen zu bestimmten Oberflächenbezirken der Muskelzelle bestünden. Wir müssen ja bekanntlich zwischen den zum Zellstoffwechsel in erster Linie berufenen Teilen, dem Kern mit Sarkoplasma auf der einen, und den eigentlich kontrakilen Elementen auf der anderen Seite unterscheiden. A priori war nur an eine Beziehung zu den ersten beiden zu denken. Um möglicherweise Klarheit hierüber zu erhalten, wählte ich einen Schnitt, auf dem die Lymphkapillaren mit Höllenstein gezeichnet waren, und färbte ihn mit Hämatoxylin. Die Muskelkerne hoben sich hinreichend scharf ab und an einem solchen Präparat sah ich, daß eigentlich ausnahmslos der Muskelkern jedesmal im Zentrum der Masche des Lymphkapillarnetzes lag, welches die Zelle umgürtete, und hieraus, glaube ich, können wir folgern, daß die zirkulären Verbindungswege des Netzes nahe der Stelle liegen, wo zwei benachbarte Muskelzellen mit ihrer Kittsubstanz aneinandergefügt sind.

Dies hat natürlich nur die Wahrscheinlichkeit für sich; mit Sicherheit können wir aber einen anderen wichtigen Schluß aus diesen Präparaten ziehen, daß nämlich Muskelzelle für Muskelzelle des Herzens von einer Masche des Lymphkapillarnetzes umschlossen ist, also ein ganz enormer Reichtum an diesen Gefäßen vorhanden ist; im Gegensatz dazu führe ich mit Ranviers Worten den Unterschied im Verhalten der Blutkapillaren an: „bloß schließen die Maschen dieses Netzes, anstatt ein einziges Bündel zu enthalten, gewöhnlich mehrere solcher Bündel ein.“

Die Eigentümlichkeiten sind, soweit ich sehe, nirgends hervorgehoben, ich meine aber, daß ihnen eine große Bedeutung für später zu erörternde Verhältnisse zukommt.

Meine Untersuchungen haben mich weiter dazu geführt, Ranviers Anschauung abzulehnen, nach der das Herz „als ein lymphatischer Schwamm“ anzusehen sei. Wir hatten gefunden, daß, wenn auch die Wandungen der Lymphbahnen außerordentlich zart sind, diese dennoch ein pheripherwärts völlig geschlossenes Kanalsystem darstellen und sich keine Momente haben entdecken lassen, welche freie im Gewebe liegende Mündungen derselben anzunehmen, zwängen.

Dagegen kann ich Ranvier beistimmen, wenn er vom Verhältnis der Blutgefäße zu den Lymphgefäßen sagt: „Selbst bei den bestgelungenen Injektionen (der Blutgefäße) zeigen die gut injizierten Teile oft Diffusion. Es rührt dies daher, daß die Blutkapillaren, anstatt von Bindegewebe, das ihre Wände stützt, umgeben zu sein, hier mitten in Lymphräumen verlaufen, in welche die Injektionsmasse leicht eindringt. Dies ist der Grund, weshalb man bei Injektion der Blutgefäße oft dazu gelangt, eine teilweise Injektion des Lymphnetzes zu erhalten. Ein einziger Riß eines blutführenden Kapillargefäßes genügt, damit jenes Netz in der ganzen Umgebung injiziert werde.“ Dann betont er weiter: „An der Oberfläche der Blutgefäße ist eine Schicht platter Zellen vorhanden, welche als ein Teil vom Endothelium des Lymphraumes angesehen werden kann.“

Trotzdem also Ranvier hier schon im allgemeinen auf die wirklichen Tatsachen eingeht, glaube ich doch, noch ein Recht zu der vorstehenden detaillierten Beschreibung gehabt zu haben, und zwar nicht zum wenigsten deshalb, weil sich so ganz eigenartige Verhältnisse von nicht unerheblicher Tragweite daraus ergeben haben, die ich aber nach den angeführten und mir sonst zugänglichen Literaturnotizen nicht als bekannt ansehen kann.

Wenn z. B. Ranvier von der Einscheidung der Blutgefäße spricht, so geht nirgends hervor, wo dieselbe stattfindet, ob erst an den größeren Gefäßen, oder schon an den Kapillaren! Für mich ergab sich aber schon das letztere, wie weit es sonst noch der Fall ist, werden wir sehen.

An dieser Stelle möchte ich nur noch einer hergehörigen Möglichkeit gedenken. Wirklich nachgewiesen sind die Lymphscheiden natürlich nur am Herzen der früher genannten Tiere; für die Verhältnisse beim Menschen sind Injektionen nicht mehr anwendbar: also können wir hier, trotzdem uns eine Klärung dieser Frage sehr wertvoll sein müßte, nicht den ebenso sicheren Beweis erbringen. Die vorhin erwähnte Eigenart, daß bei pathologischer Bindegewebshyperplasie niemals eine Trennung der Lymphkapillaren von der Oberfläche der Muskelzellen stattfindet, wohl aber von den zugehörigen Blutkapillaren, legt mir den Gedanken nahe, daß beim Menschen keine echten Lymphscheiden an dieser Stelle existieren, sondern nur eine analoge Einrichtung. Dieselbe würde dann so zu denken sein, daß das kapilläre Blutgefäß an dem Treffpunkte läge, wo z. B. die Lymphkapillaren von drei benachbarten Muskelzellen zusammenstoßen. (Tafel VI, Fig. 16.) So wären unter normalen Verhältnissen die Beziehungen zwischen den genannten Organteilen die analogen, als ob echte Lymphscheiden da wären, so würde sich dann aber auch das eigentümliche pathologische Verhalten gleichzeitig erklären. Eine Sicherheit habe ich aber leider nicht zu einer Entscheidung dieser Differenz, weder für noch wider.

Zu Anfang meiner Darstellung beschrieb ich das Netz der Lymphkapillaren innerhalb einer Muskellamelle als senkrecht zur Richtung der Muskulatur verlaufend. Nach den späteren Ausführungen könnte man es — da es sich ja an den Verlauf der Blutkapillaren anlehnt, diese aber parallel der Muskulatur gerichtet sind — ebenso als längsverlaufend bezeichnen. Ich möchte aber doch an meiner ursprünglichen Fassung festhalten. Denn einerseits stellen die Lymphscheiden der Blutkapillaren nur einen Teil des Lymphkapillarnetzes dar, welche die Verbindung herstellen zwischen den Ästen, welche selbständig die Muskelzellen umgürten. Doch das ist Nebensache, besonders bewog mich zu der obigen Aufstellung der Umstand, daß die Sammelgefäße eines bestimmten Bezirks des Lymphkapillarnetzes — nämlich die in den Henleschen Spalten liegenden Gefäße — senkrecht zur Längsachse der Muskulatur verlaufen und dabei, trotzdem die gröberen Blutgefäße einer Lamelle nicht parallel zur Längsrichtung der Muskelzellen liegen, doch keine gleiche Richtung mit diesen einschlagen, sondern dieselben kreuzen. Daraus geht aber hervor, daß der zu einem

Sammelgefäß gehörige Bezirk des Netzes als zirkulatorische Einheit zu betrachten ist und die Lage dieses Bezirks fällt in der Tat in seiner Richtung nicht mit der der Muskulatur zusammen, aber auch nicht mit der der Blutbahn. Im Zusammenhang mit dieser Anordnung des Lymphkapillarnetzes steht die zu Anfang beschriebene makroskopische Form der Injektionsfelder. Damals erfuhren wir, daß die Injektionsmasse sich nicht parallel in der Längsrichtung der Muskulatur fortbewegt, sondern einzelne Herde lieferte mit fast gradliniger Begrenzung und zackigen Ausläufern. Diese letzteren nun sind nichts weiter, als in den Henleschen Spalten liegende interfaszikuläre Lymphgefäße und die verhältnismäßig gradlinige, seitliche Begrenzung der Herde wird bedingt durch die seitliche Begrenzung der primären Muskellamellen. Nach den obigen Schilderungen erklärt sich dieses eigenartige Verhalten einfach durch die zur Längsrichtung der Muskulatur senkrecht verlaufende Richtung des Lymphkapillarnetzes.

Wir gelangen jetzt zu der Frage, auf welchen Bahnen sich die „Lymphe" weiterbewegt. Die Tatsache, daß die kleinsten Blutbahnen von Lymphscheiden umgeben sind, führt gleich zu der Frage, ob dies auch von den größeren, zunächst den „intralamellär" verlaufenden der Fall ist. Ich kann dies einfach bejahen, wenn auch dies Verhältnis sich allmählich so gestaltet, daß weniger eine geschlossene Scheide vorhanden ist, als vielmehr ein Umsponnensein der Arterie von einem anastomosierenden Netz von Lymphgefäßen.

Diese Lymphscheiden resp. umspinnenden Lymphgefäße nehmen einen Teil des Lymphkapillarnetzes der Nachbarschaft direkt in sich auf, ein anderer Teil steht in Beziehung zu den interfaszikulär, also in den Henleschen Spalten liegenden Lymphgefäßen. Die Einmündung der Kapillaren in die gröberen Stämme geht nach beiden Richtungen hin nach demselben Gesetz von statten: es braucht nicht, wie an den Blutkapillaren ein Zusammentritt zu kleinen Stämmchen zu erfolgen, die sich zu stärkeren vereinigen und so fort, sondern die Kapillaren können sich ohne weitere Vermittelung direkt in die stärkeren, ja starken Sammelgefäße einsenken, je nachdem sie ihnen am nächsten liegen.

Das weitere Schicksal der interfaszikulären Lymphgefäße ist nun das, daß sie, sobald sie Gelegenheit dazu haben, an die größeren Arterien der Muskulatur, die noch nicht in die einzelnen Muskelblätter eingetreten sind, Anschluß suchen und mit ihnen — wieder als umspinnende oder später als begleitende Gefäße — aus dem Innern des Herzmuskels heraus an die perikardiale Oberfläche treten, um schließlich zur Herzbasis zu gelangen. Dieser Teil ihrer Anatomie ist bekannt und auch schon makroskopisch dargestellt worden, kann also an dieser Stelle übergangen werden.

Früher hatte ich eine Notiz von Henle zitiert und dagegen geltend gemacht, daß durch die Systole keine Kompression der von der Muskulatur umschlossenen Arterien erfolgen könne, daß also damit dem Eindringen des ernährenden, arteriellen Blutstroms in das Organ, isochron mit jeder Systole, kein Hindernis entgegenstehe. Ich habe jetzt die Beweise im einzelnen hinzugefügt, während ich es dort nur erst vorwegnehmen konnte, daß die Ursache für die Aufrechterhaltung einer regelrechten arteriellen Zirkulation in der Einscheidung der Arterien durch Lymphgefäße begründet ist, weil durch die Zwischenschaltung der letzteren die Muskulatur keinen direkten Druck auf die Blutgefäße ausüben kann.

Weiter ergibt sich aus meinen anatomischen Untersuchungen, daß die Ernährungsflüssigkeit aus der Blutbahn nicht direkt an die Muskelzellen herantreten kann, sondern erst die Lymphkapillaren passieren muß: es sind das Verhältnisse, wie sie auch andere Organe besitzen, z. B. das Gehirn. Umgekehrt müssen auch die regressiven Stoffwechselprodukte natürlich ebenfalls erst in die Lymphbahn geraten, in denen sie dann weitertransportiert oder durchgelassen und an die rückläufige Blutbahn abgegeben werden. Es erhellt sichtlich hieraus die große Bedeutung der Lymphbahnen für den zellulären Stoffwechsel des Herzens, die Einrichtung stellt ohne Frage ein Glied in der Kette der Einrichtungen dar, welche dies Organ zu seiner enormen Leistungsfähigkeit geeignet machen.

So vollkommen ein störender Einfluß der Herzmuskelkontraktion auf die arterielle Blutzufuhr aufgehoben ist, so wichtig ist die Aktion der Muskulatur für die Lymphwege. Jede Systole muß positiv befördernd auf die Weiterbewegung des „Lymphstroms" einwirken, jede Kontraktion preßt geradezu die Muskulatur aus. Dazu kommt die anatomische Einrichtung zu statten, indem das Lymphkapillarnetz einer jeden Lamelle nach jeder Seite hin größere Sammelgefäße besitzt, die in ihm befindliche Flüssigkeit kann deshalb gleichzeitig nach verschiedenen Seiten hin entweichen. Ein Rückströmen wird durch die in den größeren Lymphgefäßen befindlichen Klappen verhindert.

Diese Folgerungen brauchen nur aufgezählt zu werden, sie ergeben sich von selbst aus meinen obigen Darlegungen.

IV. Abschnitt.

Die Elemente der Herzmuskulatur.

Eingeschlossen in den Maschen des Netzes von Kanälen, welche zur Zirkulation der Ernährungsflüssigkeiten dienen, liegen nun die eigentlichen Elemente der Herzmuskulatur. Ich will mich nicht lange mit deren bekannten Strukturverhältnissen aufhalten, vielmehr nur einige für meine späteren Zwecke wichtigen Punkte aus ihrer Anatomie und Physiologie hervorheben.

9. Kapitel.

Anatomie der Herzmuskelelemente.

Die Muskelzüge setzen sich bekanntlich zusammen aus unschwer als Einzelelemente darstellbaren Muskelzellen von im ganzen glatter, zylindrischer Oberfläche, die mit Fortsätzen zum Zwecke der Anastomose mit benachbarten Zellen versehen sind. Die Zellen zeigen deutlich eine Längs- und Querstreifung in der gleichen Weise, wie die willkürlichen Muskelfasern des Skeletts. In diesem Verhalten liegt aber auch die einzige anatomische Ähnlichkeit beider. Der Zellkern ist länglich oval und liegt im Zentrum der Muskelzelle, „umgeben von einer körnigen Masse, welche sich über seine Enden nach der Richtung der Achse des Bündels weiter erstreckt.“ Das genaue gegenseitige Verhalten von Kern und Zelle folgt aus der Betrachtung von Querschnitten. Hier zeigt sich, „daß der Kern unmittelbar von einer weniger stark brechenden Substanz umgeben ist. Diese Substanz sendet Fortsätze oder vielmehr strahlige Scheidewände aus, welche die Oberfläche des Schnittes eines Bündels (von Primitivzylindern) in eine gewisse Zahl von Gebieten trennen, welche selbst wieder durch sekundäre Scheidewände in kleinere Felder geteilt werden.“ „Diese Felder entprechen offenbar den Querschnitten der Primitivzylinder.“ (Ranvier.)

Der Kern liegt also in der Mitte der eigentlichen Zellsubstanz, des sogenannten „Sarkoplasmas“, welches jeden einzelnen der der Längsachse der Zelle parallel angeordneten Primitivzylinder, die eigentliche kontraktile Substanz, umschließt. Wenn ich ein Bild gebrauchen soll, so ähnelt die Herzmuskelzelle einem Röhrenkessel, an dem die einzelnen Röhren, die zum Durchtritt der Flamme bestimmt sind,den Säulen der kontraktilen Substanz entsprechen, während die Wasserräume des Kessels, also der Zwischenraum zwischen den Röhren analog durch das Sarkoplasma repräsentiert wird.

Viel erörtert ist die Frage, ob die Zellen in gleicher Weise wie die Skelettmuskelfasern eine Umhüllung in Gestalt eines Sarkolemms besitzen. Im ganzen war bis dahin wohl diese Frage dahin beantwortet, daß ein solches am Herzen fehlte, bis vor nicht langer Zeit von neuem Glaser[1]) die Existenz eines solchen behauptete. Er glaubte, ein solches bei Pikrokarminfärbung von Muskelzellen gesehen zu haben, die Herzen mit sogenannter Fragmentatio myocardii entstammten. An den Rißstellen der

[1]) Glaser, Dissertation: Haben die Muskelprimitivbündel des Herzens eine Hülle? 1898.

Muskeln solle eine zarte Membran sichtbar geworden sein, wenn auch nur in beschränkter Ausdehnung. Daß sich wirklich dort etwas überhaupt gezeigt hat, ist mir nach meinen persönlichen Erfahrungen keinen Augenblick zweifelhaft, aber die Deutung der gesehenen Gebilde als Sarkolemm halte ich entschieden für irrtümlich. Nach meinen Befunden handelt es sich bei Glaser um die Verwechselung mit dem Endothelhäutchen der Lymphkapillaren, das der Oberfläche der Zellen fest anliegt. Auf diese Tatsache habe ich schon genügend hingewiesen, die feste Verbindung zwischen beiden wurde schon an der Hand bestimmter pathologischer Beobachtungen illustriert. Daß nun bei der Fragmentation die Rißlinie der Lymphkapillaren nicht genau an derselben, sondern an einer etwas weiter abgelegenen Stelle, als die der Muskelzellen erfolgt, kann nicht weiter Wunder nehmen. Aus dieser meiner Deutung wird es auch ohne weiteres klar, weshalb der von Glaser beschriebene Befund nicht regelmässig vorkommt; dagegen wie konstant sieht man ein Sarkolemm an den Rißstellen von Skelettmuskelfasern! Mein Einwand deckt sich mit dem, den schon Schweigger-Seidel[1]) ausgesprochen hat. Er spricht von den Henleschen Spalten und sagt: „Ich finde sie ausgekleidet mit einem feinen Häutchen, welches sich aus platten Zellen zusammensetzt, deren Grenzen bei Silberbehandlung in Form der schwarzen Linien hervortreten. Außerdem kann man auch noch durch passende Maceration das Häutchen abheben und isoliert gewinnen, worauf sich bei mir die Vermutung gründet, daß manche Beobachter dieses Häutchen als Sarkolemma angesehen haben.“

Trotz dieser literarischen Notiz bin ich selbständig zu meiner Ansicht gekommen und zum Gegensatz gegen Glaser, zumal mir, wie gesagt, noch pathologische Beweise zur Verfügung stehen, die schon erwähnt sind, aber später noch weiter besprochen werden.

Es liegt für mich demnach nicht der geringste Grund vor, die frühere Annahme, daß den Herzmuskelzellen ein Sarkolemm fehlt, fallen zu lassen, denn eine Widerlegung enthält die erwähnte Arbeit keineswegs. Immerhin, wie mancher behauptet heute noch ohne weiteres eine Zellhülle, nur auf Grund eines Vergleiches mit den willkürlichen Muskeln: weil beide Gebilde Muskeln heißen und quergestreift sind, wird ihnen ohne weiteres Hinsehen ein Sarkolemm zugesprochen!

Dies führt mich gleich dazu, hinzuweisen auf den Irrtum, der entstanden ist durch den Mißbrauch, der immer und immer wiederkehrenden Betonung von einer Analogie zwischen der willkürlichen Körpermuskulatur und der Herzmuskulatur und auf die Folgen dieses Irrtums, welche diese Auffassung hervorgebracht

---

[1]) Schweigger-Seidel: Strickers Handbuch der Gewebelehre. Seite 180/181.

hat. Aus diesem Grunde allein habe ich jetzt nur überhaupt die bekannten anatomischen Eigenschaften der Herzmuskelzellen referiert. Vergleichen wir nun aber wirklich einmal die beiden Arten von Muskeln, so bleibt doch nichts weiter beiden gemeinsam, als was ich schon sagte: sie sind beide quergestreift und heißen Muskeln, d. h. sie dienen einer Bewegung. Nicht mehr und nicht weniger, als alles übrige ist aber bei beiden verschieden.

Die Lage des Kernes und davon abhängig die Anordnung des Sarkoplasmas, differiert bei beiden, ganz abgesehen von der ungleich stärkeren Ausbildung des letzteren in den Herzzellen. Zu diesen Unterschieden, auf die auch sonst schon hingewiesen ist, z. B. von Stöhr[1]), der die „Herzmuskelfasern als eine Modifikation der kontraktilen Faserzellen" bezeichnet, kommt noch als wichtiger Umstand — vergl. u. a. die Notizen dieses Autors — die entwickelungsgeschichtliche Differenz zwischen beiden Muskelformen. Lasse ich dann aber auch die Frage des Sarkolemms ganz beiseite, so bleibt ein ganz bedeutungsvoller anatomischer Faktor übrig, auf den ich das allergrößte Gewicht lege, nämlich die Herzmuskulatur bewahrt sich ihre zellige Zusammensetzung durch das ganze Leben im schroffsten Gegensatz zu der willkürlichen Körpermuskulatur. Wie bekannt, ist die Darstellung der Zellgrenzen nicht schwieriger, wie bei vielen anderen Zellgruppen, z. B. Gefäßendothelien, glatten Muskelfasern etc., aber nicht allein das: auch im ganzen Aufbau des Herzens als Organ spiegelt sich die rein zellige Struktur wieder. Wie wir oben gesehen haben, besitzt nahezu jede einzelne Zelle, jedenfalls eine minimale Gruppe derselben, einen eigenen direkten Anschluß an den Gefäßapparat: mit anderen Worten, die Natur hat Gewicht darauf gelegt, daß jede Zelle einen eigenen Ernährungsbezirk für sich darstellt. Nichts dergleichen finden wir bei den Skelettmuskeln; wenn diese schließlich ebenso, wie alle Körpergewebe aus Zellen entstanden sind, so ist der Typus doch beim Erwachsenen in keiner Weise mehr vorhanden.

Mag eine weitere Folgerung aus dieser Tatsache auch lauten, daß die spezifische Verteilung der Gefäße erforderlich sei, um das Herz zu seiner außerordentlichen, unausgesetzten Arbeit zu befähigen: schon richtig, deshalb bleibt aber jene eben betonte anatomische Tatsache doch zu Recht bestehen. Die hergehörigen, beweisenden Einzelheiten habe ich beschrieben, ich kann also darauf verweisen. Nirgends aber ist der von mir eben gemachte Schluß aus diesen charakteristischen Tatsachen gezogen: die Physiologie mag ja auch ohne denselben für ihre Zwecke auskommen, für die Pathologie jedoch kommt ihm nach meiner Ansicht eine geradezu fundamentale Bedeutung

---

[1]) Stöhr, Lehrbuch der Histologie, 1898. Seite 75/76.

zu, überall werden wir Gelegenheit haben, seine Bestätigung und Anwendung zu erleben.

Aber selbst auch noch die Physiologie liefert uns außerdem unterschiedliche Merkmale zwischen Herz- und Skelettmuskulatur und zwar gerade genug, um jenen Satz bestätigt zu sehen. Sehr treffend äußern sich z. B. His und Romberg.[1]) Zu dem Unterschiede sagen sie: „wir erinnern an den histologischen Bau seiner Fasern, die stets maximale Kontraktion, die Fähigkeit, einen Reiz in seiner Muskulatur fortzuleiten, an das eigentümliche Verhalten gegen Induktionsströme, das wir durch Untersuchungen von Ziemssens ja auch am menschlichen Herzen kennen gelernt haben, an die Unwirksamkeit des Curare"!

Es tut not, auf alle diese Unterschiede, nicht zum wenigsten aber auf die, welche als Schlüsse aus meinen Untersuchungen folgen, scharf und ganz ausdrücklich hinzuweisen, weil die Identifizierung zwischen beiden Muskelarten soweit getrieben ist, daß sie die ganze Herzpathologie beherrscht. Wollen wir noch einen Schritt weitergehen und auch die Verhältnisse am Froschherzen, das bei experimentellen Untersuchungen ja eine so große Rolle spielt und stets gespielt hat, mit heranziehen, so finden wir da ganz die entsprechenden Bedingungen. Auch hier ist das Herz aus einzelnen Zellen zusammengesetzt. Ranvier sagt von ihnen: „Sie sind ähnlich den Muskelzellen des organischen Lebens und unterscheiden sich von einem Teil derselben nur durch die Streifung ihrer Substanz. Diese Art der Zellen bildet daher einen Übergang zwischen den Muskeln mit langsamer und unwillkürlicher Zusammenziehung und denen mit plötzlicher und willkürlicher Kontraktion." Es geht also daraus hervor, wie einseitig und ungerechtfertigt der in der Pathologie fortwährend beliebte Vergleich nur mit der quergestreiften Körpermuskulatur ist, daß vielmehr mit demselben Recht ein solcher mit den sogenannten „glatten Muskelfasern" gemacht werden könnte.

Aber, wie gesagt, wir brauchen überhaupt gar keine Analogie heranzuziehen. Die Tatsachen sind alle eindeutig: die Herzmuskulatur nimmt eine besondere Stelle für sich in Anspruch, das Herz stellt im Grunde genommen, ein Organ mit zelligem Aufbau seiner Elemente dar, welche dazu bestimmt sind, eine bestimmte Bewegung zu vollführen. Sein zelliger Bau stellt es, wenn man überhaupt einen Vergleich machen will, näher den sogenannten „parenchymatösen" Organen, als der willkürlichen quergestreiften Skelettmuskulatur.

---

[1]) His und Romberg, Beiträge zur Herzinnervation in den Arbeiten aus der medizinischen Klinik zu Leipzig, 1893. Seite 11/12.

10. Kapitel.
Bemerkungen zur allgemeinen Physiologie der Herzmuskelzellen.

Ein großer Nutzen könnte für uns entstehen, wenn wir uns auch nur in Umrissen einige Seiten des normalen Arbeitsmodus der Herzmuskulatur klar und verständlich machen könnten. Unsere Kenntnisse sind in diesem Gebiet leider noch außerordentlich lückenhaft und sind wir kaum über die allerersten Grundlagen hinaus. Immerhin aber ermöglicht es nach meiner Überzeugung einen Fortschritt in dieser Richtung, wenn wir uns die Ergebnisse einer Arbeit von Verworn: [1]) „Über die Bewegung der lebendigen Substanz" nutzbar zu machen suchen.

Verworn geht bei seiner Analyse vom einfachsten aus, von der Bewegung der einzelligen Amöbe, und verfolgt an der Hand der hier gewonnenen Resultate die übrigen Bewegungsformen bis zu der der kompliziert gebauten quergestreiften Muskelfaser. Ich kann hier natürlich nur in aller Kürze auf seine einzelnen Sätze eingehen.

Seine Resultate faßt er selber folgendermaßen zusammen (Seite 102): „Protoplasma ohne einen Kern kann ebenso wenig dauernd existieren, wie ein Kern ohne Protoplasma. Beide nehmen am Lebensprozeß, am Stoffwechsel der ganzen Zelle teil, und sämtliche Lebenserscheinungen sind nur ein Ausdruck der Stoffwechselbeziehungen zwischen Außenwelt, Protoplasma und Kern.

So ist es schon von vorherein selbstverständlich, daß die groben Bewegungserscheinungen, die an den kontraktilen Substanzen hervortreten und die sämtlich nur ein Ausdruck der chemischen Stoffbewegungen sind, auch auf den Wechselbeziehungen zwischen Außenwelt, Protoplasma und Kern beruhen. Aller lebendigen Bewegung liegt diese gemeinsame Ursache zu Grunde. Das Prinzip ist immer das gleiche: in einem gewissen Zustande haben die kontraktilen Teilchen chemische Affinität zu Stoffen des Mediums, besonders zum Sauerstoff. Diese Affinität führt zu der Expansionsphase der Bewegung, zu den Ausbreitungserscheinungen, zur Oberflächenvergrößerung, zur Streckung. Die mit Sauerstoff gesättigten Teilchen haben die höchste Komplikation ihrer chemischen Konstitution erreicht und damit große Neigung zum Zerfall. Sie zerfallen teils spontan, teils auf Reizung. Ein Teil der beim Zerfall entstehenden Spaltungsprodukte wird ausgeschieden, der andere Teil strebt wieder die frei gewordenen Affinitäten zu sättigen. Dazu bedürfen die Teilchen gewisser unter Mitwirkung des Kernes im Protoplasma gebildeter Stoffe. Ihre Affinität zu den letzteren bedingt die Kontraktionsphase, das Streben nach Verkleinerung der Oberfläche. Sind die Teilchen

[1]) Verworn, Die Bewegung der lebendigen Substanz. 1892.

mit diesen Stoffen gesättigt, so haben sie wieder Affinität nach Sauerstoff und der Kreislauf der Bewegung beginnt von neuem."

Das ruhende Protoplasma ist also, wie Vervorn sich an anderer Stelle ausdrückt, chemotaktisch nach Sauerstoff, das gereizte nach den „Kernstoffen". Speziell nun für die uns hier interessierenden Verhältnisse an quergestreiften Muskelfasern müssen wir uns den Bau der Primitivfaser und ihre Zusammensetzung aus der anisotropen (doppelt brechenden), der isotropen Substanz und der Zwischenscheibe vergegenwärtigen und ferner die Resultate der physiologischen Forschung bedenken, daß die anisotrope Schicht die eigentlich kontraktile Substanz repräsentiert, während die isotropen Schichten zwar reizleitend, aber nicht kontraktil sind. Unter Anwendung der oben mitgeteilten grundlegenden Sätze und der übrigen Erfahrungstatsachen über quergestreifte Muskeln faßte Verworn seine Schlußfolgerung folgendermaßen zusammen: „Die anisotrope Substanz braucht zu ihrer Ernährung, d. h. zum normalen Fortbestehen ihrer Funktion gewisse Kernstoffe. Aus dem Sarkoplasma direkt nimmt sie keine Substanz in sich auf, wohl aber aus der isotropen Substanz. Die isotrope Substanz steht aber mit dem Sarkoplasma durch die Zwischenscheibe in sehr inniger Beziehung, in innigerer, als die anisotrope Substanz, also muß die anisotrope Substanz ihre Kernstoffe auf dem Wege über die isotropen Schichten beziehen. Da sie aber zu den Kernstoffen in der Form, wie sie im Sarkoplasma selbst vorhanden sind, keine Affinität besitzt, so sind wir zu dem Schluß gezwungen, daß die Kernstoffe erst in der isotropen Substanz eine Änderung erfahren, die sie chemotropisch wirksam macht." Es spielt also die isotrope Substanz eine Vermittlerrolle zwischen kernstoffführendem Sarkoplasma und kontraktiler Substanz.

Das wären in Kürze die wichtigsten Ergebnisse der Arbeit Verworns. Wenn einer nun ganz skeptisch denkt und Verworns Sätzen ihre Bedeutung absprechen will, so wird er doch sicherlich zugeben müssen, daß sie zum mindesten in ihrer klaren, logischen Fassung außerordentlich wertvolle Anknüpfungspunkte dafür liefern, in welcher Richtung sich die spätere Untersuchung der pathologischen Veränderungen resp. die Deutung derselben zu bewegen hat. Mögen wir zunächst auch dies Ziel nicht erreichen, so müssen wir uns einstweilen mit weniger begnügen, aber suchen, uns jenem soviel wie möglich zu nähern.

Jedenfalls dürfte uns nach allem jetzt noch klarer geworden sein, daß die Herzmuskelzelle für den von ihr geforderten Zweck günstiger gebaut ist, als die der Körpermuskulatur. Besonders meine ich die zentrale Lagerung des Kernes, der damit also allen kontraktilen Teilen der Zelle am nächsten sich befindet, dann die außerordentlich reichlich entwickelten Ernährungsbahnen des Herzens. Daß Verworn nicht allein den Sauerstoff als regenerierenden Faktor im Auge hatte, zeigt seine Ausführung auf Seite 58, wo er ausdrücklich auf den Stoffwechsel der Zelle kursorisch eingeht und den Wiederersatz der bei der Tätigkeit nach außen abgegebenen Spaltungsprodukte durch die Nahrungszufuhr betont. Nun günstiger können wir uns die Erfordernisse hierzu nicht erfüllt denken, als daß nahezu jede einzelne Zelle von einer Masche des Kapillarnetzes (Blut- wie Lymphkapillaren) umgürtet ist.

Der zellige Bau des Organs mit der bestimmten Eigentümlichkeit in der Konstruktion seiner Zellen, wie die dem zelligen Bau des Organs genau entsprechenden Zirkulationsverhältnisse, stellen das Optimum dar für die Art, wie dem ganzen Herzen seine Leistungsfähigkeit erhalten wird. Die oben bezeichneten, bestimmten chemischen Wechselbeziehungen zwischen Sarkoplasma und umgebendem Medium (Sauerstoff und Nährstoffe) einerseits, der „Kernstoffe" andererseits liefern dann weiter das treibende Agens, welches die Ausdehnung und Zusammenziehung der Muskelzelle zu Wege bringt. Zum großen Unterschiede von der quergestreiften Körpermuskulatur erfolgt die Zusammenziehung der Herzmuskelzellen unabhängig von der Beeinflussung durch den Willen; unter normalen Verhältnissen, d. h. also unter einem, wenn auch zur Zeit nicht weiter definierbaren, auch mikroskopisch für unser Auge nicht erkennbaren, trotzdem aber ganz bestimmten gegenseitigen Verhältnis in der chemischen Konstitution der wiederholt erwähnten anatomischen Gebilde, lösen sich Zusammenziehung und Ausdehnung der Zelle, d. h. die hierzu führenden chemischen Vorgänge in der Zelle, regelmäßig mit einander ab: die Herzkontraktionen erfolgen in einem bestimmten Rhythmus. So sehen wir sich die Bewegung des Herzmuskels vollziehen.

Hier wäre der Ort, noch auf eine öfters erwähnte Frage aus der Physiologie der Herzbewegung einzugehen. Es handelt sich nämlich darum, festzustellen, welche Kräfte nach Ablauf der Systole in Wirksamkeit treten, um die diastolische Erweiterung der Herzhöhlen zu bewirken. Es ist mit Recht auf eine ganze Reihe von Momenten hingewiesen: für die Kammern auf die Systole der Vorhöfe, den elastischen Zug der Lungen, die eigene Elastizität der Kammerwandungen etc. Aber mehr und mehr wurde man inne, daß diese Faktoren nicht allein maßgebend sein könnten, und so entwickelte sich der Begriff von der „aktiven Diastole", wenn ich nicht irre, besonders nach dem Vorgange von Goltz. Was aber aus diesen Überlegungen als feste Errungenschaft hervorging, betraf nur das eine Moment, daß entschieden aktiv wirkende Kräfte mit zur Erzeugung der diastolischen Erweiterung der Kammern im Spiel sein mußten, welcher Art sie waren, das konnte nicht gesagt werden.

Hier helfen uns, wie ich glaube, die oben mitgeteilten Sätze Verworns mit einem Schlage aus aller Verlegenheit. Aus ihnen ersahen wir, daß die Expansionsphase der sich bewegenden Muskulatur ja auch ein aktiver Vorgang ist, ebenso gut, wie die

Kontraktionsphase. Der die Expansionsphase auslösende Faktor entsteht durch die Tendenz der mit „Kernstoffen" gesättigten anisotropen Substanz, sich nunmehr mit Sauerstoff und Nahrungsteilen aus der Nachbarschaft zu sättigen. Zu dem Zwecke sucht diese Substanz eine Form mit möglichst großer Oberfläche anzunehmen, mit anderen Worten, die Zelle dehnt sich aus. Auch Verworn weist schon darauf hin, daß die Natur diese Bewegung durch bestimmte Anordnung der Muskeln unterstützt, es kommt der Zug von Fascien etc. etc. dabei als Hilfsmoment in Betracht, aber einen sehr wesentlichen aktiven Anteil besitzt diese Phase dennoch.

Die allgemein gültigen Sätze Verworns erlauben eben wegen ihrer Allgemeingültigkeit auch die Nutzanwendung auf das Herz und deshalb glaube ich, dürfen wir mit Fug und Recht behaupten, daß die von Goltz und anderen Autoren gemachte Annahme einer „aktiven Diastole" keine Willkür ist, sondern vielmehr geradezu eine Notwendigkeit darstellt, und zwar in einem solchen Umfange, daß wir uns jetzt auch den Vorgang faßbar und verständlich machen können.

Ich habe hier nur einzelne physiologische Eigenschaften berührt und zwar so weit, als sie mir für meine Zwecke, die Nutzanwendung aus anatomischen Lehren zu ziehen, unumgänglich nötig zu sein schienen und soweit sie durch die erwähnte Arbeit der Neuzeit dem Versuche einer Erklärung zugänglicher geworden sind. Ganz außer Acht gelassen habe ich, und ich denke es, auch weiter zu tun, obgleich es mir manche Gegnerschaft zuziehen wird, die Beziehungen der Nerven zu der Herzmuskulatur. Nun ich gestehe, meine persönliche Ansicht, die ich z. B. mit der Leipziger Schule teile, daß die Automatie des Herzens eine spezifische Funktion seiner Muskulatur ist, kommt mir entgegen; indes ich habe mir ja die Aufgabe gestellt, mich mit den Erkrankungen der eigentlichen Muskelsubstanz zu beschäftigen. Dabei sind die Beziehungen zu den Ernährungswegen bei den einschlägigen Fragen, Degeneration, Entzündungen etc. nicht zu umgehen, sie sind aber wichtiger, als die nervösen Beziehungen.

Das Nichteingehen auf dieselben bedeutet ja immerhin eine Lücke, das verkenne weder ich, noch sonst jemand, aber die Lücke ist nicht so groß, wie viele anzunehmen geneigt sind. Das klinische Bild wird im wesentlichen durch die speziellen Erscheinungen am Herzmuskel bedingt. Eine Ulnaris-Lähmung z. B. erkennen wir doch ausschließlich an dem charakteristischen Bilde, welches uns der Ausfall der betr. Muskeln liefert; die Läsion des Nerven ist im Krankheitsbilde allerdings als ein ätiologisch und deshalb auch prognostisch wichtiges Moment in Rechnung zu setzen. Könnten wir diese Verhältnisse einfach auf das Herz übertragen, beschrieben wir also z. B. bestimmte Ausfallserscheinungen, so würde diese Beschreibung stets und ständig Geltung behalten müssen. Einer späteren Untersuchung der nervösen Beziehungen der betreffenden Teile würde dann nur eine Ergänzung zufallen; sie würde höchst wertvoll, vielleicht sogar notwendig sein, sie würde aber doch alte Tatsachen deshalb nicht umstoßen und entwerten.

Nun haben wir aber gesehen, daß wir Skelett- und Herzmuskulatur nicht in Analogie stellen dürfen, wir sind gezwungen, nach dem ganzen anatomischen Bau des Organs, das Herz als parenchymatöses Organ anzusehen und aus dem Grunde verringert sich positiv die Größe der Bedeutung der nervösen Funktion für eine große Reihe von anatomischen Läsionen des Myocards resp. der wichtigsten Symptome derselben.

An der Skelettmuskulatur ist uns eine noch im Bereich des Physiologischen liegende Erscheinung bekannt unter dem Namen der „Ermüdung". Landois definiert in seiner Physiologie diesen Begriff „als denjenigen Zustand geringerer Leistungsfähigkeit (des Muskels), in welchen er durch anhaltende Tätigkeit versetzt wird. Dem Lebenden gibt sich hierbei eine eigentümliche Gefühlswahrnehmung kund, die in den Muskeln lokalisiert ist. Im intakten Körper ist der ermüdete Muskel der Erholung fähig, in geringem Grade sogar auch der ausgeschnittene". Können wir diese Eigenschaft des quergestreiften Muskelgewebes, wie es gewöhnlich geschieht, auch auf den Herzmuskel übertragen?

Fordern wir für den Begriff Ermüdung sämtliche angeführten Merkmale als unumgängliche Bedingungen, so müssen wir ohne weiteres den Begriff für die Herzmuskulatur leugnen, schon, weil das Herz keine Empfindung im angegebenen Sinne besitzt.

Nun kann man ja aber den Begriff retten, ohne auf der Forderung von der Empfindung des Zustandes zu bestehen, und sagen, die Ermüdung ist „ein Zustand geringerer Leistungsfähigkeit, herbeigeführt durch anhaltende Tätigkeit des Muskels, der durch Ruhe der Erholung fähig ist". In dieser engeren Fassung ist bisher der Begriff am Herzen tatsächlich angewendet. Vergessen dürfen wir jedoch dabei nicht, daß, wollen wir dem Begriff nicht Gewalt antun, es sich um eine durchaus physiologische Erscheinung handelt.

Die tägliche Erfahrung lehrt uns, daß Ermüdung an der willkürlichen Körpermuskulatur nicht allein nach starker, angestrengter, dementsprechend kurzer Arbeit sich einstellt, sondern gleichfalls auch nach übertrieben lange fortgesetzter, selbst geringer Inanspruchnahme der Muskeln. Der letztere Vorgang führt am Herzen nun aber nicht zu einer Verringerung der Leistungsfähigkeit. Das Herz leistet seine Arbeit, wenn es anders gesund bleibt, vermittelst seiner Systolen unausgesetzt, einer besonderen Ruhe und Erholung bedarf es nicht, es genügt dazu die außerordentlich kurze Herzpause. Also ohne eine Modifikation wäre die obige Definition für unsere Zwecke nicht anwendbar. Das Verständnis für diese Abweichung dürfte nach meinen früheren Auseinandersetzungen nicht schwer fallen.

Aus den oben zitierten Untersuchungsresultaten Verworns geht hervor, daß die Bewegung der Muskelzelle ein sichtbarer Ausdruck ist für bestimmte chemische Vorgänge im Innern der Zelle, die darin bestehen, daß die gereizte Zelle sich mit den Stoffwechselprodukten des Zellkerns, den „Kernstoffen", zu sättigen sucht, um darauf für die Aufnahme von Sauerstoff und Nahrungsstoffen empfänglich zu werden. Weiter wissen wir, daß in der arbeitenden Muskelzelle sich, auf die Dauer immer mehr, bestimmte regressive Stoffwechselprodukte anhäufen und daß gerade diese es sind, welche die Leistungsfähigkeit des Muskels herabsetzen, weshalb man sie mit dem Namen „Ermüdungsstoffe" belegt hat. Zu ihrer Entfernung und damit zur Verbesserung der Leistungsfähigkeit des Skelettmuskels ist Ruhe nötig. Erfolgen kann die Entfernung dieser Stoffe natürlich nur auf dem Wege der Zirkulation und hier sind wir an dem Punkte angelangt, den ich wiederholt früher betont habe, nämlich, um wie viel günstiger in diesem Falle das Herz — auf das sich jene Sätze ja auch übertragen lassen — gestellt ist durch die außerordentlich reichliche Entwickelung seines Blut- und Lymphkapillarsystems. Aus allgemeinsten Erfahrungen müssen wir demnach schließen, daß das massenhafte Kapillarnetz und der spezielle Anschluß der Herzmuskelzellen an das letztere die Einrichtung repräsentiert, vermöge derer während der jedesmal wiederkehrenden Diastole, richtiger gesagt Herzpause, da die Diastole ja auch ein aktiver Vorgang ist, die Ermüdungsstoffe aus der Zelle genügend entfernt werden. Eine Ermüdung der Herzmuskelzellen durch unausgesetzte regelmäßige Inansprunahme der Leistungsfähigkeit findet also, wie die allereinfachste Beobachtung lehrt, nicht statt.

Es bleibt also nur übrig, unter Berücksichtigung dieser Folgerungen auf abnorm gesteigerte Inanspruchnahme der Leistungsfähigkeit einzugehen, natürlich in sonst gesundem Körper und an gesundem Organ. Wird einem solchen Herz und solcher Skelettmuskulatur — also dem ganzen Körper — eine sehr starke Leistung zugemutet, Verhältnisse, wie sie bei allen körperlichen Überanstrengungen vorliegen, so wird bei einem bestimmten Punkte die Ermüdung einsetzen. Wegen der eben hervorgehobenen besonderen Vorgänge am Herzen wird dieselbe aber zeitlich früher an der Skelettmuskulatur, als am Herzen eintreten müssen, die allgemeine körperliche Ermüdung gibt also ein Warnungssignal, daß die Grenze erreicht ist, bis zu welcher das Herz ohne Gefahr an der gesteigerten Arbeit teilnehmen kann. Eine Ermüdung des Herzens wäre demnach überhaupt erst denkbar nach Überschreiten dieses Grenzwertes. Aus diesem Grunde wird es verständlich, daß innerhalb der physiologischen Breite schließlich einzelne Fälle vorkommen können, bei denen man von Ermüdung des Herzens reden kann, indes gegenüber dem ganz landläufigen Begriff von der Ermüdung eines Skelettmuskels bleibt der Begriff beim Herzen eine große Seltenheit, vielleicht eine so große, daß wir im gesunden Körper kaum damit zu rechnen haben, diese Eigenschaft also für den normalen Herzmuskel im praktischen Leben fast ablehnen können. Das Herz nimmt vermöge seiner besonderen Einrichtungen auch hierin eine Sonderstellung ein.

Selbstverständlich macht das spezifische Gewebe des Herzens keine Ausnahme von der allgemeinen Regel: es ermüdet ebenso gut wie überhaupt jedes andere aktiv tätige Gewebe des Körpers, aber, beobachten wir die Erscheinung einer Ermüdung bei sonst gesunden Individuen, d. h. „ermüdet“ das Herz eher oder gleichzeitig mit der Körpermuskulatur, so ist fast immer der Schluß gerechtfertigt, daß besondere, also schon nicht mehr im Bereiche der Norm liegende Verhältnisse vorhanden sein müssen, welche die Zelltätigkeit des Herzens geschädigt haben oder daß Bedingungen existieren, welche die gewöhnliche Entfernung der Ermüdungsstoffe verhindern, mit anderen Worten, das Herz muß krank oder doch nicht absolut normal sein.

Die Erholung nach gesteigerter Inanspruchnahme ist nun als entscheidendes Kriterium bei der Definition der „Ermüdung“ auch nicht gut zu verwerten. Denn ein Ausgleich kann durch einfache Ruhe im gesunden, wie kranken Herzen zu Stande kommen; ob das am letzteren möglich ist, dafür ist lediglich der Umstand maßgebend, wie weit die krankhaften Störungen gediehen sind, zumal zu bedenken ist, daß die Erholung vermöge der oft betonten besseren Zirkulationsverhältnisse im Herzen sich in verhältnismäßig kurzer Zeit einstellen müßte, jedenfalls schneller, als an der Skelettmuskulatur. „Ermüden“ kann sonst natürlich ein krankes Myocard ebensogut wie ein gesundes; also gegenüber einem kranken Herzen, das überanstrengt wurde, aber nicht mehr durch einfache Ruhe wieder zur Norm gelangt, bestehen am gesunden nur graduelle, nicht aber prinzipielle Unterschiede.

Schließlich ist keineswegs, wenn wir sonst von allen Eigenschaften abstrahieren wollten, der Begriff „geringere Leistungsfähigkeit“ einfach mit „Ermüdung“ zu identifizieren. Unter Leistungsfähigkeit des Herzmuskels würden wir die Eigenschaft zu verstehen haben, daß und wie er im stande ist, die verschieden große, ihm zugemutete Arbeit ohne Störung zu vollbringen. Unter Arbeit verstehen wir nach physikalischen Begriffen das Produkt aus der Last und der Hubhöhe. Ermüdet nun ein Muskel bei seiner Arbeit, so ist die regelrechte Erscheinung die, daß die Hubhöhe progressiv abnimmt. Auf das Herz übertragen heißt das, die Herzmuskelzellen ziehen sich progressiv um einen bestimmten Teil ihrer Länge weniger zusammen, pressen deshalb um so viel weniger Blut aus den entsprechenden Höhlen aus: das Schlagvolumen ist vermindert, das Herz gerät in einen Zustand, den wir im ganzen als Dilatation bezeichnen.

Und mit diesem Begriff haben wir die Grenze zu den pathologischen Zuständen überschritten, er gehört nicht mehr in die Physiologie!

Wir sehen also, daß wenn auch Ermüdung am Herzen vorkommen kann und eigentlich vorkommen muß, doch der Begriff hier nur modifiziert gebraucht werden kann, jedenfalls nicht in der sonst üblichen Weise; und, was das wesentlichste ist, praktisch kann er nur eine außerordentlich untergeordnete Rolle spielen, um so mehr, als die Deutung der bei Fällen von sogenannter „Ermüdung des Herzens“ auftretenden Symptome noch nicht über jeden Zweifel erhaben sein kann. Es mag diese Behauptung manchem übertrieben klingen, die folgenden Abschnitte jedoch werden mich, denke ich, rechtfertigen. Eines kann hier indes gleich erwähnt werden. Aus den in der Literatur niedergelegten Beispielen ist abzuleiten, daß vielleicht bestimmte äußere Bedingungen eine gewichtige Rolle beim Zustandekommen der Ermüdung mitspielen; denn die beschriebenen Fälle betreffen vielfach Ermüdungen nach angestrengten Gebirgstouren (Albutt, Bältz). Dann aber betont speziell noch Bältz (Verhandl. des Kongresses für innere Medizin 1901) die nach dem Vorkommnis übrig gebliebene Reizbarkeit des Herzens (gesteigerte Frequenz und Neigung zur Arhythmie der Herzaktion), die noch jahrelang nach dem schädigenden Ereignis anhält. Diese Tatsache allein zwingt eigentlich schon dazu, einfache Ermüdung abzulehnen, denn zu dem Begriff gehört völlige Erholung: in diesem Falle ist aber keine absolute Restitutio ad integrum eingetreten, sondern es sind Erscheinungen übrig geblieben, die wir allgemein als pathologische bezeichnen müssen.

So leitet uns die Besprechung physiologischer Eigenschaften des Herzmuskels gleich in das Gebiet der krankhaften Störungen über.

II. Teil.

Bedeutung des Baues des Myocards für Wesen, Genese und Aetiologie der Herzmuskelerkrankungen.

Einleitung.

Bis dahin war unsere Annahme die: Kern, Sarkoplasma und kontraktile Substanz der Herzmuskelzellen stehen in dem als „normal" bekannten, bestimmten gegenseitigen Verhältnis ihrer chemischen Konstitution zu einander; es war nur der Fall gesetzt, daß durch starke Inanspruchnahme der die Kontraktion auslösenden chemischen Umsetzungen die dazu notwendigen Grundstoffe stärker oder früher aufgebraucht seien, bevor ein Ersatz möglich sei, und daß sich umgekehrt dabei bestimmte, zwar normaler Weise gebildete, aber doch schädlich wirkende Stoffe, „Ermüdungsstoffe", in größerer Menge angesammelt hätten, so daß ihre Entfernung nicht den Anforderungen entsprechend schnell genug erfolgen konnte.

Weitere Bedingungen, die zu erörtern wären, bestehen nun darin, daß die oben bezeichneten Zellbestandteile Abweichungen in ihrem Gefüge erlitten haben, und daraus müßte abgeleitet werden, wie sich alsdann die weiteren Verhältnisse am Herzen gestalten.

Wenn ich so ein großes Programm bezeichnet habe, so muß ich leider von vornherein erklären, daß wir dem heutzutage, noch dazu in solchem Umfange, bei weitem nicht gerecht werden können. Es bleibt uns nichts übrig, als uns spezielleren Aufgaben zuzuwenden.

Denn, wenn ich eben sagte, wir wollen die Bedingungen studieren, welche bei einer Störung im Gefüge der Zellkomponenten eintreten, so müßte eigentlich erst genau namhaft gemacht werden können, von welchem Punkte an haben wir das Recht, von einer Störung zu sprechen, mit anderen Worten, wir hätten eine genaue Definition des Begriffes „normal" zu geben. Wir gebrauchen diese

Bezeichnung tagtäglich und können doch nur sagen, daß damit ein zwar ganz bestimmtes, aber in seinen Einzelheiten noch unbekanntes, gegenseitiges chemisches Konstitutionsverhältnis zwischen Sarkoplasma, Kern und umgebendem Medium gemeint ist, aber weiter geht unser Wissen heute noch nicht. Niemand kann die in Betracht kommenden chemischen Körper mit Namen nennen oder ihre Reaktionen etc. nachweisen. Also der Versuch zu einer Definition ist allein noch ein enorm großes Programm.

Daraus folgt, daß von einer systematischen Besprechung der krankhaften Vorgänge, die also eine Folge der Störung des eben genannten hypothetischen Konstitutionsverhältnisses wären, gar keine Rede sein kann.

Indes zu beschränkten, praktischen, immerhin verwendbaren Zielen können wir doch noch gelangen, wenn wir auch nicht das letzte, innerste Wesen der Dinge zu erfassen vermögen. Die Erfahrung lehrt, daß die Herzmuskelzellen „normaler" Organe bestimmte morphologische Eigenschaften an ihren Komponenten besitzen, andererseits kennen wir an leistungsunfähigen Organen Muskelzellen von abweichendem Charakter: der Schluß ist also wohl keineswegs gewagt, daß ein gewisser Parallelismus zwischen morphologischen Eigenschaften auf der einen und gegenseitigem chemischen Konstitutionsverhältnis zwischen den Einzelkomponenten der Zelle auf der anderen Seite besteht, zumal chemische Reagentien auch Veränderungen an den Einzelkomponenten in den kranken Organen ergeben haben. Selbstverständlich bedarf dieser Parallelismus einer Diskussion im einzelnen. So aber ist in der morphologischen Alteration immerhin ein Maßstab für die Beurteilung gegeben, den wir uns zu Nutze machen können, der überdies den Vorteil besitzt, daß er mit dem Auge zu verfolgen und zu kontollieren ist.

Vergessen darf nicht werden, daß diese morphologischen Veränderungen immer nur einen Teil der tatsächlichen krankhaften Störungen darstellen und bedingen; das Konstitutionsverhältnis kann auch alteriert sein, ohne daß wir diese Alteration, resp. ihre Folgen sehen können, wir sprechen dann von „funktionellen" Störungen: die Grenze zwischen beiden ist durchaus labil und keineswegs festzulegen. Der Stand der mikroskopischen Technik spielt in dieser Bestimmung eine außerordentlich gewichtige Rolle. Demgemäß hat die Unterscheidung mehr konventionelle Bedeutung; ihr kommt aber keinesfalls die Stellung zu, die ihr von mancher Seite zugestanden wird.

Für mich sollen nun die morphologischen Störungen im Vordergrund stehen, resp. den Ausgangspunkt bilden und meine Aufgabe wird darin bestehen, zu untersuchen, welche morphologischen Änderungen können wir uns zur Zeit bei bestimmten Erkrankungen des Herzens sichtbar machen und was tragen solche Untersuchungen, also die Analyse dieser Veränderungen, bei zur Erklärung der uns am Krankenbett entgegentretenden Krankheitsbilder und -Erscheinungen; die Erklärung soll speziell, da sie gleichfalls praktischen Zwecken dienen soll, ruhen auf den Ergebnissen der normalen Anatomie und den sich aus ihr ergebenden physiologischen Folgerungen. Zu umgehen ist es nicht, daß nicht auch die Resultate der experimentellen Physiologie müssen herangezogen werden, aber, da wir leider noch zugestehen müssen, daß der letzteren die Lösung mancher grundlegenden Frage nicht gelungen ist, so werden Lücken in der Erklärung der pathologischen Verhältnisse nicht zu vermeiden sein. Indes glaube ich doch, daß meine so engumschriebene Aufgabe uns zu Resultaten führen wird, die gegenüber den bisherigen Kenntnissen immerhin eine Erweiterung bedeuten.

I. Abschnitt.

Die Hypertrophie des Herzens.

Den Ausgang für die pathologischen Erörterungen nehme ich von der Hypertrophie des Herzens. Es mag das ja auf den ersten Blick willkürlich erscheinen, ist es bei näherem Zusehen aber wohl kaum; denn erstens: eine wirklich in ihrem Wesen begründete systematische Einteilung der Herzmuskelaffektionen fehlt uns zur Zeit, also ist meine Willkür nicht so groß, andererseits ist die Hypertrophie eine klinisch, wie anatomisch gleich außerordentlich wichtige Affektion, an welche sich unter allen Erkrankungen unseres Organs wohl die weitgehendsten und heftigsten Kontroversen geknüpft haben. Dann aber auch gewährt ihr Studium, wie wir sehen werden, einen verhältnismäßig tiefen Einblick in die verschiedenen Fragen der Genese, Pathologie und Symptomatologie der Myocard-Erkrankungen, also gerade in die Fragen, die den Vorwurf für meine Ausführungen bilden. Das möge es rechtfertigen, wenn ich mit dieser krankhaften Veränderung beginne.

Wir verstehen bekanntlich unter Hypertrophie ganz im allgemeinen eine Volumzunahme der Herzwandungen, welche sich unter dem Einfluß der verschiedensten Störungen im Kreislauf ausbildet; man unterscheidet zwischen wahrer und falscher Hypertrophie und versteht unter letzterer eine solche, welche durch Einlagerung fremder Gewebe, z. B. Bindegewebe, Geschwülste etc. bedingt ist, im Gegensatz zu der wahren Hypertrophie, die also entsprechend auf einer Massenzunahme des eigentlichen Herzgewebes, der Muskelsubstanz, beruht.

1. Kapitel.

Historisch-Kritisches zur Lehre von der Hypertrophie.

Es wäre eigentllich völlig überflüssig, hier die historischen Ansichten über Entstehung und Bedeutung der Hypertrophie zu besprechen, alle Lehrbücher enthalten ja die Entwickelung der Lehre. Da ich jedoch unter veränderten Gesichtspunkten an das Thema herantrete, kann ich mich nicht mit einem einfachen Hinweise auf die anderweit vorhandenen Literaturangaben begnügen; ich will mich indes so kurz wie möglich fassen und mich allein auf die Arbeiten beschränken, welche noch heute auf die herrschende Ansicht einen bestimmenden Einfluß ausüben, resp. sich mit dieser Frage nennenswert beschäftigt haben. Eine völlig erschöpfende Literaturangabe würde an Tatsachen keine Erweiterung liefern.

Die Tatsache, daß man bei Herzklappenfehlern an dem rückwärts von dem Ventildefekt gelegenen Herzabschnitt eine Dickenzunahme der Herzwand konstatierte, also an dem Abschnitte, der in Folge des Fehlers gezwungen sei, eine vergrößerte Blutmenge zu bewältigen, führte zu der Ableitung des allgemeinen Gesetzes, daß die Veranlassung zu diesem Prozeß in der erhöhten Inanspruchnahme der Arbeit des betr. Herzabschnittes zu suchen sei. Dieser Satz hat seine dominierende Stellung bis zum heutigen Tage uneingeschränkt behauptet.

Traube war nun derjenige, der „auch bei anderen Krankheiten (als bei Klappenfehlern) auf den mechanischen Effekt der Zirkulationshindernisse“ aufmerksam machte (Fräntzel) und damit jenem Prinzip eine weitergehende und allgemeinere Anwendung zuwies. Seine und seiner Schüler Ansichten haben im Grunde genommen, trotz aller Einwände und Angriffe, noch immer ihre Geltung behalten. Es ist daher wohl durchaus gerechtfertigt, wenn ich wenigstens in Kürze das Schema hierher setze, das Fräntzel ganz in Traubes Sinne aus den Krankheiten gebildet hat, welche in direkt ursächlicher Beziehung zur Herzhypertrophie stehen. Eine solche entsteht nach ihm: I. bei abnorm großen Widerständen im Pulmonalsystem, z. B. bei Emphysem, Kompression der Lungen durch chronisch-pleuritische Exsudate etc. etc., II. bei Widerständen im Aortensystem. Solche existieren: 1) bei Nierenerkrankungen, 2) bei Pyelonephritis, 3) in Folge von Arteriosclerose, wohin er auch die Hypertrophie in Folge von Luxuskonsumption, von übermäßigem Biergenuß rechnet, 4) in Folge von chronischer „Überanstrengung“ des Herzens, 5) in Folge von angeborener Enge des Aortensystems, 6) durch Kriegsstrapazen bedingt, 7) bei angeborener allgemeiner Weite des Aortensystems, 8) bei wahrer Plethora. Die hierdurch entstandenen Hypertrophien faßt man als „idiopathische“ zusammen im Gegensatz zu den durch Klappenfehler erzeugten.[1])

Die zahlreichsten und heftigsten Erörterungen knüpfen sich an das Verhältnis von Hypertrophie und Nierenerkrankungen; wie ich aber schon sagte, trotz aller Kämpfe, trotz aller noch so stichhaltigen Einwände ist man im Grunde immer wieder auf den durch Traube geschaffenen Standpunkt zurückgekehrt: man sah genug die schwachen Punkte und Lücken in seiner Theorie, aber, was einzig hätte helfen können, eine bessere an ihre Stelle zu setzen, ist nicht gelungen trotz aller Anläufe dazu.

Traube folgert bekanntlich (ich gebrauche die Worte v. Buhls), „daß der Brightsche Granularschwund, indem er mit Verlust von einer mehr oder weniger großen Summe von secernierender Substanz und von Gefäßen der Niere verbunden ist, notwendig die Spannung und den Seitendruck im Aortensystem erhöhen müsse und dadurch die exzentrische Hypertrophie des linken Herzventrikels herbeiführe.“[2]) Traube läßt also vor allen Dingen die Nierenerkrankung das Primiäre sein, die Herzerkrankung als notwendige Folge davon eintreten.

Dagegen sind in der Folge ganz wesentliche Gründe von gewichtiger Seite erhoben worden. Erstens nämlich kommt die Hypertrophie nicht nur bei den interstitiellen Formen der Nephritis vor, sondern in jeder Periode der Brightschen Krankheit, also zu Zeiten, wo von einem Zugrundegehen von Gefäßen noch gar keine Rede ist. Zweitens kann die erhöhte Spannung im Aortensystem keine dauernde sein, es müßte dann ein Ausgleich durch kollaterale Bahnen in der Niere selbst, sonst aber durch andere Organe erfolgen; Exstirpation einer Niere macht keine Hypertrophie des Herzens. Drittens: unerklärlich bleibt die Beteiligung des rechten Herzens trotz des Erklärungsversuches Traubes selber, der entschieden aber nicht richtig sein kann. (v. Bamberger.)[3]) Wir können uns nicht verhehlen, daß diese Gegengründe in der Tat geeignet sind, die allgemeine Gültigkeit von Traubes Auffassung zu erschüttern und in Frage zu stellen, besonders der dritte von Bamberger hervorgehobene Einwand wiegt so schwer, daß er allein genügt, um die innerliche Unrichtigkeit der Traubeschen Theorie zu beweisen.

Ein weiterer Versuch zur Lösung der Frage ging von Gull und Sutton[4]) aus, welche die Behauptung aufstellten, daß ein gegenseitiges Abhängigkeitsverhältnis zwischen den Erkrankungen beider Organe, Herz und Niere, nicht bestehe, sondern die Er-

[1]) O. Fräntzel, Vorlesungen über die Krankheiten des Herzens. 1889.

[2]) v. Buhl, Über Brights Granularschwund der Nieren und Herzhypertrophie. (Mitteilungen aus dem pathol. Institut zu München 1878. Seite 55.)

[3]) v. Bamberger, Über Morbus Brightii und seine Beziehungen zu anderen Krankheiten. (Volkm. klin. Vorträge No. 173. 1879.)

[4]) Gull und Sutton, Med.-chirurg. Transact. 1852 LV.

krankungen seien nur die Folge einer gemeinsamen Ursache. Diese, also die eigentliche Krankheit bestehe in verbreiteten „hyalinfibroiden Veränderungen“ an den kleinen Arterien und Kapillaren der meisten Organe (Arterio-capillary-fibrosis). „Die klinische Geschichte wechselt mit den Organen, die primär und besonders affiziert sind.“ Nun gegen diese Annahme, welche an sich selber im günstigsten Falle kaum im stande wäre, die Postulate der Kritik an Traubes Theorie zu befriedigen, erhob sich die von verschiedensten maßgebenden Seiten hervorgehobene Tatsache, daß die behauptete Gefäßveränderung in einem nicht unbeträchtlichen Prozentsatz der Fälle überhaupt nicht vorhanden ist, also auch die vorhandene Hypertrophie auf diese Weise nicht erklären könne. Damit war die Allgemeingültigkeit der Theorie null und nichtig geworden.

Einen ganz abweichenden und besonderen Standpunkt vertritt v. Buhl.[1]) Die Hypertrophie ist nach ihm abhängig von entzündlicher Fettdegeneration oder intensiverer Myocarditis, deren Reste sich in der übergroßen Mehrzahl der Fälle im Herzen finden. Die Hypertrophie selber wird dadurch hervorgerufen, daß sich nach diesen Entzündungen ein Stadium der „Überernährung“ anschließt oder es entwickelt sich ein Zustand der Dilatation, aus diesem die Hypertrophie, weil die Ventrikel eine größere Menge Blut zu bewältigen haben. Um so mehr ist zu dieser Mehrarbeit Veranlassung gegeben, weil die Aorta im Verhältnis zu dem dilatierten Ventrikel zu eng ist. — Annahme haben auch diese Ausführungen nicht gefunden: im Gegenteil Cohnheim[2]) geht soweit, jede Erörterung darüber für unmöglich zu erklären, Bamberger[3]) zerlegt zwar die einzelnen Buhlschen Behauptungen, kommt aber auch zur Ablehnung der Theorie. Besonders hebt er drei Punkte gegen sie hervor: 1) es blieben ca. 21 % Fälle übrig, ohne die Spuren einer abgelaufenen Entzündung, 2) die behauptete relative Aortenenge wird durch verschiedene Momente widerlegt, ist also nicht verwendbar, 3) der eingeschaltete Begriff der „Überernährung“ hat keine Analogie in der Pathologie.

Senator[4]) unterscheidet zwei Formen von Hypertrophie am Herzen und zwar kommt nach ihm exzentrische Hypertrophie, also Hypertrophie mit Dilatation besonders vor bei der sogenannten „chronisch parenchymatösen Nephritis“, dagegen die einfache Hypertrophie vorzugsweise bei der „interstitiellen“ Form der Nierenentzündung. Zuerst sei eine Dilatation vorhanden, die indes durch die Dickenzunahme der Muskulatur verdeckt werde; oder der vorhandene Zustand sei gleich von Anfang an als ein-

---

[1]) v. Buhl, Über Brights Granularschwund der Nieren und Herzhypertrophie. (Mitteilungen aus dem path. Instit. zu München 1878.)

[2]) Cohnheim, Vorlesungen über allgemeine Pathologie 1882.

[3]) v. Bamberger, l. c.

[4]) Senator, Über die Beziehungen der Herzhypertrophie zu Nierenleiden. (Virchows Archiv LXXIII 1878. Seite 313 ff.).

fache Hypertrophie — also ohne begleitende Dilatation — aufzufassen. Die primäre Dilatation verdanke ihre Entstehung dem erhöhten Aortendruck, der seinerseits durch die mehr oder weniger ausgebreitete Verdickung der kleinsten Gefäße (cf. Gull und Sutton) bedingt sei. — Im anderen Falle entstehe die Hypertrophie primär und idiopathisch, die Arterienverdickung sei sekundär oder koordiniert, zu erhöhtem Aortendruck führend. In jedem Falle legt Senator Wert auf die Verdickung der Arterien für das Zustandekommen des Arteriendrucks bei der Nierenschrumpfung.

Auch diese Theorie ist abgelehnt worden. So hält ihr Bamberger entgegen, daß ihr ein wesentliches Moment, nämlich die Einheitlichkeit in der Annahme der Ursachen fehle, die Mannigfaltigkeit der Annahmen sei nicht gut denkbar wegen der nahen Beziehungen der verschiedenen Formen der Nierenentzündungen zu einander, „ihrer ganz gewöhnlichen Kombination, und der großen, sowohl anatomischen, als klinischen Schwierigkeit, sie von einander zu trennen.“ Dann betont v. Bamberger die Lücke in der Beweisführung, indem daß der Harnstoff im stande sein solle, Hypertrophie des Herzens zu erzeugen, weiter aber besonders das unzutreffende in Senators Annahme, daß die oben bezeichneten Formen der Herzhypertrophie der Wirklichkeit entsprechen: statistisch stehe es fest, daß bei der interstitiellen Nephritis einfache Hypertrophie des Herzens selten sei, konzentrische fast gar nicht vorkomme. Den gleichen Einwand, der außerordentlich schwer wiegt, erhebt auch Cohnheim gegen Senator. Schließlich ist durch die skizzierte Theorie die Mitbeteiligung des rechten Herzens ebenso, wie bisher, unerklärt.

Es bleibt nach Ewalds[1]) Anschauung zu berichten: „Unter dem Einfluß des Nierenleidens kommt es zu einer Veränderung des Blutes, welche zu einem vermehrten Widerstande in den Kapillaren des ganzen Körpers führt. Die Folge hiervon ist eine vermehrte Spannung im arteriellen System, welche nicht durch die Tätigkeit der Vasomotoren, sondern nur durch eine vermehrte aktive Triebkraft des Herzens zu kompensieren ist. So lange die Ursache besteht, bleibt auch die Folge, d. h. erhöhte Spannung und vermehrte Herzarbeit. Letztere führt nach bekannter Weise zu Hypertrophie erst des linken, später beider Ventrikel und ihr schließt sich die Hypertrophie der Gefäßwandungen an. Um letztere zu bewirken, muß aber die Spannung eine das gewöhnliche Maß überschreitende und unausgesetzte sein, denn sie fehlt bei den Nierenerkrankungen, welche als Komplikation von Herzfehlern auftreten, bei Atherom der großen Gefäße mit Hypertrophie und den sogenannten Herzfehlern selbst.“

Bamberger erwidert hierauf: Ewald selbst gibt zu, daß der Schlußstein des Gewölbes fehlt, der Beweis für die Verlang-

[1]) Ewald. Über die Veränderungen kleiner Gefässe bei Morbus Brightii und die darauf bezüglichen Theorien. (Virchows Archiv LXXI 1877. Seite 485.)

samung und Behinderung der Zirkulation in den Kapillaren. Cohnheim wendet zweierlei ein, erstens, daß sich die postulierte Gefäßveränderung bei weitem nicht in der behaupteten Ausdehnung vorfinde, um für eine allgemein gültige Theorie verwendbar zu sein, zweitens „ist es Ewald nicht gelungen, bei seinen darauf angestellten Versuchen die Richtigkeit seiner Hypothesen auch nur wahrscheinlich zu machen, geschweige denn sie zu verifizieren."

Auf Grund einer eingehenden Kritik der vorhandenen Theorien griff v. Bamberger in seinen letzten Jahren zur Erklärung der Hypertrophie des Herzens zurück auf Traube, lehnte einen Teil von dessen Theorie ab und glaubte, durch Benutzung von Traubes „zweitem Satz" die nötige Erklärung liefern zu können. Das einzig ursächliche Moment sei nur zu entdecken „in der durch verringerte Wasserausscheidung durch die Nieren bedingten absoluten Vermehrung der Blutmasse und dadurch geforderte größere Arbeitsleistung des Herzens."

Eine schwerwiegende Entgegnung hat auch dieser Begründungsversuch erfahren. „Der vielleicht gewichtigste Einwand gegen diese Theorie", sagt Cohnheim, „ist endlich der von Lichtheim und mir geführte Nachweis, daß auch die stärkste hydrämische Plethora den Blutdruck nicht über die normalen Werte zu steigern vermag!"

So sehen wir denn, daß jeder Versuch, zu einem Resultate zu gelangen, nicht allein unbarmherzig, sondern leider auch erfolgreich zerpflückt wird und eigentlich ein Nichts übrig bleibt. Denn, wenn auch schließlich die allgemeine Ansicht sich den zuerst von Traube ausgesprochenen Anschauungen zugewendet hat, genauer gesagt, seine Theorie weiter kolportiert, so ist doch das Gefühl des Unbefriedigtseins nicht gehoben, da die gegen ihn gemachten Einwände zu bedeutungsvoll sind, als daß sie ignoriert werden könnten.

Ich habe in größtmöglichster Kürze eine Skizze dieser Frage, wie man sich die Entstehung resp. das Verhältnis zwischen Herzhypertrophie und Nierenerkrankungen denkt, in ihren Hauptetappen zu geben versucht. Ich habe mich besonders an die Aussprüche der Führer in diesem Streite gehalten; sie sind in der Tat völlig genügend, den Überblick zu liefern.

Ganz in den Hintergrund tritt gegenüber dem eben genannten Verhältnis die Frage nach den ursächlichen Beziehungen der Herzhypertrophie zu anderen in Betracht kommenden krankhaften Zuständen. Am ersten begegnet man einer hierher gehörigen Erörterung noch in den allgemeinen Lehrbüchern, ohne daß es aber etwa auch nur annähernd geglückt wäre, die mit Fräntzels Worten von mir wiedergegebene und weiter ausgebaute Lehre Traubes aus ihrer dominierenden Stellung zu verdrängen.

Unter den bekannten Werken möchte ich mich aus bestimmten Gründen einstweilen an das von Cohnheim halten. Das Endergebnis seiner Kritik über die uns hier beschäftigenden Dinge sind Erörterungen darüber, welchen Anforderungen eine Theorie der Herzhypertrophie zu genügen hat, um allgemein giltig auftreten zu können. Damit entwickelte er eine Art Programm. Wegen dieser Bedeutung seiner Worte setze ich sie hierher, sie können — vorbehaltlich einzelner Zusätze, deren Begründung zu liefern sein wird — für jede Darstellung, so auch für die meinige, die Richtschnur abgeben.

Seine Worte lauten: I. „Die Theorie muß im Einklang stehen mit den an den betreffenden Kranken beobachteten Tatsachen selbst. Tatsache ist aber, daß die arterielle Druckzunahme der Herzvergrößerung vorangeht und es kann deshalb keine Erklärung richtig sein, nach welcher die hohe Spannung der Arterien erst durch die Hypertrophie bedingt sein soll“ . . . . . .

II. „muß eine solche Theorie im Stande sein, nicht bloß die Herzhypertrophie bei Nierenschrumpfung — um welche sich durch ein unglückseliges Mißverständnis die Diskussion anfangs ausschließlich bewegt hat — sondern auch diejenigen begreiflich zu machen, welche schon bei viel kürzerem Verlauf der Nephritis auftritt und in der Leiche zusammen mit entzündeten großen Nieren gefunden wird“ . . . . .

III. „endlich darf die Ursache der Herzhypertrophie nicht in einem Umstande gesucht werden, welcher durch die letztere direkt beseitigt wird, weil dann ja garnicht zu verstehen ist, weshalb diese nicht bloß andauert, sondern sogar, mindestens lange Zeit hindurch, zunimmt und wächst.“ Als Beispiel diene ein Klappenfehler: „Die Herzhypertrophie des rechten Ventrikels macht ja die Bikuspidalklappe keineswegs wieder schließungsfähig, sondern gleicht nur die nachteiligen Wirkungen auf die Blutbewegung aus.“

In diesen Sätzen Cohnheims, der sonst mit Wärme für Traubes Gedanken eintritt, drückt sich die ganze Resignation aus, welche den Niederschlag der sich über Jahrzehnte erstreckenden Erörterungen und Kämpfe um die angeregte Frage darstellen. Eine Berechtigung, diese Diskussion von neuem aufzurollen, braucht also wohl nicht erst nachgewiesen werden, die ist ohne weiteres gegeben: es wird sich nur darum handeln können, ob nicht etwa neue Gesichtspunkte zu gewinnen sind, durch welche größere Klarheit erreichbar ist. Ob und wie weit wir Cohnheim im einzelnen Recht geben können, wird das Folgende lehren, hier will ich nur auf den nächsten wichtigen Punkt hinweisen, daß wir uns bei der Erklärung der Hypertrophie nun aber selbst nicht allein auf jede Form der Nephritis (cf. Cohnheims Satz II) beschränken dürfen, sondern die ganze Summe aller sonstigen Krankheiten in den Bereich unserer Erörterung ziehen müssen, soweit sie eine ätiologische Rolle spielen können.

Aus der obigen, wenn auch knappen Literaturübersicht ergibt sich als einzig feststehender, d. h. von allen Autoren gleichmäßig zur Erklärung herangezogener Faktor der, daß die Hypertrophie des Herzens oder eines Herzabschnittes ihre Entstehung einer gesteigerten Arbeitsanforderung verdankt; selbst die sonst ganz abseits stehende Theorie v. Buhls schließt sich hierin den übrigen Ansichten an. Ihren Ausgang hat die Erklärung, wie schon erwähnt, von den Verhältnissen am Klappenfehlerherzen genommen: hier erreichte das mechanische Prinzip allgemeine Gültigkeit, kein Einwand dagegen wurde laut. Schwierigkeiten stellten sich aber ein, sobald man versuchte, dasselbe bei dem sonstigen Vorkommen der Hypertrophie in Anwendung zu bringen. Wirkliche Beweise für die Richtigkeit des Prinzips sind jedoch, man muß sich das ruhig zugestehen, niemals und nirgends erbracht, trotz aller Versuche und aller sonstiger, vielfach außerordentlich scharfsinniger und geistreicher Argumentierung.

Wir sind deshalb bei dem Mangel an Beweisen dazu gezwungen, uns weiter mit dem Begriff Hypertrophie zu beschäftigen. Unter ihm wird ein Zustand des Herzmuskels verstanden, in dem er durch Vergrößerung seiner Masse ein größeres Volumen angenommen hat, als ihm im normalen Zustande zukäme; durch diesen Zustand werde er befähigt, größere motorische Leistung zu vollbringen und so einen Ausgleich bestimmter, sonst eintretender Kreislaufstörungen, eine „Kompensation“ derselben zu bewirken. Das wären der Inhalt und die Komponenten des gültigen Begriffes Hypertrophie: er umfaßt also morphologische und physiologische Eigenschaften.

Wenn aber ein Muskel durch Arbeit hypertrophieren soll, so folgt daraus, daß, abgesehen davon, daß er eine bestimmte Zeit dazu gebraucht, deren Minimum von den Autoren auf ca. vier Wochen angesetzt wird, er um so mehr an Masse zunehmen muß, je länger die Bedingungen dazu vorhanden sind und dann, daß er um so mehr zunehmen mnß, je größer die von ihm verlangte und an sich zu bewältigende Arbeit ist. Nun haben wir aber schon oben gesehen, daß ganz wesentlich gegen Traube eingewendet wurde, daß auch Herzabschnitte hypertrophieren, die in keiner direkten Beziehung zu dem Gefäßgebiet stehen, in dem die Hindernisse vorliegen (z. B. Hypertrophie des rechten Ventrikels bei chronischer Nephritis), von dem also überhaupt keine verstärkte Arbeit im gedachten Sinne gefordert wird. Traubes eigene Erklärung hierfür kann nicht genügen, das ist fast allgemein zugegeben, eine andere Erklärung ist aber auch nicht an ihre Stelle gesetzt (cf. v. Bamberger a. a. O. und neuerdings Krehl, pathol. Physiologie). Die Lücke bleibt also und das müßte uns ganz allein schon stutzig machen, mit der Anwendung des mechanischen Prinzips zu weit zu gehen, ja vielleicht nur überhaupt so weit, wie es tatsächlich geschehen ist.

Weiter: wir beobachten die verschiedensten Grade der Hypertrophie am gesamten Herzen, wie an seinen einzelnen Abschnitten. Geht nun aber in Wirklichkeit die Volumzunahme des Muskels direkt proportional der Größe der Widerstände im Kreislauf? Soweit die Verhältnisse bei Ventildefekten zu übersehen sind, anscheinend ja; wie aber sonst? Gerade die sogenannten „idiopathischen Hypertrophien“ liefern uns Fälle von „Bucardie“, Grade von enormer Volumzunahme, wie wir sie sonst kaum nur bei bestimmten Klappenfehlern zu sehen bekommen. Und doch ist über die Bedeutung der für solche Fälle vorausgesetzten, zur Erklärung herangezogen Veränderungen im Kreislauf, welche das Hindernis verursachen sollen, nichts weniger, als eine allgemeine Übereinstimmung erzielt (cf. die Einwände gegen Traube, z. B. daß Hypertrophie bei Nephritis vorkommt, ohne daß es zur Verödung von Gefäßen in der Niere gekommen ist, ferner, daß selbst Verödung von Gefäßen nicht den Blutdruck zu erforderlicher Höhe ansteigen läßt, weil sich kollaterale Bahnen öffnen.) Nun wäre ja hier einzuwenden, daß die längere Entwickelungsdauer des Prozesses die besondere Größe des Herzens bedinge. Dem ist aber entgegenzuhalten, daß doch Klappenfehler nicht selten ebenfalls eine erhebliche, nicht gerade kürzere Zeit zu bestehen brauchen und doch erreicht hier die Hypertrophie nicht immer die Grade, wie bei der idiopathischen. Der Einwand ist also nicht allgemein gültig zu verwenden.

Es bleibt hier nichts anderes übrig, als anzunehmen: entweder wir sind nicht im Stande, die Größe der Widerstände in der Zirkulation zu beurteilen, oder aber, wir sind gezwungen, das mechanische Prinzip fallen zu lassen und uns nach anderen Erklärungen umzusehen. Die Beurteilung des ersten Momentes hat ja überhaupt ihre großen Schwierigkeiten: alle Versuche, Klarheit zu schaffen, treffen vielleicht auch einzelne Punkte, aber das genügt nicht, sie sind, wenn man nicht ihre ganze Summe in Rechnung setzt, für sich allein kaum im Stande, den verlangten Effekt zu bewerkstelligen. Eher das Gegenteil: denn, wie wir sahen, stellt sich auch ein Stromhindernis in einem einzelnen mehr oder weniger großen Gefäßgebiet des großen Kreislaufs ein, so ermöglicht der Körper, wie jetzt auf Grund von Experimenten wohl allgemein zugestanden ist, durch Eröffnung anderer, vikariierender Bahnen einen Ausgleich, ohne daß das Herz belastet werden braucht.

Nicht viel glücklicher ist der Versuch, sogenannte „innere Widerstände“ anzunehmen und als Moment für die Hypertrophie einzureihen oder gar auf nervöse Beziehungen zurückzugreifen. Auf die Art der inneren Widerstände, auf die z. B. Debove und Letulle in Anlehnung an Gull und Sutton eingehen (Hyperplasie des Bindegewebes) werde ich später an betr. Stelle zurückkommen.

Wie gesagt, es sind das alles Dinge, die ja im einzelnen nicht soweit abzulehnen sind, daß sie nicht eine unterstützende Rolle spielen könnten, vorausgesetzt nur, daß sie überhaupt existieren! Die Hauptrolle spielen sie aber sicherlich nicht, schon die Unbeständigkeit ihres Vorkommens spricht dagegen. Vollends, wie steht es mit der Erklärung des tatsächlichen Befundes, auf den Pathologen, wie Kliniker hingewiesen haben, daß z. B. bei allen Formen von chronischer Nephritis Herzhypertrophie eintreten kann, während sie bei einer Reihe von Fällen der typischen Schrumpfniere ausbleibt? Besonderes Gewicht möchte ich darauf legen, daß gesagt wird, sie kann eintreten, während unter Zugrundelegung des mechanischen Prinzips die Hypertrophie eigentlich eine Notwendigkeit wäre, aber nicht im geringsten in ihm eine Deutung enthalten ist, weshalb z. B. bei Schrumpfniere in einem Falle das Herz eine ganz enorme Größe erreicht, im anderen überhaupt keine Hypertrophie vorhanden ist. Hier versagt also die übliche Erklärung vollständig.

Ganz und gar wird die Berechtigung zu anderweitigen Erklärungsversuchen zur Notwendigkeit, wenn wir auf die Frage eingehen müssen, welche von den Affektionen, die der Niere oder des Herzens, denn überhaupt die primäre ist. Die Traubesche Theorie und ihre Anhänger können nur Recht haben, wenn die Nierenerkrankung als die primäre Affektion angenommen wird. Schon in der historischen Übersicht fanden sich Ansichten vertreten, welche sich diesem Grundsatz nicht anschlossen, z. B. Gull und Sutton, von Buhl, die vielmehr eine Koordination beider Erkrankungen voraussetzten. Besonders nahe liegt mir diese Frage aus einer persönlichen, später zu besprechenden Beobachtung heraus, indem eine Nierenentzündung akut erst mehrere Wochen nach der nachweisbaren Herzaffektion auftrat. Wenn wir auch wissen, daß chronische Nierenentzündungen bestehen können, ohne klinische Symptome zu liefern, so dürfte mir doch jeder Recht geben, daß eine Beobachtung, wie die erwähnte immerhin Bedenken erregen muß: denn die Annahme, daß eine schwere akute Nephritis wochenlang symptomlos existiert, ist doch unhaltbar. Also, wenn wir auch im großen und ganzen den zeitlichen Ablauf der Krankheiten so darstellen werden, daß erst eine Nierenentzündung besteht, dann die Herzhypertrophie folgt, so kann doch auch das umgekehrte statthaben.[1]) Im letzteren Falle versagt aber die Annahme, daß der Nierenprozeß erhöhte Arbeitsleistung des Herzens und damit Hypertrophie zur Folge hat, gänzlich, was wir bei dem Vorkommen der letzteren bei der chronisch parenchymatösen Nephritis — weil hier Gefäßverödung fehlte — noch nicht ohne weiteres behaupten konnten, und damit müssen wir Traubes Theorie ihre prinzipielle Bedeutung entschieden absprechen, folglich auch alles ablehnen, was zu ihren Gunsten vorgetragen ist.

Immer und immer kehrt bisher die Behauptung wieder, ein hypertrophisches Herz besitze erhöhte Arbeitskraft und Leistungsfähigkeit — das bildete ja einen integrierenden Bestandteil der Eigenschaften eines hypertrophischen Herzmuskels —, eben, weil

[1]) cf. auch Senator a. a. O. Seite 324.

er seine Entstehung gesteigerter Inanspruchnahme verdankte. Nach dem obigen sind wir aber wohl befugt, unsere Zweifel auch diesem Punkte anzuhängen. Eine ganze große Reihe selbständiger Arbeiten hat versucht, diese Sätze zu erhärten, trotzdem aber sind die Bedenken, die eine einfache, unbefangene Beobachtung der täglichen Fälle lieferte, nicht verstummt. Ein sonst entschiedener Anhänger des vorhin skizzierten Satzes — Krehl — sagt darüber[1]): „Er (der Herzmuskel) ist ja hypertrophisch, befindet sich im Zustande der Kompensation, und der hypertrophische Muskel kann, wie wir ausführlich zu erörtern versuchten, an Leistungsfähigkeit dem normalen vollkommen gleichen. Er kann es, aber leider tut er es meist nicht. Sondern in Wirklichkeit bleibt der alte ärztliche Satz zu Recht bestehen: ein hypertrophisches Herz ist doch nicht so gut wie ein gesundes. Der Vergleich zwischen dem hypertrophischen Biceps des Turners und dem großen Herzen mag ja für manche Fälle stimmen, für viele paßt er nicht.“ Früher schon sprach sich Cohnheim in gleichem Sinne aus. Das ist das, was ich meinte. Wenn aber Cohnheim und Krehl trotz ihres sonstigen Standpunktes diese Bedenken nicht unterdrücken können, wie soll jemand es da tun, wenn er Traubes etc. Annahme weit skeptischer gegenübersteht?

So weit die Anschauungen über Genese und allgemeine Eigenschaft der Hypertrophie.

Nun ist aber noch eine weitere Eigenschaft des hypertrophischen Herzens zu bedenken. Die alltägliche Erfahrung lehrt, daß ein solches Herz auf die Dauer, manchmal weniger, manchmal länger seine Kraft nicht behält, sondern eine so erhebliche Einbuße daran erleidet, daß eine ganze Reihe bestimmter, allbekannter Kreislaufstörungen, schließlich in Folge seines Energieverlustes der Tod eintritt. Nun am Skelettmuskel, einem „hypertrophischen Biceps eines Turners“ oder Grobschmiedes erlebt man das nicht, weshalb denn am Herzen? Es muß sich also notwendig die Hypertrophie in beiden Fällen wesentlich von einander unterscheiden, zumal es sich am Herzen nicht um einzelne Erlebnisse, sondern um eine typische Folge handelt, die ohne weiteres feststeht und deshalb stets und ständig mit in Rechnung gezogen wird.

Es handelt sich also um zwei Dinge, die Tatsache der Herzmuskelinsuffizienz und ihren Zusammenhang mit der vorausgegangenen Hypertrophie.

Die bis vor nicht allzu langer Zeit landläufigste, einfach von Autor zu Autor übernommene Ansicht suchte auf Grund mikroskopischer Befunde die Erklärung für die Tatsache der Inkompensation in einer zunehmenden Verfettung der hypertrophischen Muskelfasern. Aus dem Untergang einer mehr oder weniger großen Zahl von kontraktilen Elementen mußte natürlich eine Schädigung der Leistungsfähigkeit erklärlich werden. Hiermit war aber ein

[1]) Krehl, Pathologische Physiologie. Seite 51.

neuer Begriff eingeführt, für den es eigentlich kein Analogon gab, es war doch eigentlich unverständlich, daß eine Muskulatur, die, durch stärkere Belastung geübt, hypertrophiert war und dadurch eine erhöhte Leistungsfähigkeit gewonnen hatte, alle diese Eigenschaften bei Fortwirkung derselben ursächlichen Momente verlieren solle und notwendig untergehen müsse. Diese Erwägungen haben bei vielen Bedenken hervorgerufen.

Den negativen Einwänden fügt indes Cohnheim noch positive hinzu, indem er direkt behauptete, die Verfettung sei überhaupt nicht so allgemein verbreitet, um als regelmäßige Erklärung gelten zu können, ferner, indem er daran auch noch die an sich durchaus nicht unberechtigt klingende Frage knüpfte, ob nicht vielleicht die Verfettung vielmehr sekundär als Folge der Kompensationsstörungen entstanden anzunehmen sei, dann also garnicht ein ursächliches Moment darstellen könne. Eine Lösung hat die Frage nicht gefunden. Mit dieser Ablehnung eines ursächlichen Einflusses der Verfettung war die Sachlage noch verwirrter geworden. Seine eigene Anschauung über die Entstehung der Insuffizienz formulierte Cohnheim dahin, daß wesentlich zwei Faktoren maßgebend sein sollen: die Ermüdung und Temperatursteigerungen.

Über den Begriff Ermüdung am Herzen habe ich gesprochen und kann ich deshalb daran anknüpfen. Ermüdung als Eigenschaft des Herzens anzunehmen derart, daß dieses größeren Ansprüchen ausgesetzt ist, aus diesem Grunde hypertrophiert, eine Mehrarbeit leistet, derselben auch gewachsen ist, aber schließlich bei Fortdauer der erhöhten Ansprüche doch erschlafft, geht nicht an, das verträgt sich nicht mit der Definition und den Eigenschaften der „Ermüdung“ oder es müßte dieser Erscheinung zu Liebe eine besondere Art Ermüdung statuiert werden. Ein zweiter Fall wäre der, daß der ganze Körper einer anstrengenden Arbeit unterworfen würde und daß bei der Gelegenheit das Herz ermüdete (cf. oben). Das wäre ganz gut denkbar, auch anwendbar auf die Verhältnisse eines bereits hypertrophischen Herzens. Aber für die allgemeine Verwendung des Satzes erheben sich zwei Schwierigkeiten. Erstens ist nicht erklärt, — indes wäre ja vielleicht die Lücke zu ergänzen — warum sich an ein solches Faktum nicht auch die Erholung, aber wohlverstanden eine völlige Restitutio ad integrum, sondern die ganze Reihe der Kompensationsstörungen anschließt. Ich führe diese Frage hier nicht weiter aus, weil ich noch ausführlicher darauf zurückkomme. Zweitens ist mit dieser Annahme das Eintreten der Insuffizienz mehr oder weniger dem Zufall überlassen, ob eine Ermüdung wirklich stattfindet, es fehlt der Nachweis, wie es sich bei den Fällen verhält, die keiner Anstrengung unterworfen waren, jedenfalls eine nicht geringe Zahl von Fällen. Damit aber entbehrt die Erklärung der allgemeinen Anwendbarkeit: sie führt nicht zu dem Verständnis, daß die Insuffizienz die Regel des Ausgangs einer Hypertrophie bildet.

Mit der Einschaltung des Begriffes Temperatursteigerung ist für die Fälle des täglichen Lebens auch nichts weiter geholfen, es ist, wenn auch der eventuelle schädliche Einfluß dieses Faktors nicht geleugnet werden soll, doch ebenfalls dem Zufall anheimgegeben, ob das Individuum in die Lage kommt, eine Temperatursteigerung zu akquirieren. Noch dazu ist das Zusammentreffen auch nicht gerade so häufig. Entschieden wird man zugeben müssen, daß beide Erklärungen Cohnheims in der Luft schweben, sowie daß sie sich nicht mit allen tatsächlichen Vorkommnissen abfinden können, obwohl sie doch Anspruch auf Allgemeingültigkeit erheben.

Daß nicht in einzelnen Fällen überhaupt accidentelle Momente eine schwächende Rolle spielen können, stelle ich natürlich nicht in Abrede; zweifellos gilt das auch selbst von anatomisch nachweisbaren Ereignissen, wie Thrombose, Embolie, Verengerungen der Kranzgefäße, ebenso von der möglichen Einwirkung toxischer Stoffe, etc., alles Dinge, die wohl gelegentlich vorgefunden werden oder in Frage kommen und zur Deutung benutzt werden müssen; aber die Frage, deren Beantwortung wir verlangen, lautet: worin liegt die Erklärung für den regelmäßigen Zusammenhang zwischen der die Hypertrophie des Herzens begleitenden Leistungsfähigkeit und der folgenden, unausbleiblichen Schwächung der Energie.

Gegenüber allen früheren Deutungsversuchen stellen die Untersuchungen der Leipziger Schule einen großen, wesentlichen Fortschritt dar. In ihnen wurde zum ersten Mal nachgewiesen, daß es eine unbedingte Notwendigkeit sei, das Herz systematisch in allen Teilen mit dem Mikroskop zu durchsuchen und sich nicht nur mit einzelnen Stichproben zu begnügen; an der Hand dieser Methode ergab sich das Resultat, daß in der überwiegenden Mehrzahl der Fälle, ja in fast allen, sich zum Teil ungleich verstreut, zum Teil diffus anatomische Prozesse am interstitiellen Gewebe wie am Parenchym nachweisen ließen, welche den anatomischen Ausdruck für die Inkompensation der Herzen abgaben. Schon früher waren zwar entzündliche Herde im Herzmuskel nachgewiesen worden, z. B. durch v. Leyden, die interstitiellen Veränderungen hatten auch schon eingehende Berücksichtigung durch französische Forscher gefunden, indes erlaubten alle diese Arbeiten doch nicht die weitgehenden allgemeinen Schlüsse. Erst der Nachweis, daß diese Prozesse herdweise, ungleich im Herzen verstreut vorkommen können, ohne sich dem unbewaffneten Auge zu verraten, beschränkte die Annahme von verschiedenen hypothetischen Ursachen für die Kompensationsstörungen auf ein Minimum und half so eine große Lücke füllen, während bis dahin die Tatsache, daß makroskopisch oder mittelst einzelner Stichproben keine nennenswerte Veränderungen zu entdecken waren, den Gedanken nahe gelegt hatte, ein solcher Herzmuskel sei gesund! Darin liegt das dauernde Verdienst der in Rede stehenden Arbeiten.

Wenn nun aber auch der Beweis erbracht war, — wenigstens für die übergroße Mehrzahl von Fällen — daß bestimmte anatomische Veränderungen entzündlicher und degenerativer Natur die Ursache für die Herzmuskelinsuffizienz abgaben, so war jedoch damit noch nicht der Zusammenhang mit der vorausgegangenen Hypertrophie erklärt. Zu diesem Zwecke fügen die Leipziger einen neuen Begriff ein, nämlich eine erhöhte Empfänglichkeit des hypertrophischen Herzmuskels für entzündliche Prozesse, die ihrerseits die Folge von infektiösen Erkrankungen darstellen, auch wenn nicht immer die Eingangspforten für die letzteren klinisch nachweisbar waren. Sie folgen darin den Franzosen, welche die Myocarditis als Folgezustand infektiöser Zustände aufgefaßt hatten.

Nun, daß sich Infektionskrankheiten im Körper abspielen, ohne daß wir nachweisen können, an welcher Stelle die betreffenden Mikroben in ihn hineingelangt sind, das ist eine allbekannte Tatsache; daß sich auf diesem Wege eine Myocarditis entwickeln kann, kann auch als feststehend gelten, aber, daß darin der Modus bestehen solle, wie ganz allgemein ein hypertrophisches Herz zu der Myocarditis kommen soll, müssen wir aus denselben Gründen ablehnen, die wir gegen die Cohnheimsche Erklärung vom Einfluß der Temperatursteigerung geltend gemacht haben. In Wirklichkeit unterscheidet sich die Auffassung Krehls von der Cohnheims nur darin, daß sie modern gefaßt ist, im übrigen aber läßt auch sie es vom Zufall abhängen, daß ein Kranker mit Herzhypertrophie eine infektiöse Krankheit akquiriert. Gewiß kann es vorkommen, vielleicht auch in einer großen Anzahl von Fällen; aber wir sehen doch auch umgekehrt einen großen Teil von Kranken, die eine Herzhypertrophie aus irgend einem Grunde besitzen, infektiöse, d. h. wohl meistens fieberhafte Prozesse überstehen, ohne daß es zur Herzmuskelinsuffizienz kommt. Müßten wir mit Recht von einer erhöhten Disposition des Herzmuskels für infektiöse Entzündungen sprechen, so müßten die letztgedachten Fälle doch recht selten vorkommen dürfen.

Wir können demnach wohl sagen, der Zwiespalt ist anscheinend überbrückt durch die Krehlsche Darstellung, es hält auch schwer, im einzelnen eine Widerlegung zu liefern, ebenso sehr wie einen positiven Beweis, indes etwas gezwungenes können wir der Erklärung auf keinen Fall absprechen; es ist jedenfalls nicht alles so klar gestellt, daß neue Untersuchungen in dieser Richtung überflüssig wären.

Daß im übrigen die Angaben der Leipziger Schule nicht unangefochten geblieben sind, brauche ich wohl kaum anzuführen, denn was würde wohl ohne weiteres hingenommen? Von Gegnern, wie Rosenbach, die das hauptsächlichste Gewicht auf physiologische Daten verlegen, kann ich absehen; ihnen ist leicht entgegen zu halten, daß man aus positiven anatomischen Störungen mit Fug und Recht auch auf physiologische schließen darf, wenn auch nicht umgekehrt. Bedeutungsvoller ist die Behauptung Bollingers, daß er Krehls Resultate nicht bestätigt fand. Aber letzterer entgegnete darauf selber schon, vielleicht mit Recht, daß man besonderes Gewicht auf seine Untersuchungsmethode legen müsse.[1])

Eine auf den ersten Blick bestechende Hypothese, die alles zu erklären scheint, ist von französischen Autoren ausgegangen; sie lenkten die Aufmerksamkeit auf Veränderungen an den Gefäßen der hypertrophischen Herzen und versuchten diese verantwortlich zu machen für die Entstehung und das Endschicksal der Hypertrophie resp. den Zusammenhang zwischen diesen Prozessen. Ich nenne die Arbeiten von H. Martin,[2]) Debove et Letulle,[3]) Rigal und Iuhel-Rénoy,[4]) Weber und Blind.[5]) Der gemeinsame Grundzug in ihnen ist der, daß sich im hypertrophischen Herzen Bindegewebshyperplasie nachweisen lasse, die ihre Entstehung einer Erkrankung der Gefäßhäute verdanke. Die erstere, also eine Sklerose des Herzmuskels, sei die Folge endo- oder periarteriitischer Prozesse, beide stehen manchmal in einem so sichtbar darzustellenden Zusammenhang mit einander, daß kein Zweifel über ihre gegenseitige Abhängigkeit obwalten könne.

Gegen die Allgemeingültigkeit dieser Ansicht — ihre sonstige Richtigkeit einstweilen vorausgesetzt — spricht nun aber der Umstand, daß wir eine ganz stattliche Zahl von hypertrophischen Herzen untersuchen können, in denen eine Alteration der Gefäßwandungen positiv auszuschließen ist, während wir am übrigen Gewebe, speziell am Parenchym, die gleichen Bedingungen vorfinden. Der Einwand ist schon anderweit erhoben worden und aus dem Grunde würde also schon jene Theorie abzuweisen sein. Außerdem aber enthält dieselbe nach meiner Ansicht noch unvereinbare Gegensätze, auf welche die Aufmerksamkeit noch nicht gelenkt ist, selbst in dem Falle, daß die beschriebenen Gefäß- und Bindegewebsveränderungen tatsächlich vorhanden sind.

Daß, wie Martin und nach ihm andere der genannten Autoren ausführen, durch eine Arteriitis und eine Sklerose eine Verschlechterung in der Ernährung der spezifischen Organzellen her-

[1]) Krehl, Die Erkrankungen des Herzmuskels etc. 1901. (Nothnagels spezielle Pathol. u. Therapie). Seite 251.

[2]) H. Martin, Revue de médecine 1881.

[3]) Debove et Letulle, Archives générales de médecine 1880. Bd. V, 7. Serie.

[4]) Rigal und Juhel-Renoy, Archiv. général. de médecine 1881. Bd. II.

[5]) Weber, Contribution à l'étude anatomo-pathologique de l'arteriosclerose du coeur. Paris 1887.

Zusammen mit Blind, Revue de médecine 1896.

beigeführt wird (daher Martin: „dystrophische Sklerose") liegt wohl klar auf der Hand. Es ließen sich durch diesen Befund also Insuffizienzerscheinungen des Herzmuskels wohl erklären. Nun aber benutzen Debove und Letulle in Anlehnung an die schon erwähnte Theorie von Gull und Sutton denselben Befund, um durch ihn auch die der Insuffizienz voraufgehende Hypertrophie des Herzmuskels zu erklären. Sie beschreiben ausdrücklich den Untergang der Muskelzellen in Folge der Umschnürung durch das gewucherte Bindegewebe. Dieselben gehen durch Atrophie zu Grunde: „De ces dernières (fibres musculaires) les unes sont de volume presque normal, d'autres très atrophiées, d'autres enfin sont reduites à un point rouge, coloré par le carmin." Die Entstehung der Hypertrophie denken sie sich aber so: „Il nous paraît rationel d'admettre, que l'hyperplasie conjonctive est la cause de l'hypertrophie musculaire; celles-ci obligées de se contracter plus énergiquement s'hypertrophient par une mécanisme analogue à celui, qui est généralement admis pour les affections cardiaques d'origine valvulaire. La difference serait dans le siège de l'obstacle valvulaire, c'est-à-dire cavitaire, dans un cas, et intra-pariétal dans l'autre."[1])

Hier denke ich, haben wir ein schlagendes Beispiel für unüberlegte Anwendung Traubescher Grundsätze vor uns. In einem Atem wird erklärt, daß durch die Einlagerung von entzündlich gewuchertem Bindegewebe in der Umgebung der ernährenden Arterien destruktive Prozesse an der Muskulatur erzeugt werden, zugleich aber soll diese Bindegewebs-Hyperplasie die Ursache der Muskelhypertrophie darstellen! Das scheinen mir schlechterdings unvereinbare Gegensätze zu sein. Durch die Arteriitis — in einigen Fällen mehr eine Periarteriitis, in anderen Fällen eine Endarteriitis — müssen doch unter allen Umständen Schwierigkeiten in der Ernährung der von den erkrankten Gefäßen versorgten Muskelpartien erwachsen — wohl verstanden, es handelt sich in diesen Fällen um diffuse Prozesse —; dann wird es aber durchaus unklar, wie durch eine verminderte Zufuhr von Ernährungsflüssigkeit ein gesteigertes Wachstum von immerhin leicht verletzlichen Organzellen zu Wege gebracht werden soll und nach Behauptung der genannten Autoren, es trifft das z. T. auch gegen Gull und Sutton zu, stellt die Bindegewebswucherung den primären Vorgang dar!

Ich finde vielmehr, daß die Ansicht von Debove und Letulle weit weniger geeignet ist, die Anschauung zu stützen, daß „außer der Arbeit es kein Wachstum anregendes Moment" für den Muskel gäbe, als vielmehr sie geradezu zu stürzen.

Ich bin etwas ausführlicher auf diese Theorie eingegangen, weil sie gleichzeitig das Beispiel dafür liefert, wenn ich früher sagte, daß der gebräuchliche Begriff Herzhypertrophie physiologische

---

[1]) Debove et Letulle a. a. O., S. 275 ff.

und anatomische Qualitäten umfasse, d. h., die besprochenen physiologischen Eigenschaften sollen erklärlich werden und sein und im Einklang stehen mit dem jeweiligen, aber, können wir gleich hinzusetzen, nicht immer sterotypen anatomischen Befunde. In der Ansicht der Franzosen haben wir nun das beweisende Beispiel, daß dieser Forderung nicht Genüge geleistet ist, vielmehr eine große Lücke besteht. So hatte ich wiederholt schon erwähnt, daß viele Herzen durchaus frei von Gefäßalterationen bleiben, trotzdem alle übrigen Bedingungen anscheinend die gleichen sind, wie bei denen, die arteriitische Prozesse aufweisen. Jedenfalls decken sich die sonstigen allgemeinen pathologischen Tatsachen trotzdem völlig an den verschiedenen Herzen. Eine richtige Hypothese, passender gesagt, eine richtige Erklärung des Wesens der Herzhypertrophie muß aber alle Möglichkeiten umfassen, sie darf nicht nur für Einzelheiten anwendbar sein.

Damit hätte ich, allerdings nur mit großen Strichen, im Umriß den Stand der uns interessierenden Fragen in ihren Kernpunkten skizziert, wie er sich aus den bisherigen Arbeiten ergibt; dabei habe ich mir vorbehalten, auf Einzelheiten in den Ausführungen der verschiedenen Autoren an entsprechender Stelle zurückzukommen und näher einzugehen. Weit entfernt sind wir von einer Lösung der Fragen: Behauptung steht leider immer noch gegen Behauptung. Noch verhältnismäßig am klarsten liegen die Ansichten über die Tatsache der Inkompensation des Herzens, hier kann ja auch die anatomische Untersuchung zu Hilfe kommen. Wie strittig wurden aber schon die Erklärungsversuche über die faktischen Beziehungen zwischen Insuffizienz und vorausgegangener Hypertrophie des Herzmuskels! Die tägliche Erfahrung fordert jedoch einen unmittelbaren Zusammenhang zwischen beiden Erscheinungen. Von der Hypertrophie selber erfuhren wir oben, daß die Traubesche Theorie, trotzdem sie die meisten Anhänger zählt und noch heute den Ausgangspunkt wie die Stütze für fast alle Erörterungen bildet, im Grunde nichts wie ein Kompromiß ist: überall finden wir labile Zustände. Da dürfte denn ja wohl die Berechtigung zu erneuten Untersuchungen nicht zu bestreiten sein!

Die Möglichkeiten, wie wir zu brauchbaren Resultaten kommen dürften, müssen entweder darin bestehen, daß sich Momente ausfindig machen lassen, welche eine Überbrückung der verschiedenen divergenten Ansichten gestatten oder aber, es bleibt nichts weiter übrig, als die einzelnen Komponenten selber auf ihre Stichhaltigkeit zu prüfen, ohne daß wir uns dadurch abschrecken lassen dürfen, daß sich mit ihnen die Namen der ersten Autoritäten verknüpfen. Beides muß versucht werden, soll das Endresultat einer sachlichen Kritik standhalten können.

Sicher steht jetzt schon eines fest, daß die physiologischen Eigenschaften des Begriffes Hypertrophie, wie sie in der allgemein gültigen Auffassung von diesem Zustande ausgesprochen sind, nicht mit den anatomischen im Einklang stehen, sich nicht decken; zweitens sind geradezu Bedenken herausgefordert worden, ob nicht die herrschende Anschauung von der physiologischen Qualität der fraglichen Herzmuskelerkrankung überhaupt eine schiefe ist und ob nicht durch eine allzu einseitige Betonung eines Teiles des Begriffes und unrichtige Verallgemeinerung eine Verwirrung statt Klärung der Meinungen herbeigeführt ist.

Der ratsamste Weg scheint mir der zu sein, es zu versuchen, auf anatomischen Wegen vorwärts zu kommen: wir haben dabei zunächst einen Vorteil in der Kontrolle unserer Resultate durch das Auge; dann aber ist dieser Weg bisher im Verhältnis zur Zahl der Versuche, durch physiologische Experimente zum Ziel zu gelangen, so wenig beschritten, daß er noch am ersten einige Aussicht auf Erfolg versprechen dürfte.

---

2. Kapitel.

Die geweblichen Veränderungen in hypertrophischen Herzen.

Wie ich vorhin betont habe, können wir erst seit den Arbeiten der Leipziger Schule den Abschnitt datieren, von dem an wir eine Beschreibung und eine gehörige Verwertung der anatomischen Befunde besitzen, mit denen wir heute zu rechnen haben. In Einzelheiten wertvolles Material enthalten auch frühere Darstellungen, indes ist dasselbe doch nur gelegentlich zu benutzen. Die Differenz erklärt sich aus der Verbesserung der Untersuchungsmethode und der erst dadurch ermöglichten systematischen Durcharbeitung der Herzen auf den Vorschlag Krehls hin.

Die für unsere Aufgabe, die Frage nach den Beziehungen der Herzhypertrophie, in Betracht kommenden Abhandlungen der Leipziger Schule, welche also das Material enthalten, das uns beschäftigen soll, finden sich in den „Arbeiten aus der medizinischen Klinik zu Leipzig. 1893“. Es sind folgende: „Über die Erkrankungen des Herzmuskels bei Typhus abdominalis, Scharlach und Diphtherie“ von E. Romberg; „über primäre chronische Myocarditis“ von Kelle; „Beitrag zur Kenntnis der idiopathischen Herzmuskelerkrankungen“ und „Beitrag zur Pathologie der Herzklappenfehler“, beide von Krehl.

Freilich ist der Gesichtspunkt, von dem aus diese Arbeiten gedacht sind, ein anderer, als bei mir, indes ist das zunächst eine Sache für sich. Von unserem Standpunkte aus umfassen jene Arbeiten verschiedene Gruppen von Herzerkrankungen, aber allen ist es gemeinsam, daß sich eine Volumenzunahme der Muskelsubstanz beobachten läßt; darauf kommt es zunächst einmal hauptsächlich an. Bemerkenswert ist es, daß, trotzdem die Herzen verschiedenen Gruppen zugezählt sind, sich in allen von jenen Autoren untersuchten Fällen die mikroskopisch anatomischen Befunde als qualitativ gleichartig herausgestellt haben.

Die Gesamtzahl der von mir untersuchten Herzen beträgt 21. Darunter befanden sich 4 senile Herzen, die lasse ich für die folgende Besprechung einstweilen bei Seite, es bleiben also zur Verwertung 17 übrig. Von diesen 17 waren 5 Klappenfehlerherzen (1 Aortenklappeninsuffizienz, die übrigen 4 Mitralfehler); 8 Herzen gehörten in die Gruppe der idiopathischen Herzmuskelerkrankungen und zwar besaß 1 Herz eine Hypertrophie und Dilatation des rechten Ventrikels (dabei bestand keine Nephritis); 6 Herzen repräsentierten allgemeine Hypertrophie mit verschiedenen Graden von Dilatation bei gleichzeitiger chronischer Nephritis, 1 Herz eine Hypertrophie ohne Nephritis. Die von den 17 Herzen übrig bleibenden 4 waren akute Erkrankungen: 2 stammten von Kindern mit Masern, 1 bei Sepsis nach Abort, 1 bei schwerer septischer Oberschenkelphlegmone.

Sämtliche Herzen sind nach der nämlichen Methode untersucht worden. Vor dem Erscheinen der Leipziger Arbeiten war durch eine große Reihe an sich wertvoller anatomischer Untersuchungen im Laufe der Zeit ein mächtiges Material zusammengetragen worden; doch standen die Schlußfolgerungen dieser Arbeiten zu der aufgewendeten Mühe eigentlich in keinem rechten Verhältnis. Die Befunde des einen wurden vom anderen nicht bestätigt und so drehte man sich tatsächlich im Kreise herum. Einen wesentlichen Fortschritt bedeutet hier das Eingreifen von Krehl, worauf schon wiederholt hingewiesen wurde, indem er den Nachweis führte, daß nicht die Untersuchung einzelner willkürlich gewählter Stücke des Herzens zur Beurteilung der anatomischen Verhältnisse genügt, sondern daß eine ganz systematische Durcharbeitung des gesamten Herzens dazu erforderlich ist.[1]) Zu dem Zwecke zerlegt er das Herz quer zur Längsachse in Scheiben von 1 bis 1½ cm Dicke und aus jeder dieser Scheiben wird eine größere Reihe von Schnitten angefertigt: auf diese Weise, also durch eine grobe Art der Serienschnitt-Methode, war denn eine nahezu völlige mikroskopische Durchmusterung des Herzens möglich. Noch bevor ich Krehls Arbeit kannte, habe ich am eigenen Leibe die Richtigkeit und Bedeutung seines Prinzips durch Zufall kennen gelernt: ich war in einzelnen Schnitten eines Herzens auf die später zu erwähnenden Kernveränderungen, gelegentlich ganz anderer Untersuchungen, gestoßen, das Präparat war mir jedoch, da ich die Arbeit nicht gleich fortsetzen konnte, verdorben und bei dem Versuche, ein ähnliches zu erhalten, habe ich lange in dem mir zu Gebote stehenden Herzstückchen suchen müssen. Das nur nebenbei.

[1]) Deutsches Archiv für klin. Medizin Bd. XLVI.

Bei den im folgenden geschilderten Untersuchungen habe ich mich ebenfalls an das Krehlsche Prinzip gehalten, indes mit einer Modifikation. Diese bestand darin, daß ich die Herzwand nicht in Querscheiben, sondern in Längsstreifen zerlegte, diese aber dann in derselben Weise genau im einzelnen durchmusterte. Der Zweck und Nutzen dieses abweichenden Vorgehens liegt darin, daß ich so gleichzeitig eine viel leichtere und systematischere Übersicht über die Topographie der pathologischen Befunde erhielt, die für klinische Zwecke nicht unwesentlich ist. Ich verweise auf meine Untersuchungen über den Aufbau der Herzwandungen: wir finden da die Gefäße wesentlich in der Richtung der Längsachse verlaufen, ebenso nehmen die Muskellamellen mit Vorliebe zu einem großen Teil eine ähnliche Richtung. Alle diese Verhältnisse bleiben bei der Zerlegung in Längsstreifen übersichtlicher, ich behalte in diesen letzteren viel mehr, als es bei den Querscheiben möglich ist, die zu einem der von mir beschriebenen Lamellensystemen gehörigen Muskeln beisammen. Ich komme später an bestimmter Stelle hierauf noch einmal zurück.

Da sich meine Untersuchungen auf Jahre hinaus rückwärts erstrecken, — ich begann sie 1892 —, ich dieselben vielfach länger liegen lassen mußte, weil mir die Zeit dazu fehlte, so wird es erklärlich, daß ich auf verschiedene Methoden zur Fixierung des Materials geriet. In den ersten Jahren verwandte ich dazu Müllersche Lösung mit nachfolgendem Alkohol, zur Kontrolle benutzte ich reine Alkoholfixation; später und jetzt fast ausschließlich im großen und ganzen Formalin, darauf folgend Alkohol. Zu einzelnen Zwecken wurden auch kleinere Stücke in Sublimat gelegt. Gefärbt habe ich die Präparate vielfach im Stück nach Heidenhains Vorschrift: einlegen von kleinen Stücken in ½ % wässerige Hämatoxylin-Lösung, dann übertragen entweder in Lösung von Kali bichromic. ½ % oder Alaun ½ %, beides für ca. 10 Stunden, darauf auswaschen in Wasser, einlegen in Alkohol, Öl, Balsam. Die erste Art (Behandlung mit Kalibichromic.) gibt ein ausgezeichnetes Strukturbild, besonders auch bestimmte Bilder vom Protoplasma der Zellen, aber keine Kernbilder; die zweite (Behandlung mit Alaun) steht in der Zeichnung des gesamten Gewebes zurück, gibt dafür aber gleichzeitig ausgezeichnete Kernbilder. Spezielle Bedingung für das Gelingen der Methode ist es, daß man dünne Stücke des Herzmuskels einlegt, weil sonst die Flüssigkeiten zu wenig eindringen. Im übrigen ist die Methode sehr bequem; ich habe es z. T. auch so gemacht, daß ich einen oder einen halben Längsstreifen in kleine Scheiben zerlegte, ohne aber das Pericard mit zu durchtrennen, so daß also alle Scheibchen durch das letztere zusammengehalten wurden. Dieses „Scheibenband“ legte ich dann in die Farblösung und konnte alle Prozeduren mit ihm vornehmen, es schließlich nach der Auswässerung, wenn ich nicht gleich zur Verarbeitung schreiten konnte, ruhig in Alkohol liegen lassen, ohne mir in irgend einer Weise das Bild zu trüben oder einem Irrtum ausgesetzt zu sein, woher die einzelnen Schnitte stammten. Nun kann es vorkommen, daß einzelne Schnitte aus den zu untersuchenden Scheiben nicht genügend tingiert waren, falls die letzteren nämlich etwas zu dick geraten waren, in dem Falle habe ich mit den einzelnen Schnitten die Färbeprozeduren, wie mit den ganzen Stücken, freilich mit entsprechender Abkürzung der Zeit, wiederholt und auch so noch gute Bilder erhalten. Für eine große Zahl von Schnitten habe ich einfach die Färbung mit Delafieldschem Hämatoxylin angewendet, zur Differenzierung $^1/_2$ % Alaunlösung, manchmal Nachfärbung mit Eosin.

Für die Feststellung von Verfettungen und bestimmten Formen der albuminösen Trübung ist ja die Benutzung von Schnitten aus dem frischen Organ notwendig. Es liegt in der Natur der Sache, daß man diese Untersuchung auf einzelne Stellen beschränken muß (cf. Romberg). Mir besonders erwuchsen große Schwierigkeiten, da ich bei Empfang des Materials nicht immer über die nötige Zeit verfügte, um diesen Punkten die erforderliche Aufmerksamkeit schenken zu können.

Was nun den allgemeinen Inhalt meiner anatomischen Ergebnisse in allen untersuchten Fällen betrifft, so kann ich gleich vorwegnehmen, daß sich meine mikroskopischen Resultate mit den entsprechenden der Leipziger decken: das ist der Grundzug, meine abweichenden Ansichten über die Bedeutung der Befunde im einzelnen, wie die Erweiterungen, über die ich zu berichten habe, kommen erst in zweiter Linie. Es erscheint mir wichtig, dies besonders hervorzuheben, weil dadurch für die aus den Untersuchungen abzuleitenden Gesetze ein erheblich größeres Material zur Verfügung steht, als wenn ich nur meine eigenen Fälle berücksichtigen wollte.

Da ich wiederholt auf Krehls, Rombergs etc. Resultate eingehen muß, so gebe ich am besten vorweg auch meinerseits eine Einzeldarstellung meiner Befunde und schließe daran gesondert die kritische Besprechung, obschon ich dabei vieles wiederholen muß, was jene Autoren in vorzüglicher Weise dargestellt haben. Es läßt sich das aber nicht leicht umgehen.

Nun also erst die Einzelheiten.

In allen untersuchten Herzen fiel, was das eigentliche Organparenchym betrifft, die recht unterschiedliche Größe der einzelnen Muskelzellen auf (u. a. Tafel VI, Fig. 12). Die kleineren unter ihnen würden den „normalen" in ihrer Größe entsprechen, sie fanden sich indes nicht gerade sehr beträchtlich vor, in einzelnen Herzen allerdings noch mehr wie in anderen; das numerische Übergewicht besaßen ganz entschieden die vergrößerten. Besonders gilt das von den 13 chronisch erkrankten Herzen meines Materials. Die Vergrößerung betraf sämtliche Durchmesser der Zelle: auf die

Maße verweise ich auf die oben zitierten Arbeiten. Die äußere Gestalt fand sich, wenn nicht tief greifende Strukturveränderungen, von denen nachher die Rede sein wird, Platz gegriffen hatten, entsprechend der Norm erhalten.

Früher hatte ich betont, daß es für das Verständnis der pathologischen Vorgänge notwendig sei, sich strenger an die Einzelheiten des Baues der Muskelzellen zu halten. Wir hatten als Träger der nutritiven Funktion der Zelle das Sarkoplasma kennen gelernt und, unter Anlehnung an Verworn, seine physiologische Bedeutung erfahren. Was nun seine Veränderungen in unserem Herzen anbelangt, so beschreibt Romberg in akuten Fällen von einschlägigen Herzmuskelerkrankungen, Krehl und Kelle entsprechend für chronische Erkrankungen, eine Verbreiterung des zentralen „Protoplasmahofes", der sonst auch sogenannten „Protoplasmaspindel", welche direkt den Kern umgibt. Ich kann den Befund voll bestätigen. Am besten auf Zellquerschnitten sieht man um den Kern herum zum Teil einen breiten hellen Hof, während in der Norm hiervon nichts zu finden ist. (Tafel VI, Fig. 12,a u. Tafel VII, Fig. 17,b.) Nun besitzt aber das Sarkoplasma außer dieser zentralen Partie noch eine — auf Querschnittbildern — netzartige Anordnung, bestehend aus zarten Zügen, welche zwischen den kontraktilen Fibrillen bis zur Zelloberfläche hin verlaufen. Auf diesen Teil legen jene Darstellungen wenig oder kein Gewicht. Ich habe aber, zum Teil sehr ausgedehnt, auch eine Verbreiterung dieses netzartigen Teiles des Sarkoplasmas gefunden und möchte hierauf ganz besonders hinweisen. (Tafel VI, Fig. 17,c.) Wohlverstanden meine ich hier allein erst den Zustand, wo die kontraktilen Säulchen der Zellen erhalten sind und nur räumlich auseinandergedrängt erscheinen. Obgleich Querschnittbilder am deutlichsten dies Verhalten zeigen, läßt sich bei Kenntnis der allgemeinen Tatsache auch an Längsschnitten der Muskelzellen diese Zunahme des peripheren Sarkoplasmas unschwer erkennen und zwar an der größeren gegenseitigen Distanz der Fibrillen — ein „besonderes Hervortreten der Längsstreifung" (Romberg). (Tafel VI, Fig. 14,c u. Fig. 15.)

Vakuolen habe ich — wenigstens größere — nicht allzu häufig gesehen; selten wenigstens in der Weise, daß nur ein schmaler, peripherer Saum der Muskelzelle erhalten war. Ein sehr häufiger Befund jedoch ist der, daß Muskelzellen in ihren peripheren Abschnitten mehrere kleine „Vakuolen" enthalten. Um diese sicher zu beobachten, bedarf es aber recht dünner Schnitte. Besonders scharf stellen sich diese Bilder dar bei Anwendung der Heidenhainschen Färbemethode mit Hämatoxylin und Nachbehandlung mit Kali bichromicum. Die kontraktile Substanz erscheint schwarzgrau, wogegen das Sarkoplasma ungefärbt bleibt, also beide Gewebsarten oder Zellbestandteile scharf kontrastieren (Tafel VI, Fig. 12,b u. c.)

Von der Gegenwart der eigentlichen kontraktilen Substanz erhalten wir an der normalen Muskelzelle auf Längsschnitten Kenntnis durch das Vorhandensein einer „Querstreifung" der Zelle; auf ihren Querschnitten präsentiert sie sich in polygonalen, mosaikartig aneinandergelagerten Feldern, deren Seiten unter meistenteils stumpfen Winkeln zusammenstoßen, ein Verhalten, das wir überall beobachten, wo zelliges Material dicht aneinander gelagert ist. Von pathologischen Zuständen dieses Zellbestandteils erfahren wir in der Literatur außerordentlich wenig. Unsere sonst ergiebigste Quelle: die bisher immer wieder zitierten Leipziger Arbeiten, tun des Gegenstandes keine Erwähnung, sonst stoße ich nur bei Virchow, (Cellularpathologie) auf die Notiz, daß die kontraktile Substanz durch einfache Atrophie zu Grunde zu gehen scheine. Nun möchte ich auf zwei mir aufgefallene Erscheinungen hinweisen. An den vergrößerten Muskelzellen unserer hypertrophischen Herzen finde ich außerordentlieh häufig, daß auf Querschnitten der Durchmesser der Fibrillen verkleinert ist und gleichzeitig die winkligen Kanten derselben verschwinden, so daß also ihr Querschnitt mehr kreisförmig geworden ist. Freilich gibt es verschiedene Formen im Übergang zur Norm, in denen das Verhältnis nicht so scharf ausgeprägt ist; indes, wo wir in den in Rede stehenden Herzen eine starke Zunahme des netzförmigen Sarkoplasmas, im mikroskopischen Präparat also eine stärkere Verbreiterung der Zwischenräume zwischen den Fibrillen beobachten, da finden wir gewöhnlich auch die oben beschriebene Erscheinung an den kontraktilen Säulen; sind die letzteren in ihrer normalen Form erhalten, so ist gewöhnlich die Zunahme des peripheren Sarkoplasmas noch nicht so beträchtlich geworden. Zu erwähnen ist hier noch, daß im ersteren Falle die Intensität der Färbung gewöhnlich sichtlich schwächer ausfällt. (Tafel VI, Fig. 12, e.)

Die zweite Erscheinung ist folgende, sie ist allerdings der Natur der Sache nach nur auf Längsschnitten zu gewinnen. Bekanntlich entsteht das Bild der Querstreifung einer Muskelfaser dadurch, daß im ganzen beim Aufbau der Fibrillen Schichten doppeltbrechender mit solchen einfach brechender Substanz regelmäßig abwechseln und daß an benachbarten Fibrillen die entsprechenden Schichten in jedesmal gleicher Höhe sich befinden. Mit mittelstarker und stärkerer Vergrößerung sieht man nun an einer ganzen Zahl von Muskelzellen in unseren Herzen, — wobei die die Querstreifung liefernden Linien oder Bänder nicht ganz so scharf ausgeprägt sind, — daß diese letzteren in einer Hälfte oder einem Abschnitt der Zelle oder seltener in der ganzen Zelle nicht in gerader, einander paralleler Richtung verlaufen, sondern plötzlich gebrochen sind und so ein treppenartiges Aussehen der Querstreifung liefern. (Tafel VI, Fig. 13.) Mit schwacher Vergrößerung gesehen, hat es öfters den Anschein, als ob solche Zellen eine Körnung in ihrem Innern zeigen, die stärkere Vergrößerung läßt aber das nicht immer erkennen, sondern liefert das obige Bild. Aber das mag hinzugefügt werden: vielfach wird das Bild allerdings auch durch gleichzeitig vorhandene Körnungen gestört und beide Momente mögen die Ursache gewesen sein, daß man diesem Befunde bisher keine Beachtung geschenkt oder ihn übersehen hat.

Das Auffallendste an dem ganzen mikroskopischen Bilde in diesen Herzen sind aber wohl unstreitig die Muskelkerne.

Ganz überwiegend habe ich sie innerhalb der Zellen nur in der Einzahl gefunden, hin und her, indes durchaus an sich nicht selten, auch wohl der Länge nach in zwei geteilt bei einfachem, ungeteiltem Zellkörper, ebenso auch der Quere nach in zwei geteilt. Diese letzte Art der Zweiteilung kommt in zweierlei Gestalt vor: einmal sieht der Kern wie auseinandergebrochen aus; beide Hälften besitzen zackige, in einander passende Begrenzungslinien, dann aber kommen zwei Kerne in einer Zelle vor, deren einander zugekehrte Pole abgerundet sind, so daß also die beiden Kerne ovale Gestalt, wie in der Norm besitzen.

Das Auffallendste an den Kernen in unseren Herzen aber ist, wie schon früher Ehrlich, Weigert etc. beschrieben, ihre abweichende Größe und Gestalt. So finden wir in sehr großer Anzahl die stark verlängerten und die von Romberg so genannten „aufgeblähten" Kerne. Ich kann alle darüber angeführten morphologischen Eigenschaften bestätigen. Die Kerne erscheinen in die Länge gezogen, noch mit Anlehnung an ihre ovale Gestalt, „entweder stärker gefärbt, als normale und dann meist von normaler oder verminderter Breite oder blasser gefärbt, dann häufig bis $11\,\mu$ „verbreitert" (Romberg). Daneben können ihre Konturen glatt sein, aber auch die ungleichmäßigsten Ausbuchtungen aufweisen. Gefärbt lassen sich an Längsbildern deutliche gerade Längsstreifen an den Kernen in verschiedener Zahl erkennen, die Kontrolle dieses Verhaltens an Querschnitten zeigt jedoch, daß diese Linien der optische Ausdruck für mehr oder weniger stark vorspringende Längsleisten sind. (Tafel VI, Fig. 15.) Die wechselndsten Gestalten treten einem in diesen Querschnitten entgegen: seitliche Abplattung, Einbiegung dieser Platten in der einen Seite, wobei die eben genannten Leisten dann vorwiegend die lateralen Bezirke in Beschlag nehmen. (Tafel VI, Fig. 16.) Die Pole erscheinen oft nicht oval abgerundet, sondern enden mit schräger, zackiger Linie, genau wie ich es eben von den in zwei geteilten Kernen anführte; in diesen beiden Fällen sieht man, also an den zackigen Polen der einzelnen Kerne, wie zwischen den zackig abschließenden Fragmenten der geteilten Kerne, eine stärkere Pigmentanhäufung innerhalb des zentralen Abschnittes der Zelle.

Die Begrenzung des Kernes gegen das Protoplasma ist in jedem Falle scharf ausgesprochen, während die Abgrenzung der gefärbten Kernmembran gegen den Kerninhalt nicht immer ebenso ausgeprägt war. An den normalen Kernen erkennt man ein zartes regelmäßiges Fadennetz; an einer großen Anzahl der pathologischen vergrößerten Kerne läßt sich ein Fadengerüst ebenfalls noch nachweisen, eingebüßt hatte es aber seine regelmäßige Anordnung und seine Zartheit. In einer nicht geringen Zahl von Fällen konnte ich beobachten, daß der Kerninhalt eine anscheinend homogene Masse darstellte, dann fehlte gewöhnlich, allerdings nicht immer, eine plattenförmige Ausbreitung des Kernes, meistenteils näherte sein Querschnitt sich dann dem Oval, auch waren die Leisten nicht so regelmäßig angeordnet und nicht mehr von derselben Höhe; die Kernmembran schied sich jedoch stets außerordentlich deutlich, ich möchte fast sagen, noch deutlicher, als in der Norm, von dem gleichförmig, aber blasser tingierten Inhalt ab. (Tafel VII, Fig. 19.) Diese Form, deren noch keine besondere Erwähnung getan ist, trennt sich streng von der, wo der Kern ein übernormal stark gefärbtes Gebilde ist ohne Differenzierung seiner Einzelbestandteile, eine Erscheinung, die sich vorwiegend oder eigentlich ausnahmslos an den stäbchenförmigen, „verlängerten“ Kernen vorfindet; in jener ersteren Form ist die Intensität der Färbung nicht grösser, wie sonst durchweg. Durch die Farbreaktion scheiden sich nun noch Kerne von der gleichen Gestalt, die deutlich schwächer die Farbe angenommen haben und manchmal eben gerade noch sichtbar sind. (Tafel VII, Fig. 18.)

Auf die Beziehungen dieser Kernform zu den Veränderungen des Muskelzellkörpers werde ich später eingehen. Hier möchte ich nur noch das anschließen, daß ich in manchen Herzen nicht alle diese beschriebenen Kernformen gleichzeitig vorfand, sonst aber, wo sie sich fanden, auch nicht gleichmäßig durch die ganze Muskulatur verteilt, sondern vielmehr nester- oder herdweise.

Bis dahin hatte ich mich beschränkt auf die Registrierung der Zellveränderungen, die wohl das normale Bild der Zellen qualitativ beeinträchtigten, aber doch ihre konstituierenden Elemente in ihrer Art herauskennen lassen; nun gibt es aber eine sehr große Reihe von Muskelzellen, die einen Verlust oder eine Umänderung an diesem oder jenem ihrer Bestandteile erlitten haben.

Dahin gehört vor allen Dingen der Befund, daß die Zellen ihren Kern eingebüßt haben: es ist das der Fall, wenn Zellgruppen von anämischer Nekrose (Weigert) befallen sind. Unter diesem Einfluß hat die zugehörige Zelle ebenfalls ein ganz verändertes Aussehen angenommen; es ist das ja bekannt, sie erscheint als glänzende, homogene, schlecht färbbare Masse, eine Differenzierung zwischen ihren Einzelbestandteilen ist nicht mehr möglich.

Bekannt sind, um andere Veränderungen zu nennen, die Bilder des fettigen oder körnigen Zerfalls der Zellen; ich übergehe deshalb eine genauere Schilderung ihres Aussehens. (Tafel VI, Fig. 14, a u. Tafel VII, Fig. 18.) Den Leipziger Arbeiten verdanken wir den Nachweis, daß der letzteren Art des Zerfalls eigentlich eine größere Verbreitung und Rolle zukommt, wie der ersteren. Freilich dürfen wir die Schwierigkeiten zur Gewinnung dieses Urteils nicht verkennen, wir können ausgedehnte histologische Untersuchungen nur an konservierten Organen vornehmen, bekanntlich für das Studium der fettigen Umwandlung eine ungünstige Methode, ferner müssen wir nach meiner Ansicht auch bedenken, daß in einer Zelle neben dem körnigen Zerfall auch der fettige vor sich gehen kann, ohne daß wir mikroskopisch von dem letzten (am konservierten Organe) etwas bemerken können. Obwohl ich persönlich sehr zu Krehls etc. Behauptung von der, gegenüber der vulgären Annahme, verhältnismäßig geringeren Ausdehnung des fettigen Zerfalls neige, kann ich mir doch nicht verhehlen, daß den gegenteiligen Anschauungen große Stützen zur Seite stehen. Für die klinische Beurteilung spielt die Frage allerdings, wie ich glaube und später ausführen werde, eine recht untergeordnete Rolle.

Jedenfalls fanden sich eine ganze Menge von Zellen vor, von denen man annehmen konnte, daß sie einen Teil ihres Protoplasmas auf dem Wege der fettigen Umwandlung eingebüßt haben mußten. Neben diesen Formen fand sich mehr oder weniger ausgedehnt ein körniger Zerfall, weniger ein Vollgestopftsein des Protoplasmas allein mit körnigem Material, wie vielmehr ein gleichzeitiger Verlust von kontraktiler Substanz. Ich kann es noch dahin präzisieren, daß nicht ein Verdecktwerden der Querstreifung der Zelle durch die Körnung stattfand, sondern die Querstreifung war einfach verschwunden und an ihrer Stelle eine oft nicht sehr massige, unregelmäßige Körnung zu sehen.

Wichtig erscheint mir an dieser Stelle die Beobachtung, die durchaus nicht selten zu machen war, daß der Verlust der Querstreifung wie deren Ersatz durch K ö r n u n g m a n c h m a l n u r a n e i n e m T e i l e e i n e r Z e l l e sich vorfand, während der übrige Teil eine bereits undeutlich gewordene Querstreifung und einen Kern von der früher beschriebenen Form besaß. Es ist das etwas scheinbar Unwesentliches, deshalb auch wohl bisher nicht ausdrücklich beschrieben, ich halte es indes als Glied einer Kette für bedeutungsvoll.

Auch die Folge eines anderen regressiven Vorganges, der nur e i n e n T e i l der Muskelzelle befallen hatte, ließ sich demonstrieren, nämlich eine Atrophie der kontraktilen Substanz. Auf Querschnitten von solchen Muskelzellen erschienen die kleinen Felder erheblich verkleinert, ganz im Gegensatz zu denen an dem noch besser erhaltenen Teil der Muskelzelle, wo sie einen erheblich größeren Durchmesser besitzen. (Tafel VI, Fig. 12, d.)

Die Ausdehnung, welche diese sämtlichen regressiven Strukturänderungen in den verschiedenen Herzen besaßen, war eine außerordentlich wechselnde, bald nur an einzelnen Zellen zu beobachten, hatten sie an anderen Stellen oder Organen ganz ausgedehnte

Bezirke der Herzwand befallen. Alle Abstufungen waren zu konstatieren.

Vielfach ist anderen Orts eine Zerreißung von Muskelzellen, die sogenannte Fragmentatio myocardii beschrieben. Ich habe alle Grade beobachten können, von kleinen oberflächlichen Einrissen bis zur völligen queren Durchtrennung. (Tafel VI, Fig. 14 u. 15.) Das eine mag hier nur Platz finden, während ich im übrigen auf die bekannten Darstellungen verweisen kann, daß in meinen Fällen die Zerreißung durchaus nicht etwa nur die Gegend der normalen Zellgrenzen betraf, also in der Kittsubstanz erfolgt war, sondern an jeder Stelle der Zelle beobachtet werden konnte. Der beste Beweis, daß meiner Wahrnehmung kein Irrtum zu Grunde liegt, besteht darin, daß ich eine ganze Reihe von Zellen nachweisen konnte, die mehr wie einen Einriß besaßen, manchmal in mehrere Fragmente zerlegt waren, z. T. eine Zerreißung in der Gegend des Kernes zeigten! (Tafel VI, Fig. 15, b.) Zu betonen erscheint mir auch hier wieder notwendig das ausgesprochen herdweise Auftreten des Zustandes.

Nicht in den Arbeiten der Leipziger Autoren erwähnt, jedoch schon in Zieglers Lehrbuch beschrieben, habe ich eine Form des Untergangs von Muskelzellen in meinen Herzen beobachten können, nämlich in Gestalt der von Ziegler sogenannten „Zerbröckelung". Ich möchte dafür die Bezeichnung „Zerklüftung" vorschlagen. (Tafel VII, Fig. 21.) Die Muskelzellen zerfallen bei diesem Prozeß ebenfalls in mehrere Teile, nicht jedoch, wie bei der Fragmentation durch Querrisse, sondern, ich will mich einmal erst so ausdrücken, sie werden parallel zu ihrer Längsachse in einzelne Streifen von verschiedener Zahl und Stärke zerlegt. Auf dem Querschnitt bietet sich so tatsächlich ein Bild, als ob die Zellen zerbröckelt wären, in Wirklichkeit sind diese Bröckel aber nur die Querschnitte der von einander getrennten Längsstreifen, die durch Zwischenräume von verschiedener Breite geschieden sind. Die einzelnen Streifen gehen zu Grunde, man beobachtet sie in den verschiedensten Stadien ihrer Auflösung.

Über die interstitiellen Veränderungen kann ich mich ziemlich kurz fassen: auch ich fand sie regelmäßig in allen untersuchten Herzen, teils als Rundzelleninfiltration, teils als Vermehrung des interzellulären, wie interfaszikulären Bindegewebes, jüngeren oder älteren Datums, vor, obwohl makroskopisch auch nicht das geringste Zeichen auf ihre Gegenwart hindeuten braucht.

Ihren Ausgang nahm auch in meinen Fällen die Anhäufung von Rundzellen zwischen den Muskelzellen von einer solchen in der tiefsten Schicht des Endo- oder Pericard, von wo aus sie dann an den Blutgefäßen entlang in die Muskulatur eindrang. Allerdings war ihr Vorkommen ein außerordentlich wechselndes nach Intensität, wie Extensität, nur in einem Falle erreichte sie so erhebliche Grade, daß fast die ganze Muskulatur gleichmäßig mit Rundzellen durchsetzt war. Wir können diese Form der Infiltration mit Fug und Recht als diffuse bezeichnen, auch wenn sie nicht in der letzterwähnten Massenhaftigkeit auftrat.

Außerdem präsentierte sich die Rundzellenanhäufung mehr lokalisiert, herdweise durch die Muskulatur verschieden verteilt. Es sind das nach den bisherigen Arbeiten bekannte Dinge, ebenso wie die mehr oder weniger diffuse Hyperplasie des interzellulären und interfaszikulären Bindegewebes. Große Unterschiede stellten sich in der Massenzunahme des Bindegewebes in den einzelnen Herzen heraus. Die Beurteilung, ob sich dasselbe überhaupt vermehrt hat, liegt am Herzen besonders günstig. Normaler Weise findet man irgendwie nennenswerte Anhäufungen desselben nur in der Nähe der größeren und mittleren Gefäße, während es im Innern der einzelnen Muskellamellen geradezu fehlt. Es gibt nun Herzen, wofür sich unter meinem Material Beispiele fanden, in denen auf weite Strecken hin nahezu jede Zelle von der anderen durch eine Bindegewebslage geschieden ist, in den Fällen findet es sich in der Nähe der Gefäße erst recht stark entwickelt; in anderen fehlt die interzelluläre Vermehrung, dagegen ist die Umgebung der Gefäße von erheblichen Bindegewebsmengen erfüllt, die septumartige, keilförmige Züge zwischen die Muskulatur entsenden. Dabei handelt es sich um einen diffusen Prozeß; wenn ich aber das Wort diffus gebrauche, so muß ich doch die Einschränkung hinzufügen, daß immerhin Schwankungen vorkommen, daß also an verschiedenen Stellen alle diese Erscheinungen mehr ausgesprochen sind, während man an anderen nach den charakteristischen Erscheinungen suchen muß. Zwischen beiden Vorkommnissen liefern dann allmähliche Übergänge die Vermittelung.

Neben diesen Formen finden sich die lokalisierten Bindegewebsanhäufungen in Form der bekannten Schwielen. Die genaueste Beschreibung derselben verdanken wir wohl Köster.[1]) Ihre Größe wechselt ganz erheblich: die größeren erscheinen, wie dieser Autor schon betont, aus kleineren zusammengesetzt. Ihre Gestalt ist ganz spezifisch. Auf Längsschnitten sieht man, daß sie vielfach länger, wie breit und parallel der Längsrichtung der Muskelzellzüge gelagert sind. Anders das Bild auf Querschnitten. Hier fallen besonders die zackigen, keilförmigen, seitlichen Ausläufer in die Augen. Das Gewebe der fertigen Schwiele besteht aus einem einfachen, kernarmen, derben Bindegewebe, je nach ihrem Alter kann es zellreicher sein, auch vielleicht noch Rundzellen enthalten. In mehreren von ihnen finden sich noch Pigment, auch wohl noch Reste von untergegangenen Muskelzellen, doch sind das keine konstanten Befunde

[1]) Köster, Über Myocarditis, Bonner Programm 1888.

in allen Schwielen. Eine ganze Reihe von Beispielen des verschiedenen Alters der Schwielen findet man an jedem der von ihnen befallenen Herzen.

Die Kombination zwischen den verschiedenen Formen von interstitiellen Veränderungen kann sehr mannigfach ausfallen: alle denkbaren Möglichkeiten finden sich in den Präparaten.

Sehr beachtenswert sind an den Schwielen unserer Herzen die eben erwähnten zackigen Ausläufer, besonders wegen der bestimmten Beziehungen zu ihrer Nachbarschaft. In den Literaturnotizen ist darüber bisher nirgends etwas zu finden. Verfolgt man aber die Richtung der Zacken, so findet man regelmäßig, daß ihre Spitzen in den interfaszikulären Räumen, also den Henleschen Spalten, liegen und sich an die eine (freie) Wand der in den genannten Spalten gelegenen Lymphgefäßstämmchen anlehnen. Übersichtlich ist dies natürlich, wie das aus dem Obigen hervorgeht, nur auf Schnitten, die die Muskulatur quer getroffen haben. Gewöhnlich erstrecken sich peripherwärts von der eigentlichen Schwielenzacke noch eine Strecke bindegewebige Fasern weiter in die Henleschen Spalten hinein, d. h. also, hier besteht eine Vermehrung des Bindegewebes gegenüber der Norm; indes ist dies durchaus nicht regelmäßig der Fall, es kann die Zacke das letzte äußerste Ende der Schwiele darstellen. Auf diesen Befund lege ich großen Wert; weshalb, findet sich später.

Damit bin ich auf Beziehungen zum Lymphgefäßsystem gekommen und will ich aus äußeren Gründen gleich bei den Lymphgefäßen selber stehen bleiben. Veränderungen ihrer eigentlichen Wandstandteile dürfen wir in großem Maße nicht erwarten, zumal unsere Kenntnisse über Erkrankungsformen derselben noch außerordentlich dürftige sind. Immerhin habe ich einiges über sie am Herzen zu berichten. Sehr häufig habe ich, und zwar abseits, peripher von den eben besprochenen Zacken der bindegewebigen Schwielen unzweideutig eine Vergrößerung der Endothelzellen mit Wucherung ihrer Kerne gesehen, d. h. also an den in den Henleschen Spalten liegenden Lymphgefäßstämmchen. (Tafel VII, Fig. 20, im Vergleich dazu Tafel VI, Fig. 16, a.)

Die weitere Tatsache, die zu berichten ist, nämlich eine Ektasie der Lymphbahnen findet sich als solche — soweit meine Kenntnis reicht — nur von Krehl beschrieben und zwar in seiner Kasuistik[1]). Hier erwähnt er (Fall Nr. 9) die „auffallend großen Räume zwischen den Muskelfasern“ und fügt hinzu: „Die Verbreiterung der Lymphräume ist leicht auf Stauung zurückzuführen und also bedeutungslos.“ Den Befund kann ich bestätigen, der Schlußfolgerung Krehls schließe ich mich aus später zu er-

[1]) Krehl, Zur Pathologie der Herzklappenfehler, Arbeiten aus der Leipziger Klinik. Seite 223.

örternden Gründen nicht an. Offenbar denselben Vorgang meint auch Dehio[1]), wenn er von einer „Verbreiterung der interstitiellen Gewebslücken“ spricht und dabei auf Huchards und Radasewskis gleiche Beobachtungen hinweist. Diese Erweiterung der Lymphkapillaren, denn das bedeuten nach meinen eigenen anatomischen Untersuchungen jene Räume zwischen den Muskeln, ist, wenn auch eine sehr verbreitete, so doch keine absolut konstante Erscheinung, sie ist weder in allen Herzen zu finden, noch, wenn sie vorhanden ist, an allen Stellen desselben Herzens. Im mikroskopischen Bilde präsentiert sich die Erweiterung in der Form von im ganzen halbmondförmigen Räumen, welche die Muskelzellen umgeben (am besten auf Querschnitten zu sehen). (Tafel VI, Fig. 16.) Während (cf. Teil I) im gesunden Herzen diese Kapillaren als allerfeinste, spaltartige Kanäle zu sehen sind, erreichen sie in pathologischen Fällen einen Durchmesser, der dem einer vergrößerten Muskelzelle nahezu gleichkommen kann. Ihr Vorkommen ist niemals diffus, folgt vielmehr stets streng dem bisher wiederholt betonten Gesetze, daß die Erscheinung mehr oder weniger herdweise auftritt.

An diese Erweiterung der eigentlichen Lymphkapillaren innerhalb der Lamellen kann sich unter Umständen eine Erweiterung der kleinen zugehörigen, abführenden Lymphgefäße anschließen. Dies sehen wir besonders, wenn einzelne, ganze primäre Muskellamellen erweiterte Lymphkapillaren besitzen. Es kontrastieren in diesem Falle solche Lamellen in ihrem Anblick deutlich gegen ihre Nachbarn. Abgesehen davon, daß wir dieses Vorkommen benutzen können zur Demonstration und zur Erhärtung der Richtigkeit der früher dargestellten Injektionsversuche, indem wir es hier quasi mit einer natürlichen Injektion der Lymphwege zu tun haben, besitzt die Erscheinung eine nach meiner Überzeugung große Bedeutung für die klinische Beurteilung unserer Herzerkrankung. Hingewiesen ist bisher nirgends auf die Bedeutung dieser Tatsachen; auf die weiteren Beziehungen gehe ich bald weiter unten ein.

Ein sehr wechselndes Bild liefern uns die Veränderungen der Blutgefäße. Unter allen Elementen der Herzwandungen haben diese wohl die meiste Beachtung und Verwertung gefunden. Nach meinen Untersuchungen kann ich, gegenüber der Konstanz fast aller bisher erwähnten pathologischen Zustände, kein einheitliches Bild von der Gefäßalteration zeichnen. In einzelnen Herzen fehlten bemerkenswerte Abweichungen von der Norm völlig. Hierbei denke ich noch besonders an die Mahnung Kösters, nicht die Veränderungen der Gefäße im Innern einer

[1]) Dehio, Myofibrosis cordis. (Deutsches Archiv für klinische Medizin. Bd. 62, 1899.) Seite 57.

narbigen Schwiele etwa als primär und als für das Krankheitsbild verantwortlich hinzustellen. Die Tatsache an sich, daß an diesen Stellen Verdickungen des Gefäßrohrs mit Verkleinerung des Lumens, hervorgegangen aus einer Infiltration und bindegewebigen Hyperplasie der Wandbestandteile existieren, kann ich aus eigener Erfahrung bestätigen. Außerhalb der bindegewebigen Herde braucht an demselben Herzen nichts beachtenswertes gefunden zu werden.

Im Gegensatz dazu kann man auch wieder Herzen begegnen, die ausgedehnte Vermehrung des periarteriellen Bindegewebes entweder allein für sich oder kombiniert mit erheblicher Verdickung und Kernvermehrung der Intima besitzen.

Ich verzichte auf eine genauere Darstellung der histologischen Einzelheiten dieser Affektion, die wohl als bekannt vorauszusetzen sind, ich könnte neues dazu auch nicht beibringen. Das Hauptgewicht für unsere Zwecke liegt darin, daß pathologische Zustände an den Gefäßen in den untersuchten Herzen absolut nicht konstant sind, daß trotzdem aber sich genau die gleichen interstitiellen und parenchymatösen Prozesse in der Muskulatur abspielen und der äußere Eindruck von den Herzen mit Gefäßveränderungen der gleiche ist, wie der ohne dieselben. Damit soll natürlich nicht gesagt sein, daß ihnen keine Bedeutung zukäme. Für etwaige Angriffe will ich noch besonders betonen, daß den Bedingungen, welche eine Täuschung in der Beurteilung einer Dickenzunahme der Gefäßwandungen verursachen können, in jeder Weise Rechnung getragen ist.

---

3. Kapitel.

Die Bedeutung und Natur der interstitiellen Veränderungen.

Das wäre eine Übersicht über Form und Erscheinungsweise der mikroskopisch anatomischen Veränderungen an der Gesamtheit der von mir untersuchten Herzen, welche sämtlich Beispiele für Herzhypertrophie liefern. Wie ich vorweg erwähnte, habe ich damit die Angaben der Leipziger Autoren bestätigen können, nach der einen und anderen Richtung auch Zusätze und Erweiterungen machen können, aber damit ist doch erst ein Schritt getan, wir haben zunächst nichts weiter, wie das einfache Material für unsere Überlegungen in Händen; die nächste Aufgabe wird notwendigerweise nun der Versuch zur Lösung der Frage darstellen, was bedeuten die Befunde im einzelnen und in welcher Weise läßt sich ein gegenseitiges Abhängigkeitsverhältnis zwischen den verschiedenen krankhaften Veränderungen erkennen und verwerten. Nach dieser Feststellung können wir uns dann erst der pathologischen und klinischen Bedeutung des oder der Prozesse zuwenden.

Oben wurde wiederholt betont, daß nicht alle geschilderten geweblichen Veränderungen in gleicher Weise, weder nach Form, noch Ausdehnung in den einzelnen Herzen vertreten seien. Dieses Faktum muß die Lösung der eben aufgeworfenen Frage natürlich erschweren. Ich glaube, am besten aus dem Chaos herauszukommen, zugleich auch in der Darstellung am verständlichsten zu sein, wenn ich einige konkrete Fälle herausgreife und die in diesen Herzen gefundenen Verhältnisse nach verschiedenen Richtungen hin analysiere. Wenn ich auch so nur einzelne Fälle der Besprechung zu Grunde lege, lassen sich doch schon eine ganze Reihe von Fragen erledigen; der Vergleich mit anderen Herzen resp. mit den Ergebnissen anderer Autoren wird dann ja lehren, wie weit es sich um regelmäßige, allgemein gültige Gesetze oder nur um zufällige Einzelvorkommnisse handelt.

Unter diesen Gesichtspunkten möchte ich von zwei Herzen ausgehen, die wahre Musterexemplare der Form resp. des Grades von Hypertrophie darstellten, welche man mit dem Namen „Cor bovinum“ belegt hat. Der Klappenapparat wurde völlig in Ordnung gefunden, auch hatten sich nie Zeichen einer „relativen“ Klappeninsuffizienz gezeigt; beide Individuen boten im Leben die Symptome der „Schrumpfniere“, auf dem Sektionstisch das typische Bild der großen gefleckten (bunten) Niere. Beide Herzen gehören also zur Gruppe der idiopathischen Herzmuskelerkrankungen und speziell zu denen, welche eine Erörterung des Verhältnisses zwischen hochgradiger Herzhypertrophie und chronischer Nierenentzündung zulassen.

Nun zunächst einige kurze Notizen über die Fälle. Der erste Fall (I) betraf einen 46jährigen ehemaligen Lloydkapitän D., der sein Leiden bis zur Neige hatte auskosten müssen und unter den bekannten Erscheinungen, starken, allgemeinen Ödemen etc. zu Grunde gegangen war. Der Fall II gehört einer ebenso alten Frau R. an, die nach jahrelangem Kränkeln, verschiedene Attacken von z. T. schwerer Herzinsuffizienz (Ödeme, Bronchitis etc.) durchgemacht hatte, sich verhältnismäßig erholte, dann plötzlich in einem mehrstündigen urämischen Anfalle verstarb.

In beiden Fällen war der Effekt der Krankheit am Herzen soweit übereinstimmend, daß in allen Teilen stark hypertrophische Wandungen bei mäßiger, im Verhältnis wenig zu beachtender Ausdehnung der Herzhöhlen resultierten. Die Massenzunahme der Kammerwandungen war im Fall II deutlich größer als im ersten. Bei der genauen mikroskopischen Untersuchung nach der früher dargelegten Methode ergab sich in vielen Punkten eine völlige Übereinstimmung, in anderen — nicht unwesentlichen — ein Unterschied, der immerhin so weit geht, daß wir, wie ich vorwegnehmen kann, beide Herzen trotz des gleichen äußeren Effektes, doch verschiedenen Unterabteilungen des Systems zuteilen müssen.

Gemeinsam in beiden Fällen fand sich die Überzahl der oben beschriebenen parenchymatösen Veränderungen, speziell also sämtliche Alterationen des Protoplasmas wie die verschiedensten Kernformen. Ferner fanden sich gemeinsam interstitielle Veränderungen: Rundzellenanhäufungen, die mit Peri- und Endocard im Zusammenhang standen und sich in verschiedener Intensität im Innern der Muskulatur zeigten, sowie mehr oder weniger diffuse Wucherung des intermuskulären Bindegewebes in verschiedenen Altersstufen. Gemeinsam aber waren diese Abweichungen nur soweit für beide Herzen, als wir allgemein von der Tatsache sprechen; die spezielle Form, unter welcher die Bindegewebshyperplasie auftrat, scheidet beide Fälle nahezu prinzipiell, wie wir sehen werden. Noch mehr als vom Bindegewebe, gilt dies von den Blutgefäßen, die bei beiden Kranken eine absolut differente Rolle spielen. Auf die Lymphgefäße werde ich gesondert eingehen.

Vorerst mag diese Übersicht genügen. Unter allen diesen genannten Veränderungen ist in der Literatur die meiste Beachtung wohl den *Arterien* zu Teil geworden; ich brauche nur an die früher erwähnten Versuche von Gull und Sutton erinnern, chronisch entzündliche Arterienerkrankungen als Ursache für die Herzhypertrophie hinzustellen. Außer diesen Autoren haben, wie wir erfuhren, besonders Franzosen sich dem Studium der Beziehungen zwischen Gefäß- und Muskelerkrankung gewidmet, mit dem Erfolge allerdings, daß die Gefäßerkrankungen in den Vordergrund gestellt wurden, die muskulären Prozesse sich aber eine mehr theoretisierende, spekulative Behandlung gefallen lassen mußten. Die Namen der in Betracht kommenden Autoren wurden schon genannt. Unter den deutschen Autoren, welche sich dem Studium der einschlägigen Gefäßveränderungen widmeten, hebe ich dann vor allen Dingen Köster hervor. Nun auf den eigentlichen Kernpunkt der Erörterungen dieser Forscher, speziell der Franzosen, einzugehen, ist hier noch nicht der Platz, dazu müßten erst die Parenchymerkrankungen mit herangezogen werden, ich muß also die Kritik derselben einstweilen aufschieben. Hier genügt es, festzustellen, daß die Grundlage ihrer Erörterungen Veränderungen an den Gefäßen bildeten.

Zunächst wertvoll für unsere Zwecke ist die Tatsache, die sich schon aus der Wahl meiner Beispiele allein ergibt, daß *nämlich in hypertrophischen Herzen durchaus nicht die behauptete Arterienerkrankung vorhanden sein braucht und doch derselbe äußere Effekt einer hochgradigen Hypertrophie beobachtet wird.* Mein Fall I zeigt nichts von idiopathischer Gefäßerkrankung, Fall II dagegen ist ein typisches Beispiel vom Vorhandensein einer Arteriitis; in beiden Fällen bestand die gleiche Nierenaffektion.

In dem letzten Herzen findet sich eine ganz ausgesprochene Endarteriitis nodosa der Arteriae coronariae: knotenförmige, das

Lumen der Gefäße zum Teil stark verengernde Wucherungen der Intima mit stellenweise zentralem Zerfall dieser Wucherungen. Auch die Aorta zeigt vereinzelte atheromatöse Herde. Dies Verhalten ist unschwer, selbst schon makroskopisch festzustellen, im mikroskopischen Bilde ergab sich dazu stellenweise im Bereich der Atrioventrikularfurche eine kleinzellige Infiltration der Adventitia der Koronargefäße. Ganz ausgesprochen anders ist nun das Bild von den mittelstarken und feinen, in der eigentlichen Kammerwand verlaufenden Ästen der Kranzgefäße. Hier tritt die Wucherung der Intima zurück, ja, man muß geradezu nach Stellen suchen, um sie, und auch dann nur selten, zu finden; ganz diffus dagegen, die Situation vollkommen beherrschend, begegnen wir einer typischen chronischen Periarteriitis in allen verschiedenen Alters- und Entwickelungsstadien. Zwischen der frischen Rundzelleninfiltration der Adventitia resp. des perivaskulären Bindegewebes, einem jungen, kernreichen Bindegewebe an anderen Stellen, oder einem kernarmen, schwielenartigen an einer dritten Stelle finden wir alle Übergänge und Kombinationen in der direkten Umgebung der arteriellen Gefäße innerhalb der Muskulatur vor. Es ist ein Bild ganz im Sinne der Franzosen, gleichzeitig ein prächtiges Bild für Kösters Auffassung, der die verschiedenen Formen, in welchen uns die Arterienerkrankung entgegentritt, (an den starken Gefäßen als typische Endarteriitis, an den feineren Ästen als Periarteriitis) als den Ausdruck einer und derselben Erkrankung zusammenfaßt. Bei der Zusammengehörigkeit und den sichtbaren Übergängen zwischen den verschiedenen Formen ist eine andere Deutung wohl kaum möglich.

Nun und von allen diesen Dingen ist an dem Fall I rein nichts zu bemerken: die größeren Kranzgefäße sind in ihren sämtlichen Schichten frei von jeden Wucherungsvorgängen; nur im Innern des Myocards sind Arterien zu finden, deren Wandungen entzündlich verdickt sind. Hier handelt es sich aber um eine deutliche sekundäre Arteriitis, es sind nämlich diejenigen Äste betroffen, welche eine bindegewebige Schwiele passieren. Die Ursache der Arteriitis ist dann eben durch die Existenz dieser Schwiele geliefert, in der Weise, wie Köster des genaueren ausgeführt hat. Allerdings muß hinzugesetzt werden, daß nicht sämtliche, die Schwielen passierende Arterien in gleicher Weise erkrankt waren. Jedenfalls ist diese Gefäßerkrankung in keiner Weise mit einem Vorgang, wie er sich in der Gefäßerkrankung bei der Frau R. wiederspiegelt, in Analogie zu setzen.

Nach allen unseren Kenntnissen würde schon dieser, die beiden Fälle unterscheidende, Befund die Berechtigung liefern, jeden einer gesonderten Stelle, einer Unterabteilung der Herzhypertrophie zuzuweisen.

Noch klarer dürfte das werden, wenn wir auf die eigentlichen interstitiellen Vorgänge an beiden Herzen eingehen. Ich hatte schon erwähnt, daß beide Herzen zwar solche Vorgänge in der Form von Rundzelleninfiltrationen und einer diffusen Vermehrung des Bindegewebes besitzen, jedes aber doch noch in besonderer Weise.

Am deutlichsten liegt die Situation in Fall II. Ich besprach es soeben, daß sich entzündliche Prozesse in der Adventitia der Muskelarterien fanden. Wohin man in diesem Herzen auch blickt, überall sieht man die gesamten interstitiellen Wucherungsvorgänge sich abspielen im engen, unmittelbaren Anschluß an den Verlauf der Arterien. Stellenweise treten sie auf in der Form von mehr einfachen diffusen Rundzellenanhäufungen im perivaskulären Bindegewebe, dann wieder mehr als Vermehrung eines kernreichen oder kernarmen, kaum noch Rundzellen führenden Bindegewebes, also als eine echte Cirrhose, die hin und her schwielen- oder inselartig sich abhebt, bald sind Abschnitte dieser breiten, bindegewebigen Einlagerungen wieder dicht erfüllt von kleinen isolierten Rundzellenhaufen, wie ich das vorhin anführte. Aber, wo wir auch zwischen den einzelnen Lamellen oder selbst einzelnen Muskelzellen eine Rundzelleninfiltration oder Verbreiterung der normal kaum nennenswerten Bindegewebszüge bemerken, jedesmal läßt sich, wie gesagt, anatomisch der Zusammenhang mit der gleichartig affizierten unmittelbaren Umgebung einer Arterie nachweisen.

Dieser leicht und sicher zu demonstrierende Zusammenhang erlaubt wohl ohne weiteres den Schluß, daß alle Bindegewebshyperplasie in diesem Herzen, selbst an Stellen, wo nicht gerade die besonders affizierten mittelstarken oder feinen Blutgefäße liegen, zurückzuführen ist oder im ursächlichen Zusammenhang steht mit der vorhin besprochenen Arteriitis. Was sollte dem gegenüber auch noch in Frage kommen? Es wäre an sich ja theoretisch denkbar, daß die Rundzelleninfiltrate nicht das Vorstadium der Bindegewebswucherung, also der Cirrhose, darstellten, sondern für sich existierten und der Resorption fähig wären. In Wirklichkeit wird aber wohl niemand, der die zahlreichen Übergänge zwischen den erwähnten Stellen sich ansähe, anders urteilen, als ich es eben getan habe. Denn schließlich steht doch fest, daß das erste Jugendstadium einer Bindegewebswucherung eine Rundzellenanhäufung ist. Ich brauche also wohl kaum weiter auf diese Frage einzugehen.

Da wir nun so alle Stadien der interstitiellen Hyperplasie in unseren Präparaten verfolgen können, so ergibt es sich, daß wir es mit einer progredienten Erkrankung zu tun haben, die Hand in Hand geht mit ebenso gearteten Vorgängen am Gefäßapparat. Über das Wesen dieser Erkrankung ist nicht viel zu reden: nach allgemein gültiger Auffassung handelt es sich um die sichtbaren Produkte einer richtigen Entzündung: wir haben es also mit einer typischen chronisch hyperplasierenden Entzündung der Zwischensubstanz des Myocards zu tun. Wir besitzen in diesem Herzen demnach das Beispiel einer chronischen Gefäßentzündung, daneben, von ihr direkt abhängig, auch einer Cirrhose — beides sich stetig noch weiter entwickelnde Prozesse, — die in früher zitierten Arbeiten, besonders der Franzosen, ihre große Rolle gespielt haben, gleichzeitig ein Beispiel von den Zuständen, wie sie Gull und Sutton in ihrer Theorie voraussetzen.

Nun hatte ich erwähnt, daß mit diesem Typus die Befunde in meinem Fall I nicht übereinstimmen: wir hatten hier keine analoge Arterienentzündung anzuführen; dementsprechend ist es total hinfällig, nach einem unmittelbaren Zusammenhang in der obigen Weise zu suchen. Aber auch die Anordnung der interstitiellen Prozesse zeigt ein abweichendes Bild. In diesem Herzen finden sich zerstreut in der Muskulatur herdweise Rundzelleninfiltrate, dann weiter ebenfalls zerstreut bindegewebige inselartige „Schwielen", aus einem mehr oder weniger kernreichen, verschieden stark von Rundzellen durchsetzten jungen Bindegewebe bestehend. Daneben begegnen wir dann noch in diffuser Form einer intermuskulären und interfaszikulären Infiltration mit Rundzellen wie einer echten Cirrhose in ebenfalls verschiedenen Entwickelungsstadien.

Daß die herdförmigen Rundzelleninfiltrationen das erste Stadium der späteren „Schwielen" darstellen, dürfte keinem Zweifel unterliegen, ihre Form, die verschiedenen Ausbildungsstufen in ein und demselben Herzen reden eine zu deutliche Sprache. Außerdem haben wir aber noch eine Cirrhose — also einen mehr diffusen Prozeß — zu bedenken, die uns in einer ganzen Reihe von Schnitten entgegentritt, zusammengesetzt aus derbem, „altem", fibrillärem Bindegewebe. Hat nun diese auch in Wirklichkeit ihr Jugendstadium, analog der ersten Form, in der diffusen Rundzelleninfiltration, die wir in anderen Schnitten beobachten? Zur Entscheidung dieser Frage war manchmal die Durchmusterung einer großen Reihe von Präparaten erforderlich, dann aber fanden sich doch Stellen, welche unzweifelhaft den fraglichen Zusammenhang klar werden ließen. Nach dem Stande unserer Kenntnisse wäre freilich kaum etwas anderes anzunehmen gewesen. Zur selben Schlußfolgerung sind auch Romberg, Krehl, Kelle gelangt.

Besteht nun aber weiter eine Beziehung zwischen der Cirrhose und den Schwielen einerseits oder den herdförmigen Rundzellenanhäufungen und der diffusen Rundzelleninfiltration andererseits? Direkt Erwähnung getan finde ich dieses Punktes nur bei Kelle; der sich in positivem Sinne entscheidet.[1])

In der Tat, wir müssen uns ebenfalls positiv entscheiden; das allgemeine Urteil, zu dem die Durchsicht der Schnitte zwingt, würde also lauten, daß die diffusen interstitiellen Prozesse, d. h. Rundzellenanhäufung wie Bindegewebshyperplasie zwischen den Muskelzellen resp. Muskelbündeln in direktem Zusammenhang

[1]) Kelle a. a. O. Seite 179.

stehen mit den isolierten herdförmigen Anhäufungen desselben Gewebes. Eine Vermutung dieser Beziehungen wird zwar schon rege dadurch, daß man bestimmen kann, wie ein umschriebener Rundzellenherd gegen seine Umgebung nicht scharf abgegrenzt ist, sondern daß sich die Infiltration eine Strecke weit, mit besonderer Vorliebe in die interfaszikulären Spalten hinein verfolgen läßt. Nichts destoweniger verliert man aber den Zusammenhang häufig genug an anderen Stellen desselben Schnittes aus den Augen, indem man sieht, daß eine intermuskuläre Infiltration ohne Verbindung mit herdförmigen Nestern oder den an die letzteren sich anschließenden Ausläufern vorkommt. In Wirklichkeit ist dies aber kein Gegenbeweis, sondern eine wohl gerechtfertigte Tatsache, für die wir weiter unten die Erklärung liefern können: ein Zusammenhang besteht doch. Viel günstiger liegen die Verhältnisse für die Beurteilung, wenn es gelingt, recht frische Stellen in den Schnitt zu bekommen. Wir kennen schon das Faktum, daß größere Herde sich eigentlich durch Konfluenz aus kleineren gebildet haben. Recht drastisch ist mir nun das fragliche Verhältnis in verschiedenen Schnitten aus dem Herzen I entgegengetreten. So konnte ich auf Muskellamellen-Querschnitten mehrfach kleine Herde von geringem Durchmesser nicht weit von einander entfernt liegen sehen, dieselben waren — besonders schön bei schwächerer Vergrößerung am gefärbten Präparat zu verfolgen — mit einander verbunden durch Stränge, die dargestellt wurden von Rundzellen, welche die Zwischenräume zwischen den Muskelzellen ausfüllten und dann mehr oder weniger weit sich von ihrer Ursprungsstelle, den umschriebenen Rundzellenherden entfernten. Man hatte ein Bild vor sich, wie Blätter oder Früchte mit ihren Stielen an dem zugehörigen Zweige hängen.

Einer solchen Beobachtung gegenüber muß man alle etwaigen Bedenken gegen den behaupteten Zusammenhang aufgeben. Denn, was hier von frischen Rundzellenanhäufungen gilt, muß selbstverständlich dann auch von den späteren, resp. Endstadien desselben Prozesses gelten, nämlich von der fibrösen Schwiele, einer echten Narbe, und den mehr oder weniger breiten Bindegewebssträngen, welche die Muskeln von einander trennen, der Cirrhose.

Soweit würde ich mich also völlig im Einklang mit der Ansicht der zitierten Autoren befinden. Nun sind aber durch den Prozeß innerhalb der Muskulatur noch Bedingungen entstanden, die nach meinem Dafürhalten zwar für die Pathologie und klinische Beurteilung unserer Herzen von großer Bedeutung sind, indes bisher nirgends berührt wurden.

Mit den Rundzellen, später, im weiteren Verlauf des Prozesses, mit der Einlagerung eines jungen oder alten Bindegewebs ist ein dem normalen Herzen fremder Bestandteil eingefügt worden und mußte demnach untersucht werden, ob nicht diese Einlagerung bestimmten Gesetzen, bezw. welchen unterworfen ist. Dabei habe ich noch nicht die Beziehungen zur eigentlichen Organsubstanz, den Muskelzellen, sondern zunächst zu dem Gefäßapparat des Herzens im Auge.

Daß allgemein Beziehungen bestehen zwischen entzündlicher Exsudation und den Blutgefäßen ist einer der grundlegenden Sätze der Entzündungslehre; welcher Art diese sind, ist dabei eine Frage für sich. Am Herzen sehen wir nun, daß, sobald Rundzellen oder Bindegewebe innerhalb der Muskulatur auftreten, sie sich einschieben zwischen Kapillaren und Muskelzellen und so die ersten von dem ihnen zugehörigen Ernährungsterrain räumlich trennen müssen. Dasselbe gilt von den Gefäßen, die nicht interzellulär, sondern in den interfaszikulären Räumen liegen, nur daß die Bedeutung der Bindegewebshyperplasie für die Ernährung der umgebenden Muskulatur hier nicht so gravierend ist, als wenn jene weiter peripherwärts, im Innern der Muskulatur sich ausbildet.

Wir beobachten aber außerdem noch einen anderen Folgezustand dieses Prozesses: es wird nämlich das Lymphgefäßsystem des Herzens in bemerkenswerter Weise in Mitleidenschaft gezogen, das, wie wir früher gesehen haben, seinen Platz zwischen den Blutkapillaren und den Muskelzellen einnimmt. Und auf diese wesentlichen Beziehungen ist bisher nicht geachtet worden.

Die einzige Notiz, in der ich diese wichtigen Ernährungsbahnen überhaupt angeführt finde, rührt von Krehl her. Wie schon erwähnt, sagt er in seiner Kasuistik zur Pathologie der Herzklappenfehler: „Zwischen den Muskelfasern auffallend große Räume; vielleicht ist an einzelnen Stellen eine geringe Vermehrung der Bindegewebsbalken zwischen den Muskelfasern da. Die Verbreitung der Lymphräume ist leicht auf Stauung zurückzuführen und also bedeutungslos.“ Damit ist meines Wissens alles erschöpft, was darüber bekannt ist. Da es sich also um eine bisher vernachlässigte Beziehung handelt, bin ich gezwungen, etwas länger an dieser Stelle zu verweilen.

Ganz auffällig gestaltet sich bei Gegenwart von Bindegewebshyperplasie die Beziehung der erweiterten Lymphräume zu den zugehörigen Blutkapillaren und Muskelzellen. Ich hatte soeben gesagt, daß die Blutkapillaren durch die entzündlichen Zellanhäufungen und Bindegewebsneubildung förmlich von den zugehörigen Muskelzellen abgedrängt werden. Vergegenwärtigen wir uns die normalen anatomischen Beziehungen zwischen den fraglichen Kapillarnetzen, so sprach ich früher davon, daß die Lymphkapillaren scheidenartig die Blutkapillaren umgeben. Es wäre danach a priori das Wahrscheinlichste, daß beim Zustandekommen der interstitiellen Wucherung die Lymphkapillaren ebenso von der Bindegewebsmasse umgriffen würden, wie die Blutbahnen. Indes niemals läßt sich dies beobachten. Wir sehen vielmehr, wie ich das auch schon früher angab, daß die Bindegewebszüge ausnahmslos die Blutkapillaren von den ektatischen oder auch unveränderten Lymphkapillaren trennen; je stärker die Bindegewebsvermehrung wird, um so größer wird der Abstand der Blutgefäße von den Lymphkapillaren und den Muskelzellen. Stets aber bleibt die eine Wand der Lymphkapillaren mit der zugehörigen Muskelzelle in unmittelbarstem, ungestörtem Zusammenhang, niemals sieht man, daß auch nur die zartesten Bindegewebsfasern eine Trennung der Muskelzelle von ihren zugehörigen kapillaren Lymphräumen zu stande brächten. (Tafel VII, Fig. 17.)

So wichtig und interessant dies Faktum für die Pathologie ist, so fällt doch noch ein wesentliches Streiflicht auf die normalen Verhältnisse. Es geht zur Evidenz hieraus die innige, untrennbare Beziehung zwischen dem Endothel der Lymphkapillaren und den Muskelzellen hervor — ich sprach davon bei der Frage nach einem Sarkolemma der Muskelzellen —, und für die Physiologie folgt unter allen Umständen, daß für den Stoffwechsel des Muskels den Lymphbahnen eine ganz außerordentlich bedeutungsvolle Rolle von der Natur zugewiesen ist, sonst wäre jenes charakteristische Verhalten vollständig unverständlich.

Wenn nun aber Krehl und mit ihm auch alle übrigen Autoren weiter der Ektasie der Lymphkapillaren keine besondere Bedeutung beilegen, — denn anderen Inhalt besitzt auch nicht die Beschreibung Dehios in seiner Arbeit über Myofibrose, daß er die „interstitiellen Gewebslücken" bei stärkerer venöser Hyperämie des Herzfleisches beobachtet habe — so muß ich entschieden widersprechen: im Gegenteil, ich kann nicht umhin, gerade diesem Punkte eine ganz erhebliche Bedeutung für manche Momente im klinischen Verhalten unserer Fälle beizumessen. Um einen wesentlichen Organbestandteil handelt es sich auf alle Fälle bei diesen Gefäßen, also können Abweichungen von der Norm mit ihren Beziehungen nicht bedeutungslos bleiben.

Erweiterung von Lymphbahnen ist ganz allgemein die Begleiterscheinung einer länger dauernden Stauung im Gewebssaftsystem und der davon abhängigen Durchtränkung der Gewebe mit „Lymphe", eine Begleiterscheinung des sogenannten „Ödems". Ich wüßte nicht, was dagegen sprechen könnte, diese Erfahrung auch auf das Herz auszudehnen; das Vorhandensein von ektasierten Lymphkapillaren gäbe dann einen Maßstab dafür ab, welche Herzen, resp. Abschnitte eine länger andauernde ödematöse Durchtränkung erlitten haben müssen. Daß die Stauung des Lymphstroms durch ein Hindernis in zentripetaler Richtung bedingt sein muß, ist klar, aber worin liegt es?

Krehls und Dehios Worte sind kaum anders zu deuten, als daß sie die allgemeine venöse Stauung bei den Herzkranken im Auge hatten. Nun diese ist auf keinen Fall die Ursache der Ektasie, von der ich rede. Dagegen kann ich verschiedene Gründe anführen. Unter den von mir untersuchten Fällen befand sich das Herz einer Frau Br. (III), das uns noch an anderer Stelle beschäftigen wird. Es bestand hier allein eine ziemlich erhebliche Hypertrophie des rechten Ventrikels mit starker Dilatation desselben, der linke Ventrikel besaß kaum verdickte Wandungen. Im Leben muß wahrscheinlich eine „relative“ Insuffizienz der Tricuspidalis vorhanden gewesen sein (ich sah den Fall erst auf dem Sektionstisch), denn die Jugularvenen waren noch an der Leiche als kleinfingerdicke Stränge sichtbar. Dem entsprach auch eine hochgradige Cyanose und ein allgemeines Ödem. Der abnorm gesteigerte Blutdruck in der Vena cava superior hätte in diesem Falle durch die Vermittelung des Ductus thoracicus und Fortsetzung auf die Lymphbahnen, wenn auch nicht eine bedeutende, so doch sicherlich mindestens eine bemerkbare Ektasie der kapillaren Lymphgefäße des Myocards zu Wege bringen müssen, wenn anders allgemeine Stauung die Ursache dazu abgeben soll und kann. In Wirklichkeit war in dem Herzen allgemein nichts, nur an ganz vereinzelten Stellen in geringem Grade etwas von erweiterten Lymphbahnen zu sehen: jedenfalls bestand die Erscheinung in anderen Herzen, welche nicht annähernd unter dem gleichen venösen Blutdruck standen, in viel umfangreicherem und stärkerem Maße.

Nun aber brauche ich überhaupt nicht auf diese negativen Beweise einzugehen, die Durchmusterung unserer Paradigmata gibt allein schon den unzweideutigen Anhalt, daß allgemeine Stauung nicht in Betracht kommen kann. Den springenden Punkt in der Beweisführung erwähnte ich auch schon: nämlich, ebensowenig, wie wir die Erscheinung in allen Herzen beobachten, ist sie, wenn überhaupt vorhanden, an allen Stellen desselben Herzmuskels nachweisbar. (Vergl. auf Tafel VI Fig. 16 mit der aus demselben Herzen stammenden Fig. 12.) Aus diesem herdförmigen Vorkommen folgt, daß sie nur bestimmten, und zwar ebenfalls nur lokalisiert wirksamen Gründen ihre Entstehung verdanken muß. Worauf wir in unseren Fällen die umschriebene Hemmung des Lymphstromes zurückführen müssen, liegt dann aber wohl ziemlich nahe: nämlich auf den Einfluß der Bindegewebswucherungen.

Die Lymphkapillaren münden zunächst in größere Gefäße, die in den Henleschen Spalten liegen, und deren Fortsetzungen suchen, wie wir früher gesehen haben, Anschluß an den Verlauf der Arterien im interfaszikulären Gewebe. Überall in diesem Verlauf also kann die Abschnürung erfolgen. Bedenken wir ferner, daß in unserem Fall II eine erhebliche Periarteriitis fibrosa vorliegt, so läßt es sich leicht verstehen, daß bei stärkerer räumlicher Ausdehnung des neugebildeten Bindegwebes die die Arterien umspinnenden Lymphgefäße komprimiert werden und dadurch in dem zu ihnen gehörenden Kapillargebiet eine Ektasie zu Stande kommen muß, sofern nicht kollaterale Bahnen für einen ungestörten Abfluß der Lymphe Sorge tragen können. Dieser mögliche Ausgleich ist jedoch leicht gestört wegen der allgemeinen Ausdehnung der Periarteriitis; damit wären die Bedingungen für das Zustandekommen eines lokalisierten Ödems gegeben. Im Fall I liegen die Verhältnisse ähnlich, wenn auch nicht identisch, darauf komme ich gleich zu sprechen.

Nach der gemachten Auseinandersetzung müßte nun aber bei der enormen Ausdehnung der fibrösen Periarteriitis im Fall II die Erscheinung eigentlich noch viel allgemeiner sein, als sie es in der Tat ist. Dieses Mißverhältnis, wie die Schwankungen in der Intensität des Vorkommens brachten mich dazu, doch noch nach weiteren Bedingungen zu forschen. Bei den Lymphgefäßen sind wir gegenüber den Blutgefäßen, was die Übersicht über den Zusammenhang zwischen den Stämmen und ihren Verzweigungen anlangt, also die Übersicht über ihren gesamten Versorgungsbezirk, in einem entschiedenen Vorteil: besonders auf Querschnitten der Muskulatur läßt sich unter sonst günstigen Umständen das ganze Lymphbahnnetz eines Lamellenquerschnittes im Zusammenhang übersehen. Schnitte, welche diese Voraussetzung erfüllten, zeigten mir nun, daß — ich spreche von meinem Fall II — eine stärkere Ektasie eines peripheren Lymphgefäßbezirkes regelmäßig hervorgerufen war, wenn in der Gegend, wo die Stämmchen dieses Bezirkes ein Blutgefäß erreicht hatten, die Periarteriitis einen frischen Nachschub in Gestalt von Rundzelleninfiltration erfahren hatte. Daß in der Tat der Druck dieses Infiltrates geeignet war, die schon durch die Bindegewebshyperplasie überhaupt erschwerte Fortbewegnng der Lymphe bei der Zartwandigkeit dieser Gefäße noch mehr zu erschweren, dürfte nicht schwer verständlich sein, entwickelt sich diese Infiltration doch in einem außerordentlich wenig nachgiebigem Gewebe. Nachdem ich dieses Verhältnis erfaßt hatte, ist für mich die Beobachtung einer stärkeren Ektasie von Lymphkapillaren geradezu der Index geworden, daß in nicht weiter Entfernung von dieser Stelle eine die Zirkulation beschränkende Rundzelleninfiltration sich etabliert hatte: ich wüßte kaum ein Beispiel dafür, daß mich diese Erfahrung im Stich gelassen hätte.

Auch in dem Herzen I fand sich Rundzelleninfiltration als bedingende Ursache für Lymphgefäßektasie, wenn ihr auch in diesem Falle eine etwas andere Bedeutung zukam. Dies führt mich nun noch gleichzeitig auf eine zweite Art, wie Lymphgefäße am Zustandekommen des gesamten Krankheitsbildes beteiligt sind. Oben schilderte ich den Zusammenhang zwischen den inselartigen Rundzellenherden und einer sich zwischen die Muskellamellen hinein erstreckenden diffusen Rundzelleninfiltration. Sehen wir uns die letztern genauer an, so finden wir hier zunächst die Rundzellen in unmittelbarer Nachbarschaft von den gröberen Lymphgefäßen innerhalb der Henleschen Spalten. Das würde an sich bei dem kolossalen Reichtum des Herzens an diesen Gefäßen nicht viel bedeuten: aber die Wand der letzteren selber zeigt unzweifelhafte Abweichungen von der Norm. In der Norm sind die Kerne derselben ganz flach, nicht allzu zahlreich, wenig oder kaum in das Lumen vorspringend (Tafel VI, Fig. 16, a); in unserem Falle zeigen sie aber erstens eine sichtlich erhöhte Neigung, Farbstoffe aufzunehmen, dann springen sie mehr in das Lumen des Gefäßes vor, sind also vergrößert aber auch gleichzeitig entschieden vermehrt. (Tafel VII, Fig. 20.) Hin und her hat man sogar Gelegenheit, eine Teilung der Zellen zu beobachten, indem dicht neben einander zwei Kerne liegen, die wie ein durchschnittener einfacher Kern aussehen. Soweit wir die Struktur der Lymphgefäßwandungen kennen, wissen wir, daß das Endothel den wesentlichen Bestandteil an ihnen ausmacht. Wucherungsvorgänge desselben in der vorliegenden Art müssen wir daher wohl ohne weiteres als Zeichen einer richtigen Lymphangitis ansehen, zumal diese Abweichungen sich in einem richtig entzündeten Gewebe abspielen. Um eine Lymphangitis, glaube ich, handelt es sich in unserem Falle in der Tat. Was dieselbe sonst im Grunde hier bedeutet, ist ganz eine Sache für sich.

Anatomisch haben wir nun aber, auf Grund allgemeiner Erfahrungen, das Recht, die Proliferationsvorgänge in der Wand der Lymphgefäße und die ihrem Verlauf folgende diffuse interfaszikuläre Anhäufung von Rundzellen als ein zusammengehöriges Ganze zu betrachten — wohlverstanden natürlich abgesehen von den herdförmigen Rundzelleninfiltraten — und beides zusammen als Lymphangitis zu bezeichnen.

Daß eine Lymphgefäßentzündung, und damit greife ich jetzt auf die vorhin unterbrochene Beweisführung für die Entstehung des Ödems zurück, leicht ein ihrer Extensität und Intensität entsprechendes Ödem zur Folge hat, ist eine pathologisch und klinisch wohlbekannte Tatsache: das Herz wird also auch keine Ausnahme machen. Und wirklich finden wir in der Umgebung der geschilderten Stellen, abseits, peripher von dem eigentlichen frischen Entzündungsgebiet, also an Stellen, wo keine Rundzellen oder Bindegewebsvermehrung sichtbar ist, die in Rede stehenden Ektasien der Lymphkapillaren ohne sonstige Veränderung ihrer Wandstruktur.

Das wäre das Verhalten der Lymphbahnen gegenüber den Rundzelleninfiltrationen. Wir haben aber ferner erfahren, daß weitere spätere Ausbildungsstufen des letzteren Prozesses in Gestalt von narbigen Schwielen und diffuser Cirrhose zu berücksichtigen sind. Nun auch das Verhalten der Lymphgefäße in diesen Stadien ist unschwer zu verfolgen: an Stelle der Rundzelleninfiltrationen tritt Bindegewebe, die narbigen Schwielen senden ihre zackigen Ausläufer in die Henleschen Spalten und die in ihnen liegenden Lymphgefäßstämme sind mehr oder weniger vom Bindegewebe eingeschlossen. Ihr Lumen ist erweitert geblieben; von Proliferationsvorgängen in ihrer Wand ist jetzt nichts mehr zu bemerken, dieselben müssen sich also zurückgebildet haben oder aber auch zum Aufbau der in Folge der Entzündung vergrößerten inneren Oberfläche verwendet sein (?). Aber auch die abseits, innerhalb der benachbarten Lamellen, gelegenen, zu denselben Stämmen gehörigen Lymphkapillaren zeigen noch eine Ektasie, indes gewöhnlich nicht in der Intensität, wie in der Nähe von Rundzellenherden.

Aus diesem Verhalten würden wir demnach den Satz ableiten müssen, daß das fertige Bindegewebe wohl eine Kompression von Lymphgefäßen ausübt, aber nicht in dem Grade, wie die frische Entzündung. Auf keinen Fall kann es sich jedoch, wie Krehl wollte, um eine bedeutungslose Nebensache handeln, vielmehr liegt, da ein Ödem selbst gesunde Muskulatur in ihrer Leistungsfähigkeit herabzusetzen im stande ist, eine klinisch recht bedeutsame Tatsache vor. Daß die Verhältnisse an einzelnen Herzen hierdurch noch komplizierter werden, als sie es ohnehin schon sind, verkenne ich keinen Augenblick. Diese Kompliziertheit wird dadurch mitbedingt, daß sich, wie wir früher gefunden haben, Arterien- und Lymphbahnen, trotz so vieler Berührungspunkte in ihrem Verlaufe doch nicht absolut decken. Haben wir es z. B. mit einer Periarteriitis zu tun, so wird diese eine bestimmte Schädigung in ihrer Nachbarchaft, wie in dem Verbreitungsgebiet der erkrankten Arterie bewirken, unter Umständen aber, besonders, wenn es sich um die Erkrankung von Ästen handelt, welche in wenig ausdehnungsfähigem, perivaskulärem Bindegewebe verlaufen, durch Erzeugung von Ödem eine Fernwirkung in abseits gelegenen Muskelpartien auslösen können, also eine Schädigung in einem Muskelgebiete, das an sich durch die Erkrankung eines vorbeiziehenden Arterienastes gar nicht affiziert zu werden brauchte. Die schädigende Fernwirkung wird sich um so weiter erstrecken müssen, je grösser und wichtiger die Lymphbahnen sind, welche von der Kompression durch das entzündliche Exsudat betroffen sind.

Den bis dahin bekannten pathologischen Abweichungen an den Arterien und dem Bindegewebe im hypertrophischen Herzmuskel habe ich in meinen Untersuchungen etwas Neues durch Berücksichtigung der Lymphgefäße hinzufügen können, deren Veränderungen in Zukunft auf jeden Fall beachtet werden müssen. Zweierlei Art waren dieselben, erstens: aktiver entzündlicher, zweitens: passiver Natur, eine einfache Stauungserscheinung.

Fasse ich das gesamte bisherige Resultat zusammen, so ergibt sich, daß wir in unseren beiden zum Beispiel gewählten Herzen, trotz aller äusserlichen Übereinstimmung und Ähnlichkeit eigentlich zwei verschiedene Typen vor uns haben. Im Fall I (Herz des Kapitäns) haben wir inselförmige, fibröse Schwielen, mit diesen kontinuierlich in Zusammenhang stehend eine echte Cirrhose nachweisen können. Beide Veränderungen stellen die Endphasen eines Prozesses dar, der an verschiedenen Stellen des Herzens noch in voller Blüte steht und uns eine Betrachtung der verschiedensten Alters- und Entwickelungsstufen gestattet. Von der Entstehung der Schwielen einstweilen abgesehen, konnte ich nachweisen, daß die Cirrhose hervorgegangen war aus einer echten Lymphangitis, also gewissermassen ein Spät- oder Endstadium derselben repräsentiert. Wegen ihrer Zugehörigkeit zu den Schwielen, also einer herdförmigen Alteration, steht es im Einklang, daß wir Cirrhose immer nur strecken- oder herdweise im Herzmuskel finden, sie an anderen Stellen völlig vermissen. Eine primäre Erkrankung der Arterien, welche sonst, nach der früher gebräuchlichen Anschauung hätte als Ursache für die Cirrhose angeschuldigt werden können, fehlt absolut.

Im Gegensatz dazu bot der Fall II (Frau R.) eine typische Peri- und Endarteriitis, diffus im ganzen Herzen, ebenfalls in ihren verschiedensten Entwickelungsstadien. Die in diesem Herzen befindlichen interstitiellen Veränderungen lieferten lediglich das Bild einer Cirrhose, die nur stellenweise eine inselartige Verbreiterung zeigte; dabei waren alte, aber auch frische, eben in der Entstehung begriffene Partien zu beobachten. Der grundlegende Unterschied mit dem obigen Fall bestand darin, daß diese bindegewebigen Prozesse ihre Abstammung und ihren Zusammenhang mit der Gefäßaffektion unzweifelhaft erkennen ließen: daraus resultierte die abweichende Form, indem wir es nicht mit einem herdförmig auftretenden, sondern völlig diffusen Vorgang zu tun haben, entsprechend der Verbreitung der Arterien.

Die in beiden Herzen vorhandenen Ektasien von Lymphgefäßen verdanken ihre Entstehung rein lokalen Bedingungen und zwar der Kompression durch entzündliche Infiltrationen resp. das resultierende narbige Bindegewebe sei es, welches die eigentliche Herkunft oder innere Bedeutung des letzteren auch sein möge.

---

4. Kapitel.

Die Bedeutung und Natur der parenchymatösen Veränderungen.

Ich gehe jetzt dazu über, die Bedeutung der oben aufgezählten Veränderungen des eigentlichen Organparenchyms zu besprechen. Während ich in der Bedeutung der Alterationen des interstitiellen Gewebes an unseren beiden Beispielen ziemlich weitgehende Unterschiede nachweisen konnte, muß ich von der eigentlichen Muskulatur, soweit die qualitativen Anomalien in Betracht kommen, feststellen, daß beide Herzen gemeinsam eigentlich alle die früher aufgeführten Veränderungen zeigen mit einer Ausnahme, quantitativ dagegen lassen sich nicht unbedeutende Verschiedenheiten nachweisen.

Die eben berührte Ausnahme besitzt das Herz I (des Kapitäns). Hier finden wir stellenweise, in herdförmiger Verbreitung, an den Muskelzellen einen Verlust ihrer Kerne, wobei die Zellen selber homogen, glänzender erscheinen, deutlich hervorstechend eine Ungleichheit ihrer Durchmesser erkennen lassen und durch alle diese Merkmale lebhaft gegen die total anders aussehenden, benachbarten Zellgruppen kontrastieren. Über die Bedeutung der erwähnten Erscheinung brauchen wir nicht lange im unklaren zu sein: es handelt sich um eine ausgesprochene Nekrose mit ihren charakteristischen Eigentümlichkeiten (Weigert). Solche Nekrose wurde im anderen Herzen vermißt.

Im übrigen aber kamen die verschiedensten Parenchymveränderungen in beiden Herzen gemeinsam zur Beobachtung: im Fall I also neben der ausgesprochenen Nekrose. Ich hatte bei der Aufzählung der Parenchymalterationen eine Reihe unter ihnen als solche zusammengefaßt, welche einen Verlust oder eine bis zur Unkenntlichkeit des ursprünglichen Zustandes gehende Destruktion oder Metamorphose der Zellkomponenten zeigten: es sind das Formen, welche man als degenerative bezeichnet. Nachzuweisen wäre jetzt, ob ich diese meine frühere Einteilung mit Recht oder Unrecht getroffen habe, zumal sie mit bisher vorliegenden nicht übereinstimmt.

Den für den momentanen Stand der Frage wohl maßgebendsten Arbeiten, denen der Leipziger Schule, scheinen sämtliche Abweichungen von der Norm der Ausdruck einer Degeneration zu sein, ich habe dagegen einige von ihnen ausgenommen.

Zwei Wege stehen uns zur Beurteilung dieser Frage offen: einmal erlaubt schon die anatomische Präparation Rückschlüsse, bei einem anderen Teil der Veränderungen müssen wir nach Daten suchen, die uns Auskunft über die Leistungsfähigkeit der erkrankten Zellen geben können, wir hätten es in diesem Falle quasi mit einer physiologischen Begründung zu tun. In der Tat lassen sich nach beiden Richtungen hin Beweise vorbringen.

Bleiben wir zunächst bei den anatomischen Beweisen stehen. Allgemein dürfen wir das Kriterium für eine erfolgte oder in Entwickelung begriffene Degeneration der Muskelzellen doch wohl in der Tatsache suchen, daß oder ob ein integrierender Bestandteil überhaupt verschwunden oder so weit verändert ist, daß er in seiner eigentlichen Gestalt und Bedeutung nicht wiederzuerkennen ist. Wir hätten also so zu definieren, wie ich es oben getan habe, und dabei wird es zunächst gleichgültig sein, ob wir jenen Zustand als dauernd ansehen oder die Möglichkeit einer Restitution zulassen dürfen.

Unter diesen Gesichtspunkten hatten wir soeben das Beispiel kennen gelernt, daß ganze Zellgruppen ihren Kern eingebüßt haben und ein gegen die Norm total abweichendes Aussehen des Zellkörpers liefern. Diese sind nach feststehender Erfahrung als dem Untergange verfallen zu betrachten. Dasselbe Urteil müssen wir abgeben, wenn wir eigentlich nur aus einem Körnerhaufen bestehende Gebilde sehen, welche allein ihrer Lage oder Form nach erkennen lassen, daß sie aus einer Muskelzelle hervorgegangen sind, im übrigen aber nichts mehr von der spezifischen Struktur derselben erkennen lassen. (Tafel VII, Fig. 18.) In einzelnen der letzten Fälle kann ein färbbarer Kern noch vorhanden sein, in anderen ist er mit verschwunden. Nun über diese Formen hat auch wohl, soweit die Beurteilung ihres Zustandes in Rede stand, niemals ein Zweifel obgewaltet. Erwähnt mag noch werden, daß man diese Körnerhaufen in den allerverschiedensten Stadien der weiteren Auflösung antreffen kann.

Es hat sich aber eine andere Streitfrage an den Nachweis des körnigen Zerfalls geschlossen: nämlich die, ob dieser oder die früher allgemein als Endstadium der Degeneration von Muskelzellen angenommene Verfettung das häufigere Vorkommnis darstellt. Krehl sprach sich dahin aus, daß das gewöhnlichere der körnige Zerfall sei, entschiedenen Widerspruch erfuhr er aber durch v. Recklinghausen und v. Zenker. Nun, daß Verfettung in unseren Herzen vorkommt, steht fest; ihre genaue Ausdehnung festzustellen, ist aber ein außerordentlich schwieriges, eigentlich unmögliches Beginnen. Zur sicheren Feststellung brauchen wir frische Präparate, die exakte Durchmusterung der Herzen, die sich für alle weiteren Zwecke als unabweislich notwendig erwiesen hat, ist aber nur an konservierten durchführbar. Die Schwierigkeiten bestehen besonders darin, am fixierten und gehärteten Organ die geringeren Grade der Verfettung zu finden; für höhere Grade haben wir immerhin einige Anhaltspunkte, die uns wenigstens annähernde Schlüsse erlauben. Von Krehl ist in diesem Sinne auf die Vakuolenbildung hingewiesen worden: er deutet dieselben so, daß durch den Alkohol das Fett extrahiert ist und dadurch die Lücken entstanden sind. Romberg ist nicht damit einverstanden: „Nicht die Vakuolenbildung, sondern eine mit starken Systemen eben sichtbare Körnung scheint der Ausdruck der albuminoiden und der geringen und mittelstarken fettigen Entartung der Fasern am gehärteten Präparate zu sein. Diese gekörnten Fasern färben sich mit Eosin bedeutend blässer, als normale, lassen aber stets ihre Zeichnung noch deutlich erkennen. Die Körnung verschleiert dieselbe nur. Stärkere Grade der Verfettung hinterlassen nur leere Schläuche, ohne kontraktilen Inhalt."[1]) Ich habe diesen Satz wörtlich zitiert, weil ich ihn in jeder Weise unterschreiben kann.

---

[1]) Romberg, a. a. O. Seite 110.

Was vom Eosin gesagt ist, gilt auch von anderen Farbstoffen, besonders die Färbung mit Hämatoxylin und Kali bichromic. hat mir in dieser Hinsicht gute Resultate geliefert.

Nun liegt es mir aber völlig fern, in diesen eben skizzierten Streit mit einzutreten. Ganz abgesehen davon, daß mir aus schon erwähnten Gründen das Material fehlt, kommt ihm nach meiner Überzeugung überhaupt nicht die Bedeutung zu, die ihm wohl beigelegt ist. Für die Klinik sicherlich nicht, für die Pathologie auch kaum, wenn nicht nach der Richtung hin, daß er dazu beitrüge, die noch heute regelmäßig ausgesprochene Diagnose „Fettherz" oder fettige Entartung auf ihr richtiges Maß zu reduzieren. Für unsere Zwecke kommt es besonders darauf an, zu untersuchen, worauf die an unseren Herzen beobachtete Funktionsverminderung beruht, zweitens, wie der ganze im Herzen sich abspielende Prozeß zu bezeichnen ist: für beide Fragen aber genügt es, den Nachweis zu liefern, daß eine Reihe von degenerativen Vorgängen an den Muskelzellen festzustellen ist; dazu kommt dann noch, daß albuminoide Körnung und fettige Entartung bekanntlich neben einander vorkommen können und wirklich vorkommen, es dürfte also ziemlich irrelevant sein, wie groß im einzelnen der jeweilige Anteil der beiden Komponenten ist. In Wirklichkeit gewinnen wir für die beiden zuletzt genannten Fragen noch Material genug, um eine Antwort auf sie wagen zu dürfen. Als sichere Tatsache steht heute fest, daß fettige Degeneration bei weitem nicht die einzige Untergangsform der Muskelzellen darstellt, daß vielmehr auf alle Fälle dem körnigen Zerfall ein ganz erheblicher Prozentsatz daran zukommt.

Daß eine in irgendwie nennenswertem Grade verfettete oder körnig infiltrierte Muskelzelle rettungslos dem Untergange verfallen ist, zumal wenn man bemerkt, daß die Oberfläche die normalen glatten Konturen eingebüßt hat und wie ausgefranzt aussieht, das ist Tatsache; unbekannt ist es uns jedoch, welcher Grad die Grenze bezeichnet, von wo noch eine Erholung möglich wäre: wir müssen demnach bei einer Reihe von Zellen unser Urteil suspendieren, wenn wir uns lediglich auf ihr Aussehen beschränken wollen.

Ein anderer Vorgang führt nun entschieden ebenfalls zu einem völligen Untergange der betroffenen Muskelzellen, nämlich die „Zerklüftung" derselben (Zieglers Zerbröckelung). Daß eine Restitution dieses Vorganges erfolgen könnte, scheint mir entschieden ausgeschlossen zu sein. Dafür spricht die gewöhnliche Fundstätte dieser Zellen — darauf gehe ich später ein — dann aber kennen wir kein Beispiel dafür, daß einmal abgetrennte Teile einer Zelle wieder mit einander verschmelzen könnten. Sind solche Teile einmal von ihrem nutritiven Zentrum, dem Zellkern, abgeschnitten, dann verfallen sie unweigerlich der völligen Auflösung. (Tafel VII, Fig. 21, c.) Was das Verhalten dieser zerklüfteten Zellen gegen Farbstoffe betrifft, so ist darüber zu berichten, daß sie fast durchweg dieselben schwächer aufnehmen und fein gekörnt erscheinen: beide Eigenschaften prägen sich um so deutlicher aus, je weiter der Prozeß vorgeschritten ist.

Außer diesen Formen, die dadurch gekennzeichnet sind, daß sie das uns bekannte Bild der Muskelzellen zerstören und mehr oder weniger unkenntlich machen, gibt es in unseren Herzen eine außerordentlich große Anzahl von solchen Zellen, die im Gegensatz zu jenen ein weniger verändertes Gesamtbild bieten, aber doch einen verschieden grossen Teil ihrer Substanz durch krankhafte Vorgänge eingebüßt haben.

Eine recht verbreitete Zellform in unsern beiden Herzen — freilich mit regionären Schwankungen — fiel zunächst dadurch auf, daß sie total oder teilweise schwächer tingiert war. Bei genauerem Zusehen fand sich dann, daß eine Hälfte oder auch ein geringerer Bezirk der Muskelzelle genau jene körnige Umwandlung erfahren hatte, wie wir sie vollendet vorhin kennen gelernt hatten. (Tafel VI, Fig. 12,d.) Die degenerierte Partie kontrastiert manchmal außerordentlich lebhaft gegen die normal oder nahezu normal gefärbte, nicht entartete Hälfte der Zelle: auf Längsschnitten ist an dem nicht körnig veränderten Zellabschnitt die Querstreifung gewöhnlich undeutlicher, im Bereich der körnigen Umwandlung dagegen völlig verschwunden.

Das tinktorielle Verhalten dürfte sich unschwer erklären. Von den Bestandteilen des normalen Muskelzellleibs nimmt bekanntlich vorzugsweise die kontraktile Substanz den Farbstoff auf, während das Sarkoplasma ungefärbt, höchstens ganz schwach gefärbt hervortritt. Finden wir in Schnitten mit sonst richtig gelungener Färbung mitten zwischen gut gefärbten Zellen solche mit auffallend schwacher Tinktion, oder gar dies differente Verhalten an ein und derselben Zelle, so dürfen wir wohl folgerichtig schließen, daß ein Verlust oder eine regressive Veränderung der kontraktilen Substanz vorliegt. Wenden wir dies auf die letztgenannte Zellform an, so ergibt sich dann eben, daß hier ein Teil der Zelle in Degeneration begriffen ist.

Für die Pathologie muß nun die Feststellung von Bedeutung werden: kommt es zu einer Erholung aus diesem Zustande oder umgekehrt ergreift der Prozeß auch den übrigen Teil der Zelle? Eine Restitution ist, wenn auch nicht ganz von der Hand zu weisen, doch kaum annehmbar. Besonders auf Querschnitten der Zellen sieht man unschwer, daß die kontraktilen Säulchen entweder schon ganz oder doch zum größten Teil verschwunden sind und daß ihre Stelle von einer irregulären Körnung eingenommen ist. Dieses Bild deckt sich mit dem, was wir an den völlig dem körnigen Zerfall anheimgefallenen Zellen desselben Herzens sehen. Dann aber erwähnte ich schon, daß manchmal erst ein kleiner Bezirk einer Zelle diese Änderung zeigt, an anderen Stellen dagegen der bei weitem grösste Teil der Zelle: zwischen diesen Extremen gibt es aber alle möglichen Übergänge. Daraus geht wohl hervor, daß diese Bilder zusammengehören und nur verschiedene Grade desselben Vorganges repräsentieren, so daß wir also wohl ein Fortschreiten der Degeneration annehmen müssen, aber nicht eine Wendung zum Bessern, eine Wendung, welche wir an dem gesamten Zustande des Herzmuskels leider ja auch nicht erleben. Bemerkenswert ist an dieser Zellform noch das Eine, daß wir sie außerordentlich häufig in der Einzahl finden können mitten zwischen sonst wohl erhaltenen, während der totale körnige Zerfall sich doch mehr an — kleineren oder größeren — Gruppen von Zellen beobachten läßt.

Dieses letzterwähnte Verhalten ist aus später zu erörternden Gründen nach meiner Überzeugung nicht unwichtig für die Pathologie. Abgesehen aber auch noch von dem Interesse, welches es bietet, den Prozeß in verschiedenen Phasen verfolgen zu können, lassen sich Schlüsse allgemeiner Natur aus der Beobachtung dieser Zellform ziehen: erstens nämlich, darf der Prozeß selber nicht zu stürmisch verlaufen, denn sonst würde man wohl kaum Gelegenheit zu seiner Wahrnehmung finden, dann aber erlaubt er uns die Ventilation der Frage, die uns noch beschäftigen wird, tritt er in bis dahin völlig normalen Zellen auf oder gibt es gewisse Vorstufen in seiner Entwickelung.

Während nun dieser partielle körnige Zerfall der Muskelzellen von den einschlägigen Arbeiten, besonders denen der Leipziger, nicht erwähnt wird, ist von ihnen allgemein auf eine andere partielle Untergangserscheinung hingewiesen, nämlich die Vakuolenbildung.

Eine Übereinstimmung darüber, wie dieselbe aufzufassen ist, ist nicht erzielt worden. Krehl sieht, wie ich zitierte, in ihnen Lücken in der Muskelzelle, „die durch die Fettextraktion bei der Präparation entstanden seien.“ Romberg repliziert dagegen, daß er sie „an Herzen mit besonders starker Verfettung vermißt und bei geringer oder fehlender Verfettung gefunden habe“. Er „möchte sie daher nicht als wirkliche Lücken deuten, sondern eher annehmen, daß das netzartig die Faser durchsetzende Protoplasma an Menge und Ausdehnung zugenommen habe“, wobei es allerdings dahingestellt bleiben müsse, „ob die Vermehrung des Protoplasmas oder der Untergang der kontraktilen Substanz der primäre Vorgang ist“.

In den beiden als Paradigma gewählten Herzen hatte ich Gelegenheit, „Vakuolenbildung“ in verschiedener Größe und Ausdehnung zu beobachten; am häufigsten waren unzweifelhaft kleinere „Vakuolen“ zu finden, hin und her aber waren auch Zellen sichtbar, an denen nur ein schmaler Protoplasmasaum erhalten war, während an Stelle der gesamten zentralen

Partie ein Hohlraum restierte. (Tafel VI, Fig. 12, b u. c.) Deutlich zu verfolgen ist dieser Vorgang natürlich nur an quergeschnittenen Muskelzellen. Was Bedeutung und Entstehung dieser Vakuolen anlangt, so kann ich mich nicht schlechtweg für oder gegen eine der vorhin zitierten Ansichten aussprechen.

Nach meiner Ansicht müssen wir überhaupt erst unter den verschiedenen Formen der Lückenbildung eine Unterscheidung treffen: mangels eines besseren Prinzips möchte ich mich an die äußere Form halten und so die großen meist oder überhaupt in der Einzahl auftretenden von den kleineren fast immer multiplen Vakuolen scheiden.

Bei der ersten Form können wir sicher sein, daß wir es wirklich mit Lücken in dem Zellleibe zu tun haben. (Tafel VI, Fig. 12, b.) Wodurch indes dieselben entstanden sein können, ist wohl überhaupt kaum zu entscheiden, ob durch Verfettung, wie Krehl will, ob durch einfache Erweichung oder durch molekulären Zerfall. Ein eigentlicher Inhalt oder der Rest eines solchen ist mir nie zu Gesicht gekommen und so bin ich auch nicht in der Lage, für irgend eine der berührten Möglichkeiten eine Art von Beweis beibringen zu können. Ob der Befund, daß sich manchmal, aber immerhin selten, auf Muskelquerschnitten verschieden dicke, meist sehr zarte, strangartige, den Innenraum der Vakuolen durchziehende Fäden als Überrest des hier untergegangenen Zellprotoplasmas sichtbar machen lassen, ob dieser Befund für die erwähnte Frage verwertbar ist, muß auch wohl dahingestellt bleiben. Die Stränge können ihrem Aussehen nach kaum etwas anderes, als Reste des Sarkoplasmas sein, andererseits aber wissen wir, daß Verfettung gleich von Anfang an im interfibrillären Sarkoplasma ihren Sitz hat und so kann es den Anschein haben, als ob fettige Entartung nicht stets die Vorbedingung für Vakuolenbildung abzugeben braucht. Aber einen Beweis kann man auch nicht darin erblicken. An den beiden in Frage stehenden Herzen war von hochgradiger Verfettung keine Rede, aber das will ja ebenfalls nicht viel sagen, es würde das keineswegs ausschließen, daß nicht an einzelnen Stellen die fettige Entartung eine Rolle spielte und zur Bildung von Vakuolen Anlaß gegeben hätte. Andererseits bin ich dieser Form (den großen Vakuolen) an einem Herzen, das sich schon makroskopisch als ausgedehnt fettig entartet erwies, selten begegnet, vielmehr auch hier der gleich zu besprechenden zweiten Form. Wie gesagt, alles führt leider dahin, die aufgestellte Frage völlig unentschieden zu lassen.

Für die zweite Form, die multiplen, kleineren Vakuolen, ist es mir eigentlich unzweifelhaft, daß dieselben überhaupt keine eigentlichen Zelllücken darstellen, daß dieselben vielmehr ganz im Sinne Rombergs zu deuten sind. (Tafel VI, Fig. 12, c.) Ob diese nun etwa die Vorstufe der ersten Form darstellen, wage ich auch kaum zu entscheiden, denkbar wäre es ja. Daß es sich um keine Defekte im Zellkörper handelt, glaube ich durch das Verhalten gegen die Färbemittel beweisen zu können. Karmin und Hämatoxylin geben nur unter bestimmten Bedingungen brauchbare Resultate. Bei Anwendung des letzteren pflegt der Kern und die kontraktile Substanz die Farbe aufzunehmen, während das Sarkoplasma ungefärbt bleibt und deshalb lebhaft kontrastiert. Bei nicht vollständiger Entfärbung sieht man aber gar nicht selten auch das Sarkoplasma einen Schimmer von der Farbe behalten: in diesem Falle müßten sich wirkliche Lücken als völlig ungefärbte Partien verraten. Indes sehen wir die fraglichen Stellen dasselbe Kolorit besitzen, wie das übrige Sarkoplasma. Dies spricht also doch entschieden in dem obigen Sinne. Bei Anwendung von Karmin pflegt der Kontrast zwischen den differenten Zellbestandteilen nicht scharf genug ausgesprochen zu sein, um ein rechtes Urteil zu ermöglichen. Dasselbe Resultat, wie ich es nach Hämatoxylin-Färbung mitteilte, habe ich auch erhalten, wenn ich mit Eosin nachfärbte. Es pflegten sich dann ebenfalls keine eigentlichen Lücken als ungefärbte Partien abzuheben. Nun verhehle ich mir aber keinen Augenblick, daß dieser Beweis immerhin nur ein relativer ist. Ist z. B. der Schnitt dicker, als eine etwa tatsächlich vorhandene kleine Lücke, so muß diese durch Sarkoplasma, welches noch Farbe festgehalten hat, verdeckt werden und so wären wir entschiedenen Täuschungen ausgesetzt; wir können uns also nur an ganz dünne Schnitte halten, resp. entsprechende Stellen unserer Schnitte. Aber auch von diesen gilt, was ich eben gesagt habe.

Soll nun aber Rombergs und meine Ansicht, daß es sich bei diesen multiplen kleineren Vakuolen um keine wirklichen Zellsubstanzlücken handelt, richtig sein, so erhebt sich eine weitere Frage. Ganz sicher steht fest, daß im Bereich dieser „Vakuolen“ nichts von der kontraktilen Substanz der Muskelzellen zu sehen oder durch Färbung nachzuweisen ist. Da nun aber eine diesem Verlust entsprechende Schrumpfung der Zelle nicht eintritt, so muß natürlich der Raum durch irgend eine Masse ausgefüllt sein. Romberg hat sich, wie oben zitiert, einfach dafür entschieden, daß das gewucherte netzförmige Sarkoplasma diese Rolle übernehme. In der Tat habe ich auch in meinen Präparaten keinen Unterschied durch die Färbung erzielen können, ob die die Vakuolen vertäuschende Masse etwas anderes, als das umschrieben gewucherte Sarkoplasma darstellte, zumal, wie wir sehen werden, eine diffuse Vermehrung dieses Zellbestandteils außerdem an diesen Muskelzellen vorhanden ist. Immerhin besteht aber noch eine andere Möglichkeit, wie wir die fragliche Erscheinung deuten können, und mir ist es nicht unwahrscheinlich, daß diese in der Tat in Frage kommt. Es wäre doch denkbar, daß die S u b s t a n z d e r k o n t r a k t i l e n F i b r i l l e n e i n e M e t a m o r p h o s e erlitten hätte und als Endprodukt derselben eine

Substanz übrig geblieben wäre, deren optisches Verhalten sich nicht von dem des Sarkoplasma unterschiede, also eine Art oder wirkliche hyaline Metamorphose.

Bekanntlich führen normaler Weise die kontraktilen Fibrillen zwei optisch, mikrochemisch, physiologisch verschiedene Bestandteile, die isotrope und anisotrope Substanz, von denen die letztere der Träger der Farbstoffe im gefärbten Präparate ist. Wiederholt verzeichneten wir nun, wie es ja auch in anderen Arbeiten bereits geschehen ist, Schwankungen in der Intensität der Färbung; besonders zeigt an einer ganzen Reihe von Zellen die kontraktile Substanz eine auffallend schwache Aufnahmefähigkeit für die Farbstoffe, ja es kann so weit kommen, daß sie gerade nur schattenartig angedeutet ist. Diese Erscheinung ist vielfach noch von sonstigen degenerativen Prozessen in den Zellen begleitet, so daß ihre eigene Natur als regressive anzusehen ist und auch tatsächlich so angesehen wird. Wir können also mit Fug und Recht annehmen und es so aussprechen, daß es Strukturveränderungen an den kontraktilen Fibrillen der Muskelzellen gibt und zwar degenerativer Natur, welche den optischen Unterschied zwischen isotroper und anisotroper Substanz verwischen können, so daß schließlich eine homogene — im ungefärbten Schnitt glänzend erscheinende, im gefärbten nur diffus, aber außerordentlich schwach oder kaum noch gefärbte — Masse übrig bleibt.

Können wir diese Erfahrungen für unsere Zwecke verwenden? Daß destruktive Prozesse überhaupt sich zunächst nur an einem Teil der Zelle etablieren oder doch circumskript stärkere Defekte setzen, steht außer allem Zweifel fest: ich habe schon Beispiele dafür angegeben. Nun glaube ich aber noch gesehen zu haben, daß die an sich als solche noch erkennbaren kontraktilen Fibrillen in der direkten Umgebung der in Frage stehenden kleinen Vakuolen eine Atrophie zeigen in der Weise, daß ihre Durchmesser verkleinert erscheinen im Gegensatz zu den übrigen derselben Zelle und dann, daß sie sich sicher schlechter färben lassen. Hierdurch müßte auf Querschnitten schon an solchen Stellen der Eindruck eines verbreiterten netzförmigen Sarkoplasmas bewirkt werden. Außerdem aber gibt es noch einen Vorgang an den Muskelzellen unserer Herzen, der allerdings nur auf Längsschnitten sichtbar zu machen ist, so daß also die etwaigen Beziehungen zur Vakuolenbildung bezw. zur Verbreiterung der Knotenpunkte des netzförmigen Sarkoplasmas sich nicht unzweideutig demonstrieren lassen, der aber doch vielleicht eine Etappe auf dem Wege zur Bildung der Vakuolen darstellt. Ich meine die oben von mir sogenannte „treppenförmige Querstreifung", auf welche ich deshalb am passendsten wohl an dieser Stelle gleich mit eingehe.

Das Wesen dieser Erscheinung bestand darin, daß die Querstreifen der Muskelzellen nicht parallel zu einander als gerade Linien verlaufen, sondern in einem Abschnitte der Zellen oder durch die ganze Zelle hindurch gebrochen und unregelmäßig (treppenförmig). (Tafel VI, Fig. 13.) Dadurch muß natürlich das normale Bild der Querstreifung verändert erscheinen. Diese Veränderung kommt für sich allein an den Muskelzellen vor, aber auch kombiniert mit körniger Infiltration, mit der sie an sich bei Benutzung schwacher Vergrößerung und flüchtiger Betrachtung leicht verwechselt werden kann. Die Kombination mit körniger Infiltration lasse ich bei der jetzigen Besprechung bei Seite, sie stellt ja nur ein Accidens dar.

Den eigentlichen Grund für diese Erscheinung, glaube ich, in Strukturänderungen der kontraktilen Fibrillen suchen zu müssen und zwar in der Weise, daß eine Volumzunahme der isotropen Substanz stattfindet. Dadurch nun, daß dieser Prozeß sich allein an einem Teil einer Zelle abspielt, überdies ungleich stark an benachbarten Fibrillen, die Fibrillen des nicht befallenen Abschnittes dagegen einen unveränderten Abstand zwischen ihren Querstreifen behalten, wird der Gesamteindruck hervorgerufen, als wären die letzteren nicht gerade, sondern gebrochene Linien. Daß die isotrope Substanz der Träger der Veränderungen sein muß, wird weiter dadurch wahrscheinlich, weil die von dieser Veränderung betroffenen Herzabschnitte im ganzen zwar schwächer gefärbt aussehen, aber doch immer noch gefärbt sind; die isotrope Substanz nimmt ja bekanntlich die Farbstoffe überhaupt nicht an.

Ich hatte diese Form deshalb besonders erwähnt, um zu zeigen, daß isoliert, an einzelnen Stellen einer Muskelzelle Veränderungen der kontraktilen Fibrillen sich abspielen, welche das bekannte optische Verhalten der charakteristischen Substanzen verändern. Wir können uns nun aber auch vorstellen — ob mit Recht oder Unrecht, muß ich allerdings durchaus offen lassen — daß der skizzierte Prozeß intensiver wird, und das würde dazu führen, daß stellenweise eine Verschiebung der anisotropen Substanz in der Längsrichtung der Zelle erfolgte oder auch eine Veränderung derselben, daß sie für die Aufnahme von Farbstoffen nicht mehr empfänglich sei: damit hätten wir aber nichts anderes, als eine der scheinbaren kleinen „Vakuolen". Wir müßten dann also nicht einen Schwund der kontraktilen Fibrillen, sondern eine Metamorphose derselben zu Grunde legen, die vielleicht von einer Volumzunahme der isotropen Substanz ihren Ausgang nähme.

Der ganze Vorgang, gerade die Bedeutung der isotropen Substanz für dieselbe, wird sich noch ungezwungener ansehen lassen, wenn wir auf Verworns Arbeit zurückgreifen und dort nachgewiesen finden, daß die isotrope Substanz bei der Aktion der Fibrillen die Vermittlerrolle zwischen dem kernstoffführenden Sarkoplasma und der eigentlichen motorischen Substanz, der anisotropen, spielt. Die isotrope Substanz steht demnach, ganz abgesehen von ihrem optischen Verhalten, in ihrer Bedeutung zwischen anisotroper Substanz und Sarkoplasma: Ähnlichkeiten mit dem pathologischen Verhalten der letzteren können uns daher nicht überraschen.

Mein Gesamturteil in der Frage der Vakuolen würde danach lauten: die großen stellen unzweifelhaft Lücken im Zellkörper dar, die durch irgend einen zur Erweichung führenden Prozeß entstanden sind, dessen genauere Natur vor der Hand unbekannt bleiben muß; die kleineren, multiplen Vakuolen sind in einer großen Mehrzahl von Fällen keine wirklichen Lücken, sondern Stellen, an denen die kontraktilen Fibrillen zu Grunde gegangen sind: es ist möglich, daß dies durch Atrophie geschehen ist, wobei ihre Stelle gleichzeitig durch eine Vermehrung des netzförmigen Sarkoplasmas eingenommen wurde; möglich für eine Reihe von Zellen aber auch, daß eine hyaline Metamorphose der Fibrillen vorliegt — vielleicht mit einem Anfangsstadium, das seinen Ausdruck in der „treppenförmigen Querstreifung" findet — und daß so eine Masse zur Ausbildung gelangt, die mit dem Sarkoplasma das gleiche optische Verhalten und die gleiche schlechte Färbbarkeit durch bestimmte Farbstoffe gemeinsam hat.

Trotz der letzten Deutung möchte ich einstweilen doch die Bezeichnung „Vakuolen" unverändert beibehalten; der allgemeine unmittelbare Eindruck ist der einer Lücke, dann aber kommt es doch in jedem Falle, mag man die Entstehung und Deutung derselben versuchen, wie man will, zu einem umschriebenen Verlust von spezifischer, kontraktiler, also physiologisch wichtiger Substanz. Sicherlich gehört diese Zellform aber aus dem Grunde zu den degenerativen.

Die Tatsache, daß wir mit dem Auge Veränderungen an dem Körper der Muskelzellen feststellen konnten, welche das bekannte anatomische Bild derselben mehr oder weniger zerstörten, sei es, daß sie dieselben zu einer als Muskelzelle nicht mehr kenntlichen Masse umgewandelt hatten oder nur umschriebene Defekte in den einzelnen Zellen herbeiführten: diese Tatsache hatte uns ein gemeinsames Unterscheidungsmerkmal an die Hand gegeben, welches für alle bisher besprochenen Zellformen in Anwendung gebracht werden konnte und nach welchem wir deren Leistungsfähigkeit zu beurteilen vermögen. Es unterliegt keinem Zweifel, daß ein Verlust an nutritiver oder kontraktiler Substanz in einer Muskelzelle nur eine Herabsetzung ihrer Leistungsfähigkeit zur Folge haben kann, deren Grade sich nach der Größe des Defektes richten müssen. Dieser allgemeine Schluß ist ohne weiteres gegeben.

Nun liefern uns aber unsere Herzen außer den besprochenen Zellformen eine Reihe anderer, für welche das eben genannte Kriterium nicht zutrifft: diese sind zwar von normalen durch gewisse, zum Teil auffällige Veränderungen unterschieden, aber ein eigentlicher Verlust an wesentlicher Zellsubstanz ist nicht zu beobachten, ja im Gegenteil, sie zeigen zum Teil sogar eine Zunahme spezifischer Bestandteile. In dem Sinne denke ich in erster Linie an die Veränderung, welche sich als Vermehrung des die Muskelzelle durchsetzenden Sarkoplasmas darstellt, eine Anomalie, die bei weitem die Mehrzahl sämtlicher Muskelzellen in unseren beiden Herzen ergriffen hat.

Aber welche Bedeutung kommt diesen Abweichungen zu? Sind sie ebenfalls Bilder eines degenerativen oder nicht vielmehr — entsprechend der Zunahme eines normalen Bestandteils — eines progressiven Vorgangs? Das dürfte wohl die erste Frage sein, welche sich uns aufdrängt. Anatomische Beweise fehlen uns aber leider zur Entscheidung zwischen den beiden Möglichkeiten, deshalb hat man auch nicht mehr, wie eine Vermutung aussprechen können und diese lautet bisher, daß der Prozeß zu der degenerativen zu zählen sei. So sagt Krehl noch neuerdings: „Die funktionelle Bedeutung dieser Veränderungen ist ebenso dunkel, wie ihre Entstehung, aber die Erfahrung lehrt, daß sie bei Zuständen herabgesetzter Herzkraft vorkommen und da sie eine Destruktion der lebendigen Substanz darstellen, so wird man kaum fehlgehen, wenn man sie in genetische Beziehung zur Veränderung der Leistungsfähigkeit setzt.“ [1])

Nun haben mich meine Untersuchungen dazu geführt, daß ich dieser Auffassung nicht beipflichten kann, ich bin vielmehr auf einen besonderen Standpunkt gedrängt worden. Die Veranlassung und den Grund dazu gab das Studium der bekannten Fragmentation des Myocards: ich muß mich deshalb zunächst deren Besprechung zuwenden, bevor ich an die Beantwortung der oben aufgeworfenen Frage gehen kann.

Anscheinend allgemein adoptiert ist die durch v. Recklinghausen auf dem internationalen medizinischen Kongreß 1890 vertretene Auffassung, daß die Fragmentation eine durch perverse Kontraktionen entstandene agonale Erscheinung darstellt. Einen Widerspruch dagegen habe ich nicht finden können. Die über diesen Gegenstand 1893 stattgefundene, sich an einen Vortrag Oestreichs anschließende Diskussion im Berliner Verein für innere Medizin[2]) bewegt sich in demselben Gedankengange; ebenfalls schließen sich die Leipziger Arbeiten dem an, ferner spricht Rosenbach von „einer übermäßigen Reizung und perversen Kontraktion“ wie von einer „Kreuzung von verschiedenen Impulsen im absterbenden Herzen“.[3])

---

[1]) Krehl, Die Erkrankungen des Herzmuskels und die nervösen Herzkrankheiten. 1901. (Nothnagels Spezielle Pathol. und Therapie.) Seite 105.

[2]) Verein für innere Medizin, Sitzung vom 1. Mai 1893. (Deutsche medicinische Wochenschrift 1893, Seite 950.)

[3]) Rosenbach, Grundriss der Pathologie und Therapie der Herzkrankheiten. 1899. Seite 87.

Daß die Zersplitterung in der Agone oder doch sehr nahe an ihr zu stande kommt, scheint auch mir so gut, wie ausgemacht: außer allgemeinen Erwägungen spricht dafür wohl das Fehlen jeglicher Reaktionserscheinungen an den befallenen Stellen. Dann möchte ich aber noch auf einen Punkt hinweisen, der auch kaum anders, als in demselben Sinne zu deuten ist.

Unter Recklingshausens Argumenten findet sich die Behauptung, daß die Kerne „undeutlich und unfärbbar werden". Dieses Faktum kann ich nicht in allen Fällen bestätigen: ich habe eine große Anzahl fragmentierter Muskelzellen gesehen, deren Kerne so deutlich und gut färbbar waren, wie nur die Kerne des betreffenden Herzens überhaupt. (Tafel VI, Fig. 15.) A priori müßten wir aber, falls die Fragmentation eine nennenswerte Zeit vor dem Tode zu stande käme, einen Kernschwund erwarten, weil die Bedingungen, unter denen die Bruchstücke der zerrissenen Zellen existieren, dann denen zu vergleichen wären, wie sie Zellen besitzen, welche zu einem anämischen Infarkt gehören. Denn ob eine Zelle von der Zirkulation abgeschnitten wird durch Sistierung des ernährenden arteriellen Blutstroms oder dadurch, daß sie aus ihrem normalen Verbande gelöst wird, wobei es sogar nicht selten zu einer Zerlegung in mehrere Stücke kommt, regelmäßig aber zu einer für die Ernährung der Einzelzelle wichtigen Zerreißung der zugehörigen Lymphkapillaren: diese Verhältnisse schaffen im Grunde genommen dieselben Bedingungen. Unter den Folgeerscheinungen, die sich dann nach allgemeinen pathologischen Erfahrungen ausbilden müßten, steht der Kernschwund als zunächst auftretende aber obenan — mögen wir auch seine erste Phase, die schlechte Färbbarkeit mit hinzubeziehen —; in Wirklichkeit jedoch kommt es häufig genug, wie ich gesehen habe, nicht einmal mehr dazu, und daraus folgt dann, daß die Zeit, in der die Fragmentation erfolgt, doch dem Eintritt des Herzstillstandes sehr nahe liegen muß. Hinzufügen kann ich noch das eine, daß es mir niemals geglückt ist, irgend etwas davon wahrzunehmen, daß in den Fragmentationsherden entsprechend der Ruptur der Lymphgefäße eine als Extravasation von Lymphe zu deutende Masse vorhanden war: es würde diese Tatsache, wenn sie sich bestätigt, aber auch in dem eben ausgesprochenen Sinne zu verwerten sein. Ausgeschlossen ist es selbstverständlich nicht, daß nicht im selben Herzen auch Zellen, deren Kerne entweder hochgradig verändert oder auch schon geschwunden sind, z. B. bei fettiger oder körniger Degeneration, von der Fragmentation betroffen werden (Tafel VI, Fig. 14); dann aber muß doch auf Grund der eben gemachten Auseinandersetzungen stets die Kernveränderung als der primäre, die Zersplitterung als der sekundäre Vorgang gelten. Dafür spricht das gleichzeitige Vorkommen der Fragmentation bei erhaltenem Kern im selben Herzen.

Nun aber, was den Entstehungsmodus der Fragmentation anlangt, so scheint mir die Annahme einer Änderung des Kontraktionsvorganges als ursächliches Moment gezwungen und unzutreffend. Von A. Fränkel ist in der zitierten Diskussion im Verein für innere Medizin auf einen ähnlichen Vorgang an der Skelettmuskulatur verwiesen, ohne daß er jedoch die Nutzanwendung für den Herzmuskel daraus zog: es ließ sich nämlich experimentell an Hunden durch Unterbindung der Arteria cruralis und darauf folgende Tetanisierung der Muskeln der zugehörigen Extremität eine Zersplitterung an ihnen erzeugen. Das würde also heißen, die Qualität der Muskelfasern war durch die Unterbindung herabgesetzt und starke Zusammenziehungen der an sich noch reizbaren kontraktilen Substanz führten dann die Zerreißung herbei.

Nach dem gleichen Grundsatze, denke ich mir, kommt auch am Herzen die Fragmentation zu stande; die bisherige Annahme würde den Gedankengang verfolgen, daß die Zellen selber zerreißen durch Änderung der Art ihrer Kontraktion, nach meiner Auffassung werden sie zerrissen: so erreichen wir es, daß der Vorgang ohne jedes „wahrscheinlich" ganz zwanglos erklärlich wird, zumal wenn wir erst einige Einzelheiten berücksichtigen und uns nur allgemeine normale physiologische und anatomische Daten vergegenwärtigen. Ich befinde mich einfach auf dem Boden allgemein gültiger physikalischer Gesetze. Die Grundlage würde durch folgende simple Überlegung geliefert: ist irgend ein Gewebe zerrissen, so muß eine Kraft da sein, welche jenes gezerrt oder gedehnt hat. Zu diesem Zweck braucht sie um so geringere Anstrengungen, je leichter zerreißbar das Gewebe ist, oder je mehr zu seinen Ungunsten die Elastizitätsverhältnisse verändert worden sind.

Nun haben wir aber im Herzen in der Tat dehnende und zerrende Kräfte. Auf zweifache Weise können diese angreifen: erstens durch den bei jeder Kontraktion auf den Herzinhalt ausgeübten Druck, durch welchen der Widerstand in der zugehörigen Arterienbahn überwunden werden soll und zweitens durch den anatomischen Verlauf der Herzmuskulatur selber. Bei dem ersten Moment denke ich aber in keiner Weise, wie andere, z. B. Fränkel, an „besondere Drucksteigerungen am Gefäßapparat oder passive Steigerung der Herztätigkeit, die in der Agone zu stande komme", sondern ich habe nur den allgemeinen, jeweilig vorhandenen, also in seiner Höhe absolut und relativ schwankenden Innendruck der Herzkammern im Auge. Ich suche in ihm nur ein accessorisches Moment, das Hauptgewicht lege ich auf den von mir früher dargestellten Verlauf der Muskellamellen in der Herzwand. Es hatte sich ergeben, daß wir verschiedene feste Punkte bestimmen können, zwischen denen die Kontraktion ganzer Lamellensysteme erfolgt, die ihrer Länge nach zwischen ihnen ausgespannt sind. So z. B. war ein sehr wichtiger fester Punkt die Kuppe der Papillarmuskeln, der andere feste Punkt für die hierzu gehörigen Lamellen lag im Spitzenteil der Scheidewand. An den beiden festen Endpunkten wird also eine Kontraktion der Muskulatur unter allen Umständen eine gewisse Dehnung oder Zerrung erzeugen müssen; auf der anderen Seite werden die sich kontrahierenden Muskelzüge passiv gedehnt dadurch, daß sie auf den Ventrikelinhalt einen Druck ausüben. Die Kuppe der Papillarmuskeln hatte sich nun noch als ein besonders bedeutungsvoller fester Punkt erwiesen, erstens wegen seiner Beziehungen zu dem wichtigen Klappenapparat, dann aber auch deshalb, weil er quasi einen Dreh- und Angelpunkt für die Aktion der gesamten Muskulatur des Spitzenteils bildet.

Umschließen nun solche Lamellen resp. Lamellensysteme, die einer Dehnung am meisten ausgesetzt sind, Partien von minderwertiger, oder gar leistungsunfähiger Muskulatur, (Tafel VI, Fig. 14), so kann, wie wohl klar sein wird, eine Zerreißung der letzteren erfolgen, vorausgesetzt nur, daß die übrigen Stellen eine verhältnißmäßig bessere Kraft bewahrt haben. Die Möglichkeit einer Dehnung oder Zerrung ist durch den anatomischen Verlauf der Muskeln also ohne weiteres verständlich.

Mit dieser Deutung ist auch auf einfache Weise die Tatsache erklärt, weshalb, wie fast alle Autoren angeben, die Fragmentation einen Lieblingssitz in den Papillarmuskeln hat, oder ferner, wie P. Gattmann erwähnt: „besonders der unterste Teil des linken Ventrikels betroffen ist." Beide Stellen gehören ja bekanntlich dem eine gewisse Einheit bildenden Papillarmuskelsystem an und seine hohe Bedeutung für den Kontraktionsmodus der Kammer wurde früher ausgeführt. Während hier also die einfache mechanische Erklärung Licht schafft, bliebe die Lokalisation nach der bisherigen Auffassung total unklar. Denn weshalb gerade etwa an diesen Stellen sich abnorme Kontraktionsvorgänge abspielen sollen, das nachzuweisen, dürfte selbst einem Vertreter der „physiologischen Richtung", wie Rosenbach, nicht gerade leicht sein.

Der leicht zu erbringende Nachweis von der Tatsache einer Zerrung von Muskelzügen in ihrer Längsrichtung ist eine einfache, aber notwendige Konsequenz meiner Resultate von dem Verlauf und dem Aufbau der Muskellamellen in den Kammerwandungen. Für die ältere, bisher herrschende Anschauung, welche die Tätigkeit der Herzwand mehr oder weniger der eines einfachen Hohlmuskels gleichsetzt, würden sich kaum zu lösende Widersprüche ergeben. Meine Erklärung schaltet die bisher gültige hypothetische Annahme einer „perversen" Kontraktion völlig aus. Eine Stütze für eine solche gibt es ja auch eigentlich kaum. Unter allen in Frage kommenden Krankheitszuständen beobachten wir fast durchweg oder doch zum großen Teil eine allmählich sinkende Herzkraft, aber wann wohl ein „Übermaß der Erregung zur Kontraktion"? Meine Auffassung begnügt sich mit jedweder Kontraktionsart, die wir gerade antreffen. Wenn auch experimentell eine Kontraktionsänderung am absterbenden Herzen im sogenannten „Herzflimmern“ bekannt ist, so wird doch wohl niemand behaupten, daß diese eine krankhaft gesteigerte sei.

Ein anderer Prüfstein für die Richtigkeit meiner Behauptung ist nun enthalten in der schon bekannten Feststellung, daß die Fragmentation überhaupt nicht der Ausdruck einer spezifischen Erkrankung der Muskelzellen darstellt, sondern daß sie als Begleiterscheinung von einer ganzen Reihe pathologischer Zustände des Herzens vorkommt. Ich brauche für die Kasuistik nur auf die früher zitierten Autoren verweisen. Maßgebend schien für die bisherige Auffassung der Befund der Fragmentation am Herzmuskel sonst gesunder Hingerichteter zu sein. Nun auch das läßt sich zwanglos erklären.

Als alleinige Bedingung beim Zustandekommen der Fragmentation setzte meine Deutung voraus, daß eine Gruppe von Muskelzellen, deren Funktionsfähigkeit beeinträchtigt oder gar vernichtet ist, die damit also auch in ihren baulichen Eigenschaften verändert sind, an ihren Enden in der Längsrichtung des Muskelverlaufes sich anschließt an andere Gruppen von Muskelzellen, deren Kontraktionsfähigkeit im vollen Gegensatz dazu ungeschwächt erhalten ist. Ganz irrelevant ist demnach die Größe der Herde, d. h. der Gruppen mit verschlechterter Qualität der Muskulatur, oder die Art des zu Grunde liegenden pathologischen Prozesses, entscheidend allein ein Mißverhältnis in der Kraftbetätigung zweier benachbarter Muskelstrecken in der Längsrichtung der Lamellen; alleinige Voraussetzung ist also nur die Tatsache, daß der krankhafte Vorgang zur Bildung von einzelnen Herden überhaupt geführt hat.

Die Tatsache, daß die Fragmentation immer nur herdweise auftritt und daß ausgedehntere Bezirke stets ihre ehemalige Entstehung aus kleineren Herden erkennen lassen, ist unschwer unter dem Mikroskop zu demonstrieren. Nichtsdestoweniger ist aber hierauf bisher kein besonderer Nachdruck gelegt worden; die Herdbildung liefert indes den Schlüssel dafür, daß z. B. bei der sogenannten braunen Atrophie des Herzmuskels alter Leute die Fragmentation so gut, wie völlig, vermißt wird.[1]) Bei dieser Degenerationsform handelt es sich um einen diffusen, die gesamte Muskulatur ergreifenden Prozeß und damit fehlt eine der notwendigen Bedingungen für das Zustandekommen der Fragmentation.

Nun aber schließlich die Minderwertigkeit der Muskelzellen in einem Zersplitterungsherde gegenüber den nicht fragmentierten in der Umgebung ist bei den Prozessen, welche zu einer sichtbaren Strukturschädigung der Muskulatur führen, ohne weiteres ebenfalls leicht zu erschließen. Die Grenze des

[1]) Vergl. Diskussion im Verein für innere Medizin. (Sitzung vom 1. V. 93.) l. c.

Fragmentationsherdes markiert sich in dem Falle nicht allein scharf durch das Fehlen der zerrissenen Muskelzellen, sondern auch noch durch das ganze Aussehen derselben: in der Umgebung Zellen mit distinkter, kräftiger Querstreifung, guter Färbung, im Gegensatz dazu von ihnen eingeschlossen die Zellfragmente, welche alle möglichen der schon besprochenen Degenerationsformen mit ihren charakteristischen Eigenschaften zeigen. (Tafel VI, Fig. 14.) Diese Bilder sind so eindeutig, daß sie geradezu die obige Deutungsweise herausfordern. Nachzuweisen bleibt nur noch, daß die Muskulatur auch herdweise eine herabgesetzte Qualität besitzen kann, ohne daß den Zellen unter dem Mikroskop etwas anzusehen ist; für diese Fälle würde also umgekehrt geradezu die Fragmentation das Zeichen einer Herabsetzung der vitalen Eigenschaften der Zellen darstellen. Wir begegnen dem besonders im Herzen von Hingerichteten. Die Erklärung dieses Faktums hat bisher die größten Schwierigkeiten geboten.

Wenn nun aber auch bei der Durchmusterung solcher Herzen sich anatomisch unter dem Mikroskop alle Muskelzellen anscheinend gleich verhalten, so folgt daraus jedoch keineswegs, daß nicht etwa einzelne Gruppen derselben früher abgestorben sind, als andere, d. h. also qualitativ zurückstehen. Daß hiervon keine nachweisbaren Strukturänderungen existieren, kann nicht Wunder nehmen, denn zu deren Ausbildung gehört immerhin eine bestimmte Zeit. Nun aber brauchen wir uns nur das wiederholt von mir betonte Verhältnis der Muskelzellen zu den Ernährungsbahnen und die Einschaltung der Lymphkapillaren gegenwärtig zu halten und es wird verständlich sein, daß für einzelne Zellgruppen noch Ernährungsmaterial angehäuft sein kann — nämlich in den Lymphkapillaren — wenn auch die weitere neue Zufuhr durch die Arterien schon abgeschnitten ist: alle Zellgruppen sind eben nicht gleich günstig gestellt. Diejenigen sind am ungünstigsten daran, welche am weitesten von der artiellen Bahn entfernt liegen, d. h. also durch das längste Kapillarnetz mit den zugehörigen Arterien verbunden sind, für sie kann der kleine Rest des noch im Organ befindlichen, zur Verfügung stehenden und notdürftig zirkulierenden Blutes nicht mehr in Frage kommen, sie werden also eine kurze Spanne Zeit eher absterben, d. h. funktionsunfähig und materiell minderwertiger werden, während andere noch im stande sind, eine oder die andere Kontraktion auszuführen.

Damit wären aber wieder die oben festgestellten Bedingungen für den Eintritt der Fragmentation gegeben oder zunächst, worauf es uns zuletzt ankam, die Möglichkeit einer herdweisen Herabsetzung in den nutritiven, damit in den funktionellen Eigenschaften der Muskelzellen im sonst gesunden Organ bei Aufhören der allgemeinen Zirkulation: also auch dieses Faktum fügt sich zwanglos dem Gesamtbilde ein, wir kommen auch hier mit der einfachen von mir gegebenen Erklärung aus.

Ich will nicht unterlassen, an dieser Stelle auf die aus letzter Zeit stammende, der meinigen nahe kommende Erklärung Henschens hinzuweisen. Derselbe sagt[1]): „Hektoen meint, daß Segmentierung durch verminderte Kohäsion der Muskelzellen beim Versuch starker Zusammenziehung verursacht wird. Ich für meinen Teil müßte dies so modifizieren: Segmentierung wird durch gesteigerten intracardialen Druck bei verminderter Kohäsion verursacht. Man dürfte nämlich nicht berechtigt sein, mit Recklinghausen eine Überreizung mit absolut gesteigerter Kontraktionskraft anzunehmen; im Gegenteil deuten alle Verhältnisse darauf hin, daß in den oben angeführten Fällen in der Regel die Kraft des Herzmuskels absolut vermindert gewesen ist; sie kann aber doch im Verhältnis zur Haltbarkeit des Cements zu kräftig gewesen sein." Henschen weist, ebenso wie ich, auf die Bedeutung des Herzinnendrucks wie auf die verschlechterte Qualität der Muskelzellen hin, abstrahiert also gleichfalls von dem vagen Begriff der „perversen" Kontraktionen. Es fehlen bei ihm aber zwei, nach meiner Meinung sehr wichtige, Momente, welche ich hinzugefügt habe: nämlich die Erklärung für die herdförmige Verteilung der Fragmentationsstellen und zweitens die Art der Zerrung solcher Herde allein durch die eigene Tätigkeit der Ventrikelmuskulatur selber, unabhängig von einer Steigerung des Herzinnendruckes, abhängig lediglich von dem normalen Bau und dem Verlauf der Lamellen in der Ventrikelwand.

Ich habe mich mit der Fragmentation länger beschäftigt, als eigentlich für den Zweck der vorliegenden Arbeit erforderlich erscheinen mag. Es könnte sich ja darum drehen, hat die in Rede stehende Muskelveränderung eine klinische Bedeutung? Das könnte aber nur der Fall sein, wenn der Vorgang mit dem Weiterleben und Funktionieren des befallenen Herzens verträglich wäre oder aber, wenn er ein Zeichen einer bestimmten Erkrankungsform darstellte. Da aber nach allem, was darüber feststeht, die Fragmentation nur in der Agone sich ausbilden kann, ferner sie bei einer Reihe der differentesten Erkrankungen, selbst ohne vorausgegangene organische Läsion des Herzmuskels eintritt, so fällt ein direktes, klinisches Interesse fort.

Dagegen besitzt eine zutreffende Erklärung der Fragmentation eine ganz wesentliche indirekte Bedeutung für unsere Zwecke und zwar durch die Schlußfolgerungen, welche sich daran knüpfen. Z. B. werden wir durch die Bestimmung der Lieblingssitze des Prozesses dahin geführt — natürlich unter gewissen Voraussetzungen — feststellen zu können, welche Punkte der Kammerwandungen am meisten unter einer Zerrung zu leiden

[1]) Henschen, Über akute Herzerweiterung bei akutem Rheumatismus und Herzklappenfehlern in den Mitteilungen aus der med. Klinik zu Upsala, 1899. 2. Bd. Seite 105.

haben oder, was ungefähr, aber nur ungefähr, dasselbe heißt, dem größten Druck ausgesetzt sind. Speziell nun aber für uns liefert das Studium der Fragmentation zwei wichtige Folgerungen: erstens die Tatsache, daß selbst ein gesunder Herzmuskel nicht gleich in toto abstirbt, sondern erst in einzelnen Herden — diesem Satze werden wir später noch wieder begegnen; zweitens erhalten wir wichtige Anhaltspunkte für die Bestimmung, welche unter den Strukturänderungen der Muskelzellen in unseren Herzen sich mit der Annahme einer ungeschwächten Leistungsfähigkeit vertragen oder nicht.

Für diese Punkte hat aber die Lehre von der Fragmentation bisher gar keine Rolle gespielt, auch nicht spielen können, weil die Voraussetzung nur durch eine genügende Aufklärung der verschiedenen Etappen zu ihrer Entstehung gebildet werden konnte. Ich glaube, daß für meine obige Erklärung die Beweise klar genug liegen, um sie sicher begründet zu wissen und sie in der angedeuteten Richtung verwerten zu können.

Analysieren wir nämlich die von der Fragmentation betroffenen Muskelherde genauer, so sehen wir, wie schon erwähnt, in einer großen, fast überwiegenden Zahl die Muskelbruchstücke unzweifelhaft die besprochenen Degenerationsformen repräsentieren. (Tafel VI, Fig. 14). Durchaus aber nicht selten finden sich Herde, in denen die Bruchstücke ein anderes Aussehen besitzen: sie haben einen deutlich färbbaren Kern und die einzige Abweichung, welche man konstatieren kann, besteht in einer merklichen Vermehrung des perinukleären und peripheren Sarkoplasmas bei Erhaltung der Querstreifung der Zellen. Es sind das Zellformen, die auch v. Recklinghausen erwähnt: in dem Referat über seinen Vortrag[1]) heißt es von ihnen: „ihre (der Zellen) Längsstreifung wird ungemein deutlich . . . . . , während die Muskelsäulchen der Zelle namentlich innerhalb der Bruchstücke glänzender werden, ohne ihre Querstreifung zu verlieren". (Tafel VI, Fig. 15.)

Nach meinen eben gemachten Ausführungen handelt es sich hier also um Muskelzellgruppen, deren Kontraktionsfähigkeit im Vergleich zur nächsten Nachbarschaft vermindert sein muß ebenso wie ihre physikalischen Eigenschaften, so daß eine erhöhte Zerreißlichkeit resultiert. Ziehen wir nun die Beschaffenheit der nicht zersplitterten Muskeln zum Vergleich heran, so können wir an diesen Zellen — ich beziehe mich jetzt direkt auf die Verhältnisse der beiden zum Paradigma gewählten Herzen — qualitativ dieselben eben erwähnten Abweichungen feststellen, nur ein kleiner nachweisbarer Unterschied besteht darin,

[1]) Centralblatt für allgemeine Pathologie und pathologische Anatomie I. 1890. Seite 579.

daß außerhalb der Fragmentationsherde die Sarkoplasmavermehrung nicht so weit gediehen ist, dafür aber die krontraktilen Säulchen stärker tingierbar, ihr Durchmesser etwas größer geblieben ist, als in den Bruchstücken. (Tafel VI, Fig. 15, a). Weiteren Anhalt liefert die anatomische Präparation nicht.

Aus diesem Verhalten ergibt sich der einzig mögliche, für unsere Frage aber sehr wichtige Schluß: die Zunahme des Sarkoplasmas an sich verträgt sich mit völliger Leistungsfähigkeit der Muskelzellen, überschreitet die Zunahme aber eine gewisse Grenze, so kommt es schon zu verminderter Leistungsfähigkeit; die Grenze liegt dort, wo eine Verkleinerung des Durchmessers der kontraktilen Säulchen, also deren Atrophie, beginnt. So lange wir aber berechtigt sind, mit Sicherheit eine erhaltene Leistungsfähigkeit anzunehmen, so lange dürfen wir die entsprechende Zellform nicht ohne weiteres zu den degenerativen zählen, das dürfte ja wohl keinen Widerspruch erfahren, mögen wir auch sonst sagen können, daß die sichtbare Strukturänderung im weiteren Verlauf zum Untergang zu führen vermag. Zunächst haben wir einmal das volle Recht, zu behaupten, daß die einfache Vermehrung des Sarkoplasmas der Muskelzellen, — eine Form, welche in unseren beiden Herzen, im Fall I zum großen Teil, im Fall II fast ausschließlich, das Gesamtbild der Muskelzellen beherrscht — einen progressiven, pathologischen Vorgang darstellt.

Die weiter aber festgelegte Tatsache, daß eine ihrem Aussehen nach fast völlig gleiche Zellform schon mit bemerkenswerter Funktionsverminderung, wenn nicht gar Funktionsvernichtung der Zelle verbunden ist, läßt die sehr natürliche Frage auftauchen, ob die letzte nicht sogar das nächste Glied des aktiven, progressiven Vorganges, also ein unmittelbar sich daran anschließendes weiteres Entwickelungsstadium nach der regressiven Seite hin darstellt. Nun, ich will die Frage einstweilen beiseite lassen, ich komme auf sie ohnehin an anderer Stelle zurück, wenn ich die weiteren Beziehungen und Eigenschaften der Sarkoplasmavermehrung, sowie ihr Verhältnis zu den typischen Degenerationserscheinungen bespreche, hier genügt es mir, festzustellen, daß wir nicht alle mit dem Auge zu verfolgenden Änderungen im Bau der Muskelzellen einfach als regressive aufzufassen haben, sondern daß unter ihnen entschieden auch aktive, progressive Vorgänge mit im Spiele sind.

Unter sämtlichen bisher abgehandelten Zellformen besitzt, wie schon gesagt, bei weitem das numerische Übergewicht die Vermehrung des Sarkoplasmas, freilich auch in einem Herzen mehr, wie im anderen. Nun gibt es aber eine wechselnde Zahl von Muskelzellen, an denen keine der gedachten Abweichungen festzustellen ist: ihr Durchmesser ist konstant kleiner, wie der jener, wenn auch unter einander verschieden groß, und ihr ganzes Aussehen ist das, wie wir es von einer „normalen“ Muskelzelle verlangen. Ihr Vorkommen muß zu der Frage führen, handelt es sich bei ihnen um ursprüngliche Zellen des Herzens, die bisher nur von dem zu den bekannten Veränderungen führenden Prozeß verschont geblieben sind, oder sind sie gar junge, erst neugebildete.

Ich glaube, beides annehmen zu müssen. Wenn wir aber der Frage nach der Neubildung von Muskelzellen nahe treten wollen, erhebt sich gleich eine neue, nämlich die: können wir an unseren Herzen überhaupt Beispiele dafür erwarten? Sicherlich dürfen wir unsere Erwartungen nicht hoch spannen, wir müssen vielmehr zufrieden sein, wenn wir hin und her ein Beispiel entdecken können. Die Begründung liegt, denke ich, nahe genug. Der Tod ist namentlich im Fall I unter den Symptomen der stetig zunehmenden Stauungen eingetreten, also unter Bedingungen, in denen wohl die regressiven Veränderungen zu einer großen Rolle gelangt sind, während bei dem tief danieder liegenden allgemeinen Zellleben des Individuums schwerlich eine nennenswerte, neubildende Kraft erwartet werden kann. Trotzdem zeigt gerade dies Herz eine nicht so sehr niedrige Zahl kleiner Zellen, die wir zum Teil wohl als neugebildete ansprechen dürfen. (Vergleiche die Zellen in Tafel VII, Fig. 20 mit denen in Fig. 21 (gleiche Vergrößerung!) Der Fall II hatte im Leben eine Reihe von Insuffizienzerscheinungen überstanden und endigte, wie erwähnt, in einem urämischen Anfall, sicherlich also auch unter Bedingungen, welche das Zellleben schwer schädigen und gleichfalls kaum Neubildungen aufkommen lassen. Zum genaueren allgemeinen Studium dieser Frage hätten wir demnach eine Auswahl des Materials eintreten lassen müssen; das lag jedoch zunächst nicht in meiner Absicht, auch nicht in meiner Macht, und so will ich mich in diesem Punkte allein auf die Verhältnisse in den erwähnten Fällen beschränken.

Der Nachweis einer Neubildung oder Teilung einer Zelle ist bekanntlich eng verknüpft mit bestimmten Veränderungen des Kernes und leitet deshalb die Erörterung über jenen Gegenstand gleich über zur Besprechung der Kernveränderungen überhaupt.

Trotz der skizzierten allgemeinen ungünstigen Verhältnisse habe ich doch vereinzelt Bilder gefunden, welche eine Neubildung von Muskelzellen durch Teilung mehr, wie wahrscheinlich machen. Der heut zu Tage am meisten gültige Beweis, der Nachweis von Mitosen, ist mir, das kann ich gleich vorwegnehmen, allerdings ebensowenig gelungen, wie den Leipzigern. Aus diesem Grunde glauben dieselben Proliferationen einfach ablehnen zu müssen, wie ich indes glaube, mit Unrecht. Im ganzen besitzen die Muskelzellen nur je einen Kern, gar nicht selten finden wir aber auch zwei Kerne, unmittelbar hinter einander liegend. Ob wir dies Faktum im gedachten Sinne deuten sollen, weiß ich nicht recht; die Kerne sind zwar durchschnittlich kleiner, wie die übrigen, aber damit ist nicht viel anzufangen, weil, wie wir schon früher sahen, die Größe derselben in unseren Herzen ganz enormen Schwankungen unterworfen ist. Eher könnte noch für ihre Jugend ihre normale, ovale Form sprechen, ebenso wie ihre normale Tinktionsfähigkeit, welche ein regelmäßiges, zartes Fadengerüst markiert.

Nun, ich will von dieser Form bei der Beweisführung lieber ganz absehen. Ich möchte vielmehr auf zwei andere Bilder hinweisen. In dem einen Fall beobachtet man — und zwar nur auf Querschnitten zu sehen — daß eine Zelle neben einander zwei Kerne besitzt, welche nur durch eine zarte, gerade Spalte von einander getrennt sind, im übrigen aber so genau aneinanderpassen, als ob man einen Kern der Länge nach halbiert hätte. Betonen will ich dabei gleich, daß an den zugehörigen Muskelzellen selber nichts von den degenerativen Erscheinungen, wie ich sie besprochen habe, bemerkbar ist. Dies Bild ist doch wohl kaum anders zu deuten, als daß hier sich gerade eine Zweiteilung des Kernes vollzogen hat, während der Zellleib noch ungeteilt geblieben ist. Mit sonst bekannten Kerndegenerationen, wie der Karyorhexis, ist der Vorgang nicht zu verwechseln, die schafft ganz andere Bilder.

Eine andere Form, die auch kaum anders gedeutet werden kann, wie als eben vollzogene Zellteilung, besteht darin, daß zwei Muskelzellen auffallend eng neben einander liegen, und zwar so, daß ihre Berührungsflächen genau auf einander passen; ihre Kerne liegen aber nicht, wie es sein soll, in der Mitte der Zelle, sondern vielmehr peripher in jeder Zelle, ganz nahe an deren gegenseitigen Berührungsflächen, an genau korrespondierenden Stellen. Man hatte den Eindruck, als ob Zelle und Kern gerade in der Mitte der Länge nach durchschnitten waren, nur daß der Kern schon ein klein wenig sich von dieser Schnittfläche zur Zellmitte entfernt hatte. (Tafel VI, Fig. 16, d). Die Bedeutung dieser Befunde ist nach meiner Überzeugung völlig eindeutig: es kann hierbei, zumal auch im zweiten Fall nichts von den bekannten Degenerationserscheinungen des Zellprotoplasmas zu sehen war, doch nichts anderes, wie eine Teilung der Muskelzellen in Frage kommen. Daß die Bilder nicht häufig sind, ja daß man sogar eine große Reihe von Schnitten durchmustern muß, bis man eine Zelle mit den beschriebenen Eigenschaften findet, gebe ich zu, aber nach meinen Ausführungen kann diese Seltenheit nicht ins Gewicht fallen. Wichtig ist und bleibt die Tatsache, daß neugebildete Zellen überhaupt vorhanden sein können und es wirklich sind, zumal wenn man gewisse Lieblingsstellen nachweisen kann, an denen man sie noch am ersten findet. Doch davon später.

Die äußere Form dieser Kerne ist abgeplattet, zeigt also flachen Querschnitt, besitzt eine glatte Oberfläche und eine sichtlich gesteigerte, wenn auch nicht so übertriebene Tinktionsfähigkeit, wie wir sie an einer anderen Form noch kennen lernen werden.

Große Schwierigkeiten für die Erklärung haben, um weiterzugehen, die früher beschriebenen abenteuerlichen Kernbilder: Vergrößerung, Übergang zur Plattenform, Verbiegung dieser Platten, Auftreten von Längsleisten auf ihrer Oberfläche etc. bereitet. Eine Klärung oder Einigung über ihre Natur steht zur Zeit noch völlig aus.

Nachdem sie zuerst von Renand und Landouzy, dann von Durand beschrieben sind und von letzterem in Beziehung zur Fragmentation gesetzt waren, lenkte in Deutschland Ehrlich die Aufmerksamkeit auf diese Formen. Er erwähnt ihr Vorkommen bei den verschiedensten Krankheitszuständen und spricht seine Meinung über ihre Bedeutung folgendermaßen aus[1]): „Trotzdem man hin und wieder Bilder antrifft, die wie agglutinierte Doppelkerne oder solche von Y-Form auf Teilungsvorgänge schließen lassen, bin ich dennoch nicht geneigt, die Kernvergrößerung als eine Phase der Muskelregeneration anzusehen. Viel wahrscheinlicher ist es mir, daß es sich hier um primäre amyotrophische Zustände handelt und die Vergrößerung der Kerne nur eine vikariierende, raumerfüllende ist.“ Entgegengesetzter Ansicht ist Weigert, der die Kerne nebenbei erwähnt. Er spricht von regenerativen Prozessen und sagt dann[2]): „Am Herzen zeigen sich bei der sogenannten chronischen Myocarditis ebenfalls solche Prozesse, aber nicht, wie an der Körpermuskulatur durch eine Vermehrung der Kerne, wohl aber durch eine gewaltige Vergrößerung der Muskelkerne in der Nachbarschaft, die dann ganz kolossale Gebilde darstellen können — wie ich das jetzt schon häufig beobachtet habe.“

Zwischen beiden Autoren steht Oertel, der die Plattenkerne als erstes Stadium einer Kernvermehrung ansieht. Die Leipziger Arbeiten stimmen mehr für die Annahme, daß es sich um degenerative Vorgänge handelt; so sagt Romberg: „mir erscheinen sämtliche geschilderten Kernformen als Zeichen eines Rückbildungsprozesses“. Den entgegengesetzten Anschauungen hielt er verschiedene Gründe entgegen mit den Worten: „Es ist nicht abzusehen, warum in pathologischen Zuständen der Proliferationstypus sich ändern soll“ und ferner: „Es handelt sich also bei der Bildung der Kernplatten nicht um eine Zunahme des Kernvolums, das charakteristische Kennzeichen der beginnenden Kernvermehrung, sondern nur um eine Ausbreitung der Kernsubstanz in eine Fläche.“

---

[1]) Ehrlich, Beobachtungen über einen Fall von perniciöser progressiver Anämie mit Sarkombildung. Beiträge zur Lehre von der Herzinsuffizienz. (Charité-Annalen, V. Jahrg. 1878. (Seite 198 ff.)

[2]) Weigert, Die Brightsche Nierenerkrankung vom pathol.-anatom. Standpunkt. (Volkmanns Sammlung klin. Vortr. 162—163. 1878.)

Es bestehen also die weitgehendsten Differenzen, jede Ansicht präsentiert sich im Grunde als reine Glaubenssache, mit Ausnahme von Romberg, der wenigstens auf eine Begründung eingeht.

Wenn ich nun meine Ansicht aussprechen soll, so kann ich das eine gleich vorwegnehmen, daß ich die eben referierten Meinungen nur zum Teil als zutreffend anerkennen kann, zum anderen Teil dagegen zu einer besonderen Anschauung gekommen bin. Freilich ist es mir nicht gelungen, positiv die Natur der absonderlichen Kernbildungen nachzuweisen, ich habe mich darauf beschränken müssen, wenigstens eine Reihe von Möglichkeiten per exclusionem auszuschalten: es bedeutet das leider nicht viel, aber immerhin soviel, daß wir eine Reihe von grundlegenden Fragen der Pathologie zu beantworten wagen dürfen.

Es wird sich empfehlen, die verschiedenen Möglichkeiten zu beleuchten, mit denen wir es zu tun haben könnten.

Zunächst wäre da wohl die Frage zu erörtern, handelt es sich allgemein um Degenerationsformen? Meine Antwort lautet, sämtliche abnormen Kernformen rechnen entschieden nicht, einzelne indes sicher dahin.

Im Vorhergehenden hatten wir eine ganze Reihe von Formen kennen gelernt, unter denen die Degeneration des Muskelzellleibes auftritt. Es liegt demnach außerordentlich nahe, in diesen Zellen die Kernveränderungen zu verfolgen: eine Reihe von bestimmten Gesichtspunkten muß sich so feststellen lassen.

Für eine ganze Zahl von Muskelzellen war die Eigenschaft verzeichnet, daß sie in Folge des degenerativen Prozesses ihres Kernes verlustig gegangen waren, es rechneten dahin: die im höheren Grade von Verfettung oder körniger Degeneration wie die von Nekrose befallenen. Nun brauchen wir aber die genannten Veränderungen ja nicht immer auf dem Höhepunkt ihrer Vollendung zu beobachten, können vielmehr unter günstigen Umständen Anfangs- resp. frühere Entwickelungsstufen im mikroskopischen Präparate vorfinden. Köster führt schon in seiner öfters zitierten Arbeit bei Besprechung der „gelben anämischen Nekrose“ an: „der von Weigert entdeckte Kernschwund tritt offenbar nicht so rasch ein, denn an nicht demarkierten Flecken lassen sich die Kerne noch recht häufig färben.“ Köster beschränkt sich allerdings darauf, die Färbbarkeit des Kernes überhaupt zu betonen, auf weitere Einzelheiten nimmt er nicht Rücksicht.

Unser Fall I liefert nun ein Beispiel im erwähnten Sinne: wir finden hier, wie schon früher beschrieben, nekrotische Herde, zum überwiegenden Teil sind keine Kerne in ihnen mehr zu entdecken, wie das ebenfalls besprochen war; an dem Körper einzelner Zellen, die zu dem Herde gehören, waren unzweideutige Untergangserscheinungen zu beobachten, die darin bestehen, daß der Zellleib außerordentlich schwach färbbar, fast homogen aussieht, kaum noch eine Differenzierung zwischen Sarkoplasma und kontraktiler Substanz erkennen läßt. In diesen Zellen können nun noch Kerne sichtbar sein, aber ihr Aussehen weicht erheblich von dem bekannten Bilde ab: sie sind erheblich vergrößert, ebenfalls ganz schwach tingiert, besitzen rundlichen Querschnitt, der mit ganz flachen, zackenartigen Vorsprüngen besetzt ist — diese Zacken stellen den Durchschnitt von flachen leistenartigen Oberflächen-Erhebungen dar — der blaß gefärbte Kerninhalt erscheint völlig homogen und läßt keine Spur eines Fadengerüstes erkennen. (Tafel VII, Fig. 19.)

Daß es sich hier sicher um eine Untergangsform des Kernes handelt, kann keinem Zweifel unterliegen; wir müssen demnach einstweilen dieses Bild festhalten, welches bisher in dieser Weise nicht von den übrigen getrennt und auch nicht in seiner Bedeutung bestimmt worden ist.

Das läßt sich also aus den Beziehungen zur Nekrose herleiten; lehrreich wird aber auch das Studium der Kerne in den körnig degenerierten Zellen werden. So können noch Kerne sichtbar sein, wo von einer körnig zerfallenen Muskelzelle nichts, wie einzelne Reste übrig geblieben sind. Dies wird schon von den Leipzigern erwähnt, auch bei Köster finden wir eine wohl hierher zu stellende Notiz. In der „hyperämischen Zone“ des anämischen Infarktes, sagt er, können die Muskelkerne erhalten sein, „mögen diese (die Muskelfasern) ganz oder nur in Resten erhalten sein, ja die Muskelkerne sind oft beträchtlich vergrößert“. Er betont nur dies eine Attribut, wogegen die erst genannten Autoren noch eine weitere Eigentümlichkeit beschreiben, daß nämlich neben ihrer Größe ihre Färbbarkeit eine abnorm gesteigerte ist. Ich finde, das genügt nicht, denn in diesem Zusammenhange ist außerdem noch ihre Form bemerkenswert.

In zwei Formen habe ich sie vorkommen sehen: erstens in der eben besprochenen, und zweitens in einer ganz abweichenden. In diesem Falle sind die Kerne abnorm lang, stäbchenförmig, mit meist abgerundeten, manchmal aber auch zackigen Enden, ihr Querschnitt ist oval bis rund, zeigt aber keine der vorhin erwähnten Zacken als Ausdruck von Längsleisten der Oberfläche; die gesamte Masse des Kerns ist homogen, aber außerordentlich stark tingiert. Diesen Kernbildern begegnet man manchmal nur umgeben von einem Häufchen gelben Pigments als letztem Überbleibsel der ehemaligen Muskelzelle, an anderer Stelle dann außerdem neben einem mehr oder weniger großen Rest der körnig degenerierten Zelle, schließlich aber noch in ganzen Zellkörpern, die jedoch dann auch schon Entartungserscheinungen ihrer Substanz besitzen. Daß diese Kernform für sich allein noch existieren und somit die letzte Spur einer untergegangenen Muskelzelle bezeichnen kann, spricht absolut eindeutig für ihren degenerativen Charakter. Weitere Beweise sind da völlig überflüssig. Hinzusetzen muß ich nur noch, daß, wenn gesagt wurde, zwischen diesen bisherigen Kernformen und der körnigen Degeneration der Muskulatur bestehen Beziehungen, das keineswegs bedeuten soll, daß nun stets oder in der Mehrzahl solche Zellen noch Kerne besitzen, vielmehr kommt vorgeschrittene körnige Degeneration meistenteils vor, ohne daß Kerne oder Kernreste nachweisbar sind.

Außer totaler Degeneration des Zellkörpers hatte ich aber eine große Reihe von partiellen regressiven Vorgängen an den Muskelzellen feststellen können, wir müssen uns daher auch die Kernformen bei diesen ansehen. Bei der „Zerklüftung" habe ich besonders zwei Vorkommisse konstatiert; entweder die so vom Untergang ereilten Zellen besaßen überhaupt keinen Kern mehr, (Tafel VII, Fig. 21.b u. c.) oder derselbe gehörte, wenn noch vorhanden, meist zu der Gruppe der verlängerten, stark tingierten, stäbchenförmigen. Der Grund für das verschiedene Verhalten schien mir davon abhängig zu sein, wie hochgradig der Zerklüftungsprozeß gediehen war, resp. ob er, allgemein gesprochen, das Kernterritorium der Zelle schon ergriffen hatte. Ich sage hierbei absichtlich Kernterritorium, nicht Zentrum der Zelle, wo normaler Weise der Kern liegen soll. Denn ich habe fast durchweg oder wenigstens für eine ganz übergroße Zahl von Muskelzellen gefunden, daß bei partiellen Degenerationen derselben der Kern nicht seinen normalen, zentralen Stand inne hatte, sondern pheripherwärts, ja bis dicht zur Oberfläche gewandert war und dann in dem der degenerierten Seite entgegengesetzen Abschnitt der Zelle lag. Ist also die Zerklüftung erst eine partielle, so kann der Kern, wenn auch verändert — wie schon erwähnt, meist als stäbchenförmiges Gebilde, — noch sichtbar sein, im anderen Falle ist er überhaupt untergegangen. Nur bei dem Prozeß im ersten Anfange können auch die sonstigen Kernformen vorhanden sein. (Tafel VII, Fig. 21,a.)

Ein mannigfaltiges, kaum oder garnicht prägnant zu zeichnendes Bild tritt uns aber in den von Vakuolen erfüllten Muskelzellen entgegen. Handelt es sich um große Vakuolen, so ist regelmäßig der Kern verschwunden; bei Gegenwart kleiner kommt eine große Zahl von verschiedenen Kernformen zum Vorschein. In einem Teil begegnen wir den bisher beschriebenen, unzweifelhaften Untergangsformen: also den mit niedrigen Leisten besetzten, großen, blassen Kernen — die Färbung braucht nur wenig abgeschwächt auszufallen, kann aber auch nur gerade noch schattenartig einen ehemaligen Kern andeuten —; in anderen Fällen finden wir die intensiv gefärbten, langen stäbchenförmigen Kerne. Ganz besonders sind diese Tatsachen zu beobachten, wenn sich, wie gar nicht selten, an den Muskelzellen die Kombination von Zerklüftung und Bildung kleiner multipler Vakuolen vorfindet. Den weitaus größten Teil der in Rede stehenden Kerne kann ich nicht anders charakterisieren, als daß es Übergangsbilder sind zwischen diesen geschilderten Formen und den, in voller Ausbildung wenigstens, nach meiner Uberzeugung die äußerste Grenze auf entgegengesetzter Seite darstellenden Formen mit gut ausgesprochenen allgemeinen Eigenschaften. Im einzelnen sind diese Übergangsformen zu mannigfaltig, als daß sie zu beschreiben wären, ich habe nicht zwei Zellen gesehen, die genau dieselbe Kernform gehabt hätten.

Der berührte Unterschied, den die letztgenannten Kernformen in ihrem Aussehen und tinktoriellen Verhalten zeigen, besteht darin, daß sie erstens durchweg lebhafter gefärbt sind, ohne die Auffälligkeit der als degenerierte zu deutenden stäbchenförmigen zu besitzen. Ihre Gestalt ist die typische der Ehrlichschen „Plattenkerne“: sie sind sämtlich mehr oder weniger, besonders der Länge nach, vergrößert, ihr Querschnitt ist mehr bandförmig, regellos nach allen möglichen Richtungen in allen möglichen Kombinationen gebogen, ihr Durchmesser außerordentlich ungleich; ihre Oberfläche ist mit einer wechselnden Zahl von hohen Längsleisten besetzt, die sich auf dem Querschnitt als lange zackenartige Fortsätze abheben. (Tafel VI, Fig. 16, Tafel VII, Fig. 19, a.) Auf Längsschnitten ergeben sich vielfach keine regelmäßige Konturen: die Kerne sind manchmal kolbig ausgebuchtet, häufig an den Enden nicht, wie normal abgerundet, sondern wie schräg abgeschnitten oder zackig ausgefranzt; ganz besonders aber zeichnen sie sich dadurch aus, daß sie eine deutliche Kernmembran oder stärker gefärbte Randpartie und im Innern ein Fadengerüst — nur an Längsbildern gut zu sehen — allerdings in unregelmäßiger Anordnung, erkennen lassen. (Tafel VI, Fig. 15.)

Dieses letzte Verhalten, wie das Vorkommen hoher Längsleisten an ihnen, unterscheidet sie besonders von den früheren Formen: wir können an ihnen also wenigstens die normalen Bestandteile des Kernes, wenn schon in veränderter Gestalt, heraus erkennen, an jenen war davon nichts zu bemerken.

Romberg bezeichnet diesen Typus als „Aufblähung“; wenn er nun aber anführt, daß sie „stets blasser gefärbt waren, als die normalen“, so kann ich dem nicht beipflichten und zwar suche ich den Grund für diese Differenz darin, daß ich eine Trennung der Kernbilder vorgenommen habe und somit auch zu einer Teilung dieser Gruppe der „aufgeblähten“ gekommen bin. Weiter jedoch finden sich meine Angaben darin bestätigt, wenn Romberg (Seite 111) sagt, die Kerne enthielten „vereinzelt ein stark gefärbtes Fadennetz von völlig unregelmäßiger Anordnung“. Die Bezeichnung vereinzelt erklärt sich aus seinen speziellen Fällen, resp. der Natur der Gruppe von Fällen, die das Material zu seinen Untersuchungen lieferten, sie ist also für unserer Zwecke irrelevant.

Wenn auch Romberg selber mit dem Namen „Aufblähung“ nicht hat den Prozeß bezeichnen wollen, so möchte ich für mein Teil doch das Wort nicht acceptieren, schon allein aus dem

Grunde, weil ich eine andere Einteilung getroffen habe; ich möchte zur kürzeren Bezeichnung mich lieber lediglich an die äußere Gestalt halten und die Kernformen, nichts präjudizierend, als „Platten- oder Leistenkerne" benennen; zur Unterscheidung gegen die früher erwähnten Untergangsformen nur das Epitheton „einfache" hinzusetzen.

Die Übergangsbilder von den einfachen Leistenkernen zu den schon besprochenen, unzweifelhaften Degenerationsformen in den Vakuolen führenden Muskelzellen kennzeichnen sich nun dadurch, daß der flache, bandartige Querschnitt des Kernes sich mehr und mehr dem rundlichen oder ovalen nähert, während gleichzeitig die Höhe der Längsleisten abnimmt, und der Kerninhalt blasser gefärbt, aber homogener erscheint, vereinzelt auch selbst kleine Vakuolen enthalten kann. (Tafel VII, Fig. 19, sämtliche Kerne ohne die mit a bezeichneten.) Will man hieraus einen Vorgang ableiten, so kann man vielleicht (?) sagen, daß die Kerne zu quellen beginnen (Abflachung der Leisten und Verbreiterung des Durchmessers), eine Metamorphose ihres Inhaltes erfahren (deutlich an der Bildung einer noch färbbaren, aber homogenen Masse) und dann schließlich der Auflösung anheimfallen.

Welche unter diesen mannigfachen Übergangs-Kernfiguren im einzelnen nun aber als bereits untergegangene anzusehen sind, dürfte sich vor der Hand kaum entscheiden lassen — abgesehen von den nur noch schattenartig sichtbaren Resten eines Kerns. Wenn ich indes auch weit gehe und der Ansicht der Autoren, welche alle abnormen Kernbilder unserer Herzen als „Zeichen eines Rückbildungsprozesses" auffassen, so weit wie möglich entgegenkomme, so würde ich nur zugestehen können, daß ich meinetwegen zu den degenerativen Formen noch die „Übergangsformen" hinzuzählte, für die „einfachen Leistenkerne" kann aber diese Deutung keinesfalls zutreffen. Alle die ersteren Kernformen finden sich in Muskelzellen vor, deren Protoplasma bereits selber mehr oder weniger hochgradig entartet war, und bei den nahen Beziehungen zwischen Kern und Protoplasma wie deren Bedeutung für die Ernährung und das Leben der Zelle konnten wir deshalb unschwer schließen: wenn der Zellleib zum Teil hochgradige regressive Zeichen und gleichzeitig der Kern Abnormitäten aufweist, welche sogar zum Verschwinden seiner charakteristischen Struktur geführt haben können, dann können diese Kernbilder auch nichts anderes darstellen, als Untergangserscheinungen.

Die Vorbedingungen zu diesem Schluß sind nun bei den „einfachen Leistenkernen" nicht gegeben. Es stellt zwar ihre Gestalt eine seltsame bemerkenswerte Abweichung von der Norm dar, aber ich betonte schon den scharfen Gegensatz zu den unzweifelhaften Degenerationsformen, und ich befand mich dabei im Einklang mit früheren Beobachtungen, daß an diesen Kernen eine Kernmembran, Kernkörperchen und ein, wenn auch unregelmäßiges, Fadengerüst nachweisbar waren, daß also immerhin sämtliche Elementarbestandteile, obwohl mit Anomalien behaftet, vorhanden und von einander zu differenzieren waren. Diese Abweichungen brauchen aber doch nicht ohne weiteres Rückbildungsprozesse zu bedeuten: das dürfte noch klarer werden, wenn wir die weiteren Beziehungen berücksichtigen. Diese Kernform findet sich nämlich in den Muskelzellen, deren Körper als einzige Abweichung eine Zunahme des Sarkoplasmas besitzt, es sind das diejenigen Zellen, welche ich früher schon besprach und die wir, wie die Analyse der Fragmentation ergab, für völlig leistungsfähig erklären mußten. Aus diesem gemeinsamen Vorkommen folgt aber unweigerlich der Schluß: ist die Muskelzelle funktionsfähig, so kann ihr Kern, ihr nutritives Zentrum, nicht entartet sein, sondern muß ebenfalls noch am Leben und entsprechend leistungsfähig sein.

Damit ist natürlich nichts weiter gesagt, als daß die Berechtigung erwiesen ist, daß den einfachen Leistenkernen unter allen Umständen gegenüber den zuerst besprochenen degenerativen Kernformen eine besondere Stellung zukommt, ihre eigentliche Natur ist deswegen natürlich durchaus noch nicht klargelegt.

Auch aus Einzelheiten der Untersuchungen der oben zitierten Autoren ist kein Anhalt zu gewinnen, wie dieselbe aufgefaßt ist. Ehrlich sprach, wie schon angegeben, von „einer Vergrößerung des Kerns“, die nur eine „vikariierende, raumerfüllende“ sei. Romberg: „es handelt sich bei Bildung der Kernplatten nicht um eine Zunahme des Kernvolums, sondern nur um eine Ausbreitung der Kernsubstanz in eine Fläche“; ferner: „zwischen der Vergrößerung der Kerne und der Protoplasmaspindel . . . . besteht kein sicherer Zusammenhang.“

Beide Autoren widersprechen sich also, indem der eine anscheinend direkte proportionale Beziehungen zwischen Kernvergrößerung und Sarkoplasmavermehrung annimmt, der andere nicht. Nun zunächst aber, glaube ich, spricht der Vergleich zwischen einem normalen Muskelkern und einem typischen Leistenkern wohl ganz entschieden gegen Romberg, wenn er meint, daß die Vergrößerung nicht durch Zunahme des Kernvolums bedingt sei. Denkt man sich jenen ersten einfach zu einer Form, wie sie den Leistenkernen entspricht, ausgedehnt, so könnte wohl nur ein schattenartiges Gebilde resultieren. Davon ist aber keine Rede, wir erhalten Kerngebilde, welche an Färbbarkeit den normalen nicht nachstehen — von der erhöhten Färbbarkeit will ich nicht sprechen, die kann ja andere Bedeutung haben. Mir erscheint es klar, daß wir wirklich nur eine Zunahme des Kernvolumens zu Grunde legen dürfen. Diese tatsächlich zugegeben, würde sie indes nicht etwa den Beginn oder die Einleitung zur Kernteilung bedeuten; ihr ganzes Aussehen differiert grundsätzlich mit den Kernformen, welche entschieden zu jungen, neugebildeten Zellen gehören und auf welche ich schon hinwies. In diesen hatten die Kerne zwar auch flachen Querschnitt, aber glatte Konturen, also keine leistenartigen Vorsprünge, gute Färbbarkeit, ohne aber auch die exzessiven Grade, wie in den degenerierten stäbchenförmigen, zu erreichen. Also können wir aus den anatomischen Bildern unserer Herzen durchaus keine Berechtigung dazu ableiten, die Leistenkerne als erstes Stadium einer beginnenden Teilung der Muskelkerne anzusehen. Auf der anderen Seite erfuhren wir, daß sie auch nicht als Rückbildungsprozeß par excellence aufzufassen seien, selbst wenn wir eine Oberflächenvergrößerung als Ursache der Erscheinung zugestehen.

Wenn also diese zwei Möglichkeiten unerfüllbar sind, bleibt nichts anderes übrig, als wenigstens danach zu forschen, ob die Kernvergrößerung mit ihrer eigentümlichen Gestalt einen Zusammenhang mit der Sarkoplasmavermehrung hat: es ist das die Frage, die von Ehrlich, wie zitiert, bejahend beantwortet wurde; anschließen würden sich hieran zwei weitere Möglichkeiten als Unterfragen: ist die Kernvergrößerung passiver oder aktiver Natur.

Durchmustern wir die Zellen unserer zum Beispiel gewählten Herzen auf das Verhältnis zwischen Kern- und Sarkoplasmavergrößerung, so müssen wir uns entschieden zu Romberg stellen: ein direktes Verhältnis zwischen beiden existiert nicht. Es finden sich nämlich durchaus nicht selten in den Herzen, besonders in Fall I, kleine Muskelzellen, d. h. eigentlich wohl solche von normaler oder doch kaum vermehrter Breite, die uns nur als kleine imponieren gegenüber der Überzahl von vergrößerten Zellen. An diesen kleinen Zellen war keine Zunahme des Sarkoplasmas, weder des zentralen, noch des peripheren zu entdecken und dennoch besaßen sie ausgesprochene Typen der einfachen Leistenkerne: es war in diesen Fällen auf dem Querschnitt der Kern unmittelbar von den kontraktilen Fibrillen umlagert, ohne sichtbare Zwischenlagerung eines Sarkoplasmasaums. (Tafel VII, Fig. 20.) Ich habe Zellen gesehen, deren vergrößerter Kern beinahe durch den ganzen Querschnitt der Zelle bis dicht an deren Oberfläche reichte. Umgekehrt gab es eine ganze Reihe von sehr großen Zellen mit ganz deutlicher Zunahme des Sarkoplasmas — ausdrücklich hinzugesetzt, ohne Degenerationszeichen —, deren Kerne zwar die Form der Leistenkerne besaßen, aber in ihrem Umfange ganz und gar nicht der Größe der Zellen entsprachen.

Diese Befunde machen also die Annahme Ehrlichs, daß die Kernvergrößerung proportional der Sarkoplasmavergrößerung erfolge, somit eine „vikariierende, raumerfüllende“ Bedeutung habe, einfach unannehmbar. Wenn wir daher auch ein direktes Verhältnis ablehnen müssen, so könnte ja immerhin noch ein indirektes möglich sein.

Dafür ließ sich aber in unseren beiden zum Paradigma gewählten Herzen kein weiterer Beweis erbringen, ebensowenig wie für eine Stellungnahme zu den beiden von mir gestellten Unterfragen. Dagegen gewährte ein anderes Herz Anhaltspunkte: es war dasselbe, welches ich schon bei Besprechung des Ödems erwähnte, das der Frau Br. mit der ziemlich starken Hypertrophie des rechten Ventrikels und den intensiven allgemeinen Stauungserscheinungen. Die mikroskopische Untersuchung dieses Falles ergab, daß der rechte Ventrikel durchweg große Muskelzellen mit vergrößertem Sarkoplasma und den uns beschäftigenden Leistenkernen besaß, während der linke nur vereinzelt hin und her diese Formen zeigte, jedenfalls so unverhältnismäßig viel weniger davon besaß, daß man im ganzen sagen konnte, er war frei davon. Weiter brauche ich den Befund hier nicht zu präzisieren: er erlaubt uns wichtige Schlüsse für unseren Zweck.

Unzweideutig geht nämlich hieraus hervor, daß die in Rede stehenden Kerne sich vorzugsweise dort fanden, wo — allgemein gesprochen — der zur Hypertrophie der Kammerwandungen führende Prozeß seine größte Ausbildung erreicht hatte. Auf diese Weise liefert dies Beispiel auch eine positive Stütze für die Annahme von der aktiven Natur unserer Kerne; mit der Ansicht, daß die Leistenkerne sämtlich „Zeichen eines Rückbildungsprozesses" sind, läßt sich dieser Befund, namentlich in Verbindung mit früheren Feststellungen, ohne Gewalt nicht in Einklang bringen. Wenn ihnen nicht eine Entstehungsursache zukäme, die auf lokalisierte Motive im rechten Herzen oder im kleinen Kreislauf zurückzuführen ist, so müßten wir sie in gleichem Maße doch auch im linken Ventrikel vorfinden. Dem widerspricht einfach der objektive Befund; andererseits wird auch niemand eine Hypertrophie des rechten Ventrikels als einen Rückbildungsprozeß auffassen.

Ich erwähnte die Möglichkeit, daß die Kernvergrößerung passiver Natur sein könnte, d. h. auf Stauung, also ödematöse Quellung zurückzuführen sei. Schon aus unseren ersten Beispielen hätten wir das Unzutreffende einer solchen Annahme ableiten können. Wir haben den anatomischen Ausdruck für ein lokales Ödem in Ektasien der Lymphkapillaren kennen gelernt. Vergleichen wir nun die Gestalt der Zellen und Kerne im Bereiche ektatischer Lymphwege in unseren Beispielen mit Bezirken, wo diese Ektasien fehlen, so war kein Unterschied zu konstatieren: es fanden sich ganz unabhängig davon genau dieselben Zellen und Kernformen, vergrößertes Sarkoplasma und Leistenkerne; der Einfluß der lokalisierten Stauung der Gewebssäfte hatte keinen anatomischen Ausdruck in der histologischen Veränderung der Organzellen hinterlassen, so daß wir berechtigt wären, die Leistenkerne als Produkt des Ödems aufzufassen. Zu demselben Resultat gelangen wir am Herzen von Frau Br. und zwar ist der Gang der Überlegung genau derjenige, wie ich ihn schon anführte, als ich die Frage aufwarf, ist die Ektasie der Lymphkapillaren die Folge lokaler oder allgemeiner Stauung. An diesem letzten Herzen bleibt bei der starken venösen Stauung keine andere Möglichkeit übrig, als daß beide Herzhälften durch die Venae coronariae oder auch weiter rückwärts durch Stauung im Ductus thoracicus und Fortsetzung durch die Lymphwege bis ins Herz hinein genau unter der gleichen Höhe des Druckes haben stehen müssen. Demnach hätte sich unter der obigen Voraussetzung die Folge der Stauung gleichmäßig in beiden Kammern finden müssen: das Gegenteil aber ist der Fall, nur der hypertrophische rechte Ventrikel zeigt die ausgedehnten, typischen Formen der besprochenen Kernveränderungen.

Wir sind damit aus der Stellung gedrängt worden, die „einfachen Leistenkerne“, d. h. Kerne mit genau charakterisierten Eigenarten, welche sämtliche normale Strukturteile noch besitzen und zu funktionstüchtigen Zellen gehören, erstens als Degenerationsformen schlechtweg anzusprechen, ebensowenig wie wir sie zweitens als in Neubildung oder Teilung begriffene gewöhnliche Muskelkerne anerkennen können. Ihr Vorkommen in dem zuletzt erwähnten Falle (Frau Br.), ihr augenfälliges Überwiegen im ziemlich stark hypertrophischen rechten Ventrikel deutet aber wohl sicher darauf hin, daß ein Zusammenhang mit dem — allgemein gesagt — hypertrophischen Prozeß bestehen muß. Passiver Natur, also als Folge der Stauung zu deuten, ist aber ihr Auftreten aus angeführten Gründen nicht. Da wir nun weiter sonst schon wissen, daß die hypertrophischen Muskelzellen ihre Größe der Zunahme des Sarkoplasmas verdanken, wir aber die Leistenkerne auch in sicher nicht hypertrophischen Zellen, wenn auch in hypertrophischen Herzen resp. Herzabschnitten finden, so ergibt sich, daß Größenzunahme von Kern und Sarkoplasma wohl im Wesen zusammengehört, aber nur nicht in direktem Verhältnis zu einander steht. Früher hatten wir schon teilweise erfahren, daß die Vermehrung des Sarkoplasmas ein aktiver Vorgang sein muß — ich komme auf diesen Punkt später ausführlicher zurück —, ist dies aber ein aktiver Vorgang, so folgt für die im relativen Verhältnis dazu stehende Kernform dasselbe. Beide Veränderungen können ja zusammen vorkommen, es ist das sogar das bei weitem häufigste, aber eine gewisse Selbständigkeit der Prozesse geht daraus hervor, daß auch jede für sich allein existieren kann: es handelt sich entschieden um einen im gleichen Sinne zu deutenden Parallelvorgang.

Unberücksichtigt hatte ich bisher einen Einwand gelassen, nämlich den, daß die fraglichen Kernverbildungen nur ein Kunstprodukt, die Folge der Einwirkung der Reagentien darstellten.

In Wirklichkeit ergibt nun aber die Anwendung der verschiedensten Reagentien, die teils quellend auf das Sarkoplasma, wie z. B. chromsaures Kali (Stöhr) wirken, teils exquisit schrumpfend, wie Alkohol, dieselben Resultate, abgesehen von den sonst gebrauchten, Osmiumsäure, Sublimat, Formalin. Meine Resultate decken sich darin vollkommen mit denen der übrigen Autoren. Überdies würde es unverständlich bleiben, daß in ein und demselben Herzen bei Einwirkung desselben Fixierungsmittels verschiedene Kernformen sichtbar wurden: Leistenkerne neben völlig normalen, wenn es sich um ein Kunstprodukt handeln sollte.

Vom anatomischen, technischen Standpunkte aus verdient allerdings dieser Einwand, geprüft werden zu müssen; für unsere Zwecke würde selbst bei seiner Richtigkeit nichts geändert. Denn, wenn die Leistenkerne ihre Form erst durch die Reagentien erhielten, so würde nur anzunehmen sein, daß an ihnen eine Veränderung vorausgegangen wäre, welche sie den Fixierungsmitteln gegenüber besonders empfindlich machte; sonst wäre das gleichzeitige Vorkommen anderer Kernformen unerklärlich. Ihre eigenartige Erscheinung würde also auch dann den optischen Ausdruck einer bestimmten Veränderung des Kerns bedeuten — nun und mehr brauchen wir hier ja garnicht.

Ich glaube, soweit können wir mit unseren Schlüssen sicher gehen und ihnen mit Beweisen folgen, obwohl wir es mit Kernformen zu tun haben, für welche wohl jede Analogie fehlt, ein Umstand, der noch alle Untersucher gestört hat. Oder sollten wir etwa eine Analogie zu den mannigfachen Kerngestaltungen in den sogenannten polynukleären Leukocyten oder, wie Ehrlich sie nennt, in den Leukocyten mit polymorpher Kernform suchen dürfen?

Sicher dürfen wir wohl annehmen, um es noch einmal zu rekapitulieren, daß die „einfachen Leistenkerne“, so lange sie die normalen Elementarbestandteile des Kerns besitzen, als funktionsfähig zu gelten haben, zumal wir sie dann in sonst sicher leistungsfähigen Zellen beobachten. Unzweifelhafte Degenerationsformen befinden sich in Muskelzellen, die bereits selber in Degeneration übergegangen sind: damit aber präsentiert sich uns auch ein abweichendes Kernbild, wenn es sich auch eng anschließt an das der funktionstüchtigen Kerne. Der Kerninhalt wird homogen, entweder nimmt er Farbstoffe übertrieben stark oder äußerst gering an, in jedem Falle aber wird der Querschnitt der Kerne nun runder, statt platt, während die sonst sehr stark hervortretenden leistenartigen Oberflächenvorsprünge eine sichtliche Abflachung erfahren.

Daß dies Ergebnis nur ein notdürftiges ist, verkenne ich keinen Augenblick, ebenso, daß verschiedene weitere Möglichkeiten zu bedenken bleiben, die aber nur angedeutet werden können. Um einige zu nennen: handelt es sich in den Leistenkernen nicht vielleicht um Ansätze zu wirklicher Kernteilung, die in irgend einem Stadium durch pathologische Einflüsse gestört worden sind? Daß unfertige Zellformen selbst unter physiologischen Bedingungen weiter existieren können, dafür liefert uns das Herz selber ein Beispiel in den „Purkinjeschen Fasern". Oder eine andere Frage: handelt es sich um einen eigenartigen Vergrößerungsvorgang, der aber die allgemeinen vitalen Eigenschaften unberührt läßt, speziell noch die Möglichkeit zur Teilung erlaubt? Ich habe Bilder gesehen, die hierfür zu sprechen scheinen (cf. auch Ehrlich a. a. O.), indem nämlich die Mitte der Kernplatte sich stark verdünnt (in der Längsrichtung), manchmal gerade noch als Linie sichtbar ist, so daß man also quasi zwei Kernhälften vor sich hat, die nur durch eine zarte Brücke mit einander verbunden geblieben sind.

Diese Fragen will ich nur eben anführen, ohne weiter auf sie einzugehen; eine Entscheidung nach einer oder der anderen Seite hin erscheint mir zur Zeit nicht möglich, ich möchte mich auch nicht in unbeweisbare Hypothesen einlassen, sondern mich so wenig wie möglich vom Boden fester Tatsachen entfernen.

---

5. Kapitel.

Das Abhängigkeitsverhältnis zwischen den parenchymatösen und interstitiellen Veränderungen.

An sich wäre es nun denkbar, daß eine Reihe der geschilderten Vorgänge selbständig für sich existieren, auf der anderen Seite aber auch wieder, daß sie eng mit und unter einander verknüpft sein können, also als Glieder eines Ganzen zusammengehörten. In etwas anderer, präziserer Fassung könnte die Frage auch lauten, ist die Alteration der Muskulatur ein selbständiger Prozeß neben den Veränderungen des interstitiellen Gewebes oder gehören beide zusammen und ist etwa einer von diesen Vorgängen der primäre, dem der andere notwendig folgen muß?

Meine im Vorhergehenden vorgetragenen Anschauungen über die Vorgänge an der spezifischen Herzmuskelsubstanz, wie über gewisse Vorgänge in der Zwischensubstanz haben mich in Differenz zu den bisher über den Gegenstand vorliegenden Arbeiten gesetzt und eine Verschiebung der in diesen niedergelegten Ansichten bedingt. Um ein vergleichbares Resultat zu erhalten, muß natürlich diese Differenz auch in Rechnung gesetzt werden, wenn wir uns nachher nach den schon bekannten Meinungen umsehen.

Die soeben gestellte Frage hat eigentlich nur anatomischen Inhalt, die Antwort muß sich daher aus dem mikroskopischen Bilde ableiten lassen: sie wird vornehmlich dadurch gegeben werden, ob und unter welchen Bedingungen sich typische Fundstätten nachweisen lassen, an denen die fraglichen Veränderungen allein oder gemeinsam mit anderen vorkommen. Das ist wohl ohne weiteres klar.

Zunächst haben wir die Ansichten der verschiedenen in Betracht kommenden Autoren zu berücksichtigen. So spricht sich Köster in seiner wiederholt zitierten Arbeit über das Verhältnis von fleckiger, interstitieller Myocarditis zu der gleichzeitig vorhandenen Muskeldegeneration dahin aus, daß der letztere Vorgang jedenfalls der primäre sei: „Hätten wir Kenntnis von einer interstitiellen, fleckweise auftretenden Myocarditis, bei der jede Spur vorausgehender Muskeldegeneration ausgeschlossen wäre, so hätte die Frage eine rasche Erledigung gefunden". Das habe er aber nie beobachtet. Auch für die syphilitische Myocarditis nimmt Köster „vorhergehende Nekrobiose der Muskelfasern" an. Es finden sich diese Äußerungen bei Besprechung der „gelben anämischen Nekrose". Die übrigen von Köster erwähnten, fleckweise auftretenden Prozesse (miliare, größere Abscesse, coccische Embolie) können wir an dieser Stelle außer Acht lassen, weil wir es in unseren Herzen mit nichts derartigem zu tun haben.

Für unsere zunächst vorliegende Aufgabe ist die vortreffliche Köstersche Arbeit überhaupt nur für einzelne Fragen zu verwenden, deren Kernpunkt ich eben kurz skizziert habe, und zwar deshalb, weil wir leider Angaben darüber vermissen, wie sich die Muskulatur und ihr Zustand **außerhalb** der „myocarditischen Flecke" — im weiteren Sinne — verhielt. Auf sonstige Einzelheiten komme ich später zurück.

Diese fehlenden Punkte sind nun von den Leipziger Arbeiten mit in Betracht gezogen worden. So spricht Romberg davon, daß die parenchymatösen und interstitiellen Prozesse „in ziemlich weiten Grenzen unabhängig von einander sind" (Seite 108); dann an anderer Stelle: „Überhaupt ließ sich eine sichere Beziehung zwischen Rundzelleninfiltration und Faserveränderung nicht konstatieren" (Seite 116.) Sein Gesammturteil faßt er darin zusammen: „Die Myocarditis verläuft, wie ich schon oben erwähnte, völlig unabhängig von den parenchymatösen Veränderungen. Wir können sie also nicht als eine reaktive Entzündung oder als die Ursache der Degeneration ansehen" (Seite 121.)

Kelle spricht (Seite 179) ausdrücklich aus: „wichtig ist, daß hauptsächlich die Fibrillen degeneriert waren, welche nicht in interstitiellen Herden oder um sie herum lagen!"

Krehl spricht sich am wenigsten prägnant aus. So sagt er in dem „Beitrage zur Kenntnis der idiopathischen Herzmuskelerkrankungen" (Seite 190): „Von den interstitiellen Befunden machen der Deutung große Schwierigkeit die alten Bindegewebsherde — mögen sie ursprünglich durch primäre Degeneration oder durch Entzündung entstanden sein." Nachdem er in der Arbeit „Beitrag zur Pathologie der Herzklappenfehler" die Möglichkeit, daß „die Nekrose des Myocard das primäre“ vorstellt, zurückgewiesen, dann die Frage, ob „Entzündung von Myocard und Arterien als koordiniert“ zu gelten haben, wobei dann „der Untergang von Muskelfasern für die Folge parenchymatöser und interstitieller Myocarditis“ zu halten sei, beiseite gelassen hat, sagt er, (Seite 210): „Man wird das Gesamturteil dahin abgeben müssen, daß in allen vollständig untersuchten Herzen, welche Klappenfehler haben, Entzündungen der Gefäße und der Muskulatur vorhanden sind, verbunden mit verbreitetem Schwund der Muskulatur und mit Veränderungen der Muskelfasern auch an den Stellen, an denen interstitielle Entzündungen nicht vorhanden sind.“

In allen diesen letzten Arbeiten kehrt also der Hinweis wieder, daß interstitielle und parenchymatöse Vorgänge überwiegend neben einander vorkommen, also unabhängig von einander seien. Bedenken müssen wir dabei nur, daß der Begriff parenchymatöse Degeneration von den zitierten Autoren weiter gefaßt ist, als von mir.

Was unsere beiden Beispiele anlangt, so lagen die Verhältnisse, wie wir bisher erfahren hatten, dort so, daß in Herz I (Kapitän) unter den verschiedenen interstitiellen Prozessen gewisse Zusammengehörigkeiten zu Tage getreten waren. Es waren herdförmige und mehr diffuse Prozesse zu unterscheiden: die ersteren konnten wir in verschiedenen Entwickelungsstadien verfolgen, von der herdförmigen Rundzellenanhäufung an bis zur alten fibrösen Schwiele, ebenso ließ sich die Entwickelung der „diffusen“ Cirrhose aus einer „diffusen“ Rundzelleninfiltration dartun. Außerdem aber hatte sich ergeben, daß eine Form der diffusen Infiltration als Lymphangitis zu deuten war und in engem Zusammenhang mit der Bildung der Rundzellenherde stand und daß somit die späteren Ausbildungsstufen dieser interstitiellen Entzündung, nämlich die fibröse Schwiele und die Cirrhose in ihrer Umgebung ebenfalls als zusammengehörig anzusehen seien. Unabhängig von den herdförmigen interstitiellen Prozessen, bestand dagegen die Form der diffusen Bindegewebsvermehrung, welche — ebenfalls in verschiedenen Stadien vorhanden — vom Peri- und Endocard ausgehend sich in die Muskulatur hinein erstreckte.

Ganz anders lagen die Verhältnisse im Fall II (Frau R.) Die gesamten bindegewebigen Wucherungsvorgänge in ihren verschiedenen Altersstufen: Rundzelleninfiltration bis zur Bildung eines festen, derben, fibrillären Bindegewebes schlossen sich in ihrer anatomischen Verbreitung unmittelbar an den Verlauf der in diesem Falle chronisch entzündeten Arterien an; dieses verschiedene Verhalten der interstitiellen Prozesse mußte dazu führen, jeden Fall einer besonderen Untergruppe zuzuweisen. Aber auch nur die Differenzen in den Veränderungen des Zwischengewebes konnten das Kriterium abgeben, denn die Veränderungen der Muskelzellen waren qualitativ im wesentlichen übereinstimmend.

Soweit hatte ich die Verhältnisse erörtert. Wenn ich nun aber versuchte, die Ausdehnung und Topographie der muskulären Strukturabweichungen zu verfolgen, so geriet ich auch noch wieder auf Unterschiede, welche dann direkt überleiten mußten zur Erörterung der Frage, auf welche es uns gerade jetzt ankommt, nämlich besteht ein direktes Abhängigkeitsverhältnis zwischen den muskulären und interstitiellen Prozessen?

Um erst den eben betonten Unterschied in der Ausbreitung der Muskelveränderungen vorwegzunehmen, so bestand er, soweit es sich kurz fassen läßt, darin, daß in Fall II (Frau R.) das ganze Heer der früher besprochenen Formen diffus im ganzen Herzen sich vorfand, während im Fall I (Kapitän) die Veränderungen sich mehr herd- oder nesterweise gruppierten, und es gar nicht selten verhältnismäßig ausgedehnte Bezirke in den Schnitten gab, die kaum eine oder überhaupt gar keine Abweichungen von der Norm erkennen ließen. Beide Herzen besaßen große Dimensionen, wie ich schon früher betonte, beide waren typische Beispiele eines Cor bovinum, immerhin aber übertrafen die Größenmaße des Falles II die des ersten.

Das Verhältnis nun zwischen interstitiellen und muskulären Veränderungen ließ sich in Beispiel II wohl am leichtesten übersehen. Die Muskeldegenerationen waren — und ich will ausdrücklich erst allein auf diese eingehen, wobei ich das Wort in meinem Sinne angewandt sehen möchte — überall in den Lamellen der Kammerwandungen zu finden; die die Arterien begleitenden fibrösen Stränge drangen aber durchaus nicht immer in alle interlamellären oder interzellulären Zwischenräume ein: mit anderen Worten, ob einzelne Muskelzellen oder eine Gruppe von Lamellen von neugebildeten bindegewebigen Massen umschnürt waren oder nicht, es konnten dennoch alle möglichen Formen des Untergangs von Muskelzellen innerhalb der Lamellen beobachtet werden. (Tafel VI, Fig. 12.)

Eine einzige Ausnahme ist nur hervorzuheben, nämlich leicht übersichtliche Beziehungen zwischen interstitieller Wucherung und „Zerklüftung“ der Muskelzellen. Innerhalb der die Muskulatur durchziehenden Bindegewebsstränge sieht man sehr häufig einzelne, von den Muskelbündeln getrennt liegende, wenn ich sagen soll, versprengte Muskelzellen in verschieden weit vorgeschrittenen Auflösungsstadien, manchmal in Gestalt einer gerade noch schattenartig färbbaren Masse. So lange die Zerstörung aber noch nicht weit gediehen ist, ist das typische Bild der „Zerklüftung“ zu beobachten. Solche Zellen liegen fast immer an der Grenze, wo Bindegewebsstränge und Oberfläche der Muskellamellen aneinanderstoßen; regelmäßig sind aber die so veränderten Muskelzellen doch schon völlig zirkulär von bindegewebigen Massen umgeben. (Tafel VII, Fig. 21.) Der Prozeß spielt sich demgemäß in der Art ab, daß die interstitielle Hyperplasie in die Muskellamellen eindringt, zwischen die einzelnen Zellen, auf diese Weise die letzteren von der Oberfläche des zugehörigen Bündels loslöst und dabei zur Auflösung bringt; das Anfangsstadium der Auflösung bildet die Zerklüftung. Der Zellkörper wird in mehrere Streifen zerlegt, dabei kann Sarkoplasma und kontraktile Substanz allmählich nicht mehr differenziert werden, sie werden zu einer homogenen, gleichmäßig färbbaren oder auch leicht gekörnten Masse, die sich im weiteren Verlauf schlechter und schlechter färben läßt und schließlich verschwindet. Der Kern rückt beim Beginn der Zerklüftung in den intakt bleibenden Abschnitt der Zelle, gibt also seine zentrale Lage auf und verfällt dann allmählich auch regressiven Vorgängen in der früher besprochenen Weise. (Tafel VII, Fig. 19, e.) An den verschiedenen Schnitten läßt sich der Vorgang in seinen verschiedenen Stadien unschwer verfolgen.

Nun aber können sich auch im Innern der Muskellamellen zerklüftete Zellen finden, stets jedoch auch wieder nur dann, wenn das intermuskuläre Bindegewebe eine sichtliche, pathologische Vermehrung erfahren und Muskelzellen rings umschnürt hat. Ausdrücklich muß ich betonen, daß es sich immer nur um fertiges, fibrilläres Bindegewebe handelt, welches diesen Effekt bedingt, daß jedoch Rundzelleninfiltrationen dazu nicht im stande sind. Beschränkt sich die Bindegewebswucherung nur auf die interfaszikulären Räume, so erweisen sich nur die Zellen der Oberfläche des Bündels von der Zerklüftung betroffen, das Innere ist frei davon; dieses wird erst gleichfalls in Mitleidenschaft gezogen, sobald die Cirrhose auch hier auftritt.

Diese Beziehungen zwischen interstitieller Wucherung und Organparenchym also lassen sich sicher feststellen, während, wie ich oben betonte, die übrigen Degenerationsformen der Muskelzellen auch da vorkommen, wo nicht eine Spur von vermehrtem fibrösem Bindegewebe zu sehen ist. Das deckt sich mit den zitierten Angaben der Leipziger Autoren über den fraglichen Gegenstand: für die Zerklüftung nur muß ich eine Sonderstellung beanspruchen.

Zu beantworten wäre an diesem Herzen noch die Frage, wie hängen Rundzelleninfiltrationen und Muskelentartung zusammen. Das ist aber mit wenigen Worten abgemacht. Da sich diese Infiltration ganz vorwiegend in den fibrösen inter- und intralamellären Strängen findet, sich also eng an diese anlehnt, und sich nur ganz oberflächlich zwischen die Muskelzellen hineinerstreckt, so ist an sich schon nicht viel in der fraglichen Richtung zu erwarten; und in der Tat ist der Zustand der Muskelzellen an diesen Stellen durchaus kein anderer, wie auch sonst im selben Herzen, wo keine Rundzellen sichtbar sind. Daraus ergibt sich denn, daß eigentliche direkte Beziehungen zwischen der anatomisch demonstrierbaren Degeneration der Muskelzellen und der entzündlichen Rundzellenanhäufung in diesem Falle überhaupt nicht bestehen.

Das Gesamturteil für den Fall II muß demnach lauten, daß der überwiegende Teil der Myodegeneration direkt unabhängig von den interstitiellen Prozessen vor sich geht, daß nur an den Stellen, wo die Cirrhose langsam weiterwuchert und in die Lamellen eindringt, die Muskelzellen durch Vermittelung der „Zerklüftung" der Auflösung entgegengeführt werden. Nur hier besteht die Abhängigkeit, diese Form der Muskeldegeneration ist also ein sekundärer Vorgang.

Komplizierter liegen nun die Verhältnisse in unserem anderen Beispiel (Nr. I, Kapitän). Zum Unterschiede kommen hier neben einer Cirrhose noch fibröse Schwielen in Betracht; ferner besitzt diese Cirrhose, wie ich noch einmal referierte, z. T. eine abweichende Entstehung und daher auch abweichende Bedeutung; schließlich ist die frühere Entwickelungsstufe dieser Prozesse, die diffuse und herdförmige Rundzellenanhäufung zu berücksichtigen.

Am nächsten liegt es nun wohl, nachzusehen, ob die Erfahrungen aus dem eben besprochenen Fall II sich auch hier verwerten lassen. In gewisser Beziehung trifft dies in der Tat zu. Auch hier finden sich Stellen, welche den Satz illustrieren, daß Muskelzellen durch Vermittelung der Zerklüftung der Auflösung verfallen, sobald sie rings von pathologisch gewuchertem, fibrösem Bindegewebe umgürtet sind, d. h. also, sobald die Cirrhose ins Innere der Muskellamellen eingedrungen ist. (Tafel VII, Fig. 19 und 21.) Aber, wenn ich diesen Satz auch hier in derselben Weise aufstelle, so muß ich doch eine Einschränkung hinzufügen, nämlich die, daß in dem jetzt in Rede stehenden Herzen die Zerklüftung bei weitem nicht in der Ausdehnung vorhanden ist, wie vorhin, ja im Vergleich zu dem Herzen II beinahe überhaupt nicht einmal sehr häufig ist, während wir ihr vorhin auf Schritt und Tritt begegnen konnten. Es ist das nicht unwesentlich. Im übrigen kann die Cirrhose in diesem Fall zur Bildung nennenswerter interfaszikulärer Stränge geführt haben, ja in mäßiger Weise auch interzellulär existieren, ohne daß dem Auge erkennbare Degenerationserscheinungen an den benachbarten Muskelzellen nachzuweisen wären.

Dieses letzte Verhältnis deckt sich nun vollkommen mit meinen früheren Ausführungen über die Entstehung der Cirrhose in beiden Fällen und ihrer daraus folgenden abweichenden, allgemeinen Bedeutung.

Im vorigen Fall stellt die fibröse Wucherung wegen ihres Zusammenhanges mit der gleichgearteten Arterienerkrankung einen stetig fortschreitenden Prozeß dar; sie besitzt ausgesprochen progressiven Charakter, indem sie an immer neuen Stellen in die Lamellen eindringt und dabei nicht allein die Muskelzellen räumlich auseinanderdrängt, sondern sie direkt langsam aber stetig zerstört. In diesem Herzen (Nr. I) liegen die Bindegewebsstränge im großen und ganzen nicht an Stelle von untergegangener Muskulatur, vielmehr drängen sie diese nur räumlich auseinander und sind so also, anatomisch wenigstens, verhältnismäßig indifferent. Ich konnte nämlich früher die Genese der Bindegewebswucherung in diesem Herzen zurückführen auf eine produktive Entzündung in der Umgebung der gröberen Lymphgefäße, sie zeigt nicht die Neigung zur Progressivität, wie die periarterielle Entzündung in dem anderen Beispiel, besitzt also ganz andere Bedeutung schon wegen ihrer Zugehörigkeit zu den fibrösen Schwielen, welche dort gänzlich fehlen.

Was aber das erwähnte tatsächliche Vorkommen von Zerklüftung hier anbetrifft, so lassen sich besondere Punkte namhaft machen, wo wir diesem Prozeß noch am ersten begegnen: es sind das die Stellen, wo die keilförmigen, cirrhotischen Stränge mit breiter Basis von den fibrösen Schwielen ausgehen, also Stellen, die eigentlich noch zu den letzteren gehören (Tafel VII, Fig. 21); zweitens dort, wo zwischen zwei dicht benachbarten fibrösen Schwielen zunächst noch einige Muskelzellen erhalten geblieben sind und drittens kommt sie an den Zellen zur Beobachtung, welche, vereinzelt innerhalb von Schwielen, von dem zum Untergange der übrigen Zellen führenden Prozeß verschont wurden. Überall trifft es hier zu, daß Bindegewebe auf Kosten und an Stelle von untergegangener Muskulatur liegt und dabei die bisher noch übrig gebliebenen Muskelzellen mit seinen Zügen zirkulär umgibt.

Damit ist das erschöpft, was sich vom direkten Abhängigkeitsverhältnis zwischen der Vermehrung eines fertigen Bindegewebes und Muskeldegeneration nachweisen läßt, soweit die letztere einen anatomischen Ausdruck liefert.

In ihrer Bedeutung eng verknüpft mit der diffusen Cirrhose war die „diffuse“ interfaszikuläre, z. T. interzelluläre Rundzelleninfiltration, sie stellt, wie wir erfuhren, nichts anderes dar, als das Jugendstadium jenes Vorganges. Hat nun diese Rundzelleninfiltration einen sichtbaren Einfluß auf das Zustandekommen von muskulärer Degeneration? Man kann die Frage wohl eigentlich nahezu mit nein beantworten: sicherlich fehlt ein direkter Einfluß. Wir sehen Rundzellen sich weit zwischen Muskelzellen erstrecken, welche sicher, aus früher angegebenen Gründen, völlig funktionsfähig gewesen sein müssen, andererseits kann die Infiltration auch neben degenerierten Muskelzellen bestehen: kurz, ich kann Rombergs zitierte Behauptung, daß eine sichere Beziehung zwischen Rundzelleninfiltration und Faserveränderung nicht zu konstatieren ist, soweit unter Faserveränderung zunächst Muskeldegeneration verstanden wird, voll und ganz bestätigen. Mit und aus der Bestätigung dieses Satzes, daß also die diffuse Rundzellenanhäufung neben intakten wie untergehenden Muskelzellen vorkommt, ist aber nicht zu folgern, daß die zellige Infiltration nun auch der primäre Vorgang sein muß und wir in den Variationen des Nebeneinander verschiedene Stadien vor uns hätten, etwa so, daß zunächst eine Infiltration entsteht, die bei und durch weitere Zunahme einen Druck auf die umgebenden Zellen ausübt und sie zum Untergang führt: für eine solche Behauptung müßte noch ein besonderer Nachweis erbracht werden.

In unserem Beispiel ergeben sich in dieser Richtung bestimmte Tatsachen und Lehren. An günstigen Schnitten war ohne weiteres zu sehen, das erfuhren wir, daß und wie eine diffuse Rundzelleninfiltration in unmittelbarem Zusammenhang steht mit den noch zu besprechenden Rundzellenherden — darauf brauche ich nun ja aber nicht wiederholt einzugehen —: deshalb aber ist die diffuse Infiltration keine durchaus selbständige Erscheinung, sie steht vielmehr erst selber wieder in Abhängigkeit oder Wechselbeziehung zu anderen Veränderungen. Es folgt also, daß für die Frage, ob die diffuse Infiltration der primäre Vorgang ist, es durchaus nicht allein maßgebend ist, nachzusehen, ob die von den Rundzellen durchsetzten Lamellen oder Lamellenabschnitte degeneriert sind oder intakte Muskelzellen aufweisen, sondern auch noch, ob nicht eventuell die diffuse Infiltration von einem weiteren dritten Faktor abhängig ist. Dieser Umstand muß dann den Ausschlag geben. Hier ist das der Fall und das führt uns mit zwingender Notwendigkeit dazu, die Natur der herdförmigen Rundzelleninfiltration bezw. der Schwielen zu untersuchen: die Entscheidung, ob hier das Auftreten der Rundzellen oder der Untergang der Muskulatur das Primäre ist, muß auch die Entscheidung liefern, wie wir über die diffusen interstitiellen Prozesse zu urteilen haben.

Mein Resultat in dieser Frage kann ich gleich vorwegnehmen; nämlich: die Muskeldegeneration ist hier entschieden der primäre Vorgang. Ich wäre damit also zum Gegenteil gelangt, wie die Leipziger in ihren Fällen, zum selben Resultat, wie Köster es aussprach.

Die fertigen Schwielen können wir kaum zum Beweise heranziehen, zumal wir gesehen hatten, daß sich hier noch sicher sekundäre regressive Veränderungen an den übrig gebliebenen Muskelzellen in Gestalt der Zerklüftung abspielten. Die Bedingungen an den jungen, noch aus Rundzellenhaufen bestehenden Herden liefern aber selber Anhaltspunkte zur Genüge.

Ist noch Muskulatur an einer solchen Stelle erkennbar, so kontrastiert ihr Aussehen ganz sichtlich gegen die Nachbarschaft; vor allen Dingen fehlen die Kerne! Die Grenzen des Herdes sind haarscharf zu bestimmen. Krehl führt allerdings in seinen Fällen ausdrücklich an, daß in ihnen die Muskelkerne erhalten seien: „Das standhafteste Gebilde der Muskelfaser ist offenbar der Kern, er ist häufig allein noch übrig, ist groß und blaß (wenig gefärbt)“. (Seite 207.)

Gegen diese tatsächlichen Angaben ist natürlich kein Zweifel zu erheben, dennoch aber, finde ich, haben wir sehr triftige Gründe dafür, daß die Deutung der Tatsache durch Krehl nicht zuzutreffen braucht, weshalb dann die Differenz meiner Angaben mit denen Krehls nur eine scheinbare wäre. Nach meinen eigenen Erfahrungen können nämlich allerdings an untergehenden Muskelzellen in den Schwielen Kerngebilde bis zuletzt übrig bleiben, ich habe ebenfalls solche Zellen, resp. ihre Reste und ihre Kerne beobachtet, dann aber handelte es sich zunächst nicht mehr um die ausgesprochenen Rundzellenherde, sondern bereits um junge, noch stark mit Rundzellen durchsetzte, aber doch schon wirkliche, deutliche Schwielen und die Zellen, deren Kerne man sah, waren auf dem Wege der Zerklüftung zerfallen, sie waren also von dem ursprünglichen Zerstörungsprozeß zunächst verschont geblieben. Bei dieser Degenerationsform aber kann, wie wir sahen, der Kern noch sehr spät, bei schon weit vorgeschrittener Zerstörung, restieren. Sein Aussehen kann dem von Krehl gezeichneten Bilde entsprechen, er kann sich aber auch in der Gestalt eines übertrieben stark gefärbten, „stäbchenförmigen" präsentieren (cf. oben).

Mit diesem Vorgange, der nur verhältnismäßig kleine Gruppen von Muskelzellen befällt, hat aber der allgemeine, typische Untergang der Muskelzellen sonst in den Rundzellenherden unseres Beispiels nichts zu schaffen, die Mehrzahl ist primär zu Grunde gegangen und hat bereits ganz im Anfange ihren Kern eingebüßt. Die Untersuchung ganz frischer Herde lehrt das; daß man hierbei unter Umständen mit Bildern rechnen muß, welche scheinbar einen Kern vortäuschen, werden wir gleich erfahren.

Indes ganz abgesehen von dem Mangel eines färbbaren Kerns oder Kernrestes ist der Zellleib meistens ebenfalls erheblich verändert; (Taf. VII, Fig. 18), das Protoplasma ist in hyaliner oder körniger Umwandlung begriffen, die Zellen besitzen vielfach nicht mehr ihre normalen, regelmäßigen, glatten Konturen und dabei stehen sie in besonders auffälligen, bestimmten Beziehungen zu den vorhandenen Rundzellen. Ganz typisch nämlich fanden sich die letzten überall an den Stellen vor, wo die Muskelzellen von ihrer Oberfläche aus zu zerfallen begannen: die Querschnitte derselben sahen dann wie ausgefranzt oder angenagt aus und in den so entstandenen Vertiefungen ihrer Oberfläche lag jedesmal eine oder mehrere Rundzellen. (Tafel VII, Fig. 18, b.) Jedoch nicht allein hier in der Oberfläche, sie finden sich auch direkt im Innern der Muskelzellen vor. (Tafel VII, Fig. 18, a.) Die Deutung dieser Tatsache ist nicht schwer: wir haben das typische Bild einer Phagocytose vor uns, wir können mit dem Auge die Tätigkeit der Rundzellen verfolgen, wie sie in die toten Muskelzellen mehr oder weniger tief eindringen, um deren Zerfallsmassen in sich aufzunehmen und fortzutransportieren.

Das Vorhandensein von Rundzellen im Zentrum einer Muskelzelle kann nun aber bei nicht sehr genauer Aufmerksamkeit unter Umständen dazu verführen, hier noch einen Kern oder einen Rest desselben anzunehmen. Genaues Hinsehen schützt jedoch vor der Verwechselung. (Tafel VII, Fig. 19, b.)

Nach diesen Feststellungen ist wohl kaum ein Moment zu nennen, das für einen etwaigen sekundären Untergang der Muskelzellen sprechen dürfte. Den Zusammenhang zwischen den Erscheinungen müssen wir vielmehr so auffassen, daß die Muskulatur herdweise nekrobiotisch geworden ist, ihre molekularen Zerfallsprodukte werden von Rundzellen aufgenommen und fortgeschafft und die so entstandene Lücke durch bindegewebige Neubildung — eine regelrechte Narbe — ausgefüllt. Für die reaktive Natur der herdförmigen Rundzellenanhäufungen spricht ferner noch das Verhalten der Muskelzellen in der nächsten Umgebung der Herde.

Unmittelbar an der Grenze des Rundzellenhaufens nach außen hin kann man Zellen beobachten, die durch Degeneration zu Grunde gehen: sie sind ausnahmslos groß, auffällig schwach gefärbt, ihr Kern ist auf dem Querschnitt rundlich, mit niedrigen Zacken besetzt, homogen, aber ebenfalls sehr blaß gefärbt. (Tafel VII, Fig. 19, alle Zellen mit Ausnahme der mit a u. b bezeichneten.) Daß sie auf andere Weise, als die Muskelzellen im Innern des Rundzellenherdes untergehen, folgt schon aus der Erhaltung des Kernes, auch habe ich an ihnen nicht den gleichen körnigen Zerfall des Zellleibes wie im Innern des Herdes finden können. Daß wir für ihren Untergang aber sicherlich nicht etwa den Druck durch die sich vermehrenden Rundzellen als ursächliches Moment anschuldigen dürfen, beweist zweifellos der Umstand, daß sie nur mit einer Seite an den Rundzellenherd angrenzen, also in keiner Weise durch die Rundzellen so von ihren Ernährungsbahnen abgeschnitten sind, daß sie deshalb nicht weiter existieren könnten. Als eine ständige Erscheinung können wir diese Form der Muskelzellen nicht nachweisen, auch sind diese Zellen, soweit ich gesehen habe, nicht in dickerer Lage vorhanden.

Weiter nach außen von ihnen, oder, wenn sie fehlen, direkt in der Grenzzone gegen den Rundzellenherd hin, liegen nun Zellen ohne eine Spur von degenerativen, vielmehr im Gegenteil mit allen Zeichen von progressiven Vorgängen. (Tafel VII, Fig. 19, a.) Es sind das die früher beschriebenen Muskelzellen mit vergrößertem Sarkoplasma, gut und kräftig tingierten kontraktilen Säulen, ausgesprochenen, ebenfalls scharf gefärbten „einfachen Leistenkernen“; aus den allgemeinen Beziehungen dieser Zellform zur Fragmentation hatte ich herleiten können, daß sie im Leben als vollkommen leistungsfähige Zellen zu gelten haben. Sie heben sich in der Regel deutlich auch von den weiter vom Rundzellenherd abwärts liegenden Muskelzellen ab, am deutlichsten, wenn, wie es vorkommt, die letzteren überhaupt nichts von progressiven Veränderungen erkennen lassen, sondern das einfache Bild unveränderter Zellen bieten. Aber auch, wenn das nicht der Fall ist, sind ihre Formen viel schärfer und unterschiedlich gegen die Nachbarschaft ausgeprägt.

Das Vorkommen der vergrößerten Zellen an dieser Stelle ist an sich keine unbekannte Tatsache; es ist schon von Krehl erwähnt. Derselbe sagt darüber: „An der Grenze von vermehrtem Bindegewebe und Muskulatur sieht man dann in den Muskelfasern häufig abnorm große Kerne; sie sind außerordentlich lang und sehr stark gefärbt.“ Mit der Bindegewebsvermehrung meint er hier die diffuse perivaskuläre Form. Aber auch für das „Schwielengewebe“ gilt nach ihm dasselbe. „Die Muskulatur verhält sich in diesen Herden genau so, wie in dem neugebildeten Bindegewebe, welches in der Umgebung der Gefäße liegt. Um die Herde herum sieht man wiederum die beschriebenen, großen, stark gefärbten Kerne“.[1])

Aus diesen Momenten können wir aber doch wohl nichts anderes folgern, als daß die progressiven Erscheinungen nicht etwa nur zufällig hier vorhanden sind, sondern vielmehr in einem bestimmten Abhängigkeitsverhältnis zu den Prozessen im Innern der Rundzellenherde stehen müssen. Deutlicher wird dies noch illustriert, wenn wir berücksichtigen, daß in der Grenzzone die Fundstätte für die in Teilung begriffenen Muskelzellen gelegen ist, von denen ich früher sprach und die hier untermischt mit den vergrößerten Zellen vorkommen. Das alles kann nichts weiter heißen, als daß wir neben der reaktiven, reparativen Entzündung im Innern einer entstehenden Schwiele ebenfalls reaktive Vorgänge in der unmittelbaren Nachbarschaft derselben, an den Muskelzellen selber vor uns haben.

Alle Beziehungen lassen nur die eine Möglichkeit zu, daß der sichtbare Untergang von Muskelsubstanz in den Rundzellenherden in unserem zum Beispiel gewählten Falle der primäre Vorgang sein muß.

Eine „hyperämische Zone“, eine Zone mit „blutiger Infiltration und Muskelschwund“, wie sie Köster[2]) beschreibt, die nach ihm sogar z. T. breit sein kann, war in meinem Beispiel bestimmt nicht vorhanden; die Leipziger Arbeiten enthalten keinen Hinweis hierauf. Erwünscht wäre eine Notiz darüber gewesen, weil nämlich Köster ausdrücklich hervorhebt, daß hier die Muskelkerne erhalten sein können, „mögen (die Muskelfasern) ganz oder nur in Resten erhalten sein, ja die Muskelkerne sind oft bedeutend vergrößert“. So kann man es immer für denkbar halten, daß es sich in den Herden, wie sie Krehl etc. beschreiben, eigentlich auch um primär

[1]) Krehl, Zur Pathologie der Herzklappenfehler. (Arbeiten aus der medizinischen Klinik zu Leipzig. Seite 208.)

[2]) Köster a. a. O.

nekrobiotische Muskulatur gehandelt hat, und daß die beobachteten Kerne die noch nach Zerstörung des Zellleibs übrig geblieben sind, im Grunde zu einer erst sekundär degenerierten Zone gehörten.

Ein bisher beiseite gelassener Befund, den ich bei Besprechung der interstitiellen Prozesse schon aufführte, darf an dieser Stelle aber nicht umgangen werden. Ich hatte da beschrieben, wie eine Reihe von kleinen Rundzellenherden durch eine „diffuse“ Infiltration mit einander verbunden war, so daß ein Bild von einem Zweige mit daranhängenden Blättern oder Früchten entstand, wobei die letzteren durch die inselartigen Herde, der Zweig durch die diffuse Infiltration dargestellt würden. Diese interstitiellen Veränderungen in ihrer Gesamtheit umgrenzen nun eine Muskelpartie, welche die typischen Erscheinungen der anämischen Nekrose (Weigert) — Kernverlust, Homogenität und eigentümlichen Glanz der Muskelzellen — bietet, und schließen sie gegen sonst unveränderte, sicher nicht nekrotische Muskulatur ab. Dürfen wir nun folgern, daß die kleinen Rundzellenherde nur den Anfang zur herdförmigen Einschmelzung der größeren nekrotischen Muskelpartie darstellen?

Nennenswerte reaktive Vorgänge fehlen innerhalb der frischen nekrotischen Partie, also läge die Vermutung nicht so fern. Jedoch glaube ich diese Möglichkeit ausschließen zu können und zwar besonders durch Vergleich mit den älteren Schwielen desselben Herzens. Sieht man nämlich deren Lageverhältnis an, so bemerkt man, daß selten eine Schwiele allein vorhanden ist, vielmehr gewöhnlich deren mehrere; dann bieten sie aber in ihrem Nebeneinander ein ähnliches Bild dar, wie ich es von den jungen Rundzellenherden skizziert hatte. Auch sie liegen in einer Reihe hinter einander, nur daß sie, statt durch Rundzelleninfiltrate, durch cirrhotische Bindegewebsstränge mit einander vereinigt sind. Die nähere Umgebung dieser Narben wird nun von Muskelsubstanz gebildet, die sich in nichts von dem sonstigen allgemeinen Habitus des Falles unterscheidet; das könnte jedoch nicht der Fall sein, wenn die jungen (kleinen) Rundzellenherde hier nur einen Teilvorgang oder Beginn davon repräsentierten, daß ein grösserer Bezirk nekrotischer Muskelsubstanz von der Grenze gegen das Gesunde hin eingeschmolzen würde. Denn unter den Bedingungen müßte die periphere Zone einer jungen Schwiele durch zerfallende, ihrer Kerne beraubte Muskulatur gebildet werden. Davon ist aber nichts zu bemerken und danach muß dann hier die Gegenwart von kleinen Rundzellenherden am Rande eines größeren Herdes von anämischer Nekrose nur als rein zufällig angesehen werden, sicherlich aber nicht in der Richtung der eben aufgeworfenen Frage.

Allgemein würde also so zu denken sein, daß es nach Ausbildung der kleinen Rundzelleninfiltrationen noch zu anämischer Nekrose gekommen ist, daß diese letztere also nur ein weiteres

Accidens vorstellt und daß an der weiteren Ausbildung einer reaktiven Entzündung nur der Eintritt des Todes gehindert hat.

Jetzt kann ich auf den früher unerledigten und beiseite gestellten Punkt zurückgreifen, der die Rolle der mit den Rundzellenherden in Zusammenhang stehenden diffusen Infiltration berührte. Es ist das nun mit einigen Worten abgemacht. Ihrer Entstehung und Bedeutung nach war die diffuse Infiltration als eine perilymphangitische Entzündung anzusehen und in erster Linie abhängig von der Existenz der inselartigen Herde überhaupt; da diese selbst sich nur so deuten lassen, daß sie in Folge eines primären Unterganges von Muskulatur entstanden sind, so fällt für jene Form der entzündlichen Rundzellenanhäufung jede Möglichkeit fort, sie als primär entstanden anzusehen. Alle etwa beobachtete Degeneration von Muskulatur in ihrer direkten Umgebung muß deshalb also ebenfalls unabhängig von ihr sein. Natürlich bezieht sich dies nur auf die Rundzelleninfiltrationen, ist erst fertiges Narbengewebe (Cirrhose) entstanden, so kann diese, wie wir gesehen haben, natürlich einen Einfluß auf die Weiterexistenz von Muskelzellen gewinnen.

Hiermit haben wir wieder eine Tatsache kennen gelernt, daß Entzündungsprodukte nicht am Orte der Läsion allein entstehen, sondern auch eine Strecke weiter abwärts in verhältnismäßig gesundem Gewebe eine Rolle spielen; ähnliches galt früher von dem Ödem!

Damit wären wohl die direkten Beziehungen zwischen interstitiellen Prozessen und Muskeluntergang auch in dem ersten zum Paradigma gewählten Herzen, soweit unsere Zwecke in Betracht kommen, erschöpft. Wir haben erfahren, wie sekundär Muskelzellen durch bindegewebige, progressive Vorgänge aufgelöst werden, umgekehrt aber auch, daß primär die Muskulatur auf dem Wege der Nekrose oder Nekrobiose, dann aber herdförmig zu Grunde geht. Für die spätere Bestimmung des Gesamtprozesses ist es nun noch wichtig, daß in diesem Falle, ebenso wie in dem zuerst erörterten, massenhaft Beispiele in den Schnitten dafür zu finden sind, wie deutliche Degeneration der Muskulatur existiert, ohne daß interstitielle Veränderungen in näherer oder weiterer Entfernung davon zu entdecken wären, so daß diese also nicht für ihre Entstehung verantwortlich gemacht werden könnten. Diese Tatsache muß ganz besonders betont werden: es können die gleichen Untergangsformen an den spezifischen Parenchymzellen vorkommen, mag eine diffuse Rundzelleninfiltration, eine Cirrhose vorhanden sein, oder nicht (ausgenommen die „Zerklüftung"); an Stellen beobachtet man noch ausgedehnte oder beschränkte Lymphkapillarektasien, die man als Ursache anschuldigen könnte, aber auch sie können fehlen und das Bild der Muskulatur läßt doch keinen Zweifel, daß sie regressiven Prozessen anheimgefallen ist. Es kann also garnicht anders sein, als daß die degenerativen Vorgänge eigene, selbständige Prozesse darstellen und daß die interstitiellen, entzündlichen Veränderungen nur unter ganz bestimmten Bedingungen und in ganz bestimmter Weise eingreifen. Ich beziehe mich einstweilen nur auf anatomisch übersehbare und mit dem Auge zu verfolgende Verhältnisse.

Eine nicht unwichtige Illustration zu der Selbständigkeit der degenerativen Vorgänge im allgemeinen liefert die früher festgestellte Tatsache, daß, im Gegensatz zu dem Herzen II, hier kein Zeichen einer primären Gefäßveränderung auffindbar war, nichtsdestoweniger ist das allgemeine Bild der Muskeldegeneration nach Art und anatomischer Unabhängigkeit von der interstitiellen Entzündung genau dasselbe, wie in dem zuerst besprochenen Beispiel, in dem eine primäre Endarteriitis ihre Rolle spielte. Das erscheint mir außerordentlich wichtig, so daß es ganz besonders hervorgehoben sein mag.

---

6. Kapitel.

Die funktionelle Bedeutung der einzelnen geweblichen Veränderungen.

Da nun eine ganze Reihe von Fragen der Pathologie notwendigerweise auf die krankhaft veränderte Tätigkeit des Herzens Rücksicht nehmen muss, so ergibt sich für uns die Notwendigkeit, zu analysieren, welchen Einfluß die bisher abgehandelten geweblichen Befunde in unseren Herzen — also die verschiedenen Degenerationsformen der Muskulatur, die entzündlichen Vorgänge am interstitiellen Gewebe und den Gefäßen — auf die allgemeine Tätigkeit der Herzwandungen ausüben müssen. Zunächst kommt es mir auf allgemeine Beziehungen an, weitere Folgerungen aus unseren Befunden, die dann mehr klinische Bedeutung haben, werden wir später erledigen. Erst gilt es ja, nur Stellung zu nehmen zu den Dingen, welche bei der Erörterung von dem Zustandekommen und der allgemeinen Bedeutung der Herzhypertrophie eine Rolle spielen; das war die Aufgabe, die wir zuerst erledigen wollten.

Die anatomisch sicher als solche erkennbaren Degenerationsformen der Muskelzellen sind in ihrer physiologischen Bedeutung leicht zu übersehen: sie werden die Leistungsfähigkeit derselben beeinträchtigen müssen, oder auch ganz aufheben können, je nachdem sie in irgend nennenswerter Menge oder bestimmter Qualität vorhanden sind. Das bedarf wohl keiner weiteren Erörterung, denn das erkrankte Organ muß mit einem bestimmten Minus von arbeitsfähigem Zellmaterial arbeiten, kann also auch nicht die gleiche Leistungsfähigkeit, wie im gesunden Zustande, besitzen. Erinnern will ich jedoch an dieser Stelle noch einmal ausdrücklich daran, daß für mich der Begriff der parenchymatösen Degenerationsformen ein engerer ist, als in den Leipziger Arbeiten.

Neben dieser eigentlichen Parenchymerkrankung hatten wir aber noch entzündliche Prozesse im Zwischengewebe in verschiedenen Entwickelungsstufen. Ihre allgemeine Bedeutung finden wir von Krehl schon hervorgehoben und ist dem wohl wenig hinzuzufügen. Daß und wie die Rundzelleninfiltrationen auf sonst intakte Muskelzellen ihrer nächsten Umgebung funktionell schädigend wirken, können wir uns bisher nicht recht verständlich machen, wir sind, wie auch Krehl betont, lediglich auf die tatsächliche Erfahrung aus dem Vergleich mit anderen Muskeln angewiesen, daß ein entzündeter Muskel sich schlechter und schwieriger kontrahiert, als ein gesunder. Die inselartigen Rundzellenherde können wir hier außer Betracht lassen, die rechnen ihrer physiologischen Bedeutung nach offenbar einfach unter die Degeneration der Muskulatur.

Leichter zu erklären ist der Einfluß der Cirrhose, besonders wenn ich die Ergebnisse meiner normalen Untersuchungen heranziehe und weiter besonders auf die von mir beschriebene Tatsache verweise, daß stets und ständig durch die neugebildeten Bindegewebszüge eine räumliche Trennung der ernährenden Kapillaren von den zugehörigen Muskelzellen stattfindet, die natürlich um so größer ausfällt, je stärker die interstitielle Wucherung wird. (Tafel VII, Fig. 17). Daß damit eine Schädigung der Muskelzellen verbunden sein muß, liegt an sich wohl schon klar genug; es wird aber noch deutlicher, wenn wir die überaus nahen anatomischen und physiologischen Beziehungen zwischen Kapillaren, Lymphbahnen und Muskelzellen in der Norm bedenken, deren Zusammenhang durch die Cirrhose geradezu aufgehoben sein kann und zwar so, daß die Blutkapillaren außer Verband mit den Muskelzellen gesetzt werden. Wir können hieraus wohl mit ziemlicher Sicherheit auf die Art der physiologischen Folgen dieses Zustandes schließen. Die Muskelzellen bewegen sich unter solchen Umständen, d. h. sie liefern einen sichtbaren Ausdruck von chemischen Stoffumsetzungen in ihrem Innern, die in der Wechselbeziehung zwischen Sauerstoff und Nahrungsstoffen einerseits und Kernstoffen andererseits bestehen (Verworn), unter Bedingungen, wo die notwendige Zufuhr der erstgenannten Stoffe sicher erschwert ist. Da das Herz keine Ruhe kennt, wie andere Muskeln, während welcher ein Ausgleich möglich wäre, so müssen die Zellen, welche eine schlechtere Nahrungszufuhr besitzen, eine geringere Menge Kernstoffe erzeugen, sie haben also gegenüber der Norm einen geringeren Vorrat an solchen Stoffen zur Verfügung, welche in ihrer Wechselwirkung mit der erstgenannten den motorischen Effekt auslösen. Mit anderen Worten heißt das: die Leistungsfähigkeit solcher Muskelzellen muß verringert sein, entweder sie können sich nicht so andauernd kontrahieren, oder sie sind größeren Ansprüchen nicht gewachsen.

Etwas Ähnliches gilt von der Bedeutung der Lymphkapillarektasien, also einem wirklichen Ödem, dessen Abhängigkeit von den interstitiellen Prozessen im Herzmuskel ich nachwies. In diesem Falle ist die Entfernung der Stoffwechselschlacken erschwert und werden dadurch die Muskelzellen geschädigt, wie wir dies ja als allgemeines Faktum kennen. Tatsächlich kommen beide geweblichen Störungen, Ektasien der Lymphkapillaren und Trennung der Blutkapillaren von den Muskelzellen durch hyperplasiertes Bindegewebe oft genug an derselben Stelle vor; dann summieren sich selbstverständlich die schädlichen Einflüsse erst recht. (Tafel VII, Fig. 17).

Diese Überlegungen bezogen sich auf Muskelzellen, die zwar in naher, räumlicher Beziehung zu den interstitiellen Wucherungen standen, im übrigen aber frei waren von den Zeichen einer sichtbaren Degeneration an ihrem Parenchym. Nichtsdestoweniger, trotzdem wir also noch keine anatomischen Degenerationen an ihnen wahrnehmen, müssen wir diese Muskelzellen doch ohne Frage als physiologisch minderwertig betrachten: es wäre ein großer Fehler, würden wir einfach schließen, weil wir kein Defizit an kontraktiler Substanz entdecken können, können wir sie als funktionell vollwertig ansehen. Das einmal festzustellen, ist außerordentlich wichtig, denn wir haben in den aufgezählten, mikroskopisch demonstrierbaren Vorgängen noch immer einen sichtbaren Anhalt, wo und wie weit wir ein in der physiologischen Qualität verschlechtertes Parenchym zu suchen haben, obwohl an sich diese Prozesse direkt nicht abhängig von der Degeneration der Muskulatur, also neben ihr, existieren. In den Leipziger Arbeiten ist kein Wert auf diese Dinge gelegt worden, und doch ist es sehr notwendig; wir werden überdies noch später einen weiteren Schluß hieraus ziehen lernen.

Zwei der früher besprochenen Veränderungen bleiben bezüglich ihrer physiologischen Bedeutung zu berücksichtigen übrig: die „alten Schwielen“ und die Blutgefäßveränderungen.

Ich muß Krehl Recht geben, wenn er sagt, daß die „alten Bindegewebsherde“ der Deutung große Schwierigkeiten bereiten. Sicher wissen wir, daß sie bis zu einer gewissen Ausdehnung — deren Grenzen wir allerdings nicht kennen — ohne weiteres von dem Herzen ertragen werden. Dafür spricht u. a. Rombergs Beobachtung, daß er in einem Falle derartige Narben fand, die auf einen früher überstandenen Typhus zurückzuführen waren und die ihre Gegenwart durch kein klinisches Symptom verraten hatten.[1]) Zu denken wäre weiter aber wohl noch daran, daß, wenn auch unter gewöhnlichen Verhältnissen — vorausgesetzt, daß nur die ursächliche Krankheit zum Stillstand gekommen ist — durch ihre bloße Gegenwart kein Schaden zu entstehen braucht, sie immerhin eine Bedeutung erlangen können, sobald solch Herz anderweitig erkrankt: denn es muß in dem Falle doch mit einer dem Verlust entsprechend geringeren Muskelmasse arbeiten, um seiner Aufgabe gerecht zu werden. Die narbigen Schwielen spielen dann, wenn keine andere Rolle, so die eines „schwächenden Momentes“. Wenn Krehl weiter ausführt, daß die Lage der Schwielen, „die Art ihres Sitzes“ vielleicht eine Rolle spielt, diese Frage zur Zeit aber nicht diskutierbar sei, so kann ich darauf erwidern, daß in einigen Fällen wir heute wohl eine Antwort wagen können. Davon aber erst später mehr. Für unsere augenblicklichen Zwecke müssen wir eingestehen, daß im ganzen herzlich wenig mit den Schwielen anzufangen ist, soweit der Begriff Leistungsfähigkeit des von ihnen durchsetzten Herzens im allgemeinen in Betracht kommt. Von Fall zu Fall läßt sich vielleicht mehr damit anfangen.

Was nun die Arteriitis, die wir in einigen Herzen finden, anlangt, so liegt es klar, daß sie auf jeden Fall die Ernährung und den Stoffwechsel der Muskulatur schädigen muß, aber — und deshalb handle ich erst an dieser Stelle darüber — können wir im mikroskopischen Bilde nicht die Territorien des Muskels speziell bestimmen, welche gerade betroffen sind: d. h. mit anderen Worten, wir gewinnen aus den mikroskopischen Schnitten keinen sichtbaren Anhalt, auf welche Zellgruppen sich ihr schwächender Einfluß erstreckt.

Ich habe diese verschiedenen Punkte betont, um zu zeigen, daß wir mit einfachen Überlegungen noch gewisse Tatsachen heranziehen können, für die der eine oder andere anatomische Ausdruck existiert, die dabei alle das gemeinsame besitzen, daß sie eine Herabsetzung der Kontraktionskraft und damit der Leistungsfähigkeit des Herzmuskels bedingen, ohne dabei, das muß gegen manche betont werden, an den Herzmuskelzellen selber sichtbare und mikroskopisch demonstrierbare Spuren von degenerativen Vorgängen zu hinterlassen. Damit ist jedoch nun auch die Grenze bestimmt, wie weit wir die anatomische Untersuchung zur Beurteilung der physiologischen Daten benutzen können; trotzdem aber dürfen wir, wenn wir unter dem Mikroskop nun hin und her einmal nichts finden, nicht ohne weiteres schließen, in dem Falle läge nicht eine primäre oder überhaupt keine Affektion der Herzmuskelzellen vor.

Die anatomische Zergliederung der Herzen schafft selbstverständlich nur ein Bild des Zustandes im Augenblick des Todes.

[1]) Romberg, a. a. O. Seite 132. Fall 20.

Es können nun die Herzen zweier Individuen von der gleichen Schädlichkeit betroffen werden, in einem Falle können wir anatomisch den Beweis dafür erbringen, im anderen dagegen nicht. Der Grund für diese Verschiedenheit liegt darin, ob nach Einwirkung der Noxe das Herz noch lange genug leistungsfähig bleibt, um den Folgeerscheinungen die überhaupt nötige Zeit zu ihrer Ausbildung zu geben. Erst dann sind sie vielleicht unter dem Mikroskop sichtbar zu machen. Im anderen Falle brauchen wir nichts wahrzunehmen: in zwei Fällen wird das besonders eintreten, erstens, wenn die Schädlichkeit eine solche Kraft besitzt, daß das Organ überhaupt keinen Widerstand entgegensetzen kann, zweitens, wenn ein so großer Teil des Herzmuskels betroffen und außer Funktion gesetzt wird, daß der Rest die Arbeit allein nicht mehr bewältigen kann.

Finden wir aber positiv anatomische Veränderungen, so müssen wir bedenken, daß — immer wieder die Einwirkung der gleichen Schädlichkeit vorausgesetzt — die Folgeerscheinungen nach Intensität und Extensität erheblich variieren können, je nachdem längere oder kürzere Zeit seit ihrer Entstehung vergangen ist. Dieser kurze, sogar nur unvollständige Hinweis genügt wohl schon, es klar zu machen welche Mannigfaltigkeit von Bildern uns im einzelnen entgegentreten kann, und doch brauchen alle nur Glieder eines Prozesses zu sein. Die Berücksichtigung dieser Momente ist für unsere Zwecke außerordentlich wichtig; meines Wissens hat aber nur Köster dieselben berührt, besonders unter Exemplifizierung auf die entzündlichen und zwar reaktiv entzündlichen Prozesse, woraus für ihn dann noch der wichtige Satz folgte: „nicht fraglich" kann es sein, „daß alle Prozesse, an die sich eine reaktive Entzündung anschließt, nur herdweise sein können."

Wären diese einfachen Überlegungen in der Literatur genügend in Rechnung gesetzt, eine ganze Reihe von Hypothesen und Deutungen hätten wohl nie die Öffentlichkeit erreicht.

Ich glaube, im obigen klar gemacht zu haben, daß wir immerhin Erweiterungen unseres Wissens erreichen können, und deshalb glaube ich, können die angeführten Daten dazu beitragen, für die Zukunft Rombergs Ausspruch über die Vergangenheit etwas abzuschwächen, daß „man nicht weiter mit dem Studium der Parenchym-Veränderungen kam."

Die terminalen anatomischen Befunde in den Herzwandungen unserer Beispiele führen in der Mehrzahl also zu dem Resultat, daß Kontraktionsfähigkeit und damit eo ipso Leistungsfähigkeit der Muskulatur eine Einbuße erlitten haben muß. Die eigentlichen Muskeldegenerationen, einschließlich der sonstigen, oben beschriebenen, die Qualität der Muskulatur schädigenden Prozesse liefern geradezu einen anatomischen Ausdruck für diese pathologisch-physiologische Erscheinung und daraus ergibt sich als Gesamtresultat die teilweise Beantwortung einer in der

Pathologie der Herzerkrankungen außerordentlich häufig und heftig ventilierten Frage: nämlich die Herabsetzung der Leistungsfähigkeit des Herzmuskels, die sogenannte „Insuffizienz des Herzmuskels“ ist in einem unserer Beispiele die Folge durchaus selbständiger regressiver Vorgänge am Herzmuskel, sie kann also allgemein gesagt, unabhängig von primären Gefäßerkrankungen vorkommen und ebenso unabhängig von sonst etwa vorhandenen interstitiellen Entzündungs- und Wucherungsprozessen; in anderen Fällen, wie in unserem zweiten Beispiel, bestehen die Degenerationen neben einer primären Gefäßerkrankung, aber auch hier bewahren die degenerativen Vorgänge am Parenchym im ganzen durchaus ihre Selbständigkeit. In beiden Fällen ist Herzmuskelinsuffizienz identisch mit Herzinsuffizienz.

Klinisch beobachteten wir an unseren Herzen tatsächlich eine hochgradige Leistungsunfähigkeit, sie waren „insuffizient“. Alle Anzweiflungen eines Zusammenhanges zwischen anatomischen und klinischen Erscheinungen können sich nur daran klammern, daß der Grad der Leistungsunfähigkeit nicht deutlich genug erklärlich wird, um diesen Zusammenhang als Tatsache hinzustellen. Und doch haben wir entschieden das Recht hierzu.

Die Leistungsunfähigkeit, genauer die Art der Insuffizienz, war bei beiden Individuen nicht gleich. Die beiden Herzen unterscheiden sich klinisch zunächst, wie ich es zu Anfang schon beschrieb, sehr wesentlich dadurch, daß Fall I (Kapitän) unter Erscheinungen zu Grunde ging, wie wir sie als letztes Stadium von Herzschwäche allgemein kennen, während der zweite Fall (Frau R.) in einem urämischen Anfall starb, in dem, obwohl schon früher (1 Jahr vorher) schwere Insuffizienzerscheinungen vorausgegangen waren, doch das Herz — klinisch beurteilt — noch kräftig und ausgiebig arbeitete, mit anderen Worten, der Zustand des Herzmuskels würde an sich noch nicht den Tod bedingt haben, trotz seiner stellenweise hochgradigen Veränderungen hätte er für beschränkte Zeit noch die Zirkulation im Gang gehalten. Der Tod erfolgte also nicht direkt vom Herzen aus; nichtsdestoweniger war das Herz nicht voll leistungsfähig.

Vergleichen wir unter Berücksichtigung dieser klinischen Daten das anatomische Ergebnis in den beiden Fällen, so besitzen wir an allgemeinen pathologischen Erfahrungen wohl Analogien genug, um schließen zu dürfen, daß im ersten Fall der Exitus mit Fug und Recht auf die Veränderungen des Herzmuskels zurückzuführen und zwar vorwiegend auf Rechnung der frischen, erst ungenügend demarkierten, fleckweise verteilten Nekrosen zu setzen ist, zumal dieselben in einem Herzmuskel entstanden sind, der durch progrediente oder, wenn man will, rekurrierende Entzündungen neben degenerativen Erscheinungen am Parenchym nicht mehr auf der Höhe seines Könnens sich befand. Denn beschränktere, plötzliche

Insulte wirken stets deletärer, als ausgedehntere, aber allmählich entstehende Defekte, das ist ein Grundsatz von allgemeinster Bedeutung: also dürfen wir ihn auch in unserem Falle zur Anwendung bringen.

In dem zweiten Fall (Frau R.) fehlen diese Nekrosen, wir haben hier deutlich die Zeichen einer frischen progredienten, neben den Resten einer abgelaufenen Entzündung am Zwischengewebe wie neben muskulären Degenerationen; eine Reihe von Befunden liefert uns auch die Fingerzeige, in welcher Richtung und unter welchen anatomischen Erscheinungen die frischen Eruptionen verlaufen sein müssen: wir können es demnach vollauf verstehen, daß und wie voraufgegangene Störungen der motorischen Leistungsfähigkeit sich abgespielt haben. Daß im übrigen die momentanen Befunde noch mit dem Weiterleben des Herzens verträglich sein konnten, davon müssen wir einstweilen einfach Kenntnis nehmen; a priori läßt sich das nicht genügend verstehen, umgekehrt kann uns aber diese Tatsache zur Gewinnung einzelner anderweitiger Schlüsse wertvoll sein und werden.

Demnach können wir zwar aus der möglichst genauen mikroskopischen Untersuchung zur Zeit den Schluß sicher ziehen, daß die Herzinsuffizienz in beiden Fällen identisch mit Herzmuskelinsuffienz war, wir können *außer der Tatsache der Insuffizienz des Herzmuskels auch gewisse Verschiedenheiten der klinischen Form derselben begreifen und begreifen lernen*, sowie gelegentlich *gewisse plötzliche Ereignisse verstehen* und erklären, nur sind wir *noch nicht im stande, zu bestimmen, wo die Grenze im einzelnen liegt, mit wie viel oder wie wenig verändertem Parenchym ein Herzmuskel noch seine Arbeit vollführen kann.* Diese Beschränkung liegt nicht allein in der Natur der anatomischen Untersuchung, sondern auch im Unvermögen, das Maß der Kraft abzuschätzen, welches den Muskelzellen in der Norm, geschweige erst, welches ihnen unter pathologischen Bedingungen zu Gebote steht; sie beeinträchtigt aber in keiner Weise den Wert der anatomischen Untersuchung, zumal sie doch immerhin noch viel mehr greifbare und verwertbare Tatsachen liefert, als die rein „physiologische“ Methode.

Nun, sehen wir ruhig von dem Grade der Leistungsunfähigkeit ab, den wir ja noch nicht bestimmen können, so bleibt doch ein anatomisch sicheres Bild von der *Tatsache* der Schwächung der Herzkraft oder von der Kompensationsstörung übrig und darin, d. h. in dieser allgemeinen Fassung lautet also im Grunde mein Resultat wie das der Leipziger, daß eine gewisse Summe von interstitiellen entzündlichen Vorgängen und parenchymatösen Degenerationen die Ursache für die genannten Störungen in den geschilderten Fällen abgibt; es ist dasselbe, als wenn Krehl sagt (Seite 193): „das, was an diesen 9 Herzen gefunden wurde, soll nur den Beweis geben, daß in typischen Fällen von einigen Arten von idiopathischer Hypertrophie die Herzinsuffizienz auf anatomische Erkrankungen des Herzmuskelfleisches zurückgeführt werden konnte". Dazu mag hinzugefügt werden, daß Kelles Untersuchungen über chronisch idiopathische Myocarditis, wie Krehls über einige Fälle von Herzklappenfehlern dasselbe Resultat geliefert haben und daß, wenn ich auch zur übersichtlicheren Darstellung nur zwei Fälle näher besprochen habe, ich doch im Grunde über eine Reihe von 17 Herzen mit analogem Befunde verfüge, schließlich Kösters Untersuchungen über Myocarditis ebenfalls hinzuzurechnen sind, abgesehen von einzelnen Teilen der Arbeiten anderer Autoren: daß also im ganzen ein Material vorliegt, welches für die allgemeinen Besprechungen sicherlich, jedem Einwand eines Statistikers zum Trotz, völlig ausreichend erscheinen dürfte.

Die bisher abgehandelten Dinge liefern uns das feste Tatsachenmaterial, das wir von jetzt ab nach verschiedenen Richtungen hin zu verwerten haben; aus ihm haben wir zur Erklärung pathologischer wie klinischer Fragen und Erscheinungen gleichmäßig und stetig zu schöpfen, auf dieses Material haben wir stets und ständig zurückzugreifen, mögen uns auch noch so mannigfache Kombinationen zwischen den einzelnen Komponenten der Erscheinungen entgegentreten.

---

7. Kapitel.

Entstehung und Ursache der terminalen Herzmuskelinsuffizienz.

Wollen wir mit den oben genannten Ergebnissen nun die älteren Theorien über die Ursache der Herzmuskelinsuffizienz in Einklang zu setzen versuchen, so muß die Anschauung derjenigen Autoren als abgetan gelten, welche die Ursache in einer „fettigen Degeneration" der Muskulatur suchen: es hat sich herausgestellt, daß diese Anschauung mindestens einen zu engen Kreis umfaßt und eine ganze Reihe anderer, sehr wesentlicher, degenerativer und schwächender Faktoren unrichtiger Weise ganz außer Acht läßt. Die Parenchymveränderungen waren gemeinsam in allen untersuchten Herzen zu finden, nur genauer an einzelnen Beispielen abgehandelt (diese waren wichtige Paradigmata): die entzündlichen interstitiellen wie Gefäßveränderungen waren nach Vorkommen, Ausdehnung und Form variable Erscheinungen und es war aus den mikroskopischen Bildern der Schluß zu ziehen, daß die Parenchymzerstörungen ihrer Natur nach selbständige Prozesse darstellten: selbständig in dem Sinne, daß sie nicht durch einen der entzündlichen Vorgänge am Zwischengewebe direkt veranlaßt waren. Dieser verhältnismäßig negative Schluß überhebt uns aber natürlich nicht der Aufgabe, zwingt uns vielmehr geradezu, ganz abgesehen davon, daß die Frage der Ätiologie des Gesamtprozesses noch offen ist, danach zu suchen, ob nicht doch noch etwa aus anatomischen Tatsachen wenigstens positiv der Weg angegeben werden kann, auf dem die Parenchymveränderungen zu stande kommen.

Es handelt sich natürlich doch um Ernährungsstörungen der spezifischen Organsubstanz; im allgemeinen können wir uns diese durch Vermittelung zweier Wege entstanden denken, wie es auch tatsächlich versucht ist, nämlich durch die der Gefäß-, eigentlich wohl besser gesagt, Ernährungsbahnen und die der Nervenbahnen.

Die letzteren sind schon durch die Leipziger Arbeiten abgelehnt worden: der Hauptbeweis wurde darin gefunden, daß, wie verschiedene Untersuchungen[1]) ergeben hatten, „die Ganglien des Herzens sympathische und damit sensibler Natur sind und daß somit wenig Aussicht ist, durch ihre Untersuchung Aufklärung direkt über Störungen der Herzbewegung zu erhalten.“ (Krehl, Seite 214/215.) Aus meinen Untersuchungen kann ich hierzu einen weiteren, im selben Sinne sich bewegenden Satz hinzufügen, wobei ich völlig von dem Resultat der unten folgenden Besprechung absehe. Überall im Körper lehnt sich der Verlauf der motorischen Nerven an die Verlaufsrichtung und Gruppierung der innervierten Muskeln an, es wäre nicht zu verstehen, warum dies am Herzen anders sein sollte. Die Gruppierung der Muskeln war in der Darstellung des Aufbaues des Herzmuskels besprochen, wo ich zeigte, wie sich die Kammerwandungen in bestimmte Systeme, diese wieder in eine Summe von Muskelblättern oder -Lamellen als letzte makroskopische anatomische und physiologische Einheit zerlegen ließen.

Läge nun eine Ernährungsstörung der Muskulatur vor, die nervösen Einflüssen ihre Entstehung verdankte, und träte dieselbe in herdweiser Form auf, wie das doch tatsächlich der Fall ist, so müßte die Anordnung der Herde so erfolgen, daß ganze Muskellamellen, resp. funktionell und räumlich zusammengehörige Lamellengruppen eines Systems, die gemeinsam von einer Nervenfaser versorgt würden, von der Ernährungsstörung befallen wären. Davon ist jedoch in Wirklichkeit keine Rede, die Verteilung der Herde erfolgt absolut unabhängig von dieser Regel. Damit hätten wir einen Grund mehr, für unsere Fälle den

[1]) His u. Romberg, Beiträge zur Herzinnervation und W. His, Die Tätigkeit des embryonalen Herzens etc.

Einfluß von überdies nur hypothetischen motorischen Nerven auf die Degeneration der Herzmuskulatur und die hieraus erklärliche Herzmuskelinsuffizienz als unzutreffend abzulehnen. An diesem Resultat können auch experimentelle Unternehmungen, wie z. B. die von Balint[1]) nichts ändern, ganz abgesehen davon, daß diese überhaupt nicht unseren Krankheitsbildern entsprechende Verhältnisse geschaffen haben.

Nun wäre aber auch noch an die Rolle der vasomotorischen Nerven zu denken. Anatomisch würden wir für sie keinen besonderen Ausdruck finden, alle Erörterungen darüber würden im wesentlichen mit dem zusammenfallen, was sich über die Beteiligung der arteriellen Gefäßbahnen sagen ließ.

Somit sind wir überhaupt schon darauf zurückgedrängt, nachzusehen, ob nicht und wie weit die Parenchymdegeneration durch Vermittelung der Ernährungsbahnen zu stande gekommen ist. An die letzteren zu denken, liegt an sich eigentlich nahe, erstens, weil in einem Teil der Fälle (cf. Beispiel II) eine sichtbare Erkrankung der Gefäße vorliegt, dann ein anderer Teil der sonst vorhandenen Prozesse, nämlich die entzündlich interstitiellen, nach allgemein feststehender Auffassung auf eine Alteration der Ernährungsbahnen zurückgeführt wird. Indes diese Beziehungen kümmern uns hier nicht, schon deshalb nicht, weil, wie besprochen, die Parenchymdegenerationen jenen Faktoren gegenüber ihre Unabhängigkeit und Selbständigkeit leicht erkennen lassen.

Meine Aufgabe ist es an dieser Stelle, zu untersuchen, ob die Anordnung und Verteilung der krankhaften Prozesse innerhalb des Herzmuskels nach Gesetzen erfolgt, welche aus der Verbreitungsweise der Ernährungsbahnen abzuleiten sind.

In Übereinstimmung mit den Angaben anderer Autoren habe ich wiederholt darauf hinzuweisen, Gelegenheit gehabt, daß alle interstitiellen und parenchymatösen Prozesse fleck- oder herdweise auftreten, oder, bei anscheinend allgemeiner diffuser Erkrankung doch ursprünglich herdweise entstanden, resp. auch noch in gleicher Weise schärfer ausgeprägt sind. Daß fettige Degeneration zuerst herdweise auftritt, ist schon länger bekannt durch Leyden, Göbel;[2]) für die interstitiellen Prozesse (Schwielen) liegen die Angaben von Köster und den Leipzigern vor, ich selber habe dann hinzugefügt, daß dieselbe Art der Verteilung für sämtliche Qualitäten der pathologischen Abweichungen in unseren Herzen nachzuweisen ist, so für die Vermehrung des Sarkoplasmas, die Platten- und Leistenkerne, die Cirrhose, Lymphgefäßektasien etc. Diese Verbreitungsart zu erklären, darum handelt es sich also; wir haben dabei auch noch die Angabe mit zu berücksichtigen, daß

[1]) Balint, Deutsche mediz. Wochenschrift 1898, No. 1.

[2]) Zit. bei Rosenbach a. a. O., Seite 82.

gewisse Prädilektionsstellen existieren, innerhalb derer die einzelnen Erkrankungsherde regellos zerstreut aber mit besonderer Vorliebe vorkommen.

Eine Erklärung für die herdförmige Verbreitungsweise der krankhaften Störungen an sich ist bisher, soweit ich finde, nur allein von Köster versucht worden. Für die Tatsache, daß überhaupt „Flecke“ oder Herde zur Beobachtung gelangen, führt er aber eigentlich nur negative Beweise an: „Nicht fraglich (aber) ist es, daß alle Prozesse, an die sich eine reaktive Entzündung anschließt, nur herdweise sein können“, weil allgemeine oder einen größeren Teil des Myocards betreffende Degenerationen oder nekrobiotische Prozesse das Herz eher lahm legen, als daß eine reaktive Endzündung zu stande kommen könne. Es fehlt die Ausführung, wie die „Flecke“ zu stande kommen.

Dann aber ist er weiter gegangen und hat eine Deutung der Lieblingsitze dieser Flecke unternommen. Er läßt sie abhängig sein von 1) der größeren Masse der Muskulatur an den befallenen Stellen (Papillarmuskeln, untere zwei Drittel der Vorderfläche des linken Herzens, Conus arteriosus etc.), 2) der eigentümlichen Anordnung der Muskulatur, 3) damit einhergehender Anordnung der Gefäße. Dazu seien maßgebend mechanische Vorgänge bei der Herzaktion, die auf die Zirkulation wirken müssen; „das scheint mir aus der auffallenden Weite der kleinen Venen an dieser Stelle hervorzugehen“, führt er als Stütze an. Die Herde im Septum trotzen aber seiner Erklärung: sie finden sich „mehr in der unteren Hälfte“, aber, fügt er selber hinzu, „ohne daß ich jedoch einen besonderen Grund dafür in anatomischen oder mechanischen Einrichtungen angeben könnte“. In den Papillarmuskeln sei sicher die Gefäßanordnung von Bedeutung für die Lokalisation.

Ich habe Kösters Anschauungen an dieser Stelle referiert, ohne indes die Absicht zu haben, schon jetzt in die spezielle Diskussion seiner Sätze einzutreten. Ich gehe erst später darauf ein, hier kam es mir nur darauf an, hervorzuheben, daß er ganz vorwiegend an mechanische Momente anknüpft und erst in zweiter Linie an Gefäßbeziehungen denkt; wie wenig seine Erklärungsweise genügt, geht ja aber aus seinen eigenen zitierten Worten schon hervor.

Von den Leipzigern ist die vorliegende Frage nicht besonders erörtert, wir wären deshalb darauf angewiesen, uns selber die Antwort aus ihren Resultaten abzuleiten: wohl ein Verfahren von zweifelhaftem Wert.

Mit vollem Recht läßt sich nun wohl positiv behaupten und beweisen, daß die Verteilung der gesamten pathologischen Veränderungen in unseren Herzen, der parenchymatösen wie interstitiellen, ganz allein abhängig ist von der spezifischen Einrichtung des Gefäßapparates des Myocards. Die Beweise für diese Behauptung sind im wesentlichen bereits in meiner bisherigen Darstellung enthalten, wenn auch zerstreut: ich kann mich deshalb darauf beschränken, an dieser Stelle die früheren Ergebnisse zusammenzustellen, soweit sie auf die Frage Bezug haben.

Zunächst also die Tatsache, daß selbst das Herz allgemein treffende Ernährungsstörungen im Herzmuskel lokalisierte, herdförmige Spuren ihrer Wirkung hinterlassen können. Ich kann am besten wohl an meine Erklärung der Fragmentation der Herzmuskelzellen anknüpfen: dort war ich zu dem für unsere Zwecke wichtigen Schluß gelangt, daß selbst der gesunde Herzmuskel, z. B. eines Hingerichteten, nicht gleich in toto abstirbt, sondern erst in einzelnen Herden, das anatomische Merkmal lieferte dafür eben die Fragmentation. Die Ursache lag in diesem Falle deutlieh, nämlich in einer allgemeinen Zirkulationsstörung der Lamellen und der Grund für die ganze Erscheinung war in der Einschaltung des Lymphkapillarnetzes zwischen Blutbahn und Muskelzellen zu suchen. Diese wichtige, schon wiederholt von mir hervorgehobene Tatsache bildet nach meiner Überzeugung nun auch den Schlüssel für das Verständnis der Herdbildung sämtlicher parenchymatöser Prozesse in unseren Herzen.

Voraussetzung wird also stets die Tatsache bleiben müssen, daß die Ernährungsflüssigkeit, welche in den Blutgefäßen des Herzens kreist, nicht unmittelbar aus diesen an die Muskelzellen gelangen kann, sondern erst in das System der Lymphkapillaren geraten muß und daß erst aus diesen von den Parenchymzellen die brauchbaren Stoffe entnommen werden können. Gehen wir hiervon aus und überlegen uns einmal das Beispiel, daß Bakterien in die Herzwandungen eingedrungen wären. Ich nehme den Fall aus, daß ihre Invasion zu einer völligen Verstopfung von Blutgefäßen geführt habe. Im anderen Falle also werden sie die Wand der Arterien oder Kapillaren durchsetzen und so gut, wie immer, in die kapillaren Lymphräume gelangen müssen, so lange das Gewebe wenigstens noch intakte normale Verhältnisse bietet. Hier von dem trägen Lymphstrome erfaßt und mehr oder weniger weit fortbewegt, werden die Mikroben günstigere Existenzbedingungen finden und ihre schädigende Wirkung entfalten können und hier werden sie sich an den ihnen zusagenden Stellen festsetzen und vermehren. Mit anderen Worten heißt das, haben die Bakterien erst die Blutbahn verlassen und stecken im eigentlichen Organgewebe, so wird ihre Verbreitung in der Muskulatur durch die anatomische Richtung der Lymphbahnen und die Bewegung des Lymphstroms diktiert, wir werden also ihren Einfluß in Gestalt von Strukturveränderungen der Muskelzellen oder Anhäufung entzündlicher Produkte beobachten an verschiedenen Stellen, wo sie gerade hin verschleppt sind, d. h. in einzelnen Herden, die verschieden weit von einander entfernt liegen.

Nehmen wir einen anderen Fall, nämlich den, daß gelöste toxische Substanzen, die im stande sind, das Muskelgewebe zu schädigen, die Herzkapillaren durchströmen, so müssen auch diese erst in die Lymphbahnen gelangen, bevor sie die Zellen erreichen können. Nun stehen aber nicht alle Muskelzellen unter gleich günstigen Existenzbedingungen: die letzteren wechseln, je nachdem jene sich leichter oder schwerer ihrer regressiven Stoffwechselprodukte oder sonst nicht zusagender Stoffe entledigen können und diese Fähigkeit ist abhängig von der größeren Nähe der Zelle zu den abführenden Gefäßen. Die ungünstiger gestellten Zellen werden also zuerst geschädigt werden und damit haben wir wieder die Tatsache, daß selbst eine das gesamte Herz treffende Noxe einzelne Bezirke oder Herde innerhalb der Muskellamellen allein oder vorwiegend schädigen kann.

Welches spezielle Bild der Strukturänderung an den geschädigten Muskelzellen sichtbar wird, hängt natürlich von den verschiedensten Faktoren ab: es kann die Qualität der Schädlichkeit eine Rolle spielen, aber auch die Quantität, die Häufigkeit und Zeitdauer der Einwirkung! Am günstigsten für die anatomische Untersuchung liegen die Fälle, in denen die Schädlichkeit langsam und wenig heftig gewirkt hat: dann war am meisten Zeit zur Ausbildung der reaktiven Vorgänge am Gewebe vorhanden und die anatomische Ausbeute ist am ergiebigsten. Außerordentlich mannigfach und kompliziert kann das Bild natürlich trotzdem dann sein: wir können ausgedehnte nekrobiotische und degenerative Prozesse in verschiedenen Stadien ihrer Entwickelung im bunten Nebeneinander vorfinden und alles braucht nur das Produkt der Einwirkung von qualitativ einer und derselben Schädlichkeit zu sein. Aber selbst, wenn ein Agens schädigend auf die Muskelzellen einwirkt, der Tod jedoch vor Ausbildung degenerativer oder reaktiver Veränderungen eintritt, kann doch unter Umständen ein sichtbares Zeichen davon hinterbleiben, nämlich in Form der Fragmentation. Das ist schon früher besprochen, hier sei nur noch besonders betont, daß natürlich die ursächlichen Bedingungen von Fall zu Fall gesondert zu überlegen sind, weil die Erscheinung die Folge einer ganzen Reihe von kausalen Momenten sein kann: die Alteration des Zellleibes kann durch Verschlechterung der zugeführten Säfte bedingt sein oder durch Verminderung an sich guter, vorausgesetzt bleibt nur, daß an sich geschädigte Zellgruppen von intakten gezerrt werden können, in solchen Fällen kann es zu jener Erscheinung kommen.

Einen geradezu positiven Beweis dafür, daß für die Herdbildung die Anordnung der Lymphgefäße wirklich den maßgebenden Faktor darstellt, liefert uns die Form der Herde. Während nämlich die Blutkapillaren ein Maschenwerk bildeten, dessen

Richtung in der Längsrichtung der Muskellamellen verläuft, hatte sich ergeben, daß die Richtung des Netzwerkes der Lymphgefäße senkrecht zu jenem, dem der Blutkapillaren, lag; erst die größeren Sammelgefäße schließen sich dem Verlauf der Arterien an. Aus diesen Daten der normalen Anatomie folgt für uns, daß, wenn eine Ernährungsstörung durch Vermittelung der Lymphbahnen die Muskelzellen getroffen und zur Bildung eines Erkrankungsherdes geführt hat, dessen Form im großen und ganzen das Bild einer Querschnittläsion der Lamellen bieten muß. Ich sage im großen und ganzen, denn das genaue Bild wird etwas verwischt dadurch, daß das Netz der Lymphkapillaren zahlreiche Äste besitzt, welche die Muskelzellen in ihrer Längsrichtung begleiten, also gewissermaßen die Anastomosen zwischen den verschiedenen transversalen Netzen darstellen; ihre Beteiligung an der Form der Herde verraten sie dadurch, daß in der Längsrichtung der Lamellen unter einander liegende „Flecke" häufig an einzelnen Stellen durch spitzere oder breitere Auslaufer oder Brücken mit einander verbunden, also teilweise konfluiert erscheinen.

Ein deutliches Beispiel für diese Verhältnisse und Beziehungen liefert uns eine in ihrer Form bisher unerklärte Erscheinung, nämlich die sogenannte Tigerung der Muskulatur, die zierliche Strichelung durch gelbe Linien etc. bei Verfettung der Muskulatur. Hier können wir deutlich den Querschnittsausfall in den Lamellen verfolgen, hier sehen wir aber auch das eben erwähnte Zusammenfließen oder die Verbindung zwischen den im ganzen parallelen, aber quer zur Längsrichtung der Lamellen verlaufenden Linien mit ihrer Mitte oder ihren Enden. Das gleiche gilt nun aber auch von den Herden oder „Flecken" in unseren Herzen.

Am deutlichsten treten ihre Beziehungen zu dem Lymphgefäßapparat an den Rundzellenherden und den „Schwielen" hervor. Schon die ganze Gestalt einer solchen Schwiele ist höchst charakteristisch: auf Längsschnitten besitzen sie scharf abgesetzte seitliche Begrenzungen, nach oben und unten sind sie dagegen ausgezackt; auf Querschnitten beobachten wir ebenfalls Ausläufer, in Wirklichkeit besitzt ein solcher Fleck also leistenartige Vorsprünge, — was aber besonders wichtig ist, — die letzteren erstrecken sich in die Henleschen Spalten zu den in diesen liegenden Lymphgefäßen. Wir haben also damit einen Defekt von Muskelsubstanz, der durch die ganze Breite einer primären oder sekundären Lamelle hindurchzieht: danach genau die Bedingungen, welche ich eben besprach. Wer trotzdem noch zweifeln will, den möchte ich nur noch darauf hinweisen, daß die zackigen Ausläufer einer solchen Schwiele sich fast immer in cirrhotische Bindegewebsstränge fortsetzen und ihrer Entstehung nach waren diese nichts anderes, als das Produkt einer hypertrophischen Perilymphangitis. Also die Lymphgefäße bedingen nicht allein die allgemeine Form der Schwiele, sondern Hand in Hand mit der Bildung der letzteren gehen noch entzündliche Prozesse in der Wand der abführenden Lymphgefäße selber. Deutlicher brauchen aber wohl nicht die Beziehungen ausgesprochen zu sein, zumal, wenn ich noch hinzufüge, daß Form und Gestalt dieser Schwielen genau dem Bilde entsprechen, welches die Injektionsfelder bei der Injektion der Lymphbahnen von Tierherzen bieten und die ich früher beschrieben habe. (I. Teil, Seite 150.)

Wenn auch schwieriger, als an den Schwielen, zu übersehen, so liegen doch die Verhältnisse analog in der Herdbildung der sämtlichen parenchymatösen Veränderungen, der Fragmentation, der verschiedenen Degenerationsformen, schließlich auch der Vermehrung des Sarkoplasmas der Muskelzellen.

Es lassen sich also die Tatsache der Herdbildung der Parenchymveränderungen in unseren Herzen, der Modus ihrer Entstehung und die Form der Herde gleichmäßig auf einen gemeinsamen ursächlichen Faktor zurückführen und zwar auf das eigenartige Verhältnis der Lymphbahnen zu den Blutkapillaren auf der einen, der spezifischen Organsubstanz auf der anderen Seite und damit haben wir die genügende Klärung unserer am Anfang gestellten Frage erreicht, ob wir nämlich berechtigt waren, anzunehmen, daß die Parenchymdegenerationen auf den Einfluß oder die Vermittelung der Ernährungsbahnen zurückzuführen seien. Daß für die diffuse Rundzelleninfiltration kein anderer Modus in Frage kommen kann, ebensowenig für die Erkrankung der Gefäße, für das Ödem: das liegt so klar auf der Hand, daß man kein Wort weiter darüber zu verlieren braucht.

In diesen Feststellungen liegt ein Grund mehr, daß wir mit Fug und Recht den direkten Einfluß der Nervenbahnen für unsere Fälle ablehnen, vielmehr positiv aussprechen können, die Insuffizienz in unseren Beispielen ist lediglich die Folge von Ernährungsstörungen des Herzmuskels, die veranlassenden Schädlichkeiten müssen dem Organ durch die Ernährungsbahnen zugeführt worden sein! Lediglich nach dieser Richtung hin haben wir unsere Untersuchungen weiterzuführen; nur sei ausdrücklich noch einmal gesagt, um jedem Mißverständnis entgegenzutreten, daß damit durchaus nicht eine anatomische Erkrankung der Gefäße als Veranlassung gemeint ist, wenn sie auch manchmal tatsächlich vorhanden sein kann.

Mein Endresultat deckt sich also im allgemeinen mit dem Krehls, obschon ich in, wie ich glaube, für weitere Zwecke nicht unwesentlichen Einzelheiten von seiner Anschauung abweiche. Vor allen Dingen habe ich von den Formen, unter denen uns nach seiner Meinung die Muskeldegeneration entgegentritt, die einfache Vermehrung des Sarkoplasmas und die einfachen Leistenkerne als nicht zugehörig abgetrennt, zweitens habe ich über die Natur eines Teiles der interstitiellen entzündlichen Prozesse eine abweichende Ansicht gewonnen und mich vielmehr zu Kösters Ausführungen bekennen müssen, drittens habe ich als Folge meiner Untersuchungen über die Lymphgefäße des Myocards deren Rolle in unseren pathologischen Herzen als ein Novum hinzufügen können. Daß diese Ergänzung aber nicht nur als beiläufig anzusehen ist, habe ich wohl schon dadurch bewiesen, eine wie wesentliche Stütze uns die Nutzanwendung in den bisher besprochenen Fragen geliefert hat, auch in der Folge werden wir wiederholt auf ihre Bedeutung zu verweisen haben.

---

8. Kapitel.

Erscheinungen und Eigenschaften der Herzinsuffizienz bei Hypertrophie.

Besprochen war nun erst die Tatsache der Herzmuskelinsuffizienz in unseren Fällen und ihre Erklärung durch die pathologisch anatomischen Befunde im Myocard. Wir können jedoch noch einen wesentlichen Schritt weiter gehen und dasselbe uns bisher vorliegende Material dazu verwenden, eine Erklärung von einzelnen Erscheinungen der Insuffizienzperiode zu wagen. Eine derselben ist noch von Krehl mit in den Kreis der Betrachtungen hineingezogen worden, nämlich die Progressivität der Herzschwäche: „Wenn man nun an allen Herzen progrediente Entzündungen des Gesamtorgans findet, so wird man mit Recht dieselben zu den Leistungen des Herzens in Beziehung setzen," sind seine eigenen Worte hierzu (Seite 211). In der Tat, wir brauchen diese Eigenschaft des allgemeinen krankhaften Vorganges nicht erst erschließen, wir sind geradezu in der Lage, sie mit den Augen verfolgen zu können. Wir beobachten entzündliche Prozesse in den verschiedensten Alters- und Entwickelungsstufen: neben völlig zur Ruhe gekommenen abgelaufenen Prozessen sehen wir eben erst zur Entstehung gelangte.

Eng verknüpft mit der Tatsache des Fortschreitens der zur Insuffizienz führenden Erkrankung sind zwei weitere klinische Vorkommnisse, deren ich besonders bei unserm Beispiel II Erwähnung tat. Die Progressivität kann zwar, braucht aber nicht kontinuierlich zu erfolgen, in unserem Paradigma tat sie es z. B. nicht; wir erleben Zeiten der Remission, andererseits Schwankungen in der Intensität, wie in den Symptomen der Insuffizienz.

Die Remissionen dürften verständlich sein: es sind ja meistens nicht Zeiten, in denen keine Störungen an den Zirkulationsorganen nachweisbar wären, sondern nur Zeiten relativer Ruhe. Damit korrespondiert der anatomische Befund vollkommen; die Zeiten der verhältnismäßigen Ruhe würden damit zusammenfallen, daß die frischen Entzündungen zu einem vorläufigen Abschluß gekommen sind. Da sie aber immer Produkte, Spuren ihres Vorhandenseins hinterlassen, die nicht gleichgültig für die Leistungen des Organs sind, so resultiert daraus die immerhin gegen die Norm herabgesetzte Kraft des Herzens; die graduellen Verschiedenheiten hierbei wären natürlich nichts weiter, als die Folge der Ausdehnung des entzündlichen Prozesses resp. seiner Kombination mit dem anderen in Betracht kommenden wechselnden Faktor, der Degeneration der Muskelzellen. Es sind das Bedingungen, welche uns auch an anderen Organen mit chronisch progredienten Entzündungen wohl bekannt sind. Den Modus noch einmal zu rekapitulieren, erübrigt sich wohl nach der vorausgegangenen Darstellung.

Schwankungen in der Heftigkeit der einzelnen Attacken einer Herzinsuffizienz werden natürlich ebenfalls von denselben Gründen abhängig sein: je ausgedehnter oder intensiver eine Entzündung auftritt oder je mehr Muskulatur bei früheren Anfällen wie im Laufe der Zeit bereits verloren gegangen ist, also je älter der Prozeß ist, um so schlimmer werden die Erscheinungen der Herzschwäche ausgeprägt sein. Hier mag es genügen, diese Erscheinungen allgemein zu berühren, in einem späteren Abschnitt komme ich genauer auf sie zurück.

Für alle diese Begründungen der eben besprochenen Erscheinungen der Insuffizienzperiode, der Progressivität und den Intensitätsschwankungen resp. Remissionen der krankhaften Vorgänge in unseren Herzen, war damit nur erst ein Teil der anatomischen Faktoren in Rechnung gesetzt, nämlich die Veränderungen an der Zwischensubstanz einschließlich der Ernährungsbahnen. Der Zusammenhang dieser Veränderungen mit denen der Muskulatur war dahin festgestellt, daß diese letzteren zum größten Teil einen selbständigen Vorgang bildeten, also nicht direkt durch erstere bedingt waren und somit ist uns die Pflicht erwachsen, zu prüfen, ob und wie weit auch die parenchymatösen Störungen zur Deutung der obigen klinischen Tatsachen verwendet werden können.

Das eine kann ich gleich vorwegnehmen, daß wir für die Remissionen und Intensitätsschwankungen der Insuffizienzerscheinungen die Veränderungen der Muskulatur nicht in gleicher Weise heranziehen können, wie die pathologischen Abweichungen an dem Zwischengewebe, d. h. aus dem Studium der anatomischen Formen der muskulären Veränderungen lassen sich jene klinischen Tatsachen nicht erschließen. Nur zum Teil wäre es noch möglich für die anämische Nekrose, von ihr können wir es verstehen, daß ihr Auftreten einhergehen wird mit einer plötzlichen Steigerung von Insuffizienzerscheinungen, aber für alle übrigen Formen, also speziell für die Bilder, unter denen uns die

Degeneration der Muskelzellen entgegentritt, fehlt uns ein Anhalt, um die beabsichtigten Folgerungen ziehen zu können.

Damit ist die vorhin gestellte allgemeine Frage schon erheblich eingeschränkt: es bleibt uns nur die Frage allein übrig, läßt sich die Progressivität der Prozesses auch aus den anatomischen Formen der Muskeldegeneration erklären, also gewissermaßen unabhängig von den interstitiellen Vorgängen? Für diese Frage, in der angegebenen Präzision, kann ich aus der Literatur, soweit ich gefunden habe, keine Antwort anführen und deshalb bin ich ganz auf eigene Feststellungen angewiesen.

Diese werden uns eine genügende Antwort geben, wenn sich zeigen läßt, daß und ob wir in den mannigfachen Formen der degenerierten Zellen verschiedene Entwickelungsstufen des Degenerationsprozesses annehmen dürfen: das muß unser Programm sein; seine Erledigung wird notwendig mit den äußersten Endgliedern beginnen müssen.

Um unnötige Wiederholungen zu vermeiden, kann ich dieser Frage eine andere Fassung geben; ich hatte früher die pathologischen Befunde an der Muskulatur in eine Reihe geordnet, aber keine Begründung für diese Ordnung angeführt. Eine solche wird ohne weiteres den Punkt beantworten können, ob diese anscheinend willkürlich konstruierte Reihe von Ernährungsstörungen ein wirkliches Abbild des Prozesses darstellt; darin haben wir aber nichts als eine andere Formulierung unserer vorhin aufgeworfenen Frage.

Meine Antwort und Behauptung lautet in der Tat, daß die Einzelheiten des Schemas in ihrer Reihenfolge ein Bild vom Ablauf des Prozesses in unseren Herzen liefern.

Daß wir das am weitesten vorgeschrittene Auflösungsstadium in einer noch in sich zusammenhängenden fettig oder körnig zerfallenden Masse zu suchen haben, also in einem Stadium, in dem nichts mehr von den charakteristischen Zellbestandteilen zu erkennen ist, in dem vielmehr der Ursprung aus einer Muskelzelle nur nach dem äußeren Bilde zu erraten ist, in dem wir Rundzellen in voller Tätigkeit dabei beobachten, wie sie die zerfallenden Massen fortschaffen, — das kann ja wohl keinem Zweifel unterliegen. (Tafel VII, Fig. 18.) Abgesehen habe ich hierbei von den manchmal äußerst spärlichen Überresten ehemaliger Muskelzellen, sie stellen ja nichts, wie leicht übersehbare weitere Folgen des eben erwähnten Stadiums dar.

Ein Endpunkt in der Reihe der Vorgänge wäre demnach bestimmt. Gegenüber allen früheren Beobachtern habe ich nun aber auf gewisse Zellformen Gewicht gelegt, an denen wir körnige Umwandlung nur an einem Abschnitt der Muskelzellen nachweisen können. Daß auch diese Zellformen dem Tode geweiht sind, läßt sich daraus schließen, daß wir erstens keine Bilder finden können, welche auf ein Rückgehen dieses Prozesses hindeuten, während wir zweitens im Gegenteil solche Zellen dieser Gattung sehen können, die einen Massenverlust ihres Leibes von der Oberfläche aus erfahren haben, und zwar an der Stelle, die den körnigen Zerfall zeigt. Dieser Befund läßt im Verein mit der Tatsache, daß die partielle körnige Umwandlung an verschiedenen Zellen einen verschieden großen Teil des Zellkörpers ergriffen hat, doch nur den Schluß zu, daß wir ein Degenerationsphänomen von progressiver Natur vor uns haben, dessen Endglied jene zuerst erwähnte Gruppe von Veränderungen darstellt.

Diese partiell zerfallenden Zellen, ebenso wie andere Untergangsformen, nämlich die Reste von Zellen, welche in dem Trümmerhaufen eines Rundzellenherdes liegen, besitzen nun eine Reihe von anderweitigen Veränderungen, die zum Teil schon allgemein für degenerativ gelten, zum Teil von mir hierzu gerechnet sind, und zwar aus dem Grunde, weil solche Abweichungen von der Norm, die in sicher im Untergange befindlichen Zellen vorkommen, nur gleichfalls degenerativer Natur sein können. Ich nenne als solche: die schlechte oder aufgehobene Fähigkeit der, als solcher noch erhalten gebliebenen, kontraktilen Substanz, Farbstoffe aufzunehmen, dann Massenabnahme, hyaline Metamorphose oder Erweichung derselben (Vakuolen), (Tafel VI, Fig. 12, b, d, e), Verringerung der Färbbarkeit des Kerns, Aufquellung desselben und Abflachung seiner Leisten, Vakuolen in ihm. (Tafel VII, Fig. 19.) Für uns würde sich nun die Frage ergeben, bestehen diese Veränderungen nur neben dem partiellen körnigen Zerfall als eine andere Form der Degeneration, oder existieren zwischen beiden so sichere Beziehungen, daß der letztere Vorgang ein Vorstadium in den ersteren besitzt.

Für unsere Herzen ist die letzte Möglichkeit zu bejahen, denn wir sehen wohl Zellen, in denen die Reihe der eben aufgezählten Veränderungen allein vorkommt, aber wir sehen keine, in der sie neben dem partiellen körnigen Zerfall nicht vorhanden wäre, und dazu haben wir die schon erwähnte Tatsache noch hinzuzurechnen, daß der körnige Zerfall einen sehr wechselnden Umfang besitzen kann. Dieses Verhalten kann unmöglich ein Zufall sein, das muß eine Zusammengehörigkeit bedeuten. Dürfen wir aber diese überhaupt annehmen, so bleibt keine andere Deutung möglich, als die, daß die partielle körnige Umwandlung des Protoplasmas unserer Muskelzellen das spätere Stadium eines Prozesses darstellt, dessen frühere uns in den genannten anderen Veränderungen entgegentreten: denn, haben wir zwei Formen von Alterationen des normalen Baues einer Zelle vor uns, so muß notwendigerweise diejenige die spätere sein, welche das typische Bild der Zelle am meisten verändert hat.

Ich behauptete soeben, es müßte eine Zusammengehörigkeit zwischen den fraglichen Bildern unter allen Umständen angenommen werden. Außer der angeführten anatomischen Tatsache läßt sich noch eine andere nicht unwichtige als Beweis mit anführen: wir finden solche Zellen, die also eine Kombination von partiellem Zerfall und Alteration ihrer noch differenzierbaren Bestandteile besitzen, nicht selten in der peripheren Zone eines unzweifelhaften Zerfallsherdes, auf welche nach außen Muskelzellen folgen, die keine Erscheinung eines nahen Unterganges bieten, vielmehr in ihrem Aussehen scharf dagegen kontrastieren, wie ich das schon beschrieb. (Tafel VII, Fig. 19.) Dieses gesamte Verhalten ist überhaupt nicht anders zu deuten, als daß der Zerfall der Muskelzellen innerhalb eines solchen Herdes vom Zentrum gegen die Peripherie fortschreitet. Der progressiv-degenerative Charakter der wiederholt genannten Strukturänderungen unserer Muskelzellen wird dadurch eigentlich geradezu unzweifelhaft festgestellt.

W i r h ä t t e n d a m i t b i s h e r f o l g e n d e s e r r e i c h t: in unseren Herzen besteht eine Vorstufe zu dem totalen fettigen oder körnigen Zerfall von Muskelzellen in einem partiellen, nur einen Bezirk der Zelle befallenden, sonst qualitativ gleichen Vorgang; weiter besitzt dieser letzte Vorgang eine Vorstufe zu seiner Entwicklung in einer Reihe von gleichzeitig mit ihm in denselben Zellen vorkommenden anatomischen Erscheinungen, wohin gehören: eine erheblich verschlechterte Färbbarkeit der kontraktilen Substanz und des Kerns, Schwund oder Metamorphose der kontraktilen Substanz, Quellung des Kerns und Abflachung der an ihm ausgebildeten Leisten etc. Nun besteht, wie oben mitgeteilt, die Reihe der letztgenannten Veränderungen auch an einer ganzen Zahl von Muskelzellen ohne gleichzeitigen partiellen körnigen oder fettigen Zerfall: wenden wir auf sie die eben gezogenen Schlüsse an, so heißt das, da die Degenerationsform in ihnen mit der in jenen besprochenen Zellen übereinstimmt, so stellen sie gleichfalls entschieden ein Frühstadium des totalen Zerfalls dar. Damit steht dann auch die Tatsache in Einklang, daß wir diese Zellform unter anderem auch in der peripheren Zone von Herden untergehender Muskulatur beobachten können.

Somit dürften wir das nächste Ziel erreicht haben, nämlich den Nachweis, daß die früher von mir konstruierte Reihe der Degenerationsformen von Muskelzellen in unseren Herzen kein künstliches Schema vorstellt, sondern daß genügend anatomische Tatsachen zur Verfügung stehen, um zu zeigen, daß die verschiedenen Bilder in einem organischen Zusammenhange mit einander stehen, mit anderen Worten, wir haben verschiedene Entwickelungsstufen des degenerativen Vorganges im Myocard vor Augen, d e r U n t e r g a n g d e r M u s k e l z e l l e n t r ä g t u n z w e i f e l h a f t p r o g r e s s i v e n C h a r a k t e r.

Die Degenerationsformen der Muskelzellen lieferten, wie wir sahen, den wesentlichen Teil des anatomischen Substrates für die physiologisch-klinische Tatsache der Insuffizienz des Herzmuskels; somit haben wir also das gleichlautende Resultat in Händen, wie es uns die Besprechung der interstitiellen Vorgänge an unseren Paradigmen lieferte, nämlich, daß auch die Anatomie der Muskeldegeneration die Progressivität des krankhaften Zustandes, wie der Insuffizienz des Herzmuskels klar stellt.

Aus dem Vorhergehenden wird ein Punkt jedoch noch nicht deutlich: wo liegt das Anfangsglied der Degenerationserscheinungen? Welche Erscheinungen ich überhaupt zu diesen gerechnet habe und aus welchem Grunde, das ist besprochen. Subtrahieren wir ihre Summe von der Gesamtheit aller sichtbaren Abweichungen in der Struktur der Muskelzellen, die wir in unseren Herzen auffinden konnten, so bleibt eine Veränderung als unbesprochen übrig, nämlich die Vergrößerung des zentralen und peripheren Sarkoplasmas. Daraus erwächst uns die nächste Frage, gibt es überhaupt Beziehungen zwischen dieser Form und den Erscheinungen der Degeneration?

Soviel läßt sich aus der Betrachtung der Schnitte ersehen, daß erstens die Verbreitung dieser Zellform in verschiedenen Herzen eine sehr verschiedene ist, z. B. bei weitem zahlreicher in Fall II als in Fall I. Diejenigen Muskelzellen nun, welche überhaupt frei von dieser Veränderung geblieben sind, lassen uns keine sichtbaren Zeichen einer Degeneration erkennen; hat eine solche Platz gegriffen, — natürlich kann es sich nur um Zellen handeln, welche noch eine Differenzierung ihrer Bestandteile erlauben —, dann vermissen wir auch nie eine Vergrößerung des Sarkoplasmas. Nur an einer Stelle erleben wir eine Ausnahme von dieser Regel, nämlich in Herden mit anämischer Nekrose. Diese Ausnahme kann aber aus leicht ersichtlichen Gründen jene Regel nicht umstoßen, denn im Gegensatz zu der Nekrose handelt es sich bei der Degeneration um einen allmählich fortschreitenden Prozeß in noch lebender Zelle, während die erstere verhältnismäßig plötzlich eine Muskelpartie abtötet, dabei natürlich die einzelnen Zellen trifft, wie sie gerade sind, ob jung, ob alt, ob in Degeneration begriffen oder völlig leistungsfähig etc. etc. Weitere Folgezustände an diesen Zellen spielen sich also an toten ab. Außerdem existiert noch eine große Reihe von Zellen mit Sarkoplasmavergrößerung, aber ohne Erscheinungen einer Degeneration.

Diese anatomischen Tatsachen bilden die Grundlage für unsere Schlüsse. Natürlich wird das ohne weiteres einmal folgen müssen, daß zwischen Sarkoplasmavergrößerung und Degeneration der Zellen überhaupt Beziehungen bestehen, es kann sich also jetzt nur darum handeln, welcher Art dieselben sind. Drei Möglichkeiten könnte es allgemein geben: erstens, beide Vorgänge gehen nur neben einander her, zweitens, die Sarkoplasmavermehrung folgt zeitlich der Degeneration, drittens, die Sarkoplasmavermehrung ist der zeitlich frühere Vorgang.

Sollte die erste Möglichkeit richtig sein, so müßte es in gleicher Weise in unseren Herzen Zellen geben, in denen sich degenerative Erscheinungen ohne eine gleichzeitige Sarkoplasmavergrößerung abspielten, erst dadurch wäre die gegenseitige Unabhängigkeit bewiesen. Die Erfahrung spricht dagegen. Wir haben also nur zwischen den beiden anderen Möglichkeiten zu entscheiden.

Wäre die Degeneration der primäre Vorgang, so müßten wir eigentlich eine Zunahme des Sarkoplasmas besonders dann feststellen, wenn die Degeneration recht weit vorgeschritten wäre; wir könnten sie also nicht in solchen Zellen schon stark ausgeprägt finden, die nur erst verhältnismäßig geringen — wie immer sonst gearteten — Untergang an Zellsubstanz besitzen. Auch da scheitern wir mit dieser Annahme an den tatsächlichen Befunden. Es bleibt also nur übrig, anzunehmen, daß die Sarkoplasmavergrößerung der primäre Vorgang ist, dem sich erst in der Folge die eigentliche Degeneration anschließt. Eine positive Stütze findet dieser Schluß in Tatsachen, welche ich bei Gelegenheit der Erörterungen über das Zustandekommen der Fragmentation anführte.

Meine Folgerungen lauteten damals, daß die Vermehrung des Sarkoplasmas an sich die völlige Leistungsfähigkeit der Muskelzelle durchaus nicht ausschließt, eine Verminderung der letzteren tritt erst ein, sobald eine Verringerung im Bestande der eigentlichen kontraktilen Substanz zu stande kommt. Dies konnte nun in verschiedener Weise der Fall sein, wie wir gesehen haben; die kontraktile Substanz konnte aber auch schon dadurch beeinträchtigt sein, daß der Durchmesser der kontraktilen Säulchen abgenommen hatte. Das war der geringste Grad, in dem sich eine Verringerung von funktionell wichtiger Zellsubstanz neben der Zunahme des Sarkoplasmas präsentierte, in höherem Grade lieferten die eigentlichen degenerativen Vorgänge das berührte Defizit. Das äußere Merkmal für die erfolgte Einbuße an Leistungsfähigkeit bildete die Zersplitterung der Muskelzellen in einzelne Bruchstücke.

Wir finden demnach die Vermehrung des Sarkoplasmas in Zellen mit sonst physiologisch völlig leistungsfähigen Bestandteilen: anatomisch charakterisiert sich das in der regelmäßigen, kräftigen Färbbarkeit der kontraktilen Substanz, deren Säulchen auf dem Querschnitt als polygonale Felder mit gut erhaltenen Ecken erscheinen. Die diesem Bilde zunächst stehende Zellform unterscheidet sich lediglich dadurch, daß in ihr das Sarkoplasma vielleicht noch etwas mehr vergrößert ist, während die sonst noch gut färbbaren kontraktilen Säulchen eine Abnahme darin zeigen, daß ihr Durchmesser kleiner erscheint, ihr Querschnitt mehr rundlich geworden ist. Solche Zellen sehen wir schon von Fragmentation befallen werden. Von da an rangieren erst die Bilder, wo neben der Sarkoplasmavergrößerung gröbere Veränderungen am Zellleib sichtbar sind.

Natürlich haben wir diese Tatsachen alle mit in Rechnung zu setzen, sie sprechen doch eindeutig dafür, daß von den beiden Erscheinungen, der Sarkoplasmavermehrung und der Degeneration, die erstere der primäre Vorgang sein muß. Jedenfalls können wir demnach die Tatsache hinstellen, daß das Anfangsglied der gesamten Reihe, in der uns die stetig sich weiter entwickelnden Strukturveränderungen des Muskelparenchyms in unseren Herzen entgegentreten, in der Zunahme des Sarkoplasmas zu suchen ist. Denn sie steht sicher mit der Degeneration in Zusammenhang, kommt aber auch in Zellen vor, die noch nicht als eigentlich degeneriert anzusehen sind.

Aber nicht das ist das einzige Ergebnis. Ich hatte, wie oben ausgeführt, die Vermehrung des Sarkoplasmas, wie die sie meistens begleitende Kernveränderung, das Auftreten der „einfachen Leistenkerne“, von den eigentlichen Degenerationsformen abgetrennt und als progressive Strukturänderung bezeichnen können. Füge ich diesen Satz hier ein, — und ich wüßte keinen Grund gegen die Berechtigung hierzu anzugeben, — so erhalten wir, daß eine fortschreitende Degeneration der Muskelzellen ihren Anfang findet in einer progressiven Veränderung derselben, beide, die progressiven, wie die regressiven Formen gehen ohne scharfe Grenze in einander über!

Und nun noch einen Schritt weiter — rufen wir uns ins Gedächtnis zurück, welche Rolle die entzündlichen Störungen der Zwischensubstanz in unseren Herzen spielten, — so war für einen Teil nachgewiesen (Fall I), daß sie entschieden sekundärer Natur sein mußten, für den anderen Teil (Fall II), daß sie neben den uns hier interessierenden Parenchymalterationen existierten, ohne diese unmittelbar zu bedingen; berücksichtigen wir auch noch diese Ergebnisse, so erhalten wir jetzt die Folgerung für unsere Herzen: die Degeneration der Muskulatur oder, klinisch gesprochen, die Insuffizienz des Herzmuskels, entwickelt sich schrittweise aus progressiven Veränderungen der Muskelzellen heraus, schließt sich diesen als notwendige, weitere Folge unmittelbar an, jedenfalls bedarf es zu ihrem Zustandekommen durchaus nicht einer besonderen oder zufälligen Ursache; die Entzündung der Zwischensubstanz ist entweder sekundärer oder koordinierter Natur!

Schritt für Schritt bin ich diesem Schluß näher gekommen, der schließlich als selbstverständliche Folgerung uns zufällt, gleichzeitig bin ich aber auch in scharfen Gegensatz zu den Ergebnissen der Leipziger (Romberg, Krehl, Kelle) geraten, welche die Insuffizienz das Produkt einer „infektiösen Myocarditis“ sein lassen. Der Angelpunkt der Differenz liegt in der Auffassung von der

Natur der letzt besprochenen Parenchymalteration, der Zunahme des Sarkoplasmas: jene halten auch sie für regressiv, ich dagegen für progressiv.

Diese als Anfangsstadium der ganzen Reihe von parenchymatösen Veränderungen bezeichnete pathologische Zellform hat außer in den Leipziger Arbeiten schon anderweitig eine Rolle in der Literatur gespielt. Allerdings in einem ganz anderen Zusammenhange. Mit dieser Strukturänderung ist nämlich, wie früher gesagt, eine Vergrößerung der ganzen Muskelzelle verbunden und diese Zellform ist es, welche von Goldenberg[1]) und Tangl[2]) als das anatomische Substrat der als Hypertrophie bekannten Volumzunahme des Herzmuskels beschrieben worden ist.

Diese Autoren hatten ihre Untersuchungen unternommen, um die Frage zu lösen, beruht die Herzhypertrophie auf einer numerischen Zunahme der Muskelzellen — also einer Hyperplasie — oder nur einer Volumzunahme — einer Hypertrophie derselben; sie gelangten zu dem Resultat, daß das letztere der Fall sei. Und dies Ergebnis ist auf Grund ihrer Beweise zur allgemeinen Geltung gekommen.

Tangl speziell weist den Parallelismus im Befunde beim wachsenden gesunden und dem unter pathologischen Verhältnissen hypertrophierenden Herzen nach. „Im embryonalen Leben und eine Zeit lang nach der Geburt wächst das Herz durch Volumzunahme und Teilung der Muskelzellen. Später beruht das Wachstum des Herzens wesentlich auf der Vergrößerung der Muskelzellen."

Betreffs der pathologischen Herzen, bei denen künstlich (durch traumatische Erzeugung einer Aortenklappeninsuffizienz) eine Hypertrophie hervorgerufen war, spricht er — nach Heranziehung der Meinung anderer Autoren, die Zellteilungen beobachtet hatten — seine eigene Ansicht in folgender Weise aus: „auch könnte ich nicht sagen, daß in der hypertrophischen Herzmuskulatur die zweikernigen Zellen in größerer Zahl wären, als in der normalen. Somit entfiele schon das eine Symptom der Zellteilung." Er schließt sich im ganzen Goldenberg und Letulle darin an, „daß bei der Hypertrophie des Herzens die zentralen Kerne der Muskelzelle sich nicht vermehren"; nachdem er noch das Fehlen von Karyomitose ausdrücklich festgestellt hat.

Daß nun diese von ihm als das Substrat der Hypertrophie hingestellte, als hypertrophisch bezeichnete Zellform identisch mit der ist, die ich zuletzt vorhin erwähnt habe, geht aus seinen histologischen Bemerkungen zweifelsohne hervor, wenngleich er nicht die differenzierbaren Teile der Muskelzelle streng systematisch auseinandergehalten hat. Er beschreibt

---

[1]) Goldenberg, Virchows Archiv Bd. 103.

[2]) Tangl, Virchows Archiv Bd. 116, S. 432 ff. 1889.

die Vergrößerung der Kerne und ihre Einkerbungen, welch letztere er, nebenbei gesagt, aber als Wirkung der Reagentien auffaßt. Dann gedenkt er direkt der Sarkoplasmavergrößerung: „dieses Protoplasma scheint sich aber bei der Hypertrophie nicht in allen Zellen zu vermehren: in vielen Zellen findet man es aber weit über die Pole des Kernes hinaus noch vermehrt.“ Auch die „Vakuolen“ hat er beobachtet, nur ist er geneigt, sie als Kunstprodukt, entstanden durch die Flemmingsche Lösung, aufzufassen.

Ich habe absichtlich seine Befunde mit seinen eigenen Worten so detailliert angeführt; denn es handelt sich für mich zunächst darum, möglichst gesicherte Stützpunkte zu gewinnen für meine, im Gegensatz zu den Leipzigern vertretene, Anschauung von der aktiven, progressiven Natur der fraglichen Muskelveränderung. Dieser meiner Auffassung kommen Tangls Untersuchungen positiv zu Hilfe.

Bei unseren kranken Herzen lag eine definitive Entscheidung nicht so einfach und klar, ich hatte meine Stellung im wesentlichen dadurch gewinnen können, daß ich zu einer von der üblichen abweichenden Erklärung der Fragmentation gelangt war; aber natürlich konnte doch nicht die Rücksicht außer Acht gelassen werden, daß überall in den Herzen degenerative Prozesse eine große Rolle spielen. Tangl hat indes experimentell an gesunden Tierherzen Hypertrophie erzeugt und dann den Herzmuskel untersucht, also einmal unter viel einfacheren und übersichtlicheren Verhältnissen gearbeitet; dann aber ist von Bedeutung für die Berechtigung, mit der ich seine Resultate als Hilfsbeweise für mich in Anspruch nehmen kann, sein ausdrücklicher Hinweis, daß alle herzkrank gemachten Versuchstiere keine Erscheinung der Inkompensation geboten hätten. „Nur in einem einzigen Falle fand ich am 155. Tage der Insuffizienz (d. h. künstliche Aortenklappeninsuffizienz nach Rosenbach) bei der Sektion einen nicht großen Hydrops ascites. Die Tiere, die ich nicht selbst tötete, starben ohne irgend ein Zeichen geschwächter Herzfunktion und oft ohne daß die Sektion die Todesursache hätte konstatieren können.“

Das unbestrittene und auch wohl unbestreitbare Ergebnis von Goldenbergs und Tangls Untersuchungen lautet also, daß Muskelzellen mit vergrößertem Sarkoplasma und Leistenkernen das wesentliche Material liefern für die Volumzunahme, die sogenannte Hypertrophie des Herzens, sie sind also als der Träger gedacht — allgemein gesagt — aller der Eigenschaften, welche man mit der genannten Organveränderung in Verbindung bringt. Ganz unzweifelhaft handelt es sich aber dabei doch um einen krankhaften Vorgang von aktivem, progressivem Charakter.

Diese Zellform ist nun identisch mit der, welche ich zuletzt besprach und — anatomisch — als das Anfangsglied in der Kette von parenchymatösen Degenerationsformen bezeichnet hatte; somit kann ich für meine bisherige Behauptung von der progressiven Natur der fraglichen Zellform bereits vorhandene, feststehende, experimentelle Beweise anführen, also meine Anschauung gegen Romberg und Krehl stützen. Wir haben damit ebenfalls in diesen Zellen die Repräsentanten für die progressiven Erscheinungen an unseren Herzen zu suchen: nämlich für die Hypertrophie, welche den bis dahin abgehandelten Insuffizienz- und Degenerationserscheinungen vorausgegangen war.

Wenn ich demnach auch glaube, fest genug mit meiner Behauptung zu stehen, will ich doch noch auf Bedingungen in unseren Herzen hinweisen, welche zwar genau zum selben Resultat führen, aber später außerdem noch wertvoll werden können. Unser Beispiel II (Frau R.) war bekanntlich in einem urämischen Anfall ad exitum gelangt, nachdem sie früher Kompensationsstörungen durchgemacht hatte; jedenfalls war das Herz in Folge anderer Faktoren in einem Zustande abgestorben, den man als leidlich kompensiert bezeichnen konnte. Neben unzweifelhaften, früher besprochenen Degenerationsformen der Muskelzellen besaß das Myocard in ganz bedeutend überwiegendem Maße, ja fast alles beherrschend, die zuletzt in Rede stehenden Zellen mit vergrößertem Sarkoplasma etc.; nach der ganzen Sachlage konnten nur sie allein als der Träger der tatsächlich noch gelieferten Funktion des Organs in Betracht kommen. Nach den soeben gemachten Feststellungen war von ihnen aber auch die recht beträchtliche Größenzunahme des Herzens abhängig: daraus folgt also dasselbe, was ich wiederholt betonte, daß es ein unbedingter Fehler sei, wenn wir diese Zellform zu den eigentlich degenerativen rechnen wollten.

---

9. Kapitel.

Kritik der bisherigen Theorien der Hypertrophie an der Hand des jetzt vorliegenden Tatsachenmaterials.

Nach diesen Feststellungen kann ich mich nunmehr der Erörterung der Frage zuwenden, von der ich zu Anfang eigentlich ausgegangen war, nämlich einen Versuch zur Bestimmung der Natur des hypertrophischen Prozesses zu unternehmen.

Im Vordergrund der Beschreibung hatten zwei absichtlich ausgewählte Fälle von idiopathischer Hypertrophie gestanden, beide bei Kranken mit chronischer Nephritis; ich hatte schon erwähnt, daß ich mich nur zum Zweck der übersichtlicheren Darstellung an sie gehalten hatte, daß aber im übrigen mein Material ein größeres ist. Es umfaßt eine Reihe anderer Fälle von ebenfalls idiopathischer Hypertrophie des gesamten Herzens, wie der Hypertrophie nur einzelner Abschnitte, außerdem Fälle von Klappenfehlern. Trotz alledem kann es manchen geben, der mir den Einwand entgegenhalten wird, daß die Zahl der Fälle nicht hinreicht, um aus ihnen Schlüsse von allgemeiner Bedeutung abzuleiten. Nun den Einwand, glaube ich, aus verschiedenen Gründen abweisen zu können.

Nach meiner Überzeugung ist durchaus nicht eine so große Zahl von Fällen nötig, wie sie z. B. Bamberger in seiner vorzüglich benutzten Statistik verwertet, denn in erster Linie handelt es sich doch darum, ob die einzelnen Glieder der Schlußreihe, welche die Grundlage der Folgerungen liefern, genügend übereinstimmen mit den tatsächlichen Ergebnissen der anatomischen Untersuchung; so z. B. kann ein einziger, genügend durchgearbeiteter Fall hinreichen, eine Theorie zu Fall zu bringen, wenn sich aus ihm prinzipielle Gegensätze zu wesentlichen Sätzen der Theorie ergeben. Das würde also in erster Linie gelten, soweit die Kritik vorhandener Anschauungen in Frage käme. Aber auch da, wo es auf den Aufbau neuer Ansichten ankommt, wird der Wert der einzelnen Glieder der Schlußreihe nicht am meisten von der Zahl der Beobachtungen abhängen, sondern davon, ob und wie weit sie sich den allgemeinen biologischen oder physikalischen Gesetzen resp. den speziellen Bedingungen am leichtesten und unzweifelhaftesten unterordnen, wobei nicht zu vergessen ist, daß durch die Kritik an den früher aufgestellten aber abgelehnten Theorien immerhin schon gewisse Möglichkeiten ausgeschaltet sind. Das Folgende wird mich verständlicher machen.

In Wirklichkeit bin ich aber durchaus nicht auf meine eigenen Fälle angewiesen, sondern es stehen aus der Literatur noch eine ganze Reihe weiterer zur Verfügung, soweit sie sich in ihren Ergebnissen mit meinen decken: um deren Zahl vermehrt sich also das gesamte Material.

Dieses, aus dem Vergleich aller einschlägigen Fälle folgende Ergebnis besteht nun darin, daß an den Herzen, soweit Hypertrophie vorhanden ist, im wesentlichen dieselben anatomischen Befunde erhoben sind. Ob der Hypertrophie Klappenfehler, experimentell erzeugte oder spontan entstandene, zu Grunde lagen, oder ob Nephritis, subakute oder chronische, die Ursache war, ob schließlich die Hypertrophie eine idiopathische, primäre war: keine dieser differenten Veranlassungen hat grundlegende Unterschiede im qualitativen histologischen Befunde erkennen lassen; die ganzen Unterschiede betrafen die wechselnde Größe der interstitiellen und eine wechselnde Intensität und Extensität der parenchymatösen Prozesse. Was die in Betracht kommenden Autoren anlangt, so ist besonders auf die Leipziger Arbeiten zu verweisen, aber auch Kösters Untersuchungen sind zu verwerten, ebenso die gelegentlichen Beschreibungen anderer Forscher.

Demnach halte ich das verwertbare Material für unsere Zwecke für ausreichend; für die Darstellung ziehe ich es aber auch wieder vor, meine bisher benutzten Fälle als Paradigmata weiter zu benutzen, zumal an ihnen genügend Tatsachen vorhanden sind, um die Natur des Prozesses, seinen Verlauf und damit im Zusammenhang die verschiedenen wesentlichen Hauptmomente der Pathologie zu erörtern.

Und nun will ich an die Schlußsätze meiner früheren kritischen Besprechung der über die Ursache der Hypertrophie aufgestellten Theorien anknüpfen. Danach wäre es unsere erste Aufgabe, zu untersuchen, wie gestaltet sich jetzt die Begründung jener bekannten Theorien, gemessen an den nunmehr vorliegenden, allmählich gewonnenen Resultaten oder mit anderen Worten: wie gestalten sich die Gründe meiner am Anfang dieses Abschnittes ausgesprochenen Kritik, lassen sich jetzt die früher aufgestellten Widersprüche tatsächlich überbrücken oder stoßen wir auf zu starke und unvereinbare Gegensätze?

Die Durchmusterung der in der Literatur niedergelegten Theorien hatte die großen Differenzen zwischen den Ansichten der Autoren gezeigt; aus dem Wirrwarr ließ sich nur eine einzige Behauptung herausfinden, die zur allgemeinen Herrschaft gelangt war, nämlich die, daß die Hypertrophie ihre Entstehung einer größeren Arbeitsleistung verdanke. Es gäbe, so erfuhren wir mit Cohnheims Worten, „außer der Arbeit kein physiologisches oder pathologisches Moment, welches eine Massenzunahme eines Muskels über seine natürliche Wachstumsgrenze hinaus bewirken könne.“ Im weiteren standen auf Grund der anatomischen Untersuchungen, besonders jüngeren Datums, nur eine Reihe von Tatsachen fest, welche das weitere Schicksal der Hypertrophie, nämlich die Inkompensation erklärlich machten. Zwar sind verschiedene dieser Tatsachen hin und her angegriffen worden (z. B. von Rosenbach), aber man kann nicht behaupten, daß den Angreifern scharfe Waffen zur Verfügung gestanden hätten. Da nun die klinischen Erfahrungen notwendig einen sicheren Zusammenhang zwischen beiden Erscheinungen fordern, dieser aber zum Teil überhaupt nicht, zum Teil in recht angreifbarer Form gegeben war, so habe ich mit der Forderung schließen müssen: auf Grund von erneuten Untersuchungen Tatsachen ausfindig zu machen, welche geeignet wären, die vorhandenen Gegensätze zu versöhnen oder, wenn das nicht angängig sei, die Einzelheiten des Hypertrophie-Begriffes selbst einer Revison zu unterziehen, um so vielleicht einen Fehler oder eine Lücke zu entdecken, wodurch die völlige Klarheit gewonnen werden könnte. Das war mein Programm.

Die materielle Grundlage für die erhobenen Forderungen ist da. Ich konnte den Resultaten der Leipziger, soweit sie die Tatsache der Herzmuskelinsuffizienz im allgemeinen betrafen, beistimmen. Gestreift habe ich auch ihre Ansicht, daß die anatomischen Befunde der Ausdruck einer „infektiösen Myocarditis" seien. Dagegen mußte ich jedoch erklären, daß nach meiner Auffassung dieser Schluß ein Sprung ist und wesentliche Faktoren nicht bedenkt; weiter aber hatte ich gegen diesen Satz geltend gemacht, daß wir uns nicht mit Erklärungen zufrieden geben können, welche mehr oder weniger zufällige Ereignisse zwischen Hypertrophie und Inkompensation vermitteln lassen, kurz — die weiteren Gegenstände können im Zusammenhange besprochen werden — ich kann den genannten Autoren hier nicht Gefolgschaft leisten und so bin ich denn auf meine letzte, selbstgestellte Forderung zurückgedrängt, daß nichts weiter übrig bleibt, wie alle Komponenten der uns beschäftigenden Ernährungsstörung einzeln durchzugehen.

Als einen Maßstab zur Beurteilung der Richtigkeit einer Erklärung hatte ich früher Cohnheims drei Sätze [1]) hingestellt: können wir ihnen auch jetzt noch, nach den vorausgegangenen Feststellungen, ihre Gültigkeit lassen? Meine Antwort lautet: im allgemeinen ja, nicht aber in ihren begründenden Einzelheiten.

Sein erster Satz lautet: „die Theorie muß im Einklang mit den an den betreffenden Kranken beobachteten Tatsachen stehen." So müssen wir den Satz unter allen Umständen anerkennen; anders steht es indes mit dem, was Cohnheim unter „Tatsachen" versteht. Voran stellt er: „Tatsache ist es aber, daß die arterielle Druckzunahme der Herzvergrößerung vorangeht . . . . . . Ist es doch auch an sich viel wahrscheinlicher und mit allem, was wir vom Kreislauf wissen, in besserem Einklang, daß ein gesundes Herz — und trotz der entgegenstehenden Behauptungen Buhl's kann ich Sie versichern, daß eine recht große Zahl von hypertrophischen Herzen von Nephritikern das unversehrteste Endo- und Perikardium, die zartesten Klappen und das prächtigste rote Muskelfleisch hat, ohne jede Narbenschwiele und meist auch ohne alle Verfettung — daß, sage ich, bei Abwesenheit aller Innervationsstörungen ein gesundes Herz hypertrophiert, weil es den Widerstand der starkgespannten Arterien überwinden muß, als daß irgend welche andere, unbekannte Einflüsse zu dem übermäßigen Wachstum den Anstoß geben sollten!"

Cohnheim spricht schlankweg von einem gesunden Herzen! Heute können oder vielmehr müssen wir sagen, daß die Muskulatur

---

[1]) Cohnheim, Allgemeine Pathologie Bd. II, Seite 353.

in den hypertrophischen Herzen, auch wenn gröbere Degenerationen fehlen, geringere gibt Cohnheim selber zu, nichts weniger, als gesund zu bezeichnen ist. Das ist der Erfolg der durchgreifenden, systematischen mikroskopischen Durchmusterung der Herzen nach Krehls Methode, denn nicht einmal Entnahme und Durchsicht einzelner Schnitte mit dem Mikroskop berechtigt zu jener Behauptung Cohnheims, geschweige die Beurteilung mit bloßem Auge!

Cohnheims zweiten Satz können wir ganz acceptieren: nämlich, daß eine Theorie der Hypertrophie Geltung haben muß für alle Erkrankungen, in deren Gefolge sie auftritt. Ebenso wohl auch seinen dritten Satz, daß die Hypertrophie „nicht in einem Umstande gesucht werden darf, welcher durch die letztere direkt beseitigt wird, weil dann ja garnicht zu verstehen ist, weshalb diese nicht bloß andauert, sondern sogar, mindestens lange Zeit hindurch, zunimmt und wächst."

Mit den gemachten Berichtigungen stelle ich auch jetzt Cohnheims Sätze an die Spitze meiner Erörterungen; seinem ersten Satz möchte ich nur folgende, veränderte Fassung geben: soll eine Theorie Geltung haben, so muß sie nicht allein mit den an den betreffenden Kranken beobachteten Tatsachen im Einklang stehen, sondern auch die heute vorliegenden, detaillierten, mikroskopischen Befunde mit sich vereinigen können und zwar in den verschiedenen Kombinationen, welche uns entgegentreten.

Zweckmäßig gehen wir wohl von diesem Satz aus, denn so behalten wir den Boden der Wirklichkeit am sichersten unter den Füßen!

Zweierlei Eigenschaften soll der Begriff der Hypertrophie nach der herrschenden Ansicht in sich vereinigen: morphologische und physiologische. Die Masse der Herzmuskulatur ist vergrößert, die Vergrößerung ist entstanden durch erhöhte Inanspruchnahme, dieselbe hat einen positiven Nutzen für die Zirkulation, sie befähigt die Muskulatur zu gesteigerter Arbeitsleistung, welche von den pathologischen Bedingungen erfordert wird, sie leistet eine Kompensation. Diese guten Eigenschaften erfahren indes eine Einschränkung dahin, daß sie sich nicht dauernd auf derselben Höhe erhalten können, sondern zum Gegenteil führen: zur Inkompensation.

Allgemein beurteilt der Anatom und schätzt die Hypertrophie nach Ausdehnung und Umfang danach, wie er sie bei der Obduktion vorfindet, wie sie also beim Eintritt des Todes vorhanden war. Es ist ja anscheinand auch ganz natürlich, denn was hätten wir im Leben für Anhaltspunkte? Welche Momente aus unseren anatomischen Ergebnissen müssen wir unter Zugrundelegung desselben Gedankenganges nun als das Substrat für die Vergrößerung des Herzens ansprechen? Es können nur folgende drei Faktoren, die wir in unseren Fällen von Herzvergrößerung kennen gelernt haben, als volumvermehrend im wesentlichen in Betracht kommen: 1) die Volumzunahme der Muskelzellen, 2) die, wenn auch in geringerem Grade, aber doch sicher unzweifelhaft feststehende, numerische Vermehrung der Muskelelemente, 3) die bindegewebige Cirrhose; diese lag ja bekanntlich vielfach nicht an Stelle untergegangener Muskulatur, sondern hatte die einzelnen Zellen von einander gedrängt und lieferte deutlich ein Mehr an Masse.

Die sonstigen Abweichungen in unseren Herzen können für die Wandverdickung kaum oder nicht wesentlich in Betracht kommen. Denn die Rundzelleninfiltrationen, an welche man sonst noch denken muß, erreichen in den vorliegenden Fällen nicht den hohen Grad, um nennenswert mitzurechnen; ebenso steht es mit dem „Ödem". Umgekehrt ließe sich sogar vielleicht die Frage aufwerfen: weil wir doch ausgedehnte Degenerationen beobachten, also einen Ausfall an Muskulatur, ob da nicht die Hypertrophie bereits früher einmal größeren Umfang besessen habe. Ich glaube, diese Möglichkeit verneinen zu können, denn an Stelle degenerierter Muskulatur ist Narbengewebe getreten, also ein Füllmaterial, das wohl so ziemlich den Defekt ausgleicht.

Demnach würden also wesentlich nur die obigen drei Faktoren als Träger der Verdickung der Kammerwandungen zu berücksichtigen sein. Aber nicht alle unsere Herzen zeigen immer die Trias: es fehlt durchaus nicht selten die Cirrhose. Somit bleiben als konstanter Befund die eigentliche Hypertrophie, in zweiter Linie die verhältnismäßig geringere Hyperplasie der Muskelzellen übrig, d. h. also die Bedingungen, wie sie durch Goldenberg und Tangl bereits feststehen. Selbstverständlich wird ein Herz, das unter sonst gleichen Verhältnissen Muskelvergrößerung und Cirrhose besitzt, durchschnittlich größere Dimensionen zeigen müssen, als eines, welches die erstere allein führt.

Dies war also der Zustand im Momente des Todes; dürfen wir die gleichen Bedingungen auch im Leben, d. h. zur Zeit des Zirkulationsgleichgewichtes, gelten lassen? Eigentlich ja, wenn wir nur nicht verlangen, daß früher bereits das Herz die gleich großen Dimensionen besessen habe. Die sicherste Antwort finden wir wohl bei Tangl, dessen Tiere keine Herzinsuffizienz gezeigt hatten, trotzdem aber die genannten Muskelveränderungen, zum Teil neben einer Cirrhose. Er setzt zwar hinzu, daß die Bindegewebshyperplasie in seinen Tierherzen „sich nie in früheren Stadien der Hypertrophie" vorfinde, so viel geht aber doch daraus hervor, daß sie bereits vor Eintritt der Kompensationsstörungen sich entwickelte, also in leistungsfähigen Herzen. Darauf allein kommt es hier an. Den großen Vorteil besitzt diese Feststellung, daß sie eine Tatsache festlegt. Nach Annahme anderer stellt ja sogar die Cirrhose den primären Vorgang dar, er soll erst die muskuläre Hypertrophie zur Folge haben (Gull und

Sutton, Debove und Letulle), aber diesen Behauptungen fehlt die faktische Grundlage. Da indes diese Voraussetzung früher immerhin eine nicht unwesentliche Rolle gespielt hat, so muß sie mit herangezogen werden: so viel ergibt sich nun zunächst jedoch als sicher, daß wir im großen und ganzen qualitativ auch im lebenden Körper die oben zusammengestellten Faktoren mit vollem Recht für die Volumvergrößerung in Anspruch nehmen dürfen, daß wir höchstens eine quantitative Einschränkung eintreten lassen brauchen. Die mächtigen Dimensionen unseres Herzens II — nebenbei gesagt, ein typisches Beispiel einer Herzvergrößerung nach der Auffassung von Gull und Sutton — können uns daher einen Prüfstein abgeben, wie weit die herrschenden Theorien im Rechte sind.

Die genannten drei Faktoren bilden also die feste, morphologische Grundlage der Herzhypertrophie, sie sollen nun der Träger der physiologischen Eigenschaften sein!

Wenn die Hypertrophie der Herzwandungen das Produkt gesteigerter Arbeit ist und dazu da ist, um den Herzmuskel zu größerer Arbeit zu befähigen, und wenn die Dicke der Herzwandungen das Maß für den Grad der Hypertrophie ist, — beides sind doch tagtäglich gebrauchte Sätze — so muß im ganzen auch die Folgerung richtig sein: je größer die Verdickung der Herzwandung, um so größer muß die Erhöhung der Leistungsfähigkeit sein.

Unsere beiden Beispiele stellten Fälle eines Cor bovinum dar und für die Volumvergrößerung spielten, besonders bei den großen Dimensionen des Falles II, eine Rolle die nicht unbeträchtliche, wenn auch in ihrem ganzen Umfange nur mikroskopisch nachweisbare bindegewebige Cirrhose. Nun: die kann unter keinen Umständen im Sinne einer erhöhten Arbeitsfähigkeit wirken, im Gegenteil, sie kann nur ein Hindernis sein. Denken wir uns sie fort, so würden wir immer noch hypertrophische Muskulatur, damit also auch ein hypertrophisches Herz übrig behalten, aber die Masse des Herzens hätte eine Reduktion um einen bestimmten Prozentsatz erfahren. Wie weit an einzelnen Stellen der Anteil selbst der interzellularen Bindegewebszüge gehen kann — also ganz abgesehen von den breiten interfaszikulären Strängen — das zeigt sich darin, daß die Breite jener ein Drittel, ja die Hälfte des Durchmessers der hypertrophischen Muskelzellen betragen kann! (Tafel VII, Fig. 17.)

Wir erhalten also zunächst den Schluß: sicherlich leistet eine Herzkammer nicht immer erhöhte Arbeit proportional der Dicke ihrer Wandungen! Damit stände eine Möglichkeit und eine Einschränkung gegen den herrschenden Satz vom Einfluß der Arbeit auf die Größenzunahme des Herzmuskels fest.

Natürlich liegt aber der Schwerpunkt für die Beurteilung der Leistungsfähigkeit im Verhalten der spezifischen Organsubstanz, zumal überdies die Cirrhose nur ein Accidens darstellt. Früher hatte sich gefunden, daß die Größenzunahme der hypertrophischen Muskelzellen lediglich, oder doch fast ausschließlich beruht auf der Vergrößerung ihres Sarkoplasmas. Nun muß ich daran erinnern, daß diese Strukturänderung durchaus aber nicht immer nur ein Attribut vollständig leistungsfähiger Muskelelemente war, sondern außerdem eine geradezu ständige Eigenschaft von sicher in Degeneration begriffener Muskulatur ist; mit anderen Worten heißt dies: unter keinen Umständen deckt sich Größenzunahme der Muskelzellen schlechtweg mit ihrer Eigenschaft, daß sie zu gesteigerter Arbeitsfähigkeit geeignet und berufen sei. Damit haben wir wieder nichts anderes, als die vorhin gemachte Einschränkung: Größe der Hypertrophie geht nicht proportional der Erhöhung der Arbeitskraft —, nur folgt jetzt diese Einschränkung aus der Eigenschaft der Muskulatur selber.

Der Versuch, zu einem Beweise der vorhin gemachten Folgerung zu gelangen, führt uns also ad absurdum, nach bekannten Gesetzen kann deshalb die Voraussetzung nicht richtig sein. Das Material dazu besteht in mikroskopisch sicher nachweisbaren geweblichen Veränderungen, während makroskopisch von ihnen wenig oder nichts zu bemerken ist oder zu sein braucht.

Nun wollen wir aber einmal die Verhältnisse von einem Zeitpunkt aus betrachten, der uns aus der Zergliederung unserer menschlichen Herzen nicht bekannt ist, aber sich wohl konstruieren läßt: wir wollen nämlich einmal annehmen, ein hypertrophischer Herzmuskel besäße keine Cirrhose, es wäre auch noch keine konsekutive Degeneration eingetreten, vielmehr bestände der Muskel lediglich aus hypertrophierten, leistungsfähigen Zellen, also der Zellform, die ich als progressive bezeichnet hatte. Wie verträgt sich mit dieser Zellform die Annahme einer gesteigerten Leistungsfähigkeit?

Festzuhalten haben wir daran, daß die Vergrößerung dieser Zellen fast oder ganz ausschließlich abhängig ist von der ihres Sarkoplasmas, es hypertrophiert also der nutritive, protoplasmatische Anteil der Zellen, nicht aber ihr eigentlich funktionell bedeutungsvoller, kontraktiler Anteil! Ganz und gar will ich von dem anatomischen Faktum absehen, daß eine qualitativ genau so veränderte Zelle direkt zu denen mit geschwächter Leistungsfähigkeit gehören kann, wie uns die Deutung der Fragmentation gelehrt hatte: anatomisch war eine scharfe Grenze nicht zu bestimmen, welche Charaktere die Abschwächung der Arbeitskraft oder ihre Integrität anzeigen. Ich will jetzt nur sicher noch kräftige Zellen mit den genannten Eigenschaften in den Kreis meiner Besprechung ziehen.

Ich hatte schon früher auf die ausgezeichneten Untersuchungen von Verworn verwiesen, aus denen hervorgeht, welche Bedingungen zur Kontraktion zwischen den einzelnen Bestandteilen der Muskelzelle bestehen. Die chemische Wechselwirkung zwischen Protoplasma und Sauerstoff + Nahrungsstoffen einerseits, Protoplasma und „Kernstoffen“ andererseits sind die bewegenden Faktoren für Expansions- und Kontraktionsphase des Muskels. Zur Erzeugung der Kernstoffe sind Kern und Protoplasma unzertrennlich voneinander erforderlich. „Nur durch seine Stoffwechselbeziehungen zum Protoplasma besitzt der Kern einen Einfluß auf die Funktion der Zelle und alle Lebenserscheinungen der Zelle sind nur Ausdruck der Stoffwechselbeziehungen zwischen dem Zellkern, dem Protoplasma und dem Medium.“ In der hochdifferenzierten quergestreiften Muskelzelle sind nun diese nutritiven Bestandteile unterschieden von den eigentlich die Bewegung vollführenden; letztere stellen die bekannten kontraktilen Säulchen dar, bestehend aus der isotropen und anisotropen Substanz. Das Verhältnis zwischen diesen Faktoren stellt Verworn so dar, um es noch einmal anzuführen: „Die anisotrope Substanz braucht zu ihrer Ernährung, d. h. zum normalen Fortbestehen ihrer Funktion gewisse Kernstoffe. Aus dem Sarkoplasma direkt nimmt sie keine Substanz in sich auf, wohl aber aus der isotropen Substanz. Die isotrope Substanz steht aber mit dem Sarkoplasma durch die Zwischenscheibe in sehr inniger Beziehung, in innigerer, als die anisotrope Substanz, also muß die anisotrope Substanz ihre Kernstoffe auf dem Wege über die isotropen Schichten beziehen. Da sie aber zu den Kernstoffen in der Form, wie sie im Sarkoplasma selbst vorhanden sind, keine Affinität besitzt, so sind wir zu dem Schluß gezwungen, daß die Kernstoffe erst in der isotropen Substanz eine Änderung erfahren, die sie chemotaktisch wirksam macht. So verstehen wir die Bedeutung der isotropen Substanz und begreifen, weshalb sie als vermittelnde Schicht zwischen das kernstoffzuleitende Sarkoplasma und die kontraktile Substanz eingeschaltet ist, weshalb gerade sie mit dem Sarkoplasma in besonders enger Beziehung steht und weshalb nicht das Sarkoplasma selbst als eigene Schicht in der Faser an die anisotrope Substanz direkt angrenzt“.

Wenden wir die Sätze nun auf unsere pathologischen Verhältnisse an, so wäre es an sich verständlich, daß eine Massen- oder Volumzunahme der protoplasmatischen Substanz dazu dienen könnte, mit ihrer größeren Masse auch größere Mengen der zur Ernährung und Funktion der kontraktilen Substanz dienenden Kernstoffe zu liefern. Der Zweck dieser größeren Lieferung könnte gesucht werden in einem stärkeren Verbrauch an Kernstoffen durch die anisotrope, kontraktile Substanz.

Im günstigsten Falle also, d. h. so lange bestimmt keine sichtbare Abnahme der kontraktilen Substanz der Muskelzellen stattfindet, kann eine erhöhte Arbeitsleistung seitens der hypertrophischen Zellen nur angenommen werden in der Art, daß die funktionell wichtigen Elemente derselben leichter und besser ihre Ernährungsstoffe zugeführt erhalten. Das hypertrophische Herz müßte also seine erhöhte Arbeit bestenfalls lediglich mit seinem einmal vorhandenen Vorrat an kontraktiler Masse bewältigen, nur unter erhöhter und gebesserter Bildung und Zufuhr von Kernstoffen.

Das wäre das Extrem der Zugeständnisse. Ich glaube kaum, daß Traube, Cohnheim etc. bei den Anforderungen, welche sie an die hypertrophierte Muskulatur stellen, damit zufrieden gewesen sein würden bezw. sind. Das Optimum wäre ja — und das würde wohl den Forderungen der genannten Autoren entsprechen — daß die Zellvergrößerung, wenn auch nicht ausschließlich auf Rechnung der kontraktilen Substanz, so doch wenigstens in dem Maße erfolgt, daß die große Zelle das gegenseitige, normale Verhältnis ihrer Bestandteile beibehalten würde; in solchem Falle aber könnte das Sarkoplasma durchaus nicht die tatsächlich vorhandene einseitige Ausdehnung besitzen.

Fänden wir hypertrophische Herzen, deren Muskelelemente bei völliger Integrität und unter Bewahrung des gegenseitigen Verhältnisses ihrer Einzelbestandteile vergrößert wären und dabei so zahlreich, daß durch diese so veränderten Elemente ein Einfluß auf die Gesamtarbeit des Herzens möglich erschiene, dann wäre die ganze Frage leicht entschieden: die Wirklichkeit liefert aber nur einseitige Vergrößerungen und damit eine Störung im normalen Verhältnis der Baubestandteile.

Andere Formen einer Zellenvergrößerung, als die in Rede stehende, habe ich kaum gesehen. Ganz außerordentlich selten ist mir wohl einmal eine Zelle zu Gesicht gekommen, welche nur mäßige Vergrößerung zeigte (vielleicht auch nur normal war?) und dabei kein vergrößertes Sarkoplasma besaß. Indes war der Befund so selten, daß man damit nicht rechnen kann. Kleinere Muskelzellen fanden sich durchaus nicht selten, aber stets ohne Zunahme des Sarkoplasmas; sie zeigten einfach die normale Struktur, ihrer Herkunft nach müssen wir entweder annehmen, sie sind vom Vergrößerungsprozeß verschont geblieben oder es waren junge Zellen, zumal sich auch sonst die früher beschriebenen Reste von Proliferationsvorgängen nachweisen ließen. Jedenfalls waren keine Zellformen aufzufinden, welche sicher den Schluß erlaubt hätten, daß in den Muskelzellen neben der Hypertrophie des Sarkoplasmas auch eine Vermehrung der kontraktilen Substanz vorhanden sei.

Nach alledem kann der eventuelle Nutzen der hypertrophierten Muskulatur nur ein bedingter sein; selbst dieses ganze Zugeständnis gilt lediglich unter der Annahme, daß und so lange noch keine Degeneration eingetreten ist: in den kranken Herzen, wie sie uns vorliegen, sehen wir aber Hypertrophie und Degeneration nebeneinander herlaufen! Von Zellen in diesen Herzen, denen man bedingungslos alle physiologisch günstigen Eigenschaften zuschreiben kann, wie die herrschende Theorie sie verlangt, bleiben also nur die übrig, welche noch die Zeichen ihrer Jugend an sich tragen oder nur erst noch übergangen sind von dem Vergrößerungsprozeß — ein sehr geringer Bruchteil. Für alle sonstigen Formen gelten die obigen Einschränkungen.

Wenn wir daher selbst das weiteste Zugeständnis machen und die günstigste Erklärung zu Grunde legen, so bleibt, wenn wir — wie wir es müssen — alle drei volumvermehrenden Faktoren in Rechnung setzen, die Cirrhose, wie die Muskelveränderungen, doch die sichere Tatsache übrig, daß die nach den früheren Theorien von dem herrschenden Begriff Herzhypertrophie geforderte Kongruenz der morphologischen und physiologischen Eigenschaften nicht besteht! Die Konsequenz, welche wir ziehen müssen aus der zur Zeit gültigen Anschauung, hat sich als unmöglich erwiesen: das Verhältnis zwischen den morphologischen und physiologischen Eigenschaften des Hypertrophie-Begriffes verschiebt sich in der Weise, daß die ersteren einen wesentlich weiteren Umfang besitzen!

Gehen wir im Sinne der herrschenden Theorie noch einen Schritt weiter, so würde aus der Behauptung, daß die Hypertrophie durch gesteigerte Arbeit entstehe, folgen, daß der Ort der ersten Entstehung gebunden sein müsse an die physiologisch-funktionellen Einheiten und deren Kompositen im Myocard. Durch Übung und stärkere Leistung der Körpermuskulatur hypertrophieren die besonders benutzten Muskeln. Am Herzen haben wir auch einzelne Muskelsysteme kennen gelernt, aus deren gemeinsamer Tätigkeit erst die Herzarbeit resultiert, und die in letzter Instanz aus „Lamellen“, Muskelblättern zusammengesetzt sind. Diese repräsentieren die letzte funktionelle Einheit. Ginge die Herzhypertrophie nun aus gesteigerter motorischer Inanspruchnahme hervor, so müßte sich der Einfluß der letzteren im Entstehungsmodus der Hypertrophie erkennen lassen, besonders in Fällen von partieller Hypertrophie. Die anatomischen Tatsachen lehren jedoch eine andere Art des Entstehens: die Hypertrophie entsteht herdweise bald hier, bald da innerhalb von benachbarten Lamellen und zieht so immer weiter und weiter ihre Kreise: abhängig sind diese Herde lediglich von den Zirkulationsbahnen, ohne sich im geringsten um funktionell zusammengehörige Bezirke zu kümmern. Die zu diesem Resultat leitende Überlegung deckt sich mit der, welche mich zur Abweisung der Möglichkeit vom Einfluß der Nerven auf die Herzmuskelinsuffizienz brachten, wie ich das oben ausgeführt habe. Eine auf den ersten Blick als Ausnahme von diesem Gesetz sich präsentierende Erscheinung werden wir später nur als scheinbare Ausnahme kennen lernen.

Also auch so stoßen wir auf Hindernisse. Alle diese Bedenken sind bisher nicht erhoben worden, sie drängen sich aber direkt auf und fordern ihre Berücksichtigung, wenn wir unsere erweiterten anatomischen Kenntnisse zu Hilfe ziehen und sie mit den vorhandenen Anschauungen in Einklang zu setzen versuchen. Zu allen diesen Einwänden kommen noch die, derer bereits in der Literatur Erwähnung getan ist: dort sind von berufenster Seite eine ganze Reihe von Bedenken und Gegengründen ausgesprochen, für deren Stichhaltigkeit besonders die Verhältnisse bei der Nephritis als Prüfstein herhalten mußten. Vielleicht die drastischste Entgegnung in diesem Sinne ist die, daß bei der Nephritis, wo eine vermehrte Arbeit nur vom linken Ventrikel denkbar sei, trotzdem in einem nicht unbeträchtlichen Prozentsatz auch eine Hypertrophie des rechten Ventrikels entstände, von dem in diesem Falle doch überhaupt keine gesteigerte Arbeit verlangt wird (v. Bamberger, v. Buhl). Nichtsdestoweniger bleiben alle Kritiker Anhänger der herrschenden Lehre, die ich mit Cohnheims Worten ausgesprochen habe. Um so schwerer wiegen Worte, wie die Krehls[1]): „Eine Reihe von Theorien ist in dem Augenblick beiseite zu legen, in dem die Beteiligung der rechten Kammer einwurfsfrei erwiesen ist. . . . Die Widerstände für das rechte Herz werden wohl durch Schwäche, nicht aber durch Hypertrophie der linken Kammer gesteigert“. Die Tatsache der Beteiligung des rechten Ventrikels steht außer Zweifel, man vergleiche u. a. nur die Statistiken von Bamberger und Buhl. Auch unter meinen Fällen sind die beiden stetig angeführten Fälle Beispiele hierfür. Wir hätten dann also eine Hypertrophie ohne vorausgegangene Druckerhöhung!

Was weiter die Hypertrophie bei Nephritis anlangt, so stimme ich durchaus Cohnheim etc. bei, daß wir entschieden alle Formen der Nephritis gleichmäßig berücksichtigen müssen. Allgemein werden die Bedingungen für die Entstehung der Hypertrophie in der arteriellen Drucksteigerung gesucht, welche durch die Nephritis — im weitesten Sinne des Wortes — erzeugt wird, d. h. die Hypertrophie des Herzens folgt der Nierenerkrankung.

Wir gelangen demnach zu einer unerklärlichen Ausnahme, wenn sich dieses Verhältnis umdreht. Von den zwei mir zur Verfügung stehenden Erfahrungen will ich nur eine erwähnen, während die andere, ein chronischer Fall, beiseite bleiben mag, da sie von mancher Seite angefochten werden könnte. Indes eine akute Erkrankung ist nach meiner Überzeugung so drastisch, daß kein schlagender Einwand dagegen möglich ist. Ich will nur vorausschicken, daß ich vorläufig statt Hypertrophie sagen will: Erkrankung des Herzens überhaupt. Daß diese Bezeichnung wirklich keinen Unterschied im Wesen der Sache bedeutet, werden

---

1) Krehl, Pathologische Physiologie, 2. Aufl. 1898. Seite 34/35.

wir später sehen, im übrigen brauche ich hierfür auch nur auf Bambergers Statistik z. B. verweisen.

Der Fall meiner Beobachtung lag so. Ein 12jähriges Mädchen (Grethe B.) erkrankt an Diphtherie, wird ins Krankenhaus gebracht und dort mit Diphtherie-Heilserum geimpft. 14 Tage später wird sie entlassen und kommt in meine Behandlung. Sie hat leichte Temperatursteigerungen (bis 38,5), es bildet sich in zwei bis drei Tagen eine ziemlich erhebliche Dilatation des Herzens aus (diffuser Spitzenstoß, reicht bis in die Axillarlinie); dabei bestehen Angstzustände, Unruhe etc. Puls ist frequent, ca. 100 bis 130, manchmal von schnellendem Charakter. Die Affektion geht zurück: die Herzgrenzen werden bedeutend kleiner, Puls langsamer und kräftiger, dementsprechend verlieren sich die angeführten, allgemein mit Recht der Zirkulationsstörung zugeschobenen subjektiven Beschwerden und zwar innerhalb von etwa drei Wochen. Der Urin war bisher immer frei von Eiweiß gewesen, in normaler Menge abgesondert worden: in den letzten Tagen enthält er kleine Mengen Eiweiß. Jetzt, wo die anfängliche Herzaffektion bis auf geringe Reste zurückgegangen, gerade noch nachweisbar war, setzten plötzlich die Erscheinungen einer schweren hämorrhagischen Nephritis ein: stark blutiger Urin, dessen Menge an einzelnen Tagen bis auf höchstens 150 bis 200 cbc. sank, dabei drohende urämische Symptome; dies alles, ohne daß auch nur im mindesten ein Nachlaß der Herzkraft oder eine erneute Vergrößerung eingetreten wäre, also etwa Dinge, wie sie Henschen beschreibt. Im Gegenteil, die Verhältnisse am Herzen näherten sich trotzdem mehr und mehr den normalen Verhältnissen, obwohl die Nephritis in voller Blüte stand. Nach etwa $2^1/_2$ Monaten trat dann akut eine mäßige Herzschwäche ein, die nur einen halben Tag dauerte; Blutungen wiederholten sich noch später gelegentlich. Nach $^3/_4$ Jahren seit Beginn der Erkrankung ist das Kind gut erholt, Urin von normaler Menge enthält noch Spuren von Eiweiß, Herz zeigt normale Kraft, nur ein geringes Überschreiten seiner normalen Grenzen nach links!

Den Fällen, in welchen bei schon bestehender Nierenentzündung die Herzbeteiligung fehlt, ist dieser Fall nicht zuzurechnen. Jeder, der den Fall heute untersucht, den genaueren Verlauf aber nicht kennt, würde unzweifelhaft zu dem Urteil kommen, daß eine Nephritis und von ihr — sekundär — abhängig die Herzaffektion besteht. Die klinische Tatsache aber, daß eine Herzaffektion vorausgeht, und nach Eintritt einer wesentlichen Besserung durch eine jetzt in die Erscheinung tretende schwere Nephritis keine Verschlechterung zeigt, muß uns zu denken geben: wir müssen, worauf es uns hier ankommt, daraus schließen, daß das gegenseitige Verhältnis zwischen den Erkrankungen beider Organe durchaus nicht stereotyp so ist, daß die Nephritis vorangeht.

Allgemein ist man zwar der Ansicht, spricht sich noch ganz neuerdings Henschen dahin aus[1]), daß jede bis zu einem gewissen Grade ausgesprochene akute Nephritis auf das Herz einwirkt und daß die Symptome der Herzbeteiligung unmittelbar nach dem Eintritt der Albuminurie einsetzen[2]). Und doch findet sich in seiner Kasuistik ein Fall, in dem die Herzveränderungen zwei Tage der Albuminurie vorausgingen. Nun mein Fall ist viel beweisender, weil der Zeitabstand ein größerer ist; denn wir werden später noch erfahren, daß der Zeitpunkt, wo Symptome sichtbar werden, keineswegs zusammenfällt mit dem Beginn der eigentlichen Herzerkrankung. Aber diese Einwände schaltet mein Fall aus!

Wir müssen — daß es ja nur selten vorzukommen braucht, ändert nichts — immerhin mit der Tatsache rechnen, daß Herzerkrankung und Nephritis in Folge derselben gemeinsamen allgemeinen Ursache bei demselben Individuum neben einander vorkommen können. Mit dieser Möglichkeit kann sich aber die herrschende Anschauung auch nicht im geringsten abfinden: auf sie fehlt jede Antwort. Sicher ist aber doch, daß alles, was mit der Nephritis zusammenhängen kann und sonst eine erhöhte Arbeitsleistung des Herzens bedingt oder bedingen soll, sei es Hydrämie, sei es Harnstoffretention etc. etc., für den angeführten Fall nicht maßgebend sein kann. Denn zur Zeit der Herzerkrankung war von einer Nephritis nichts zu bemerken. Und dieselbe in diesem Falle, was wir sonst im allgemeinen wohl bedenken müssen, als latent und klinisch nicht diagnostizierbar anzunehmen, dazu liegt eigentlich gar kein Grund vor, da normale Urinmenge vorhanden war ohne spezifische Beimengungen; aber, wenn das ja auch an sich leider nicht eindeutig ist, so wären doch unzweifelhaft später bei einem Sinken der Urinmenge auf 150 bis 200 cbc. pro Tag weit eher die Bedingungen für eine Affizierung des Herzens gegeben, als in dem hypothetischen Latenzstadium. In dieser späteren Zeit war jedoch nichts davon zu bemerken!

Worin hätten wir aber dann hier eine primäre Drucksteigerung im Gefäßsystem zu suchen, wie sie vorhanden sein soll, um der herrschenden Theorie ihre Gültigkeit zu retten? Ich wiederhole noch einmal, daß es für die allgemeinen Betrachtungen nichts ausmacht, daß hier eine Hypertrophie bisher nicht nachweisbar ist; bei Besprechung der Dilatation komme ich ohnehin hierauf zurück. Nicht unerwähnt will ich den Hinweis auf die Ansicht lassen, daß die alte Traubesche Theorie von dem ursächlichen Einflus der „Kreislaufstörungen in den Nieren“ auf die

[1]) Henschen, Über das Herz bei Nephritis, Seite 24.

[2]) Henschen, Ein Beitrag zur Kenntnis des Scharlach-Herzens, beides in den Mitteilungen aus der med. Klin. zu Upsala 1898.

Hypertrophie schon bereits überhaupt für erledigt angesehen werden kann, wie Krehls bezügliche Worte dartun.[1])

Ich sagte eben, mit der Tatsache der Koordination von Herz- und Nierenerkrankung könne sich die herrschende Theorie nicht abfinden, ich meinte mit dieser zunächst nur die Traubesche. Wie bekannt, ist von verschiedenen Autoren zwar diese Koordination angenommen worden (Gull und Sutton, Debove und Letulle etc.), aber daß ihre Erklärung des ganzen Prozesses genügt hätte, kann nicht behauptet werden: sie scheidet, wie wir schon gesehen haben, aus dem einfachen Grunde aus, weil die von ihnen ätiologisch verantwortlich gemachte Gefäßerkrankung in einer großen Zahl von Hypertrophien überhaupt nicht vorhanden war (cf. auch meinen Fall I). Aber auch in den Fällen, welche primär erkrankte Gefäße besitzen und in denen sich die konsekutiven Bindegewebswucherungen entwickeln, wovon wir in unserem Herzen II ein Beispiel sehen, können wir den Vermittelungsversuch jener Theorie, daß hier die Muskulatur hypertrophiere, weil sie „innere Widerstände" zu überwinden habe, nicht als geglückt ansehen; ich besprach schon die Gegengründe, die sich aus dem schwächenden Einflus der Gefäßaffektion auf die spezifische Organsubstanz ergeben.

Ich kann mich wohl hiermit begnügen, ohne daß ich auf weitere Einzelheiten aus der Beweisführung jener Theorien eingehe; zumal ich ohnehin eine ganze Reihe derselben später im Anschluß an andere Fragen noch abhandeln werde. Jetzt kam es mir darauf an, für die zu Anfang dieses Abschnittes an der herrschenden Anschauung geübte Kritik meine Gründe anzuführen und an der Hand des anatomischen Materials, über welches wir jetzt verfügen können, die Kardinalpunkte der gültigen Theorien einer Nachprüfung zu unterziehen. Ich glaube, die Berechtigung zu den in der Kritik ausgesprochenen Gegengründen und damit die Zweifel von der Richtigkeit der Traube-Cohnheimschen Erklärung so weit gestärkt zu haben, daß wir jetzt direkt die Unhaltbarkeit der letzteren aussprechen können und müssen. Wir haben mehr wie einen Verstoß gegen Cohnheims erste Bedingung erfahren, daß eine gültige Theorie mit den Tatsachen im Einklang stehen muß; denn bisher fehlte die Ausdehnung dieser Forderung auf die jetzt aus den mikroskopischen Untersuchungen der Neuzeit gewonnenen Resultaten!

Das galt nun von den Ursachen zur Entstehung und von der Bedeutung der Hypertrophie. Zu diesem Begriff gehört aber noch die Eigenschaft, über kurz oder lang in das Stadium der Insuffizienz überzugehen. Welche Momente und Befunde für die Tatsache der Insuffizienz in Frage kommen, ist ausführlich auseinandergesetzt, ich kann sie hier als bekannt ansehen.

---

[1]) Krehl, Pathologische Physiologie, 2. Aufl. 1898, Seite 35.

An dieser Stelle ist nur noch eine Frage zu besprechen, nämlich können wir unter Benutzung unserer Befunde die von anderen Autoren ausgesprochenen Anschauungen über den Zusammenhang der Insuffizienz mit der vorausgegangenen Hypertrophie als gültig ansehen? Ich kann mich sehr kurz fassen. Die Kritik der bisher gültigen Deutungen hatte oben zum Nachweis einer Lücke geführt: die Gründe der Autoren waren entschieden für viele einzelne Fälle zutreffend, die Lücke bestand nur in dem fehlenden Beweise dafür, daß unweigerlich ein hypertrophischer Herzmuskel untergehen muß. Ich glaube, die Beweise dafür erbracht zu haben, ich schloß die darauf bezügliche Folgerung mit der Bemerkung, daß der Angelpunkt der Differenz zwischen mir und den früheren Arbeiten in der verschiedenen Auffassung von der Natur der großen Muskelzellen mit vergrößertem Sarkoplasma und einfachen Leistenkernen liegt, die ich als eine progressive Form deutete. Ich denke, diese meine Ansicht inzwischen noch genügend gestützt zu haben, daß ich jetzt sicher mit ihr rechnen darf, dann aber läßt sich von der erwähnten Form der Muskelerkrankung angefangen die Degeneration als ein regelmäßig fortschreitender Prozeß unter dem Mikroskop demonstrieren, der ohne scharfe Grenze mit der ersteren Form zusammenhängt.

Mehr brauchen wir nicht, um den Zusammenhang zwischen Hypertrophie und Insuffizienz nachzuweisen. Ausdrücklich betone ich noch einmal an dieser Stelle, daß darin keine Gegnerschaft gegen tatsächliche Ergebnisse der bisherigen Arbeiten liegt, die eine Reihe verschiedener zufälliger Momente als Ursache für die Inkompensation hingestellt haben; welche Ergebnisse ich speziell meine, habe ich an den betreffenden Stellen ausgesprochen.

Auf eine Äußerung muß ich nur noch zurückgreifen. In Krehls pathologischer Physiologie[1]) findet sich der Passus: „Häufiger verbinden sich mit der Ursache für die Ausbildung der Hypertrophie auch Veranlassungen zur Schädigung der Herztätigkeit und das äußert sich sowohl in der Leistungs- wie in der Lebensfähigkeit solcher Herzen". Diese Worte scheinen mir Unrecht zu geben, als ob damit der geforderte Zusammenhang erledigt wäre. In Wirklichkeit läßt Krehl aber die Veranlassung zur Beeinträchtigung der Herztätigkeit nur parallel mit der Hypertrophie und ihren Ursachen gehen, nicht eines aus dem andern folgen: damit deckt sich seine Ansicht nicht mit der meinigen.

---

[1]) a. a. O. Seite 54.

10. Kapitel.

Wesen des pathologischen Prozesses bei Hypertrophie.

Meine anatomischen Untersuchungen haben mich somit zu einer Reihe von Schlüssen geführt, die zum Teil eine Bestätigung von bereits gemachten Erfahrungen liefern, zum anderen Teil aber in direktem Gegensatz zu althergebrachten, von den besten Namen verteidigten und vertretenen Ansichten stehen und geradezu deren Unhaltbarkeit beweisen. Mit dieser negativen Kritik ist aber nur etwas gewonnen. Es kann oft genug vorkommen, — daß es geschehen ist, lehrt genug die Geschichte — daß Theorien als unzulänglich erkannt sind, daß die Tatsachen aber nicht stark genug waren, Neues und Besseres an die Stelle des Alten zu setzen, und daß es daher klüger war, ein non possumus auszusprechen. In unserem Falle aber glaube ich, liegt die Sache nach allem, was ich vorgebracht habe, so, daß wir getrost an einen Erklärungsversuch gehen können.

Die leitenden Grundsätze und die Voraussetzungen, denen eine solche Erklärung zu genügen hat, habe ich hinreichend oft hervorgehoben. Im Gegensatz zu den früheren Deutungen will ich mich, so streng es irgendwie angeht, an die sicht- und nachweisbaren anatomischen Tatsachen halten — in der Vernachlässigung derselben resp. in der fehlenden Möglichkeit, dieselben in dem Umfange zu verwerten, wie es heute möglich ist, liegt ja entschieden ihre schwache Seite — und auf diese Weise glaube ich, zu einem befriedigenden Resultate gelangt zu sein. Die Probe auf die Richtigkeit des Exempels wird dann darin bestehen müssen, ob wir die physiologischen und pathologischen Vorgänge, welche uns Experiment und Klinik haben beobachten lassen, in ihrer Mannigfaltigkeit und zum Teil anscheinend regellos wechselnden Art mit meiner Annahme werden vereinigen und deuten können. Die Grundzüge derselben hatte ich schon in der Besprechung der Literaturübersicht angeführt, die ferneren Einzelheiten folgen am besten in dem weiteren Zusammenhange: nun, und kann ich diesen Anforderungen genügen, dann kann ich wohl annehmen, den Beweis für die Richtigkeit meiner Theorie gegeben zu haben.

„Jede Theorie beruht auf der mehr oder weniger richtigen Aneinanderreihung der Erscheinungen nach Ursache und Folge", sagt v. Buhl sehr richtig. Daß deshalb Einzelheiten auch in einem Zusammenhange vorkommen können, wie sie frühere Theorien besessen haben, kann nicht verwundern bei der großen Zahl von Versuchen, die in dieser Richtung unternommen sind. Trotzdem stellt meine Ansicht eine Neuheit dar, weil sie die bisher nicht zu vereinigenden Konsequenzen in sich umfaßt. Das ist eben der Prüfstein für die Richtigkeit einer Theorie, daß sie die verschiedenen tatsächlichen Möglichkeiten einheitlich erklärt. Der Wert einer richtigen Erklärung wird erhöht durch die Forderungen des täglichen Lebens: wir müssen uns ja zwar vielfach in der Medizin mit Erfahrungssätzen behelfen, die eigentliche Sicherheit im Erkennen und Handeln ist aber erst vorhanden, wenn wir die ganze Sachlage überblicken und die notwendige Konsequenz des einen Faktums aus dem anderen nachweisen können.

Wenn ich nun in meiner Darstellung zu Wiederholungen früherer Sätze gezwungen bin, so geschieht das lediglich, um die Etappen meiner Schlußfolgerungen zu bezeichnen.

Für meine anatomische Schilderung hatte ich mich an zwei Beispiele angelehnt, ich will sie aus dem gleichen Grunde, wie früher, beibehalten. Ich kann es auf Grund der einfachen Überlegung tun, daß, wenn eine Erklärung für alle Fälle passen soll, sie auch für einzelne Geltung haben muß, wir dürfen nur keiner Ausnahme begegnen. Eine solche müßte dann also besonders betont und ausgeführt werden.

Wir haben, um es der Übersicht halber noch einmal zu rekapitulieren, interstitielle und parenchymatöse Veränderungen in unseren Herzen gefunden. In einem Fall (Herz II, Frau R.) handelt es sich um eine mit primärer Gefäßerkrankung zusammenhängende, diffuse, überall im Herzen vorhandene, progrediente Cirrhose, im anderen (Herz I, Kapitän) neben einer mehr zirkumskripten Cirrhose um eine Reihe herdförmiger interstitieller Prozesse in allen Entwickelungsstadien, von einer vollendeten zirkumskripten Narbe an bis zu ganz frischen Rundzellenherden. Während im erstgenannten Herzen die Cirrhose nicht unmittelbar mit dem Untergang der spezifischen Organsubstanz in Beziehung zu setzen war — die einzige Ausnahme („Zerklüftung“) spielt keine allgemeine Rolle —, hier also die Erkrankungen der beiden Gewebe als koordiniert gelten mußten, war in dem anderen Herzen (I) das Auftreten der herdförmigen interstitiellen Prozesse ausnahmslos mit einer Zerstörung von Muskelsubstanz verbunden. Das Verhältnis zwischen den Erkrankungen beider Gewebe in diesem Falle stellte sich sicher so, daß der Untergang der Muskulatur der primäre, die exsudativen und Neubildungsvorgänge am Zwischengewebe der sekundäre Prozeß waren: also ganz im Sinne der Kösterschen Beschreibung. Nur ein Teil der Cirrhose und der diffusen Rundzelleninfiltration existierte, ohne unmittelbaren Einfluß auf die Lebenseigenschaften und -Vorgänge der Muskelzellen auszuüben. Die Betrachtung der parenchymatösen Veränderungen führte mich weiter dazu, aus den Degenerationsformen (anatomisch) eine fortlaufende Reihe zu bilden, angefangen von den Resten zerfallener, nekrobiotischer Zellen bis hinauf zu einer Form der Muskelzelle, welche als hypertrophische bereits beschrieben war.

Es bestanden also progressive und regressive Störungen, die kontinuierlich ineinander übergehen. Histologisch besaßen fast alle Muskelveränderungen die charakteristische Eigenschaft, daß die Veränderungen sich im wesentlichen am Kern und Sarkoplasma, also den nutritiven Bestandteilen abspielten; mikroskopisch-anatomisch, daß sie in Herden auftraten oder, wenn diffus vorhanden, doch herdweise stärker ausgeprägt, also fortgebildet waren und daß die Entwickelung dieser Herde in Abhängigkeit stand von den Ernährungsbahnen des Myocard.

Das wäre das Gerippe. Diese Beispiele waren typisch für gewisse Formen der Hypertrophie des Herzmuskels, andere Herzen lieferten analoge Befunde.

Zweck unseres Vorhabens ist es jetzt also, zu bestimmen, wie entsteht eine Hypertrophie des Herzmuskels und was bedeutet sie für das ganze Herz: das ist der Umfang des Begriffes „Theorie der Herzhypertrophie".

Da wir nun auch schon die speziellen Befunde aus den anatomischen Ergebnissen kennen gelernt haben, welche das Substrat für die eigentliche Volumsvergrößerung abgeben, aber auch festgestellt haben, daß diese Faktoren nichts weiter, als einen Teil des gesamten Krankheitsbildes umfassen, so wird die Lösung unserer Aufgabe zusammenfallen mit der Lösung der Frage, wie haben wir den allgemeinen krankhaften Prozeß in unseren Herzen aufzufassen und zu deuten: die Antwort hierauf muß den Kernpunkt der ganzen Auseinandersetzung, den Angelpunkt der Theorie enthalten.

Alle die erwähnten interstitiellen Erkrankungen — das ist mit wenigen Worten abgemacht — sind nach bekannten Grundsätzen zweifelsohne nur das Produkt einer Entzündung. Wir haben in einem Falle also (II, Frau R.) eine diffus auftretende, chronisch interstitielle, proliferierende Myocarditis, im andern (I, Kapitän) eine zirkumskripte, herdförmige, interstitielle Myocarditis in verschiedenem Alter, zum Teil auch progressiver, vorwiegend reparativer Natur. Beides deckt sich mit der Deutung der Leipziger und vorher Kösters[1]) und Rühles,[2]) braucht also keine weiteren Auseinandersetzungen.

Es handelt sich daher nur noch um die Deutung des Wesens der Veränderungen am eigentlichen Muskelparenchym, welche, wie wir fanden, den interstitiellen koordiniert waren. Nun, um meine Ansicht gleich vorweg zu nennen: es stellen die Parenchymalterationen nach meiner festen Überzeugung nichts anderes dar, als gleichfalls den Ausdruck und die Er-

---

[1]) Köster, Über Myocarditis. (Bonner Programm 1888.)

[2]) Rühle, Zur Diagnose der Myocarditis. (Deutsches Archiv für klinische Medizin, XXII. 1878.)

scheinungsform einer echten Entzündung, einer parenchymatösen Myocarditis, in dem Sinne, wie ihn Virchow gebraucht: in diesem Falle also einer chronisch progressiven Entzündung!

Die Möglichkeit, daß der ganze Prozeß so zu deuten sei, ist bereits einige Male in Erwägung gezogen worden, doch tritt Köster[1]) einer solchen Annahme mit den Worten entgegen: „daß es eine diffuse entzündliche Zirkulationsanomalie im Herzmuskel gäbe, welche eine entzündliche Ernährungsstörung in Form der Degeneration der Muskelfasern im Gefolge hätte, dafür liegen keine Beobachtungen vor, man müßte denn so weit gehen, die diffuse fettige Degeneration des Herzens parenchymatöse Entzündung zu nennen.“ Köster erwähnt dann noch Orths Anschauung von einer „Myocarditis degenerativa, sive parenchymatosa“, bei der körnige Trübung mit Verdickung (trübe Schwellung), sowie eine Vergrößerung durch Quellung, „vielleicht“ auch Teilung von den Kernen vorhanden sei. Damit seien die progressiven Veränderungen abgeschlossen, es erfolge entweder Restitution oder Degeneration; „die naheliegende Konsequenz, ähnliche Veränderungen bei Intoxikationen (Phosphor, Arsen, Mineralsäuren) dann gleichfalls als diffuse degenerative Myocarditis auffassen zu müssen, stört auch Orth.“ Er halte deshalb die Sache für „fraglich“. Daß andererseits die akute Fettdegeneration bei Diphtherie von Leyden, Birch-Hirschfeld als diffuse degenerative Myocarditis gedeutet ist, findet gleichfalls nicht Kösters Beifall.

Und doch muß ich an meinem Ausspruch festhalten, trotz der Autorität eines Mannes, wie Köster.

Für die Annahme, daß es sich bei der Muskeldegeneration um eine einfache Ernährungsstörung handele, also einer solchen nicht entzündlicher Natur, türmen sich eine ganze Reihe von Schwierigkeiten auf. Besprochen habe ich schon sämtliche Möglichkeiten, ich will sie indes hier im Zusammenhange noch einmal aufzählen. Eine dieser Möglichkeiten wäre die, daß die Degeneration der Muskelzellen herbeigeführt sei durch die entzündlichen Infiltrationen und Wucherungen. Dafür fehlt der anatomische Beweis nicht nur, sondern es finden sich direkte Gegenbeweise. Die herdförmigen Rundzelleninfiltrationen fehlen nämlich in unseren Herzen zwischen erhaltener Muskulatur, zeigen sich vielmehr erst, wenn deutliche Untergangserscheinungen derselben vorhanden sind; und da wir überdies sogar die Tätigkeit der Rundzellen verfolgen und beobachten können, so bleibt nur übrig, die Muskeldegeneration als den primären, d. h. selbständigen Vorgang anzusehen. Auf der anderen Seite bestehen Cirrhose und Rundzelleninfiltrationen an zahlreichen Stellen, ohne daß Rückbildungszeichen der Muskelzellen erkennbar sind, trotzdem es sogar noch zu Abschnürungen

[1]) Köster a. a. O.

der Lymphbahnen und dadurch bedingter Ektasie ihrer Kapillaren gekommen sein kann; schließlich beobachtet man hochgradige Degeneration ohne Gegenwart interstitieller Vorgänge. Also ein kausaler Zusammenhang, wenigstens ein unmittelbarer, besteht zwischen diesen Vorkommnissen nicht.

Dann könnte man, wenn man den Begriff der einfachen Ernährungsstörung retten will, die terminale fettige oder körnige Entartung für unabhängig von dem vorausgegangenen hypertrophischen Stadium erklären und sie entstanden denken durch irgendwelche zufällige Einwirkungen. Dagegen spricht außer der klinischen Erfahrung ganz einfach die Tatsache, daß unschwer zwanglose Übergänge zwischen der Hypertrophie der Zellen und dem endlichen Detritushaufen zu beobachten sind.

Nun wäre nur noch eine Möglichkeit denkbar, die sogar anscheinend durch Tatsachen gestützt wird. Die degenerativen Erscheinungen und zwar von der körnigen Infiltration der Zellen an, könnten ja entzündlicher Natur sein, der Charakter des Gesamtprozesses verrate sich durch die bindegewebigen Wucherungen, welche nach Tangl ja erst später hinzukommen, und die Hypertrophie bestände doch daneben als selbständiger Prozeß für sich. Auch das geht nicht an, zum Teil aus den eben erwähnten Gründen, dann noch deshalb nicht, weil die Bindegewebswucherungen kein notwendiges Glied in der Reihe der ganzen Veränderungen darstellen und der allgemeine Prozeß sich ebenso abspielt, ob sie vorhanden sind oder nicht; dann aber, weil wir noch Untergangserscheinungen an den Muskelzellen kennen gelernt haben, welche zeitlich wohl der körnigen Infiltration vorausgehen (in Form der Atrophie resp. Metamorphose der kontraktilen Substanz) und schließlich, weil wir in reinen Fällen, d. h. solchen ohne Embolien oder Thrombosen etc. keine Muskelzellen finden, welche der Degeneration verfallen, ohne nicht Reste eines hypertrophischen Stadiums zu zeigen. Hieraus schließe ich nun, um eine einfache Ernährungsstörung kann es sich unmöglich handeln.

Das positive Hauptargument in unserer Streitfrage bildet die Definition Virchows und dessen Forderung, ob der endlichen Degeneration ein progressives Stadium vorausgegangen ist: dies aber haben wir wirklich in unseren Herzen. Wir haben einen ununterbrochenen Zusammenhang zwischen den degenerativen Vorgängen und den progressiven vor uns, kein Untersucher wird im stande sein, zu bestimmen, wo hören die letzteren auf und wo fangen die regressiven an! Dazu wissen wir bestimmt, daß dies progressive Stadium der Ernährungsstörung das primäre ist, sogar allein für sich vorkommen und das Gesamtbild soweit beherrschen kann, daß andere Veränderungen daneben überhaupt gar keine Rolle spielen.

Der Charakter der Erkrankung als Ernährungsstörung ist so deutlich ausgeprägt, wie er es nur irgendwie sein kann. Die

Herzmuskelzelle stellt eine hochdifferenzierte Zelle vor, wir können mit dem Auge die nutritiven Bestandteile von den animalischen (wenn ich so sagen soll) auseinanderhalten: als ganz wesentliche Eigenschaft unserer hypertrophischen Herzmuskelzellen habe ich aber immer und immer wieder darauf hinweisen können und müssen, daß die progressiven Veränderungen, wie der Beginn der Degeneration, sich ausschließlich an dem nutritiven Teile, dem Sarkoplasma abspielen — die letzteren Bedingungen übrigens erwähnt schon Virchow in seiner Zellularpathologie, wenn auch in anderem Zusammenhange. Dann ergibt sich der Charakter des gesamten Prozesses als — allgemein gesagt — einer Ernährungsstörung aus dem Zusammenhang mit der Gefäßverteilung: diese nutritiven Störungen der Muskulatur folgen denselben Gesetzen und Bedingungen, welche für die unzweifelhaft entzündlichen Vorgänge am interstitiellen Gewebe Gültigkeit haben.

Ein gewisser Fingerzeig, in welcher Richtung wir die Art der Ernährungsstörung zu suchen haben, wird uns gegeben, wenn wir uns gegenwärtig halten, daß der qualitativ feststehende Prozeß an der Muskulatur koordiniert neben und gemeinsam mit einer diffusen Cirrhose vorkommt. Notwendig ist dieses Nebeneinander ja nicht und trotzdem rechnen wir bisher allgemein, pathologisch und klinisch, die vergrößerten Herzen mit oder ohne Cirrhose zu einer und derselben Gruppe. Die Cirrhose ist als das Produkt einer Entzündung natürlich auch das Zeichen von der Existenz eines solchen Prozesses im Herzen überhaupt und, da sich die Parenchymveränderungen in allen Herzen gleichmäßig abspielen, unabhängig von der Cirrhose, die letztere also nur eine accidentelle Rolle spielt, so liegt es mehr wie nahe, die Muskelveränderungen ebenfalls als entzündliche anzusehen. In dieses Bild fügen sich dann auch die Befunde proliferierender Muskelzellen zwanglos ein, mögen sie auch an sich noch so spärlich vorhanden sein.

Meine Anschauung besitzt indes außer den eigentlich per exclusionem gewonnenen Beweisen noch andere und zwar Analogiebeweise.

Hier wird mir sogleich der Einwand entgegengehalten werden, die Analogie widerspräche mir, da wir doch an der übrigen quergestreiften Muskulatur keine vergleichbaren Prozesse haben. Nun, da antworte ich einfach mit Fug und Recht: die bisherige Analogieannahme ist ein entschiedener Irrtum, dort haben wir sie durchaus nicht zu suchen, Körper- und Herzmuskulatur sind inkommensurable Größen. Gemeinsam haben beide mit einander nichts weiter, als daß sie eine Querstreifung besitzen und kontraktile Eigenschaften haben. Das letztere sagt nichts, der Körper besitzt ja auch sonst noch kontraktile Elemente, z. B. die Lymphoidzellen. Es bliebe also nur die Querstreifung. Diese verdankt freilich analogen Bedingungen ihre Existenz: aber, und das ist der Kernpunkt, diese spezifischen Träger der Kontraktion sind Einlagerungen oder Bestandteile im übrigen ganz different organisierter Zellen. Nicht allein ich habe auf diesen Unterschied von der Körpermuskulatur, auf die ganz eigenartige Stellung der Herzmuskulatur hingewiesen, schon die Leipziger Schule tut es, auch sonst Physiologen (z. B. Hermann), dann Stöhr in seiner Histologie betonen diesen Faktor. Ohne daß ich hier noch einmal besonders auf Einzelheiten eingehen brauche, treten uns also morphologische Unterschiede entgegen, auf physiologischem Gebiet begegnen wir, ganz abgesehen davon, daß die Herzmuskulatur dem Willen entzogen ist, ganz krassen Differenzen; alle diese Besonderheiten rücken noch in ein deutlicheres Licht dadurch, daß wir es auch entwickelungsgeschichtlich mit völlig von einander unabhängigen, verschiedenartigen Gebilden zu tun haben. Diesen bekannten Tatsachen habe ich noch die eine hinzugefügt, daß, wie die Herzmuskelzelle bekanntlich das ganze Leben hindurch ihre Selbständigkeit im Organ behauptet, also niemals mit ihren Nachbarn zu Fasern von der Art der Skelettmuskelfasern verschmilzt, diese Selbständigkeit noch mehr hervortritt und ihren deutlichen Ausdruck nach außen erhält durch die Anordnung der Gefäßverteilung im Herzen, welche sich eng an den zelligen Aufbau anlehnt: nahezu jede einzelne Muskelzelle für sich wird von einer Gefäßmasche umgürtet.

Diese Dinge sind so gravierend, daß es ganz und gar unverständlich ist, wie noch immer bei Besprechung selbst der rein pathologisch-anatomischen Verhältnisse auf die Erkrankung der Skelettmuskulatur exemplifiziert werden kann und zwar von Autoren, die schon den Unterschied bemerkt haben.

Diejenigen krankmachenden Faktoren nun, welche auf dem Wege der Zirkulationsbahnen angreifen und zu anatomischen Läsionen des Herzmuskels führen, werden ganz unbedingt einen solchen Ausdruck ihrer Wirksamkeit liefern müssen, wie er durch den normalen Bau des Organs vorgeschrieben ist. Die zellige Struktur des Organs muß also den Ausschlag geben und wollen wir überhaupt Analogien zum Beweise mit heranziehen, so müssen wir uns nicht an die Skelettmuskulatur wenden, sondern an andere Organe mit ebenfalls zelliger Struktur. Diese pflegen wir als parenchymatöse Organe sammenzufassen. Mögen diese Bedingungen auch bisher übersehen sein, wegzuleugnen sind sie nun und nimmer und somit müssen auch die Konsequenzen aus den Daten gezogen werden, um so mehr, als sie von großer Tragweite sind.

Damit bin ich in der Betrachtung der materiellen Herzkrankheiten zu einem neuen, aber durchaus sicher fundierten Gesichtspunkt gekommen: für die ganze frühere Auffassung war ein Hauptargument die Ähnlichkeit zwischen Herz- und Körpermuskulatur, — eine allerdings nur höchst oberflächliche —, meine Auffassung läßt die Ähnlichkeit bestehen, wo sie hingehört, d. h. die eigentlich kontraktilen Elemente sind bei beiden von derselben Beschaffenheit, aber der verschiedene Bau der ganzen Zelle stempelt beide Muskelarten zu nicht vergleichbaren Größen, gerade die unterscheidenden Zellbestandteile sind jedoch die Träger der nutritiven, pathologischen Störungen und Veränderungen.

Somit gelange ich auf sehr einfache, ja notwendige Weise dazu, in der Anatomie der Erkrankungen der Herzmuskelsubstanz auf die Analogie mit der der Leber- und Nierenerkrankungen hinzuweisen. Würde nun aber wohl irgend jemand die Möglichkeit einfallen, zu erklären, wenn er eine vergrößerte Leber vor sich hat, in der eine deutliche, vielleicht aber auch gar nicht einmal sehr ausgesprochene Cirrhose besteht, daß die Vergrößerung dieses Organs etwa einer „Arbeitshypertrophie" ihre Entstehung verdankte und das Zeichen einer erhöhten Leistungsfähigkeit des Lebergewebes darstellte? Dort betrachten wir alles als das Produkt einer Entzündung und benennen danach den gesamten Zustand des Organs, während die herrschende Anschauung über die Verhältnisse am Herzen mit ähnlich erkranktem Gewebe sich mit der gewundenen und gezwungenen Unterbringung verschiedener, ja geradezu divergenter Begriffe abquält!

Wie weit z. B. die parenchymatösen Prozesse an unseren Herzen mit denen bei hypertrophischer Lebercirrhose übereinstimmen, das sagt uns wohl ein Satz aus Birch-Hirschfelds Lehrbuch[1]). Es „können in der hypertrophischen Leber noch reichlich wohlerhaltene Leberzellenbalken erkennbar sein; ja an den von den angedeuteten lokalen Schädigungen freieren Stellen besteht zuweilen eine Hypertrophie des Parenchyms. Andererseits findet man dort, wo intralobuläre Bindegewebswucherung stark entwickelt ist, atrophische, dabei meist mit reichlichen Pigmentkörnern durchsetzte Leberzellen, ja es kommt mitunter stellenweise zu völligem Zerfall der letzteren. In vorgeschrittenen Fällen kann ein großer Teil des Leberparenchyms in der beschriebenen Weise regressiv verändert sein. Daneben finden sich histologische Befunde, die teils auf regenerative, teils auf atrophische Zustände zu beziehen sind." —

Ist das nicht eigentlich genau das Bild, was ich und vor mir andere am Herzen beschrieben haben? Ganz frappant springt die Ähnlichkeit in die Augen, wenn man Schnitte aus einem solchen Herzen mit denen der entsprechenden Lebererkrankung vergleicht. Ich sollte meinen, es wiegt das außerordentlich schwer, wo wir hier und nicht an der willkürlichen Körpermuskulatur die Analogien zu suchen haben!

An der Leber ist nicht der Fehler begangen worden, der fortwährend die Pathologie des Herzmuskels beherrscht. Am

---

[1]) Seite 267.

Herzen hat man als Maß der Hypertrophie lediglich die Dickenzunahme der Kammerwandungen angesehen und hat nun ohne weiteres, ohne einen Beweis dafür glauben schulden zu müssen, die elementaren Bestandteile der verdickten Kammerwandungen als vollwertig und unter einander als gleichwertig hingestellt. Wenn aber schon zum Teil in früheren Stadien der sich entwickelnden Hypertrophie an einzelnen Fällen der Schluß gezogen werden mußte, daß die morphologischen und physiologischen Eigenschaften des Hypertrophie-Begriffes sich nicht decken, trotzdem die bis dahin gültige Anschauung dies verlangt, so galt das für die spätere Zeit erst recht. Die Dickenzunahme der Wandungen konnte trotz der regressiven Prozesse sogar noch zunehmen (so z. B. fanden wir gerade untergehende Muskelzellen stark vergrößert, eventuelle Cirrhose hatte zugenommen, ein multiples, lokalisiertes Ödem hatte zugenommen etc. etc,), aber die physiologische Qualität des Organparenchyms war doch jetzt bedeutend verschlechtert und das trotz des Wachsens der Wanddicke! Es ist so ein folgenschwerer Irrtum entstanden, der nur durch genaueste Berücksichtigung der geweblichen Alterationen beseitigt werden kann.

Daß wir am Herzen den Prozeß nie in der Vollendung beobachten können, wie er an der Leber vorkommen kann, dafür liegt die Erklärung so auf der Hand, daß man sich fast scheuen muß, sie auszusprechen. Das Herz ist ein unmittelbar lebenswichtiges Organ, es muß also bei einem hochgradigen Verlust seines spezifischen Parenchyms, der Muskelzellen, wie ihn die Leber indes noch wohl vertragen kann, direkt zu Grunde gehen.

Ich habe mich zum Vergleich gerade an die Leber gewendet, weil sie ein einheitlicheres Parenchym besitzt, als die Nieren. Indes die allgemeinen Verhältnisse liegen hier genau so: es wird niemand, wenn er eine „große bunte" Niere in Händen hat, auf den Gedanken kommen, anzunehmen, die Vergrößerung des Organs repräsentiere eine entsprechend erhöhte Leistungsfähigkeit! Die geweblichen Veränderungen bei dieser Affektion bieten dasselbe Nebeneinander von progressiven und regressiven Strukturänderungen des sezernierenden Parenchyms neben interstitiellen Prozessen, wie wir das am Herzen fanden. Nun ich komme nachher noch wiederholt auf diese Verhältnisse zurück.

Wenn wir aber, um bei dem Beispiel der Leber stehen zu bleiben, den hier zur Vergrößerung des Organs führenden Vorgang als hypertrophierende Entzündung bezeichnen, so müssen wir nach den erwähnten Gründen dasselbe für das Herz fordern: ich würde also demgemäß den in unseren Herzen sich abspielenden Prozeß unbedenklich als eine Myocarditis parenchymatosa et interstitialis chronica hypertrophicans benennen.

Nun weiß ich sehr wohl, welch' ein labiler Begriff der einer parenchymatösen Entzündung ist und wie schwierig es ist, jede einzelne Zellform dadurch erklären zu wollen. Die Gegenwart von in ihrem Gefüge nicht sichtbar veränderten Muskelzellen in unseren Herzen widerstrebt dem aber nicht; es brauchen ja nicht alle Zellgruppen von der Erkrankung befallen zu sein und a potiori fit denominatio! Auch wer sich nicht mit dieser meiner Benennung einverstanden erklären will, der wird doch niemals umhin können, die allgemein feststehenden, grundlegenden Ergebnisse der normalen Anatomie auch für die Deutung pathologischer Prozesse verwerten zu müssen. Jene haben aber nicht ihre Berücksichtigung gefunden und keiner der bisherigen Autoren kann behaupten, daß sich seine Ansichten mit ihnen vereinigen lassen. Da klafft eine Lücke; als eine der ersten Grundbedingungen für eine Erklärung ist jedoch Cohnheims Satz festgelegt und demgemäß gefordert, daß jede Deutung im Einklang mit den Tatsachen stehen muß.

Das mindeste Zugeständnis, das mir jeder machen muß, wird aber das sein, daß meine Darstellung des Prozesses im Herzen mit den anatomischen Tatsachen, normalen wie pathologischen, wirklich im Einklang steht und darauf lege ich auch mehr Gewicht, als gerade auf das Wort: parenchymatöse Myocarditis. Danach verläuft die Erkrankung folgendermaßen. Eine krankmachende Schädlichkeit, — deren Natur uns zunächst gleichgültig sein kann — wird dem Herzen durch die Gefäße zugeführt. Abhängig von der Gefäßramifikation und deren eigenartigen Beziehungen zu den Lymphbahnen werden nun hin und her in der Herzmuskulatur kleinere oder größere Herde von Muskelzellen beeinflußt, innerhalb eines Herdes in ziemlich gleichmäßiger qualitativer Weise: es ist ein nutritiver Reiz ausgeübt und dieser macht sich zunächst geltend am nutritiven Teil der Muskelzellen in diesen Herden, nämlich am Kern und Sarkoplasma. Beide vergrößern sich, zuerst das zentrale, perinukleäre Sarkoplasma, erst später das periphere; damit wächst natürlich der Umfang der Zelle. Zunächst wird dieser Vorgang an den Zellgruppen sich abspielen, welche am günstigsten für die Einwirkung der Noxe gelegen sind. Während dessen, vorausgesetzt, daß die Schädlichkeit weiter einwirkt, kommen andere Gruppen an die Reihe, — die, nebenbei gesagt, neben den zuerst affizierten liegen und so zur Bildung größerer Herde beitragen können, — alles nach demselben Gesetze in derselben Weise und so fort. Nun braucht sich der nutritive Reiz aber nicht allein auf das eigentliche Organparenchym zu beschränken, er kann auch das interstitielle Gewebe in Mitleidenschaft ziehen — notwendig jedoch ist es nicht — und so können denn auch in der gleichen Abhängigkeit von der Gefäßverästelung diffuse Wucherungsprozesse am Bindegewebe entstehen. Während dessen und während der Etablierung späterer Muskelherde müssen aber natürlich die qualitativen Veränderungen in den zuerst erkrankten Herden weiter gediehen oder in ein anderes Stadium getreten sein, vorausgesetzt nur, daß überhaupt der Prozeß einer Weiterentwickelung fähig ist, resp. die Schädlichkeit dauernd weiter wirkt. Unter solchen Bedingungen kommt es allgemein zu Vorgängen degenerativer Natur: es bilden sich Metamorphose der kontraktilen Säulen innerhalb einzelner Muskelzellen aus, oder es kommt zur Bildung körniger Einlagerungen in die Zellen. Entsprechend deren Umfang zerfällt allmählich ein Teil der Zelle in eine körnige Masse oder unterliegt der fettigen Entartung und geht auf die Weise zu Grunde. Jetzt ist es zum z. T. massenhaften Auftreten von Rundzellen gekommen, welche sich der Zerfallsprodukte der Muskelzellen bemächtigen. Die so entstandene Lücke wird allmählich ausgefüllt von einem jungen Bindegewebe, das schließlich eine typische, derbe Narbe bildet. Auf diese Weise können wir ein buntes Bild von Veränderungen neben einander erhalten. Der ganze Prozeß ist sehr langsam vorwärts gegangen, bildet hin und her immer wieder neue Herde, während die älteren ihrem Untergange entgegeneilen.

Nun kann es auch primär oder im weiteren Verlauf zu Erkrankungen der Gefäße gekommen sein, aber auch sekundär können dieselben in Mitleidenschaft gezogen werden, z. B. wenn gerade, was nicht selten vorkommt, ein Gefäß durch eine zirkumskripte Narbe hindurchzieht (Köster). Es kommt dann zu einer Verengerung seines Lumens, diese wird aber für die peripher von der verengten Stelle liegenden Muskelpartien und die eventuell von ihnen eingeschlossenen erkrankten Herde insofern verhängnisvoll, als ihre Ernährung verschlechtert wird und sie so schneller den degenerativen Prozessen anheimfallen müssen.

Eine andere Möglichkeit, wie eine Verschlechterung der Nutrition der Muskelzellen zu Wege kommt, beobachten wir als eine Wirkung der interstitiellen Wucherungen, jüngeren und älteren Datums, besonders des ersteren: die abführenden Lymphgefäße erfahren eine Kompression, es erweitert sich daher das peripher von der komprimierten Stelle sich erstreckende Netz: es kommt zum Ödem.

Aus diesen Beteiligungen des Zirkulationssystems des Herzens folgt aber die weitere Tatsache, daß, wenn auch der ganze Prozeß zuerst sehr schleichend verlaufen ist — und je mehr er dies tut, um so ausgeprägter werden die progressiven geweblichen Veränderungen sein — trotzdem das degenerative Stadium beschleunigter verlaufen wird, sobald nur erst einzelne Herde entartet sind und einzelne Gefäße durch die entstandenen kleinen, fleckigen Narbenherde eingeschlossen und selber in Mitleidenschaft gezogen sind. Diese Vorgänge müssen sich dann im einzelnen wiederholen und summieren, und so erleben wir ein immer beschleunigteres Tempo, anatomisch in dem Zustandekommen der Degeneration, physiologisch und klinisch im Auftreten der Herzschwächeerscheinungen.

Das wäre ungefähr der typische Verlauf. Im konkreten Falle können die Verhältnisse sich erheblich komplizieren durch verschiedene Möglichkeiten. Der Prozeß wird von anderen Störungen im Körper begleitet, die selber nicht unbedenklich sind. Z. B. können bei gleichzeitig vorhandener Nephritis nicht selten urämische Anfälle interkurrieren, unter Umständen mit tödlichem Ausgange und dann kann das bisher gezeichnete Bild an irgend einer Stelle unterbrochen werden. Ferner können Thrombosen oder Embolien der Kranzgefäße den Verlauf beeinträchtigen, es können Infektionskrankheiten den Patienten treffen, dabei Bakterieninvasionen ins Herz bedingen (Köster), es können aber auch funktionelle Störungen ein plötzliches Ende und damit einen Abbruch des anatomischen Prozesses herbeiführen, indem, wie es beobachtet ist, z. B. ein Mensch beim Tragen einer schweren Last einfach zusammenbricht.

Alle diese und noch andere Eventualitäten müssen bei der Analyse mit bedacht werden und aus dem Grunde ist es möglich, daß in zwei sonst gleichen Fällen, in einem beispielsweise mehr Rundzellenherde sich finden, wie im anderen. Der Gesamtprozeß bleibt aber qualitativ deshalb doch derselbe. Daran wird auch nichts geändert, wenn wir bestimmteren Gruppierungen unter den pathologischen Produkten begegnen, indem nämlich in einzelnen Fällen die Bindegewebshyperplasie besonders scharf ausgebildet ist, in anderen fehlt, dann wieder, indem wir überall im Herzen arteriitischen Prozessen begegnen, sie in anderen völlig vermissen.

Nach meiner Auffassung handelt es sich also in ausgesprochenen Fällen, wie z. B. in unserem Paradigma II (Frau R.) um nichts anderes, als um eine Myocarditis progressiva hypertrophicans universalis — anders kann das gesamte Bild, wenn man ihm nicht Gewalt antun will, nach meiner Überzeugung garnicht gedeutet werden. Die Schwierigkeiten, welche die Unterbringung der hypertrophischen Muskelzellen hierunter bietet, halte ich für eine scheinbare. Wie aber schon gesagt, mich bestimmt weniger die Deutung der einzelnen Zellformen zu dieser Rubrizierung, als vielmehr der anatomisch nachweisbare Zusammenhang zwischen den einzelnen Gliedern des Prozesses, deren Natur im einzelnen feststeht, dann aber die unbedingt notwendige Analogie mit den parenchymatösen Organen und ihren Krankheitsformen.

Die Analogie rückt nun aber aus der Sphäre der Spekulation dadurch, daß wir nicht selten am selben Kranken die gleichen, analogen Erkrankungsformen an den drüsigen Organen und am Herzen vereinigt finden.

Dieser Satz umfaßt mehr, als die gerade hier in Rede stehenden Fragen, die Schlußbeweise werden erst im folgenden Abschnitt erfolgen. Ich betone nur noch, daß ich nur die Art des Prozesses meine, dabei können natürlich die verschiedenen Organe in verschiedenen Stadien des gleichen Prozesses angetroffen werden.

Haben wir z. B. Herzhypertrophie bei einer Nephritis, so kann im allgemeinen in beiden erkrankten Organen Bindegewebswucherung vorhanden sein oder fehlen. Nun behaupte ich, findet sie sich im Herzen, so vermissen wir sie nicht in den Nieren; ist sie in den Nieren stark, so ist sie verhältnismäßig ebenso stark im Herzen etc.; fehlt sie aber in den Nieren, haben wir es also mit der sogenannten „parenchymatösen Nephritis“ zu tun, so fehlt sie auch im Herzen. Daß wir in diesem Falle nicht immer das zu haben brauchen, was wir Hypertrophie des Herzens nennen, sondern etwas anderes, erklärt sich zwanglos, stößt aber keineswegs den Satz um. Doch davon später mehr.

Nun aber einstweilen zurück! Meine nächste Aufgabe sollte es sein, die Hypertrophie des Herzens zu erklären. Was folgt für diesen Begriff aus meiner Auffassung des ganzen Prozesses? Das Material für die Hypertrophie des Herzmuskels bildeten Muskelzellen mit vergrößertem Sarkoplasma und einfachen Leistenkernen und daraus folgt, daß die „Hypertrophie“ nichts weiter ist, als nur eine Teilerscheinung, ein Attribut des ganzen krankhaften Vorganges im Herzen, der zwar einzelnen Fällen ein charakteristisches Gepräge verleiht, jedoch nicht die Selbständigkeit besitzt, die ihm bisher zuerkannt ist. Ja sogar, es stellt die „Hypertrophie“ im Grunde genommen lediglich das erste Stadium des krankhaften Prozesses dar.

Ausdrücklich will ich noch einmal hervorbeben: wenn ich sage, die Hypertrophie ist eigentlich nur das erste Stadium des Prozesses, so meine ich damit nur den materiellen Inhalt der „wahren Hypertrophie“, also die Veränderungen des eigentlichen Organparenchyms, während die gesamte Dickenzunahme der Kammerwände, wie man sie an der Leiche konstatiert, in ihrem Wesen hiermit nicht identisch ist. Diese ist das Produkt einer ganzen Reihe mit Vergrößerung und Vermehrung der Wandelemente einhergehender Gewebsalterationen, sollte daher richtiger eben nur mit dem nichts präjudizierenden Ausdruck „Wandverdickung“ bezeichnet werden.

Ich bin damit in Opposition gelangt zur gesamten herrschenden Ansicht, die in Cohnheims zitierten Worten ihren beredten Ausdruck findet, daß es „außer der Arbeit kein physiologisches oder pathologisches Moment gibt, welches eine Massenzunahme eines Muskels über seine natürliche Wachstumsgrenze hinaus bewirken könne.“ Ich stelle dem ein anderes Moment entgegen, nämlich eine krankhafte, nutritive Reizung im Sinne Virchows.

Frühere Arbeiten, welche sich mit dem Begriff Myocarditis beschäftigt haben, haben auch die Beziehungen derselben zur Hypertrophie und umgekehrt gestreift, sind aber im Banne der althergebrachten, allerdings durch die besten Namen sanktionierten Meinung geblieben.

Tangl[1]) greift eine Komponente heraus und betont seine Gegnerschaft gegen Letulle, der in hypertrophischen Herzen zwei Stadien annimmt: 1) das der Hypernutrition, 2) das der Degeneration (also eine Folge der ersteren). Ich habe meinen Standpunkt gekennzeichnet, daß die anatomischen Bilder uns geradezu drängen zur Annahme zweier Stadien eines einheitlichen Prozesses.

Köster[2]) hebt hervor, daß Hypertrophie sehr häufig, bisweilen hochgradig bei Myocarditis vorhanden sei. Der Grad derselben entspreche aber nicht immer der Größe oder Ausbreitung der Myocarditis oder deren mutmaßlichem Alter. Er sagt dann: „Bemerkenswert ist, daß ich die stärkste Hypertrophie bei Fällen beobachtete, bei denen im Herzmuskel verschiedene Formen der Myocarditis vorkommen. Dabei haben wir es offenbar mit sich steigernden Bedingungen durch immer wieder neu entstehende Herde zu tun." „Ein großer Teil der als idiopathisch betrachteten Herzhypertrophien hat sich mir unter dem Messer als myocarditisch erwiesen." Er fügt dann schließlich hinzu: „daß die Hypertrophie keine entzündliche, sondern eine funktionell kompensatorische ist, wird unbestritten sein. Durch den Ausfall der Muskulatur wird die Widerstandsfähigkeit derselben in erster Linie herabgesetzt."

Auffallen muß in dieser Darstellung Kösters, daß er zuerst einen positiven Befund angibt, der sich deckt mit dem, was ich gesagt habe, als ich von der Koincidenz der analogen Erkrankungen von Herz und Niere, manchmal auch Leber desselben Individuums sprach, daß er dann aber den Gedankengang nicht weiter verfolgt.

Wohl die stärksten Grade von Hypertrophie, außer bei der Aortenklappeninsuffizienz, erleben wir bei „idiopathischen", zumal mit begleitender Nephritis: mein Beispiel II illustriert diese Behauptung. Hier haben wir gemischt interstitielle und parenchymatöse Prozesse an den Nieren (große, bunte, harte Nieren), korrespondierend am Herzen dasselbe: der Effekt — ein Cor bovinum. Nun aber deckt sich nicht ganz das, was Köster Myocarditis nennt, mit meinem weiteren Begriff. Ich fasse damit die gesamten parenchymatösen und interstitiellen Vorgänge gemeinsam zusammen, während Köster die parenchymatösen Degenerationen für einfach nekrobiotisch erklärt, die hypertrophischen Zellen, die Vermehrung des Sarkoplasmas etc. überhaupt nicht verwertet. Daher gelangt er denn zu einem divergierenden Schlußsatz, der wieder mit Cohnheim übereinstimmt, daß die Hypertrophie funktionell kompensatorischer Natur sei.

---

[1]) Tangl, a. a. O.

[2]) Köster, Bonner Programm 1888.

Auch v. Buhl[1]) hat sich, trotzdem er die endliche Degeneration der Muskulatur als entzündliche hinstellt, nicht davon frei machen können, daß die Hypertrophie nur eine Arbeitshypertrophie sei, wobei nach ihm außerdem „ein Stadium der Überernährung“ eingreife, das, wie am Ende jeder Entzündung, so auch im Herzen eintrete. Ganz allein aber von diesem Autor finden wir verschiedene Formen der Entzündung am Herzen, resp. die Reste derselben, für die Hypertrophie herangezogen und verwertet. Von Buhls Kritikern ist nun stets auf einen gewissen Prozentsatz (nach v. Buhl 20,9%) hingewiesen, in dem sich keine Reste solcher Entzündungen finden. Seiner Zeit konnte das Argument gelten, heute nicht mehr. Jetzt wissen wir, daß wohl kaum eine heftigere Endo- oder Pericarditis vorkommt, welche das Myocard verschont. Somit können die Reste solcher Entzündungen auch für die Charakteristik des Zustandes der Herzmuskulatur verwendet werden. Nach Krehls etc. Untersuchungen wissen wir dann aber auch noch, daß selbst ein makroskopisch für gesund erklärter Herzmuskel doch mikroskopisch ausgedehnte Erkrankungen aufweisen kann. Wie oft ist nicht davon jetzt schon die Rede gewesen! Damit erhalten wir das Resultat, daß Buhls Voraussetzungen an sich wohl erfüllt sind, in größerem Umfange, als er selbst annahm. Daß seine Folgerungen ihn anderswohin geführt haben, ist eine Sache für sich.

Außerordentlich interessant war mir eine Notiz in der Arbeit von Bard et Philippe[2]), die ich wegen ihrer Bedeutung für mich, obwohl sie von den Verfassern nicht im gleichen Sinne gebraucht ist, hier anführen will. Vorwegnehmen will und muß ich, daß sie die Bezeichnung: Entzündung allein von den Veränderungen der Zwischensubstanz ableiten, also nicht, wie ich, die parenchymatösen Veränderungen gleichfalls als entzündliche deuten. Es heißt in der Arbeit wörtlich: „Enfin l'origine inflammatoire de la myocardite scléreuse se trouve encore démontrée par son apparition au cours d'une maladie expérimentale; recemment en effet (Soc. anatomique de Paris 24 juin 1890) Brault a communiqué le résultat de l'examen microscopique des coeurs rencontrés par Charrin dans ses études sur la maladie pyocyanique; dans les formes chroniques obtenues par l'injection de produits solubles, le coeur s'hypertrophie et le myocarde présente les lésions suivants: „En certains points, les segments musculaires sont séparés par les cellules conjonctives hypertrophiées; dans la plus grande partie du coeur il existe une myocardite scléreuse type avec réticulum fibreux très apparent; les fibres musculaires sont fragmentées,

---

[1]) v. Buhl, Mitt. aus dem pathol. Instit. z. München 1878.

[2]) Bard et Philippe, de la myocardite interstitielle chronique. (Revue de médecine 1881. Seite 363.)

granulo-graisseuses ou pigmentées; il n'existe presque pas d'altérations sur les gros vaisseaux.“ En somme, les lésions présentent les mêmes caractères généraux que dans la myocardite chronique de l'homme; la fibre cardiaque ne possède que d'altérations purement sécondaires, et le processus de nature inflammatoire a son siège dans le tissu conjonctif.“

Die Bedeutung der von Bard und Philippe angeführten Mitteilung Braults über Resultate Charrins für mich hier beruhen darauf, daß es gelungen ist, genau die anatomischen Krankheitsbilder experimentell zu erzeugen, wie wir sie an unseren Kranken gefunden haben und damit ist ein positiver Beweis für die Zusammengehörigkeit der interstitiellen und parenchymatösen Prozesse als Folge ein und derselben Schädlichkeit erbracht. Die Gegengründe gegen die von Bard und Philippe vertretene Annahme, es seien die Alterationen der Muskelzellen sekundärer Natur, sind oft genug von mir angeführt, als daß ich noch einmal darauf zurückzukommen brauchte.

Bisher waren meine Resultate und damit die Voraussetzungen für meine Theorie die:

1. daß der Bau des Herzmuskels streng eine Ausnahmestellung in normalen, wie pathologischen Beziehungen gegenüber der Körpermuskulatur fordert und bedingt;

2. alle bisher, ohne besondere Auswahl, untersuchten hypertrophischen Herzen, und zwar nach neuer, möglichst genauer Methode, haben anderen Autoren ebenso, wie mir, ein übereinstimmendes Resultat im anatomischen Befunde geliefert;

3. dies Resultat besteht darin, daß sicher entzündliche Prozesse am Zwischengewebe im Herzen spielen, daneben (koordiniert) parenchymatöse Prozesse progressiver und regressiver Natur.

Das wären die tatsächlichen Voraussetzungen, auf Grund derer ich meine Ansicht ausgesprochen habe, daß der gesamte Prozeß nichts weiter ist, als eine allgemeine Myocarditis und daß die an diesen Herzen beobachtete Hypertrophie der Wandungen nur eine besondere Erscheinungsform, eine Eigenschaft jenes Prozesses darstellt.

---

11. Kapitel.

Pathologische und funktionelle Bedeutung des hypertrophischen Prozesses.

Meine weitere Aufgabe muß es nun sein, alle sonst feststehenden Daten und Ergebnisse aus den früher über die Hypertrophie geführten Diskussionen darauf zu prüfen, ob sie mit meiner Theorie zu vereinigen sind.

Für gewöhnlich nimmt die Betrachtung der Hypertrophie ihren Ausgang von der bei Klappenfehlern, ich will indes erst die idiopathischen Fälle berücksichtigen.

Unter ihnen war, wie wir erfuhren, immer strittig das Verhältnis zu den gleichzeitig vorkommenden Nierenerkrankungen und hat dieser Umstand zu den früher skizzierten zahlreichen Deutungsversuchen geführt, ohne daß eine bestimmte Theorie allen Möglichkeiten, die in Wirklichkeit beobachtet sind, gerecht werden konnte.

Widerspruchsvoll war schon die Antwort auf die Frage nach dem Abhängigkeitsverhältnis zwischen der Herzhypertrophie und der Nierenentzündung überhaupt. Die denkbaren Möglichkeiten — die aber auch in der Tat zur Diskussion stehen — sind folgende: das gewöhnlichste Vorkommen ist 1) das einer ausgesprochenen Hypertrophie bei chronischer Nierenentzündung und zwar jeder Form der letzteren; 2) es gibt aber selbst „exquisiten Granularschwund" der Nieren ohne Erkrankung des Herzens überhaupt (nach v. Buhl in 8 %); 3) es gibt eine Hypertrophie und zwar manchmal von ganz enormer Größe ohne jede primäre Nierenerkrankung.

Für diese drei, nach der bisherigen Auffassung grundverschiedenen Möglichkeiten, soll eine gemeinsame Erklärung gegeben werden unter der jetzt feststehenden Voraussetzung, daß der histologische Befund am Herzen sich in allen Fällen als qualitativ gleich erwiesen hat.

Meine Theorie wird diesen Anforderungen gerecht. Die Zusammenstellung der denkbaren, aber doch tatsächlich vorkommenden Möglichkeiten schließt ein festes, ein für alle Mal gültiges Abhängigkeitsverhältnis im Sinne von Ursache und Wirkung schon a priori aus. Daß aber trotz des gewöhnlichen Zusammenhanges, indem Hypertrophie und primäre Nierenentzündung gemeinsam vorkommen, in anderen Fällen eins oder das andere fehlen kann, das verträgt sich mit den allgemeinen Eigenschaften einer Entzündung vollständig. Daß wir z. B. beim Scharlach, einer Erkrankung, welche doch in hohem Grade zu Nephritis disponiert, nicht stets diese Komplikation erleben, daß sich sogar Schwankungen in der Häufigkeit ihres Vorkommens in den verschiedenen Epidemien ergeben, das gehört zu alltäglichen ärztlichen Erfahrungen. Und mehr verlange ich auch nicht für meine Erklärung. Es bestehen keine Schwierigkeiten, anzunehmen, daß eine gleiche Noxe, deren Natur uns zunächst ja gleich sein kann, in einem Falle eine chronische Nephritis, im anderen eine Myocarditis, im dritten beides zusammen hervorruft. Es tut dem auch keinen Abbruch, daß das letztere Verhältnis das gewöhnliche ist. Wem aber der Vergleich mit einer Infektionskrankheit wegen der dabei in Betracht kommenden komplizierten Bedingungen zu gewagt erscheinen mag, den verweise ich auf die durchsichtigeren Verhältnisse bei gewissen Intoxikationen z. B. auf die chronische Alkoholvergiftung. Auch dort erleben wir die verschiedensten Kombinationen: das eine Individuum erkrankt vorzugsweise an einer Hepatitis, ein anderes acquiriert eine Nervenlähmung. Mit der Bleivergiftung steht es ähnlich.

Ich betrachte also Nephritis und Herzhypertrophie als koordinierte Faktoren, eine Annahme, der wir bei Gull und Sutton ebenfalls schon begegnet sind; meine hat nur den Vorzug vor jener, daß ich mich auf allgemein gültige anatomische Tatsachen stützen kann. Ich habe um so mehr Berechtigung, hier eine Koordination anzunehmen, als schon aus den früheren Darlegungen hervorging, daß die Annahme von der primären Erkrankung der Nieren durchaus nicht ohne Zweifel bleiben konnte.

Gleichzeitig folgt aus diesem Ergebnis, daß für mich die Berücksichtigung einer primären Druckerhöhung im arteriellen Kreislauf als ätiologischen Faktors für die Hypertrophie ganz gleichgültig ist. Daß eine solche bestehen kann, wissen wir. Daß ihre Ursache in einer Affektion der Vasomotoren liegt, also nervöser Herkunft ist, ist wahrscheinlich gemacht (Romberg). Wir brauchen indes, wie wir eben sahen, den Begriff garnicht, um die Herzhypertrophie zu deuten. Andererseits führte die Analyse der Traubeschen Theorie ja gerade auf einen unerklärlichen Punkt, der das Hauptbedenken gegen die ursächliche Bedeutung einer primären arteriellen Druckerhöhung liefert, nämlich wie es in den fraglichen Fällen zu einer Hypertrophie des rechten Ventrikels gekommen ist. Die Druckerhöhung im großen Kreislauf — und nur um diese könnte es sich bei der Nephritis überhaupt handeln — kann unmöglich auch eine solche im Lungenkreislauf hervorrufen. Das war ja besprochen.

Unter Zugrundelegung meiner Erklärung erledigt sich diese Schwierigkeit ohne weiteres. Für mich handelt es sich bei der Hypertrophie um nichts anderes, als das charakteristische, dabei zeitlich erste Zeichen einer progressiven Entzündung, also einer Ernährungsstörung. Diese muß natürlich anatomisch abhängig sein von den Ernährungsbahnen, durch sie wird die Schädlichkeit dem Herzen zugeführt, und von ihnen kennen wir die bemerkenswerte Tatsache, daß jede der Kranzarterien je einen Teil beider Kammern versorgt, ganz abgesehen davon, daß natürlich die Koronararterien aus derselben Stelle der Aorta entspringen. Somit ist das gleichzeitige Vorkommen einer Hypertrophie auch im rechten Ventrikel ohne jede Schwierigkeit verständlich, dabei aber auch mein Verzicht auf die Einschaltung des Begriffes einer primären Druckerhöhung im arteriellen Kreislauf. Selbstverständlich kann ein gleichzeitiges Vorkommen der Hypertrophie an beiden Ventrikeln nur möglich sein, wenn wir die Wirkung einer allgemeinen Schädlichkeit vor uns haben, welche von den Zirkulationswegen aus ihren Angriff auf die Gewebe unternimmt. Um solche handelt es sich aber bei den Verhältnissen, die bei der Nephritis in Betracht kommen.

Daß uns übrigens die klinische Beobachtung für die Frage, ob in allen Fällen, die gleichzeitig Nephritis und Herzhypertrophie aufweisen, die erstere wirklich die primäre Erkrankung sei, Beweise an die Hand gibt, die diese Frage direkt verneinen, das zeigt das Beispiel, das ich früher schon erwähnte, wo zuerst die Herzerkrankung einsetzte und dann eine hämorrhagische Nephritis folgte, ohne daß durch sie eine erkennbare Verschlechterung des Herzens eingetreten wäre. Der Fall ist ein eklatanter Beweis dafür, daß eben beide Prozesse parallel mit einander gehen, sicherlich aber nicht dafür, daß die Nephritis und eine aus ihr folgende arterielle Drucksteigerung die Herzerkrankung hervorruft. Wenn andere Beobachtungen, z. B. die oben zitierten Henschens, eine Abhängigkeit in der Art beweisen, daß bei einem Recidiv oder einer Verschlimmerung der Nierenentzündung gleichzeitig eine solche der Herzaffektion auftritt, so werden uns jetzt diese verschiedenen Möglichkeiten ebenfalls völlig erklärlich sein; der Einwand, daß es sich bei den letzten Beispielen streng genommen um eine Dilatation handelte und nicht um eine Hypertrophie, tut nichts zur Sache. Die Gründe, weshalb ich beide Prozesse in Parallele stellen kann, werde ich später beibringen.

Nun habe ich aber eben noch zugestanden, daß eine primäre arterielle Drucksteigerung vorkommt: hat sie denn nicht trotzdem einen Einfluß auf die Herzveränderungen? Das kann ich ruhig bejahen, aber ihr Einfluß gehört einstweilen nicht hierher, ich kann erst weiter unten darauf eingehen. Hier galt es nachzuweisen, daß meine Theorie Bedingungen gerecht wird, die auch dort vorhanden sind, wo, wie z. B. am rechten Ventrikel, gar keine primäre oder sekundäre Drucksteigerung vorhanden sein kann!

Meine Behauptung, daß die Hypertrophie, wie wir sie am kranken Menschen beobachten, keine selbständige Erkrankung, sondern nur das Attribut einer Erkrankung ist, nämlich einer chronischen, allgemeinen, proliferierenden Myocarditis, wird also durch die Differenzen, welche durch die bisherigen Theorien noch bestehen geblieben waren, nicht nur nicht entkräftigt, sondern sogar gestützt und dabei bin ich im Einklang geblieben mit den drei Grundsätzen Cohnheims, die wir als Richtschnur für jede Erklärung zu Grunde legen müssen. Auch den Zusatz, den ich machen mußte, daß von den beiderlei Eigenschaften, welche der Begriff Hypertrophie in sich vereinigt, nämlich von den morphologischen und physiologischen, die ersteren den weiteren Umfang besitzen, finden wir vollauf bestätigt. Denn es wird so ebenso gut erklärlich, wie auf dem Boden einer Entzündung proliferative Vorgänge am Parenchym, wie am Bindegewebe erfolgen können: Bedingungen, mit denen keine frühere Theorie etwas angefangen hätte.

Ich muß nun aber noch den physiologischen Anteil des Begriffes beleuchten, der den Inhalt besitzt, daß die Hypertrophie zu erhöhter Leistungsfähigkeit berufen sei, also einen nützlichen Faktor im Haushalte des Körpers darstellen soll.

Unter den drei Möglichkeiten, in denen das allgemeine Abhängigkeitsverhältnis von Herzhypertrophie und Nephritis denkbar war, hatte ich als letzte die hingestellt, wo eine Hypertrophie — wie ich jetzt sage: hypertrophische Myocarditis — ohne Nierenerkrankung vorkam, ein Verhältnis, dessen Vorkommen Gull und Sutton in 25,7 % der Fälle ihres Materials berechnet haben! Für die jetzt zu erledigende Frage hat diese Gruppe insofern ein großes Interesse, als sie auch rubriziert wird als idiopathische „Arbeitshypertrophie" des Herzens, mit Fräntzels Worten als solche, „welche durch Übermaß an Nahrungs- und Genußmitteln oder an Arbeit (z. B. Kriegsstrapazen) erzeugt wird." Die eigentümlichste Gruppe unter den idiopathischen Herzmuskelerkrankungen! Wie weit eine nicht korrekte Anwendung des Begriffes Ursache hier verwirrend gewirkt hat, werde ich noch an anderer Stelle auseinandersetzen.

Wir wollen hier zunächst nur die Frage der Leistungsfähigkeit solcher Herzen besprechen. Ich brauche an dieser Stelle eigentlich bloß auf früher Gesagtes verweisen, will es aber doch noch einmal kurz zusammenfassen. Eine Notwendigkeit zur Annahme von primären Blutdrucksteigerungen als eines ätiologischen Momentes ist, wie wir gesehen haben, an sich überhaupt nicht vorhanden; trotzdem sahen wir in unserem Paradigma II eine Wanddicke von ganz respektabler Größe. Unter den Komponenten, welche die Größe dieses Herzens bedingten, haben wir zu bedenken: erstens die deutlich ausgesprochene Cirrhose, — diese ist aber für die Forderung einer erhöhten motorischen Leistungsfähigkeit natürlich garnicht zu verwenden —; zweitens eine Reihe von progressiven Parenchymveränderungen. Unter diesen lassen nur die jüngeren oder noch in ihrer Integrität erhaltenen Muskelzellen die Annahme zu, daß sie ihre volle, vielleicht auch eine etwas gesteigerte Kontraktionsfähigkeit haben. Sie existieren indes in der Minderzahl, die Mehrzahl der Muskelzellen, welche wir berücksichtigen müssen, sind die hypertrophischen, d. h. die Zellen mit Sarkoplasmavergrößerung. Wenn wir alle günstigen Momente für sie geltend machten, konnten wir nur zu dem Urteil gelangen, daß sie bedingt im stande seien, dann aber nur für beschränkte Zeit, eine größere, motorische Arbeit zu vollführen. Dabei abstrahierte ich noch von allen degenerativen Veränderungen, die sich auch an volumvergrößerten Zellen abspielen, nahm die günstigste Möglichkeit an und versetzte mich zu dem Zweck in eine rückwärts liegende

Zeit, wo die progressiven Vorgänge noch in voller Blüte gestanden haben müssen. Zu einer solchen Zeit hätte indes aus den allgemeinen angeführten Gründen die Herzvergrößerung noch nicht zu dem jetzt beobachteten Umfang gediehen sein können.

Also — alles in allem genommen — blieb nur übrig, daß eine erhöhte Leistungsfähigkeit unseres Herzens wohl möglich, aber sicherlich nicht in dem Maße aus den anatomischen Befunden gefolgert werden konnte, als die bisherigen Autoren nach ihrer Theorie verlangen mußten, welche einfach schlossen, ohne Rücksicht auf die Qualität der Muskulatur: weil der Herzmuskel vergrößert ist, ist er auch leistungsfähiger. Die Möglichkeit für die Annahme einer erhöhten Leistungsfähigkeit ergab sich nur unter den weitgehendsten Zugeständnissen.

Diesen Ergebnissen der anatomischen Betrachtung steht nahe der experimentell gewonnene, aber bisher nicht allgemein acceptierte Einwand v. Baschs, daß wir den Begriff „Kompensation", der eng verbunden ist mit dem Begriff Arbeitshypertrophie, nicht führen brauchen, ja eigentlich nicht dürfen. Er redete anstatt von „Kompensation" von „Akkommodation" und sucht den Nutzen der Hypertrophie darin, daß sie den Herzklappenfehler — diese bildeten den Ausgangspunkt seiner Betrachtungen — „in statu quo" erhält.

Während alle Theorien der Hypertrophie ihren Anfang und ihre Stütze in den Klappenfehlern fanden und von hier aus die sonstigen Hypertrophien erklären wollten, bin ich den umgekehrten Weg gegangen, aber auch — wo anders hin geraten! Wäre alles klipp und klar, so läge zum Abirren kein Grund vor. Somit muß ich denn nun zu erklären suchen, wie die entstandenen Differenzen zu ordnen sind.

Festhalten müssen wir, daß die histologischen Qualitäten der Hypertrophie bei Klappenfehlern identisch sind mit den bisher besonders hervorgehobenen bei „idiopathischer" Hypertrophie (cf. Krehl, meine eigenen Untersuchungen). Wenn ich das Wesen des Prozesses bei letzterer nun als hypertrophische Myocarditis gedeutet hatte, so muß ich es notwendigerweise auch bei der Hypertrophie tun, welche die Klappenfehler begleitet. Das bedeutet aber ohne weiteres einen Bruch mit aller Tradition. Der nächste Einwand jedes ferner Stehenden würde der sein, daß ich zwei verschiedene Dinge zusammenwerfe: die Myocarditis würde oder müsse sich erklären dadurch, daß die initiale Entzündung, welche zur Entstehung des Klappenfehlers geführt habe, Erscheinungen im Myocard hinterlassen habe, diese entzündlichen Reste seien aber nicht identisch mit der Hypertrophie; die terminale Myocarditis endlich erkläre sich nach Krehl etc. als infektiöse! Der Einwand ist jedoch nicht stichhaltig! Ihm stehen nämlich die gewichtigen Resultate Goldenbergs und Tangls gegenüber. Diese sind gewonnen durch künstliche, traumatische Erzeugung einer Aortenklappeninsuffizienz. Hier fehlt also überhaupt ein primärer, infektiös-entzündlicher Einfluß als Ursache für die Klappeninsuffizienz. Und doch enthält Tangls Beschreibung die Punkte, welche die völlige Identität mit den Befunden am Menschen dartun. Ich habe das Nötige darüber schon besprochen, besonders die Übereinstimmung der parenchymatösen Veränderungen; hier will ich nur auf einen Faktor hinweisen, den ich aus seiner Arbeit noch nicht besonders hervorgehoben habe, nämlich auf die Hyperplasie des Bindegewebes. Er sagt darüber[1]): „Einigemale sah ich auch um die einzelnen Muskelzellen ein aus feinen, lockeren, viele Lücken, wahrscheinlich erweiterte Lymphräume zwischen sich schließenden Fibrillen bestehendes Bindegewebe.“ „Nie war aber das Bindegewebe diffus durch die ganze Herzwand vermehrt und verdickt“; daß es so oft beim Menschen vorkommt, stehe wohl im Zusammenhang mit jenen entzündlichen Prozessen, „welche in der Intima der Arterien oder im Endocard des hypertrophischen Herzens vorangehen.“

Zugegeben, daß dies die Erklärung wirklich wäre, weshalb die Bindegewebsvermehrung „so oft“ beim Menschen vorkäme, so zeigt doch Tangls Beschreibung, daß auch ohne „vorangegangene“ Entzündung doch ebenfalls *entzündliche* Bindegewebshyperplasien in experimentellen Fällen entstehen *können*. Die Identität mit unserer Cirrhose geht aus der anscheinend herdförmigen Verteilung hervor, dann aber aus dem Einfluß auf die Lymphkapillaren. Nun aber bestehen in der allgemeinen normalen Bindegewebsverteilung zwischen Mensch und Tier noch die Unterschiede, daß bei letzterem das interstitielle Gewebe bedeutend zarter und spärlicher, als beim Menschen ist: auch das wäre zu berücksichtigen.

Mir kommt es darauf an, zu konstatieren, daß kein grundlegender Unterschied zwischen dem Zellmaterial einer Hypertrophie bei auf endocarditischer Basis entstandenen Klappenfehlern und bei experimentell erzeugten besteht. Daß wir nicht alles zwischen Mensch und Tier einfach identifizieren dürfen, ist klar. Weiter sind die Angaben Krehls, der, ebenso wie Dehio,[1]) *regelmäßig* bei Klappenfehlern Cirrhose feststellen konnte, sicher für unsere Frage in unserem Sinne zu verwerten, d. h. also auch in diesen Fällen ist Hypertrophie identisch mit hypertrophierender universeller Myocarditis, die Bindegewebshyperplasie gehört also nicht, wie Krehl will, zu den terminalen Erscheinungen, ist jedoch auch nicht, wie bei Dehio, das Produkt einer einfachen Hypertrophie.

---

[1]) Tangl, Über die Hypertrophie und das physiologische Wachstum des Herzens. (Virch. Arch. Bd. 116, Seite 432ff. 1889.)

[1]) Dehio, Myofibrosis cordis. (Deutsches Archiv für klinische Medizin. Bd. 62, 1899.)

Wie ist denn aber diese Myocarditis entstanden und was bedeutet sie allgemein in der Pathologie der Klappenfehler?

Wird eine Klappe insuffizient oder ein Ostium stenosiert, so tritt zunächst wegen der Überfüllung des rückwärts liegenden Herzabschnittes mit Blut eine Dilatation eines oder bestimmter Herzhöhlen ein. Die Wandungen stehen also unter einem gegen die Norm erhöhten Druck. Was geschieht deshalb aber mit den Wandungen?

Erleiden irgendwelche Gewebe des Körpers einen erhöhten Druck, so gibt es zwei Ausgangsmöglichkeiten: entweder sie atrophieren — dies ist der Fall, wenn die Druckerhöhung ohne jede Unterbrechung andauernd wirkt — oder sie erfahren eine entzündliche Hyperplasie, wenn die Druckerhöhung zwar dauernd, aber intermittierend wirksam ist. Der Ausgang in Atrophie unter solchen Umständen ist ja allgemein bekannt an den verschiedenen Geweben und Organen, dafür gibt es Belege in Hülle und Fülle. Für den anderen Ausgang erwähne ich als Beispiel u. a. die Hautschwiele und periostitische Verdickungen des Schultergürtels bei Steinträgern.

Die Analogie zu dieser letzten Möglichkeit liegt beim Klappenfehlerherzen vor: eine Intermission, eine Ruhezeit, wenn auch nur eine relative, ist in der Herzpause gegeben, die dauernde Drucksteigerung wird bedingt durch die in Folge der Veränderungen der Klappen oder Ostien herbeigeführte Schlußunfähigkeit der Klappen. Ich komme bald hierauf zurück. Also die Möglichkeit zu einer Erklärung der tatsächlich vorhandenen chronischen Myocarditis auf diesem Wege ist durch Analogie vorhanden: wir bewegen uns bei meiner anscheinend differenten Erklärung innerhalb der Grenzen bekannter, feststehender pathologischer Erfahrungen, wir brauchen durchaus keine neuen Begriffe konstruieren, wie es im Grunde bisher geschehen ist. Darauf kommt es mir besonders an. Die andere Komponente für unsere Folgerung liegt in den bekannten histologischen Befunden an den hypertrophischen Herzen.

Wende ich nun die oben noch einmal referierten Schlüsse, welche wir aus den anatomischen Tatsachen für die Leistungsfähigkeit unserer Herzen gezogen haben, an, so ergibt sich, daß ein Herz, welches durch einen Klappendefekt in seinen Wandungen eine entzündliche Verdickung, eine Hypertrophie, erleidet, eine Weile vermöge der noch arbeitsfähigen hypertrophischen Muskelzellen sich gegenüber der Druckerhöhung in seinen Höhlen eine hinreichende motorische Kraft bewahren kann. Dann aber werden die weiteren Veränderungen, die wir wiederholt kennen gelernt haben, Platz greifen und zum Nachlaß der motorischen Kraft führen. Der Grad der für die Weiterführung der Herztätigkeit zur Verfügung stehenden Leistungsfähigkeit bald nach dem Entstehen des Ventildefekts kann Schwankungen unterworfen sein: diese sind ihrerseits bedingt durch die variable Ausbreitung entzündlicher Prozesse im Herzmuskel, die selbst wieder mit der primären Endocarditis zusammenhängen können in der Weise, wie die Beziehungen derselben früher besprochen sind resp. sich daraus ergeben.

Ich hatte vorhin gesagt, daß meine Schlußfolgerungen nahe kommen denen v. Basch's. Er will den Begriff Kompensation beseitigt und dafür „Akkomodation" gesetzt wissen. Nun allgemein hat man sich gegen diese Nomenklatur aufgelehnt und angeführt, daß das Wort Kompensation im weitesten Sinne des Wortes gedacht sei, zumal „Schäden, die sich im Kreislauf geltend machen, bis zu einem gewissen Grade wirklich ausgeglichen werden." — „Mit dem Begriff der Ausgleichung, der Kompensation seitens des Herzens ist keineswegs gesagt, daß der Kreislauf sich nun etwa wie ein normaler verhalte" (Krehl[1]). Ähnlich sprechen sich die übrigen Autoren aus.

v. Basch definiert[2]): „Mit dem Namen Akkomodationseinrichtungen möchte ich jene bezeichnen, die das Herz und die Gefäße befähigen, sich den verschiedenen Füllungs- und Druckänderungen anzupassen". Der eigentliche Sinn der Akkommodation „ist nicht sowohl darin zu suchen, daß der Herzmuskel günstiger arbeitet, sondern daß er unter hoher Spannung nicht ungünstig arbeitet." „An die eben besprochene Akkommodation, die ich als physiologische bezeichnen möchte, kann sich eine anatomische anschließen, d. h. wenn der Herzmuskel genötigt ist, längere Zeit unter hoher Spannung seines Inhaltes zu arbeiten, so hypertrophiert er. Ich nenne diese Hypertrophie nicht, wie bisher üblich, Kompensations- sondern Akkommodationshypertrophie."

Die anscheinende Differenz zwischen den Benennungen ist also nicht so weit her und demgemäß bin ich aus äußeren Gründen mehr dafür, die alte Nomenklatur beizubehalten. Anders stehe ich indes zu der inneren Bedeutung der Begriffe Hypertrophie und Kompensation resp. des Verhältnisses der beiden Begriffe zu einander.

Wie v. Basch schon andeutet, sind Kompensation und Akkomodation eigentlich physiologische Begriffe, aus dem physiologischen Begriff leitet auch er die Hypertrophie ab. Mein Nachweis hatte aber ergeben, daß die anatomischen und physiologischen Eigenschaften der Hypertrophie sich nicht decken, daß letztere vielmehr ein überwiegend morphologischer Begriff ist. Physiologisch besaß bis dahin der Begriff Hypertrophie den Inhalt: die Ventrikelwandungen vermehren ihr Volumen, weil sie größere

[1]) Krehl, Pathol. Physiologie, II. Aufl. 1898, Seite 47.

[2]) v. Basch, Allgemeine Physiologie und Pathologie des Kreislaufs. 1892. Seite 94 u. 95.

Blutmengen zu bewältigen und deshalb größere Arbeit zu vollführen haben. Aber wo ist denn überhaupt wirklich bewiesen, daß ein Herz mit einem Klappendefekt größere Schlagvolumina auswirft? Jene Annahme enthält einen logischen Sprung, wenigstens sind ihre Einzelkomponenten nicht so festgestellt, um in der Schlußreihe eine unangreifbare Stellung behaupten zu können.

Ich will ganz auf den anatomischen Wegen weitergehen und muß da auf einen für die Klappenfehler-Hypertrophie bisher nirgends genügend beachteten und in Anwendung gezogenen Faktor hinweisen. Wohin man in der Literatur auch blickt, überall ist nur immer die physiologische, animale Qualität der Herzmuskulatur zur Erklärung benutzt. Ein Muskel besitzt — gegenüber früheren Einwendungen von mir, die sich auf andere Punkte, nämlich gegen die Analogie zwischen Herz- und Skelettmuskel richten, kann man hier eine allgemeine Parallele durchaus zulassen — außerdem aber noch physikalische Eigenschaften. Gemeint ist seine Elastizität!

Ich setze hierher einige Sätze aus der Physiologie von Landois über den fraglichen Gegenstand: „Bei den nicht organisierten elastischen Körpern ist allemal die Dehnungslinie dem spannenden Gewicht direkt proportional, bei den organisierten (also auch beim Muskel) ist dies jedoch nicht der Fall: sie werden bei fortgesetzt zugelegter gleich großer Belastung im weiteren Verlaufe weniger gedehnt, als anfangs. Dabei nehmen dieselben, nachdem die erste Dehnung, welche dem angehängten Gewicht entspricht, erreicht ist, bei Fortdauer dieser selben Belastung Tage, selbst Wochen lang hindurch immer noch allmählich etwas an Länge zu. Dies nennt man „elastische Nachwirkung“.

„Die Elastizität des ruhenden Muskels ist nur klein, aber sehr vollkommen (einem Kautschuckfaden vergleichbar), durch kleine Gewichte wird der Muskel nämlich bereits stark gedehnt.“

„Die Elastizität des tätigen Muskels ist der des untätigen gegenüber vermindert, d. h. er wird durch dasselbe ziehende Gewicht noch mehr verlängert, als der ruhende“.

Sehen wir uns nun die Verhältnisse beim Klappenfehlerherzen näher an, so ist wohl klar, daß die erste Kraft, welche das Gegengewicht gegen die dehnende Wirkung des erhöhten Innendrucks liefert, lediglich die Elastizität der gesamten Herzwand, d. h. aller Wandbestandteile des Herzens sein muß. Die Muskelkraft, oder im Sinne der bestehenden Anschauung gesprochen, die erhöhte physiologische Kontraktionskraft der Muskulatur kann das Gegengewicht nicht liefern. Denn diese könnte überhaupt nur in Frage kommen zu einer Zeit, in der die Muskulatur ihre Tätigkeit ausübt, also in der Systole: das dürfte klar sein. Nun aber — und das ist nirgends hinreichend gewürdigt — die durch den Ventildefekt bedingte Überfüllung und Druckerhöhung eines Herzabschnittes besteht und wirkt ebenfalls während der Diastole dehnend auf seine Wände ein: in diesem Stadium der Herztätigkeit, in der Ausdehnungsphase der Muskelzellen, ist doch eine aktive Rolle der Muskulatur gänzlich ausgeschlossen!

Beispiele mögen meine Behauptung beleuchten, daß die Herzwand durch die in Folge des Ventildefekts eingetretene Druckerhöhung gerade während der Diastole stark in Anspruch genommen wird. Werden die Aortenklappen schlußunfähig, so kann der linke Ventrikel seinen Inhalt ungestört in die Aorta hinein entleeren; läßt nun die Druckwirkung der Kammerwand nach, beginnt also die Diastole, so strömt ein dem Klappendefekt entsprechender Teil des Blutes in die Kammer zurück. Anstatt, daß jetzt der Druck im Innern des linken Ventrikels sinkt, wird er durch das zurückprallende Blut auf der alten Höhe erhalten und die nun erschlaffte Kammerwand muß entsprechend gedehnt werden. Die folgende Systole übt durch die Kontraktion der Kammerwand wieder ihren Druck auf den vorhandenen Inhalt aus: nur ein Unterschied gegenüber der Norm besteht darin, daß die Muskelzellen sich aus einem übermäßig gedehnten Zustande heraus zusammenziehen müssen, es wird also ihre Elastizität stärker, als gewöhnlich, in Anspruch genommen. Es folgt hieraus, daß die unmittelbaren Folgen der Schlußunfähigkeit der Aortenklappen auf die Kammerwände sich besonders während der Diastole bemerkbar machen. Genau die entsprechenden Vorgänge spielen sich beim Eintritt einer Mitralinsuffizienz an der Wand des linken Vorhofs ab: auch hier trifft die durch das offenstehende venöse Ostium zurückgeworfene Blutwelle den Vorhof während seiner Diastole, dehnt also seine Wände während des Erschlaffungsstadiums seiner Muskulatur. Die sich später ausbildende Dehnung des rechten Herzens entsteht auf etwas modifizierte Weise, mehr indirekt, wenn auch gleichfalls auf mechanische Art, aber mehr so, wie bei Emphysem etc., nämlich aus dem Grunde, weil es seinen Inhalt nicht los werden kann. Denn, während die regurgitierende Blutwelle durch das insuffiziente Ostium in den linken Vorhof und die Lungenvenen zurückgetrieben wird, erfolgt gleichzeitig die Kontraktion des rechten Ventrikels ebenfalls mit der Richtung zur Lunge hin: es prallen also zwei entgegengesetzte Stromrichtungen aufeinander, welche natürlich den Abfluß des Blutes hemmen müssen. Somit wird in diesem Falle die Wand des rechten Herzens mehr indirekt, durch den nicht entleerten Rest von Blut, gedehnt aber tatsächlich auch noch ebenfalls während der Diastole. In allen Fällen ruht also auf den Herzwandungen ein erhöhter Druck auch zu Zeiten, wo die kontraktilen Kräfte absolut ruhen und daraus folgt, daß die ersten Ausgleichsbestrebungen der Natur nur unter den physikalischen Kräften gesucht werden dürfen.

Auch von anderer Seite ist schon darauf hingewiesen worden, wie bei Erhöhung des Innendrucks ein Ausgleich in sehr kurzer Zeit erfolgt, so daß man schon deshalb nicht an Muskeleinflüsse denken kann, weil diese nur auf reflektorischem Wege ausgelöst werden könnten. Dazu ist aber eine längere Zeit erforderlich, als sie wirklich beobachtet ist, während es zur Auslösung der rein physikalischen Kräfte gar keines Zeitintervalles bedarf.[1])

Das gilt von der Zeit des Entstehens eines Klappenfehlers; unerfindlich wäre es, daß in der späteren Zeit eines solchen Defektes andere Kräfte das Gegengewicht gegen die Überdehnung liefern sollten, denn es handelt sich doch lediglich um die Fortentwickelung prinzipiell derselben Bedingungen. Aus dem Grunde müssen wir unbedingt also alle tatsächlich nachweisbaren geweblichen Veränderungen an den Herzwandungen, die sich allmählich entwickeln, genau von dem gleichen Gesichtspunkt aus beurteilen.

Daß nun Muskeln besonders befähigt sind zur Unterstützung elastischer Kräfte, dafür gibt es genügend anatomische Beläge: das elastische Gewebe besitzt in seiner Begleitung vielfach glatte Muskeln (cf. Endocard und dessen glatte Muskulatur) und zwar offenbar zu dem Zweck, daß sie helfen sollen, einer drohenden oder möglichen Überdehnung entgegenzuwirken, resp. eine tatsächlich erfolgte starke Dehnung durch ihr aktives Eingreifen schneller auszugleichen. Wenn ich diesen Satz, allerdings umgekehrt für die Herzwand unter den uns beschäftigenden pathologischen Verhältnissen anwenden will, so hinkt der Vergleich vielleicht etwas, aber ich glaube doch, daß er uns ein Verständnis erleichtert.

Wir hatten gesehen, daß die hypertrophischen Herzwandungen der menschlichen Klappenfehlerherzen regelmäßig durchsetzt sind von derben, fibrillären, neugebildeten Bindegewebszügen, jedenfalls einem Gewebe mit einem anderen Elastizitätsmaß und Elastizitätscoeffizienten.

Nach Landois beträgt das Elastizitätsmaß des ruhenden Muskels 0,2734, das der Sehne (also dem fibrillären Bindegewebe in unserem Falle am ersten vergleichbar) 1,6693. Wie sich diese physikalischen Eigenschaften und Werte an der hypertrophischen Muskulatur verhalten, darüber weiß ich nichts, eigene Untersuchungen habe ich darüber nicht anstellen können und Nachweise finde ich nicht. Soviel aber wird hierdurch doch wahrscheinlich, daß die Gegenwart des neugebildeten intermuskulären, fibrillären Bindegewebes unterstützend für die Muskulatur gegen eine Dehnung eingreifen kann; denn es besteht neben und außer einer funktionstüchtigen Muskelsubstanz, die, soweit sich beurteilen läßt, sicherlich keine Einbuße an

[1]) Krehl, Pathol. Physiologie, II. Aufl. 1898, Seite 7.

Elastizität erlitten hat, ein Plus an Gewebe und zwar als Vermehrung eines solchen, welches gegenüber der Muskulatur ein erhöhtes Elastizitätsmaß aufweist. Beide Gewebe aber müssen durch das Bestehen des Klappendefektes gleich stark gedehnt werden; nach den oben mitgeteilten Gesetzen würde die Dehnung jedoch immer weiter gehen müssen — in Folge der elastischen Nachwirkungen — und gegen diese könnten die veränderten Wandelemente helfend einspringen.

Hieraus folgt, daß ich nicht ganz zum Begriff „Akkomodation" im Sinne v. Basch's komme, sondern entsprechend meiner Auffassung von der Hypertrophie gelange ich dahin, einen überhaupt anzunehmenden Nutzen für das Herz in dem Umstande zu suchen, daß sie einer allzu weiten Dehnung der Herzwand vorbeugt, also gewissermaßen das bestimmte Maß von Dilatation, welches der Größe des Klappendefektes und damit der Höhe des Innendrucks entspricht, festlegt, fixiert. Das ist meine Anschauung von der Art, wie eine „Kompensation" zu denken ist. Ich suche dieselbe also nicht, wie bisher üblich, in einer Erhöhung der motorischen Leistungsfähigkeit des Herzmuskels, also im Gebiet der animalen Funktion desselben, sondern in dem der rein physikalischen Eigenschaften, in einer Verringerung der Dehnungsfähigkeit. Sollte man also überhaupt einen genaueren, das Wesen erklärenden Ausdruck für Kompensation haben wollen, so würde ich eher daran denken, zu sagen, die sekundäre Hypertrophie des Herzmuskels bei Klappenfehlern diene zur Fixation der Dilatation.

Ganz ausdrücklich aber halte ich es für notwendig, zu erklären, daß nach meiner Auffassung die günstige Veränderung der Elastizitätsverhältnisse unter diesen pathologischen Bedingungen nicht lediglich die Folge der bindegewebigen Einlagerungen ist, sondern — in vollendeten Fällen — dieser im Verein mit der hypertrophischen Muskulatur und zwar der letzteren nur einzig in dem ersten Stadium ihrer krankhaften Veränderung. Dem Bindegewebe allein eine solche Wirkung zuzuerkennen, ist unzulässig, das werden wir noch genauer erfahren; das zu behaupten, liegt mir auch fern und stehe ich ganz auf dem Boden der Auffassung von Romberg und Krehl. Wohl aber muß entsprechend den experimentellen Resultaten Tangls und den sonstigen Erfahrungen die „hypertrophische" Muskulatur allein ohne bindegewebige Beimengungen diese gleichen Eigenschaften besitzen.

Zu dieser ausdrücklichen Erklärung bewegt mich besonders die von Dehio[1]) vertretene Anschauung. Die Bedeutung seiner

[1]) Dehio, Myofibrosis cordis. (Deutsches Archiv für klinische Medizin, Bd. 62. 1899 und Deutsche medizinische Wochenschrift, 1900, Nr. 47.)

Meinung erforderte, soweit sein Tatsachenmaterial und dessen pathologische Deutung in Frage kommt, an sich eine ausführlichere Besprechung: ich kann sie indes hier übergehen, weil das Nötige dazu eigentlich schon in meinen bisherigen Ausführungen enthalten ist. An dieser Stelle spielt nur eine Rolle seine Auffassung von der funktionellen Bedeutung der Bindegewebsneubildung. Er sagt darüber (Seite 58): „Überall, wo die kontraktile Muskelsubstanz zu Grunde geht, tritt das Bindegewebe an seine Stelle. (NB. Die Entwickelung des letzteren ist nach ihm stets der sekundäre Vorgang!) Es werden also die kontraktilen Kräfte der Muskelzellen durch die elastischen des Bindegewebes ersetzt . . . . . . Die Entwickelung festen Bindegewebes in den Ventrikeln dürfte hier nur insofern von Wichtigkeit sein, als dadurch die Herzwand an Festigkeit gewinnt und in den Stand gesetzt wird, dem endocardialen Blutdruck einen größeren Widerstand zu leisten. Der passiven Dilatation wird dadurch bis zu einem gewissen Grade entgegengewirkt."

Der Satz drückt die ganze Differenz mit meiner Auffassung aus. Mich trennen von Dehio demnach grundsätzliche Unterschiede; der Kernpunkt liegt darin: in dem Stadium der Herzmuskelerkrankung, in dem Dehio einen funktionellen Nutzen von der Bindegewebseinlagerung erwartet (degeneratives Stadium nach meiner Auffassung), ist der von mir besprochene und oben auseinandergesetzte Nutzen der Veränderungen der Kammerwände für den Kranken bereits vorbei, ja unter Umständen gerade in sein Gegenteil verkehrt. Führt doch auch Dehio ausdrücklich an, daß die Herzhöhlen in seinen Fällen bereits stark dilatiert sind und, was das bedeutet, werden wir bald erfahren! Wir erfuhren auch, daß Bindegewebsneubildung nicht einheitlich zu beurteilen ist, daß die, welche sich an Stelle von untergegangener Muskulatur als Füllmaterial entwickelt (inselartige fibröse Schwielen), funktionell etwas anderes ist, wie die, welche als Plus (diffuse Cirrhose) neben funktionsfähigen, vergrößerten Muskelzellen vorhanden ist. Ich nehme eine Art von Kompensation, das, was ich Fixation genannt habe, nur an, nicht, „wenn die kontraktilen Kräfte der Muskelzellen durch die elastischen Kräfte des Bindegewebes ersetzt sind", sondern, wenn die elastischen Kräfte einer vergrößerten, in ihren physikalischen und physiologischen Eigenschaften noch ungebrochenen Muskulatur verstärkt werden durch ein Plus an Gewebe, welches ein höheres Elastizitätsmaß, als die Muskulatur besitzt. Daß das Bindegewebe in diesen Fällen nicht der ausschlaggebende Faktor ist, geht aus den Tatsachen hervor, daß der gleiche Effekt durch Wandveränderungen entsteht, welche keine Bindegewebseinlagerungen, sondern nur die progressiven Muskelveränderungen besitzen (Beispiel: Herz der Frau Br. (Nr. III); ferner cf. Hochhaus und

Reinecke[1]), dann, daß, wenn viel Bindegewebe produziert ist an Stelle von untergegangener Muskulatur, gerade Schwächezustände im Vordergrunde des klinischen Bildes stehen (später zu beschreibendes Beispiel: Herz (Nr. IV) des Kanzleidieners Sch. und die Tatsache, daß sonst keine Bildung, wie die eines Herzaneurysma vorkommen könne). Gemeinsam ist unserer beiderseitigen Auffassung nichts weiter, als daß wir an die Elastizität der Kammerwände gedacht haben.

Im Einklang mit der von mir vertretenen Auffassung von der Bedeutung der Wandverdickung steht es gleichfalls, daß es Bedingungen geben kann, und zwar als Folge der Größe des Ventildefektes, unter denen die Elastizität der Ventrikelwände übermäßig in Anspruch genommen wird, so daß gar kein nennenswerter Widerstand möglich ist, Zustände, die dazu führen, was Sahli[2]) mit dem Namen „essentielle Stauung" belegt hat; ebenso stimmt meine Auffassung mit der Tatsache überein, daß der starke linke Ventrikel am energischsten und längsten dem erhöhten Druck Widerstand leisten kann.

Diese meine Deutung würde sich nun vollkommen vertragen mit den allgemeinen Anforderungen an die Leistungsfähigkeit des Herzens, die wir im Leben erfüllt sehen. Eine solche Fixation erlaubt auch noch eine Arbeitsleistung des Herzens bei schon durch degenerative Prozesse geschwächtem Zellmaterial! Und da ich früher wiederholt betont habe, daß wir aus dem histologischen Befunde unter Zuhilfenahme allgemeiner physiologischer Tatsachen schließen dürfen, daß für eine gewisse Zeit die motorische Kraft der Muskelzellen erhalten ist, trotz der im Grunde entzündlichen Natur ihrer Hypertrophie, so kann ich auch Krehls Worten mich anschließen: „der hypertrophische Herzmuskel besitzt dieselbe Reservekraft, dieselbe Fähigkeit zu gesteigerter Arbeit, wie der gesunde." Allerdings dies mit der Einschränkung, daß es nur für bestimmte Zeit, das erste Stadium der hypertrophischen Myocarditis gilt!

Nicht versäumen darf ich, hinzuzusetzen, daß diese kompensatorischen Bestrebungen weitester Art vorzugsweise Gültigkeit haben für die Verhältnisse bei den Klappenfehlern und einigen wenigen anderen Zuständen, — um welche es sich handelt, folgt später —, nicht dagegen bei den idiopathischen Hypertrophien. Diese Beschränkung kann nicht befremden. Ich habe die „wahre" Hypertrophie als ein Attribut einer bestimmten, scharf charakterisierten, primären, chronischen Entzündungsform der Herzmuskulatur aufgefaßt, also im Gegensatz zu den bisherigen Bestrebungen nicht als Erscheinung sui generis. Die Befähigung, eine „Kompensation" leisten zu können, ist schließlich doch nur etwas von

---

[1]) Hochhaus und Reinecke, Über chronische Degeneration des Herzmuskels. (Deutsche medizinische Wochenschrift 1899, Nr. 46.)

[2]) Sahli, Kongress für innere Medizin. 1901. (Verhandlungen Seite 56.)

uns Hineingedeutetes, es ist eine weitere Eigenschaft, — wie ich glaube, nach dem Obigen behaupten zu dürfen, rein physikalischer Natur — dieser so veränderten gesamten Herzwand, aber keineswegs Selbstzweck der Natur, eine Eigenschaft, mit deren Existenz wir an sich sonst schon rechnen dürfen. Sicherlich ist es deshalb ganz unberechtigt, ohne weiteres Hypertrophie und gesteigerte motorische Leistungsfähigkeit zu identifizieren und anzunehmen, mit der einen Hand zerstöre die Natur wichtige Einrichtungen des Organismus, mit der anderen reiche sie zum Troste gleich eine Sicherung gegen ihre zerstörende Arbeit.

Daß ich aus meinen Erklärungen diese Schlüsse ziehen kann, welche den tatsächlichen, mannigfaltigen Vorkommnissen an den erkrankten Herzen besser gerecht werden, als die bisherigen Theorien, glaube ich, verleiht der meinigen nur mehr Halt und Gültigkeit.

Wir sollen überhaupt sehr vorsichtig sein mit der Verwendung des Kompensationsbegriffs: „Die Anerkennung, daß die Entzündung eine Erscheinungsform vitaler Reaktion gegen die Gewebe schädigende Einflüsse ist, läßt für sie die Tendenz zur Ausgleichung gestörter Lebenstätigkeit voraussetzen. Immerhin darf die teleologische Auffassung des Entzündungsprozesses nicht zu weit ausgedehnt werden . . . . . Die höheren Grade der als Entzündungsursache wirksamen primären Gewebsläsionen gehen nur zu oft im Anschluß an das Auftreten entzündlicher Reaktion in Nekrose über, und andererseits geht auch noch weniger hochgradige primäre Gewebsschädigung, die Intensität der entzündlichen Reaktion oft genug über das Maß eines zweckmäßigen „reparatorischen" Vorgangs hinaus und wird selbst Anlaß neuer pathologischer Störung." Finden wir nicht diese Worte Birch-Hirschfelds in der bisherigen Darstellung meiner Befunde und Erklärung voll und ganz bestätigt?

Gegen Cohnheims viel zitierten Satz hatte ich festgestellt, daß wir den Herzmuskel als Organ nicht mit dem, was man „Muskel" schlechtweg nennt, dem Skelettmuskel, in Parallele stellen dürfen, deshalb habe auch die Behauptung, daß nur in der Arbeit allein das Wachstum steigernde Moment liege, für das Herz keine Gültigkeit, seine Hypertrophie sei vielmehr bedingt durch proliferierende entzündliche Vorgänge, sie entstehe durch „nutritive Reizung" (Virchow): das war meine Gegenbehauptung. Alles, was ich bisher davon dargestellt habe, betrifft die allgemeinen Grundsätze und Gesichtspunkte, welche für meine Ansicht maßgebend sind und diese führten mich auf einen einheitlichen Begriff als Erklärung für einheitliche Tatsachen.

Berechtigung hat nun die Frage, führt das Ergebnis der Suche nach den Faktoren, welche den Anstoß zu jenem entzündlichen Wachstum gegeben haben, ebenfalls zu einem einheitlichen Resultat? Ich kann vorweg antworten, jedenfalls zu einem Resultat, wie es sonst auch schon als allgemeingültig für Entzündungen bekannt ist.

Zwei Gruppen lassen sich aus den ätiologischen Faktoren bilden: mechanisch und chemisch-toxisch — im weitesten Sinne — wirkende. Der ersten Gruppe begegnen wir vorzugsweise bei den Klappenfehlern, wobei indes nicht geleugnet werden kann, daß nicht Einwirkungen der zweiten Gruppe mit im Spiele sind. So z. B. glaube ich, erklärt sich durch die Mitwirkung der chemisch-toxischen Körper die in vielen Fällen von Stenose der Mitralis vorhandene Hypertrophie des linken Ventrikels, ein Vorkommnis, das bisher so gut, wie unerklärlich geblieben ist. Alle übrigen Hypertrophien aber, also die idiopathischen oder jetzt vielmehr die chronisch hypertrophischen Myocarditiden lassen sich sämtlich als durch Faktoren der zweiten Gruppe bedingt erklären. Ob nun die chemisch-toxische Noxe ein Bakterienprodukt ist, wie in den Fällen, die als Folgezustände nach Infektionskrankheiten sich entwickeln, oder rein chemischer Natur, wie z. B. Alkohol, ist an sich wohl ziemlich indifferent, zumal wir Genaues über die Bakteriengifte in diesen Fällen nicht wissen. Sicherlich scheidet nach meiner Auffassung der Begriff „Arbeitshypertrophie" völlig aus. Diese Punkte wollte ich nur vorerst einmal hier streifen, ich werde noch Gelegenheit haben, auf die Ätiologie genauer eingehen zu müssen.

Wenn aber ein Agens der obigen Art die nutritive Reizung vollbringt, so kann es nur dann geschehen, wenn die Bedingungen und das Vermögen zu einem Wachstum auch vorhanden sind. Schwierigkeiten hat allen bisherigen Autoren ein Vorkommen gemacht, nämlich daß bei ganz schlecht genährten, muskelschwachen Individuen eine regelrechte Hypertrophie sich entwickeln kann. Um nur einzelnes herauszugreifen, so sagt Tangl: „Hypertrophie scheint sich auch bei sehr ungünstigen allgemeinen Ernährungszuständen entwickeln zu können". Weiter möchte ich Rosenbach zitieren, nicht allerdings seiner allgemeinen Angabe wegen, denn die bestätigt nur dasselbe, was ich eben mit Tangls Worten anführte, sondern seiner sonderbaren Erklärung wegen. Er sagt:[1]) „Übrigens kann eine deutliche Hypertrophie in pathologischen Fällen selbst bei relativ ungünstigen allgemeinen Ernährungsstörungen sich entwickeln, was nicht wunderbar ist (?), wenn man berücksichtigt, daß die Koronararterien ihren Anteil an dem Ernährungsmateriale vorweg und möglichst reichlich empfangen. Ist allerdings der Kräfte- und Ernährungszustand ganz unbefriedigend, z. B. bei Kachexien, Eiterungen, Amyloiddegeneration etc., so bildet sich eine Hypertrophie auch dort nicht aus, wo sonst alle mechanischen Bedingungen für ihre Entstehung gegeben sind."

Die Sonderbarkeit liegt nach meiner Überzeugung darin, das Ernährungsblut des Herzens für qualitativ besser zu halten, wie

---

[1]) Rosenbach, Grundriss der Pathologie und Therapie der Herzkrankheiten, 1899, Seite 120.

das übrige arterielle und den Satz zu konstruieren, daß das arterielle Blut, je mehr es sich vom Herzen entfernt, um so verhältnismäßig geringwertiger wird. Wenn ein Organ oder Organgruppe empfindlich gegen qualitative Änderungen der Ernährungsflüssigkeit ist, so sind das die nervösen Zentralorgane, und deren Gefäße liegen doch schon eine recht viel weitere Strecke vom Herzen entfernt, als die Koronararterien. Aber man sieht, welch sonderbare Blüten der Drang zum Erklären treibt, wenn man etwas durchaus erklären will.

Die Deutung der Tatsachen an sich würde für jeden einfacher sein, wenn er nur nicht vom Althergebrachten befangen ist und nicht die Parallele für das Herz in der Körpermuskulatur suchen wollte. Eben weil beide Muskeln inkommensurable Größen sind, ist es garnicht wunderbar, daß elende, schlecht genährte Menschen doch ein relativ kräftiges Herz haben. Würden wir denn auch die Parallele so weit treiben und sagen, allgemein schlecht entwickelte Individuen müssen eine eben solche Leber oder Niere haben? Doch wohl nicht! Wenn es auch vorkommen kann, so besteht doch keine Notwendigkeit dazu.

Die Erklärung dafür, worin die Bedingungen für das Wachstum enthalten sind, liegt klar auf der Hand. Eine Muskelzelle kann sich nur vergrößern, wenn ihre nutritiven Bestandteile noch fähig sind, zu wachsen, oder präziser gesagt, wenn sie noch nicht von degenerativen Prozessen befallen sind. Da liegt der springende Punkt; haben wir es mit senilen Individuen zu tun, deren Herz in größerem Umfange der „braunen Atrophie", also einem regressiven Prozeß an Kern und Sarkoplasma verfallen ist, so wird ein solches Organ, selbst unter dem Einfluß der toxischen Noxe einer chronischen Nephritis nicht mehr hypertrophieren. Ebenso wird eine Hypertrophie nur mäßig ausfallen, wenn sich z. B. nach Scharlach ausgedehntere akute Myocarditis und mit ihr degenerative Prozesse an den Muskelzellen entwickelt haben; wenn dann eine Nephritis entsteht, selbst, wenn diese chronisch wird, d. h., wenn also Verhältnisse eintreten, bei denen wir sonst wohl eine nennenswerte Hypertrophie zu erwarten hätten, so wird sie in diesem Falle gering ausfallen oder auch ganz ausbleiben müssen. In einem sonst gleichen Falle, der also eine chronische Nephritis aus derselben Ursache besitzt, kann, wenn nur die Herzmuskulatur von primären entzündlichen degenerativen Vorgängen verschont bleibt, eine ansehnliche Hypertrophie zur Entwickelung gelangen. Ebenso steht es mit Rosenbachs tatsächlichen Beispielen: Kachexien, Eiterungen etc. Die letzteren bedingen häufig genug akute infektiöse Myocarditis mit ihrem spezifischen Charakter, die ersteren atrophische Zustände an den Herzmuskelzellen.

Also auch hier diktiert nicht die Qualität der gesamten Körpermuskulatur und der Ernährungszustand des Körpers das Verhalten des Herzens und seine Fähigkeit, zu hypertrophieren, sondern lediglich der Zustand der Herzmuskelzellen selber im Beginn des hypertrophischen Prozesses. Sind die Zellen durch frühere Erkrankungen in ihrem nutritiven Teile schon mitgenommen, so bleibt eine Hypertrophie aus, mögen auch sonst alle Bedingungen für sie erfüllt sein.

Von diesem Punkte an beginnt nun die weitere Ausbildung und Entwickelung des Prozesses in einer Weise, wie ich es oben schon geschildert habe. Ich verzichte auf eine nochmalige Wiederholung. Die hypertrophische Entzündung trägt schon den Keim der zukünftigen Entartung in sich: es sind gewebliche Veränderungen entstanden, die das gegenseitige Verhältnis zwischen den einzelnen Komponenten der Zellen verschieben, für den Erwachsenen wäre das Optimum eine Organzelle ohne die einseitige, starke Ausbildung der nutritiven Bestandteile; daß in manchen Fällen das terminale degenerative Stadium lange auf sich warten lassen kann, ist nicht verwunderlich an sich. In Bezug auf den letzten Punkt kennt die Klinik die Tatsache, daß manche Fälle von sogenannten angeborenen Klappenfehlern recht lange Zeit gebrauchen, bis es zum Untergang kommt. Ich selber hatte keine Gelegenheit, Beispiele dieser Art mikroskopisch zu untersuchen, indes glaube ich, lassen sich doch die angeführten Erfahrungen ohne weiteres mit meinen bisherigen Resultaten in Einklang bringen. Allgemein bekannt ist es, daß alle entzündlichen Prozesse im intrauterinen Leben zu einer viel vollkommneren Restitutio führen, als später im extrauterinen. Wenn also entzündliche Prozesse einen Herzmuskel vor der Geburt treffen, so kann der Endzustand doch ein ungleich besseres Zellmaterial aufweisen, wie es jemals beim Erwachsenen vorkäme, weil nämlich das normale Organwachstum hier hilfreich eingreift. „Im embryonalen Leben und eine Zeit lang nach der Geburt wächst das Herz durch Volumzunahme und Teilung der Muskelzellen. Später beruht das Wachstum des Herzens wesentlich auf der Vergrößerung der Muskelzellen.“ (Tangl.)

Wenn ich nun aber die uns an Kranken entgegentretende Herzhypertrophie abweichend vom Herkommen gedeutet habe, und meine Ansicht dahin aussprach, daß dieser Begriff in seiner landläufigen Fassung einen wesentlich anatomischen Inhalt besitzt, nämlich den, daß er das gemeinsame Produkt interstitieller und parenchymatöser progressiver Ernährungsstörungen darstellt und daß seine Ausdehnung und sein Umfang einem künstlich abgeleiteten physiologischen Begriff, dem der gesteigerten Leistungsfähigkeit nicht direkt proportional ist, so leugne ich doch keineswegs, daß es nicht überhaupt Zustände geben kann, in denen eine wirkliche Hypertrophie vorkommt, also eine einfache, nicht entzündliche Ernährungsstörung. Hierunter will ich aber nur solche verstanden wissen, in denen eine richtige Proportionalität, genauer die völlige Kongruenz zwischen der anatomischen und physiologischen Komponente des Begriffs vorhanden ist. Solche Zustände unterscheiden sich prägnant von denen, die uns bisher beschäftigt haben, sie repräsentieren nicht krankhafte, sondern rein physiologische Vorkommnisse. Erstens darf es sich bei diesen nicht um stetig progrediente Vorgänge handeln; diese Hypertrophie wird ferner niemals die hohen Grade, wie an Kranken, erreichen; drittens fehlt der unmittelbare, notwendige Zusammenhang mit einer terminalen Degeneration.

Wenn ich fortgesetzt auf die Unzulässigkeit hingewiesen habe, Körpermuskulatur und Herzmuskulatur in Parallele zu stellen, so beruhte das auf der Tatsache, daß der Bau ebenso wie bestimmte physiologische Eigenschaften beider differente Größen waren, also auch das pathologische Verhalten ein verschiedenes sein mußte; speziell hatte sich ergeben, daß nicht Arbeit das alleinige zur Vergrößerung führende Moment abgeben könne. Daß Arbeit überhaupt keine Rolle spielen kann, soll damit nicht gesagt sein, denn durch stärkere Inanspruchnahme kann jedes Organ oder Organgewebe, sofern es nur gesund ist, hypertrophieren. Ob aber Arbeit oder pathologische „nutritive Reize" zur Hypertrophie führen, das findet seinen Ausdruck in der Verschiedenheit der Produkte der Reiz-Einwirkung: umgekehrt markieren deren Unterschiede eo ipso die unterschiedliche Veranlassung zu ihrer Entstehung.

Nun aber müssen wir eingestehen, diese, wenn ich sagen soll, physiologische Form der Hypertrophie ist bisher nirgends demonstriert, wie das auch Krehl neuerdings[1]) ausspricht. Eine einzige Arbeit existiert, in der sich ein annähernder Beweis für eine solche physiologische Form der Hypertrophie findet, nämlich die Studie von Henschen „Skid und Skidwettlauf"[2]). Wie verschwindet dieser einzelne Beweis gegenüber der allgemein als feststehend geltenden Annahme von direkten Beziehungen zwischen Arbeitssteigerung und Hypertrophie unter pathologischen Bedingungen! Und von einem wirklichen Beweise in gedachter Richtung dürfen wir noch nicht einmal reden: noch fehlt die zugehörige mikroskopische Untersuchung eines solchen Organs.

Die Natur arbeitet überall mit denselben Mitteln; deshalb — und wir werden noch weitere Daten kennen lernen — würde ich es an sich nicht für unwahrscheinlich halten, daß das anatomische Substrat auch in diesen Fällen, im Einklang mit Tangls Beobachtungen am wachsenden Herzen, in einer mäßigen Vergrößerung des Sarkoplasmas der Herzmuskelzellen bestehen könnte. Alle übrigen an pathologischen Herzen erhobenen Befunde müßten

---

[1]) Krehl, Erkrankungen des Herzmuskels. 1901. (Nothnagels Handbuch.) Seite 84.

[2]) Henschen, Skid und Skidwettlauf (Mitteilungen aus der med. Klinik zu Upsala, Bd. II. 1899.)

natürlich ausscheiden, der für die Auffassung des ganzen Vorgangs maßgebende Unterschied würde darin bestehen, daß in einem solchen Herzen nicht notwendigerweise eine Degeneration Platz greifen muß, wie es leider geradezu die Regel ist für krankhafte Fälle. Allerdings ist es mir sehr wohl bekannt, daß das Ende der Ringkämpfer und Athleten vielfach ein Herztod ist, also doch terminale Insuffizienz des Myocards. Indes die Gründe für deren Zustandekommen werden wir bald kennen lernen, zumal die Konkurrenz anderer krankmachender Faktoren mir dabei durchaus nicht ausgeschlossen erscheint.

Selbst wenn sich also die Befunde bei einer physiologischen Hypertrophie mit den bei einer pathologischen teilweise decken sollten, so wäre das Wesentliche der Frage nicht darin enthalten, wird ein Herz durch Arbeit überhaupt größer, sondern nur darum handelt es sich, was erzeugt und weshalb entsteht eine Hypertrophie, d. h. eine Summe ganz bestimmter parenchymatöser und interstitieller Vorgänge in ganz bestimmtem gegenseitigem Abhängigkeitsverhältnis beim Menschenherzen unter krankhaften Umständen. Diese beiden Fragen sind leider immer durch einander geworfen worden!

Für die Zustände, in denen wirklich ein Herzmuskel leistungsfähiger werden kann, möchte ich aber eine unterschiedliche Bezeichnung wählen: für sie allein finde ich Bauers Ausdruck „Erstarkung“ angebracht, im Gegensatz zu den pathologischen Zuständen, wofür er den Ausdruck vorschlägt.

Wenn ich zum Unterschiede von den pathologischen Hypertrophien diesen Fällen nur negative Merkmale beigeben konnte, so bin ich in einer gleichen Lage, wie der Chemiker, wenn er verschiedene Eiweißkörper von einander unterscheiden will. Es ist einstweilen ein Notbehelf, aber er zeigt doch immerhin eine charakterisierende Differenz.

II. Abschnitt.

Dilatation der Herzhöhlen bei Hypertrophie.

12. Kapitel.

Allgemeine Vorbemerkungen; Historisches zur Lehre von der Dilatation.

Bei der Besprechung der Hypertrophie hatte ich bisher noch Beziehungen unerörtert gelassen, die gewöhnlich in der Form von Attributen mit jenem Begriff verbunden werden: es sind landläufige Bezeichnungen, wenn man von exzentrischer, konzentrischer oder einfacher Hypertrophie spricht; man hat die Bezeichnungen gewählt je nach dem Grade der Ausdehnung, welche die Herzhöhlen im Verhältnis zur Norm bei gleichzeitiger Verdickung ihrer Wände besitzen. So einfach, wie die Dinge zu liegen scheinen, so sind doch diese Bezeichnungen in Wirklichkeit recht labiler Natur; das zeigt sich schon, wenn man umgekehrt von der Dilatation der Herzhöhle ausgeht und nun die Frage stellt, besteht dieselbe bei hypertrophischen oder normal dicken Herzwandungen?

Das Vorkommen einer Dilatation überhaupt finden wir außerordentlich häufig bei den verschiedensten Erkrankungen des Herzens: ja, man ist versucht, zu fragen, wo kommt sie nicht vor?

Man spricht auch von einer „relativen" und „absoluten" Dilatation (Martius); in gleicher Bedeutung von einer „akkommodativen" oder „kompensatorischen" oder „aktiven" und einer „pathologischen", „Stauungs- oder passiven" Dilatation (Krehl). Martius definiert: „So lange die Dilatation nur eine relative ist, d. h. so lange der hypertrophische Muskel das vergrößerte Schlagvolum mit jeder Systole völlig bewältigt, so lange ist bei dem genannten Klappenfehler (Aortenklappen- und Mitralis-Insuffizienz) die Dilatation ein heilsamer, kompensatorischer Vorgang". „Indes, wenn die Dilatation absolut wird, d. h., wenn der Muskel bis zu dem Grade gedehnt ist, daß er die Fähigkeit stets maximaler Kontraktion verloren hat, dann ist die Zusammenziehung des Muskels zu Ende, noch ehe er seinen Inhalt völlig ausgetrieben hat."

Für mein Empfinden hat die Unterscheidung durchaus etwas Gekünsteltes. Ein Unterschied im Wesen wird nicht gemacht, sondern nur im endlichen Zweck und der Art der Erscheinung. Daß wir den Begriff einer nützlichen Folge aus einem krankhaften Vorgange nicht mißbrauchen dürfen, war schon betont. Aber es erheben sich weitere Bedenken. Die klinische Erfahrung lehrt, daß beide Formen, die relative und die absolute ohne Grenze in einander übergehen. Denn ein Herz mit insuffizienten Aortenklappen behält nicht ständig seine „Kompensation" oder, wie wir jetzt wohl zutreffender sagen können, eine erträgliche Leistungsfähigkeit. Während der Kompensation zeigt es also eine „relative", später eine „absolute" Dilatation; wo fängt aber die letzte an und wo hört die erste auf? Martius stellt die Bedingung, daß im ersten Stadium, also im Zustande der „relativen" Dilatation das Herz seinen gesamten Inhalt auswerfen soll. Wo ist denn das überhaupt bewiesen? Im Gegenteil, es bleibt doch immer ein Rest im Ventrikel zurück und man kann doch nur sagen, daß im Inkompensationsstadium kleinere Schlagvolumina ausgeworfen werden, wie zuerst. Schließlich sind doch im Wesen die Vorgänge bei der Entstehung der relativen, wie der absoluten Dilatation genau dieselben, wie wir noch sehen werden.

Bei meiner bisherigen Darstellung habe ich nicht von den klinischen Krankheitsbildern in der regressiven Periode der chronischen Myocarditis gesprochen, sondern nur von dem Inhalt des Begriffes, wir wären sonst der Dilatation auch dort schon begegnet; direkt hingeführt waren wir dagegen auf sie bei der Ermüdung des Herzmuskels. (I. Teil, 10. Kap.). Schon aus diesen flüchtigen Hinweisen leitet sich der Satz ab, daß die Dilatation nur eine begleitende Erscheinung eines Prozesses aus bestimmter, aber doch verschiedener Ursache, ein Folgezustand, kurz ein Symptom ist und nichts weiter, jedenfalls nicht eine Erkrankungsform des Herzens, wie a priori die üblichen Bezeichnungen, exzentrische Hypertrophie etc., erwarten ließen.

Die allgemeinen Entstehungsbedingungen sind ebenso kurz und einfach gleich vorweg für alle Verhältnisse passend dahin zusammenzufassen: es muß durchweg zur Dilatation, zur Vergrößerung der Herzhöhlen kommen, wenn ein Mißverhältnis zwischen Innendruck und Kraft der Höhlenwandungen besteht. Damit sind alle tatsächlichen Vorkommnisse umfaßt: ob also der Druck im Innern des Herzens durch irgendwelche Einflüsse so hoch ansteigt, daß eine Ventrikelwand, die selbst noch im vollen Besitze ihrer Integrität ist, ihm nicht Widerstand leisten kann, oder ob zwar in der Kammer der normale Druck herrscht, die Struktur der Wand jedoch so verändert ist, daß sie nur noch mit Mühe Kontraktionen vollbringen kann, aber nicht mehr im stande ist, ein annähernd normales Schlagvolumen zu bewältigen: stets muß es zu einer räumlichen Erweiterung des Innenraums der Herzhöhle kommen. Alle Abstufungen von Druckerhöhungen und muskulärer Kraft der Ventrikelwände sind dazwischen denkbar und kommen in Wirklichkeit vor.

Wollen wir ganz genau sein, so dürfen wir bei Druckerhöbung im Innern des Herzens nicht einfach Widerstandskraft der Kammerwandungen mit motorischer Kraft identifizieren: wie wir schon früher gesehen haben, spielen auch physikalische Kräfte in Gestalt der Elastizität eine Rolle. Eine Kammerwand mit den Eigenschaften einer hypertrophischen, — deren Komponenten wir kennen lernten, — kann einer eventuellen plötzlichen Drucksteigerung z. B. bei körperlicher Anstrengung mehr Widerstand leisten, als eine bis dahin gesunde Wand, welche von einer akuten infektiösen Myocarditis befallen ist und in diesem Zustande einen gesteigerten Druck ertragen soll. Schon die Attribute, mit denen wir die Konsistenz der Kammerwand bezeichnen, deuten das an: wir nennen eine Kammerwand im ersten Fall starr und hart, im zweiten Fall morsch und brüchig. Eine gleiche Drucksteigerung im Herzinnern wird also bei verschiedenen Individuen ganz verschiedene Effekte zu Wege bringen müssen.

Das sind die allgemeinen physikalischen Bedingungen, welche bei der Entstehung der Dilatation in Frage kommen. Unsere spezielle Aufgabe ist es nun, ihr Verhältnis zur Hypertrophie oder, wir wollen lieber korrekter sagen, ihr Vorkommen bei chronischer, hypertrophischer Myocarditis und ihre verschiedenen Beziehungen zu derselben zu untersuchen. Ausgehen will ich auch hier erst wieder von den eine Nephritis begleitenden Erkrankungsformen des Myocards.

Krehl erwähnt in seiner pathologischen Physiologie die verschiedenen allgemeinen, zeitlichen und ursächlichen Möglichkeiten, wie Hypertrophie und Dilatation zusammen vorkommen können: „Jedenfalls ist die mannigfachste Gelegenheit zur Vereinigung von Hypertrophie und Dilatation gegeben.“ [1])

Nach den allgemeinen Beziehungen der Dilatation zur hypertrophischen Myocarditis bei Nephritis lassen sich zwei Gruppen aus den Möglichkeiten bilden: erstens läßt sich fragen, wie weit kommt eine einfache Dilatation vor, also ohne Hypertrophie, zweitens eine solche neben Hypertrophie. Zur Beurteilung dieser Fälle sind die bekannten Momente zu bedenken, daß wir einfache Dilatation erst dann in der Leiche annehmen dürfen, wenn die Wanddicke des Herzens entsprechend der Raumvergrößerung seiner Höhlen verdünnt ist; ein dilatiertes Herz mit einer Wanddicke, welche der Norm, einem nicht dilatierten, entspricht, gehört also nicht dazu, sondern unter die Fälle von Dilatation mit Hypertrophie. Daß wir aus dem makroskopischen Befund an der Leiche sehr oft kein richtiges Urteil über den Grad der Dilatation gewinnen können, ist wiederholt von Autoren betont worden, ist auch aus den allgemeinen Darlegungen verständlich, weil entsprechend den variablen Druckverhältnissen im selben Falle auch variable Dilatationsgrade entstehen müssen.

Wo liegt nun die Grenze: wann haben wir hypertrophische Wandungen anzunehmen und wann nicht? Die Beantwortung dieser Frage in der erwähnten Fassung hat bisher in vielen Fällen tatsächlich unerledigt bleiben müssen, weil es unmöglich war, ein sicheres Kriterium zu gewinnen. Wir müssen also versuchen, auf anderem Wege zum Ziel zu gelangen. Ich glaube nun in der Tat, daß ein anderer Weg gangbar ist und zwar einfach dadurch, wenn wir der Frage eine andere Fassung geben. Hier braucht es uns ja nur darauf anzukommen, zu untersuchen, ob die Fälle, in denen bei Nephritis eine Dilatation des Herzens in den Vordergrund tritt, qualitativ einen anderen pathologischen Prozeß im Myocard zeigen, als wenn Hypertrophie desselben vorhanden ist. Diese Untersuchung muß unter allen Umständen die Entscheidung liefern. Wäre es der Fall, daß Hypertrophie und Dilatation verschiedenen Prozessen ihre Entstehung verdankten, so wäre meine ganze frühere Erklärung der Hypertrophie einfach null und nichtig. Finden wir dagegen bei beiden Erscheinungen qualitativ den identischen Prozeß, so bleiben meine bisherigen Resultate un-

---

[1]) Seite 68.

angetastet und wir haben lediglich nur noch nachzuforschen, ob und wodurch die Bedingungen zur Entstehung der Dilatation herbeigeführt sind. Damit erledigt sich die zuerst gestellte Frage, wo die Grenze zwischen einfacher Dilatation oder Dilatation mit Hypertrophie liegt, ganz von selbst.

Unter den früher genannten Autoren spricht sich v. Buhl über die Dilatation bei Nephritis folgendermaßen aus: „Der Grund, warum bei parenchymatöser Nephritis, bei weißer Niere und bei Speckniere trotz ihres intertubulären Infiltrates eine Hypertrophie so selten beobachtet wird, liegt nicht in dem Mangel einer Myocarditis, denn diese ist sogar ziemlich häufig in parenchymatöser Form von Anfang mit zugegen, sondern darin, daß bei dieser Krankheit das degenerative Moment der Entzündung vorherrscht. Es folgt daher wohl hier und da Dilatation der bleibend degenerierten Herzwände, Abnahme der Leistungsfähigkeit, aber keine Hypertrophie. Von einer erhöhten Spannung im Aortensystem kann hier keine Rede sein. Es kann aber in seltenen Fällen doch eine linksseitige Herzhypertrophie folgen und zwar aus demselben Grunde, warum sie überhaupt auch ohne jegliche Nierenaffektion sich ausbilden kann.“ [1])

Bamberger stellt vor allen Dingen einfache Dilatation bei Nephritis überhaupt schon als eine seltene Erscheinung hin und betont, daß in fast allen Fällen ihres Daseins entweder fettige Degeneration des Herzens oder pericardiale Verwachsungen oder ein beträchtlicher Grad von Marasmus vorhanden sei.[2]) Sein Urteil wiegt um so schwerer, als er demselben ein großes Vergleichsmaterial zu Grunde gelegt hat.

In weiterer Fassung kann ich noch die Befunde von Seitz[3]) und Fräntzel[4]) mit heranziehen. Bemerkenswert ist dabei, daß in diesen Fällen niemals einfache Dilatation vorhanden war, sondern stets eine mehr oder weniger ausgesprochene Wandverdickung.

Von den übrigen Autoren ist die Dilatation nicht besonders erwähnt, man kann nur im allgemeinen aus ihren Darstellungen ableiten, daß sie gleichzeitige Hypertrophie annehmen, weil sie stets in die Besprechung des gegenseitigen Abhängigkeitsverhältnisses zwischen beiden Erscheinungen eintreten. Trotzdem ist eine gesonderte Berücksichtigung der Dilatation bei der

---

[1]) v. Buhl, Über Brights Granularschwund etc. in den Mitteilungen aus dem pathol. Instit. zu München, 1878, Seite 78.

[2]) v. Bamberger, Über Morb. Brightii in seinen Beziehungen zu anderen Krankheiten. (Volkmanns Sammlung klinischer Vorträge No. 173.)

[3]) Seitz, Zur Lehre von der Überanstrengung des Herzens. (Deutsches Archiv für klinische Medizin, Bd. XI u. XII, 1873 u. 74.)

[4]) O. Fräntzel, Vorlesungen über die Krankheiten des Herzens I. Die idiopathischen Herzvergrösserungen. 1889. (Fälle von Überanstrengung des Herzens und durch „Kriegsstrapazen“ bedingte).

Nephritis wichtig und nötig, da im anderen Falle die Beurteilung der Herzaffektionen bei dieser Krankheit eine lückenhafte bleiben müßte, ganz abgesehen davon, daß wir überdies noch, wie ich glaube, verschiedene wertvolle Fingerzeige für allgemeine Betrachtungen gewinnen.

---

13. Kapitel.

Der krankhafte anatomische Prozeß und seine pathologisch-physiologische Bedeutung für die Entstehung der begleitenden Dilatation.

Nach meinen früheren Darlegungen kann ich mich bei sehr vielen Punkten in Zukunft kurz fassen, ich käme sonst nur zu unnötigen Wiederholungen.

Unter meinem Material war kein Fall, den ich als einfache Dilatation hätte bezeichnen können. Einen solchen hätte mir auch nur der Zufall in die Hand spielen können, erwähnt doch Bamberger in seiner Statistik, die sich auf 807 Fälle von primärem Morbus Brightii bezieht, 344 mal eine Herzerkrankung und unter diesen sind nur 19 Fälle von „einfacher Dilatation". Daß aber nach unseren heutigen Kenntnissen nicht alle von Bamberger als unbeteiligt bezeichnete Herzen für gesund zu erklären sind, steht aus früher angegebenen Gründen wohl außer Frage und ich glaube demgemäß auch, daß bei näherer Nachprüfung mit neueren Hilfsmitteln sich die Zahl der einfachen Dilatationen noch viel weiter verringern würde.

Die anatomische Untersuchung meines Materials, genau in der früher beschriebenen Weise, ergab nun aber in der Tat qualitativ dieselben Veränderungen, welche ich an den ausgesprochen hypertrophischen Herzen ausführlich besprochen habe. Es fanden sich genau die hypertrophischen Muskelzellen, ihre Kernformen, ihre Sarkoplasmavergrößerung, die Umwandlung oder der Schwund der kontraktilen Substanz, die anderweitigen regressiven Erscheinungen, wie körniger und fettiger Zerfall der Zellen. Im interstitiellen Gewebe fehlten auch nicht die Rundzelleninfiltrationen und die Schwielen. Wenn ich so nur kurz das allgemeine Material nach seiner Qualität aufzähle, so kommen dabei die Identität des Prozesses ebensowenig, wie die tatsächlichen Unterschiede zwischen den uns jetzt beschäftigenden Herzen und den früher besprochenen zur Geltung. Ich muß mehr in Einzelheiten eingehen und will mich zu dem Zweck wieder an ein bestimmtes Beispiel, einen typischen Fall dieser Erkrankungsform anlehnen. (Beispiel Nr. IV.)

Es handelt sich um einen 34 Jahre alten Kanzleidiener Sch., der zwei Monate vorher erkrankt, Anfang Januar 1898 in meine

Behandlung trat. Derselbe hatte bei der Marine gedient, war seit zwei Jahren militärfrei; war starker Potator, hatte vor 9 Jahren in Kamerun Malaria überstanden.

Verbreiterung der Herzgrenzen (dieselben überragen 1 bis 2 Finger breit die rechte Sternallinie, links die Mamillarlinie ebenso weit), Töne leise, keine Geräusche, absolut unregelmäßige Herztätigkeit: das waren die markanten objektiven Symptome am Herzen. Urinmenge vermindert, wenig Eiweiß enthaltend (keine Formelemente); der Tod erfolgte nach einem Vierteljahr unter zunehmenden starken allgemeinen Ödemen. Die Obduktion ergab: enorme Vergrößerung des Herzens (Umfang eines Cor bovinum!) Alle Höhlen stark dilatiert mit Blut und Cruor-Massen gefüllt; zwischen den Trabekeln des linken Ventrikels (im Zwischenraum zwischen beiden Papillaren) ein kirschgroßer, grauweißer, festsitzender wandständiger Thrombus, ein etwas größerer dicht oberhalb der Herzspitze. Klappen frei, sehr zarte Chordae tendineae. Die Dickendurchmesser der Kammerwände ungefähr (trotz der Größe des Herzens) etwa der Norm entsprechend. Maße der linken Kammerwanddurchschnitte sehr ungleich: in der Gegend des vorderen Papillarmuskels 2 bis $2^{1}/_{2}$ cm, die sonstige Wand ca. 1 cm. Die Muskulatur sieht auf dem Durchschnitt bräunlich aus, durchzogen von gelblichen Streifen und Flecken; Konsistenz schlaff: nach Entleerung der Kammern fällt das Herz wie ein schlaffer Sack zusammen. Die Nieren waren beide, besonders die rechte, vergrößert, Rinde stellenweise verschmälert, durchschnittlich verbreitert, trübe, graugelblich, stellenweise direkt gelblich gefärbt; Pyramiden zeigen an einzelnen Stellen Urat-Niederschläge in den Tubuli recti. — Bemerkenswert ist im einzelnen am Herzen folgendes: der vordere Papillarmuskel der linken Kammer ist ein starker runder Wulst von etwa 1 cm Durchmesser, der hintere dagegen ist verschwunden, seine Stelle wird von einem nur etwa 1 mm dicken, platten bandförmigen Gebilde eingenommen. Genau so ist die Spitze und die nach hinten zum Septum gewendete Partie des hinteren keilförmigen Längswulstes des suprapapillaren Raumes verändert, erhalten von diesem Gebilde nur die arkadenartigen Züge unterhalb des Atrioventrikularringes. In der Wand der linken Kammer selber findet sich eine große ausgebreitete Schwiele mit zackigen Konturen: ihr Sitz ist in der hinteren Wand des interpapillaren Raumes ungefähr entsprechend der Lage der intramuralen Lamellen des hinteren Papillaren; eingefaßt ist sie von einer Zone exquisit braungefärbter Muskulatur. Sie grenzt nach oben an die Muskulatur des suprapapillaren Raumes, beginnt dort, wo die Lamellen des hinteren Papillarmuskels in die Kammerwand übergehen, nach unten reicht sie bis etwa 1 cm oberhalb der Spitze, nach links nahe an den hinteren Rand des vorderen Papillarmuskels. Von der Herzhöhle wie von der Herzoberfläche ist sie durch eine ganz dünne Lage Muskelsubstanz geschieden, frei unter dem Endocard liegt die Schwiele nur in der Spitzengegend. In der übrigen Muskulatur sind mit bloßem Auge keine weiteren Schwielen bemerkbar.

Mikroskopisch findet sich die Schwiele zusammengesetzt aus einem festen, derben fibrillären Bindegewebe, enthält eine außerordentlich große Menge weiter, zartwandiger Gefäße von venösem Bau. Deren Umgebung besitzt teilweise eine dichte, kleinzellige Infiltration. Wirkliche Arterien sind in ihr spärlich vorhanden, dann aber gewöhnlich mit deutlicher Wucherung der Wandbestandteile. Vielfach enthält die Schwiele Muskelreste , dieselben umgeben dann zirkulär die eben erwähnten venösen Gefäße, in diesem Falle fehlt die vorhin genannte Infiltration. Histologisch treffen wir in diesen Resten alle früher an den untergehenden Zellen der hypertrophischen Herzen beschriebenen Charaktere wieder: also Vergrößerung des Sarkoplasmas, die verschiedenen Kernbilder, die Zerklüftung, körnige Infiltration etc. etc. — Die übrige Muskulatur der linken Kammer außerhalb des Bereiches dieser Schwiele zeigt eine sehr gleichmäßige diffuse Rundzelleninfiltration, eine Reihe kleiner, mikroskopischer Schwielen von verschiedenem Alter — besonders deutlich in der trabekulären Portion des vorderen Papillarmuskels —; von Parenchymveränderungen die bekannten hypertrophischen Zellen mit vergrößertem Sarkoplasma und einfachen Leistenkernen. Ähnlich ist der Befund an der rechten Kammerwand. Erkrankungen an den Koronararterien nicht nachweisbar.

Wir haben also in diesem — in vielfacher Beziehung interessanten Herzen — genau die uns schon von früher her bekannten Gewebsveränderungen gefunden, soweit ihre Qualität in Betracht kommt. Eine besondere Besprechung verdient nur noch die große, bindegewebige Schwiele in der Rückwand der linken Kammer. Denn es muß sich notwendig die Frage erheben, wie und wodurch ist diese entstanden? Nun, ich kann mich kurz fassen und sagen: genau in der Weise, wie es von den mikroskopischen, multiplen Schwielen der hypertrophischen Herzen ausführlicher dargelegt ist. Erstens sehen wir nämlich neben der großen Schwiele ja genau die kleinen, nur mit bewaffnetem Auge auffindbaren bindegewebigen Herde, welche in nichts, weder in ihrem Bau, noch in der Qualität der Umgebung von dem früher geschilderten Typus abweichen: also läge die Wahrscheinlichkeit, daß der Entstehungsmodus der großen der analoge sei, eigentlich schon auf der Hand. Zweitens aber läßt sich das auch positiv an der Hand meiner früher auseinandergesetzten Gründe nachweisen. Denn primäre Alterationen der Arterien fehlen; auch wenn jemand an sie denken wollte, müßte die Annahme doch fallen, weil der Sitz der Schwiele überhaupt nicht mit dem Verlauf einer Arterie zusammen fällt. Ferner aber kennen wir die Tatsache, daß die Venen des Myocards innerhalb der Muskellamellen verlaufen. Sie sind in unserem Falle noch erhalten, ja zum Teil von Muskelzügen, als den letzten Resten der untergangenen Lamellen umgeben. Das bedeutet, daß die Vernichtung der Muskulatur ihren Anfang von der Oberfläche der Lamellen aus genommen haben und gegen deren Mitte vorgeschritten sein muß; hier an der Oberfläche liegen nun aber die Lymphbahnen, deren Bedeutung und Beziehungen zur Rundzelleninfiltration wie zur Bildung der herdförmigen Bindegewebswucherungen ich oben auseinandergesetzt habe. Das anatomische Bild erlaubt also den positiven Schluß, daß die Muskulatur genau in der Weise und zwar primär zu Grunde gegangen sein muß, wie wir das schon erfuhren, während die Bindegewebsneubildung sekundär eingetreten ist, ferner daß die Größe der Schwiele sich erklärt, indem sie sich als aus einer großen Summe von kleinen Einzelherden zusammengesetzt erweist. Der pathologische Prozeß ist demnach identisch mit dem, der an anderen Stellen desselben Herzens zur Bildung der kleinen mikroskopischen Schwielen geführt hat, ein Prozeß, der sich als in voller Blüte stehend verfolgen läßt.

Neben diesen umschriebenen wie diffusen interstitiellen Veränderungen besteht noch an dem Parenchym des Herzens ein Nebeneinander von progressiv hypertrophischen und regressiven Prozessen: das alles genau in der uns jetzt schon von früher her bekannten gegenseitigen Abhängigkeit von einander. Die Art der anatomischen Muskelalteration kann daher, ebenso, wie bei der bisher besprochenen Kategorie der Herzmuskelerkrankung, auch hier die relative Dickenzunahme der Herzwandungen vollauf erklären, wenn diese letztere auch wegen der begleitenden Dilatation makroskopisch nicht so unmittelbar in die Augen springt. Wir müssen die Identität des allgemeinen krankhaften Prozesses in den Herzen mit chronisch hypertrophischer Myocarditis, oder wie man sie sonst nannte, in den hypertrophischen Herzen aussprechen mit dem Prozeß, wie er sich in diesem letzten Beispiel vollzieht. Dasselbe gehört zu denen, die man zur Gruppe der Fälle mit „dilatativer“ oder „exzentrischer“ Hypertrophie rechnet. Diese wichtige Vorfrage, welche, wie ich oben ausführte, zu erledigen war, wäre damit beantwortet und wir können uns der zweiten oder eigentlichen Hauptfrage zuwenden, wodurch ist es hier zu der starken Dilatation gekommen.

Zunächst dürfen wir uns, glaube ich, wieder an das anatomische Bild halten und da fallen wohl jedem trotz der histologischen Ähnlichkeiten zwischen sämtlichen bisher abgehandelten Herzen die krassen Unterschiede in dem Befunde an diesem letzten Beispiele mit dem an den früheren auf: dieselben bestehen, kurz zusammengefaßt in der bedeutend höheren Ausbildung der destruktiven Prozesse. Keins der früheren Herzen besaß eine so große Schwiele und eine gleich große Summe degenerierter Muskelzellen, wie dieses. Sind nun diese Momente, die nur graduelle Unterschiede in dem pathologisch anatomischen Substrate darstellen, in Wirklichkeit geeignet, die Ursache für die unterschiedliche äußere Erscheinung an dem letzten Beispiel, nämlich für das Auftreten der hochgradigen Dilatation abzugeben?

Als allgemeines Gesetz hatten wir kennen gelernt, daß es unter allen Umständen zur Dilatation kommen muß, wenn sich das Verhältnis zwischen Innendruck des Herzens und Kraft der Herzwandungen verschiebt. Von der Steigerung des Innendrucks will ich einstweilen absehen und nur erst den zweiten Faktor, die Kraftleistung der Wandungen in Betracht ziehen. In unserem Falle besteht ohne allen Zweifel eine beträchtliche Herabsetzung der motorischen Leistungsfähigkeit: sie findet ihre einfache Deutung in dem ausgedehnten Untergang an funktionsfähigem Muskelgewebe, jedenfalls zur Zeit des Ablebens des Individuums, also in einem Zeitpunkt, der uns das Material für die anatomische Untersuchung liefert. Auf Einzelheiten der Begründung des Satzes, welche von den verschiedenen Muskelveränderungen und weshalb sie zu motorischer Schwäche führen, brauche ich mich hier nicht weiter einzulassen, sie sind bereits früher durchgesprochen worden.

Derselbe Schluß nun aber, daß motorische Schwäche besteht, gilt auch für eine mehr oder weniger weit zurückliegende Periode der Erkrankung. Denn der auf dem Obduktionstisch fertig vor unseren Augen liegende Prozeß hat ja keine Änderung in seiner Qualität an sich erlitten, wie ich das schon anführte, er hat sich nur einfach weiterentwickelt. Er begann ebenso, wie bei der ausgesprochenen „Hypertrophie“ mit progressiven Muskelveränderungen innerhalb einzelner Bezirke oder Herde. Während er allmählich weiter um sich griff, setzten an den erst erkrankten Stellen bereits regressive Veränderungen ein und so fort bis zu dem Grade, den wir im Augenblick des Todes konstatieren können. Der ganze Unterschied gegen die früheren Beispiele besteht nur darin, daß die Degenerationen, oder wie wir gleichbedeutend auch wohl sagen können, die Schwächezustände bei den früher besprochenen Herzen anfangs nicht so scharf ausgeprägt waren, sondern sich erst in späterer Zeit einstellten, während sie in diesem letzten Paradigma bereits zeitig auftraten und sich zu größerer Höhe entwickelten.

Daß also Schwäche des Herzmuskels an sich vorhanden war, auch schon längere Zeit vor dem Tode, steht außer allem Zweifel fest. Ob und welcher Grad von relativer oder absoluter Druckerhöhung im Herzen herrschte, war von mir als irrelevant beiseite gelassen; deshalb fragt es sich denn, ist diese Voraussetzung tatsächlich gleichgültig und kann auch ohne Annahme einer Erhöhung des intracardialen Druckes der Entstehungsmodus der Dilatation im einzelnen an diesem Beispiel seine Erklärung finden?

Die Erklärung scheint an sich einfach zu sein, zumal wenn wir auf frühere Ausführungen rekurrieren, ist es aber vielleicht doch nicht; denn in einer neuen Publikation von Hoffmann[1]) findet sich folgender Passus: „Das Herz hat nur in der Systole den erhöhten Blutdruck zu überwinden, in der Diastole ist es durch den Schluß der suffizienten Aortenklappen vor einer Dehnung durch den erhöhten Blutdruck geschützt. Es ist physikalisch schwer verständlich, wie ein sich zusammenziehender Muskel während dieser Tätigkeit zugleich im ganzen gedehnt werden kann. Wie sollen Fibrillen, während sie sich aktiv zusammenziehen, also das dehnende Moment bilden, zugleich passiv gedehnt werden? Es könnte dies doch nur an einzelnen schwächeren Stellen der Fall sein, so daß quasi Herzaneurysmen, wie man sie oft an der Herzspitze beobachtet, entständen, nicht aber eine gleichmäßige Dilatation."

Diese letzte Möglichkeit würde eine positive Stütze in dem mitgeteilten anatomischen Befunde besitzen. Die degenerierten, also funktionsschwachen Stellen, z. B. die große Schwiele, liegen schon zu Anfang des Prozesses, aber auch später, herdweise zerstreut zwischen funktionstüchtigerer Muskulatur. Bei ganz normalem Blutdruck im Innern der Herzhöhlen können bei der Kontraktion der Kammern sich die Narben, ebenso wenig aber auch die sonstigen schwachen Stellen, an der Verkleinerung der Höhle beteiligen, müssen also zurückbleiben, durch den Druck, welchen die funktionstüchtige Muskulatur ausübt, jedoch auch gedehnt, quasi ausgestülpt werden. Und bei der Ausdehnung resp. der sehr großen Zahl solcher Herde kann sehr wohl ein verhältnismäßiger Grad von allgemeiner Dilatation zu stande kommen. Aber auch ohne diese Annahme wird die Entstehung einer Herzerweiterung erklärlich und erscheint mir deshalb Hoffmanns allgemeine Verwunderung eigentlich völlig unverständlich.

Ich verweise auf meine Ausführungen bei der Ermüdung: nach Verworn beruht die Kontraktion der Muskelzellen auf chemischen Prozessen derart, daß die gereizte Zelle positiv chemotaktisch nach den Kernstoffen, die ruhende positiv chemotaktisch nach Sauerstoff und Ernährungsstoffen ist. Dieses normale Verhältnis muß in unserem Falle seine Modifikation erfahren. Wir haben in sehr großen Bezirken der Kammerwand keine normalen Zellen mehr vor uns, sie sind in mehr oder weniger hohem Grade in ihrer Struktur verschlechtert. Die einen — so weit sie überhaupt noch kontraktionsfähig sind — haben eine Verringerung an ihrer kontraktilen Substanz erfahren, die anderen an ihrer nutritiven (Kern und Sarkoplasma). Aber an die Integrität dieser beiden letzten Bestandteile ist die regelrechte Produktion von „Kernstoffen" gebunden. Werden diese nämlich

---

[1]) Hoffmann, Die paroxysmale Tachycardie, 1900, Seite 130.

in geringerem Maße oder unvollkommen erzeugt, so muß die notwendige Folge eine mindestens unvollkommene Kontraktion der Muskelzellen sein. Es wird daraus, wie ich schon erwähnte, nach allgemeinen physikalischen Gesetzen eine Verringerung der Hubhöhe resultieren und der weitere Effekt dieser Bewegungsänderung für die Zirkulation wird darin bestehen, daß ein Teil des Kammerblutes nicht entleert wird; da der Kreislauf weiter besteht, — denn ganz aufgehoben ist die Herztätigkeit ja nicht —, so wird zu diesem nicht ausgeworfenen Rest von Blut eine neue Blutmenge aus dem Vorhof hinzutreten und somit ist der Herzmuskel gezwungen, nun von einem gegen früher vergrößerten Blutquantum einen Teil, wie er seiner nunmehr aber verringerten Kraft entspricht, in das Gefäßsystem zu befördern. Damit hat also unter allen Umständen die betreffende Kammer eine größere Blutmenge in sich, sie erscheint nach außen erweitert.

Hoffmanns Irrtum besteht, wie der mancher anderer Autoren, lediglich darin, daß sie die ganze ursächliche Bedingung für die Dilatation in einer intracardialen Druckerhöhung allein suchen: beim Vergleich mit unseren anatomischen Tatsachen können wir aber ganz von einer solchen Druckerhöhung abstrahieren, es genügt im Gegensatz dazu, allein die verringerte motorische Kraft der Kammerwände zu berücksichtigen. Ja gerade — und das dürfen wir mit vollem Recht behaupten — sie bedingt hauptsächlich den Endeffekt.

---

14. Kapitel.

Verhältnis zwischen Hypertrophie und Dilatation.

Die vorstehenden Ergebnisse sind außerordentlich wichtig, besonders, wenn wir nun allgemein an die Frage herantreten: welche Rolle spielt die relative oder absolute Erhöhung des Blutdrucks in der Lehre von der Dilatation.

Eben erfuhren wir, daß eine Erhöhung des Innendrucks über die Norm hinaus zum Zustandekommen jener Erscheinung nicht unbedingt notwendig ist. Daß sie, wenn tatsächlich vorhanden, den Grad der Dilatation bei sonst gleich verringerter Kraft der Kammerwände erhöhen muß, steht über jeden Zweifel erhaben; denn, soll ein schwacher Muskel sich gegen größere Widerstände anstemmen, so wird er eher erlahmen, das ist doch ganz natürlich. Aber so ist im Grunde der Inhalt der Frage bisher nicht gefaßt, vielmehr gilt es die Kritik der Behauptung, ob eine Druckerhöhung auch immer vorhanden ist, wo sie bisher vorausgesetzt wurde.

Es haben sich nämlich Stimmen erhoben, neuerdings vertritt z. B. noch Henschen[1]) den Standpunkt, daß die bei Nephritikern vorhandene Hypertrophie des Herzens eine Folge der voraufgegangenen, durch die primäre intrakardiale Druckerhöhung bedingten Dilatation sei: die Hypertrophie, so lautet der Satz, sei eine dilatative. Die Anschauung hat etwas Bestechendes. Denn daß bei Nephritis in ihren Anfangsstadien, selbst noch vor dem Zeitpunkt ihrer diagnostizierbaren Existenz, eine Blutdruckerhöhung bestehen kann, ist durch mannigfache Beobachtungen erhärtet: es handelt sich, wie ich schon früher erwähnte, hierbei entschieden wohl um Einflüsse chemisch-toxischer Natur, die durch Vermittelung des Nervensystems, der Vasomotoren, zur Auslösung gelangen. Daß außerdem unter Umständen mechanische Momente, körperliche Anstrengungen z. B. in Wirksamkeit treten können, mag nur erst angeführt werden. Umsomehr scheint die genannte Annahme zu befriedigen, wenn wir die Analogie bedenken, daß die Hypertrophie bei Klappenfehlern notwendigerweise eine dilatative sein muß.

An sich wäre es kaum nötig, auf die Entgegnung dieser Annahme noch einmal einzugehen, denn im Grunde war sie ja schon abgelehnt durch meinen Nachweis, daß die pathologische Hypertrophie nicht das Produkt gesteigerter Arbeit sei, sondern das Produkt „nutritiver Reize". Indes bei der Verbreitung und damit zusammenhängenden Bedeutung der von mir angegriffenen Behauptung ist wohl jedes nur noch zu erbringende Beweismoment von erheblicher Wichtigkeit.

In der Tat glaube ich, daß die anatomischen Resultate meiner Fälle, auch die des vorliegenden Beispiels, unbedingt gegen die Allgemeingiltigkeit des Satzes sprechen, als sei die Herzhypertrophie der Nephritiker eine dilatative. Ich hatte darauf hingewiesen, daß der ganze Prozeß, den wir am Muskelparenchym sich vor unseren Augen abspielen sehen, entschieden beginnen muß mit einer Vergrößerung des Sarkoplasmas der Muskelzellen, also mit progressiven Erscheinungen, mit dem „hypertrophischen" Stadium; erst wenn dieses bis zu einer gewissen Höhe gediehen ist, schließen sich regressive, degenerative Prozesse an. Wie diese Folgerung aus den mikroskopischen Befunden mit Gegengründen angefochten werden könnte, ist mir nach allem, was wir jetzt wissen, unerfindlich. Wir hatten ferner bei der Fragmentation die Tatsache kennen gelernt, daß sich die genannten initialen Veränderungen an den Muskelzellen sehr wohl mit dem Begriff — mindestens gesagt — der noch erhaltenen, vielleicht sogar gesteigerten Muskelkraft vereinigen lassen; ja, für den, der auf dem Boden der alten Theorie steht, ist diese Folgerung geradezu ein Dogma.

[1]) Henschen, Über das Herz bei der Nephritis. (Mitteilungen aus der medizin. Klinik zu Upsala. Bd. I. 1898. Thesen; Seite 92.)

Wenden wir das auf unsere dilatierten Herzen an, so heißt das doch, daß im allerersten Stadium keine Momente vorhanden sind, welche auf eine Schwächung der Kraft der Herzwandungen hinweisen, eher das Gegenteil! Also selbst, wenn jetzt in diesem Stadium eine arterielle Drucksteigerung bestände, so kann sie diagnostizierbare Grade von Dilatation überhaupt kaum oder eigentlich garnicht hervorrufen, denn die Muskulatur ist ja garnicht schwach gegenüber einer eventuellen Drucksteigerung.

Das müßte aber der Fall sein, wenn z. B. Henschen Recht haben sollte. Alle für die bisherige Anschauung als Stütze vorgebrachten Beweise beziehen sich allein auf klinische Befunde, dann ist eine Dilatation aber erst nachweisbar, wenn sie einen gewissen, nicht so ganz unbedeutenden Umfang erreicht hat. Solche Grade von Dilatation jedoch, welche Henschen anführt, erleben wir erst bei vollkommen und unzweifelhaft ausgebildeten Schwächeerscheinungen des Myocard; die dazu notwendige Erschlaffung der Herzwandungen resultiert erst aus einem späteren Stadium der Muskelveränderungen, als dem initialen, nämlich dann, wenn degenerative Prozesse ihre Rolle zu spielen beginnen. Dann sind die Bedingungen gegeben, welche eine Dilatation bewerkstelligen können; ihr variabler Umfang wird abhängig sein müssen von der Ausdehnung, welche die schwächenden Momente im Herzmuskel gewonnen haben. Daß jenes erste Stadium, das progressive, unter Umständen nur kurze Zeit gedauert haben braucht, bis das zweite, degenerative, in Erscheinung tritt, welches dann überhaupt die ganze Scene beherrscht, ist für unsere Frage, welche nur die Qualität und den Verlauf des ganzen Vorganges betrifft, völlig belanglos.

Die bei Nephritis vorhandene Herzhypertrophie also als die Folge der Dilatation hinzustellen, widerspricht strikt den anatomischen Befunden; wenn man nun aber die Verhältnisse am Klappenfehlerherzen als Analogie herangezogen hat, weil hier die Dilatation der primäre Vorgang ist, so beruht das auf einer Reihe von Irrtümern, welche die Anwendung dieser Analogie prinzipiell hinfällig machen.

Wenn es bei der Ausbildung eines Klappendefektes zu einer Hypertrophie der Ventrikelmuskulatur kommt, so können außer der mechanischen Ursache myocarditische, mit der ätiologisch gewöhnlich allein in Frage kommenden Endocarditis innig zusammenhängende Herde eine unterstützende Rolle spielen. Doch die interessieren uns hier augenblicklich nicht, es handelt sich allein um die Bedeutung der mechanischen Vorgänge. Nun, was die anlangt, so ist daran festzuhalten, daß die sekundäre Hypertrophie, also die mechanisch entstandene, an folgende Momente gebunden ist. Erstens ist die vom

Ventildefekt abhängige intracardiale Drucksteigerung, welcher die Muskulatur resp. die Kammerwand das Gegengewicht bieten soll, verhältnismäßig oder absolut erheblich größer, als wie die, welche in Folge von Nephritis auftritt, auch wird jene verhältnismäßig plötzlich aktiv und wirkt so auf das Herz ein, daß keine Entlastung desselben durch kollaterale Bahnen möglich ist; zweitens wirkt bei den Klappenfehlern die Drucksteigerung dauernd und stetig ein, selbst während der Diastole: ein ganz wesentliches Moment; drittens muß der allgemeine Zustand der nutritiven Teile der Muskelelemente noch genügend erhalten sein, um einer Fortbildung nach der progressiven Richtung fähig zu sein.

Sind diese Bedingungen nicht sämtlich erfüllt, so bleibt eine Hypertrophie unter allen Umständen aus: wir hatten schon die Tatsache erfahren, daß dies der Fall ist, wenn das dritte der genannten Momente nicht zutrifft. Mit diesen letzteren Zuständen berühren sich aber die, welche hier in Frage kommen.

Wir beobachten im Verlaufe der subakuten und chronischen Nephritis sehr häufig nicht eine stete Weiterentwickelung der Krankheit, sondern eine von Remissionen unterbrochene, sprungweise fortschreitende. Dieser Vorgang spiegelt sich, wie auch Henschen betont, deutlich im Verhalten des Herzens wieder, indem bei Verschlimmerungen der Nephritis auch die Herzdilatation größer und deutlicher wird. Im Grunde genommen, wäre es nicht nötig, auf diese Beobachtungen hier einzugehen, denn es kommt hier nicht darauf an, was sich alles im Verlaufe der Krankheit ereignet, sondern es handelt sich hier lediglich um den Zeitpunkt, wann zuerst die Hypertrophie entsteht, ob vor dem Augenblick, wo die Dilatation klinisch in Erscheinung tritt, oder erst hinterher. Ich gehe allein aus dem Grunde auf die Dinge hier ein, weil stets und ständig von ihnen auf das eigentliche Entstehen der Hypertrophie exemplifiziert wird.

Nach der von mir gegebenen Deutung des pathologischen Prozesses im Herzen wird das erwähnte klinische Verhalten sonst voll verständlich. Mit jeder Exacerbation der Nephritis ist der analoge Prozeß im Herzen verbunden: eine Exacerbation der Myocarditis (Koordination beider Faktoren). Jedes Aufflammen der Entzündung am letzten Organ trifft aber einen schon durch vorausgegangene Attacken beeinträchtigten Muskel, macht ihn also schwächer und als Ausdruck dieser Schwäche beobachten wir die Dilatation. Im Gegensatz dazu liegen nach der bisher herrschenden Auffassung die Bedingungen ganz anders. In den Intervallen zwischen den Exacerbationen müssen Drucksteigerungen fehlen, denn sonst verliert die mechanische Theorie ihre Grundlagen — andernfalls müßte nämlich dieselbe Dilatation permanent in gleicher Höhe bestehen bleiben —. Fehlen aber zu der genannten Zeit die Drucksteigerungen, so sind die oben als unumgänglich notwendig aufgezählten Bedingungen für die Entstehung einer chronisch proliferierenden Entzündung, welche mechanischen Ursachen ihre Entstehung verdankt, nicht erfüllt. Ja sogar umgekehrt: cessante causa, cessat effectus, hätten progressive Prozesse auf Grund einer solchen intermittierenden Drucksteigerung Wurzel gefaßt, so müßten sie in den Intervallen eher rückgängig werden, wenn anders das mechanische Prinzip Geltung haben soll.

Ferner sind die zur Verschlimmerung resp. zum ersten Entstehen der Herzerkrankung führenden Drucksteigerungen, die also eine Dilatation oder wie man bis jetzt annimmt, eine dilatative Hypertrophie bewirken, doch auch nicht von so langer Zeitdauer, als man sonst zum Zustandekommen einer Hypertrophie für nötig hält. Die Autoren haben nämlich herausgefunden, daß zu der letzteren eine ca. 4 Wochen dauernde Drucksteigerung erforderlich ist; Tangl beobachtete in seinen Versuchen nach 11—12 Tagen nur erst noch Dilatation, aber keine Hypertrophie! Und so lange kann im ganzen kaum eine unausgesetzte Druckerhöhung bei einer Nephritis angenommen werden, die, wie ich schon erwähnte, allgemein auf die Vasomotoren zurückgeführt wird: die würde bereits eher erschlaffen müssen. Andererseits käme auch noch die Größe dieser Drucksteigerung in Frage. Wie ich hervorhob, besteht im ersten Anfang des zur Dilatation führenden Prozesses mindestens eine in ihrer Größe erhaltene, vielleicht sogar gesteigerte Muskelkraft. Um deren Widerstand zu überwinden, also die hypothetische primäre Dilatation hervorzurufen, welche erst eine Hypertrophie des linken Ventrikels erzeugen soll, müßte ein ganz erheblicher Druck einwirken, etwa in annähernder Stärke, wie bei einer Aortenklappeninsuffizienz. Dazu kommt noch, daß die arterielle Drucksteigerung nur auf den linken Ventrikel allein wirken könnte, wir erleben aber in der Überzahl der Fälle auch eine gleichzeitige Hypertrophie des rechten Ventrikels. Schließlich besteht bei den Klappenfehlern auch noch in der Diastole der erhöhte Druck fort, das fehlt aber den jetzt in Rede stehenden Fällen wegen der Schlußfähigkeit der Klappen und damit mangelt es auch an diesem außerordentlich wichtigen Moment.

Somit bleibt nichts anderes übrig, als von der alleinigen ätiologischen Bedeutung einer arteriellen Drucksteigerung abzusehen, die Gründe für die Dilatation vielmehr in der Herzwand selber zu suchen und die Erweiterung geradezu mit Schwächezuständen der Muskulatur zu identifizieren. Die dafür nötigen anatomischen Beweise finden sich in der nachweisbaren starken Degeneration: in diesem Nachweis liegt aber ein direkter Verstoß gegen die dritte der oben für sekundäre Hypertrophie (mechanischer Herkunft) aufgestellten Forderungen, daß die nutritiven Bestandteile der Muskelzellen von regressiven Prozessen unberührt geblieben sein müssen, um die Möglichkeit zur Ausbildung progressiver Veränderungen offen zu lassen.

Also die Wandverdickung unserer dilatierten Herzen als einen sekundären Zustand hinzustellen und ihre Entstehung auf mechanische Ursachen zurückzuführen, wie an den Klappenfehlerherzen, geht nicht an, wenn man sich nicht in unlösbare Widersprüche verwickeln will. Es bleibt nichts übrig, als auf meine früheren Erklärungen des Wesens der Hypertrophie zu rekurrieren. Dem allgemein als „Hypertrophie" bezeichneten Prozesse am Herzen hatte ich die Rolle eines Attributes eines Prozesses zuerteilen müssen, den eigentlichen Prozeß selber hatte ich bestimmt als eine chronisch proliferierende sive hypertrophische, allgemeine, interstitiell-parenchymatöse Myocarditis. Die Dilatation stellt nun aber gar nur einen Folgezustand eines Prozesses dar und zwar einen funktionellen, der zu diesem physiologischen Effekt veranlassende anatomische Vorgang ist die „Degeneration" des spezifischen Organparenchyms.

Bei der sonstigen allgemeinen Übereinstimmung des anatomischen Prozesses in den „hypertrophischen", wie „dilatierten" Herzen unseres bisher in Betracht gezogenen Materials würden die letzteren Fälle also ebenfalls als von chronischer Myocarditis befallen zu deuten sein, deren Charakter wäre aber — a potiori fit denominatio — als parenchymatös degenerativer, statt proliferierender, zu bezeichnen.

Nach diesen Feststellungen beantwortet sich die zu Anfang dieser Auseinandersetzungen gestellte Frage, ob überall dort, wo erhöhte Drucksteigerungen vorausgesetzt werden, diese auch tatsächlich vorhanden seien, von selbst. Denn ist die Hypertrophie nicht stets eine dilatative, so brauchen wir zu ihrer Entstehung auch auf keinen Fall den Begriff Druckerhöhung heranzuziehen. Damit haben meine früheren Behauptungen jetzt unter Zuhilfenahme der Beziehungen zur Dilatation ihre einfache Bestätigung erfahren.

Nun komme ich dazu, einen früher abgebrochenen Gedankengang fortsetzen zu können: ich war ausgegangen von dem Vorkommen dieser Myocarditis bei Nephritis; da müssen denn nun aber auch Gesetze existieren, nach welchen in einem Falle eine proliferierende, im anderen eine degenerative Myocarditis zu stande kommt. In der Tat: das Gesetz ist nicht schwer festzustellen, wenn man nur gleichzeitig mit dem Herzen auch die Niere des betreffenden Individuums in Betracht zieht, genau im Sinne des früher ausgesprochenen Gesetzes. Da fand sich die Tatsache, daß zwischen beiden genannten Organen und der Qualität ihrer Entzündungsformen ein völliger Parallelismus besteht in der Weise, daß die

Art des Prozesses im einen sich auch im anderen ausgedrückt findet.

Bei der Aufstellung dieses Satzes kann ich durchaus davon abstehen, eine bestimmte systematische Einteilung der Nierenentzündungen zu Grunde zu legen: eine Übereinstimmung ist in diesem Punkte ja auch noch nicht erreicht. Wenn ich mich später Senators Einteilung anschließe, so geschieht das wesentlich aus praktischen Rücksichten. Einstweilen kann ich mich kurz fassen und sagen: allen denjenigen Zuständen, welche man als sogenannte chronisch interstitielle oder gemischte parenchymatös-interstitielle Nephritis zusammenfaßt (Schrumpfniere und große bunte Niere) entspricht am Herzen eine chronisch hypertrophische allgemeine Myocarditis, also das, was man bisher Hypertrophie nannte, und dabei besteht auch in der Art und dem Grade der Beteiligung der interstitiellen Bindegewebshyperplasie eine Parallele zwischen beiden Organen; allen den Zuständen, welche man als subakute oder chronisch parenchymatöse Nephritis bezeichnet, entspricht am Herzen eine chronisch parenchymatöse, degenerative, Myocarditis, Erkrankungen, welche bisher bald zur exzentrischen Hypertrophie, wenn die Wandverdickung überwog, bald zur Dilatation zählten, wenn letztere mehr ausgeprägt erschien; da, wo es vorkommt, daß die zuletzt genannten Formen der Nephritis in die erstgenannten übergehen, spiegelt sich das ebenfalls am Herzen wieder. In der Praxis haben wir nun nicht immer scharf ausgeprägte Fälle oder abgelaufene Krankheiten vor uns, wir treffen die Patienten in verschiedenen Stadien ihrer Erkrankung, sie können also natürlich auch in verschiedenen Entwickelungsstufen ihres Leidens zur Obduktion gelangen: diese Möglichkeiten müssen bei der Deutung des konkreten Falles natürlich ebenfalls ihre Berücksichtigung erfahren und deshalb wird das von mir gezeichnete Bild bald unter diese, bald unter jene Rubrik der früheren Statistiken aufgenommen sein.

Das mag und muß betont werden; jetzt aber alle Einzelheiten durchzugehen, würde viel zu weit führen, wäre auch völlig unnötig. Ich will mich auf einzelne Punkte beschränken, besonders auf solche, die im Widerspruch mit sonstigen, bisher gewonnenen Resultaten zu stehen scheinen, also der genaueren Beweise bedürfen.

Ich habe bisher nur von chronischen Erkrankungen gesprochen. Für die Darstellung des allgemeinen Prozesses spielt der mehr klinische Begriff, chronisch oder akut, an sich keine Rolle und in dem Sinne kann ich Kösters Worte unterschreiben: „Der Pathologe hat es mit Prozessen zu tun und aus Zuständen die Prozesse abzuleiten. Die Art der Prozesse ist für ihn maßgebend, nicht die Zeit, in welcher sie ablaufen“. Für unsere Zwecke aber, welche besonders der Klinik dienen sollen, muß ich die zeitlichen Verhältnisse sehr wohl berücksichtigen. Und da steht nun einmal aus Erfahrung die Tatsache fest, daß die sogenannten chronisch interstitiellen Nierenentzündungen einen zum Teil außerordentlich schleichenden, über eine lange Reihe von Jahren sich ausdehnenden Verlauf besitzen, während die sogenannten chronisch parenchymatösen Nephritiden eine verhältnismäßig kurze Dauer erkennen lassen. Das steht völlig im Einklang mit meiner Behauptung vom Wesen der begleitenden Herzerkrankung. Die chronisch hypertrophische universelle Myocarditis kann sich nämlich nur deshalb zu ihrer Höhe entwickeln, weil und wenn das degenerative Stadium möglichst wenig oder erst spät sich einstellt, oder mit anderen Worten, wenn das erste, progressive Stadium lange dauert. Die die parenchymatöse Nephritis begleitende und ihr entsprechende Myocarditis besitzt aber nur ein verhältnismäßig kurzes, progressives Initialstadium und demgemäß machen sich die Degenerationen, welche an sich der Ausbildung einer etwaigen sekundären hypertrophierenden Entzündung — wie z. B. beim Entstehen einer sekundären Schrumpfniere — hinderlich sein können, andererseits einen sichtbaren, klinisch nachweisbaren Ausdruck in der Dilatation liefern, schon frühzeitig bemerkbar. Drehen wir den Satz um, so erhalten wir den Schluß, der am Krankenbett leicht zu bestätigen ist, daß die Fälle am schnellsten und stürmischsten verlaufen, welche verhältnismäßig zeitig und dann auch die höheren oder höchsten Grade von Dilatation der Herzhöhlen erkennen lassen.

Halten wir an diesem Schema fest, so lassen sich mühelos verschiedene Vorkommnisse der ärztlichen Erfahrung deuten. Es wird nämlich so ohne weiteres klar, daß die am weitesten vorgeschrittenen Fälle einer chronischen Nephritis, die atrophischen Formen des Morbus Brightii, wie uns Bambergers Statistik lehrt, die höchste Ziffer für das Vorkommen der Hypertrophie liefern. Die Art des Erkrankungsprozesses ist an Herz und Niere dieselbe, daß der Endeffekt am Herzen ein großes Herz, an der Niere eine kleine Niere ergibt, folgt auch ganz zwanglos. Unter den Autoren finde ich allein bei v. Buhl einen Hinweis hierauf, der sehr richtig sagt: „Was den berührten Widerspruch von Hypertrophie (sc. des Herzens) und Atrophie (sc. der Niere) anlangt, so muß man bedenken, wie himmelweit verschieden anatomisch und physiologisch das Herz und die Niere, das eine ein Hohlmuskel, die andere eine Sekretionsdrüse sind und daß dieselbe Ursache in dem einen Organ wohl den entgegengesetzten Erfolg, wie in dem anderen haben könnte und daß man nicht so gewaltig fehlt, wenn man die interstitielle Hyperplasie der Nierenrinde und die Hypertrophie des Herzmuskels zusammenstellt". Diese Entgegnung ist gegen Traube gerichtet, für den es ein Widerspruch war anzunehmen, „daß ein und dieselbe Ursache, welche gleichzeitig auf Herz und Niere wirkt, Hypertrophie des einen und Atrophie des anderen Organs zur Folge haben soll." (Fräntzel.)

Man fehlt nun garnicht, wenn man beide Erscheinungen zusammenstellt, trifft vielmehr einzig das Richtige damit. Wir wissen, daß die Atrophie der Niere in diesem Falle das Endstadium einer hyperplasierenden interstitiellen Entzündung ist und daß die Niere durch den Schrumpfungsprozeß außerordentlich viel von spezifischem Parenchym verliert, trotzdem aber noch den Zweck erfüllen kann, eine große Urinmenge zu produzieren; jedenfalls ist es dem Individuum ermöglicht, sein Leben zu behalten, weil entschieden ein genügender Teil von löslichen Exkretionsstoffen aus dem Körper durch solche Nieren entführt werden kann, dann auch noch, weil regressive Stoffwechselprodukte auch auf anderen Wegen, durch die Haut, die Lungen, den Darm eliminiert werden können, also durch das Eingreifen vikariierender Einrichtungen. Für den Herzmuskel stehen Ersatzkräfte nicht zur Verfügung, würde dem ein auch nur annähernd entsprechender Teil seines Muskelparenchyms — des dem Nierenparenchym adäquaten Organbestandteils — genommen, so müßte er seine nur motorischen Zwecken dienende Tätigkeit einstellen. Also den Grad von Atrophie, wie wir ihn bei der Schrumpfniere beobachten, werden wir am Herzen überhaupt nie zu Gesicht bekommen können. Wenn aber auch sekretorisches Nierengewebe und Herzmuskelzellen analoge Gewebe sind, so können wir doch schon aus allgemeinen Erfahrungen schließen, daß die Drüsenzellen die entschieden verletzlicheren sind, — ich erinnere daran, daß bereits einfache Zirkulationsstörungen Schädigungen des Nierenparenchyms bedingen — und daß sie demgemäß auch leichter zu Grunde gehen werden; indes einfache allgemeine Tatsachen können die Entscheidung liefern, ohne daß wir es nötig haben, allzutief in Einzelheiten einzudringen. Die Existenz einer atrophischen Schrumpfniere ist nur möglich, wenn der zu diesem Ende führende Prozeß sich sehr langsam weiter entwickelt — das lehrt ja auch die klinische Erfahrung —; nach den vorhin beschriebenen Resultaten der anatomischen Untersuchung entspricht einer solchen schleichenden, sehr langsamen Weiterentwickelung des Krankheitsprozesses am Herzen aber ein Zustand des chronisch entzündeten Herzmuskels, in dem die progressiven Vorgänge zu besonders starker Ausbildung gelangt sind. Frei von degenerativen Momenten ist ja ein solcher Herzmuskel keineswegs! Immerhin ermöglicht das Parenchym trotz seiner Alterationen dem Organ noch eine bestimmte, unter gewissen Umständen sogar gesteigerte Arbeitsfähigkeit. Die in Betracht kommenden Momente haben wir ja kennen gelernt.

Im Gegensatz zu diesen Formen erwähnt Bamberger unter der Rubrik: akute Form des Morbus Brightii in seiner großen Statistik nur zwei Fälle von „einfacher totaler Hypertrophie“ und zwei Fälle von „einfacher Hypertrophie des linken Ventrikels“. Ein genaueres Eingehen hierauf ist kaum nötig, wenn man mein Schema bedenkt. Es überwiegt im ganzen bei der akuten Form die Dilatation über die an sich vorhandene Hypertrophie, mit anderen Worten es besteht eine Myocarditis mit Neigung zur Degeneration. Daß die letztere fehlen kann — ich kann hier nur Möglichkeiten besprechen, weil uns zur genügenden Ausnutzung der viel genannten Statistik die nötigen anatomischen Unterlagen fehlen — ist nicht unverständlich. Es kann sich nämlich um solche Fälle handeln, welche vielleicht ins „chronische Stadium" übergegangen wären, also nicht eigentlich zu den akuten Erkrankungen im strengen Sinne des Wortes rechnen, die aber durch Zwischenereignisse, z. B. Urämie oder andere, später zu erörternde, Störungen ad exitum gelangt sind. Ob ein Fall akut zu Grunde geht oder „chronisch" werden kann, das braucht keineswegs von verschiedenen, zum selben Prozeß führenden Ursachen abzuhängen; z. B. es kann jemand bekanntlich an einer akuten Scharlach-Nephritis eingehen, er kann aber auch aus derselben Krankheit für sein ganzes Leben eine chronische Nierenentzündung behalten. Es braucht dies allein davon herzurühren, daß der Prozeß im einen Falle schneller abläuft, als im anderen, abhängig von einer verschieden heftigen Einwirkung der schädlichen Noxe. Ich komme bald darauf zurück. Was allgemein von der Niere gilt, gilt ebenso auch vom Herzen. Denn, wie wiederholt betont ist, der mikroskopisch-anatomische Bau des Herzmuskels drängt dazu, die Art und Verbreitungsweise von krankhaften Prozessen in ihm nicht zu beurteilen nach denen in Skelettmuskeln, vielmehr nach denen in den drüsigen Organen: speziell herrscht ein völliger Parallelismus in den pathologischen Prozessen am Herzen und den Nieren. Demgemäß bilden die oben genannten Fälle durchaus keine unerklärliche Ausnahme.

Früher hatten wir erfahren, daß es auch ohne gleichzeitige Nephritis eine totale Hypertrophie des Herzens gibt und daß dieser dasselbe anatomische Substrat zu Grunde liegt, als der Hypertrophie bei begleitender Nephritis. Man faßte die erstere bis dahin als sogenannte „Arbeitshypertrophie" auf. Ich habe auf Grund meiner Befunde auf die Unhaltbarkeit dieser Bezeichnung hingewiesen. Hier muß ich jetzt erwähnen, daß es auch sogenannte „Dilatationen" gibt ohne gleichzeitige Nephritis, welche eine Rolle gespielt haben und zusammengefaßt sind als Fälle von „Überanstrengung des Herzens" (Seitz etc.). Aus der genügend besprochenen Definition des Begriffes Dilatation geht schon hervor, daß wir uns nicht ohne weiteres mit der von Seitz und seinen Nachfolgern gegebenen Erklärung zufrieden geben dürfen, sondern nach dem Zustande der Muskulatur forschen müssen. Wenn wir nun aber finden, daß selbst der Schöpfer dieser Lehre, Seitz, in seinen Obduktionsbefunden positiv die Wandverdickung der Herzen erwähnt, so folgt hieraus für uns, daß progressive, hypertrophische Prozesse Platz gegriffen, in dem weiteren Verlauf Schwächeerscheinungen des Herzmuskels eine

Dilatation bedingt haben. Mit welchem Recht wir die Hypertrophie dieser Herzen in Parallele zu jener sogenannten Arbeitshypertrophie setzen dürfen, werden wir weiter unten sehen, wenn wir noch weitere Bedingungen besprochen haben; allgemein dürften sie eine gemeinsame Besprechung schon verdienen, weil sie beide dies progressive Moment zeigen und nur durch die begleitende Dilatation anscheinend differenziert sind.

Alles sonstige Vorkommen von Dilatation, also z. B. bei Anämie, senilen Muskelveränderungen etc. will ich hier beiseite lassen.

Meine Theorie, daß in pathologischen Fällen die Herzhypertrophie trotz verschieden hochgradiger Ausbildung, ob von einer Dilatation begleitet oder nicht, nichts weiter darstellt, als das anatomische Zeichen eines entzündlichen Prozesses der Herzmuskulatur, allerdings in mannigfacher Gruppierung und Modifikation, findet sich also bisher überall bestätigt und erlaubt auch eine Deutung vieler bisher unerklärbarer Kombinationen von Erscheinungen am Lebenden, wie auf dem Obduktionstische.

Meine Theorie scheint Ähnlichkeit zu haben mit Senators, der für die Herzveränderungen bei interstitieller Nephritis einen anderen Ursprung annimmt, als für die bei parenchymatöser. In Wirklichkeit ist diese Ähnlichkeit aber nur scheinbar: meine Theorie umfaßt einheitlich alle Möglichkeiten und ich glaube, gerade diesen Punkt hinreichend klar gemacht zu haben. Gegen Senator ist mit Recht geltend gemacht worden, daß wir die verschiedenen Formen der Nierenentzündungen garnicht soweit trennen können, wie er es tut. Dann aber brauche ich nur seine Hauptsätze noch einmal anzuführen, um die Differenz mit meiner Erklärung zu zeigen. Es gibt nach Senator zwei Arten, 1) eine Hypertrophie mit Dilatation oder exzentrische und 2) eine solche ohne Dilatation oder einfache. Erstere soll sich hauptsächlich bei „chronisch parenchymatöser" Nephritis oder, wie Cohnheim sie nennt, bei chronisch hämorrhagisch vergrößerter oder mindestens nicht verkleinerter Niere finden und die Folge der andauernden Überladung des Blutes mit Harnstoff sein; die zweite Form (einfache Hypertrophie) werde vorzugsweise bei geschrumpften Nieren beobachtet und sei so wenig von der Nierenaffektion abhängig, daß diese sogar vielleicht unter Mitbeteiligung der kleinen Nierenarterien als Folge der Herzhypertrophie aufzufassen sei.[1])

Mich trennt schon die Auffassung der Dilatation und deren Ursache. Diese ist für mich nur der Ausdruck der Schwäche des Muskels in Folge der fortschreitenden Veränderung seiner Zellen, die ganz allein eintritt, ohne daß wir auf den Harnstoff als

[1]) Anmerkung während der Korrektur. Ganz neuerdings hat Senator (Sitzung des Vereins f. innere Medizin am 3. Nov. 1902) noch einmal seine Ansicht klar gelegt, ist aber der bisherigen in ihren wesentlichen Grundzügen treu geblieben, so dass an meiner Entgegnung nichts dadurch geändert wird.

kausales Moment zurückgreifen brauchen; denn sonst könnten sich nicht die Fälle von „exzentrischer Hypertrophie" erklären, die nicht von einer Nephritis begleitet sind; zweitens kann nach meiner Auffassung ebensogut eine Dilatation vorkommen, ja sie muß es unter Umständen sogar bei den Fällen, die Senator unter No. 2 zusammenfaßt. Schon von Bamberger und Cohnheim ist dies gegen Senator betont worden. Dann ist ein ganz grundsätzlicher Gegensatz darin enthalten, daß für mich Nieren- und Herzaffektion Koëffekte derselben Schädlichkeit sind.

Schon diese Momente reichen wohl aus, den bedeutenden Unterschied zwischen meiner und Senators Anschauung zu zeigen. Wenn auch ich von dem gewöhnlichen Unterschied der Herzerkrankung bei chronisch parenchymatöser von dem bei chronisch interstitieller Nephritis gesprochen habe, so war derselbe nur darin gelegen, daß im ersten Fall der ganze Krankheitsverlauf ein schnellerer war, also — sit venia verbo — ein relativ akuter, der eigentliche Krankheitsprozeß ist seiner Natur nach der gleiche.

Mit wenigen Worten glaube ich noch die Entgegnung abfertigen zu können, welche mancher, der zu historischen Studien neigt, mir vorhalten könnte, daß nämlich schon vor Traube die Hypertrophie als Entzündung, als „Carditis", aufgefaßt wurde. Nun ja, der Name war da, aber damit ein anderer Begriff. Das, was wir heute parenchymatöse Entzündung nennen, umfaßt bestimmte Veränderungen, deren Definition und Umgrenzung wir erst Virchow verdanken. In dessem Sinne sind meine Behauptungen aufzufassen und deshalb ist es total überflüssig, auf das einzugehen, was vor Virchows Arbeiten liegt. Es würde nichts weiter, als eine unnötige Weitschweifigkeit bedeuten, wenn ich auf alle antiquierten Anschauungen einginge.

Wenn man will, mag man meine Anschauung getrost als eine eklektische bezeichnen. Aber das muß ich darauf erwidern, daß die Bezeichnung nicht in dem Sinne Geltung haben kann, als hätte ich vorhandene Theorien, resp. ihre Teile nach Gutdünken aneinandergereiht, vielmehr galt für mich ein bestimmter fester Gesichtspunkt, den ich jedoch erst aufstellen mußte: nämlich der, in wie weit lassen sich Schlüsse und Nutzanwendungen aus feststehenden, wenn auch zum Teil erst neu gewonnenen Tatsachen der normalen Anatomie ableiten. Damit besitzt meine Theorie eine Grundlage, wie sie wohl nicht fester gedacht werden kann. Daß nicht Einzelkomponenten schon sonst einmal ausgesprochen wären, will ich nicht in Abrede stellen, das kann nach der intensiven Bearbeitung des Gebietes durch die besten Namen der medizinischen Literatur wohl nicht Wunder nehmen.

III. Abschnitt.

Die allgemeine Aetiologie der materiellen Herzmuskelerkrankungen.

15. Kapitel.

Die allgemeinen ätiologischen Faktoren für die Entstehung der Herzkrankheiten.

Nun folgt für mich die Notwendigkeit, auf die Stellung der Autoren zu gewissen Einzelheiten der allgemeinen Aetiologie einzugehen und zu zeigen, wie sich hierzu meine Theorie verhält.

Ich hatte früher, weiter rückwärts, als ursächliche Momente für die Entstehung der chronisch proliferierenden Myocarditis zwei Faktoren zu Grunde gelegt, welche überhaupt allgemein für die Genese entzündlicher Vorgänge in Betracht kommen und als solche anerkannt sind, nämlich 1) mechanisch wirkende, 2) chemisch-toxische, und zwar diese letzteren im weitesten Sinne des Wortes. Hierunter können wir alle tatsächlich vorkommenden Möglichkeiten unterbringen. Das galt für die chronisch hypertrophische universelle Myocarditis. Nach Feststellung der Identität im Wesen des allgemeinen Prozesses in Fällen von sogenannter Dilatation (bei bestimmten, oben ausgeführten Zuständen) kann und muß ich nun meine Behauptung auch auf die chronisch parenchymatöse (degenerative) Myocarditis ausdehnen.

Mechanisch wirkende Kräfte kommen als Ursache für die hypertrophierende Myocarditis in Betracht vorzugsweise bei den Klappenfehlern, dann nur noch bei der Hypertrophie und Dilatation des rechten Herzens und zwar bei diesem aus Gründen, die allein in den bestimmten Bedingungen und den Stromverhältnissen des Lungenkreislaufs liegen (bei Emphysem etc.: alles in Folge Mangels eines Kollateralkreislaufs). Indes ist auch für diese ganze Gruppe, wie ich schon ausführte, die gleichzeitige Mitwirkung von Faktoren der zweiten Gruppe (der chemisch-toxischen) nicht ausgeschlossen, im Gegenteil zum Teil sogar positiv nachweisbar. Seltene Vorkommnisse sind Erlebnisse, wo eine Hypertrophie und Dilatation des ganzen Herzens auf gleiche Weise entsteht, wie der Fall von Kohn (Verein für innere Medizin, Deutsche medizin. Wochenschrift 1900, Nr. 28) lehrt, in dem eine stark vergrößerte Thymus die Aorta komprimierte. Lediglich bei den auf mechanischer Basis entstandenen Erkrankungen handelt es sich um primäre Dilatation, an welche sich die Hypertrophie resp. die hypertrophierende Entzündung erst sekundär anfügt. Unbedingtes Erfordernis für die Entstehung dieser Hypertrophie — und das muß ganz besonders betont werden — ist es, daß die Drucksteigerung stetig dauernd, aber in Pausen wirksam ist (positiv trifft dies für sämtliche Glieder der Gruppe zu); daneben müssen die nutritiven Bestandteile der Muskelzellen in ihrer Struktur nahezu oder völlig unverändert erhalten sein.

Voraussetzung für diese Gruppe war also eine gewisse Integrität der Muskulatur, die Dilatation kam vorzugsweise durch das Überwiegen der Blutdruckerhöhung über die zur Verfügung stehende, aber völlig oder doch leidlich erhaltene Leistungsfähigkeit der Muskulatur resp. Elasticität der Kammerwände zu stande. Da wir allgemein die Dilatation als Ausdruck und Symptom des Mißverhältnisses zwischen Kraft des Herzmuskels und Höhe des intracardialen Druckes bezeichnen müssen, so handelt es sich demnach nur um eine relative Schwäche der Kammerwände.

In allen übrig bleibenden Fällen dagegen lag umgekehrt die Ursache für die Dilatation in der Muskulatur selber, es handelte sich um absolute Schwäche der Ventrikelmuskulatur gegenüber einem Blutdruck, der durchaus nicht erhöht zu sein brauchte, und wir sind deshalb zu der Annahme gedrängt, daß für diese Fälle (also die sogenannten idiopathischen Hypertrophien und Dilatationen des linken oder gesamten Herzens) die Hypertrophie das Primäre ist und im weiteren Verlaufe sich erst eine Dilatation einstellt und zwar, je nachdem zeitig oder spät, gering oder stark degenerative Vorgänge im Myocard Platz gegriffen haben; man kann in diesen Fällen auch sagen, Hypertrophie und Dilatation gehen Hand in Hand.

Also im Gegensatz zu allen früheren Autoren spielte bei mir für die Hypertrophie und Dilatation oder, wie wir wohl besser sagen, für die universelle hypertrophische resp. degenerative Myocarditis das „mechanische Prinzip" nicht die einzig treibende Rolle, sondern mußte sich einen Nebenbuhler in Gestalt der „nutritiven Reize" gefallen lassen. Ich glaube nun nachweisen zu können, daß wir mit meiner Theorie leicht aus großen Schwierigkeiten herauskommen: ich glaube auch, die Gründe aufdecken zu können, welche bisher die große Verwirrung hervorgerufen und unterhalten haben.

Daß eine solche bei ausschließlicher Geltendmachung der mechanischen Kräfte besteht, brauche ich wohl kaum noch besonders zu erwähnen. Es genügt wohl, hinzuweisen auf die Gruppe von Herzerkrankungen, welche ihren Namen davon trägt. Wie wir schon erfuhren, versuchte Seitz den Einfluß der körperlichen Arbeitserhöhung auf das Herz nachzuweisen und schied eine Gruppe von Erkrankungen als hierdurch hervorgerufen ab unter dem Namen „Überanstrengung des Herzens". „Es beweist doch nicht gerade, aber es spricht doch sehr für die Annahme, daß eine mit Überanstrengung in Zusammenhang stehende Muskelentartung des Herzens direkt und von Anfang an das Wesen der ganzen Krankheit ausmache." [1])

[1]) Seitz, Zur Lehre von der Überanstrengung des Herzens. (Deutsches Archiv für klinische Medizin, Bd. XI u. XII, 1873 u. 74. — Bd. XII, S. 434.)

Hier setzt nun schon die allgemeine Verwirrung ein, wenn man z. B. die Gruppierung bei Fräntzel ansieht, der ganz in Traubes Fahrwasser segelt. „Für letztere“ (die Überanstrengung des Herzens), sagt er, „wird es immer charakteristisch sein, daß die Hypertrophie der Muskelsubstanz fehlt oder wenigstens nicht nachweisbar ist. Entwickelt sich diese, so ist das Herz eben nicht überangestrengt, die von ihm geforderte Leistung geht nicht über seine Kräfte, seine abnorme Arbeit führt nur zur Hypertrophie.“[1]) Damit haben wir nicht mehr allein das, was Seitz beschrieb, eine Schwächung der Herzkraft durch vermehrte Inanspruchnahme, sondern das Gegenteil — nach Traubes Grundsätzen — eine Stärkung. Diese Fälle bespricht Fräntzel unter Art. IV der Entstehung von Herzvergrößerung, bildet dann aber später daneben noch eine besondere Gruppe (VI) als durch Kriegsstrapazen bedingt!

Zum mindesten leuchtet eine Klarheit hieraus nicht hervor! Daß wir nicht berechtigt sind, das Herz als Organ mit der Körpermuskulatur als Organ zu vergleichen: das war ein leitender Satz in meinen Beweisführungen. Dadurch fällt ein Teil der Argumente, welche für die zitierten Autoren sprechen: das war schon gesagt. Nun aber der eigentliche Grund für die Unklarheiten in der Auffassung und Geltendmachung des mechanischen Prinzips liegt nach meinem Empfinden in einer unbestimmten und unklaren Fassung des Begriffs „Ursache“ überhaupt. Hin und her findet sich ein Anlauf zum schärferen Gebrauch desselben, aber die Versuche bleiben im Keime stecken. Ferner fehlt die genügende Analyse der Befunde der obduzierten Fälle, welche als Stütze für Aufstellung der genannten Gruppen figurieren. Dieser Punkt ist im Vorhergehenden von mir erledigt, ich kann ihn also hier beiseite stellen. Es bleibt nur noch die Fassung des Begriffs Ursache übrig.

Wenn wir bei einem Menschen ein Krankheitsbild beobachten, so können wir sehr selten sagen, daß die Erscheinungen durch ein einheitliches ätiologisches Moment bedingt sind. Wir haben vielmehr immer zwischen verschiedenen Einzelfaktoren zu unterscheiden, welche zusammen erst das Ganze ergeben. Überdies gilt das ja nicht in der Medizin allein, sondern fast überall, wo der Begriff Ursache gebraucht wird. Sprechen wir z. B. von der Ursache eines Krieges, so scheidet die Geschichte ganz logisch zwischen den eigentlichen Ursachen und den direkt den Ausbruch veranlassenden Momenten. Das Gleiche gilt für uns. Nehmen wir das Beispiel einer akuten infektiösen Osteomyelitis, so ergeben fast alle Krankengeschichten, sicher eine sehr große Zahl von ihnen, die Tatsache, daß die Erkrankung, bei der doch Bakterien zweifelsohne ihre Rolle spielen, zum Ausbruch gekommen ist nach und durch irgend ein lokalisiertes Trauma. Wir sagen dann: die

---

[1]) Fräntzel, Die idiopathischen Herzvergrösserungen, 1889.

Bakterien sind die eigentliche Ursache, das Trauma das direkt die Lokalisation der Krankheit veranlassende Moment. Nehmen wir ein an sich noch einfacheres Beispiel. Ein Mensch knickt mit seinem Fuße um und erleidet einen Knöchelbruch. Nun geschieht dieses Umknicken auch sonst oft genug, ohne daß eine Fraktur folgt. Daraus ergibt sich, daß, wenn auch das Umknicken ein wichtiges ursächliches Moment ist, dies doch die ganz allgemeine, weitere Ursache darstellt, dass aber noch nähere veranlassende Faktoren in bestimmten Umständen liegen müssen, die in einem Falle vorhanden sind, im anderen nicht; in einem Falle etwa darin, daß der Fuß des betr. Menschen in einer Erdspalte oder dergleichen festgehalten wird. Es kann ja vorkommen, daß beide, die fernere, wie die nähere Ursache in eins zusammenfallen, z. B., wenn jemand eine direkte Fraktur durch einen heftigen Schlag erleidet, das spricht aber nicht dagegen, daß man nicht verpflichtet wäre, eine Trennung der Einzelbestandteile des Begriffes festzuhalten.

Die angeführten Beispiele mögen genügen. Ich will dabei erwähnen, daß wir diesen allgemeinen Gedankengang schon in der allgemeinen Pathologie von Uhle und Wagner verwertet finden. Dort wird hingewiesen auf den Begriff der Disposition und seine häufige Verwechselung mit einer Häufung von Gelegenheitsursachen![1]). Aber die Herzkrankheiten haben keinen Nutzen hieraus gezogen: es kann demnach wohl nicht unwesentlich erscheinen, nach diesen Gesichtspunkten meine Resultate zu prüfen.

Auf der einen Seite war ich zu dem Schluß gekommen, daß die pathologische Hypertrophie nicht einer mechanischen Reizung ihren Ursprung verdankte (in den idiopathischen Fällen), sondern einer nutritiven Reizung, andererseits aber hatten wir aus bestimmten Gründen ableiten können, daß bei dem Zustandekommen der Dilatation mechanische Gründe mit verantwortlich zu machen sind. Herzen, die nun beide Veränderungen (Hypertrophie und Dilatation) gemeinsam bieten, finden sich z. B. unter denen, die Seitz in seiner Arbeit anführt, auch ich habe solche Beispiele meiner Besprechung zu Grunde gelegt. Dabei beschränkt sich bei einem Individuum die Erkrankung auf das Herz allein, während bei einem anderen dieselbe Affektion in Verbindung mit entzündlichen Nierenveränderungen vorkommt.

Wie lassen sich diese anscheinenden Gegensätze vereinigen? Ich hatte früher die Qualität der schädigenden Kraft als gleichgültig und unbekannt hingestellt, aus den anatomischen Tatsachen nur gefolgert, daß sie für Herz und Niere dieselbe sein müsse. Unter den Schädlichkeiten nun, welche für die entzündlichen Ernährungsstörungen der Niere verantwortlich gemacht werden,

[1]) Uhle und Wagner, Handbuch der allgemeinen Pathologie, 4. Aufl. 1874. Seite 50 bis 51.

finden wir allgemein angeführt: Infektionskrankheiten und Gifte. Am klarsten lassen sich wohl die Vertreter der letzten Gruppe betrachten und will ich deshalb von ihnen ausgehen.

Eine der verbreitetsten unter den ätiologisch angeschuldigten Intoxikationen, welche wir auch in den Krankengeschichten unserer Herzkranken vertreten finden, ist bedingt durch Alkohol, und zwar in seinen verschiedenen Formen durch den Mißbrauch geistiger Getränke. Dabei soll nicht vergessen werden, daß für das Herz keineswegs der spezifische krankmachende Einfluß dieses Giftes allgemein anerkannt ist.

Von Bauer und Bollinger wurde auf die Tatsache hingewiesen, daß eine große Reihe von idiopathischen Herzhypertrophien, die in München zu beobachten waren, entschieden wohl bedingt war durch übertriebenen gewohnheitsgemäßen Biergenuß.[1]) Fräntzel, der ebenfalls auf diese Frage eingeht, gliedert diese Gruppe von Erkrankungen der durch „Luxuskonsumption" entstandenen an und zieht zur Erklärung der Hypertrophie des linken Ventrikels zwei Faktoren heran; einmal die Menge der genossenen alkoholischen Getränke und zweitens die spezifische „Alkohol-, Kaffee- und Tabakwirkung (?)" und sagt dann: „ob die gleichzeitig sehr häufig vorhandene Hypertrophie und Dilatation des rechten Ventrikels auf derselben primären Ursache beruht, welche ihren Einfluß ebensogut auf das Pulmonalarteriensystem, wie auf das Aortensystem ausüben kann, oder erst eine Folge der Stauung im linken Ventrikel ist, wird im einzelnen schwer zu entscheiden sein."[2])

Um noch andere Autoren zu zitieren, spricht sich ähnlich Rosenbach[3]) aus und auch Birch-Hirschfeld hat in seinem Lehrbuch diese Deutung zur eigenen gemacht[4]). Erwähnenswert scheinen mir Krehls Worte zu sein, in denen er in seiner pathologischen Physiologie seinen kritischen Standpunkt ausdrückt: „die größten Schwierigkeiten . . . . bieten die Herzveränderungen, welche sich nach Bier- und Weinmißbrauch, sowie nach übermäßigen körperlichen Anstrengungen finden." Er spricht dann von dem Funde entzündlicher Veränderungen in diesen Herzen und fährt fort: „Frische Infiltrationsherde lagen durch das Myocard zerstreut und müssen wohl als Ausdruck davon betrachtet werden, daß das hypertrophische Herz der Festsetzung von Entzündungserregern besonders leicht zugänglich ist. Den Alkohol als den schuldigen anzusehen, dafür fehlt zwar am Herzen jede Berechtigung, denn reichliche Aufnahme konzentrierten Alkohols erzeugt an ihm in der Regel keine Entzündungen. Immerhin ist doch bei der notorischen Fähigkeit dieses Giftes, solche an anderen Organen

[1]) Bauer und Bollinger, Pettenkofer-Festschrift, München 1893.

[2]) Fräntzel a. a. O.

[3]) Rosenbach, Grundriss der Pathologie und Therapie der Herzkrankheiten 1899, Seite 127.

[4]) Birch-Hirschfeld, spezielle pathol. Anatomie. 4. Aufl. 1894, Seite 136.

hervorzurufen, auch für das Herz eine völlige Ablehnung seiner Bedeutung noch nicht möglich. Wahrscheinlicher ergreifen infektiöse Prozesse das Herz, weil seine vorausgehende Erkrankung einen besonders günstigen Boden für die Tätigkeit von Mikroorganismen schafft".[1])

Mir erscheint diese Erklärung gewunden: ich kann aber an sie anknüpfen, weil sie in besonders deutlicher Weise die ganze bisherige Anschauung mit den neuerdings gewonnenen anatomischen Resultaten verbindet. Wenn Krehl die Infiltrationsherde als Ausdruck einer Mikrobeninfektion ansieht, so brauche ich nicht mehr besonders hierauf einzugehen. Die Frage hatte ihre Erledigung gefunden in dem Sinne, daß wir keineswegs zu diesem schließlich dem Zufall überlassenen Auskunftsmittel greifen brauchen; ich hatte unter den Beispielen für meine Darstellung gerade einen Fall angeführt, an dem ich nachweisen konnte, daß diese Rundzellenherde entschieden sekundärer, reaktiver Natur waren und die muskuläre Degeneration nur das letzte Stadium eines vorausgehenden progressiven Stadiums darstellte. Es genügt hier wohl diese Rekapitulation. Aber auch Krehl nimmt ja ein früheres hypertrophisches Stadium an, das noch der Erklärung harrt, meine Differenz mit ihm besteht nur darin, daß ich in der Degeneration die notwendige Fortsetzung des früheren progressiven Stadiums sehe. Ausdrücklich gibt Krehl die Möglichkeit zu, daß Alkohol Entzündungen erregen kann, er sagt ja nur, er tut es „in der Regel" nicht: ich verstehe deshalb nicht den Widerspruch in seinen eigenen Worten, indem jede Berechtigung fehlen soll, diese Möglichkeit auf das Herz auszudehnen und zwei Sätze weiter: eine völlige Ablehnung seiner Bedeutung für das Herz sei noch nicht möglich!

Wenn ich meine Erlebnisse durchsehe, so will ich nur vier Fälle herausgreifen, in deren Lebensgeschichte der Alkohol eine recht bedeutsame Rolle spielt. Ich könnte mehr anführen, aber diese genügen wohl. Der erste Fall ist das von mir so vielfach benutzte Beispiel (Herz I). Der Inhaber dieses Herzens war Lloydkapitän gewesen: in seiner Vorgeschichte figurieren Alkoholmißbrauch (selber zugestanden) und Syphilis. Spezifisch syphilitische Veränderungen fanden sich in keinem seiner Organe, auch spricht das Verschontsein der Gefäße des Herzens wohl nicht für die Annahme einer syphilitischen Myocarditis. Nun und den selber zugestandenen Alkoholmißbrauch bei einem Seemanne in Frage stellen, das erscheint wohl mehr wie überflüssig. Sein Herz war ein typisches Cor bovinum!

Der zweite Fall, der ihm nahe steht, lebt noch; er besitzt ein hypertrophisches Herz — nicht allein ein dilatiertes — und eine chronische Nephritis vom Charakter der interstitiellen. Er ist

---

[1]) Krehl, Pathol. Physiologie. 2. Aufl. 1898, Seite 53.

Kaufmann, anderweitig nie krank gewesen, hat aber Jahre lang nie unter 25 Flaschen Bier pro Tag, ganz abgesehen von dem außerdem getrunkenen Kognak etc., zu sich genommen.

Diesem gegenüber stehen zwei andere Fälle. Der eine von ihnen, unser Paradigma IV (Kanzleidiener Sch.) bot bei der Sektion das von mir ausführlich mitgeteilte Bild: ein enorm dilatiertes Herz mit nur wenig über die Norm verdickten Wandungen, also nach meiner Erklärung eine chronisch parenchymatöse degenerative Myocarditis. Er war als ehemaliger Marineunteroffizier, besonders nach dem Ende seiner Dienstzeit während seines Berufes auf dem Lande ein, wie er selbst zugab und auch Zeugen, u. a. seine Frau, bestätigen, starker Trinker gewesen. Er erkrankte zuerst im November, hatte sich bis dahin absolut wohl gefühlt und starb im folgenden März.

Nun und der vierte Fall konnte leider nicht obduziert werden, bot aber so übereinstimmende, charakteristische Symptome, daß eigentlich kein Zweifel über die Identität des Prozesses bestehen konnte. Im Vordergrund standen Herzbeschwerden: es war eine starke Dilatation nachweisbar mit ihren unzweifelhaften Symptomen, leichte Nephritis vom Charakter einer „chronisch parenchymatösen“. Er ging unter zunehmenden Ödemen an einem plötzlichen Herzkollaps zu Grunde. Was gerade diesen Fall auszeichnete, ist neben dem ebenfalls schnellen Verlauf der Krankheit — vom Auftreten der ersten Herzbeschwerden bis zum Tode waren es nur vier Monate — besonders das vor der sichtlichen Herzerkrankung beobachtete Vorhandensein einer isolierten linksseitigen Peroneus-Lähmung, für welche keine andere Ursache nachweisbar war, wie eine chronische Alkoholintoxikation. Erwähnt sei in diesem Falle eine ansehnliche Lebervergrößerung. — Der Patient starb im 27. Jahre, hatte bis zum 23. nicht getrunken, dann aber während seiner einjährigen Dienstzeit damit angefangen und es zu einer solchen Virtuosität gebracht, daß er mehrmals ein Achtel Bier allein bezwang. Selbst in seiner Krankheit, so lange er noch bewegungsfähig war, war es nicht möglich, ihn aus einer benachbarten Restauration fernzuhalten.

Ich habe diese vier Fälle neben einander gestellt und in zwei Gruppen geteilt. Der Grund zu dieser Teilung liegt darin, daß die ersten beiden Typen für eine langsame Weiterentwickelung der Krankheit sind, im Gegensatz dazu die beiden letzten für einen schnellen Verlauf. Jene ersten repräsentieren die Form der Herzerkrankung, welche man als Hypertrophie bezeichnet oder, wie ich sie jetzt nenne, hypertrophische Myocarditis, die beiden letzten die sogenannte Dilatation resp. degenerative Myocarditis, Formen, wie wir sie bei Seitz z. B., wenn auch in anderem Sinne, verwertet finden. Von Alkoholmißbrauch kann man ohne Frage bei allen reden, für die toxische Wirkung auf das Einzelindividuum liefert uns der vierte Fall den Beweis in der typischen, peripheren Neuritis des Peroneus.

Solche Fälle sind doch wahrlich so gut, wie ein Experiment, mehr wert, wie ein Experiment am Tier im Laboratorium; jedenfalls gibt uns keine Tatsache das Recht, in der Deutung dieser Fälle den Einfluß eines übertriebenen Alkoholgenusses zu vernachlässigen. Also die Berechtigung, hiervon als von einem ätiologischen Faktor zu sprechen, ist in hohem Grade gegeben.

Daß Alkohol chronische Entzündungen an parenchymatösen Organen überhaupt erzeugt, ist für die Leber und die Nieren allgemein angenommen; nach meinen früheren Darlegungen, daß wir diesen drüsigen Organen das Herz in seinen Erkrankungsformen an die Seite zu setzen haben, ist die Berechtigung, den Alkohol als entzündungserregendes Moment für den Herzmuskel in Anspruch zu nehmen, kein Sprung mehr, sondern eine unabweisliche Konsequenz. Und damit sind die Schwierigkeiten überwunden, wenn Romberg auf dem Kongreß für innere Medizin 1899 sagen konnte: „Die ganze Entstehung des hypertrophischen Bierherzens ist ja noch recht unklar. Bei den schon vorher kurz erwähnten Untersuchungen des Herrn Hirsch, die sich auf ein großes Material von Herzerkrankungen erstrecken, konnten wir hypertrophische Herzen bei Biersäufern nur dann konstatieren, wenn eine interstitielle Nephritis bestand. Ganz ebenso enorme Hypertrophien des Herzens fanden wir aber auch bei Nephritikern, die nicht Biersäufer waren. Also das Biertrinken als solches vermag wohl die Entstehung der Nephritis in diesen Fällen begünstigt haben, auf die Entstehung der Herzveränderungen scheint sie keinen erkennbaren Einfluß ausgeübt zu haben.“[1])

Aber eines bleibt mir noch zu erklären, wie kommt es zu den verschiedenen Effekten, d. h. den Modifikationen der Myocarditis, wie sie uns in der vorhin gemachten Gruppierung entgegentreten? Weist doch auch Krehl auf eine verschiedene Wirkung des Alkoholgenusses hin: „während eine Hypertrophie des Herzmuskels sich nur bei einem Teile der nach übermäßigem Bier- und Weingenuß eintretenden Herzstörungen findet, ist die Insuffizienz des Organs der regelmäßige Befund.“ Oder vorher sagt er: „Gegen seine (des Alkohols) ausschließliche Bedeutung spricht meines Erachtens die sehr große Seltenheit, sogar wahrscheinlich das völlige Fehlen dieser Herzhypertrophie bei bloßen Schnapssäufern.“[2])

Ich persönlich halte die tatsächliche Erklärung für sehr naheliegend. Bekannt sind die nahen Beziehungen zwischen Entzündung, Degeneration und Nekrose. Für diese Erscheinungen kann ein und dasselbe Gift die gemeinsame

---

[1]) Verhandlungen des Kongresses für innere Medizin 1899, Seite 121.

[2]) Krehl, Die Erkrankungen des Herzmuskels 1901. (Nothnagels Handbuch) Seite 249 u. 250.

Ursache liefern; welche von ihnen zur Beobachtung gelangt, beruht wesentlich darauf, in welcher Intensität oder Konzentration das Gift die Zellen trifft. In unseren Fällen wird der Alkohol in lange fortgesetztem Gebrauch auf den Zirkulationswegen an alle möglichen Zellgruppen des Körpers geführt, dann natürlich doch auch an die spezifischen Parenchymzellen der Organe. Er wird vermöge seiner irritierenden Eigenschaften nun verschiedene Grade von Entzündung oder Degeneration erregen, je nachdem er mehr oder weniger konzentriert auf die Zellen schädigend einwirken kann.

Der Charakter des allgemeinen Prozesses ist an sämtlichen Herzen, wie ich früher ausgeführt habe, derselbe; die hypertrophische Myocarditis kommt aber nur zu stande, wenn stetig und langdauernd die Noxe einwirkt, oder wie wir sagen, die Krankheit sich schleichend entwickelt. Nur dann bleibt das hypertrophische Stadium der Entzündung scharf ausgeprägt. Im Gegensatz dazu geht dies erste Stadium schneller vorüber, wenn die Schädlichkeit stürmischer einwirkt. Dies ist der Fall bei der sogenannten Dilatation, also einer parenchymatösen Myocarditis, in der das degenerative Moment überwiegt resp. früher eintritt. Die gemeinsame Noxe, der Alkohol, könnte demnach in der ersten Gruppe in geringerer Intensität, in der zweiten in konzentrierterer Form die Muskelzellen oder das Herzgewebe überhaupt geschädigt haben. Nun sind aber die Mengen des genossenen Alkohols annähernd dieselben, wie können sich da die geforderten Unterschiede geltend machen?

Die Erfahrung des täglichen Lebens kommt uns hier zu Hilfe. Der Laie spricht schon davon, daß diejenigen Trinker früher an ihrem Laster zu Grunde gehen, welche bei ihren Gelagen weniger essen. Ich glaube, auch wissenschaftlich kann diese Behauptung wohl begründet werden: denn bei gleich großen Mengen derselben geistigen Getränke wird der in ihnen enthaltene Alkohol in stärkerer Konzentration die Gewebe treffen und schädigen, wenn er keine Beimengung von Speisebrei im Magen-Darmkanal erhält. In der Tat findet sich diese Vermutung in den angeführten vier Fällen bestätigt. Über den Fall 1 kann ich in dieser Beziehung wenig aussagen, doch steht es allgemein fest, daß auf den Lloydschiffen Essen keine nebensächliche Beschäftigung ist; Fall 2 ist aber als ein sehr starker Esser in seiner Verwandtschaft bekannt; in Fall 3 und 4 stand notorisch absolute Unlust zum Essen fest, ohne daß sich die Individuen eine Beschränkung im Trinken auferlegt hätten. Ob nun diese Appetitverminderung von Anfang an vorhanden war oder selbst auch wieder auf den Alkoholmißbrauch zurückgeführt werden muß, spielt nur eine untergeordnetere Rolle, denn in diesem letzteren Falle wird von dem Zeitpunkt an, wo die Eßlust nachläßt, die heftigere Giftwirkung und damit ein schnellerer Ablauf der Entzündung einsetzen. So läßt sich zwanglos die Gruppe der „Luxuskonsumption“ unter die durch Alkohol bedingte Intoxikation einreihen.

Gegenüber diesen Vorgängen, welche die eigentliche Grundursache zur Myocarditis und zwar als Folge einer chronischen Vergiftung in sich schließen, spielen die allgemein als Ursache vorausgesetzten „übermäßigen körperlichen Anstrengungen“ nur die Rolle einer Gelegenheitsursache. Die Wirkung dieser Anstrengungen äußert sich am Herzen durch die Dilatation seiner Höhlen. Ich verweise auf frühere Ausführungen: wesentlich war mein Ergebnis, daß in den Herzen, welche ich für die Bestimmung der Krankheitsprozesse als Muster verwandte, hypertrophische Prozesse vorhanden waren, d. h. die Dilatation hatte nicht ein normales Herz betroffen und erst die Hypertrophie erzeugt, sondern sie stellte das Symptom eines späteren, degenerativen Stadiums einer anfangs hypertrophischen Herzmuskelentzündung dar. Das war ein notwendiger Schluß aus den anatomischen Untersuchungen.

Ganz allgemein hat der Satz Gültigkeit, daß eine Dilatation eintritt, wenn das Verhältnis zwischen Innendruck des Herzens und Kraft der Herzwandungen zu Ungunsten der letzteren gestört ist. Damit sind die allgemeinen Voraussetzungen, unter denen die Herzerweiterung möglich wird, gegeben.

Wenn wir nun bedenken, daß ein erheblicher Teil von Trinkern der schwer arbeitenden Klasse angehört, so wird es nicht schwer verständlich sein, daß eine starke Anstrengung ihr durch den chronischen Alkoholmißbrauch in entzündlichen Zustand versetztes Herz überdehnen kann. Indes brauchen wir garnicht den Begriff „übermäßige körperliche Anstrengung“, sondern eine geringe Anstrengung genügt unter Umständen ebenfalls schon zu diesem traurigen Effekt und zwar dann, wenn die Degeneration, welche von selbst, nur bei Fortwirkung der krankmachenden Schädlichkeit eintritt, bereits ihre höheren Grade erreicht hat. Dann ist unter Umständen schon die geringste „Anstrengung“ von Schaden. So sind doch die Fälle bekannt, wo z. B. ungewohntes häufigeres Bücken, Anwendung der Bauchpresse bei der Stuhlentleerung die Elastizität der Herzwand in Anspruch nahm und, weil diese eben schon krank war, eine Dilatation erzeugte zum Teil in solchem Grade, daß die Muskulatur sich nicht in der erforderlichen schnellen Zeit erholen konnte und so der Tod eintrat. Ich habe schon bei Besprechung des Modus, wie eine Dilatation zu stande kommt, diese Tatsache ebenfalls gestreift, dort ist aber gleichzeitig die Erklärung dafür zu finden, wie auch bei Trinkern, welche den nicht körperlich arbeitenden höheren Ständen angehören, die Dehnung der Kammerwände zu stande kommt; weiter aber wird es verständlich — wir gebrauchen das für spätere Fälle —, daß wir bei diesen letzteren durchschnittlich die Entzündung in weiter fortgeschrittenen Graden antreffen werden, weil sie nicht der Einwirkung von Gelegenheits-Schädigungen in gleichem Maße ausgesetzt sind. Drehe ich den Satz um, so erhalte ich folgendes: unter sonst gleichen ätiologischen Bedingungen werden wir bei Leuten, die in geringerem Grade körperlichen Anstrengungen ausgesetzt sind, die chronische Myocarditis erst in späterer Zeit zum Ende führen sehen, wie bei den übrigen.

An diesen meinen Gedankengang lehnt sich eng das Ergebnis der Untersuchungen Henschens an. Derselbe führt aus: „Ich meinesteils schließe mich der von Bauer und Aufrecht gehuldigten Meinung an und habe dies schon vor Jahren in meiner Klinik auf Grund mehrjähriger Erfahrung ausgesprochen. Ich bin davon völlig überzeugt, daß der Alkohol, wie ein Toxin, Entzündung bewirkt; so in der Leber und den Nieren, so auch im Herzfleisch. Durch die schleichende Myocarditis wird die Elastizität und Widerstandskraft der Herzmuskelsubstanz bedeutend vermindert und besonders, wenn das betreffende Individuum schlechte Nahrung hat und unter schlechten hygieinischen Verhältnissen lebt, entwickeln sich in der Regel schnell Degenerationen, welche bald zu stark entwickelter Dilatation führen. Wenn Patient aber gute Nahrung hat, so folgt nur allmählich eine Dilatation und Hand in Hand damit geht eine Hypertrophie. Bei der Dilatation fassen natürlich die Herzhöhlen weit mehr Blut, als im normalen Zustande und so hat das Herz für jeden Schlag eine vermehrte Arbeit auszuführen. Wenn dabei diese Arbeit ihm übermächtig wird, so tritt die akute Dilatation ein.“ [1])

Hier sind verschiedene Berührungspunkte mit meiner Ansicht ausgesprochen. Was er von der allgemeinen Bedeutung des Alkohols sagt, unterschreibe ich wörtlich; im Gegensatz dazu müssen aber auch die Differenzen besonders hervorgehoben werden: es genügt dazu jedoch wohl der Hinweis, daß der Begriff Myocarditis bei Henschen ein anderer ist, wie bei mir. Diese Differenz ist von grundlegender Bedeutung für die Auffassung des Prozesses und damit im Zusammenhang auch für die Bedeutung der Rolle, welche die Hypertrophie im Krankheitsbilde spielt. Es ist doch ein wesentlicher Unterschied, ob man die sämtlichen anatomischen Störungen am Parenchym schon dem Alkohol zur Last legt, oder annimmt, daß die interstitiellen entzündlichen Vorgänge (das ist der bisherige Begriff des Wortes Myocarditis) von ihm hervorgerufen sind!

Wir sehen also, daß die Tatsachen des täglichen Lebens in ihren vielfachen Wechselbeziehungen und ihrem schädigenden Einfluß auf das Herz sich zwanglos mit meinen anatomischen

---

[1]) Henschen, Zur akuten Dilatation beim Alkohol-Herzen und bei der Herzdegeneration, (Mitteilungen aus der medizinischen Klinik zu Upsala. I. Bd., 1898.) Seite 33.

Untersuchungsresultaten, im weitesten Sinne des Wortes, vereinigen lassen, jedenfalls ist das kein Beweis dafür, daß ich auf falscher Fährte wäre. Ich habe hier an dem Beispiel der Alkoholintoxikation klar zu machen gesucht, daß wir im Krankheitsbilde der Myocarditis bezw. bei der Beurteilung ihrer Erscheinungsformen scharf unterscheiden müssen zwischen eigentlicher Ursache und den die Krankheit sichtbar machenden Gelegenheitsursachen.

Nur Kräfte, die fähig sind, nutritive Reize auszuüben, können die eigentliche Ursache abgeben, während die Gelegenheitsursachen vorzugsweise mechanischer Natur sind; wohlverstanden gilt dies alles nur von den Fällen, die unter die zweite der oben geschiedenen Gruppen fallen, also chemisch-toxisch wirkenden Körpern ihre Entstehung verdanken.

Dies Gesetz wird nicht gestört, wenn wir sehen, daß intermediäre Ursachen zur Wirkung gelangen. So kann z. B. ein Mensch, der an chronischer alkoholischer Myocarditis erkrankt ist, eine akute Infektionskrankheit acquirieren, die an sich wieder eine akute Myocarditis erzeugt. Krehl weist, wie wiederholt zitiert, ausdrücklich auf diese Möglichkeit hin, wohl jeder Arzt kennt solche Fälle. Aber, wir brauchen deshalb noch nicht, wie Krehl es will, von einer besonderen Disposition des „hypertrophischen Herzmuskels“ zu reden. Nun die Frage kann ich wohl jetzt als erledigt ansehen; allein den Hinweis kann ich nicht unterdrücken, daß, wenn Krehl hier das Wort Disposition gebraucht, damit ein Beispiel geliefert ist, daß Uhle und Wagner mit ihrer oben zitierten Warnung und ihrem Rate zum vorsichtigen Gebrauch des Wortes Disposition Recht hatten!

Wir können heute wohl mit vollem Recht annehmen, daß in einer sehr großen Zahl von Fällen eine akute Myocarditis so gut wie symptomlos oder doch nur unter geringen Erscheinungen verläuft; dagegen wird sie viel prägnantere Zeichen ihres Daseins liefern, wenn sie einen Muskel trifft, der schon ohnehin in einem chronisch entzündlichen Zustande sich befindet: sie wird dann das zu Wege bringen, was ohne sie allein für sich erst viel später eintreten brauchte, daß nämlich die Herzwand dem normalen oder bei jeder geringsten Gelegenheit sich steigernden Blutdruck nicht stand halten kann, sondern gedehnt wird. Eine interkurrente frische Entzündung lehnt sich in ihrer ätiologischen Bedeutung also direkt an die eigentlichen Ursachen an.

Die ganze Verwirrung unter den ätiologischen Beziehungen der Herzmuskelerkrankungen, von der ich sprach, wäre, abgesehen davon, daß man nicht die notwendige Trennung der Einzelfaktoren des Sammelbegriffs „Ätiologie“ berücksichtigte, auch schon schwerer eingetreten, wenn man nicht in den Irrtum verfallen wäre, den klinischen Ausdruck der Muskelerkrankung mit Erkrankung selber zusammenzuwerfen oder den Moment des Sicht- oder Fühlbarwerdens der Krankheit bei dem Individuum zu identifizieren mit dem Beginn des ganzen krankhaften Prozesses. Das Sichtbarwerden ist, wie sich ergab, Folge der mechanisch wirkenden Gelegenheitsursachen, der pathologische Prozeß selber die Folge nutritiver Reize. Die Verwechselung zwischen beiden ist Seitz passiert.

Dabei zitiert er für sich v. Dusch, der erwähnt, „daß durch fortgesetzte Muskelanstrengungen bei Gebirgsvölkern“ etc. Hypertrophie des Herzens beobachtet sei, daß aber die Erschlaffung des Herzens „stets ihren Grund in Texturveränderungen des Herzmuskels“ habe. Diese letzten könnten eine weitere Ursache lokaler Art in der Überanstrengung des Herzens haben. „Eine Analogie findet sich bei der sogenannten progressiven Muskelatrophie, als deren erste Veranlassung nicht selten übermäßige Muskelanstrengungen angeführt werden.“

Mit Recht ist schon Seitz kritisiert worden; so hebt z. B. Rühle[1]) dagegen hervor, daß nicht mit allen Hilfsmitteln nachgewiesen sei, daß keine Veränderungen am Herzen in den Fällen von „Überanstrengung des Herzens“ vorgelegen haben. Es müßte sonst das Gegenteil für alle quergestreiften Muskeln nachgewiesen werden. Er spricht sich persönlich dahin aus: „es werden also vermehrte oder wenigstens relativ zu große Zumutungen an den schon affizierten Muskel gestellt, und nun etabliert sich der eigentliche Entzündungsvorgang mit seinen bleibenden Produkten und breitet sich wohl immer weiter aus“.

Auch Martius betont noch, daß — wie es in der Tat der Fall ist — eine Durchsicht der Fälle von Seitz fast sicher schon ohne weiteres ergibt, daß die Kranken bereits vor dem Eintritt der Dilatation kein gesundes Herz mehr besaßen.

Also, wir sehen, daß überhaupt schon von anderen Autoren, wenn auch nicht in sehr präziser Weise, eine Grenze gezogen war zwischen dem Zeitpunkt des Eintretens der Dilatation und dem früheren, schon kranken Zustande des Herzens. Das symptomlose Bestehen des ersten Stadiums einer chronischen hypertrophierenden Myocarditis wird nach meinen früheren Schilderungen verständlich geworden sein: so lange der Herzmuskel seinen Zweck erfüllt als Motor des Kreislaufs — und das ist ja der Fall im ersten progressiven Stadium der Myocarditis — so lange liefern die Strukturabweichungen kein grob, äußerlich erkennbares Zeichen, das tritt erst ein, wenn der Prozeß ins weitere Stadium getreten ist und die in dieser Zeit sich mehr und mehr breit machenden degenerativen Vorgänge seine Kraft progressiv schwächen. Der Nachweis, daß tatsächlich im ersten Stadium der progressiven Entzündung die motorische Kraft ungebrochen ist, war in meinen anatomischen Ausführungen besprochen worden.

---

[1]) Rühle, Zur Diagnose der Myocarditis, a. a. O. 1878.

16. Kapitel.

Schematische Gruppierung der ätiologischen Faktoren und ihrer Produkte.

Ich hatte den Alkoholmißbrauch als Beispiel genommen dafür, daß er im stande ist, eine chronische Myocarditis und zwar in verschiedenen Modifikationen zu erzeugen, ferner daß und wie im weiteren Verlauf ein Herz in Folge der Einwirkung gelegentlich eingreifender mechanischer Kräfte vollends zur Entgleisung gebracht werden kann. Die Rolle des Alkohols kann nun aber auch von einer Reihe anderer Gifte übernommen werden, welche denselben Effekt haben, z. B. vom Blei.

Außer diesen chemisch annähernd genau differenzierbaren Körpern, den Giften, kennen wir indes weiter eine andere Gruppe von nutritiven Reizen, obwohl ihre Natur im einzelnen zum Teil noch völlig unbekannt ist: nämlich infektiöse Stoffe. Daß durch ihre Einwirkung eine akute Myocarditis eingeleitet werden kann, steht fest. Bekannterweise kommt es nun im Gefolge dieser Infektionskrankheiten, bei denen Neigung zur Affizierung des Herzens besteht, auch zu chronischen progredienten Entzündungen am Herzen.

Der Nachweis der Gründe hierfür ist uns zur Zeit noch nicht möglich, da wir die krankmachenden Stoffe nicht genauer feststellen können, nur aus den Produkten ihrer Wirkung vermögen wir auf die rückwärts liegenden Ursachen zu schließen. Daß z. B. nach Scharlach eine akute Nierenentzündung eintritt und diese „chronisch werden kann“, wie wir sagen, ist eine feststehende klinische Tatsache. Aus dem Parallelismus zwischen Niere und Herz folgt nun aber, daß uns das Vorkommen einer chronisch progredienten Myocarditis nach der genannten akuten Allgemeinerkrankung nicht Wunder nehmen darf. Was vom Scharlach gilt, gilt von allen anderen Infektionskrankheiten und bei allen kommt es gelegentlich zur Affektion von Niere und Herz, aber auch eines dieser Organe allein.

Wie sorgfältig aber die Untersuchung geführt werden muß, wenn man von intakten Organen reden will, haben für das Herz schon die Untersuchungen von Krehl etc. gelehrt. Für die Niere liegt auch ein ähnlicher Bericht vor. Seitz zitiert E. Wagner, der den Befund an einem 29jährigen Manne beschreibt. „Derselbe bot im Leben, wie an der Leiche, viel für primäres Fettherz sprechende Momente“ und noch bei der Sektion zeigten sich die Nieren „für das bloße Auge so wenig verändert, daß erst die mikroskopische Untersuchung die bedeutenden Strukturveränderungen derselben aufdeckte. Ohne letztere hätte der Fall sehr leicht für eine primäre Verfettung und Dilatation des Herzens mit den konsekutiven Veränderungen in Lunge, Leber, Milz und Niere aufgefaßt werden können.“ (Seitz.)

Auch unter den genannten Umständen spielen die initialen, von der akuten Allgemeinkrankheit erzeugten oder diese selber erzeugenden Stoffe die Rolle ursächlicher, entzündungserregender Reize für den Herzmuskel, es kommt zu einem mehr oder weniger lange dauernden hypertrophischen, klinisch mehr oder weniger latent verlaufenden Stadium der Muskelentzündung, bis eine zufällige Gelegenheitsursache mehr mechanischer, d. h. blutdrucksteigernder Natur: eine Anstrengung, starke psychische Erregung etc. die Allarmerscheinungen zu Wege bringt und zeigt, daß schon eine geraume Weile der betreffende Mensch ein krankes Herz besessen hat.

Diese Gruppe von chronischen Myocarditiden, eigentlich also infektiösen Ursprungs, liefert nächst den durch Alkohol entstandenen eine große Zahl der Fälle, die bisher als „Arbeitshypertrophie" aufgeführt wurden. Daß Infektionen zu chronisch progredienter Entzündung führen können, geben auch schon die Leipziger Arbeiten an. Infektionen können überhaupt zu Erkrankungen führen, ohne daß man ihre Eingangspforten, ja sogar manchmal nicht einmal ihre Lokalisation erkennt; dafür liefern wohl die Fälle von sogenannter „kryptogener Septicämie" einen schlagenden Beweis, abgesehen davon werden indes auch manche sichtbaren Erkrankungen, wie z. B. Anginen nicht oder zu wenig beachtet. Alle diese Bedingungen sind aber nicht berücksichtigt für die „Arbeitshypertrophie"; es kommt dies daher, daß, wie ich schon erwähnte, die Krankheit immer erst von der sekundären Dilatation an datiert wird und dabei das latente primäre Stadium übersehen ist, unter Verkennung der ursächlichen Bedingungen.

Unter Umständen kann ein recht langes Latenzstadium vorausgehen; ein Fall meiner Praxis, der unter Zugrundelegung des obigen Gedankenganges zwanglos zu deuten ist, sonst aber garnicht, gibt mir besonders Anlaß, dies zu betonen. Der damals 28jährige Herr erkrankte Ende Oktober 1870 vor Metz an Typhus und Pneumonie, war erst Juni 1871, nach einem Typhus-Recidiv, wiederhergestellt. Im selben oder folgenden Jahre hatte er Herzbeschwerden, die mit Digitalis behandelt wurden. Dann trat völlig normales Befinden ein, bis 1886 (!) nach großer Aufregung „eine Herzentzündung" eintrat: Schmerz in der Herzgegend, Angstgefühl, Puls jagend, „als ob eine Uhr abliefe", schließlich eine Verlangsamung bis auf 60 Schläge. Es trat nach 6 Wochen allmähliche Erholung ein, worauf 3 Jahre später ohne Vorläufer eine zweite „Entzündung" einsetzte und $1/2$ Jahr dauerte. Der Herr lebt noch und leidet an seinem großen, hypertrophischen Herzen, ohne gerade grobe Insuffizienzerscheinungen zu bieten. Wir hätten also in diesem Falle eine Latenzdauer des ersten Stadiums von ca. 16 Jahren (!) Bei chronischer Nephritis beobachtet man dergleichen schon öfter, so habe ich in meiner Assistentenzeit einen

Fall gesehen, der erst 20 Jahre nach der ersten Feststellung der Nierenaffektion durch Traube sicht- und fühlbar daran erkrankte.

Halb zu den durch Intoxikation, halb durch Infektion bedingten Herzerkrankungen zählt wohl — ohne daß man eine scharfe Unterscheidung treffen könnte — eine an sich nicht uninteressante Gruppe, die von Peacock an den Grubenarbeitern in den Kupfer- und Zinnminen von Cornwallis beschrieben ist und von Seitz in seiner Abhandlung ausführlicher erwähnt wird. Die Bedingungen, unter denen die Leute arbeiten, sind wohl ganz angetan, den Körper und seine Organe zu schädigen: „Die Luft (in den Bergwerken) ist sehr schlecht, arm an Sauerstoff, reich an Kohlensäure und den Verbrennungsprodukten des Pulvers, der Lampen und der Atemluft der Arbeiter. Eine Abteilung arbeitet 8 Stunden lang, oft Tage lang ohne Unterbrechung". Schon die Verderbnis der Luft müßte bei so anhaltender Einwirkung krankmachend wirken, die Folge davon müßte schon daraus eine leichte Ermüdbarkeit des Herzmuskels sein. Nun kommen aber noch die auslösenden Gelegenheitsursachen hinzu: „Auf dem Heimweg müssen die Arbeiter oft eine Stunde lang oder mehr Leitern steigen und kommen an der Oberfläche an außer Atem und mit Herzklopfen." Die Krankheitserscheinungen bestehen in chronischer Bronchitis, Emphysem, häufig Dilatatio cordis und Insuffizienz der Mitralis. Die Lungenerscheinungen rühren nach Peacock in der Hauptsache von der „unreinen Luft und entzündlichen Affektionen durch Verkältung" her. Es läßt sich also auch hier die eigentliche, fernere, wie die accidentelle, nähere Ursache mühelos auseinanderhalten. Noch drastischer wird dies aber, wenn Peacock ausdrücklich betont, „daß das Herz sehr häufig dilatiert ist und die Mitralklappe insuffizient bei einem großen Teile der kranken Bergwerksarbeiter in Cornwallis, während die gleichen Zustände selten sind bei den Werkleuten im Norden Englands." „Der einzige Unterschied in den Verhältnissen der beiden Klassen von Männern, welcher eine Erklärung des Unterschiedes in ihrem Gesundheitszustande möglich zu machen scheint, ist derjenige, daß im Norden das Leitersteigen nur sehr wenig besteht." [1])

Deutlicher braucht wohl der Wert und der Einfluß der Gelegenheitsursachen auf den völligen Zusammenbruch des Körpers nicht ausgesprochen werden, der aber zugleich dartut, wie wichtig es ist, von unseren Kranken im Interesse ihrer Erhaltung diese accidentellen Momente fernzuhalten.

Nur auf eine Affektion möchte ich nun noch eingehen, es ist dies aber mit wenig Worten abgemacht. Ich meine die Arteriosclerose, welche noch hin und wieder in den Lehrbüchern als Ätiologie für Herzhypertrophie figuriert. Schon Traube hatte sich dazu verstanden, „daß Arteriosclerose und Herzvergrößerung

---

[1]) Seitz, a. a. O.

nicht Ursache und Wirkung, sondern Folge einer und derselben Ursache, nämlich der abnormen Spannung im Aortensystem seien; bald kommt es in Folge der letzteren zu Arteriosclerose, bald zu beiden Affektionen gleichzeitig."[1]) Fräntzel zählt deshalb diese Krankheit zu den durch Luxuskonsumption erzeugten.

Schon die Äußerungen dieser Autoren sollten andere, die Traubes Gedanken folgen, abhalten, noch die Arteriosclerose als besondere Kategorie aufzustellen. Wenn auch die Akten über diesen eigentümlichen Prozeß noch lange nicht geschlossen sind, so müssen wir doch, um so mehr, als die neueren Arbeiten Kösters etc. etwas mehr Klarheit verbreitet haben, auch aus anatomischen Gründen es abweisen, der Gefäßerkrankung eine ätiologische Bedeutung beizulegen. Wir müssen mit Traube durchaus festhalten an der Koordination von Arterien- und Herzmuskelerkrankung. Virchow zählt in seiner Cellularpathologie diese Affektion zu den „gemischt aktiven und passiven Prozessen". Diese eigentümliche Verquickung kommt auch in der Art der Herzmuskelbeteiligung zum Ausdruck, zumal bei senilen Formen, wo wir progressiv entzündliche Vorgänge am Bindegewebe neben regressiven, einfach atrophischen wie entzündlich degenerativen am Organparenchym vorfinden. Das leitet aber schon zu anderen Prozessen über und gehe ich deshalb davon ab.

Nach dem Vorhergehenden kann ich somit wohl sagen, daß die Berücksichtigung der Ätiologie erstens einmal in nichts meinen anatomischen Ergebnissen widerspricht, vielmehr zweitens im Gegenteil statt der unklaren und verworrenen Nebeneinanderstellung gar nicht zusammengehöriger Faktoren, wie sie Fräntzel und mit ihm fast alle Lehrbücher führen, eine einfache, mit bekannten allgemeinen Tatsachen der Pathologie übereinstimmende Rubrizierung der einschlägigen Momente ermöglicht und zwar lediglich deshalb, weil ich scharf unterschieden habe zwischen eigentlicher Ursache und veranlassenden, auslösenden Gelegenheitsursachen auf der einen Seite und dem Inhalt und der Bedeutung der Begriffe „Hypertrophie" und „Dilatation" auf der anderen Seite.

Mit diesen Entgegnungen auf herrschende Anschauungen bin ich somit zu einer ganz erheblich abweichenden, systematischen, ihrem Inhalt nach einfachen Ordnung der ätiologischen Momente gelangt.

Für die Entstehung einer hypertrophischen oder degenerativen Myocarditis kämen folgende Ursachen in Frage:

I. Eigentliche, entferntere Ursachen:

A. mechanische Kräfte, d. h. solche, welche durch dauernde Druckwirkung auf intakte, resp. relativ intakte Mus-

[1]) Fräntzel, Die idiopathischen Herzvergrösserungen. 1889, Seite 8.

kulatur progressive Ernährungsstörungen in derselben hervorrufen.

1) Die Drucksteigerung, welche bei der Etablierung eines Klappenfehlers auf die Herzwandungen einwirkt (gültig für alle Höhlen).

2) Die Drucksteigerung, welche bei intakten Klappen zu stande kommt durch bestimmte, mit dauernder, progredienter Verkleinerung des Stromgebietes der Pulmonalgefäße einhergehende Lungenerkrankungen (Emphysem, chronische Induration, Kyphose etc.), nur gültig für das rechte Herz! (sonst noch der oben erwähnte von Kohn demonstrierte Fall von Aortenkompression durch eine vergrößerte Thymus-Drüse).

B. Chemische Körper, d. h. Stoffe, welche von außen her in den Körper eingeführt werden, oder im Körper selber entstehen, in die Zirkulation gelangen und direkt durch ihre Gegenwart die spezifische Ernährungsstörung verursachen:

1) Gifte (Alkohol, Blei etc., giftige Bestandteile der Atmungsluft, Gifte der Autointoxikation (?).

2) Infektiöse Materialien (Bakterien oder Bakteriengifte).

II. Nähere oder Gelegenheitsursachen

sind fast ausschließlich im praktischen Leben mechanischer Natur und wirken durch allgemeine oder lokale Blutdrucksteigerung (körperliche Anstrengungen, Husten, Pressen etc.; psychische Erregungen).

Mit diesem Schema läßt sich alles umfassen, was Fräntzel und die sich ihm anschließenden Autoren ohne systematische oder mit scheinbar systematischer Gruppierung neben einander gestellt haben.

Die Hauptgruppen Fräntzels erledigen sich durch meine grundverschiedene Auffassung vom Wesen der Hypertrophie und Dilatation; bei Fräntzel laufen die von mir getrennten näheren und entfernteren Ursachen bunt durcheinander. Es finden sich die Fälle von Herzerkrankung in Folge von Nierenentzündung, von Arteriosklerose, mit ihren Unterabteilungen der Luxuskonsumption, des Wein- und Biergenusses, ferner der Überanstrengung, der Enge des Aortensystems, der Kriegsstrapazen bei Fräntzel alle als ebenbürtig neben einander gestellt, bei mir losgelöst von dem bisher als wesentlich angenommenen Einfluß der „Widerstände im Aortensystem“ und untergebracht zwar auch in einer gemeinsamen Rubrik, aber zusammen mit Fräntzels Hauptgruppe II, für welche er normale Widerstände in der Zirkulation, aber Erkrankung der Herzmuskulatur als charakteristisch annimmt. Für alle die genannten Formen spielt nach meiner Anschauung das mechanische Moment nur die Rolle einer Gelegenheitsursache für den symptomreichen Ausbruch der Krankheit, nicht aber für deren inneres Wesen, das durch bestimmte Wachstumsreize bedingt ist. Dagegen löst sich für mich aus Fräntzels Disposition eine selbständige Gruppe ab, meine Gruppe A., für die mechanische Druckerhöhung das innere Wesen ausmacht. Wenn Fräntzel den Einfluß der Pyelonephritis auf Grund eines durch Gonorrhoe entstandenen Falles als mit den übrigen Faktoren gleichgeordnet hinstellt, so brauche ich zur Widerlegung wohl jetzt nicht mehr viel anzuführen: der Fall reiht sich mühelos als durch Infektion entstanden meiner Gruppierung ein; ebensowenig lohnt es sich, Worte zu verlieren über seine 7. und 8. Möglichkeit, nämlich allgemeine Weite des Aortensystems und wahre Plethora (bei Leukaemie). Die letzte Möglichkeit stellt er selbst als theoretisch (!) hin und die erste beruht auch nur auf einem einzigen von Nothnagel beschriebenen Fall.

Wirkliche Beachtung und Besprechung verdient nur noch Fräntzels dritte Hauptgruppe, für welche er normalen Blutdruck, normales Verhalten der Herzmuskulatur selbst voraussetzt und lediglich die Erkrankung des Herznervensystems fordert.

Unter den Gliedern dieser Gruppe finden wir zuerst die Basedowsche Krankheit. Über deren Wesen herrscht noch so viel Unklarheit, daß wir sie überhaupt schwer rubrizieren können. Einstweilen begehen wir wohl den geringsten Fehler, wenn wir die bei ihr vorkommende Herzmuskelerkrankung der chemisch-toxischen Gruppe zuweisen, da sich mehr und mehr die Anschauung Bahn zu brechen scheint, daß der Basedowschen Krankheit eine mit der Schilddrüse in Zusammenhang stehende Intoxikation zu Grunde liegt. Jedenfalls drängt die neuere Anschauung über ihr Wesen mehr und mehr von dem Nerveneinfluß ab.

Dann aber ist Fräntzels weitere Untergruppe: Erkrankungen in Folge von Mißbrauch im Tabakgenuß ohne weiteres in meiner Gruppe B unterzubringen, zumal in seiner Beweisführung Fräntzel selber auf die Intoxikationen mit „Alkohol, Kaffee, Thee, Quecksilber, Jod“ hinweist. Es bleiben also eigentlich nur noch zwei weitere Untergruppen übrig: die „paroxysmale Tachycardie“ und die „Bradycardie“. Nun, wenn wir auch heute das Wesen beider Erkrankungen nicht kennen, so müssen wir doch bedenken, daß ihr Name noch nicht den Prozeß bezeichnet, sie sind getauft nach hervorstechenden Symptomen, ohne daß wir deren Grund kennen. Für die paroxysmale Tachycardie hat noch Fräntzel selber einen Obduktionsfall beschrieben, der eigentlich nur eine chronische allgemeine Myocarditis ergab genau mit dem früher beschriebenen Befunde. Wenn für uns zur Zeit auch weiter nichts daraus folgt, so doch das eine, daß wir mit demselben Recht, wie wir eine besondere Gruppe aus ihr bilden können, wir diese Erkrankung auch unter die bekannten Bilder einreihen können. Wo wir sie unterbringen, verschlägt zur Zeit nichts; die Bildung einer Gruppe mit der Überschrift: Einfluß des Herznervensystems ist aber aus allgemeinen Gründen mehr, als gewagt.

Ich habe mich an Fräntzels Schema gehalten, ich hätte ebensogut auch das eines anderen Autors wählen können; nur haben wir in Fräntzel einen unbedingten Anhänger Traubes, also den Vertreter einer Lehre, die ihr Übergewicht bis auf den heutigen Tag bewahrt hat. Meine Angriffe richten sich nicht sowohl gegen den genannten Autor, als vielmehr gegen das von ihm vertretene System und wirkliche, wesentliche Abweichungen davon haben uns andere Arbeiten nicht geliefert.

Hiermit will ich diesen Abschnitt schließen, in dem ich ausgegangen war von den bisher gebräuchlichen, allbekannten Begriffen der einfachen, wie dilatativen Hypertrophie des Herzens oder, wie diese Hypertrophien auch bezeichnet sind, der einfachen — vielleicht auch konzentrischen — und exzentrischen und zwar bei gleichzeitiger Nephritis. Die Veränderungen des Herzmuskels bei dieser Krankheit bildeten den Mittelpunkt, von da aus ließ sich die analoge Erkrankung bei anderen Zuständen in den Kreis der Betrachtungen ziehen und so ein Überblick über Wesen, Genese und Ätiologie der Herzaffektion gewinnen.

Meine Untersuchungen haben mich zu Resultaten geführt, die eine erhebliche Verschiebung der bisher geltenden Anschauung in sich schließen: ich gelangte dazu, das Wesen der Erkrankung des Herzmuskels, die man als Hypertrophie zu bezeichnen gewohnt ist, als das Produkt eines chronischen Entzündungsprozesses aufzufassen und konnte auf einzelne Unterabteilungen hinweisen, je nachdem sich eine verschiedene Beteiligung der Komponenten der Herzwand an dem Prozesse herausstellte. So konnte ich Beispiele beibringen für

1) eine chronisch hypertrophische universelle Myocarditis (Frau R., No. II),
2) eine chronisch hypertrophische parenchymatöse Myocarditis (Frau Br., No. III u. Kapitän, No. I),
3) eine chronisch degenerative parenchymatöse Myocarditis mit Ausgang in Narben-(Schwielen-)Bildung (Kanzleidiener Sch., No. IV).

In allen diesen Fällen handelte es sich um primäre, hyperplasierende Endzündungsformen; ich führte dann aber auch an, daß unter gewissen Bedingungen sekundär der gleiche Prozeß, also als Ausgang vorangegangener, anderweitiger, bestimmter Schädigungen der Herzwand sich entwickeln könne. Daß diese Entzündungen, wie wir das auch an anderen Organen kennen, das ganze Organ befallen können, also als „totale“ oder „diffuse“ auftreten, in anderen Fällen sich an begrenzten Stellen, also zirkumskript abspielen, mag noch besonders hinzugefügt werden.

Diese Deutung stellte eine Neuerung gegenüber den bisherigen dar. Bis dahin galt ohne weiteres die Tatsache der Volumzunahme des Herzmuskels als das Zeichen und Produkt einer einfachen, progressiven Ernährungsstörung. Der Begriff chronische Myocarditis war kein unbekannter, aber er galt lediglich unter dem Gesichtspunkt, daß entzündliche Veränderungen des interstitiellen Gewebes das Merkmal lieferten. Also auch dieser Auffassung gegenüber ist meine Deutung eine neue.

Die bisherige Anschauung von der Hypertrophie als einfacher Ernährungsstörung habe ich nur in einem Falle stehen lassen können — am Herzen des Skidläufers Henschens —; dann handelt es sich um eine richtige Erstarkung des Herzmuskels, also um einen physiologischen, keinen krankhaften Prozeß. Beide unterscheiden sich zur Genüge dadurch, daß der physiologische nicht schrittweise dem unausbleiblichen Untergange entgegenführt. Alles, was wir sonst Hypertrophie zu nennen pflegen, fällt unter die Rubrik der produktiven entzündlichen Ernährungsstörung und zwar ist meine Erklärung von der bisherigen, die chronische Myocarditis betreffenden, dadurch streng geschieden, daß ich, wie gesagt, den Begriff mit auf das spezifische Organparenchym ausgedehnt habe. Für mich spielen die progressiven Veränderungen der Muskelzellen keine gesonderte Rolle, sondern sind der Ausdruck eines progressiven Vorläufer- oder Anfangsstadiums der späteren Degeneration, im übrigen bilden Muskelerkrankung, Beteiligung des Zwischengewebes und der Gefäße ein zusammengehöriges Ganze; wir haben, zumal uns die Analogie zu Hilfe kommt, in diesem Gesamtbild das Spiegelbild der Erkrankungen parenchymatöser Organe vor uns, welche allgemein mit Recht als chronisch entzündliche aufgefaßt werden. Es korrespondiert aber nicht allein der allgemeine Charakter dieser Erkrankung am Herzen mit der entsprechenden an der Niere und der Leber, es entspricht sogar die Erkrankungsform des Herzmuskels der der Nieren an ein und demselben Individuum, sobald beide Organe erkrankt sind. Aber auch qualitativ derselbe Prozeß kann sich am Herzen abspielen, ohne daß die Nieren erkrankt sind und so erweitert sich der Kreis bis zu dem wiederholt rekapitulierten Resultat.

Für die Lehre von der Insuffizienz folgte aus dem obigen notwendig, daß ihr anatomisches Substrat, die bekannte Degeneration der Herzmuskulatur, nicht als einfache Ernährungsstörung oder als das Produkt einer funktionellen resp. interkurrenten Schädigung aufgefaßt werden darf, sondern vielmehr als unausbleibliche, notwendige Konsequenz, genauer gesagt, Weiterentwickelung des eben erwähnten ersten Stadiums, genau, wie wir es an den entsprechenden parenchymatösen, drüsigen Organen beobachten: damit bin ich auch in dieser viel ventilierten Frage zu einem präziseren Resultat gelangt, als wie es bisher der Fall war.

Schließlich mußte ich in der Frage nach dem Nutzen der besprochenen progressiven Herzmuskelerkrankung, bekannt aus der Lehre von der „Kompensation“ einen abweichenden Standpunkt einnehmen: alles die Folge der anders gearteten Deutung des pathologischen Vorganges, die jedoch mit neuen, aus dem Studium des normalen Baues des Organs gewonnenen Gründen gestützt werden kann.

Die Kritik der bisher gültigen Theorien der Herzhypertrophie hatte ergeben, daß ihre Unhaltbarkeit noch mehr hervortritt, als es schon nach den früheren Angriffen der Fall war, wenn man versuchen wollte, die heute vorliegenden, von mir in Einzelheiten erweiterten positiven Befunde der pathologisch-anatomischen Untersuchung mit ihren Grundzügen resp. Grundsätzen in Einklang zu bringen. Ein derartiger Versuch führte einfach ad absurdum. Als Kriterium für die Richtigkeit meiner Theorie überhaupt hatte ich drei Forderungen hingestellt, welche einer der strengsten Vertreter Traubescher Richtung, nämlich Cohnheim, ausgesprochen hatte. Wenn an diesen die alte Anschauung zu Schanden wurde, kann ich für meine eben ausgeführte das Gegenteil feststellen: Satz für Satz findet sich hier bestätigt.

Satz I von Cohnheim: „Die Theorie muß im Einklang mit den an den betreffenden Kranken beobachteten Tatsachen stehen“ ist so ausführlich behandelt, daß ich nicht mehr darauf zurückzukommen brauche.

Satz II: eine Theorie muß Geltung haben für alle Erkrankungen, in deren Gefolge Hypertrophie auftritt, dürfte auch keine besondere Illustration mehr nötig haben.

Satz III, daß die Hypertrophie „nicht in einem Umstande gesucht werden darf, welcher durch die letztere direkt beseitigt wird, weil dann ja garnicht zu verstehen ist, weshalb diese nicht bloß andauert, sondern sogar mindestens lange Zeit hindurch zunimmt und wächst“, ist an meiner Theorie einfach und leicht demonstrierbar, was man von der herrschenden Ansicht Traubes nicht behaupten kann. Bei meiner Erklärung, nach der das Wort Hypertrophie nur das Attribut, nur eine der Eigenschaften eines Prozesses, einer chronischen, hypertrophierenden Entzündung ist, diese das Produkt aus der Einwirkung nutritiver und formativer, also pathologischer Reize, nicht aber das Produkt eines einfachen, nur gesteigerten Wachstums normaler und normal bleibender Elemente darstellt, mithin also nicht das Wesen des Vorgangs ausdrückt, — nach dieser Erklärung wird die gewisse Selbständigkeit des Prozesses gegenüber den mechanischen Faktoren, auf welche Cohnheim allein zurückgreift, ohne weiteres klar. Noch mehr wird dies der Fall sein, wenn wir bedenken, daß eine Entzündung wohl eine gewisse teleologische Bedeutung haben kann, aber daß ein Zweck nur bis zu einer gewissen Grenze von der Natur mit ihr verfolgt wird. Weiter auf diesen Punkt einzugehen, ist wohl nicht mehr nötig: es ist alles in den früheren Erörterungen enthalten. Jedenfalls wird meine Theorie auch dieser Forderung Cohnheims gerecht.

Ich habe vorhin verschiedene Formen angeführt, in denen eine chronisch hypertrophierende Myocarditis uns entgegentreten kann; ich verkenne aber keinen Augenblick, daß man denselben vielleicht auch andere, sie charakterisierende Benennungen beilegen kann, je nachdem man, abgesehen von sonstigen Zeitströmungen, den rein anatomischen oder mehr einen zwischen Anatomie und Klinik vermittelnden Standpunkt einnehmen will. Auf dies Gebiet möchte ich indes die Diskussion nicht ausdehnen, der ganze Streit scheint mir auch wenig Gewinn zu versprechen, da er auf nichts anderes, als auf eine verschiedene Namengebung hinausliefe. Wichtig ist für mich die Bestimmung der eigentlichen Natur der krankhaften Vorgänge, mit denen wir uns beschäftigen: das ist der rein objektive Kernpunkt der Frage. Darin liegt auch der Grund, weshalb ich darauf verzichte, ein Schema der verschiedenen Entzündungsformen selber aufzustellen: am ratsamsten erscheint es mir — die Berechtigung zu diesem Schritt liegt in dem wiederholt hervorgehobenen Parallelismus zwischen Herz- und Nierenerkrankungen —, wenn man zur leichteren Übersicht schon überhaupt ein Schema haben will, sich an ein solches der entzündlichen Nierenaffektionen zu halten. Von klinischer Seite erfreut sich dasjenige Senators wohl der allgemeinsten Anerkennung und würde ich daher vorschlagen, zunächst dieses als Anhalt zu benutzen: in diesem kommen die verschiedenen Übergänge zwischen den einzelnen Formen zum Ausdruck, ein Faktor, der mir nicht unwesentlich erscheint, will man die sonst zum Teil äußerst verwickelten Zustände am Herzmuskel richtig würdigen.

Ich führe hier denn Senators Thesen an, wie er sie auf dem internationalen Ärzte-Kongreß in Moskau 1897 zusammengefaßt hat.

1. „Die chronische Nephritis wird gewöhnlich durch eine fehlerhafte Blutbeschaffenheit hervorgerufen, die verschiedene Ursachen hat und wahrscheinlich auch verschiedener Natur ist."

2. „Die chronische Entzündung kann aus einer akuten Nephritis hervorgehen und also dieselben Ursachen haben, wie diese. Aber es ist sehr bemerkenswert, daß sie fortschreitet, nachdem die Ursachen der akuten Nephritis beseitigt sind (z. B. bei Scharlach, Schwangerschaft.) Oder die chronische Nephritis beginnt und verläuft von vornherein mehr oder weniger schleichend, wodurch Übergänge von den akuten zu den subakuten, subchronischen und ganz chronischen Formen gebildet werden. Die Ursachen dieser Formen sind zum Teil dieselben, wie bei der akuten Nephritis, nur daß sie schwächer und langsamer, aber schubweise einwirken, zum Teil sind sie ganz unbekannt. Der Ausgangspunkt der akuten und subakuten Entzündung ist entweder nur das Parenchym, dessen Untergang sekundär eine interstitielle Entzündung mit Bindegewebswucherung nach sich zieht (parenchymatöse Nephritis) oder es werden Parenchym und interstitielles Gewebe von vornherein gleichzeitig ergriffen (diffuse Nephritis). In jedem Fall kann es hierbei schließlich zur Induration und

Schrumpfung, zu der sogenannten Granularatrophie der Nieren kommen."

3. „Dieselbe wird als „sekundäre Granularatrophie oder Schrumpfniere" bezeichnet, wenn der ganze Prozeß akut begonnen hat oder vorher subakut unter dem Bilde der sogenannten chronischen parenchymatösen Nephritis verlaufen ist. Anderenfalls spricht man von einer primären (genuinen) Schrumpfniere oder der chronischen interstitiellen Nephritis. In diesen letzteren Fällen kann vielleicht auch das interstitielle Bindegewebe der Ausgangspunkt der Entzündung sein und der Untergang des Parenchyms erst die Folge davon."

4. „Eine sehr häufige Form der chronischen, zur Induration und Schrumpfung führenden Nephritis, die vielleicht ebenfalls als primäre (genuine) Schrumpfniere angesehen wird, beruht auf primärer Arteriosclerose, auf welche die entzündlichen Veränderungen des Gewebes erst nachfolgen, oder auf Arteriosclerose und gleichzeitigen Parenchymveränderungen. Die Ursachen dieser arteriosclerotischen Schrumpfniere sind die bekannten der Arteriosclerose überhaupt."

5. „An diese letztere Form schließen sich jene häufig symptomlos verlaufenden Schrumpfnieren an, welche weniger auf einer fehlerhaften Blutmischung, als auf mangelhafter Blutzufuhr beruhen. Den Übergang zu ihnen bildet die senile Schrumpfniere. Den Typus aber stellt die durch angeborene oder erworbene Verengerung und Aplasie der Nierenarterien bewirkte Schrumpfniere dar. Sie gehört streng genommen nicht mehr zu der rein hämatogenen chronischen Nephritis oder dem Morbus Brightii."

In dieser Übersicht über die Formen der Nephritis läge also wegen des oft betonten Parallelismus zwischen Art und Form der Nieren- und Herzmuskelerkrankungen gleichzeitig ein Schema der entzündlichen Herzmuskelaffektionen. Überall, wo von Niere die Rede ist, brauchen wir fast nur Herzmuskel zu setzen. Zu bedenken haben wir nur noch das Faktum, daß die gleichen Herzmuskelaffektionen ohne begleitende Nephritis vorkommen, indes diese Tatsache ändert nichts an dem Gesagten, denn wir erfuhren ja, daß die Beschaffenheit der anatomischen Befunde bei ihnen übereinstimmte mit denen, die neben einer Nephritis vorkommen. Die Nephritis stellte überhaupt kein ätiologisches Moment dar, sondern nur eine koordinierte Organerkrankung aus gemeinsamer Ursache, wie die Myocardaffektion.

Bis jetzt war vorzugsweise die Rede von chronischen Entzündungen der Herzwandungen, vielfach berührt waren aber auch die sogenannten „akuten". Abgesehen von den schon längst bekannten Formen der akut interstitiellen (eitrigen) Entzündung ist in den letzten Jahren besonders durch die Arbeiten der Leipziger Schule im Anschluß an frühere Arbeiten französischer Autoren ein scharf umschriebenes Krankheitsbild, das der „akuten infektiösen Myocarditis“ herausgehoben worden. In dem Material des mikroskopischen Befunds ist qualitativ kein Unterschied gegenüber den chronischen Fällen aufzufinden: das stand ja auch nicht zu erwarten. Denn, ob ein Fall „chronisch“ verläuft, hängt in letzter Instanz doch nur von der besonderen Beschaffenheit der ätiologischen Momente ab, der Prozeß ist im Grunde der gleiche, wie in den akuten Fällen.

Nach meinen Nachuntersuchungen kann ich voll und ganz die wesentlichen Resultate Rombergs, des hauptsächlichen Autors auf diesem Gebiete, bestätigen; Abweichungen im Einzelnen, speziell in der Bedeutung bestimmter Zellalterationen, stören das Ergebnis keineswegs. Um welche Abweichungen es sich dabei handelt, ist bereits früher von mir auseinandergesetzt worden und sind dort auch die Gründe angeführt. Ich kann daher darauf verweisen.

Rombergs Untersuchungen betrafen Herzen von Diphtherie-, Scharlach- und Typhuskranken. Ich selber habe noch Gelegenheit gehabt, die Herzen zweier Kinder zu untersuchen, die, wie ich schon früher erwähnte, im Verlaufe von Masern gestorben waren. Das eine war an Masern-Pneumonie, das andere nach Masern-Croup, nach vorausgegangener Tracheotomie, zu Grunde gegangen. Beide Fälle zeigten qualitativ dieselben Veränderungen, wie sie Romberg geschildert hat, der zweite Fall nur bedeutend intensiver. Wenn ich ausspreche, daß beide Kinder im Verlaufe ihrer Masernerkrankung an einer akuten infektiösen Myocarditis erkrankt waren, so will ich aber nicht gesagt haben, daß diese Myocarditis die unmittelbare Todesursache geworden ist. Das, glaube ich, besonders betonen zu müssen, denn eine solche Behauptung müßte erst im einzelnen bewiesen werden.

Genau ähnliche Herzveränderungen, nur weiter vorgeschrittene Degeneration des Parenchyms bot ein an septischer Endometritis in Folge von Abort erkranktes und daran gestorbenes Dienstmädchen.

Durch diese Fälle erweitert sich also der Kreis der ätiologischen Momente für die „akut infektiöse“ Myocarditis. Ein besonderes Eingehen ist aus den genannten Gründen überflüssig: es würde nur zu Wiederholungen früherer Auseinandersetzungen führen.

Ich wollte hier hervorheben, daß eine Reihe scharf bestimmbarer Merkmale die Charakteristika des Prozesses liefern und dadurch die Berechtigung für eine Sonderstellung derselben geben. Sie stehen im Gegensatz zu einer Reihe anderer Zustände, nämlich den einfach degenerativen und atrophischen Zuständen des Herzens, die ich aber in dieser Arbeit von der Besprechung ausschließe.

III. Teil.

Die Beziehungen der normalen und pathologischen Anatomie der Herzmuskulatur zu der allgemeinen Symptomatologie der Myocard-Affektionen.

I. Abschnitt.

Der qualitative pathologisch-anatomische Prozess als Ursache des klinischen Charakters und der klinischen Erscheinungen der Myocarditis.

Wiederholt hatte ich eingefügt, daß meine Arbeit wesentlich klinischen Zwecken dienen soll. Zwar spielt für den Arzt die Kenntnis des Wesens und der Genese des Prozesses, den er an seinen Kranken vorfindet, eine große Rolle, aber doch bei weitem nicht die alleinige, vielmehr ist sein Interesse noch ganz besonders in Anspruch genommen durch die Art, wie und weshalb der Prozeß sich in bestimmter Weise an seinen Kranken präsentiert. Es ist klar, daß Heftigkeit, Ausdehnung des krankhaften Prozesses, das Stadium, in dem sich derselbe befindet, die Symptome der berührten Eigenschaften und Vorgänge im Lebenden in ihren verschiedenen Modifikationen und Kombinationen sämtlich berücksichtigt sein wollen, will der Arzt zu einer klaren Erkenntnis und damit zu der Möglichkeit gelangen, den Zustand eines Kranken zu beurteilen und seine Maßnahmen zur Beseitigung des krankhaften Zustandes zu treffen.

Nun liegt es indes nicht in meiner Absicht, eine Symptomatologie überhaupt zu liefern, meine Aufgabe soll wieder eine beschränktere sein: ich will lediglich erörtern, welche Schlüsse und Folgerungen erlauben uns die Ergebnisse meiner bisherigen Untersuchungen an normalen und kranken Herzen für die Erklärung der Einzelerscheinungen aus dem Verlauf der Erkrankungen, nach der anatomischen, wie physiologischen, klinischen Seite hin.

1. Kapitel.

Allgemeiner klinischer Verlauf der Myocarditis und seine anatomischen Grundlagen.

Die Beziehungen, zu deren kurzer Besprechung ich jetzt zunächst übergehe, sind nun zwar schon berührt worden, trotzdem aber rechtfertigen sich wohl einige Zusätze, wenn man ihren eben dargelegten Zweck im Auge behält.

Der größte Teil meiner bisherigen pathologischen Auseinandersetzungen war den entzündlichen Prozessen am Herzmuskel in erweiterter Fassung des Begriffes gewidmet. Die Schilderung vom Ablauf einer solchen Entzündung lehnte sich aus begreiflichen Gründen an tödlich verlaufene Fälle an. Aber gottlob nicht jede Myocarditis führt zum Tode: es kann sehr wohl Genesung eintreten. Das dürfen wir mit Recht schließen aus der Gleichartigkeit der Symptome, wie sie am Herzen im Gefolge der gleichen, zu Herzerkrankung disponierenden Infektionskrankheit bei verschiedenen Individuen vorkommen.

Dann aber spricht ein Fall aus Rombergs Kasuistik [1]) noch direkt für diese Annahme: in diesem Herzen fanden sich alte Schwielen und diffuse Sclerose, deren Entstehung so gut, wie sicher, auf einen früher überstandenen Typhus zurückzuführen war. Es war schon die Rede davon.

Die Bedingungen und die Art, wie sich im allgemeinen die Genesung von einer Myocarditis vollzieht, wird aber natürlich nicht immer die gleiche sein. In einem Teil der Fälle dürfen wir ohne Zweifel eine völlige, wirkliche Heilung annehmen. Mehr können wir aber selbstverständlich nicht sagen, ein direkter Beweis, wie sie erfolgt, fehlt zur Zeit noch, wir müssen warten, bis er experimentell erbracht werden kann, anders dürfte er nicht möglich sein. Aber selbst ein Verzicht auf den noch ausstehenden, völlig geschlossenen Beweis macht trotzdem eine Erklärung dieses Ausganges nicht unmöglich. Aus anderen Verhältnissen ist uns bekannt genug, daß Rundzelleninfiltrationen verschwinden können: die Wanderzellen treten in die Gefäßbahn wieder zurück; ebenso steht es fest, daß parenchymatöse Degenerationen, wenn sie nur erst bis zu einem gewissen Grade gediehen sind, sich wieder vollständig zurückzubilden vermögen: also, wenn nur die Grundursache es erlaubt, ist die Annahme einer völligen Restitutio ad

---

[1]) Romberg, Erkrankungen des Herzmuskels bei Typhus, Scharlach, Diphtherie. (Arbeiten aus der medizinischen Klinik zu Leipzig, 1893), Seite 132. Fall 20.

integrum bei einer Myocarditis durchaus statthaft, allerdings, wie hinzugesetzt werden muß, nur bei gewisser Ausdehnung und Intensität der Krankheit.

Besser steht es mit unserem Verständnis von einer anderen Möglichkeit, welche das Weiterleben des Individuums erlaubt: nämlich, daß unvollkommene Heilung eintritt. Untergegangene Muskulatur wird durch narbiges Bindegewebe, sogenannte Schwielen ersetzt, oder die diffuse Infiltration geht in Cirrhose über. Dieser Prozeß läßt sich unmittelbar in seinen verschiedenen Phasen unter dem Mikroskop verfolgen, fest steht aber auch, daß solche Schwielen sicher mit dem Weiterleben vereinbar sein können. Möglich und tatsächlich beobachtet ist ein völliger Stillstand des krankhaften Vorganges, wie dies u. a. das von Romberg mitgeteilte und zitierte Beispiel beweist.

Aber leider kommt es nicht immer zu diesem relativ günstigen Ausgange, daß ein Patient ein brauchbares, nur wenig oder vielleicht überhaupt nicht merkbar defektes Organ aus seiner Krankheit rettet; in einer großen Reihe von Fällen war die akute Myocarditis nur die erste Attacke von gleichen Anfällen oder die Einleitung zu dauernder Erkrankung des Herzmuskels; wir sprechen dann von einer „progressiven“ oder „chronischen“ Erkrankung.

Mehr oder weniger jede chronische Krankheit besitzt Zeiten eines gewissen Stillstandes, diese werden im ganzen solchen Abschnitten entsprechen, wo der eben skizzierte Prozeß einer inkompletten Heilung sich ausgebildet hat. Die Veranlassung zur Weiterbildung der pathologischen Vorgänge bedarf noch weiterer Aufklärung: zum Teil wird eine kontinuierliche Fortdauer und Wirkung der ursächlichen Faktoren angeschuldigt werden müssen, resp. ein Rezidivieren derselben — zunächst noch ganz bekannte Dinge — zum Teil wird die Veranlassung aber vielleicht auch in früher besprochener, bestimmter Lokalisation der entzündlichen Produkte im Verein mit der eigentümlichen Anordnung des Gefäßapparates des Myocards zu suchen sein. Ich erinnere hierbei an die Bedeutung der Lymphangitis, wie an die Konsequenzen, wenn eine Arterie von einer Schwiele umschlossen wird und an ihrer Wandung sich sekundäre entzündliche Verdickungen ausbilden (Köster). Solche Gefäßveränderungen können peripher gelegene Abschnitte ihres Verbreitungsbezirks in der Herzwand geweblich schädigen. In diesen Folgezuständen liegt auch wohl eine Erklärung dafür enthalten, daß in Fällen, in welchen wir es mit einer an sich leicht zu eliminierenden krankmachenden, sonst kontinuierlich einwirkenden Ursache zu tun haben, z. B. mit Alkoholmißbrauch, — daß in diesen Fällen trotz des Grundsatzes: cessante causa, cessat effectus doch die Entfernung dieser Schädlichkeit vielfach nicht einmal mehr relative Genesung ermöglicht, weil von einem bestimmten Punkte an eben die bereits hervorgerufenen anatomischen

Produkte selbst wieder schädigend auf das noch funktionsfähig gebliebene Parenchym einwirken. Es ist das ein Beispiel mehr dafür, daß der Arzt für seine Behandlung und Vorhersage nicht allein, wie es vielfach heute in übertriebener Weise geschieht, allein auf ätiologische Momente Bezug nehmen darf, auch nicht auf allgemeine physiologische Beziehungen derselben, sondern sich dabei bewußt bleiben muß, welche anatomischen Schädigungen aus ihnen resultieren können. Deren möglichst genaue Bestimmung und Studium wird ihn vor mancher unzutreffenden Urteilsfällung schützen. Die Klinik kann nun einmal die Anatomie nicht entbehren, mag sie manchem auch nebensächlich erscheinen! Wir können zwar sagen, das Schicksal einer jeden Krankheit hängt wesentlich von seiner Ursache ab, aber vergessen dürfen wir es doch auch niemals, daß eine bedeutende Rolle dabei die nicht stets gleichartigen Folgen oder Produkte der Krankheit spielen. Denn schließlich gilt der Grundsatz: cessante causa, cessat effectus doch nur soweit, daß entweder eine völlige Restitutio ad integrum nach Lage der Sache möglich ist, oder die Reste und Überbleibsel der Krankheit anatomisch und physiologisch indifferent sind. Ich erinnere nur an die Folgen, welche eine Endocarditis mit Lokalisation am Klappenapparat hinterläßt, während der gleiche Prozeß, etwa am Septum lokalisiert, ausheilen kann ohne jede weitere Folge für das Organ und den Körper.

Eine weitere und letzte Möglichkeit im Ausgange der entzündlichen Herzmuskelaffektionen liegt im Untergange des Organs und damit des Kranken. Die hierfür in Betracht kommenden anatomischen Produkte aufzuzählen, kann ich nach den ausführlichen Besprechungen im vorhergehenden Teil der Arbeit unterlassen; ich brauche aus demselben Grunde auch nicht auf die eventuelle Mitwirkung funktioneller Einflüsse eingehen. Gedenken will ich an dieser Stelle nur kurz Erscheinungen im letzten Stadium der Erkrankung, welche eine gewisse Selbständigkeit zeigen und durch ihre Ausbildung selber ein wesentlich komplizierendes, wohl immer zum unmittelbaren Tode führendes Moment abgeben.

Allbekannt ist im Spätstadium einer chronischen Nephritis eine Endocarditis oder Pericarditis, denen man deshalb auch die Bezeichnung „terminale“ beigelegt hat; außerdem diesen Erkrankungen nahestehend Thrombenbildung in den Herzhöhlen. Es handelt sich an dieser Stelle nur um eine Beziehung, alles Übrige kann ich umgehen. Gemeinhin ist man ja geneigt, die Entzündungen des Endo- und Pericard als infektiös aufzufassen und müßte man demnach, im Falle sich diese Erkrankung bei einem Nephritiker einstellte, dieselbe als eine accidentelle ansehen. In dem Sinne spricht man auch von erhöhter Disposition solcher Kranken zu Entzündungen der serösen Häute des Herzens (cf. auch Krehl:

erhöhte Empfänglichkeit des hypertrophischen Herzmuskels für Entzündungen). Daß dies nicht einmal im Einzelfalle zutrifft, soll von mir absolut nicht geleugnet werden. Aber in der übergroßen Mehrzahl der Fälle ist die Endo- und Pericarditis unter den jetzt abgehandelten Bedingungen nichts weiter, als eine einfache Konsequenz der chronischen Entzündung des Myocards, nur von bestimmten anatomischen Verhältnissen abhängig.

Infiltrationen der tiefen Lage des Endo- und Pericard — eine Endo- oder Pericarditis profunda — waren in der anatomischen Beschreibung der hypertrophischen Herzen erwähnt, genau in der Weise, wie es vor mir schon die Leipziger Arbeiten aufweisen. Makroskopisch braucht sich diese Infiltration durch nichts zu verraten. Nun bleibt aber die Rundzellenanhäufung durchaus nicht immer auf die tiefen, der Muskulatur benachbarten Schichten beschränkt, sie kann auch, bei größerer Ausdehnung des Prozesses, die oberflächlicheren Lagen ergreifen und dann sind die Bedingungen da, die ich meinte. Jetzt kommt es zu den mit bloßem Auge sichtbaren, charakteristischen Fibrinauflagerungen und -Abscheidungen in frischen Fällen, in abgelaufenen zu den bekannten sehnenartig glänzenden Verdickungen. Das früher genauer beschriebene Herz des Kanzleidieners Sch. (IV) lieferte uns ein Beispiel für die deutliche Beteiligung des Peri- und Endocard in dem besprochenen Sinne. Auf dem ersteren, dem Pericard, waren Sehnenflecke über der seitlichen und hinteren Fläche des linken Ventrikels zu sehen; auf dem Endocard an der Spitze, wie an der Basis des Herzens zwischen den Trabekeln nicht unbeträchtliche Thrombenbildungen, die sich an Stellen gebildet hatten, wo das Endocard dicht mit Rundzellen durchsetzt war. In diesem Fall handelte es sich unzweifelhaft um nichts anderes, als um Teilerscheinungen, nur um gewisse Fortsetzungen des allgemeinen myocarditischen Prozesses: diese Endocarditis war eine sekundäre. Der Beweis lag klar auf der Hand. Die Stelle der Thrombenbildung, wie die der Sehnenflecke entsprach genau den Stellen der Herzwand, wo die große Schwiele in der Rückwand des linken Ventrikels bis dicht unter das Endo- und Pericard reichte, wo also auch die Myocarditis am weitesten vorgeschritten war und das Endocard in seiner ganzen Dicke in Mitleidenschaft gezogen hatte. Die nahen Beziehungen zwischen der Herzmuskulatur und den aus- und umkleidenden Häuten überhaupt ergeben sich aus meiner früheren Schilderung des Lymphgefäßsystems des Herzens.[1])

In dieser kurzen Notiz ist nun schon ein Charakteristikum dieser sekundären Endocarditis und Pericarditis enthalten:

---

[1]) Vergl. hierzu noch v. Leyden, Verein für innere Medizin. Sitzung vom 3. Dezember 1900. (Deutsche med. Wochenchrift 1901, No. 1.)

nämlich die Lokalisation. Romberg weist bereits darauf hin, daß in seinen Fällen die Pericarditis „ihre stärkste Ausbildung zeigte ... meist an der Spitze, viel seltener an der Basis, namentlich des linken Ventrikels". „Die geschilderte Wandendocarditis hatte dieselben Lieblingssitze, wie die Pericarditis. Auf die Klappen griff sie, soviel ich gesehen habe, nie über."[1]) Diese Bemerkungen treffen durchaus zu. Ihre Lieblingssitze sind eben identisch mit denen der Myocarditis überhaupt, dagegen liegt die hervorragendste Lokalisation der primären, vorzugsweise auf Bakterieninvasion beruhenden Endocarditis ja bekanntlich an den Klappen, die der primären Pericarditis, wenn man von einer solchen überhaupt reden will, an der Herzbasis.

Eine Ausnahme würde nur in Etablierung der Klappenendocarditis bei Arteriosclerose liegen; dahin gehört wohl auch die Möglichkeit, die von Albutt behauptet ist[2]), „daß Überanstrengung des Herzens und der Aorta die Aortenklappen so zu ruinieren vermögen, daß ein eigentlicher Klappenfehler entstehe." Aber im ganzen liefert doch die Beachtung der Lokalisation allein schon so wesentliche Unterscheidungsmerkmale, die einfach und zwanglos sich aus den früheren Daten erklären lassen, daß man unter ihrer Leitung die Natur der vorliegenden Endo- oder Pericarditis ohne weiteres feststellen kann.

Diese Ergänzungen der früheren Besprechungen mögen für klinische Zwecke hier ihre Stelle finden.

---

2. Kapitel.

Die klinischen Einzelerscheinungen im Verlauf der Myocarditis und ihr Zusammenhang mit dem anatomischen Prozeß im allgemeinen.

Die wiederholt besprochenen pathologischen Befunde und Erfahrungen sollen uns nun die Grundlage liefern, die vielfachen mannigfaltigen und abwechselungsreichen Äußerungen der Arbeitsweise unserer erkrankten Herzen, mit anderen Worten die physiologisch-klinischen Erscheinungen, die Symptome verstehen und deuten zu lernen.

Zu dem Zweck wollen wir einmal die in Frage kommenden Symptome, welche erfahrungsgemäß an solchen Kranken beobachtet werden, erst einfach zusammenstellen. Dabei mag be-

[1]) Romberg, l. c., Seite 115.

[2]) Citiert bei Seitz, Zur Lehre von der Überanstrengung des Herzens. (Deutsches Archiv für klinische Medizin Bd. XI u. XII. — Bd. XII S. 453.)

merkt werden, daß es sich hier nicht um allerhand minutiöse Kuriositäten oder nur durch ganz besondere Maßnahmen erst demonstrierbare Erscheinungen handeln soll, sondern um feststehende Symptome, die tagtäglich dem Arzte begegnen und den gewöhnlichen Hilfsmitteln der Praxis zugänglich sind.

In zwei Hauptgruppen lassen sich die Symptome verteilen, nämlich in solche, welche am Herzen selber in Folge seiner Erkrankung zum Ausdruck gelangen, zweitens in solche, welche natürlich durch die Aktion des pathologisch veränderten Herzens verursacht, doch außer am Herzen noch besonders in der Gefäßbahn sich bemerkbar machen. Diese Trennung hat etwas Künstliches an sich, denn schließlich stellt die zweite Reihe nichts weiter, wie eine einfache Konsequenz aus der Einwirkung von Faktoren der ersten Reihe, eine Art Anhang derselben, dar; nur eine gewisse Selbständigkeit erlangt sie durch die Modifikation, welche die Blutbewegung in den Gefäßen nach dem ersten Antrieb durch den Herzmuskel durch den Einfluß der physikalischen und physiologischen Eigenschaften der Gefäßwände selber, wie ihrer anatomischen Verteilung erfährt. Dazu kommt, daß den fraglichen Symptomen ein direktes klinisches Interesse anhaftet.

Um die Erscheinungen der zweiten Reihe zunächst namhaft zu machen, so sind natürlich in erster Linie die Pulsveränderungen gemeint, die uns einen Anhalt für die Beurteilung der motorischen Kraft und Arbeitsweise des Herzens, genauer gesagt, des linken Ventrikels geben; weitere Folgezustände wären zu berücksichtigen in der Art und Weise, wie sich die Änderung der Zirkulation der vom Zustande des Herzens direkt abhängigen, klinisch-wichtigen Organe, z. B. der Lunge, Leber, Nieren, Milz, Gehirn äußern würde. Doch diese letzten Erscheinungen sollen hier ausscheiden.

Es bleiben uns demnach nur die eigentlichen Pulsabweichungen übrig: bekannt sind nun die Änderungen der Frequenz des Pulses und deren Wechsel an unseren Herzkranken, der Rhythmus des Pulses und seine Störungen, seine verschiedene Qualität nach Ausdehnung, Stärke und Größe und deren Alterationen.

Wie schon gesagt, ist ein Teil der Pulsanomalien an unseren Kranken nichts weiter, wie der unmittelbare, nur modifizierte Ausdruck der in gleicher Weise alterierten Herztätigkeit; so ist z. B. die Frequenz des Pulses fast ausschließlich das Maß für die Zahl der Herzsystolen. Es kann zwar vorkommen, daß mehr Herzkontraktionen in der Zeiteinheit erfolgen, als Pulsschläge fühlbar sind, aber nicht umgekehrt etc. etc.

Das Hauptinteresse beansprucht natürlich unter allen Umständen das Zentralorgan selber. Aus den lediglich an ihm wahrnehmbaren Erscheinungen lassen sich wieder verschiedene Untergruppen bilden. Es kommen da in Betracht die Symptome, die den Ausdruck von Prozessen liefern, welche das Organ in seiner Totalität, also diffus, oder nur partiell, oder schließlich gar nur zirkumskript befallen haben. So kennen wir Dilatationen des ganzen Herzens oder einzelner seiner Abschnitte, wie anderer mit dieser Erscheinung verbundener Krankheitserscheinungen. Von umschriebenen, mehr oder weniger scharf begrenzten Vorgängen nenne ich die Abweichungen des Spitzenstoßes, das Auftreten abnormer Pulsationen, „relative“ Klappeninsuffizienzen, die „anämischen Geräusche“. Das wären Symptome, die sich noch eng anlehnen an anatomische Vorgänge, außerdem aber gibt es, wie schon erwähnt, doch auch noch solche, wie Frequenz der Herzkontraktionen, Rhythmus und Kraft derselben, mit ihren Intensitätsabstufungen, verschiedenen Formen und mannigfachem Wechsel, die auch erklärt sein wollen, aber zunächst wenigstens keinen Zusammenhang mit anatomischen Daten erkennen lassen.

Daß bei dem rein wissenschaftlichen, aber auch hohen praktischen Interesse an diesen Erscheinungen Erklärungen versucht und gegeben sind, ist wohl selbstverständlich. Drei Faktoren hat man herangezogen, in deren Wirkung man die Ursache suchte: rein funktionelle Störungen, nervöse Einflüsse, oder schließlich Störungen der Muskeltätigkeit selber.

Auf eine Kritik dieser Möglichkeiten überhaupt brauche ich nicht näher einzugehen: eine solche erübrigt sich nach meinen Dispositionen ohne weiteres. Denn mein Zweck und Ziel ist es ja nicht zu beweisen, daß einer dieser Faktoren keine Rolle spielt und weshalb nicht, sondern ich hatte es mir zur Aufgabe gesetzt, nachzuweisen, wie und weshalb können wir, und zwar für welche Symptome, die Alteration des Muskelgewebes verantwortlich machen. Nur von diesem Gesichtspunkt gehe ich aus: erst bei den Lücken, die wir lassen müssen, brauchen wir an andere Faktoren zu denken. Den großen Vorteil bietet uns noch speziell das Eingehen auf den Einfluß der Muskulatur, daß deren Läsionen sicher feststehen, dann auch zu einem sehr großen Teile mit dem Auge zu verfolgen und zu kontrollieren sind — gewiß kein unwesentlicher Vorteil! Sollten nun spätere Untersuchungen auch für diese Prozesse aber wirklich einen Nerveneinfluß sicherstellen, so werden die heutigen Feststellungen nicht wertlos dadurch, sie erfahren nur eine Erweiterung. Sonst indes, für die eigentliche Bedeutung des rein muskulären Einflusses führe ich dieselben Gründe an, welche ich im vorigen Abschnitt bei Besprechung der Herzmuskelinsuffizienz und ihrer Ursache dargelegt habe. Damals handelte es sich um die Erklärung der Tatsache der Herzmuskelschwäche, jetzt, wie wir sehen werden, um Dinge, welche wir eigentlich fast als Symptome derselben bezeichnen können, d. h. also physiologische Erscheinungen, welche durch die jenen Zuständen zu Grunde liegenden anatomischen Veränderungen zu stande gebracht werden. Daher gelten hier die gleichen Gründe, wie dort und kann ich deshalb auf das früher Gesagte verweisen.

Daß für einen Teil der eben aufgezählten Krankheitserscheinungen nun aber auch in der Tat schon und zwar mit Erfolg muskuläre Alterationen als Erklärung verwendet sind, — als Beispiel nenne ich die „relativen" Klappeninsuffizienzen —, das mag erst erwähnt werden, weitere Einzelheiten werden später besprochen. Aber, und das lieferte den Gegnern dieser Anschauung natürlich immerhin eine Waffe: es fehlte die genaue Durchbildung und eine geschlossene Anwendung dieses Prinzips. Diese Lücke zu füllen, habe ich mir im folgenden als Aufgabe gestellt.

Aus mehreren Gründen ist es mir zweckmäßig erschienen, auch für die Zukunft direkt von den Verhältnissen an myocarditischen Herzen (in dem Sinne, wie ich den Begriff definiert habe) auszugehen. Gegen einen derartigen Versuch schien die Kompliziertheit der in Betracht kommenden Faktoren einzunehmen. Indes wir haben ja an anderen Prozessen die Möglichkeit einer Kontrolle; vor allen Dingen aber eignen sich nach meiner Überzeugung die myocarditischen Herzen gerade wegen ihrer Kompliziertheit zu der beabsichtigten Besprechung, weil wir nirgend sonst eine solche Mannigfaltigkeit von Symptomen vor uns haben, wie gerade an ihnen.

Entgegengehalten könnte mir noch werden, das, was ich als Myocarditis benannt habe, sei keine solche. Darauf kann ich erwidern, wie ich es schon tat, daß mir das Wort erst in zweiter Linie steht. Mir kommt es auf den eigentlichen Inhalt dessen an, was ich damit umfaßt habe, also auf die Summe bestimmter, zusammengehöriger, das gesamte Krankheitsbild darstellender, anatomischer Strukturänderungen des Myocard. Wer also meine Bestimmung des Prozesses als Myocarditis nicht gelten lassen will, der möge in der Folge in diesem Ausdruck nur eine kürzere Fassung der eben genannten Gewebsalterationen annehmen. Die Bedeutung der folgenden Erörterungen bleibt danach genau dieselbe und halte ich deren Ergebnisse dessen ungeachtet in jeder Weise aufrecht.

Mag die Muskulatur erkrankt sein, wie sie will, so ist immer nur eine beschränkte Zahl von Möglichkeiten ins Auge zu fassen, in denen sich die Störungen verraten. Noch heute gelten Virchows[1]) klassische Worte: „die Funktion ist da, oder sie ist nicht da; ist sie da, so ist sie entweder verstärkt oder geschwächt. Das gibt die drei Grundformen der Störung: Mangel (Defekt), Schwächung und Verstärkung. Eine andere Funktion, als die physiologische, wohnt auch unter den größten pathologischen Störungen keinem

[1]) Virchow, Cellularpathologie, 4. Aufl. 1871, Seite 363.

Element des Körpers bei . . . . . Auch hier ist es nur die oft höchst sonderbare und klomplizierte Synergie verschiedener Teile oder gar die Kombination aktiver und passiver Zustände, welche die scheinbare quantitative Abweichung ergeben.“

In diesen Sätzen liegt das Programm und das Leitmotiv für unsere Überlegungen. In unseren Herzen hatten wir eine Kombination aktiver und passiver Zustände, am interstitiellen Gewebe, wie am eigentlichen spezifischen Parenchym des Organs. Ein Beispiel (Nr. I) zeigte uns Rundzelleninfiltrationen in verschiedener Form, diffus wie zirkumskript, sie waren das Jugendstadium einer diffusen Cirrhose resp. umschriebener Narben, sogenannter „Schwielen“. Das eigentliche Muskelgewebe besaß überall progressive Veränderungen in der Zunahme des zentralen und peripheren Sarkoplasmas, wie im Auftreten bestimmter Kernbilder; labil war die Grenze, die uns den Beginn der folgenden Degeneration markierte. Sicher war die letzte zu erkennen in der Form der körnigen oder fettigen Entartung: die Zellen hatten dadurch eine Vernichtung des normalen Strukturbildes erfahren, zum Teil in der Form wirklicher Defekte an den einzelnen Zellen; ferner gehörten hierzu homogene Metamorphose der kontraktilen Substanz, Kernschwund, Bildung bestimmter Kernformen; zu den Übergangsbildern zählten solche, in denen eine Atrophie der kontraktilen Substanz, oder die „treppenförmige“ Querstreifung oder partielle Degeneration nachweisbar waren. Schließlich konnten auch in anderen Beispielen (z. B. Nr. II) die Gefäße des Myocards mit erkrankt sein: nach der Richtung fand sich typische Endarteriitis, Periarteriitis, dann aber noch am Lymphgefäßsystem richtige Lymphangitis, als akute, wie chronisch proliferierende Form, schließlich begrenzte Ektasien der Lymphwege als Ausdruck eines lokalisierten Ödems.

Diese anatomische Spezialisierung der Befunde wird nun aber natürlich nicht in gleicher Weise aus der Alteration der physiologischen Tätigkeit des Organs herauszulesen sein. Ob z. B. eine fettige oder körnige Degeneration der Muskelzellen vorliegt, wird selbstverständlich für die Funktion, die Kontraktionsfähigkeit der Muskelzellen nicht den geringsten Unterschied ausmachen: beide Möglichkeiten führen einfach zur Aufhebung der Kontraktionsfähigkeit. Ebenso ist diese natürlich aufgehoben, wo an Stelle der Muskulatur Narben entstanden sind resp. als früheres Vorstadium Kernschwund mit seinen Folgezuständen etc. existieren. Andere Formen, welche noch einen Rest des Zellleibs unberührt lassen oder überhaupt noch nicht die ganze Existenz der Zelle aufgehoben haben, werden wieder die gemeinsame Eigenschaft besitzen, daß sie eine Schwächung der Leistungsfähigkeit bedingen: es wird also derselbe allgemeine funktionelle Effekt resultieren, ob eine Zelle partiell degeneriert oder ob mehr oder weniger dauernde Störungen der Zirkulation infolge der Erkrankung der Gefäße eingetreten sind, vorausgesetzt nur, daß es nicht zu einer gänzlichen Aufhebung derselben gekommen ist. Hieraus folgt also, daß es für die physiologisch-klinische Erklärung der Symptome nicht allein auf die Berücksichtigung der Art des allgemeinen Prozesses, die Form der Zellerkrankung ankommt, als vielmehr auch noch auf die Intensität derselben, bis zu welchem Grade die Existenz der Zelle vernichtet oder alteriert ist.

Schließlich wäre noch die Form der Muskelalteration zu bedenken, die ich als progressive bezeichnet habe. Frühere Überlegungen hatten gezeigt, daß wir für diese Form eine Erhaltung, vielleicht sogar eine relative Steigerung der Kraft und Leistungsfähigkeit annehmen müssen: diese Form steht also abseits von den eben genannten.

Leichter und einfacher wäre nun der Einflus aller Zellformen auf die Arbeitsweise des ganzen Organs zu bestimmen, als es in Wirklichkeit der Fall ist, wenn wir es in jedem Herzen entweder nur mit einer Form oder wenigstens mit einer pathologisch-physiologisch gleichwertigen Gruppe zu tun hätten. Tatsache ist es aber leider, daß wir die verschiedenen anatomischen Formen gleichzeitig im selben Organ beobachten können: wir haben daher Kombinationen zu bedenken, die aus dem Nebeneinander der einzelnen Glieder oder der verschiedenen physiologisch gleichwertigen Gruppen entstehen.

Ich will auf einzelne tatsächliche Beispiele hinweisen. Das lokalisierte Ödem, von dem ich rekapitulierend sprach, verdankte seine Entstehung einer Kompression interfaszikulärer Lymphgefäße durch Rundzellen oder cirrhotisches Bindegewebe; es existiert daher gänzlich unabhängig von der jeweilig sich findenden Form der Muskelerkrankung. Physiologisch muß es aber zur Verschlechterung der Kraft und Arbeitsfähigkeit der Muskulatur in seinem Machtbereiche beitragen. Zeigt die Muskulatur an solchen Stellen nun progressive Veränderungen, die an sich vielleicht, allgemein gesagt, eine Steigerung der Funktion bewirken könnten, so tritt unter diesen Umständen jetzt nichts davon in Erscheinung. (Tafel VI, Fig. 16.)

Ist weiter eine Muskelpartie, deren Zellen erst im Beginn des degenerativen Stadiums stehen, also physiologisch an sich eine Abschwächung der Funktion zeigen würden, von ektasierten Lymphkapillaren durchzogen, so verringert sich der funktionelle Wert einer solchen Partie noch mehr: er ist unter Umständen nicht größer, als der einer völlig der Zerstörung anheimgefallenen Muskelgruppe.

Um ein anderes Beispiel zu nennen, so wird es funktionell ebenfalls einen Unterschied ausmachen — obgleich er in diesem

Falle in seinen Einzelheiten noch nicht erklärlich ist — ob eine Muskelgruppe im progressiven oder degenerativen Stadium der Entzündung von Rundzellen durchsetzt ist gegenüber der Möglichkeit, daß diese Infiltration fehlt.

Die Beispiele für diese Möglichkeiten sind so einfacher, übersichtlicher Natur, daß ich sie wohl nicht weiter auszuführen brauche; ebenso brauche ich wohl nur die Tatsache zu streifen, daß die Kombination eines Defektes, z. B. einer Schwiele, mit Strukturveränderungen der die letztere umgebenden, zum selben Lamellensystem gehörigen Muskulatur verschiedene physiologisch-klinische Werte liefern wird, je nach dem Stadium, in dem sich diese pathologischen Strukturänderungen befinden: aber dies alles immer in dem Sinne, daß durch die Kombination eine stärkere funktionelle Beeinträchtigung resultieren muß, als durch eine Anomalie allein.

Diese Überlegungen betrafen die Qualität der krankhaften Vorgänge an den Muskelzellen und zusammen mit der Kombination ihrer Einzelfaktoren die Intensität der funktionellen Störungen. Zur erschöpfenden Beurteilung ihres Einflusses auf den Ablauf und den Modus der Herzkontraktionen haben wir aber noch zweier anderer Momente zu gedenken, ihrer Extensität und ihrer Lokalisation.

Die erstere, die Ausdehnung der pathologisch-anatomischen Prozesse wird Differenzen bedingen, je nachdem dieselben einen Organabschnitt oder das Organ diffus oder in Form umschriebener Herde befallen haben.

Sind die letzteren klein, aber sehr zahlreich, dann wird der klinische Ausdruck dem der diffusen Form gleichen — diese brauchen wir aber wohl nicht mehr zu besprechen. Wir müssen also, wenn wir von umschriebenen Herden reden, die Einschränkung hinzusetzen, daß isolierte Herde in dem Sinne gemeint sind, daß sie inmitten von funktionell erheblich besser gestellter Muskulatur gelegen sind.

Der Gesamteffekt einer solchen zirkumskripten Erkrankung ist im allgemeinen nicht schwer zu bestimmen: die erkrankte Partie ist in ihrer Funktion minderwertig gegenüber der Umgebung, darin liegt der Kernpunkt: ein vollendetes Beispiel liefert eine zirkumskripte Schwiele. Verallgemeinern wir dies Beispiel, so können wir einfach aussprechen, der physiologische Ausdruck einer zirkumskripten Erkrankung ähnelt mehr oder weniger dem eines vollendeten Defektes, es wird also, wie wir uns sonst auszudrücken pflegen, zu „Ausfallserscheinungen“ kommen.

Bei der faktischen Deutung spezieller Fälle müssen wir zwei Möglichkeiten bedenken, in denen uns physiologisch ein lokalisierter Effekt der anatomischen Prozesse sichtbar wird; erstens, die letzteren spielen sich wirklich an begrenzten Abschnitten der Herzwand ab, während die übrige Muskulatur keine nennenswerten Abweichungen erkennen läßt, oder zweitens das Herz ist diffus von einer Erkrankung befallen, dieselbe zeigt aber an umschriebenen Stellen eine bemerkenswerte, besonders hervorstechende Steigerung. Welche Momente in diesem Sinne zu beachten sind, habe ich vorhin angedeutet, indem ich auf die Kombinationen hinwies, die durch Zusammentreffen verschiedener pathologisch-anatomischer Produkte an demselben Orte gebildet werden können. Im konkreten Falle ist also eine ziemlich große Reihe von anatomischen Befunden im stande, insgesamt denselben Ausdruck von einer umschriebenen Erkrankung zu liefern.

Schließlich ist noch der Sitz der Erkrankungen in Rechnung zu setzen. Im großen und ganzen wird die Lokalisation der Affektion sich dadurch bemerkbar machen und dadurch Unterschiede im klinischen Verhalten hervorrufen, ob und welche physiologische Funktion oder Bedeutung dem befallenen Lamellensystem für die gesamte Herzarbeit zukommt. Zur Erörterung dieses Momentes gehört eine detailliertere Besprechung, die wir später vornehmen werden, und übergehe ich deshalb zunächst hier diese Frage.

Diese Zusammenstellung bezweckte, eine Übersicht davon zu geben, daß und wie eingehend die anatomischen Befunde eines kranken Herzens zu beachten sind, wenn sie zur Analyse der klinisch beobachteten Symptome verwendet werden sollen. Bisher besitzen wir aber keine derartigen umfassenden Versuche, die Mehrzahl aller zur Zeit vorliegenden Erklärungen bleibt in allgemeinen Erwägungen stecken, ja, es sind geradezu Willkürlichkeiten mit untergelaufen, indem nur Dinge in Rechnung gesetzt wurden, welche dem betreffenden Untersucher besonders auffielen. So z. B. sind der nur in einzelnen Schnitten, in Stichproben aus kranken Herzen, gefundenen fettigen Degeneration alle möglichen Konsequenzen für das ganze Herz zugeschrieben worden, ohne daß man sich dabei noch wenigstens die Mühe genommen hätte, die wichtigen Bedingungen, wie Intensität und Extensität der Veränderung zu bedenken. Die Nichtbeachtung der von mir hervorgehobenen Momente ist sicherlich wohl der Grund, weshalb dieser Teil der Herzpathologie so gut wie völlig brach liegt.

Bedenken wir nun jedoch die genannten Grundzüge und Grundsätze, so haben wir uns eine feste Basis zum Weiterbau geschaffen: das Fundament liefern anatomische Tatsachen an pathologischen Herzen, die wir mit dem Auge unter dem Mikroskop verfolgen können, weiter die Ergebnisse der anatomischen Untersuchung an normalen Herzen; die Weiterführung des Baues geschieht unter Benutzung lediglich fundamentaler, allgemeiner physiologischer Gesetze. Viel zu wenig beachtet ist in der Pathologie des Herzmuskels die Berücksichtigung der eigentlich vitalen Funktion der Muskulatur gegenüber den physikalischen Momenten, deren Heranziehung bei ihrer sonstigen allgemeinen Bedeutung für die Zirkulation zu nahe zu liegen schien.

Aber auch das glaube ich, klar gemacht zu haben, worauf ich bereits im vorigen Teil hindeutete, daß wir unsere anatomischen Befunde für klinische Zwecke verwerten dürfen, selbst wenn die pathologische Anatomie noch nicht zur völligen Klärung in einzelnen Punkten hat gelangen können. Ihre Verwertung beruht, soweit die Erklärung der Symptome in Frage kommt, lediglich im Nachweis von der Bestimmung der Leistungsfähigkeit der erkrankten Muskulatur, und, wie wir eben fanden, spielt vielfach die Kombination verschiedener Faktoren eine so eindeutige Rolle, daß ein Eingehen auf die Details und die Forderung, erst den Wert der anatomischen Fakta bis zum Ende hin klar zu stellen, bevor man an eine Nutzanwendung denken könnte, für praktische Zwecke als nicht durchaus erforderlich bezeichnet werden darf. Ich betonte dies deshalb, weil es sonst gewagt erscheinen könnte, bei den Lücken in den pathologisch-anatomischen Deduktionen die Deutung klinischer Erscheinungen in Angriff zu nehmen. Andererseits ist im vorstehenden eine etwas erweiterte Fassung eines früheren Urteils von mir enthalten, nämlich, daß mit Unrecht und, wovon ich fest überzeugt bin, ein völlig nebensächlicher Streit besteht über den Grad, wie sehr die fettige Degeneration der Muskulatur als an der funktionellen Insuffizienz des Herzens beteiligt anzuschuldigen ist. Diese Untergangsform ist nur eins der Momente, die in Betracht kommen, neben ihr spielen andere klinisch die gleiche Rolle; wenn sie ferner auch eins der Endstadien in der Reihe der Bilder vom Untergange der Muskelzelle ist, so ist ihr Nachweis uns zwar sehr willkommen für unsere Erklärungsversuche, ihr Fehlen bedeutet aber deshalb nicht immer, daß wir einen differenten allgemeinen Prozeß vor uns haben; zum Teil wenigstens ist noch der Schluß gerechtfertigt, daß der Tod eher eingetreten ist, als daß es zum Auftreten der fettigen Entartung gekommen wäre. Damit kann ich der zitierten Frage aber keine irgendwie grundsätzliche Bedeutung zuschreiben.

Ich hatte die Symptome aufgeführt, deren Erklärung wir uns zuwenden wollen, ich hatte darauf hingewiesen, weshalb und daß wir diese Erklärung unter dem Gesichtspunkt vornehmen wollen, wie weit die faktischen anatomischen Strukturänderungen des Herzmuskels allein jene Erscheinungen zu Wege bringen und hatte schließlich in Rücksicht auf den Untersuchungsmodus die Möglichkeit skizziert, daß wir die Funktionsänderung des Herzmuskels in toto oder an zirkumskripten Stellen nicht allein nach irgend einer prävalierenden, sondern nach der Kombination sämtlicher vorhandenen anatomischen Veränderungen zu beurteilen haben. Den Ausgang zu diesen Erörterungen nahm ich von den Verhältnissen der myocarditischen Herzen, nach der von mir bisher vertretenen Nomenklatur.

Bevor ich nun zu dem eigentlichen Thema übergehe, dürfte eine Bemerkung noch am Platze sein. Es fragt sich nämlich, können wir bei der Deutung der klinischen Erscheinungen den Unterschied zwischen akuter oder chronischer Form der Myocarditis beiseite lassen? Der Zweck der Frage ist nicht schwer zu erraten: können wir alle Formen als für den obigen Zweck gleichwertig ansehen, so sind wir in der Wahl unserer Beispiele weit weniger beschränkt. Ich glaube in der Tat, daß wir uns um die genannte Bezeichnung, ob akute oder chronische Myocarditis, an sich nicht weiter zu kümmern brauchen (NB. ich meine hier nur die akute infektiöse). Es handelt sich bei diesem Attribut allein um die allgemeine Zeitbestimmung, in der der entzündliche Prozeß abläuft: ob schneller, ob langsamer, die Art desselben ist weniger dadurch berührt. Das ergab sich schon aus der Aufzählung des anatomischen Materials, wie es uns vorliegt und verwertet werden soll. Daraus folgt, daß, da wir uns nur mit der Art der funktionellen Wirkungen der anatomischen Erkrankung beschäftigen wollen, wir von der Zeitbestimmung, mit welcher Schnelligkeit die letztere abläuft, eigentlich abstrahieren können. Der physiologische Effekt, also die Symptome sind doch schließlich nichts weiter, wie der Ausdruck der veränderten Arbeitsweise, zu der die erkrankte Muskulatur wegen ihr Störungen überhaupt gezwungen ist.

Praktisch am vorteilhaftesten muß es für uns nur sein, wenn wir uns an Beispiele anlehnen, in denen wir die fraglichen Grundlagen für unsere Erörterungen am deutlichsten und reinsten ausgedrückt finden: aus diesem Grunde dürfte es sich empfehlen, gerade chronische und unter ihnen, soweit es zulässig ist, gerade die mit recht schleichendem, langwierigem Verlaufe auszuwählen, weil an ihnen die eigentlichen Herzsymptome sich viel leichter trennen lassen von denen, die anderweitigen Einflüssen ihre Entstehung verdanken könnten. In den akuten Fällen konkurrieren z. B. leicht die Einflüsse des speziellen toxisch-infektiösen Virus auf die nervösen Organe und wir sind heutigen Tags leider ja noch nicht im stande, deren Einfluß gehörig taxieren zu können; dann folgen die Stadien der Erkrankung in diesen Fällen so schnell auf einander, daß leicht eine Verwirrung bei der Analyse eintreten kann. Wir können andererseits sehr wohl die Verhältnisse an diesen Herzen mit berücksichtigen und zum Vergleich heranziehen, aber sie eignen sich weniger als Ausgangspunkt, um erst gewisse Grundbegriffe festzustellen. Nur dies wollte ich besonders betont haben.

---

3. Kapitel.

Die Stadien der Erkrankung im klinischen Bilde.

Wenn ich oben die Symptome, deren Erklärung uns beschäftigen soll, in zwei Reihen ordnete, so bezeichnete das nur eine

Seite unserer Aufgabe. Wir müssen uns außerdem noch die Frage vorlegen, in welchem Verhältnis stehen die Symptome zu dem Ablauf des anatomischen Prozesses; oder, da wir einen bestimmten Ablauf nachgewiesen hatten, läßt sich die Frage auch so formulieren, besitzt dieser einen direkten physiologischen Ausdruck?

Allgemein spricht man bei den Zuständen und Veränderungen des Herzens, welche ich jetzt als chronisch entzündliche bezeichnet habe, klinisch von zwei Stadien: dem Stadium der „Kompensation" und dem der „Inkompensation". Gewählt ist diese Bezeichnung nach den bei organischen Klappenfehlern vorliegenden Verhältnissen und von da ist sie dann verallgemeinert worden. Meine veränderte Auffassung des zu Grunde liegenden Krankheitsprozesses führt mich nun dazu, lieber diese Worte zu eliminieren und durch andere, wie ich glaube, zweckentsprechendere zu ersetzen.

Die bisherige Bezeichnung ist eine teleologische: wenn, wie ich früher ausführte, eine chronische Entzündung wohl unter gewissen Umständen einen bestimmten Nutzen entfalten kann, so ist es doch nicht richtig anzunehmen, daß dieser uns zunächst willkommene Nutzen die innerliche, eigentliche Absicht der Natur war, vielmehr haben wir einen Zweck mehr oder weniger hineingedeutet. Also in diesem Falle würde die Bezeichnung eines Stadiums des Prozesses, welche den Nutzen zum Inhalt hat, nur eine Seite in Betracht ziehen, damit mindestens unvollkommen sein.

Halten wir uns aber an andere Vorkommnisse, in denen wir die gleichen anatomischen Veränderungen vorfinden, in denen jedoch nichts zu „kompensieren" ist, wie wir gesehen haben, so besitzt diese Benennung damit nur noch konventionellen Wert; sie kann aber, und dafür liefert die Geschichte der Medizin schon Beispiele, unter Umständen sogar leicht zu Mißbrauch und unrichtiger Beurteilung der Sachlage Veranlassung geben. Ein Beweis dafür sind die Fälle von „Überanstrengung des Herzens"; dem anatomischen Prozeß nach gehören diese Fälle in die gleiche allgemeine Gruppe, wie die „idiopathischen" Hypertrophien oder die Hypertrophie bei Klappenfehlern. Bei jenen aber von einem Kompensations- und Inkompensations-Stadium zu sprechen, dürfte doch völlig verunglückt sein.

Ich glaube, das sind triftige Gründe genug, um die bisherige Bezeichnung als gänzlich unbrauchbar fallen zu lassen.

Einen anderen Weg sehen wir von Romberg[1]) benutzt; aber, das muß gleich gesagt werden, nur bei der akuten, infektiösen Myocarditis. Dieser Autor lehnt sich an den Verlauf der ursächlichen Krankheiten an und, da es sich bei ihnen um fieberhafte

---

[1]) Romberg a. a. O., Seite 140ff.

handelt, teilt er die Symptome der Herzerkrankung in solche, welche während der Fieberperiode, zweitens während der Rekonvaleszenz auftreten und fügt drittens den Ausgang der Myocarditis an. Schon die Beschränkung auf akute Fälle verbietet die weitere Anwendung einer solchen Einteilung in chronischen Fällen, bei denen doch kein Fieber vorkommt. Dann ist diese Bezeichnung voll am Platze nur, wenn man von den Grundkrankheiten ausgeht: wir gehen hier aber von der Myocarditis selber aus.

Ich habe es nun vorgezogen, indem ich mich eng an meine früher gewonnenen anatomischen Resultate anlehne, klinisch im ganzen zwei Haupt-Stadien auseinanderzuhalten, die ich, um nichts zu präjudizieren, einfach als progressives und regressives oder degeneratives Stadium bezeichnen will.

In diesen Bezeichnungen kommt nur der einfache, anatomische Ablauf des Prozesses zur Bekundung, wie wir ihn unter dem Mikroskop verfolgen können und der auch natürlich seinen physiologisch-klinischen Ausdruck liefert. Anscheinend deckt sich diese Benennung mit der eben von mir abgelehnten: Kompensations- und Inkompensations-Stadium. Aber in Wirklichkeit nur anscheinend. In der Tat ist meine Benennung die umfassendere und deshalb brauchbarere.

Eine große Reihe von Fällen, in denen völlige Heilung eintritt, bietet Erscheinungen und Symptome, die sich nach Aussehen und innerer Bedeutung vollständig mit denen decken, die wir dort zu sehen gewohnt sind, wo wir sonst von einem „inkompensierten“ Herzen reden. Ich denke dabei besonders an die Fälle von akuter, infektiöser Myocarditis z. B. nach Diphtherie. Auf diese Zustände wird man wohl kaum den Begriff „Kompensationsstörung“ anwenden wollen, oder doch nur in sehr „übertragener“ Bedeutung, während meinem Vorschlage ein Hinderungsgrund nicht entgegensteht. Meine Bezeichnung läßt den endlichen Ausgang eines Falles völlig offen: aus dem regressiven (zweiten) Stadium kann eben Restitution eintreten, es können Remissionen vorkommen, aber es kann auch der Tod die Folge sein; diese verschiedenen Möglichkeiten sind die Konsequenzen bestimmter Faktoren. Uns erwächst also nur die Pflicht, diesen Faktoren nachzuspüren und allenfalls zu dem Schema einen Zusatz hinzuzufügen, wie und wodurch das letale Ende besonders begründet wird.

Wenn ich vorhin für meine Terminologie das Vorrecht in Anspruch nahm, daß sie die umfassendere Bedeutung besäße, so tritt das in der Benennung des ersten Stadiums tatsächlich am deutlichsten hervor. Dadurch, daß ich das erste Stadium einfach als „progressives“ bezeichne, also nur das zum Ausdruck bringe, was wir anatomisch beweisen können, haben wir völlig freie Hand gegenüber den verschiedenen Ereignissen resp. Erscheinungen, die diesem Stadium durchaus nicht immer, genauer gesagt, überhaupt nicht, das Gepräge eines vorteilhaften Zustandes für das weitere Schicksal des Individuums geben, vielmehr den davon befallenen Menschen unter Umständen einfach zu einem Kranken für sein ganzes ferneres Leben machen können. Wir erfuhren früher schon das Nötige darüber.

Aber selbst in der günstiger gestellten Minderzahl von Fällen, in denen also die kranken Herzen den gesunden nahezu gleichwertig sind, gibt es doch wohl fast immer Symptome, die man einfach als pathologisch bezeichnen muß: ich nenne eine an sich erhöhte Pulsfrequenz oder doch eine besondere Neigung dazu, dann Celerität des Pulses.

Und diese Erscheinungen als willkommene Zugaben eines für vorteilhaft gehaltenen „neuen Zirkulations-Gleichgewichtszustandes" (Krehl) anzusehen, heißt doch allein, einem einmal gefaßten Gedanken nun auch alle erdenkliche Liebe antun zu wollen. Damit haben wir das, was ich oben schon sagte: der teleologische Begriff Kompensation resp. Kompensationsstadium verführt direkt dazu, die objektive Basis zu verlassen und eventuell Begleiterscheinungen vom teleologischen Standpunkt aus anzusehen, eine Gefahr, vor der wir uns in der Naturwissenschaft hüten sollen.

Wenn ich von einem progressiven Stadium spreche, so ist damit nichts weiter gesagt, als daß die anatomischen Störungen zunächst zunehmen und wachsen, welche physiologisch-klinischen Folgen daraus entstehen, ist eine Sache für sich. Damit kann ich unparteiischer allen Fragen gegenübertreten und darin sehe ich schon einen großen Vorteil! Die Schwierigkeit, die genaue Grenze zwischen den beiden Stadien zu fixieren, ist allerdings bei meiner Bezeichnung ebensowenig gehoben, wie bei den bisher üblichen, wenn wir wenigstens den strengen Maßstab der Wissenschaft anlegen; begnügen wir uns mit den Anforderungen des praktischen, täglichen Lebens, so sind die Schwierigkeiten geringer. Absolut wird sich diese Schwierigkeit auch niemals heben lassen, denn in der Natur haben wir keine scharfen Gegensätze, sondern immer nur allmähliche Übergänge: unsere Einteilungen bleiben ja immer nur Schemata.

Gehen wir nun von einem völlig geschlossenen Fall aus — aus früher dargelegten Gründen empfiehlt sich dazu ein solcher von recht schleichendem chronischem Verlauf — so hätten wir klinisch also zu unterscheiden: 1) ein progressives Stadium, 2) ein regressives oder degeneratives Stadium. Das letztere kann entweder successive, ohne Unterlaß fortschreitend zum Tode führen; oder es können Zeiten eines Stillstandes resp. relativen Stillstandes der krankhaften Erscheinungen eintreten, die eine Art Heilung vortäuschen, in Wirklichkeit nur remittierenden Verlauf der Erkrankung anzeigen. Das wäre das Schema eines sogenannten chronischen, völlig abgelaufenen Falles. Das zweite Stadium kann aber auch Modifikationen liefern: es tritt ein wirklicher Stillstand der pathologischen Vorgänge ein, es kommt zur Genesung des Kranken, zu völliger oder unvollkommener Heilung, d. h. der Krankheit wird der progrediente Charakter genommen. Die Heilung erfolgt ohne nachbleibende Symptome oder unter Hinterlassung eines verschiedenartig gestalteten Defekts. Diese Möglichkeiten erleben wir wohl fast nur in sogenannten akuten Fällen; daß einzelne chronische ebenfalls dahin gehören, ist mir keinen Augenblick zweifelhaft; es wird aber noch zukünftiger Arbeit bedürfen, um die Zweifel in dieser Richtung zu beseitigen.

---

4. Kapitel.

Symptome des ersten, progressiven Stadiums einer Myocarditis.

Da sich, wie ich eben erwähnte, das progressive Stadium ungefähr mit dem deckt, was man Stadium der Kompensation nennt, so haben wir auf keine große Reihe von Erscheinungen zu rechnen. Die Zirkulation ist eben im Gleichgewicht und zwar durch die Aktion des Herzmuskels selber.

Ich lehnte Rombergs Einteilung der Stadien, die von der akuten infektiösen Form der Myocarditis ausgeht, ab, weil sie von anderen Gesichtspunkten ausging und nicht die erforderliche Verallgemeinerung auf nicht fieberhafte Fälle zuließ. Aber ganz abgesehen davon, können wir auch die Herzsymptome während der Fieberperiode, als die zuerst bemerkbaren, nicht identifizieren mit den Symptomen meines ersten, progressiven Stadiums. Alles, was Romberg darüber anführt und aus der Literatur zusammenträgt: so das Verschwinden des Spitzenstoßes, die Dilatation, Arhythmie, plötzliches Sinken der Frequenz, alles das sind nicht Erscheinungen des ersten, sondern, wie wir sehen werden, eigentlich auch schon ohne weiteres als bekannt annehmen können, Erscheinungen des zweiten, degenerativen Stadiums, Symptome des Nachlasses der Herzkraft.

Wir müßten uns also nach Zeichen umsehen, die zeitlich den genannten vorausgehen. Damit ist es aus leicht begreiflichen Gründen bei den in Rede stehenden Infektionskrankheiten nur dürftig bestellt. Die Änderungen der Herztätigkeit, die wir da überhaupt beobachten, sind in ihrer Entstehung und Art so vieldeutiger Natur, daß wir sie kaum oder überhaupt nicht als Ausdruck einer beginnenden Herzmuskelerkrankung hinstellen können. Es dürfte wohl kaum jemand wagen, die erhöhte Frequenz der

Herzschläge, eine Verstärkung der Herzaktion in dem genannten Sinne auslegen zu wollen. Romberg drückt diese Unsicherheit unseres Erkennens selber aus: „In der Tat sind die Symptome im Leben seltener, als die anatomischen Veränderungen". [1]) In diesen Fällen ist also Resignation das Resultat unseres Suchens: wir sind nicht im stande, den Einfluß einer eingetretenen Giftwirkung oder Temperatursteigerung auf die Herzmuskulatur selber, gegenüber dem Einfluß dieser Faktoren auf die Herznerven, die Vasomotoren, die Zentren im verlängerten Mark überhaupt auseinanderzuhalten, geschweige die Symptome als Ausdruck einer anatomischen Herzmuskelerkrankung hinstellen zu wollen.

Es bleiben uns die chronischen Fälle. Sind wir bei diesen besser daran? In einem Teil der Fälle können wir ein unbedingtes Ja aussprechen; daß gewisse allgemein günstige Bedingungen dazu erforderlich sein müssen, verschlägt nichts.

Zunächst ist es zur Feststellung der Tatsache wohl nützlich, uns ins Gedächtnis zurückzurufen, welche anatomischen Veränderungen überhaupt das erste, progressive Stadium charakterisieren. Ich hatte aus meinen anatomischen Untersuchungen, gestützt durch die Resultate der Experimentatoren, Goldenberg und Tangl, die Tatsache ableiten können, daß eine chronische Myocarditis entsteht, indem herd- oder nesterweise, in anderen Fällen mehr diffus eine Vergrößerung der Muskelzellen zu stande kommt, die im Grunde auf der Volumzunahme ihres zentralen, später des peripheren Sarkoplasmas beruht, die Kerne nehmen ebenfalls an der Vergrößerung teil, es bilden sich die „einfachen Leistenkerne". Das ist die Regel, der Grundzug für alle Fälle; in einem Teil der Fälle bildet sich gleichzeitig eine chronische, hyperplasierende Entzündung des interstitiellen Bindegewebes aus. Darin besteht das anatomische Substrat des in Rede stehenden Stadiums, unsere Aufgabe ist also, festzustellen, in welchen erkennbaren Zeichen äußert sich der Einfluß dieser Veränderungen.

Im großen und ganzen sind wir wohl im stande, uns die allgemeinen Wirkungen konstruieren zu können; auf die Einzelheiten der Begründung verzichte ich hier, da ich dieselben schon früher geliefert habe. Ich will nur kurz die Punkte rekapitulieren, so weit sie hier von Bedeutung sind.

Die kurz gesagt „hypertrophischen" Muskelzellen besitzen leistungsfähige, kontraktile Substanz, abgesehen von dem unveränderten anatomischen Aussehen, was ja als Beweis nicht allzu viel bedeuten will, ließen sich dafür physiologische Argumente beibringen. Die sichtbaren Abweichungen betreffen lediglich die nutritiven Teile der Parenchymzellen, den Kern und das Sarkoplasma, beide erscheinen vergrößert. Ich hatte bei Be-

---

[1]) Romberg a. a. O., Seite 142.

sprechung dieser Beziehungen verwiesen auf die Untersuchungen von Verworn und hatte aus ihnen ableiten können, daß, wenn wir die günstigsten physiologischen Bedingungen annehmen, welche sich mit dem eingeleiteten pathologischen Prozeß vereinigen lassen, wir dann schließen dürfen: die Zellen sind sicher leistungsfähig, ja wohl sogar in gesteigertem Maße. Sind sie aber wirklich fähig, eine gesteigerte Arbeit zu vollführen, so geschieht dies nicht dadurch, daß sie ein Mehr an spezifisch kontraktiler Masse erhalten haben, sondern nur dadurch, daß ihnen ein Plus von „Kernstoffen" geliefert wird, von Stoffen, deren jede sich bewegende Zelle zur Vollführung ihrer Bewegung bedarf. Diese Schlüsse ließen sich gewinnen unter Benutzung der experimentell von Verworn bewiesenen physiologischen Tatsachen und auf Grund der Untersuchung des pathologischen Materials kranker, sogenannter „hypertrophischer" Herzen.

Diese Erfahrungen sollen wir jetzt anwenden. Anatomisch war festzustellen, daß die „hypertrophischen" Muskelzellen herdweise zwischen unveränderten liegen und allmählich erst — bei recht schleichendem, langsamem Verlauf — den überwiegenden Teil des gesamten Zellmaterials eines Herzabschnittes oder auch des gesamten Herzmuskels für eine ganze Zeit des Krankheitsverlaufes ausmachen. Der klinische Ausdruck, den ein Herz in diesem Stadium liefern kann, wird also die Summe aus der Tätigkeit normaler, unveränderter Muskelzellen und, wir wollen kurz sagen, der gesteigerten, energischeren Tätigkeit der vergrößerten Zellen sein müssen.

Nun, nehmen wir zunächst einmal erst an, daß überhaupt ein klinischer Effekt von der verstärkten Aktionsweise der „hypertrophischen" Muskulatur geliefert wird, so leuchtet ohne weiteres ein, daß derselbe erst mit dem Augenblick wahrnehmbar werden kann, in dem der Einfluß der hypertrophischen Zellen den der intakten überwiegt. Bis zu dieser Vorherrschaft vergeht jedoch eine, von Fall zu Fall verschiedene, mehr oder weniger lange Zeit. Danach ist die erste einfache Folgerung die, daß der erste Beginn einer chronischen hypertrophischen Myocarditis, also der Anfang des ersten Stadiums überhaupt nicht zu unserer Kenntnis gelangen kann: klinisch ist derselbe absolut latent! Die einzige Möglichkeit, überhaupt etwas von seiner Existenz zu erfahren, ist also gegebenen Falls nur durch anatomische, aber auch dann nur sehr eingehende, systematische Untersuchung zu erhalten.

Für die physiologisch-klinische Betrachtung müssen wir uns daher an einen etwas späteren Zeitpunkt wenden, in dem die progressiven Muskelveränderungen wirklich prävalieren; am günstigsten werden die Verhältnisse natürlich dann liegen, wenn der Prozeß sich diffus über den ganzen betr. Herzabschnitt ausgebreitet, damit also der gesamten Tätigkeit desselben seinen charakteristischen Stempel aufgedrückt hat. Um erst einmal über die Grundfragen ins Reine zu kommen, gehen wir daher ohne Frage am sichersten von diesem möglichst vollendeten Momente aus. Wir kennen in der Klinik solche Zustände, für welche wir mit größter Sicherheit, soweit sie klinisch überhaupt zu gewinnen ist, das oben rekapitulierte anatomische Bild voraussetzen dürfen.

Nun aber muß ich es erst nachholen, meine oben ausgesprochenen Worte näher zu begründen, daß wir in einem Teil der chronischen Fälle mit der Deutung der beobachteten Symptome als physiologischem Ausdruck der anatomischen Änderungen der Muskelsubstanz glücklicher gestellt sind, wie bei den Fällen von akuter Myocarditis.

In der Ätiologie der Myocarditis figurierten die Begriffe: chemisch-toxische, infektiöse aber auch mechanische Ursachen. In Fällen der ersten Gruppe kreisten in der Blutbahn die schädigenden Substanzen und gelangten auf die Weise auch in den Herzmuskel; zum Teil werden sie stets von neuem dem Körper zugeführt, zum Teil entwickeln sie sich an irgend einem Punkte desselben stetig oder in Schüben und gelangen von da in die Gefäße: in allen diesen Zuständen aber wird der Einwand nie ganz zu widerlegen sein, daß nicht, eben weil die krankmachende Noxe sich in der gesamten Zirkulation findet, die Symptome der Herzerkrankung etwa auf Beeinflussung der nervösen Zentren oder der Gefäße selber zurückzuführen, jedenfalls nicht unbedingt eindeutig als eigenste Alteration des Myocard aufzufassen seien. Diese Beanstandungen lassen sich so gut wie ganz vermeiden, wenn wir uns zunächst an Beispiele halten, für deren Entstehung allgemein angenommene, mechanische Ursachen vorzugsweise in Frage kommen, d. h. also vorwiegend an die Folgen eines Klappendefekts. Ich hatte zwar früher bei der Besprechung der Ätiologie betont, daß sich an der auf Klappenläsionen folgenden Myocarditis in praxi gewöhnlich auch Faktoren der chemisch-toxischen bezw. infektiösen Gruppe beteiligen, doch spielen sie hier nicht die allein ausschlaggebende Rolle wie bei der „idiopathischen Hypertrophie"; überdies haben wir ja den experimentellen Beweis in Händen, daß allein die mechanischen Ursachen eine ebenso geartete hypertrophische Myocarditis erzeugen können: also, alles in allem genommen, stehen wir mit der Deutung der Symptome in diesen Fällen als solcher myogenen Ursprungs auf durchaus festerem Boden.

Daß sich natürlich nicht alle Fälle gleichmäßig als ebenbürtig verwerten lassen, ist ebenso klar, aber trotzdem haben wir hier bei richtiger Auswahl Fälle chronischer Erkrankung, von denen ich oben sprach, die allen billigen Anforderungen gerecht werden dürften, soweit es sich erst um die Gewinnung grundlegender Sätze handelt. Was an ihnen erreicht werden kann, darf dann mit Fug und Recht auch auf andere Beispiele ausgedehnt werden, die an sich nicht so geeignet erscheinen: ein Schritt, der nicht allein erlaubt, sondern sogar notwendig ist.

Am reinsten kommt zwar überhaupt die Einwirkung mechanisch wirkender Faktoren am rechten Herzen zum Ausdruck, aber bei der schwierigen Zugänglichkeit desselben und seines Stromgebietes für klinische Zwecke müssen wir notgedrungen von einer eingehenden Betrachtung Abstand nehmen. Es bleiben also nur die Affektionen des linken Herzens übrig, besonders sind wohl die Aortenklappen-Insuffizienzen für unsere Zwecke am geeignetsten, für welche speziell uns die experimentellen Befunde eine Kontrolle und Stütze gewähren. Von einem solchen Beispiel möchte ich dann auch ausgehen.

Während bei diesem Klappenfehler völliges Gleichgewicht in der Zirkulation besteht, haben wir die anatomischen Grundlagen beisammen, wie ich sie als charakteristisch für die spätere Zeit des ersten, progressiven Stadiums der chronischen hypertrophischen Myocarditis hingestellt habe: hier überwiegen die „hypertrophischen" Muskelzellen bei weitem an Zahl im Myocard. Die dann zu beobachtenden Symptome hätten wir also darauf zu untersuchen, wie weit sie die qualitative Alteration der Muskulatur zum Ausdruck bringen. Wie bekannt, fallen, abgesehen von den uns hier noch nicht interessierenden auskultatorischen Zeichen, zwei Erscheinungen am Kranken ganz besonders auf: die Vergrösserung des linken Ventrikels, dessen „gesteigerte energische Tätigkeit" — starker, sehr kräftiger Spitzenstoß —, sowie ferner ganz ausgesprochene charakteristische Pulsänderungen: voller, harter, schnellender Puls.

In der Literatur ist meines Wissens nirgends der Versuch gemacht, die Ursache für diese Erscheinungen anderswo, als in den die Klappenläsion begleitenden Veränderungen des Herzmuskels zu suchen. Ich stehe also mit allen Autoren auf dem gleichen Ausgangspunkt.

Allgemein — mit, soweit ich finde, nur einer einzigen, aber ähnlichen Ausnahme — ist nun die Erklärung für die Symptome die, daß der stark hypertrophierte Herzmuskel, eben wegen seiner Hypertrophie eine größere Kraft entwickelt und dadurch die genannten Erscheinungen zu stande bringt. Die einzige Ausnahme betrifft den schnellenden Puls (Pulsus celer). Von ihm sagt Rosenbach [1]), daß er bei Aortenklappeninsuffizienz „trotz der Hypertrophie des linken Ventrikels, durch welche ein hoher Anfangsdruck erzeugt wird, höchstens von mittlerer Spannung" ist, nachdem er kurz vorher angeführt hat, daß unter Blutdruck „richtiger Beschleunigung des Blutstroms" zu setzen sei.

---

[1]) Rosenbach, Grundriss der Pathologie und Therapie der Herzkrankheiten. 1899, Seite 23 u. 24.

Nun, die im vorigen Teil dieser Arbeit niedergelegten Resultate meiner Untersuchungen über die pathologische Herzhypertrophie hatten mich in einen Gegensatz zur allgemein herrschenden Ansicht über die Bedeutung der Hypertrophie gebracht, jedenfalls auch zu einer, wie ich glaube, nicht unwesentlichen Modifikation der hergebrachten Anschauungen über die Kraftleistung solcher Ventrikel gezwungen. Danach beruhte bei Klappenfehlern die Volumzunahme der Herzwände in den bezüglichen Herzabschnitten, — allerdings auch in anderen zur „Hypertrophie" führenden Zuständen — nicht auf einem durch die Erhöhung der Arbeitsanforderungen angeregten Wachstum normaler Muskelzellen, sondern sie war das Produkt einer chronischen proliferierenden Entzündung des Myocards, bedingt durch die starke, dauernde Überdehnung desselben in der Diastole; sie war so wohl im stande, einen beschränkten Nutzen für die Zirkulation zu leisten.

Habe ich mit meinen Ausführungen Recht, so folgt daraus, daß, wenn in dieser Weise sich die angenommenen Beziehungen zwischen Hypertrophie und Arbeitskraft des Herzmuskels, soweit Genese, Ziel und Zweck der krankhaften Veränderungen in Betracht kommen, verschieben, wir notgedrungen auch die klinischen Symptome, also den physiologischen Effekt dieser Veränderungen modifiziert aufzufassen haben.

Bei meiner Auffassung vom Wesen der Hypertrophie bestehen demnach für mich eigentlich Schwierigkeiten, die oben angeführten Symptome als den Ausdruck einer gesteigerten Arbeits- und Leistungsfähigkeit des volumvermehrten Herzmuskels schlechtweg zu deuten. Ob die Qualitäts-Änderungen des Spitzenstoßes in diesem Sinne zu erklären sind, darauf will ich später bei Besprechung dieser Erscheinung im Zusammenhang eingehen; hier kann ich gleich vorweg sagen, daß das stärkere Hervortreten dieses Phänomens keineswegs ein Zeichen von größerer motorischer Kraft darzustellen braucht. Jetzt will ich mich allein auf die übrig bleibenden Symptome, die Pulsbeschaffenheit und deren Erklärung beschränken.

Wie schon gesagt, darüber herrscht völlige Einigkeit, daß die letztere ganz und gar nur als der Kontraktionseffekt der veränderten, volumvermehrten Wandungen der linken Kammer gedeutet werden kann. Natürlich ist dann ohne weiteres klar, daß von den die Vergrößerung bedingenden Komponenten keine andere, als die wiederholt besprochene Form der „hypertrophischen" Muskelzellen in Frage kommen kann. Das Wesen des Pulsus celer besteht nun bekanntlich darin, daß die Höhe der Pulswelle bedeutend das gewöhnliche Maß überschreitet, daß die Welle außerordentlich steil zu ihrem Gipfel ansteigt, um ebenso steil abzusinken, während in der Norm der Wellengipfel anfangs langsamer, dann etwas schneller erreicht wird, das Absinken vom Gipfel ebenfalls gleichmäßiger und allmählich erfolgt. Die entsprechenden Pulskurven sind bekannt genug und illustrieren die Verhältnisse aufs deutlichste.

Ich finde, daß wir am Pulsus celer notwendig zwei Dinge streng auseinanderhalten müssen, was jedoch, soweit ich sehe, bisher nicht geschehen ist, sie werden immer als einheitlich behandelt. Zuerst ist zu beachten, daß die Höhe der Welle erheblich vergrößert ist; davon ist aber streng zu trennen, daß diese Höhe in abnormer Weise erreicht wird.

Wollen wir mit diesen Eigenschaften der Pulskurve die herrschende Ansicht, daß eine gesteigerte Kraft des vergrößerten Herzmuskels allein die Ursache für das Zustandekommen der Erscheinung abgibt, in Einklang bringen, so kann ich nicht umhin, zu erklären, daß uns Schwierigkeiten erwachsen. Eine größere Höhe der Pulswelle läßt sich wohl unter jener Annahme erklären; nun aber zu sagen, daß eine größere Kraftleistung des Myocards auch die veränderte Art bedingen soll, wie die Pulswelle zu stande kommt, das involviert nach meiner Meinung einen nicht erklärten Faktor.

Die Traubesche Theorie sieht das Analogon des hypertrophischen Herzmuskels in hypertrophierter Körpermuskulatur: stellen wir uns in diesem Sinne den muskelstarken Arm eines Turners vor, so würde kein Mensch auf den Gedanken kommen, anzunehmen, daß, weil solch Arm zu größerer Kraftleistung befähgt ist, er nun auch die Bewegungen in modifizierter Weise ausführt. Am Herzmuskel hat jedoch niemand Anstoß an einem solchen Erklärungsversuch genommen.

Also zunächst die größere Höhe der Welle des Pulsus celer. Ich hatte wiederholt zugegeben, daß die eigenartige Weise, in der die Volumzunahme der Herzmuskelzellen in unseren Herzen erfolgt ist, — einseitige Vergrößerung des Sarkoplasmas — sich unter Anlehnung an die Resultate Verworns wohl verträgt mit der Annahme, daß in gewisser, aber nur beschränkter Weise eine größere Kraftleistung dem vergrößerten Herzmuskel zugestanden werden darf. Denn wir sind, wie ich glaube, zu der Vorstellung berechtigt, daß infolge der eingetretenen Strukturänderung ein Plus von „Kernstoffen“ gebildet werden kann. Eine gewisse Menge dieser an sich noch unbekannten Stoffe ist zu einer ausreichenden Muskelaktion notwendig, eine Zunahme derselben kann daher einen gewissen Nutzen in sich schließen.

Immerhin ist also die Annahme von der Möglichkeit einer größeren Kraftentwicklung in unseren Zuständen verträglich mit dem positiven anatomischen Befunde. Wie ich vorhin aber weiter forderte, ist noch die veränderte Art zu beachten, mit der ein solcher Ventrikel auf seinen Inhalt einen Druck ausübt und denselben dadurch in die Aorta wirft, ein Modus, der in der eigenartigen, geradezu spezifischen Konfiguration des Pulsus celer zum Ausdruck kommt.

Dieser Faktor scheint mir gerade die Hauptsache zu sein, es fehlt jedoch bisher die Erklärung dafür.

Ich glaube nun, daß die eben noch hervorgehobene Einseitigkeit in der Bildung der „hypertrophischen" Muskelzellen auch hierfür den Schlüssel zum Verständnis abgeben kann. Ich sage absichtlich Verständnis, denn zu einer Erklärung fehlen uns immer noch verschiedene Momente.

Sicherlich ist aber der Schluß kein Sprung, wenn wir folgern, daß solche Muskelzellen vermöge der alleinigen Zunahme des Sarkoplasmas, — das würde also auch heißen können, vermöge der Eigenschaft, eine größere Menge der zur Kontraktion erforderlichen „Kernstoffe" liefern zu können, wogegen die eigentlich kontraktilen Elemente der Zellen so gut wie unverändert, ganz sicherlich nicht annähernd entsprechend vermehrt sind — daß solche Muskelzellen ihre Arbeit auch in modifizierter Weise ausführen.

Ich will an dieser Stelle an den bekannten Unterschied zwischen den sogenannten roten und weißen Muskeln z. B. beim Kaninchen erinnern. Stöhr sagt darüber:[1]) „Es giebt 1) protoplasma-(resp. sarkoplasma-) reiche, trübe Fasern, z. B. im roten Soleus des Kaninchen . . . . ., 2) protoplasmaarme, helle Fasern. . . . Sie stellen die höher differenzierten Fasern dar. . . . . Im allgemeinen gilt die Regel, daß die tätigsten Muskeln (Herz-, Augen-, Kau- und Atmungsmuskeln) die meisten protoplasmareichen Fasern enthalten; die Muskeln mit vielen protoplasmaarmen Fasern kontrahieren sich schneller, ermüden aber eher". Der Passus scheint mir deshalb erwähnenswert, weil er an bekannten Objekten zum Ausdruck bringt, daß der verschiedene Reichtum der Muskelfasern an Sarkoplasma selbst unter sonst gleichen allgemeinen Verhältnissen Unterschiede in der Arbeitsweise der Muskulatur begründet.

Nach meiner Auffassung, die ich mir auf Grund meiner anatomischen Untersuchungen im Verein mit den Verwornschen Ansichten gebildet habe, liefert der schnellende Charakter unserer Pulsform das klinische Bild resp. den Beweis von der Gegenwart einerseits leistungsfähiger, „hypertrophischer" Muskelzellen, andererseits davon, daß diese „Hypertrophie" vorzugsweise auf der einseitigen Zunahme des Sarkoplasmas der Zellen beruht. Der strikte Beweis für meine Behauptung fehlt mir zur Zeit, aber ich glaube, daß meine Ausführungen in Verbindung mit einzelnen in Betracht kommenden Erscheinungen meine Deutung mindestens sehr wahrscheinlich machen.

Ein triviales Beispiel möchte ich dazu anführen. Wenn zwei verschieden kräftige Menschen beispielsweise eine Last auf ihre Schultern heben wollen, so sehen wir, daß der stärkere ohne be-

[1]) Stöhr, Lehrbuch der Histologie, 9. Aufl. 1901, Seite 82.

sondere Maßnahmen die Bewegungen ausführt, er wird „spielend“ damit fertig; der schwächere dagegen benutzt einen „Kunstgriff“; er schwenkt sich die Last auf die Schulter, d. h. er konzentriert seine Kraft darauf, die Anfangsgeschwindigkeit, mit der er die Last in Bewegung setzt, zu erhöhen. Ein Gleiches tut auch der muskelstärkere, falls die Last eine gewisse Schwere besitzt. In diesen Beispielen des täglichen Lebens glaube ich, ein Analogon für die Verhältnisse an unseren Herzen, dem Beispiel einer Aortenklappeninsuffizienz, zu sehen.

Die Kraft des Herzmuskels ist wohl etwas gesteigert, sicher im stande, mit der ihm auferlegten Last, der Bewältigung des erforderlichen Schlagvolumens überhaupt fertig zu werden. Die Kraftsteigerung hat aber ihre Grenzen, wegen der Einseitigkeit in der Bildung der hypertrophischen Muskelzellen: ein solcher Herzmuskel ist daher wohl dem schwächeren Individuum im obigen Beispiel zu vergleichen, resp. dem kräftigeren, der aber eine größere Last bewältigen will. In der Diastole, in der Expansionsphase hat sich die kontraktile Substanz mit Sauerstoff und Nahrungsstoffen gesättigt, ihre Moleküle sind nun „positiv chemotaktisch“ zu den „Kernstoffen“ geworden. Sie finden von ihnen ein reichliches Maß vor, also ist es wohl verständlich, daß sie auch begierig, ja vielleicht auch gierig sich mit einem Plus derselben zu sättigen bestrebt sind. Dieser chemische Vorgang drückt sich allgemein in der Verkürzung, in diesem Falle also in einer schnelleren, eiligeren der kontraktilen Elemente aus, jedenfalls in einer Änderung des normalen Kontraktionsmodus, weil dieser andere Einzel-Bedingungen zur Voraussetzung hat.

Überwiegen in einem vergrößerten Herzmuskel diese Zellformen, so wird der Gesamteffekt der Systole aus der Summe dieser Einzelbewegungen resultieren. Diese Verhältnisse haben wir in dem zu Grunde gelegten Beispiel von der Aortenklappeninsuffizienz im ersten progressiven Stadium der konsekutiven Myocarditis oder im Stadium der Kompensation. Der Gesamteffekt der Systole besteht also in der Erteilung einer größeren Anfangsgeschwindigkeit an die Blutsäule: das Schlagvolumen wird nicht in normal feststehender Weise in die Aorta hineingedrängt, sondern eher hineingeschleudert. Die bei diesem Hineinschleudern erzeugte Wellenbewegung stellt dann die abnorme Pulsform des Pulsus celer dar. Die Bewegung der Muskulatur ist eine ruckartige, nicht allmählich an- und abschwellende.

Meine Erklärung hat demnach eine gewisse Ähnlichkeit mit dem, was Rosenbach in den oben zitierten Ausdrücken meinte. Nun ich glaube, aber auch die Differenzen zwischen unseren Ansichten gehen aus meiner Darstellung klar genug hervor.

Das galt alles von einem möglichst vollendeten Fall, also dem Zustande, in dem die Elemente der vergrößerten Kammerwandmuskulatur zum überwiegenden Teile oder fast allgemein die oft genannte Zellform besitzen. Ist meine Folgerung richtig, daß der klinische, physiologische Effekt ihrer Kontraktion sich in der als schnellender Puls bekannten Modifikation der Blutwelle äußert, so müssen wir dieser Erscheinung aber auch unter anderen Bedingungen begegnen, sie kann also nicht nur an Verhältnisse gebunden sein, die wir bei der Aortenklappeninsuffizienz oder der mächtigen Hypertrophie eines Cor bovinum erleben. Als tatsächliches Erlebnis (als Beispiel) will ich den Fall anführen, den ich schon früher erwähnte, nämlich den der 12jährigen Grete B., die nach Diphtherie eine akute infektiöse Myocarditis mit ihren klassischen Symptomen bekam und erst mehrere Wochen später an hämorrhagischer Nephritis erkrankte. Hier konnte ich in der ersten Hälfte der Myocarditis während mehrerer Tage regelmäßig einen schnellenden Puls beobachten, freilich nicht in der Vollkommenheit, wie eine Aortenklappeninsuffizienz ihn bietet. Die Erklärung lehnt sich in diesem Fall wohl unmittelbar an die vorhin gegebene an.

Aus den anatomischen Untersuchungen wissen wir heute, daß die Muskelzellen in einem derartig erkrankten Herzen regelmäßig eine Zunahme des perinukleären, wie peripheren Sarkoplasmas besitzen, also die gleichen anatomischen Veränderungen, wie in den chronischen Fällen. Daß nun aber die Pulsform nicht in der gleichen Höhe und Prägnanz beobachtet wird, hat ebenfalls einen sehr einfachen Grund. In den chronischen, vorhin als Beispiel benutzten Fällen dominiert die fragliche Zellform, in den Fällen von akuter infektiöser Myocarditis spielen die weiteren regressiven Prozesse, die sich schon zeitig ausbilden können, auch ihre Rolle mit, dann kommt aber schließlich noch in Betracht, daß die progressiven Zellveränderungen gewöhnlich nur Teile der Kammerwand befallen haben, seltener in diffuser Ausbreitung. Die Folge davon muß sein, daß die Art der Kammerkontraktion nicht allein die Funktion der Muskelzellen repräsentiert, die im progressiven Stadium der Erkrankung sich befinden, sondern vielmehr eine Modifikation dieser Funktion, nämlich, wie sie sich aus der Summe aller vorhandenen Zellformen ergibt. Von dem jeweiligen Verhältnis derselben zu einander wird es dann abhängen, ob man bei akuter Myocarditis etwas vom schnellenden Puls beobachtet, oder nicht.

Aus dieser meiner Überzeugung heraus, glaube ich, unbedenklich den Satz aussprechen zu können, daß wir darauf rechnen dürfen, überall, wo uns ein Pulsus celer entgegentritt und wo wir ein begründetes Recht zur Annahme haben, daß ein kranker Herzmuskel vorhanden ist, dort in der Kammerwand vergrößerte Muskelzellen von dem wiederholt geschilderten Typus vorzufinden und zwar in der Anzahl, daß ihre Tätigkeit der gesamten Kontraktionsweise der Muskulatur ihren Stempel aufdrücken kann. Die Abstufungen in der Art, wie deutlich dieses Symptom bemerkbar ist, liefern ein Maß für jenes Mengenverhältnis. Stets aber ist die Celerität des Pulses ein Zeichen für das erste Stadium einer progressiven hypertrophischen Myocarditis resp. für das Überwiegen der für dieses Stadium charakteristischen Zellform in dem erkrankten Myocard; dies Symptom kann also unter gewissen Bedingungen selbst eine gewisse prognostische Bedeutung haben.

Vom klinischen Standpunkt aus wären damit die Symptome des ersten, progressiven Stadiums erschöpft, soweit sie am Pulse zur Kenntnis gelangen können. Die übrigen anatomischen Veränderungen dieses Stadiums liefern uns keine irgendwie zur Zeit verwertbare Erscheinung.

---

5. Kapitel.

Am Herzen erscheinende Symptome des degenerativen Stadiums einer Myocarditis.

Ohne scharfe Grenze schließt sich bei der Weiterentwickelung der Krankheit an das progressive Stadium das zweite, regressive oder degenerative an. Wie schon erwähnt, gehören alle klinischen Zeichen, die man bisher als charakteristisch für akute, wie chronische, entzündliche Prozesse im Myocard überhaupt ansprach, diesem Stadium an: ihr gemeinsames Merkmal ist das, daß sie den Nachlaß der Herzkraft in irgend einer Form zum Ausdruck bringen.

Die Erscheinungen, welche Rühle 1878[1]) anführte, sind noch heute allgemein anerkannt, aber auch so wenig oder garnicht erweitert, daß ich seine Schilderung zum Ausgang der meinigen machen kann. „Das allgemeine Krankheitsbild (der chronisch diffusen Myocarditis) ist das des nicht mehr kompensierten Klappenfehlers . .“ „Denn die wesentlichste Folge der Muskelerkrankung des linken Ventrikels ist mangelhafte Leistung, also Druckerniedrigung im Aortensystem und somit Überfüllung des Venensystems.“ Der Ablauf der Symptome erfolge aber ohne feststehende Reihenfolge, am ehesten noch komme es frühzeitig zu Störungen des kleinen Kreislaufs: Atemnot etc. — sonst zu den üblichen Störungen in Darm, Leber, Nieren.

Die Palpation der Herzgegend ergibt: in früheren Stadien noch fühlbaren Herzstoß, aber in sehr ungleichmäßiger Stärke; später ist nichts mehr fühlbar. Die Perkussion: konstant eine Volumzunahme, aber selten hochgradig, manchmal nur geringfügige Abweichungen.

---

[1]) Rühle, Zur Diagnose der Myocarditis. (Deutsches Archiv für klinische Medizin. Bd. 22. 1878.)

Die Auskultation: in der Regel reine Töne, manchmal erster Ton undeutlich, zweiter klar, aber nicht verstärkt, manchmal an der Aorta sogar schwach. Zuweilen an der Spitze weiches systolisches Geräusch, das jedoch nicht bleibt: in der letzteren Zeit scheine es öfter, als in der früheren vorzukommen. Auffallend ist allein die Regellosigkeit in Stärke und Aufeinanderfolge der Herztöne.

Die Untersuchung des Pulses ergibt im ganzen entschieden eine Erhöhung der Frequenz. Die Unregelmäßigkeit kann (cf. Auskultation) hohe Grade erreichen; konstant ist dabei noch Ungleichmäßigkeit, die letzte aber ohne „typische Charaktere der Irregularität". „Der Puls bei Myocarditis chronica diffusa ist ohne alle Regel, und gerade das ist seine wesentlichste Eigenschaft." Nach Zeit und therapeutischem Einfluß ist der Grad der Regellosigkeit nicht immer der gleiche, aber niemals völlig zum Schwinden zu bringen.

Soweit Rühles Schilderung. Ausdrücklich hinzufügen muß ich, daß Rühles Fälle nur einen Teil dessen umfassen, was ich unter der Bezeichnung chronische Myocarditis zusammengefaßt habe, eigentlich nur einer Gruppe angehören, und zwar der, die ich als chronisch parenchymatöse Myocarditis mit Ausgang in Schwielenbildung bezeichnen möchte. Die Symptome der übrigen Formen der Myocarditis (in meinem Sinne) decken sich zum Teil mit den von Rühle beschriebenen, richtiger gesagt, zum größten Teil. Die Abweichung betrifft im wesentlichen die Irregularität des Pulses. So häufig wir diesem Phänomen auch überhaupt begegnen, so können wir in der erweiterten Fassung des Begriffs Myocarditis doch nur in einem nicht großen Bruchteil der Fälle Rühles Beschreibung bestätigen, daß die völlige und dauernde „Unregelmäßigkeit und Ungleichheit die wesentlichste Eigenschaft" sei, vielmehr dürfte die häufigste Beobachtung darin bestehen, daß diese Irregularität und Inäqualität des Pulses eine zeitweise auftretende, vorübergehende ist. Ich sehe dabei ganz ab von der in der Agone oder nicht lange vor ihr auftretenden Unregelmäßigkeit.

Sonst aber entspricht Rühles Darstellung der Symptome den Tatsachen, besonders darin, daß er klar die konstanten von den nicht ständig vorhandenen trennt und so die mögliche Mannigfaltigkeit unter ihnen kennzeichnet. Neuere Autoren haben nichts hinzugefügt. Eine Notiz aus der wenige Jahre älteren Arbeit von Seitz, der Fälle behandelt, welche wir den chronisch entzündlichen Myocardaffektionen ebenfalls zuzählen müssen, möchte ich noch erwähnen. Seitz führt nämlich ein Charakteristikum der anorganischen Geräusche an, das mir nicht unwesentlich erscheint. Er sagt nämlich[1]): „Dieser Wechsel der Geräusche vollzieht sich

[1]) Seitz, Zur Lehre von der Überanstrengung des Herzens. (Deutsches Archiv für klinische Medizin. Bd. 11 u. 12. 1873 u. 74.)

viel weniger allmählich und stetig, als bei den funktionellen Geräuschen Anämischer; der ungleiche Auskultationsbefund von heute und gestern bei einem immer gleich schwer bleibenden Bilde von Herzleiden macht einen ganz anders stutzig, als das langsame An- und Abschwellen der „anämischen“ Geräusche, das gewöhnlich dem allgemeinen Kräftezustande entspricht.“

Das beträfe also die chronische Myocarditis; aber auch das, was in der Literatur über die akute infektiöse Myocarditis niedergelegt ist, weist keine Abweichungen auf. Die namhaft gemachten Symptome (Romberg etc.) decken sich mit den oben angeführten, wenn ich nicht noch hervorheben soll, daß ein auffallender Wechsel in der Frequenz der Herzschläge sich beobachten läßt.

Wenn wir also so im Grunde für akute und chronische Prozesse — wie das ja zu erwarten stand — die Identität der Symptome feststellen können, so ist der selbstverständliche Schluß wohl derjenige, daß die veranlassende Ursache, welche die klinischen Erscheinungen auslöst, ebenfalls eine analoge in beiden Prozessen sein muß.

Auf die bisherigen Versuche zur Erklärung der Symptome will ich hier nicht im Zusammenhange eingehen, sondern bei der jeweiligen Frage die einschlägigen Untersuchungen berücksichtigen.

Zunächst also hatte ich erwähnt, daß alle Symptome, die man bisher der Myocarditis schlechtweg zudiktierte, in dem Sinne, wie ich den Begriff Myocarditis fasse, nur gelten als Symptome der zweiten, degenerativen Periode dieser Erkrankung. Für einen Teil wird jeder zustimmen, für einen andern Teil wird erst der Nachweis im einzelnen zu erbringen sein, oder auch nur der Versuch zu machen sein, daß überhaupt Muskelveränderungen in der Tat Schuld an dem Zustandekommen der klinischen Erscheinungen sind.

Das anatomische Material, welches dies Stadium kennzeichnet, hatte, wie wir sahen, eine große Mannigfaltigkeit ergeben, doch brauche ich nicht mehr auf Einzelheiten einzugehen, zumal ich noch kurz vorhin die Befunde rekapituliert habe. Das mag nur noch einmal betont werden, daß wir uns für die klinischen Zwecke nicht nur über den Einfluß der einzelnen qualitativen Veränderungen klar werden sollen, sondern daß wir außerdem die verschiedenen Kombinationen unter den anatomisch nachweisbaren Krankheitsprodukten zu berücksichtigen haben, ebenso wie in Betracht zu ziehen ist, welche Partieen des Herzmuskels besonders affiziert sind. Ich muß besonders auf diese Bedingungen als geradezu auf Grundlagen der klinischen Betrachtung hinweisen, um so mehr als diese Punkte bisher nirgends genügend beachtet sind.

Unter den oben aufgezählten Erscheinungen sollen uns hier zunächst die beschäftigen, welche und soweit sie den Ausdruck von der Änderung der Qualität der Myocardelemente liefern und zwar unter ihnen erst die, welche am Herzen selber beobachtet werden. Die Besprechung der Symptome, welche weitere Bedingungen zur Voraussetzung haben, folgt dann später.

In dem Sinne stellt in der Symptomatologie des in Rede stehenden Stadiums der Myocarditis eines der gewöhnlichsten Zeichen, ja eigentlich das allgemeinste, die Dilatation dar. Die Deutung des Faktums überhaupt liefert unter der Voraussetzung, daß wir in den Kammerwandungen die bekannten anatomischen Befunde erheben können, durchaus keine Schwierigkeiten. Im vorigen, zweiten Teil meiner Arbeit, wo wir allein von solchen materiellen Veränderungen handelten, war denn auch der Modus, wie es unter einem solchen Einfluß zur Erweiterung der Herzhöhlen kommt und kommen muß, besprochen und brauche ich deshalb an dieser Stelle nur auf die dortigen Ausführungen zu verweisen.

Als Gesamtresultat aus den untersuchten Fällen, demonstriert an ausführlich abgehandelten Musterbeispielen, hatte sich der allgemeine Satz ergeben: die Dilatation ist nur ein Symptom, die physiologische Folge eines Mißverhältnisses zwischen motorischer Kraft der Kammerwände und zu leistender Arbeit; in jedem einzelnen Fall ist es daher notwendig zu untersuchen, ob allein materielle Erkrankung des Muskels Schuld an der Dilatation ist oder ob nicht andere Momente mechanischer oder funktioneller Natur konkurrieren, Momente, welche ich unter der Rubrik nähere oder Gelegenheitsursachen besprochen hatte.

Soweit ging die dortige Darstellung. Ein Punkt muß derselben nun zur Beurteilung der Dilatation noch hinzugefügt werden. Es ist schon von anderen Autoren darauf hingewiesen worden, daß uns die pathologische Anatomie vielfach im Stich läßt, wenn es sich um die Frage handelt, ob die an der Leiche vorgefundene Dilatation in ihrem Umfange der Dilatation im Leben entspricht.

Es steht sicher fest, daß die Anatomie in einer großen Zahl von Fällen die Frage nicht zu lösen vermag; und doch ist eine Antwort hierauf von Interesse, weil es sich für uns um die Erörterung der Folgezustände anatomischer Erkrankungen handelt.

Bleiben wir der wiederholt rekapitulierten Sätze eingedenk, — Mannigfaltigkeit der qualitativen und quantitativen geweblichen Alterationen und der sonst wirksamen Gelegenheitsursachen — so glaube ich, können wir Gesetze ableiten, die uns einen Teil der eben zur Erörterung gestellten Frage erklären, zum anderen Teil nach meiner Überzeugung nicht unbedeutende Fingerzeige zur Beurteilung an die Hand geben.

Es kommt am Herzen, so gut wie an anderer Muskulatur zur Erscheinung der Totenstarre, die wie bekannt, in Folge der Gerinnung der kontraktilen Substanz den Muskel in die kontrahierte

Stellung überführt. Dies Faktum benutzten ja Hesse und Krehl für ihre anatomischen Untersuchungen. Aus physiologischen Gründen leitet Verworn den Satz ab, daß das Absterben der kontraktilen Substanz stets nur in kontrahiertem Zustande erfolgen kann, weil sich in den letzten Kontraktionen die Moleküle um den Rest von Kernstoffen scharren. Welcher von beiden Vorgängen — die Gerinnung oder der physiologische Effekt — am Herzen in Frage kommt, will ich unerörtert lassen, fest steht es, daß tatsächlich der Herzmuskel vielfach in kontrahiertem Zustande in der Leiche angetroffen wird. Ja, diese Starre besitzt sogar, wie der vielerfahrene Köster[1]) anführt, noch eine wichtige Eigenschaft: „der fest kontrahierte Ventrikel eines Kinderherzens erschlafft nach vielen Tagen noch nicht, selbst, wenn schon Fäulnis eintritt.“

Nun ist aber doch klar, soll und kann es im Moment des Todes oder gleich nachher zu einer Kontraktionsstellung der Kammerwände kommen, so muß das Myocard noch genügend kontraktionsfähige Elemente besitzen, also solche, die ihre spezifischen Eigenschaften noch nicht durch degenerative Vorgänge verloren haben. Daraus folgt aber umgekehrt weiter, daß, wenn wir eine hochgradige Dilatation an der Leiche finden, wir wohl in der größten Zahl von Fällen schließen dürfen, daß diese Dilatation entstanden ist, weil die überwiegende Mehrzahl der muskulären Wandelemente durch degenerative oder nekrobiotische Prozesse ihrer kontraktilen Bestandteile verlustig gegangen ist. Das ist das Extrem auf der einen Seite.

Ein Extrem auf der anderen würde es z. B. sein, wenn ein „hypertrophischer“, an sich noch leistungsfähiger Ventrikel durch eine zu starke Arbeitsbelastung überdehnt wird, so daß er sich nicht mehr zu kontrahieren vermag. Dies kann eintreten und ist wiederholt beobachtet, indem beispielsweise ein Mensch mit Aortenklappeninsuffizienz eine starke Last hebt und tot dabei umsinkt. Wenn in einem solchen Falle der Ventrikel im Leben auch nicht mehr mit seiner übergroßen Aufgabe fertig wird, so braucht sein Parenchym doch noch nicht so weit alteriert sein, daß die agonalen bezw. postmortalen Veränderungen ihn nicht in die systolische Form überführen könnten.

Auf diese Weise kann es kommen, daß wir an der Leiche so gut wie gar keine Dilatation wahrnehmen und doch hat dieser Vorgang seinem Träger das Leben gekostet. Das Beispiel zeigt nebenbei, daß wir nennenswerte Dilatation besonders dann am Toten vermissen werden, wenn zu ihrem Zustandekommen mechanisch oder bestimmte chemisch wirkende Faktoren (bestimmte Gifte) mit beigetragen haben.

---

[1]) Köster, Bonner Programm, 1888.

Diese Betrachtungen haben nicht allein theoretisches, sondern auch ein gewisses praktisches Interesse, ihre Berücksichtigung wird manchen Fall aufklären können, der sonst allein als die Folge einer nervösen oder funktionellen Störung registriert wird und tatsächlich oft genug registriert worden ist. Unerläßlich ist freilich stets eine genaue mikroskopische Durchmusterung des Herzmuskels, wobei ausdrücklich auf die wiederholt betonten mannigfachen Kombinationen der anatomischen Befunde zu achten ist.

Weiter spielt aber die Tatsache, daß durch die postmortale Kontraktion ein mäßiger Grad von Dilatation, der im Leben bestanden hat, verwischt, oder ein höherer Grad gemildert wird, eine Rolle in der Frage, ob gegebenen Falles eine exzentrische Hypertrophie oder eine einfache Dilatation, bezw. in der meiner Anschauung entsprechenden Fassung, ob eine parenchymatöse (degenerative) Myocarditis oder eine einfache Degeneration des Myocards vorliegt.

Tatsächlich ist schon in vielen Fällen makroskopisch ein Anhalt zu gewinnen, ob eine zweifelhafte oder auch deutliche Volumzunahme der Wanddicke auf progressive pathologische Veränderungen im Myocard zu beziehen ist oder ob sie nur durch eine Kontraktion vorgetäuscht wird. Zur Lösung der Frage ist es nur unerläßlich, die Veränderungen zu kennen, welche die systolische Umformung an der inneren Kammerfläche zu stande bringt. Sie im einzelnen hier aufzuzählen, ist unnötig, sie sind im ersten Teil ausführlich besprochen: die Umformung ist so charakteristisch, daß ihr Nachweis in einer großen Reihe von Fällen gelingen wird. Ihr Erkennen kann also mit der gemachten Einschränkung, daß sie nicht immer erreichbar ist, schon eine makroskopische Diagnose ermöglichen.

Ich hatte vorhin zwei extreme Beispiele genannt; zwischen diesen Extremen gibt es aber alle möglichen Abstufungen, wie das unter den komplizierten Bedingungen nicht Wunder nehmen kann. Auch die früher zur Darstellung benutzten Paradigmata repräsentierten nicht den gleichen Grad von Dilatation. Im allgemeinen, das ist wohl ohne weiteres einleuchtend, sind für die Größe dieses Zustandes besonders maßgebend der Grad oder der Umfang der anatomischen Veränderungen, auf der anderen Seite daneben die Höhe der die Wandelastizität in Anspruch nehmenden Schädigung.

Das Gesamtergebnis dieser Betrachtung führt notwendig dazu, daß bei der Erörterung der Dilatation die anatomischen Resultate einer Kontrollprüfung durch klinische Tatsachen unterworfen werden müssen, wenn wir zu einem brauchbaren Resultat gelangen wollen, aber, wohlgemerkt, neben der anatomischen Untersuchung, nicht, wie es bisher so oft geschieht, ohne diese zu beachten.

Um weiter zu gehen, finden wir, wie auch durch die tagtägliche Beobachtung am Krankenbett leicht bewiesen wird, unter den Eigenschaften der Dilatation angegeben, daß ihr Grad bei einem und demselben Kranken durchaus nicht derselbe im Verlaufe der Erkrankung zu bleiben braucht, sondern vielfach wechseln und unter Umständen sogar ganz erhebliche Differenzen aufweisen kann, immer an ein und demselben Individuum. Man hat besonders zur Erklärung dieses Faktums geglaubt, die Annahme von „nervösen“ oder „funktionellen“ Störungen nicht entbehren zu können. Für denjenigen, der mir bisher gefolgt ist, aber kann ich wohl aussagen, daß er, ebenso wie ich, leichten Herzens jene im Grunde unbekannten und völlig unkontrollierbaren Faktoren beiseite lassen wird, zumal er mit Hilfe der bekannten anatomischen Befunde eine ausreichende Erklärung abzugeben, im stande ist.

In der voraufgehenden Darstellung ist mehr, wie einmal die Rede davon gewesen, daß die anatomischen Veränderungen am interstitiellen Gewebe ebensowohl, wie am eigentlichen Organparenchym progressiver Natur waren, fast durchweg aber in einzelnen Schüben auftreten. Der anatomische Beweis dafür war unschwer zu erbringen. Schon in dieser Eigentümlichkeit zahlreicher Fälle von Myocarditis liegt die Antwort, warum die begleitende Dilatation nicht eine konstante Größe darzustellen braucht.

Unter dem Mikroskop können wir die deutlichen Reste früherer akuter Schübe der Entzündung nachweisen; abgesehen davon nun, daß wir den direkten Nachweis am Herzen selber führen können, so steht uns noch die allgemeine pathologische Erfahrung zur Verfügung, daß in der Zeit, wo diese abgelaufene Entzündung in voller Blüte stand, die entzündlichen Produkte an den betreffenden Stellen entschieden einen größeren Umfang besessen haben müssen. Daraus folgt aber, daß wenn die frische Entzündung ebenso gut, wie die Residuen der abgelaufenen Entzündung überhaupt eine funktionelle Herabsetzung der Herzmuskelkraft bedingen — und an dieser Tatsache ist sicher nicht zu zweifeln — dann dem von beiden Momenten der stärkere Einfluß zukommt, der den größeren Teil von funktionell wichtiger Substanz schädigt; d. h. also spezieller: da wir wissen, daß frische entzündliche Herde, ebenso gut wie daraus resultierende Narben eine Muskelschwäche hervorrufen, am selben Individuum die ersteren ceteris paribus einen höheren Grad von Dilatation bedingen müssen, wie die letzteren. Diese Folgerung läßt sich auch so fassen, daß bei florider Myocarditis die Dilatation mit ihren Erscheinungen stärker ausgesprochen ist, als in einer späteren Zeit, wo es sich um einen dauernden, konsekutiven Defekt in der Muskulatur handelt.

Das ist eine triviale Erfahrung, die so ihre zwanglose Deutung erfährt und durch einschlägige Fälle bewiesen werden kann. Aber um so einfache Dinge handelt es sich nicht immer: wir erleben Schwankungen innerhalb relativ kurzer Zeit, manchmal innerhalb weniger Stunden, während derer der Grad der Dilatation zu- oder abnimmt. Nicht am seltensten erleben wir das, wenn wir durch therapeutische Eingriffe die motorische Kraft des Herzmuskels zu heben versuchen, wie z. B. durch die bekannten Arzneimittel oder auch durch Bekämpfung gewisser weiterer Folgezustände der Herzschwäche, z. B. durch Entfernung ödematöser Flüssigkeitsansammlungen mittelst Punktion.

Wie erklären sich solche Schwankungen? Daß diese unendlich häufigen Vorkommnisse eine befriedigende Erklärung gefunden hätten, wird schwerlich jemand behaupten. Zum Teil wird ja die Erklärung zutreffen, daß durch Einverleibung von Medikamenten die funktionstüchtige, nur durch die Gesamterkrankung des Organs in ihrer Leistung beeinträchtigte Summe von muskulären Elementen eine temporäre Stärkung ihrer Arbeitskraft erfährt, die genügt, um die zunächst drohenden schweren Erscheinungen des Kraftnachlasses des Myocards auszuschalten, zumal da wir nicht vergessen dürfen, daß der arbeitende Herzmuskel für seine eigene Zirkulation sorgen muß (ich erinnere an die Campher-Wirkung!). Dadurch ist eine gewisse Zeit gewonnen, diese kann aber vielfach ausreichen, um zu verhindern, daß die regressiven Veränderungen die Oberhand gewinnen, mit anderen Worten, von dem Augenblick der Wirksamkeit eines solchen Medikaments erscheint der Kranke gebessert.

Dies, gestehe ich, ist aber nur eine Vermutung; sie wird es auch so lange bleiben müssen, bis wir uns überhaupt über die genauere Wirksamkeit der Arzneimittel klar sein werden.

Wenden wir uns nun aber der anderen Erfahrung am Krankenbett zu, daß eine Punktion das Verschwinden schwerster und drohendster Symptome innerhalb weniger Stunden zur Folge haben kann, so hat die Anwendung der eben gemachten Erklärung ihre Schwierigkeiten. Man hat diesen therapeutischen Effekt so zu deuten gesucht, daß man annimmt, durch die Entfernung hydropischer Ergüsse werden die größeren Venenstämme entlastet und dadurch dem Herzmuskel Arbeit abgenommen. Nach meiner Überzeugung trifft diese Annahme nur eine Seite der wirklichen Verhältnisse, während der günstige Effekt einer Punktion entschieden durch das Zusammentreffen mehrerer Faktoren zu stande gebracht wird. Das früher ausführlich besprochene Herz der Frau R. (Nr. II) ist ein Beispiel für die in Rede stehenden Vorkommnisse. Reichlich ein Jahr vor ihrem Tode hatte die Frau eine außerordentlich schwere, schnell zu großer, bedrohlicher Höhe angestiegene Herzinsuffizienz zur überstehen, die eigentlich innerhalb von 24 Stunden durch Punktion der Unterschenkel ins Gegenteil verkehrt wurde.

Dies Herz erlaubte uns eine Übersicht über die früher vorliegenden Verhältnisse, und durchmustern wir die anatomischen

Veränderungen danach, ob und welche von ihnen eine so schnelle Besserung erklärlich erscheinen lassen, so müssen a priori die Sklerose der Koronararterienäste, die Cirrhose des Bindegewebes ebenso gut ausscheiden, als wir auch nicht annehmen können, daß frische entzündliche Rundzelleninfiltrationen durch eine mechanische Entfernung des Anasarca am Unterschenkel eine Alteration ihres Bestandes erfahren konnten. Der Grund für diese Ablehnung liegt einfach darin, daß ein Teil dieser anatomischen Produkte absolut stationäre Veränderungen darstellt, während ein anderer, die zellige Infiltration zwar variabler Natur ist, aber unzweifelhaft doch nicht durch eine Punktion am Unterschenkel beeinflußt werden kann. Also in dem, was wir bis dahin von den pathologisch-anatomischen Vorgängen wußten, ist kein Moment enthalten, das uns den Schlüssel für ein Verständnis liefert.

Meine eigenen anatomischen Untersuchungen haben aber Momente zu Tage gefördert, welche den hier zu machenden Voraussetzungen gerecht werden, daß nämlich Veränderungen vorhanden sein müssen, welche einen verhältnismäßig schnellen Wechsel in der Leistungsfähigkeit des Myocards ermöglichen. Ich meine meine Angaben über die hier zum Teil ausgedehnt vorhandenen Ektasien der interzellularen Lymphkapillaren. Ihre Entstehung verdankten sie bekanntlich dem Druck, den cirrhotische Bindegewebsstränge wie Rundzellenanhäufungen im interstitiellen Gewebe auf die stärkeren Lymphbahnen ausübten, welche in Begleitung der Arterien im interlamellären Gewebe verlaufen.

Die Art, wie nun durch eine Punktion der ödematösen Subcutis des Unterschenkels eine Entlastung der Herzmuskelzellen und damit eine Verbesserung ihrer motorischen Qualität zu stande kommt, bietet demnach wohl keine nennenswerten Schwierigkeiten mehr für die Erklärung. Durch die Punktion wird zunächst eine Entlastung der resorbierenden Apparate, in erster Linie also des peripheren Lymphgefäßgebietes geschaffen: brauchen die stärkeren Äste desselben, in letzter Instanz also der Ductus thoracicus weniger sich mit der Aufsaugung und Überführung der peripheren Transsudate in das Blutgefäß- (Venen-) System zu befassen, so wird ihr Lumen freier für die Resorption der Flüssigkeitsmengen, die in den inneren Organen stecken. Bei der Nähe des Herzens an dem Ductus thoracicus wird sich am Myocard zunächst ein günstiger Effekt bemerklich machen können. Und dieser kann eintreten, trotzdem im Grunde die Lymphgefäßektasien in ihm durchaus lokalen Gründen ihre Entstehung verdanken: denn die Zirkulation in den Lymphgefäßstämmchen ist ja nur beschränkt, nicht total aufgehoben. Erinnern wollen wir uns dabei auch der Tatsache, daß frische Rundzelleninfiltrationen mehr die Zirkulation hemmen, wie „fertiges" cirrhotisches Bindegewebe. Es ergibt sich also aus meiner Erklärung, daß und wie die periphere Entlastung des allgemeinen Lymphgefäßapparates ohne weiteres zu einer Entlastung der gleichen Zirkulationswege im Herzmuskel und damit der Herzmuskulatur führen kann.

Ebenso wichtig nun für die Funktion der Herzmuskelzellen, die doch schließlich das die Zirkulation unterhaltende Agens darstellen, aber durch die Lymphstauung funktionell geschädigt werden, — ebenso wichtig ist es, wovon sie entlastet werden, als daß sie überhaupt entlastet werden.

Die Schilderung der normalen Verhältnisse hatte dazu geführt, daß die Herzmuskelzellen ebenso, wie die mancher anderer Organe, ihren Bedarf an Ernährungsmaterial nicht direkt aus den Blutkapillaren entnehmen, sondern erst durch Vermittelung der Lymphbahnen empfangen. Die letzteren enthalten also in diesem Falle außer dem Ernährungsmaterial auch noch die als unbrauchbar ausgeschiedenen Stoffe („Ermüdungsstoffe"). Bei der unausgesetzten Tätigkeit des Herzmuskels wird in der Zeiteinheit von seinen Zellen eine bestimmte Menge solcher Stoffe geliefert werden müssen; wird die Zirkulation in den Lymphgefäßen, wie es beim lokalen Ödem der Fall ist, verlangsamt, so muß sich, sit venia verbo, in dem Nahrungsreservoir für die Zellen eine unverhältnismäßig größere Menge von Exkretionsstoffen ansammeln. Also so gut, wie sich aus dem in Rede stehenden pathologischen Zustande eine Verschlechterung der Funktion der betroffenen Zellgruppen nach allgemeinen Erfahrungen zwanglos erklärt, ebenso wird es verständlich, daß eine Verbesserung der lokalen Zirkulation eine Besserung der Zellfunktion zu stande bringen muß.

Hiermit sind aber die tatsächlichen Verhältnisse nicht erschöpft und so bin ich denn dabei angelangt, wenn ich oben sagte, daß wohl verschiedene Faktoren zur Verbesserung der Leistungsfähigkeit des Myocards in Folge der peripheren Punktion beitragen. In einer großen Reihe von Fällen — und so war es auch in dem benutzten Beispiel bei der Frau R. — kommt dazu, daß in dem Ernährungsmaterial, das den Herzzellen durch die Arterien zugeführt wird, bereits Stoffe enthalten sind, die erfahrungsgemäß den Körper schädigen, toxisch wirken. Die Frau litt an chronischer Nephritis, ging auch schließlich in einem urämischen Anfall zu Grunde, und daß in der Blutbahn solcher Kranken eine große Reihe toxischer Substanzen kreisen, ist heute feststehende Tatsache. Auf der anderen Seite besitzen aber auch Kranke, bei denen es zu Ödemen kommt, eine Summe regressiver Stoffwechselprodukte in ihrer Zirkulation, welche giftartig wirken: ich erinnere an die Feststellung Eichhorsts,[1]) Beobachtungen, die wohl schon mancher gemacht und bestätigt haben wird. Nun ich will bei den tatsächlichen Verhältnissen meines Beispiels stehen bleiben.

---

[1]) Eichhorst, Toxämische Delirien bei Herzkranken. (Deutsche medizinische Wochenschrift 1898, No. 25.)

Schaffen wir durch Punktion eine Entlastung des peripheren Lymphgefäßapparates, so entfernen wir eo ipso damit eine Summe von Substanzen, die giftartig auf verschiedene Organparenchyme wirken, wir entlasten also, um aufs Herz zu kommen, dessen Zellen nicht allein in den Bezirken, in denen ein lokales Ödem herrscht, mechanisch durch mittelbare Entfernung ihrer eigenen Exkretions- oder Ermüdungsstoffe, sondern wir verbessern auch noch die Leistungsfähigkeit der übrigen, vom Ödem verschonten und an sich kontraktionsfähigeren Zellen, indem wir einen Teil der Gelegenheit dazu beseitigen, daß ihnen toxisch wirkende Substanzen zugeführt werden können. Durch Ableitung dieser Stoffe aus dem Körper wird es also erreicht, daß nicht die an sich schon geschädigten Muskelzellen des Herzens sich mit der Durchtreibung derselben durch die Excretionsorgane, also mit ihrer Entfernung befassen brauchen; über den Rest, der ihnen zunächst verbleibt, können sie Herr werden, eine Verbesserung der allgemeinen Zirkulation und davon abhängig eine bessere Diurese ist die Folge.

Wenn ich so zum Teil bekannte Dinge wiederholt habe, kam es mir doch besonders darauf an, den Modus im einzelnen zu demonstrieren, wie diese Bedingungen die Aktion der Myocardzellen alterieren und wie für die Erklärung die Resultate der normalen und pathologischen Anatomie des Herzens unmittelbar das positive Verständnis ermöglichen, ohne daß wir es nötig haben, ferner liegende, zum Teil hypothetische Verhältnisse heranzuziehen.

Ich glaube, wir können sogar noch einen Schritt weitergehen. Der soeben zur Besprechung benutzte Fall zeichnet sich dadurch aus, daß die Besserung auf die Punktion des Unterschenkels sehr schnell folgte und eine verhältnismäßig dauerhafte war. Den Grund dafür sehe ich darin, daß die Bedingungen, welche die Besserung der Herztätigkeit erlaubten, möglichst so lagen, wie ich es eben auseinandergesetzt habe, daß also das Moment, welches den hohen Grad von Herzinsuffizienz bewirkte, fast ausschließlich in der Ektasie der Lymphkapillaren, also einem Ödem enthalten war. Ungefähr ein Jahr später starb die Patientin: selbst da aber, trotzdem die progrediente Krankheit sich noch weiter entwickelt hatte, war von großen Defekten in der Muskelmasse der Ventrikel nicht viel zu finden. Ich verstehe hier Defekte im funktionellen Sinne, ich will damit alles umfassen, was zur Aufhebung der motorischen Funktion heranzuziehen ist: also weder die degenerativen Prozesse an den Muskelzellen erstreckten sich über größere Bezirke, noch war eine übergroße Menge von ihnen durch das cirrhotische Bindegewebe aufgezehrt, noch nahm die frische Rundzelleninfiltration großen Umfang ein. Die überwiegende Menge der Muskelzellen bestand aus solchen, die noch als vollauf funktionsfähig anzusehen sind. Dieser Befund gibt uns selbstverständlich das Recht, für die vorhin besprochene Insuffizienzperiode, wo doch der gesamte Prozeß noch nicht soweit gediehen war, die ähnlichen Bedingungen, nur noch relativ günstigere anzunehmen. Und da sich zur Zeit des Todes als erstes Stadium der vorhandenen, sich stetig weiter entwickelnden Cirrhose noch frische Rundzellenanhäufungen von verhältnismäßig mäßigem Umfange vorfanden, die aber eine Kompression von Lymphgefäßstämmchen bedingten, also mittelbar auf weitere Strecken eine funktionsschwächende Wirkung ausübten, so glaube ich, speziell hierin das Moment erblicken zu müssen, welches die frühere, klinisch beobachtete Insuffizienz verursachte. Dieses Ödem hatte demnach eine an sich noch leistungsfähige Muskulatur befallen, die letztere konnte daher nach Entfernung des störenden Faktors durch die Punktion ihre Kraft wieder ganz entfalten und damit die Zirkulation verbessern. Das war der Inhalt meiner obigen Behauptung.

Jeder Praktiker kennt aber auch zur Genüge solche Fälle, in denen der beabsichtigte therapeutische Effekt weder so glänzend eintritt, noch annähernd so dauerhaft ist: ja in einigen führt der Eingriff zu gar keiner Besserung. Wie erklärt sich das? Ich glaube sehr einfach. Aus meinen früheren Darlegungen folgt, daß das anatomische Bild ein recht wechselndes sein kann und, was für die klinische Deutung sehr wesentlich ist, daß wir uns stets vergegenwärtigen müssen, wie die gleichen Erscheinungen am Krankenbett keineswegs der Ausdruck einer bestimmten anatomischen Veränderung sind, sondern daß bei ihrem Zustandekommen die Kombination verschiedener anatomischer Faktoren selbst in Verbindung mit rein physiologisch wirkenden, z. B. Giften, Überanstrengung, eine Rolle spielt. Handelt es sich nun z. B. um die Kombination von Rundzelleninfiltration, davon abhängigem lokalem Ödem und etwa noch nekrotischen Prozessen an der Muskulatur: nun da wird unter Umständen eine Punktion resultatlos verlaufen; das letzte Wort wird stets von der Qualität der funktionell wichtigsten Substanz, nämlich des Organparenchyms gesprochen werden und zwar in der Weise, ob die Summe der funktionstüchtigen Muskelzellen numerisch das Übergewicht besitzt resp. ob es therapeutisch erreichbar ist, daß die erkrankte Muskulatur sich schnell genug erholen kann, um das gedachte Verhältnis herzustellen.

Immerhin ist es möglich — die Ausführung darüber gehört nicht hierher — unter Berücksichtigung der bekannten anatomischen Befunde am Krankenbett in vielen Fällen eine Auswahl dahin zu treffen, ob man den Eingriff, von dem ich rede, mit Nutzen unternehmen kann oder nicht. Das nur nebenbei. Ich wollte hier meinen Ausführungen nur den Zusatz anfügen, daß ich beim günstigen Ausfall einer Punktion durchaus nicht allein jene Verhältnisse des gewählten Beispiels voraussetze, ich betone vielmehr, daß wir, wie stets, so auch hier, die Pflicht haben, uns zu überlegen, durch welche Kombination von anatomischen Veränderungen können die klinischen Erscheinungen zu stande gebracht werden. Wohl aber möchte ich behaupten, daß, wenn der Effekt einer Punktion ein vollkommener ist, wir es dann voraussichtlich mit Verhältnissen zu tun haben, wie der Fall von Frau R. sie bot; daß wir uns, je mäßiger der Effekt ausfällt, um so mehr der Kombination mit anderen Prozessen, z. B. mit rekurrierender frischer Entzündung, die stellenweise abheilt, an anderen Stellen von neuem auftritt, oder mit vorgeschrittener Degeneration erinnern müssen. In dieser Richtung könnte der Ausfall der Punktion der ödematösen Unterschenkel etc. also ein wichtiges Hilfsmittel in diagnostischer und prognostischer Beziehung darstellen. Wie sich das im einzelnen verwenden läßt, das auszuführen, behalte ich mir zunächst vor.

Ausgegangen war ich davon, von dem Wechsel im Umfang der Dilatation zu sprechen und habe zuletzt nur von dem Grade der Insuffizienz des Herzmuskels gehandelt. Nach dem, was ich früher darüber ausführte, besteht zwischen beiden Begriffen aber ein gewisser Parallelismus: die Dilatation war nur eine der verschiedenen Äußerungen, in denen uns die Schwäche des Herzmuskels erkennbar wird. Motorische Schwäche des Herzens ohne Dilatation ist nicht denkbar, nur können wir noch hinzufügen, die höheren Grade der Dilatation bilden vorzugsweise ein Attribut der chronischen Erkrankungen (Summe der Effekte aus verschiedenen Attacken der Krankheit). Aus dem Grunde hatte ich ein Recht, an dieser Stelle über die Insuffizienz und eine Art ihrer Beeinflussung zu reden.

Im wesentlichen bezog ich mich soeben auf Fälle von chronischer Myocarditis; akute zeigen uns jedoch gleichfalls einen manchmal sehr plötzlichen Wechsel im Umfang der Dilatation. Verwunderlich wird das nach dem Obigen auch nicht mehr sein, obgleich hier im einzelnen wohl nicht immer die ursächlichen Bedingungen mit genügender Genauigkeit auseinander zu halten sind.

Einen sehr wechselnden Umfang besitzt z. B. die Rundzelleninfiltration. Ich hatte früher gezeigt, daß diese z. Teil als Perilymphangitis aufzufassen ist und darin hätten wir dann schon ein Moment, weshalb beim Bestehen dieser Affektion die befallene Muskulatur bald mehr, bald weniger alteriert werden kann, also in ähnlichem Sinne, wie vorhin bei der Ektasie der Lymphkapillaren. Für die akute Myocarditis kommen aber vielleicht noch andere anatomische Daten zur Berücksichtigung. Der Prozeß verläuft zum Teil recht schnell, er kann an einer Stelle schon zum Stillstand kommen, während er an einer anderen frisch ausbricht. Durch dieses Sich-in-einander-Schieben der einzelnen Attacken, durch die zeitliche Aufeinander-Folge der einzelnen Eruptionsherde, unter Umständen auch noch durch den Einfluß, den das Eindringen von toxischen (Bakterien-) Produkten in die Blutbahn ausübt, kann dann ein wechselndes Bild von den Dimensionen der Dilatation zu stande kommen. Alles in allem genommen haben wir also auch hier wieder eine Kombination der verschiedenen anatomischen Faktoren und ihrer Eigenarten vor uns: diese Faktoren liefern aber eine ausreichende Erklärung für die klinischen Daten, ohne daß wir, wie bisher so vielfach geschehen ist, es nötig hätten, auf „nervöse" oder „funktionelle" Einflüsse zurückzugreifen.

---

6. Kapitel.

Die Pulsveränderungen (Pulsschwäche, Frequenzsteigerung) im degenerativen Stadium.

Als mit der Dilatation der Herzhöhlen Hand in Hand gehend, registriert die Symptomatologie der Insuffizienzperiode myocarditischer Herzen eine Anzahl von bereits aufgezählten Erscheinungen. Ich ordnete diese Symptome für die Besprechung in zwei Reihen: die eine bestand aus den Symptomen, die natürlich durch die Alteration des Herzens entstehen, sich aber außer am Herzen noch am Gefäßapparat bemerkbar machen. Hier wären zu nennen die Pulsschwäche, die Steigerung der Pulsfrequenz, d. h. der Frequenz der Herzaktion, die Abweichungen im Rhythmus der Herztätigkeit. Aus später zu nennenden Gründen spielt das letzte Symptom dieser Reihe, die Änderung im Rhythmus, gewissermaßen die Rolle des Übergangs zu der zweiten Reihe. Diese zweite Reihe würde die Symptome umfassen, die lediglich am Herzen selber zur Beobachtung gelangen und hier zu greifbaren Änderungen der normalen Aktionsweise des Organs führen. Dahin gehören die Abweichungen des Spitzenstoßes, das Auftreten abnormer Pulsationen im Bereiche der Herzgegend, die „relative" Klappeninsuffizienz bezw. die sogenannten „anämischen Geräusche".

Diese beiden Gruppen ließen sich deshalb von einander trennen, weil ihre Erklärung trotz der im Grunde gemeinsamen allgemeinen Bedingungen doch eine Differenz aufweist. Die erste Gruppe umfaßt Symptome, d. h. also Zeichen einer Alteration der normalen Herzmuskeltätigkeit, lediglich als Folge der Wirkung der qualitativen histologischen Muskelveränderungen, allein aus dem jeweiligen Mengenverhältnis derselben zu einander und dem intakt gebliebenen Muskelreste heraus. Die gleiche Veranlassung führte schon zur Erscheinung des Pulsus celer und der allgemeinen Dilatation überhaupt. Die zweite Gruppe setzt dasselbe voraus, aber hier handelt es sich nicht allein um das genannte Verhältnis, sondern um die qualitativen Veränderungen in Verbindung mit ihrer Lokalisation innerhalb der Kammerwände oder einzelner ihrer Abschnitte. Wir werden demnach natürlich den Symptomen der ersten Gruppe auch bei denen der zweiten begegnen.

Es fehlt uns also jetzt zunächst die Erklärung der Schwäche des Pulses und dessen Frequenzsteigerung bei der Dilatation.

Aus meinen eben ausgesprochenen Worten folgt eigentlich von selbst, daß wir die Frage, ob wir überhaupt ein Recht haben, zwischen diesen beiden Erscheinungen auf der einen, der Dilatation auf der anderen Seite ein Abhängigkeitsverhältnis anzunehmen, unbedingt bejahen müssen. Ich würde auch kaum näher hierauf eingehen, wenn nicht in den letzten Jahren diese Frage Gegenstand besonderer Diskussionen gewesen wäre und zwar auf Grund der Arbeiten von Martius[1]).

Daß die Dilatation der Herzhöhlen — wir wollen jetzt lieber präziser sagen, des linken Ventrikels — daß die Folge eines absoluten oder relativen Schwächezustandes des Herzmuskels eine entsprechende Schwäche der Pulswelle bedingen muß, ist an sich wohl ohne weitere Auseinandersetzung verständlich. Martius betonte nun besonders den Kontrast, den „Gegensatz" zwischen einer nachweisbaren Vergrößerung des Herzens und dem dazu gehörigen kleinen, leicht wegdrückbaren Pulse. Ich kann aus meinen Erfahrungen diese Ausführungen nur voll und ganz bestätigen. Von anderer Seite ist jedoch die Lehre nicht widerspruchslos angenommen worden, indes auch das erscheint mir erklärlich.

Wenn die gegnerischen Autoren jenen „Gegensatz" geleugnet haben, so glaube ich, haben sie zum Teil Fälle vor sich gehabt, welche zwar eine Dilatation, aber keine hohen Grade davon aufwiesen. Auf der einen Seite ist es zwar klar, — die Einzelheiten sind im vorhergehenden zur Genüge enthalten — daß im ganzen ein nur mäßig dilatiertes Herz noch eine verhältnismäßig größere motorische Kraft entfalten wird, wie ein stark erweitertes. Aber selbst zwei Herzen mit anscheinend gleichem Grade der Dilatation werden doch verschiedene Leistungsfähigkeit besitzen können, das bewiesen schon meine früheren anatomischen Ausführungen; und weiter, es kann sehr wohl der Fall sein, daß ein verhältnismäßig weit dilatiertes Herz eine bessere Pulswelle erzeugt, als ein weniger stark dilatiertes. Zur Erklärung verweise ich auf den vorhin gemachten Zusatz, daß die hohen Grade von Erweiterung besonders in chronischen Fällen, also sich langsam entwickelnden, vorkommen. Unter Zugrundelegung meiner anato-

---

[1]) Martius, Der Herzstoss des gesunden und kranken Menschen (Sammlung klinischer Vorträge, Nr. 113. 1894.)

mischen Erörterungen ergibt sich aber, daß dann die motorische Kraft noch besser sein kann, als in manchen akuten Fällen, trotzdem diese keine große Dilatation aufweisen. Alles das widerspricht durchaus nicht den Behauptungen von Martius in ihrem Wesen, sondern berührt nur Modifikationen derselben Erscheinung. Martius Satz besteht völlig zu Recht, nur dürfen wir nicht sagen, daß Größe der Dilatation und Schwäche des Pulses direkt proportional zu einander sich verhalten. Aber noch ein Irrtum ist entschieden von Martius Gegnern begangen. Es gibt allerdings Dilatationen ziemlich hochgradiger Art, denen ein zum Teil sogar sehr kräftiger Puls entsprechen kann. Der Irrtum, der hier begangen ist, besteht darin, daß die Autoren geglaubt haben, eine allgemeine Dilatation vor sich zu haben, in Wirklichkeit aber nur eine solche des rechten Ventrikels auf das ganze Herz bezogen. In dem Falle kann natürlich der Radial-Puls kräftig sein. Eigene Erfahrungen haben mich zu dieser Behauptung geführt, und werden wir später noch hierher gehörige Daten kennen lernen. Diese Dinge widerlegen also nicht Martius, sondern bestätigen ihn nur.

Die Tatsache bleibt bestehen, daß ein dilatiertes Herz begleitet sein muß von einem mehr oder weniger schwachen Pulse, denn anders könnte eine Dilatation überhaupt nicht entstanden sein. Die Leistungskraft des Herzmuskels muß proportional der Beschaffenheit seiner Zellen sein: erleiden dieselben irgendwodurch eine Einbuße, so wird es ihnen unmöglich, sich bis zum normalen Grade zu kontrahieren: die „Hubhöhe" ist vermindert. Diese Verminderung muß sich aber ganz unbedingt dann widerspiegeln in den verschiedenen Arbeitsäußerungen des Herzmuskels; er vermag den Inhalt der Höhlen nicht zu bewältigen — dieselben sind dilatiert, die Füllung der Arterien, die Wellen- und Strombewegung in ihnen, letzte beide die vornehmlichen Folgen der Kontraktion der Muskelzellen, wenngleich auch noch andere Faktoren eine Rolle mitspielen können, erfahren eine entsprechende Abschwächung. Wir erhalten so ein gering gefülltes Arterienrohr, einen schwachen Puls, eine Verlangsamung der Stromgeschwindigkeit: die Dinge liegen durchaus einfach und klar. Vergessen dürfen wir aber nicht, daß Erweiterungen der Herzkammern in überaus zahlreichen Fällen durchaus keine konstante Größe repräsentieren und aus diesem Grunde muß sich die Größe des „Gegensatzes" natürlich mehr oder weniger verschieben.

Weit weniger einfach verhält es sich nun mit der folgenden Frage: ist die manchmal erhebliche Zunahme der Pulsfrequenz, d. h. Zunahme der Frequenz der Herzkontraktionen gleichfalls eine Funktion des Myocards und deshalb eine Folge der zur Dilatation führenden Prozesse?

Den gegenwärtigen Zustand der Frage kann ich nicht besser wiedergeben, als es Krehl in seiner pathologischen Physiologie tut[1]): „Großen Schwierigkeiten begegnen wir aber sofort bei dem Versuch, die bei Rekonvaleszenten, Anämischen und Herzkranken nach den geringsten Bewegungen auftretende Herzbeschleunigung zu erklären.“ .... „Es muß also irgendwo eine abnorm erhöhte Erregbarkeit bestehen. Liegt sie in der Oblongata oder im Herzen? A priori wäre jeder von beiden Fällen denkbar, und der Arzt wird für den Herzkranken sie leichter in das Herz verlegen, während beim Neurastheniker von vornherein keiner der beiden Orte einen Vorrang hat. Aber was wäre nun gewonnen, wenn wir den Ort der erhöhten Erregbarkeit mit Sicherheit kennten? Von einer Erklärung des Vorganges sind wir doch auch dann noch weit entfernt. Sein Verständnis hat also gegenwärtig noch mit unüberwindlichen Schwierigkeiten zu kämpfen.“ .... „(Seite 74) Das, was dazu führen könnte, die erhöhte Erregbarkeit in das Herz selber hineinzuverlegen, ist die Tatsache, daß sich klinisch ganz die gleichen Beschleunigungen des Herzschlages bei Leuten mit den verschiedenartigsten Erkrankungen des Herzmuskels finden. Bei ihnen besteht nicht die geringste Veranlassung zur Annahme von Veränderungen des Nervensystems, ja die sorgfältigste anatomische Untersuchung hat dieses sogar meist ganz unversehrt erwiesen. Hier dürfte also die Ursache der leichten Erregbarkeit des Herzens in die Muskulatur zu legen sein. Dazu paßt, daß bei Herzkranken, welche entzündliche Prozesse am Myocard haben, sehr häufig der Herzschlag beschleunigt ist, auch ohne daß Herzschwäche besteht. Und dann erscheint kaum eine andere Vorstellung möglich, als: durch entzündliche Herde im Herzfleisch, am Endo- oder am Pericard ist die Veranlassung zu erhöhter Pulsfrequenz gegeben. Einwirkungen auf den Muskel steigern dessen Kontraktionszahlen.“

Ich habe hier Krehls Worte ausführlich hergesetzt, weil ich sonst nirgends die Möglichkeit, daß die Frequenz der Herzkontraktionen von der Muskulatur selbst abhängig sei, betont gefunden habe; wenn die Autoren der Frage nicht überhaupt aus dem Wege gehen, sind sie sofort mit den Beziehungen des Vagus und Accelerans bei der Hand und glauben damit aus der Verlegenheit heraus zu sein. Was den Inhalt von Krehls Ausführungen betrifft, so muß ich ihm leider darin beistimmen, daß wir von einer Erklärung des Faktums noch unendlich weit entfernt sind; wenn ich überhaupt auf die Frage hier eingehe, so geschieht es deshalb, um einige Punkte anzuführen, die ich noch nicht ausgesprochen finde, auf die man aber, glaube ich, in Zukunft wird achten können. Vielleicht gelingt es doch allmählich, uns wenigstens ein gewisses Verständnis zu erschließen.

---

[1]) Krehl, Pathol. Physiologie. 2. Aufl. 1898, Seite 72.

Den Ausgang meiner Besprechung bildeten Fälle von Myocarditis, damit beschränkt sich der Kreis der Besprechung und, wie aus Krehls Worten hervorgeht, ist gerade die Steigerung der Pulsfrequenz bei dieser Affektion noch am ersten geeignet, eine Stütze für die Anschauung zu liefern, daß wir es mit einem Symptom myogenen Ursprungs zu tun haben können.

Die Kernpunkte sind schon von Krehl angeführt: die allgemeine Übereinstimmung meiner eigenen anatomischen Untersuchungsresultate mit den seinigen zwingt mich deshalb geradezu, seine Beweisführung zu unterschreiben, wenn er sagt, daß die Zunahme der Pulsfrequenz in diesen Fällen von Myocarditis nicht auf nervöse Einflüsse zu beziehen ist, weil die Nerven überhaupt nichts mit dem Prozeß zu tun haben, sogar sehr vielfach intakt gefunden sind.

Wenn wir Beweise heranziehen wollen, so können wir natürlich nicht jeden Fall gebrauchen, trotz der unendlich weiten Verbreitung des Symptoms. Ganz entschieden sind die akuten Fälle auszuschließen, weil bei ihnen aus wiederholt angeführten Gründen die Möglichkeit von einem aus derselben Grundursache stammenden Einflusse des Zentralnervensystems und zwar der hier in Betracht kommenden Zentren nie ganz abzuweisen ist. Nur unter bestimmten, eng begrenzten Bedingungen können wir akute Fälle berücksichtigen. Im übrigen haben wir unter den chronischen Myocarditiden unser Material dort zu suchen, wo wir wenigstens mit annähernder Wahrscheinlichkeit einen Nerveneinfluß abweisen können.

Das letzte ist nun, wovon ich fest überzeugt bin, der Fall, wenn wir den allgemeinen Verlauf des zweiten, Insuffizienzstadiums der Myocarditis überhaupt ins Auge fassen. Denn erstens ist die Tatsache der Insuffizienz, wie wir sehen, lediglich abhängig von der Weiterentwickelung der anatomischen Veränderungen des Myocards, also unabhängig vom Nerveneinfluß. Zweitens kennen wir das Faktum, daß im Verlaufe dieses Stadiums neben Zeiten des Zirkulationsgleichgewichts sich solche der Gleichgewichtsstörung bemerkbar machen, wie ich das eben noch bei der Frage des Wechsels im Umfange der Dilatation etc. besprochen habe. Auch diese Erscheinung war lediglich eine Folge der anatomischen Muskelveränderungen und der Eigenart ihres Verlaufes, hat also ebenfalls nichts mit Nerven zu tun. Diese Grundbeziehungen können wir als feststehend annehmen.

Nun beobachtet man bei einiger Aufmerksamkeit, ich habe das unendlich oft, besonders beim langsamen, chronischen Verlauf der Erkrankung konstatieren können, daß jeder Steigerung von Insuffizienzerscheinungen resp. ihrem Auftreten eine Zeit vorangeht, in der am Pulse außer einer nicht gerade sehr hervorstechenden Abschwächung eine merkliche Zunahme der Frequenz, selbst in der Ruhe des Patienten, zu finden ist. Ich bemerke, daß hier die Pulsfrequenz vorausgeht; ich meine also nicht die Frequenzsteigerung, welche neben den weiteren Symptomen der Insuffizienz gleichzeitig besteht. Das ist ja ein bekanntes Faktum, ebenso wie umgekehrt uns die Abnahme der Frequenz bei Zunahme der Pulskraft als günstiges Zeichen der beginnenden Besserung ein bekanntes und gerne gesehenes Phänomen darstellt. Ich nehme die gleichzeitig mit den übrigen Erscheinungen der Herzschwäche vorhandene Steigerung der Pulsfrequenz aus dem Grunde aus, weil in diesen Fällen möglicherweise daran gedacht werden könnte, daß die dann stets vorhandene venöse Hyperämie einen Reiz in den nervösen Zentralorganen auszuüben im stande sei.

Beschränken wir uns also auf die initiale Zunahme der Frequenz, so bleibt nichts anderes übrig, als abzuleiten, daß die Degeneration der Muskulatur, die uns in den alsbald folgenden weiteren Symptomen unzweifelhaft Kenntnis von ihrer Existenz liefert, ebenfalls Schuld an dem in Rede stehenden Symptom ist. Dazu gehört beides zu eng zusammen, wiederholt sich unter Umständen regelmäßig am selben Individuum, als daß man einen anderen Gedanken fassen könnte. Ich glaube, daß hier einfach alles für die Berechtigung spricht, die Steigerung der Zahl der Herzkontraktionen in der Zeiteinheit einzig und allein in die Muskulatur selber zu verlegen. Dieses Vorkommen ist für mich der schlagendste Beweis, daß den Herzmuskelzellen als solchen diese Funktion zukommt: erst handelt es sich nur einmal um die Feststellung, ob wir überhaupt ein Recht zu der Annahme haben.

Für außerordentlich interessant und hier verwendbar halte ich noch die Notizen Rehns[1]) über eine von ihm ausgeführte Herznaht. Es handelte sich um eine Stichverletzung der vorderen Wand des rechten Ventrikels nahe der Spitze bei einem jungen Menschen, der durch die Operation gerettet wurde. Als Folgezustand erwähnt Rehn, daß der Patient in der Rekonvaleszenz und auch nach völliger Heilung eine außerordentliche Erregbarkeit der Herzaktion behalten habe. Der Fall scheint etwas abwegig zu liegen; denn die ganzen Veränderungen an diesem Herzen können doch nur darin bestehen, daß eine Narbe zurückgeblieben ist. Die Annahme von einer konsekutiven Alteration der Qualität der Muskelzellen ist eigentlich unfaßbar, indes nicht ganz unmöglich, aber hier etwa Beziehungen von Nerveneinflüssen konstruieren zu wollen, ist überhaupt gänzlich abzulehnen. Also alle denkbaren Möglichkeiten treffen hier in dem Punkte zusammen, daß man nur die Alteration einer myogenen Funktion annehmen darf.

Narben haben, wie wir noch sehen werden, unter bestimmten Bedingungen eine besondere Bedeutung: sie bedeuten für das Herz bei weitem etwas anderes, als für den Skelettmuskel. Davon später. In diesem Falle ist es mir, kurz gesagt, gar nicht

---

[1]) Rehn, Über penetrierende Herzwunden und Herznaht. (Archiv für klinische Chirurgie. Band 55, Heft II.)

fraglich, daß es bei einer irgendwie erhöhten Inanspruchnahme der Herztätigkeit zu einer, wenn auch nicht sehr starken Dilatation des rechten Ventrikels kommt. Das Bindeglied mit den obigen Beispielen wäre damit gegeben. Mit größter Wahrscheinlichkeit müssen wir, — darin stellt sich dieser deshalb interessante Fall in Gegensatz zu jenen, — wie schon gesagt, entschieden die Möglichkeit ausschließen, daß ein sekundärer entzündlicher oder degenerativer Prozeß im Myocard Platz gegriffen hat, wir müssen aus den angeführten Bedingungen wohl oder übel die Folgerung ziehen, daß einmal die Frequenzsteigerung wirklich als Funktion der Herzmuskelzellen angesehen werden darf und zweitens, daß sie dann das zeitlich erste, begleitende Symptom eines Nachlasses der Herzkraft darstellt, sei es, aus welcher Veranlassung dieser Nachlaß entstanden ist: eine bestimmte anatomische Änderung im Gefüge der Herzmuskelzellen bildet hierzu aber nicht die Voraussetzung. Ich erinnere daran, daß ja Dilatation überhaupt entsteht, sobald ein Mißverhältnis zwischen der geforderten Leistung und der zur Verfügung stehenden Kraft vorhanden ist.

Nun dies alles ist allerdings nichts weiter, als eine Bestätigung bekannter Erfahrungen und weiter eine Exemplifizierung auf Krehls oben referierte Worte. Es würde sich jetzt nur noch fragen, wenn so eine Reihe von Tatsachen dafür spricht, daß wir die Frequenzsteigerung als eine Funktion der Muskelzellen selber anzusehen haben, wie verstehen oder wie erklären wir uns diese Funktion. Ein Unrecht begehen wir nicht, wenn wir unsere Unkenntnis eingestehen und zugeben, daß wir noch himmelweit von der Lösung dieser Aufgabe entfernt sind. Indes glaube ich, können wir auf Grund gewisser allgemeiner Kenntnisse doch wohl einen Versuch wagen, uns den Vorgang wenigstens etwas verständlicher zu machen.

Ich finde, die Frage, wie weit die Zunahme der Frequenz der Kontraktionen eine selbständige Leistung der Herzmuskelzellen darstellt, ist eng und eigentlich untrennbar verknüpft mit einer anderen, in den letzten Jahren viel ventilierten Frage, nämlich der nach der Automatie des Herzmuskels. Immer mehr und mehr Boden hat besonders auf Grund der Leipziger Arbeiten die Ansicht gefunden, daß die Automatie unabhängig vom Nerveneinfluß besteht und als eigentümliche Eigenschaft der Herzmuskelzellen aufzufassen ist. Die wesentlichste Stütze dieser Theorie ist bekanntlich das Faktum, daß bereits das Herz eines Embryo rhythmische Kontraktionen vollführt, bevor es überhaupt Nerven besitzt.

Dieses eigenartige Attribut des Herzmuskels erschien gänzlich unverständlich und unfaßbar, wie ich glaube, sicher aus dem Grunde, weil man sich stets auf die Analogie mit dem willkürlichen Skelettmuskel berief; daß man mit dieser Annahme einen

Irrtum begangen hat, habe ich früher betont und dabei ausgeführt, daß der Bau des Myocard das ganze Leben hindurch ein zelliger bleibt. Halten wir daran fest, dann finde ich, ist schon ein wesentlicher Teil der Schwierigkeiten aus dem Wege geräumt.

Zum weiteren Verständnis muß ich auf die vielfach von mir benutzte Arbeit Verworns verweisen: danach stellt die Kontraktion jeder lebenden Zelle den Ausdruck einer Chemotaxis dar. Die gereizte Zelle wird positiv chemotaktisch nach den Stoffwechselprodukten ihres Kernes: das bedingt die Kontraktionsphase; haben sich die Moleküle der Zelle mit den Kernstoffen gesättigt, so werden sie positiv chemotaktisch nach dem Sauerstoff und den Nahrungsstoffen ihrer Umgebung: dadurch kommt die Expansionsphase zur Erscheinung. Die Bewegung der lebenden Zelle ist also die äußere Erscheinung eines chemischen, in gewissem Sinne, nutritiven Prozesses im Innern der Zelle. Es fehlt freilich der Nachweis, worin besteht der primäre physiologische Reiz, weshalb die Zelle sich zur Kontraktion anschickt, besonders wenn man die Kontraktion der willkürlichen Muskeln vor Augen hat. Gewiß vermitteln die Nervenbahnen hier den Reiz, aber worin er besteht, was er bedeutet, darauf kann die Physiologie noch keine Antwort geben.

Wenden wir diese Sätze aufs Herz an, so würde es heißen, worin bestand der erste Antrieb zu der Vollführung der Kontraktion? Nun das kann hier beiseite gelassen werden; bleiben wir aber sonst bei der Verwornschen Definition, so würde der weitere regelmäßige Ablauf und Wechsel zwischen Kontraktions- und Expansionsphase nicht so unverständlich sein, denn ich finde die Vorstellung nicht schwer, daß wir einen rein vegetativen Vorgang in den Zellen sich vor uns abspielen sehen, der als funktionellen Ausdruck eine rhythmische Kontraktion liefert. Der Reiz zu dem Wechsel zwischen Kontraktion und Expansion läge allein in dem Bedürfnis der Zelle, das chemische Gleichgewicht ihrer Bestandteile aufrechtzuerhalten. Änderungen der Kontraktionsweise würden demnach ceteris paribus dadurch ausgelöst werden können, wenn der Zelle Stoffe angeboten würden, welche eine Modifikation oder Alteration ihres chemischen Gleichgewichtes bedingen könnten. Das ist nun ja der Fall z. B. mit den Herzgiften, aber wir brauchen noch nicht einmal so weit zu gehen: Änderung der Blutbeschaffenheit durch Beimengungen verschiedenster Stoffwechselprodukte des Körpers verändern auch die Kontraktionsweise des Herzens. Wir haben damit keine anderen Verhältnisse, als wenn wir die amöboiden Bewegungen der weißen Blutkörperchen beobachten: auch hier vollzieht sich ein rhythmischer Wechsel zwischen Kontraktion und Expansion zwar nur eines Teiles der Zelloberfläche — der Unterschied kommt hier nicht in Betracht — aber doch auch lediglich auf Veranlassung einer chemischen Reizung. Wir kennen sogar Faktoren (Reagentien), welche geeignet sind, den

Bewegungsvorgang der Lymphkörperchen günstiger oder ungünstiger zu gestalten. Das spielt hier die Hauptrolle: von einem Nerveneinfluß, als einem unbedingt nötigen ursächlichen Faktor, wird kein Mensch bei der rhythmischen Bewegung, dem regelmäßigen Wechsel zwischen Zusammenziehung und Ausdehnung eines Leukocyten sprechen, sondern allein von chemischen Reizen, die von der Umgebung aus wirksam werden. Darin haben wir das Vergleichsmoment: genau so kann sich die rhythmische Kontraktion der Herzmuskelzellen vollziehen ebenfalls ohne die ständige Beeinflussung durch Nervenbahnen. Die aus den Verwornschen Resultaten abzuleitenden Folgerungen stehen also durchaus nicht im Widerspruch mit den auf anderem Wege gewonnenen Beweisgründen der Leipziger für die Automatie des Herzmuskels. Ja, wir können eigentlich wohl sogar so weit gehen und umgekehrt sagen: die rhythmische Kontraktion des Herzens ist leichter zu deuten und zu verstehen, als die willkürliche der Skelettmuskulatur. Bei dieser soll erst nachgewiesen werden, wodurch wird ihre kontraktile Substanz dazu gebracht, daß ihre Moleküle das Bedürfnis empfinden, sich mit den Kernstoffen sättigen zu wollen! Eine besondere Erklärung erforderte eigentlich nicht die Herz- sondern die willkürliche Körpermuskulatur.

Wenn auf diese Weise die rhythmische Bewegung der Ausdruck eines chemischen Vorganges ist, so ist es wohl auch nicht weiter unverständlich, daß dieser Vorgang bei Gegenwart adäquaten Nährmaterials eine gewisse, bestimmte, regelmäßige Zeit erfordert. Wenden wir das aufs Herz an, so heißt es: die rhythmische Kontraktion ist der Ausdruck des eben skizzierten chemischen Vorganges im Innern der Muskelzelle; wird dem Herzen das notwendige Nährmaterial regelmäßig in richtiger Menge und Beschaffenheit zugeführt, so wird zur Sättigung der kontraktilen Substanz mit Kernstoffen, wie zur Sättigung der so veränderten Substanz mit Sauerstoff etc. eine im Mittel für jedes Individuum feststehende, aber bestimmte Zeit erforderlich sein, mit anderen Worten, da uns besonders die Kontraktionsphase auffällt, in einer bestimmten Zeit erfolgt eine bestimmte Zahl von Zusammenziehungen. Auf diese Weise hängt also die Frage nach der Frequenz der Herzkontraktionen eng zusammen mit der Frage der Automatie des Herzmuskels.

Damit sind wir nun allerdings aber auch am Ende. Wenn wir uns so den Begriff der Frequenz unter normalen Verhältnissen etwas näher bringen und verständlich machen können, so geraten wir bei dem Versuche, die Änderungen der Frequenz auf diesem Wege unserer Erkenntnis zugänglicher zu machen, gleich in ein Labyrinth von Möglichkeiten. Bedenken wir nur auf der einen Seite die Qualität des Nährmaterials fürs Herz und seine Änderungen, so bedeutet schon der Versuch, sie überhaupt namhaft zu machen, eine völlige Resignation; er umschließt noch eine ganze Kette von Problemen; zwar kennen wir ja gewisse Krankheiten, bei denen eine Änderung dieses Faktors eintritt, aber die Stoffe, welche man verantwortlich machen darf, sind doch noch nicht bekannt. Was verschlägt demgegenüber die Aufzählung der direkten Herzgifte, obgleich sie noch die bekanntesten Stoffe darstellen? Auf der anderen Seite könnten trotz des Vorhandenseins von günstigem Ernährungsmaterial anatomische Läsionen der Muskelzellen die Störung bedingen und zwar so, daß die Zelle nicht im stande ist, sich die brauchbaren Stoffe anzueignen. Auch da versagen unsere Kenntnisse: diese Feinheiten des Zellstoffwechsels harren noch der Lösung.

Einmal fehlen uns also die notwendigen Vorkenntnisse gänzlich, dann aber würden, auch wenn wir in unserem Können weiter wären, diese theoretischen Erfahrungen kaum einen praktischen Nutzen zeitigen, denn wie sollte es uns gelingen, in jedem Einzelfall uns für oder gegen die eine oder andere Möglichkeit zu entscheiden? Wir müssen uns daher, finde ich, daran genügen lassen, einmal erst feststellen bezw. es beweisen zu können, daß die normale Frequenz der Herzkontraktionen unter gewissen Bedingungen eine Funktion des eigentlichen Muskelparenchyms darstellen kann. Hierzu wollte ich einen kleinen Beitrag liefern und war das der Grund, weshalb ich die Frage berührte Im ganzen, bin ich der Meinung, dürfen wir, auch wenn uns in den Einzelheiten eine strenge Beweisführung nicht gelingt, es einfach als Tatsache registrieren, daß die Herzmuskelzellen die spezifische physiologische Eigenschaft besitzen, eine rhythmische Bewegung mit gewisser zeitlicher Abhängigkeit derselben zu liefern. Wir können ja auch andere feststehende physiologische Eigenschaften desselben Gewebes nicht deuten, z. B. die Fähigkeit, den motorischen Reiz fortzuleiten; und sehen wir uns weiter um, fehlt uns ja auch eine Erklärung dafür, weshalb die Leberzellen Galle, die Nierenepithelien Urinbestandteile absondern und nicht etwa andere Körper.

Was nun aber speziell die klinische Beurteilung der Frequenzsteigerung an unseren myocarditischen Herzen anlangt, so verspreche ich mir vielmehr einen praktischen Nutzen von einem anderen Wege, nämlich durch die Feststellung des Verhältnisses der Frequenz zu den übrigen Faktoren der Herztätigkeit. Ich will das hier nur andeuten, aber nicht weiter ausführen; da es sich um rein physiologische Fragen handelt, gehört es streng nicht hierher und behalte ich mir die Ausführung deshalb für eine andere Stelle vor.

In den vorstehenden Kapiteln hatte ich nachzuweisen gesucht, wie wir uns Störungen der Herzfunktion und einiger der klinischen Beurteilung zugänglicher Erscheinungen an der arteriellen Strombahn aus den unter dem Mikroskop zu verfolgenden anatomischen Läsionen des spezifischen Organparenchyms des

Herzens zwanglos erklären können, ohne auf nicht strikt zu beweisende, abseits liegende Faktoren zurückgreifen zu müssen. Der Versuch ist ja, wie ich schon anführte, keineswegs neu, die Durchführung des Gedankens war aber nie vollständig genug geworden. Den Grund dafür glaube ich in dem Umstande suchen zu müssen, daß bei Beurteilung der funktionellen Leistungsfähigkeit der Herzmuskulatur und ihrer Eigentümlichkeiten nirgends das nötige Gewicht gelegt ist gerade auf das zeitliche, qualitative und quantitative Zusammentreffen der verschiedenen anatomischen Alterationen. Die Kombination dieser Faktoren bedeutet eins der allerwesentlichsten Momente, das wir bei unserem Vorhaben zu bedenken haben. Wenn dessen Zweck zunächst und in erster Linie auch der theoretischen Erkenntnis zu dienen hat, so ist damit doch auch ein bedeutender praktischer Nutzen für die Klinik und Praxis verbunden, weil das gesamte ärztliche Handeln in erster Linie durch die Kenntnis von dem Ablauf eines pathologischen Prozesses und seiner einzelnen Momente geleitet wird.

II. Abschnitt.

Klinische Erscheinungen als Ausdruck der Lokalisation der geweblichen Veränderungen in der Herzmuskulatur.

7. Kapitel.

Die Lokalisation der zirkumskripten anatomischen Prozesse.

Ich sagte eben, daß in sehr zahlreichen Fällen eine Kombination von verschiedenen anatomischen Alterationen der Muskelsubstanz in ihrem wechselnden, gegenseitigen Mengenverhältnis den Schlüssel zur Erklärung liefert dafür, wie die Aktion des Herzens beeinflußt wird. Genau das Gleiche gilt nun auch für die weiter zur Erörterung kommenden Punkte; nur erweitert sich der Kreis der Betrachtungen dahin, daß mit diesen bisher abgehandelten Verhältnissen gleichzeitig die Lokalisation der geweblichen Veränderungen innerhalb der Herzwandungen zu beachten ist.

Anatomisch kennen wir die Tatsache, daß die Produkte entzündlicher Vorgänge, im floriden oder abgelaufenen Stadium keineswegs das gesamte Herz als diffuse Erkrankung befallen brauchen — wohlverstanden habe ich stets dabei die Kombination der Veränderungen im Auge — sondern sich sehr häufig auf umschriebene Bezirke des Herzens beschränken. Dies kann nach zwei Richtungen hin vorkommen: einmal können die anatomischen Prozesse sich vorzugsweise an einem Herzabschnitt abspielen — es sind das Zustände, die man bei der sogenannten partiellen Dilatation findet — oder zweitens können die anatomischen Prozesse sich allein oder doch besonders hervorragend an zirkumskripten Stellen der Herzwandungen zeigen.

Die mit partieller Dilatation in Zusammenhang stehenden Erscheinungen kann ich hier völlig übergehen: sie lehnen sich ganz einfach an die bisher besprochenen an und würde ihre Besprechung nur eine Wiederholung des bereits Gesagten bedeuten. Ungleich wichtiger sind dagegen die Erscheinungen, wenn es sich um die Gegenwart von zirkumskripten, umschriebenen krankhaften Gewebsänderungen innerhalb einer oder mehrerer Herzhöhlen handelt.

Klinisch steht es fest, daß eine Reihe von Symptomen bei Herzkranken existiert, welche sich mit der Annahme einer totalen oder partiellen Dilatation, oder auch durch Zuhilfenahme anderer Faktoren nicht befriedigend erklären lassen und daraus entsteht die Frage, besteht etwa zwischen den zirkumskripten anatomischen Veränderungen der Wandmuskulatur und den erwähnten Symptomen ein Zusammenhang? Dieser Frage will ich im folgenden näher treten.

Für die schon lange bekannte Tatsache, daß anatomische Prozesse an umschriebenen Stellen der Herzwandungen Spuren von sich hinterlassen, führe ich als Beispiel nur an Schwielenbildung in der Gegend der Herzspitze bei Verschluß des Ramus descendens anterior der linken Kranzarterie. Unter Umständen gehört hierher ja auch die Bildung von Abszessen, doch will ich von diesen Vorkommnissen absehen. Eine Erweiterung unserer Kenntnisse lieferte dann Köster[1]), der nachwies, daß bei der „fleckigen“, „schwieligen“ Myocarditis die restierenden Narben mit Vorliebe an bestimmten Stellen der Kammerwand zu finden waren, so sehr, daß man von Lieblingssitzen reden durfte. Köster hatte besonders diese mit Schwielenbildung endigenden Fälle im Auge, bei der Untersuchung früherer Stadien desselben Prozesses wäre statt Schwiele natürlich der jeweilige Befund zu setzen: verschieden weit vorgeschrittene muskuläre Nekrobiose oder auch Nekrose, Rundzelleninfiltrationen etc. Das ist klar.

Die Köstersche Mitteilung über die Lieblingslokalisation entzündlicher Herde wurde von den Leipzigern: Krehl, Romberg, Kelle[2]) bestätigt, im übrigen aber von den letzteren die gesamte Lehre von der Lokalisation entzündlicher Prozesse im Herzmuskel erheblich gefördert, einerseits durch den Nachweis, daß häufig

---

[1]) Köster, Bonner Programm. 1888.

[2]) l. c.

genug die Entzündung — d. h. in ihrem Sinne die interstitiellen Prozesse — überhaupt nur an einzelnen, durchaus nicht immer großen Stellen der Herzgegend auftreten brauchte, so daß diese erst bei genauester Durchmusterung gefunden werden können, andererseits gefördert durch genaue Registrierung des Sitzes dieser Herde. Diese Arbeiten stellen, soweit ich sehe, die wesentlichen Etappen auf dem Wege zur Lösung unserer Frage dar. Es sind noch einige andere Arbeiten zu erwähnen, sie bieten aber nichts wesentlich Neues, wenn sie auch an sich wertvolles Material für Einzelheiten enthalten: z. B. die von Riegel, Hochhaus etc.

Im früheren Abschnitt habe ich die anatomischen Resultate vollauf bestätigen können, ich hatte dann auch darauf hingewiesen, daß selbst bei allgemein wirkender, von der arteriellen Bahn dem Herzmuskel zugeführter Schädlichkeit, die gewebliche Reaktion in ihren verschiedenen Formen doch stets zuerst in einzelnen Herden auftreten kann oder auftritt. Die Art der Weiterentwickelung des Prozesses, ob er Neigung zeigt zur einseitigen stärkeren Ausbildung einzelner Herde inmitten verhältnismäßig wenig oder gar nicht veränderter Muskulatur oder ob er Neigung hat zum Konfluieren der Herde und zu diffuser Verbreitung, das hängt von einer Reihe anderer Faktoren ab, unter denen die Art, wie die Schädlichkeit einwirkt, eine der ersten Rollen spielt.

Jedenfalls steht die Neigung zu herdförmiger, zirkumskripter Erkrankung des Herzmuskels selbst bei allgemein wirkender Schädlichkeit fest. Ich hatte dann später noch den Begriff zirkumskript, so weit er für klinische Zwecke in Frage kommt, genauer definiert, und hatte ausgeführt, daß es im allgemeinen klinisch gleichgültig ist, ob ein Erkrankungsherd inmitten gesunder Muskulatur gelegen ist, oder ob an umschriebenen Stellen ein an sich diffuser Prozeß besonders große Dimensionen, oder auch eine schnellere Weiterentwickelung zur endlichen Degeneration genommen hat und schließlich hatte ich wiederholt darauf hingewiesen, weil nirgends hierauf genügend geachtet war, daß zur Beurteilung der Leistungsfähigkeit erkrankter Wandpartien die Kombination verschiedener schwächender Momente zu berücksichtigen sei. Wenn schon sonst, so gilt dies nicht zum wenigsten hier, wo es sich um die Festlegung der Tatsachen handelt, ob eine bestimmte Wandstrecke in ihrer Kraft hinter dem übrigen Teil der Wand zurückbleibt. Das allgemeine anatomische Material, sowie die Überlegungen, welche aus diesem zuletzt rekapitulierten Satze folgen, sind genau dieselben, wie sie wiederholt bisher benutzt sind, und kann ich deshalb über eine genauere namentliche Aufführung derselben hinweggehen.

Das wären für unsere jetzige Frage die Unterlagen, welche durch die pathologisch-anatomische Untersuchung geliefert wurden und ausführlich besprochen sind. Für die physiologische, klinische

Verwertung ist aber noch ein fernerer äußerst wichtiger Faktor notwendig: wenn wir nämlich bestimmen wollen, welchen Einfluß zirkumskripte anatomische Prozesse auf die Tätigkeit der Kammerwände ausüben können, so müssen wir vor allen Dingen erst überhaupt die normale Funktion der einzelnen Muskelpartien kennen. Mit den bis dahin, als jüngsten, vorliegenden Resultaten Krehls über den Aufbau der Herzwandungen war nichts anzufangen: hat doch dieser Autor selber ausdrücklich auf die Möglichkeit verzichtet, seine eigenen Ergebnisse in dieser Richtung zu verwerten.

Sagt er doch[1]): „der Einfluß der Muskelveränderungen auf die Leistungsfähigkeit könnte auf zwei Momenten beruhen: einmal auf dem Sitz der Degeneration. Hier wäre der ideale Standpunkt, das Urteil mit Hilfe eingehender Kenntnisse der Herzmuskelfaserung zu fällen. Man könnte sich das Verhältnis ähnlich, wie im Gehirn denken: Herde an bestimmten Stellen würden besonders schwere Folgen haben. Leider reichen die vorhandenen Kenntnisse nicht aus, um zu beurteilen, ob die Verhältnisse so liegen" . . . . „Oder man könnte sich denken, daß weniger der Sitz, als die Ausbreitung der Bindegewebsherde in Betracht kommen. Es ist nun a priori wahrscheinlicher, daß ausgedehnte Veränderungen das Herz stärker schädigen, als räumlich beschränkte; indessen, ob die Störung der Leistungsfähigkeit eine reine Funktion der Ausdehnung dieser Ausfallsherde ist, könnte nur durch zahlreiche Messungen entschieden werden und zur Vornahme solcher ist die Methode noch nicht genau genug."

Darin hat Krehl seinen förmlichen Verzicht ausgesprochen, auch ganz neuerdings (im Nothnagelschen Handbuch) hat derselbe Autor, wie ich sehe, seinen Standpunkt nicht ändern können. Die hier klaffende große Lücke, glaube ich, im Prinzip wenigstens, nun durch meine eigenen Untersuchungen über den Aufbau der Herzwandungen (I. Teil dieser Arbeit) schließen zu können und zwar so, daß wir Schritt für Schritt unter Zugrundelegung des pathologischen Materials, welches wir unter den oben noch einmal zusammengefaßten Grundsätzen gewonnen haben, uns den Einfluß zirkumskripter Erkrankungsherde geradezu konstruieren können. Wir brauchen dazu nicht, wie Krehl in dem eben zitierten Ausspruch es will, Messungen oder Änderungen der Untersuchungsmethode, sondern nur eine Einreihung der pathologisch-anatomischen Befunde in ein bestimmtes Schema, das sich ohne weiteres aus der Zergliederung des normalen Herzmuskels ergibt.

Dadurch bestimmen wir, welche unter den eine gewisse Einheit bildenden Muskelgruppen pathologische Veränderungen erlitten haben und wir haben dann nichts

[1]) Krehl, Zur Pathologie der Herzklappenfehler. (Arb. aus der med. Klinik zu Leipzig, Seite 212.)

weiter nötig, als zu konstruieren, welchen Einfluß ihre gestörte Funktion auf die als Synergeten anzusehenden anderweitigen Gruppen resp. die Funktion des von ihnen versorgten Organabschnittes auszuüben im stande ist. Das Schlußresultat dieser Konstruktion muß uns das klinische Symptom liefern. Daß zum Teil eine erhebliche Mannigfaltigkeit zu Tage treten kann, darf uns nicht abschrecken, kann auch sicher keinen Gegengrund gegen die Richtigkeit dieses Vergehens liefern.

Das ist das Neue, zugleich der Weg, der uns in Zukunft noch manchen wertvollen Fingerzeig liefern kann. Da es sich also um neue Unternehmungen handelt, die bisher nicht haben gewagt werden können, so werden sie das Schicksal aller derartigen Erklärungsversuche teilen, daß sie nichts Fertiges und Abgeschlossenes bieten, sondern unter allen Umständen der Vervollkommnung und Weiterbildung bedürfen. Das kann ich ruhig bekennen, daß ich zur Stunde nichts weiter, wie höchstens einen Grundriß bieten kann, doch bin ich ob dieser Unvollkommenheit keinen Augenblick wegen der Richtigkeit des Prinzips im Zweifel. Mein Material ist nur erst ein kleines an Zahl; die hier benutzten Erkrankungen stellen zwar keine Seltenheiten dar, aber doch nicht jeder Fall ist zu verwerten: es spielt selbst der Zufall hier noch eine Rolle. Eine große imposante Statistik bringe ich demnach nicht bei. Darin suche ich aber auch garnicht den Wert der Beweisführung, was würden wir z. B. mit der Erklärung wirklich seltener Vorkommnisse anfangen, solche dürften dann ja überhaupt nicht mit einigermaßen Aussicht auf Erfolg unternommen werden! Ich glaube, einen festeren Rückhalt für meine Beweise zu besitzen, als es große Zahlenreihen mit der Möglichkeit verschiedener Auslegung je gestatten, und diesen Rückhalt geben die festen, leicht übersichtlichen Gesetze der normalen Anatomie: von ihnen gehe ich aus, auf sie greife ich zurück. Wer mich also widerlegen will, muß vor allen Dingen nachweisen, daß meine Resultate über den normalen Bau der Herzmuskulatur irrige sind. So lange die jedoch anerkannt werden müssen, bleibt mir immer die Basis für die folgenden pathologischen und klinischen Erklärungen erhalten und damit das Prinzip, von dem ich oben sprach.

Gerechtfertigt ist die Anwendung der Gesetze auf alle Fälle schon dadurch, weil wir keine hinreichenden Deutungen über viele Vorkommnisse besitzen oder aber für einige mehrere Möglichkeiten, ohne daß wir uns bestimmt für die Richtigkeit der einen oder anderen zu entscheiden vermöchten. Wo wir daher nichts Neues erfahren werden, erhalten wir doch eine größere Sicherheit: wenn ich das auf einem bisher unversuchten Wege erreiche, so kann das der Sache selber nur zum Nutzen gereichen.

Da also die Resultate der normalen Anatomie für die uns interessierenden Fragen noch nicht verwendet sind, so bin ich schon gezwungen, ausführlicher auf sie einzugehen.

Krehl hat mit seiner Methode, das gesamte Herz durch Horizontalschnitte in 1 cm dicke Scheiben zu zerlegen und jede einzelne Scheibe mikroskopisch zu untersuchen, der qualitativen Erkenntnis, ob ein Herzmuskel anatomisch erkrankt ist, unzweifelhaft zu großen Fortschritten verholfen. Ich hatte früher angegeben, daß ich einen modifizierten Weg gewählt habe, der im Prinzip mit dem Krehls übereinstimmt, indem gleichfalls die Durchmusterung des gesamten Herzmuskels nach seiner Zerlegung in kleine Stücke gefordert wird. Der Unterschied besteht nur darin, daß ich die Kammern in Längsstreifen, in der Richtung von der Basis zur Spitze hin teilte. Diese Modifikation erscheint mir aber sehr wichtig: sie nämlich ermöglicht es uns, worauf es jetzt ankommt, eine bessere Verwendung der gefundenen qualitativen geweblichen Änderungen für die topographische Diagnose der Herzmuskelerkrankungen.

Die normale Anatomie hatte uns gelehrt, daß funktionell zusammengehörige Muskelzüge wesentlich von der Basis zur Spitze hin verlaufen und deshalb bleiben bei der von mir gewählten Methode die eben genannten Partien besser und übersichtlicher im Zusammenhange; wenn wir dann von jedem Streifen wieder Stellen in dem von Krehl geforderten Abstande von ca. 1 cm mikroskopisch untersuchen, so haben wir zwei Vorteile in der Hand: erstens die wohl genügend ausführliche Durchmusterung der Herzwand nach der qualitativen Seite, zweitens aber die leichtere Möglichkeit zur Bestimmung, welche Muskelzüge und an welcher Stelle sie histologische Abweichungen besitzen, wobei funktionell wichtige Verbindungen zwischen den Lamellen behufs spezieller, genauerer Untersuchung geschont werden können. Meine Methode ist eben ganz von selbst durch die Art des Aufbaues der Herzwand diktiert. Außerdem besitzt sie aber noch einen anderen Vorteil.

Ganz allgemein ist bei der Obduktion des Herzens die von Virchow eingeführte Schnittführung üblich. Soviel steht heut zu Tage unwiderleglich fest, daß dieselbe für die Erkennung von Herzmuskelerkrankungen bei weitem nicht ausreicht. Köster rät (l. c.), um die „Schwielen“ bei der Myocarditis besser zu erkennen, bei uneröffnetem Herzen Flachschnitte an den Kammern auszuführen. Ein lehrreiches Beispiel, wie man vielleicht etwas mit Kösters Methode erreicht, mit der Virchowschen Schnittführung aber ohne weiteres nicht das Wesentlichste gefunden hätte, ist mir das früher besprochene Herz des Kanzleidieners Sch. Es besaß eine große Schwiele (zentral gelegen), die vom Peri- wie Endocard durch makroskopisch anscheinend unveränderte Muskulatur geschieden war, also nirgends durchschimmerte;

andererseits lag sie in der hinteren Wand des linken Ventrikels, entsprechend der Insertion des hinteren Papillarmuskels, der wohl stets erst auf besondere Veranlassung hier incidiert wird. Tatsache ist, daß bei der Virchowschen Schnittführung, die zur Anwendung gelangte, nichts von der Schwiele auf der Schnittfläche zu entdecken war und in Wirklichkeit ist sie auch dem Obduzenten entgangen.

Nun ist meine Zerlegung des Herzens mit dieser allgemein bekannten und geübten Sektionsmethode des Herzens leicht zu vereinigen: man zerlegt die Kammern in Längsstreifen, wie ich eben beschrieb, läßt dieselben aber am Atrioventrikularring im Zusammenhang. Man kann dann jeden Augenblick durch Aneinanderlegen der Streifen sich die ursprüngliche Konfiguration des Organs wiederherstellen, aber auch jede Stelle der Kammerwand viel genauer in Augenschein nehmen, wie es sonst möglich und üblich ist; es ähnelt die Methode etwa der Art, wie das Gehirn obduziert wird. Auf der anderen Seite ist für eine genauere mikroskopische Untersuchung nichts verdorben: qualitativ natürlich nichts, für die Topographie aber ebensowenig etwas, da man jeden Augenblick durch Zusammenlegen der Streifen die nötigen Bedingungen rekapitulieren kann, sofern die Situation nicht überhaupt schon ohnehin übersichtlich genug ist. Ich bin der festen Überzeugung, daß bei Anwendung dieser Methode manche makroskopische Sektionsdiagnose anders lauten würde, wie bisher.

Gehen wir nach dieser Methode vor, so ist es ein Leichtes, die gefundenen pathologischen Abweichungen nach ihrem Fundorte zu rubrizieren. Die Benennung der einzelnen Herzabschnitte bezw. der einzelnen Lamellensysteme ist zum Teil althergebracht, zum Teil von früheren Autoren vervollständigt; für die wenigen noch fehlenden Stellen habe ich Vorschläge im ersten Teil dieser Arbeit gemacht. Für die folgende Besprechung lehne ich mich unmittelbar an die dort gemachten Ausführungen an und unterscheide zunächst, um es kurz zu widerholen, am linken Ventrikel den Spitzenabschnitt oder interpapillaren, zweitens den Basisabschnitt oder suprapapillaren Raum.

Im ersteren waren die spezifischen Wandbezirke: die beiden Papillarmuskeln, von denen jeder zwei Portionen, die von mir so bezeichnete trabekuläre und intramurale Portion, besitzt; ihre Gesamtmasse macht den überwiegenden Teil der gesamten Muskulatur des zugehörigen Kammerabschnittes aus. Verlauf und Ineinanderfügung der Lamellen setze ich als bekannt voraus. Zu achten ist in diesem Abschnitt noch auf die in ihm gelegene intramurale Fortsetzung des hinteren keilförmigen Längswulstes des suprapapillaren Raumes. (Tafel I, Fig. 2.) Außer diesen Teilen sind hier zu berücksichtigen die muskulären Verbindungen der genannten Lamellensysteme mit denen des Basisabschnittes und zwar mit der trabekulären Portion des hinteren keilförmigen Längswulstes, zweitens die Verbindungszüge des hinteren (rechten) Randes der trabekulären Portion des hinteren Papillaren mit dem hinteren Septumrande.

Am suprapapillaren Raume unterscheide ich die trabekuläre Schicht: als spezifische Bildungen derselben den hinteren keilförmigen Längswulst mit seiner nach hinten und oben gerichteten Fortsetzung (Bildung des hinteren Aortenwulstes), zweitens den vorderen Längswulst und die von ihm gelieferte Bildung des vorderen Aortenwulstes. (Tafel I, Fig. 2 u. Tafel III. Fig, 4.) Dazu kommt als mächtigste Schicht die Ringschicht mit ihrem Übergang zu den intramuralen Lamellen des Spitzenabschnittes. (Tafel II, Fig. 3b.)

Besonders zu rubrizieren sind dann die umhüllenden äußeren (subpericardialen), beiden Kammern gemeinsamen Muskelschichten.

Es bliebe noch übrig die vom Septum gelieferte Begrenzung der linken Kammer. (Tafel I, Fig. 1 u. 2.) Im Bereiche des interpapillaren Raumes finden wir einen Längswulst mit Verbindungen zum hinteren Papillarmuskel; ferner die mittlere Schicht (Fortsetzung des Lamellensystems der Papillarmuskeln); dem suprapapillaren Raum entsprechend eine innerste (subendocardiale), zweitens eine mittlere (Fortsetzung der vorhin genannten Ringschicht).

Weitere Einzelheiten brauchen wir für unsere klinischen Beurteilungen zur Zeit kaum zu beachten. Am rechten Ventrikel brauchen wir sogar die Detaillierung noch nicht einmal so weit zu treiben, da, wie wir wissen, für die spezifischen Umformungen des Herzens, wie überhaupt die Gesamtleistung des Herzmuskels der Hauptanteil auf den linken Ventrikel entfällt. Am wesentlichsten ist es hier noch, die Veränderungen zu registieren, ob sie im Ein- oder Ausströmungsteil liegen, dann ob sie der trabekulären oder eigentlichen Wandschicht angehören.

Daß etwaige Klappenläsionen oder endocardiale etc. zu registrieren sind, versteht sich von selbst, ich brauche das hier, wo es sich nur um muskuläre Affektionen handelt, aber wohl nicht im einzelnen auszuführen.

Den Vorschlag zur Einreihung der Befunde in dieses Schema halte ich nun nicht allein für wünschenswert, sondern geradezu für unabweislich notwendig, wenn gewebliche Änderungen der Muskulatur für spezielle klinische Zwecke verwertet werden sollen. Denn, wie ich früher ausgeführt habe, waren bei der Bestimmung, ob und welche Muskelzüge als zusammengehörig anzusehen seien, neben bestimmten anatomischen vorzugsweise physiologische Gründe ausschlaggebend. Das gesamte damalige Resultat führte zu einer zwanglosen Erklärung der experimentell gewonnenen Kenntnisse von der Bewegungs- und Arbeitsweise der Herzkammern, soweit sie sich aus anatomischen Tatsachen überhaupt deuten läßt. Was aber dort von den normalen Verhältnissen galt, muß eo ipso jetzt auch von den pathologischen gelten, die doch nur deshalb pathologische sind, weil durch Störungen in bestimmten Muskelpartien das frühere Bild alteriert ist. Einzig und allein das Wie dieser Alterationen ist unsere nächste Aufgabe; sie zu lösen, kann nur einwandfrei ermöglicht werden, wenn wir uns stets der normalen Bedingungen erinnern.

Nun können wir aus der Literatur zur Vermehrung unseres Materials immerhin eine Reihe von Arbeiten verwenden. Da sie aber natürlich nicht Rücksicht nehmen können auf die von mir gelieferte Einteilung der Lamellensysteme, so habe ich zunächst die Verpflichtung, zu untersuchen, ob und wie ihre Angaben sich in mein Schema einreihen lassen: erst dann bin ich im stande, die eigenen Befunde mit ihnen vergleichen zu können.

Zunächst die Verhältnisse am linken Ventrikel.

Köster bezeichnet in seiner oft zitierten Arbeit als Lieblingssitze der Myocarditis in der linken Kammer vier Stellen: 1) die Papillarmuskeln (wobei er ausdrücklich betont, daß nur deren eigentliche Substanz berücksichtigt sei, nicht die sehnige Verdickung ihrer Spitzen); 2) die der Herzspitze näher liegenden zwei Drittel der Vorderfläche des linken Ventrikels und 3) fast noch häufiger die Hinterfläche des linken Ventrikels, hier aber mehr die dem Vorhof näher liegenden zwei Drittel; 4) Stellen im Septum ventriculorum und zwar mehr in der unteren Hälfte.

Ich habe Kösters Angaben an die erste Stelle gesetzt, weil sie durchweg bestätigt und von allen Autoren einfach übernommen sind. So veröffentlicht Riegel einen hergehörigen Fall, Fräntzel führt einfach Kösters Sätze an etc. Wenn nun Köster von Lieblingssitzen der Myocarditis redet, so hat er vorzugsweise eine bestimmte Form der Entzündung im Auge, nämlich die von ihm sogenannte „fleckige oder schwielige“ Myocarditis. Die Leipziger Autoren[1]) (die unter Benutzung der genaueren Krehlschen Methode arbeiteten) fanden nun, wie schon bekannt, bei verschiedenen anderen Herzmuskelerkrankungen in einer sehr großen Zahl derselben ebenfalls entzündliche Prozesse zum Teil in diffuser, zum Teil in Herdform innerhalb der Kammerwände. Bemerkenswert ist, daß im ganzen ihr Urteil über die Lokalisation der entzündlichen Herde sich mit dem Kösters deckt. So ist dies das Ergebnis von Kelles Untersuchungen über „primäre chronische Myocarditis“; dann sagt Krehl („idiopathische Herzmuskelerkrankungen“ Seite 189): „anatomische Veränderungen des Herzmuskels haben zwar Prädilektionsstellen, liegen aber im

---

[1]) Krehl, Romberg, Kelle l. c.

übrigen so regellos, sind in ihrer Ausbreitung so unberechenbar" etc. . . . und ferner („zur Pathologie der Herzklappenfehler" Seite 208) „die genannten (Entzündungs-) Herde sind in der Muskulatur beider Ventrikel vorhanden, sie sind im linken zahlreicher, als im rechten; sie sind am reichlichsten in den Papillarmuskeln und in den inneren Längsbündeln vorhanden, ferner in den Außenschichten der Vorder- und Außenwand des linken Ventrikels, ohne jedoch — und das ist ausdrücklich zu bemerken — an den anderen Stellen, z. B. in der Scheidewand völlig zu fehlen. Ferner finden sich sehr ausgedehnte, doch mehr diffuse Bindegewebsvermehrungen an der Basis des linken Ventrikels, dicht unter dem Atrioventrikularring, sie hängen mit diesem zusammen und gehen durch die ganze Dicke der Kammer hindurch." Später sagt er zusammenfassend (Seite 212): „Immerhin ist es sehr wichtig, daß Rühle und Köster in ihren Fällen von Myocarditis die Herde ähnlich angeordnet und verteilt fanden, wie wir an unseren Herzen."

Daß Krehl seine Worte zum Teil anders faßt und die Hauptfundstätten der Herde anders bezeichnet, hat seinen Grund entschieden in seiner eigenen — früher dargestellten — Auffassungsweise vom Bau des Herzmuskels; seine Worte lassen aber nach meiner Ansicht, auch wenn man das letzte Zitat unbeachtet ließe, keinen Zweifel, daß er im Wesen mit Köster übereinstimmt.

Zunächst: es bedarf weiter keiner Auseinandersetzung, daß das, was Köster die eigentliche Substanz der Papillarmuskeln nennt, identisch ist mit meiner trabekulären Portion der Papillaren, denn bisher hat, außer mir, niemand den Begriff Papillarmuskel weiter ausgedehnt, als eben nur auf die bekannten kegelförmigen Erhebungen der Muskulatur auf der Innenfläche der Kammern, welche den Sehnenfäden der Klappen zum Ansatz dienen. Jeder etwaige Zweifel wird aber gehoben durch Kösters Schilderung selber, indem er gesondert davon die Herde in der Kammerwand bespricht und sagt: „so wird man sich überzeugen, daß es diejenigen Stellen sind, an welchen die beiden Papillarmuskeln in die Wandmuskulatur übergehen, sei es mit breiter Basis, sei es in Form von dichten, meist breiten Trabekeln." Er stellt also Papillarmuskeln und die übrige Wandmuskulatur in den bis dahin gewöhnlichen Gegensatz.

Genauer will aber der unter 2 genannte Sitz der Herde betrachtet sein: „die der Herzspitze näher liegenden zwei Drittel der Vorderfläche des linken Ventrikels." Zur Ergänzung ist hinzuzufügen, daß Köster an anderer Stelle (bei Rühle) betont, daß bei geringer Zahl und Ausdehnung die myocarditischen Flecke oberflächlich zu liegen pflegen, „findet man auch in der Tiefe der Ventrikelmuskulatur fibröse Herde, so hat man es in der Mehrzahl der Fälle schon mit einer verbreiteteren Myocarditis zu tun."

Das heißt also, eine grundsätzliche Verschiedenheit im Wesen des Prozesses ist durch die Lage der Herde in den oberflächlichen oder tiefen Schichten der Kammer nicht bedingt, wie das ja auch sonst feststeht. Die obigen ergänzenden Mitteilungen Kösters haben immerhin für uns einige Bedeutung.

Wenn Köster allgemein von den der Herzspitze näher liegenden zwei Dritteln des linken Ventrikels spricht, so kann damit nichts anderes gemeint sein, als das, was ich Wand des Spitzenteils oder des interpapillaren Raumes genannt habe. In Wirklichkeit steht dieser Raum mit seiner Höhe in dem angegebenen Verhältnis zur Gesamthöhe der linken Kammer. (Tafel I, Fig. 2, Tafel II, Fig. 3a.) Nun betont er, daß der Lieblingssitz der Flecke auf der Vorderfläche dieser Partie sich befindet; das würde nach meinem Schema in Verbindung mit dem vorhin erwähnten Kösterschen Zusatz heißen: nur ganz oberflächlich gelegene, höchstens wenige Millimeter Tiefendurchmesser haltende Herde liegen in der Muskelschicht, welche ich als umhüllende, beiden Kammern gemeinsam angehörige Schichten bezeichnet habe; überschreiten sie den genannten Tiefendurchmesser oder liegen sie an sich etwas tiefer, so befinden sie sich in den zum Papillarmuskelsystem gehörigen Lamellen der eigentlichen Kammerwand, also je nach der Stelle — von der Herzspitze an gerechnet — in der intramuralen Portion des hinteren Papillaren, der intramuralen Portion des hinteren keilförmigen Längswulstes des suprapapillaren Raumes oder in der intramuralen Portion des vorderen Papillarmuskels. (Tafel II, Fig. 3b.) Eine genauere Lokalisationsbestimmung ist nach Kösters Worten ausgeschlossen, aber für allgemeine klinische Zwecke auch nicht von großem Belang, wie wir sehen werden.

Nach meinen eigenen Untersuchungen kann ich hinzufügen, daß ich, allerdings nach genauer mikroskopischer Durchmusterung, keineswegs den Eindruck habe, als säßen die Herde nur erst bei größerer Intensität der Myocarditis in der Tiefe; vielmehr habe ich äußerlich, also in den oberflächlichen Lagen oft nichts von Herden finden können, in der Tiefe, d. h. also in den Lamellen des eigentlichen Papillarmuskelsystems dagegen eine recht stattliche Zahl kleiner und mittelgroßer Herde bei an sich durchaus nicht großer allgemeiner Ausdehnung der „Myocarditis" im Sinne Kösters.

Doch das nur nebenbei. Hier interessiert uns ja nicht die Frage, was kommt am häufigsten vor, sondern lediglich die: wenn Herde vorhanden sind, welche klinischen Erscheinungen resultieren dann aus ihrer bestimmten Lokalisation. Wenn ich dabei von Prädilektionsstellen ausgegangen bin, oder richtiger gesagt, ausgehen mußte, so liegt der Grund darin, daß ich gern vorhandene Literaturangaben benutzen wollte, die mir aber erst förderlich sein können, wenn ich sie mit meinen Befunden in Einklang setze und dadurch vergleichbar mache.

Bisher also haben wir gefunden, daß die unter 1 und 2 bei Köster genannten Lieblingssitze Teile des Papillarmuskelsystems an verschiedener Stelle betroffen haben. Am zwanglosesten schließt sich hier gleich die unter 4 genannte Lokalisation an: nämlich die der Spitze nahe liegende Hälfte des Septum. Auch diese Stelle müssen wir mit zum Papillarmuskelsystem rechnen; denn wie ich früher darlegte, besteht die mittlere Schicht des Septum zum allergrößten Teil, die unterste Spitze desselben fast in ihrer ganzen Masse, lediglich aus den fächerförmigen Ausstrahlungen und Ausbreitungen der Papillarmuskellamellen. (Tafel II, Fig. 3a u. 3b.) Somit haben wir als Endergebnis, daß von den vier Lieblingsstellen der Myocarditis im linken Ventrikel allein drei die Lamellen des Papillarmuskelsystems, wenn auch an verschiedenen Stellen, okkupieren!

Es bleibt übrig, den genaueren Ort für die unter 3 aufgeführte Prädilektionsstelle zu bestimmen. Köster sagt: die Hinterfläche des linken Ventrikels und zwar mehr die dem Vorhof näher liegenden zwei Drittel der Kammer. Aus dieser Bezeichnung sind an sich wenig Anhaltspunkte dafür zu gewinnen, welche Muskelzüge hauptsächlich betroffen zu sein pflegen, und trotzdem scheint mir, ganz abgesehen davon, daß dieser Autor schon von der besonderen Häufigkeit des Vorkommens von Herden an dieser Stelle spricht, aus später zu erörternden Gründen eine genauere Bestimmung wichtig zu sein. Eine Hilfe kommt uns nun dadurch zu statten, daß Köster in seiner Arbeit auf eine Publikation Riegels[1]) aufmerksam macht, welche analoge Verhältnisse bespricht, wie sie in seinen Fällen vorhanden waren. Die genauere, durch Abbildung unterstützte Beschreibung Riegels erlaubt die topographische Bestimmung; vollends, wenn ich den nahezu identischen Befund in dem von mir ausführlich besprochenen Herzen des Kanzleidieners Sch. mit hinzunehme.

In Riegels, wie in meinem Falle handelte es sich um eine größere Schwiele, welche die ganze Kammerwand durchsetzte und die ungefähr in der Höhe sich befand, welche dem sogenannten Insertionspunkte des hinteren Papillarmuskels entspricht, d. h. also der Stelle, wo die intramuralen Lamellen des hinteren Papillarmuskels in die eigentliche Kammerwand eintreten. Die Schwiele besitzt die Eigenschaften, welche Köster in den früher zitierten Worten hervorhob. Da von Riegel angegeben ist, was ich aus meinem Beispiel bestätigen kann, daß nämlich die Schwiele in die Substanz des hinteren Papillarmuskels ausstrahlt, so haben wir Anhaltspunkte genug, um bestimmen zu können, welche Muskelzüge vernichtet worden sind. An der Hand des normalen Bildes (Tafel I, Fig. 2) ergibt sich demnach, daß entsprechend dem „Fußpunkte“ des hinteren Papillaren, je nach dem Umfang der

[1]) Riegel, Zeitschrift für klinische Medizin. Bd. XIV, Heft 4. 1888.

Schwiele, Lamellen der äußeren Umhüllungsschicht, der Ringschicht und des hinteren keilförmigen Längswulstes, zum Teil jedenfalls Bestandteile der intramuralen Portion des hinteren Papillarmuskels, bestimmt aber Züge seiner trabekulären Portion durch Narbengewebe ersetzt sind. Wieweit die Zerstörung genau gegangen ist und welche der genannten Gebilde total zerstört sind, hängt natürlich von den Bedingungen des Einzelfalles ab, und die werden niemals eine konstante Größe repräsentieren: das muß also jedesmal genauer festgestellt werden. Jetzt galt es, die allgemein gehaltenen Notizen Kösters zu präzisieren und für unsere nächsten Zwecke genügen diese Feststellungen.

Daß im Einzelfalle jede andere Stelle von Flecken durchsetzt sein kann, ja daß dies neben der Beteiligung der Prädilektionsstellen möglich ist, steht fest, das braucht nicht besonders hervorgehoben zu werden. In Zukunft ist es nun nicht allein wünschenswert, sondern geradezu nötig, detailliertere Angaben, wie bisher üblich ist, zu machen; da es sich hier erst um Grundfragen handelt, können wir uns auf die gemachten Bestimmungen beschränken.

Die Prädilektionsstellen am rechten Ventrikel sind leicht bestimmt. Er besitzt an seiner freien Außenwand zwei Stellen, die mit Vorliebe erkranken; es sind dies: 1) die Stelle, welche dem „Ansatz" des vorderen Papillarmuskels entspricht, d. h. also der Wandbezirk auf der Grenze zwischen Conus und Recessus, einschließlich der Substanz des Papillarmuskels und des zugehörigen „Grenzwulstes"; der zweite Lieblingssitz befindet sich in der Wand des Conus selber.

---

8. Kapitel.

Konstruktion der Bewegung der einzelnen Kammerabschnitte unter dem Einfluß zirkumskripter anatomischer Prozesse.

Damit haben wir alle Komponenten beisammen, die wir zur Erklärung der in Frage kommenden Symptome gebrauchen. Wie seiner Zeit bei Besprechung der normalen Verhältnisse muß auch jetzt das komplizierte klinische Bild in seine Einzelheiten zerlegt werden: es muß untersucht werden, welche dieser Einzelfaktoren eine Abweichung und wie sie dieselbe erfahren haben, und ihre Kombination muß dann, wenn die zu gebende Erklärung richtig sein soll, wieder das vollendete Bild ergeben. Gelingt das: nun, dann dürften alle sonstigen widersprechenden Deutungsversuche ohne weiteres als hinfällig beiseite zu legen sein; eine Erklärung, welche den genannten Anforderungen gerecht wird, trägt ihre Beweise in sich selbst.

Der natürlichste Weg, um zu dem gesteckten Ziel zu gelangen, scheint mir der zu sein, daß ich mich eng an die Analyse der normalen Herzbewegung anlehne, also auch von der dort vorgenommenen Einteilung ausgehe. Demgemäß beginne ich auch hier mit dem Spitzenteil des linken Ventrikels, dem interpapillaren Raum.

Für die Konstruktion des Bewegungseffekts der Muskellamellen war die Bestimmung der Fixpunkte von wesentlicher Bedeutung. Wir hatten an dem in Rede stehenden Abschnitt drei zu berücksichtigen: erstens den vorderen Septumrand, zweitens die Spitze der Papillaren, drittens die trabekuläre Portion des hinteren Papillarmuskels. Von diesen bildeten die Kuppen der Papillaren einen festen Punkt vermöge ihrer bestimmten anatomischen Verbindung mit den Sehnenfäden; das Septum vermöge seiner Lage zwischen den beiden Kammern. Bei dem dritten Fixpunkt, der trabekulären Portion des hinteren Papillarmuskels, lag die unerläßliche Vorbedingung für diese seine Aufgabe, einen richtigen Halt und Stützpunkt für die mit ihm zusammenhängenden Muskelblätter zu bilden, in seiner eigenen Kontraktion und der Zusammenziehung der ihn von außen her umfassenden, aus dem Septum stammenden Muskellagen.

Die Muskulatur des interpapillaren Raumes selber wird zum allerwesentlichsten Teil von der intramuralen Partie des hinteren Papillaren, der entsprechenden des vorderen und der trabekulären Portion des vorderen, sowie der intramuralen Fortsetzung des hinteren keilförmigen Längswulstes gebildet, die alle mit leicht spiraligem Verlauf von der linken und hinteren Seitenfläche des Kammerabschnittes über die freie Wand nach vorne zum Septum hin — also in asymmetrischer Anordnung — verlaufen; sie sind es, die durch ihre Kontraktion zwischen den obigen Fixpunkten die spezifische Bewegung des Spitzenteils vollführen. (Tafel I, Fig. 2, Tafel II, Fig. 3a u. 3b.)

Wie gestalten sich nun die Verhältnisse, wenn eine gewebliche Erkrankung des Myocards in diesem Lamellensystem ihren Sitz gefunden hat? Ich setze den Fall, wie er in Kösters, Riegels Beschreibung gegeben ist und wie mir auch persönliche Erfahrungen als Beispiele vorliegen. Wenn ich in Zukunft das Wort Myocarditis gebrauche, so meine ich es in meinem — erweiterten — Sinne.

Die Qualität der in Frage kommenden Gewebsalterationen und ihr allgemeiner Einfluß ist besprochen; die dabei gefundenen Resultate sind hier in Rechnung zu setzen und danach bestand der Einfluß der Läsionen in einer Schwächung der Kontraktions- und gesamten Leistungsfähigkeit der erkrankten Muskelpartien (ausgenommen allein der Einfluß der „hypertrophischen“ Zellen im progressiven Stadium.)

Unsere weiteren Überlegungen haben, wie in der Norm, damit zu beginnen: ist durch die Muskelerkrankung eine Alteration der Fixpunkte zu stande gekommen, da diese zum Teil ja erst durch die Kontraktion der Muskulatur eine solche Eigenschaft erhalten? Daß die Frage Bedeutung hat, braucht keine Auseinandersetzung; denn aus der allgemeinen Bewegungslehre wissen wir, daß mangelhafte Ausbildung von Ruhe- und Stützpunkten oder eine mangelhafte Feststellung von Drehpunkten für sich kontrahierende Muskulatur stets und ständig eine Beeinträchtigung ihrer Kraftentfaltung und damit ihrer Leistungsfähigkeit im Gefolge hat. Der Herzmuskel macht davon keine Ausnahme.

Die Rolle nun, welche die Kuppen der Papillaren nach dieser Richtung spielen, kann nicht verändert sein und werden; ihr Höhenabstand von der Kammerbasis, dem Atrioventrikularring muß stets derselbe bleiben, da er lediglich abhängig ist von der Insertion der basalen Sehnenfäden. Weiter: liegen im Spitzenteil des Septum Erkrankungsherde und stören dort die Kontraktionsenergie der Muskulatur, so ist wohl nicht zu leugnen, daß ein gewisses Minus für die Bildung eines Fixpunktes daraus resultieren muß. Indes durch die krankhaften Produkte wird hier keineswegs eine gesamte, physiologisch als Einheit aufzufassende Gruppe von Muskelzügen ausgeschaltet, z. B. die ganze Mittelschicht, sondern immer nur einzelne Partien aus ihnen. Es bleibt stets noch funktionsfähige Muskulatur übrig, welche, begünstigt durch ihre Anordnung, nämlich die feste Durchflechtung der einzelnen Lamellen, als Ausgleich einspringen kann; dann aber erfährt das Septum durch seine Tätigkeit keine Orts- und Lageveränderung: jedoch gerade darauf beruhte die Hauptrolle des Septum als fixer Punkt. Also es entfallen die wesentlichen Momente, welche zu einer nennenswerten Schädigung bei Bildung eines Fixpunktes nötig sind.

Anders steht es aber mit der Bedeutung des dritten Punktes: der trabekulären Portion des hinteren Papillarmuskels als Drehpunkt für die Hebel- und Rotationsbewegung. Die Gesamtmasse der sie überhaupt bildenden Muskelblätter ist, wie wir sahen, keine große, also müssen schon verhältnismäßig nicht sehr ausgedehnte Prozesse ihre Kraftentfaltung beeinträchtigen. Tritt das ein, so kann sich diese Muskulatur in der Systole nicht aus ihrer in der Ruhe bogenförmigen Richtung zu dem gradlinigen, saitenartig straff gespannten Wulste umbilden, wie es zur Fixation der mit ihr in Zusammenhang stehenden intramuralen Blätter nötig ist. Doch aber erst der Eintritt der Kontraktion verhilft jener Muskelpartie zu dieser physiologischen Bedeutung! Um genau zu sein, müssen wir der Unterstützung gedenken, welche die trabekuläre Portion des hinteren Papillarmuskels durch die oberflächlichen, subendocardialen, mit dem hinteren Septumrande in Verbindung stehenden Muskelzüge, ferner durch die aus der mittleren Septumschicht herkommenden und den Papillarmuskel von außen umfassenden Muskelblätter erfährt. Wir begegnen damit hier zum ersten Mal der Nutzanwendung des früher von mir ausgesprochenen Gesetzes von der Doppelbesetzung der Funktionen am Herzen. Sind diese beiden letzten Muskelpartien intakt, und nur die trabekuläre Partie des Papillaren allein defekt, so ist zwar eine Feststellung des hinteren Randes der trabekulären Portion ermöglicht, ein Ausweichen nach vorne verhindert; aber auch nur das allein. Eine Schädigung bleibt doch: es kann nicht oder höchst unvollkommen der Übergang aus der Bogenform in die gerade Linie bei der Kontraktion der trabekulären Portion sich ausbilden. Daraus folgt dann, daß sogar in diesem Falle, also, wenn allein die trabekuläre Partie des hinteren Papillarmuskels durch pathologische Prozesse geschädigt ist und sie funktionell immer noch eine gewisse Hilfe erfährt, doch stets dann schon eine Verschlechterung in der Bildung eines für die Bewegung des interpapillaren Raumes wichtigen Fixpunktes resultiert. Was hier von dem trabekulären Teil des Papillaren gesagt ist, gilt natürlich umgekehrt auch von einer allein hervortretenden Leistungsunfähigkeit in den eben erwähnten zur Fixierung seines hinteren Randes behilflichen Muskelzügen bei sonst intaktem eigentlichen Papillarmuskel.

Unerwähnt darf ich aber nicht lassen, daß bei den eben besprochenen Verhältnissen die Qualität der pathologischen Gewebsänderungen eine gewisse Rolle spielt. Ist die Entzündung völlig abgelaufen und eine fibröse Schwiele entstanden, so wird eine solche, vorausgesetzt, daß sie räumlich nicht zu ausgedehnt ist, viel weniger die nur der Fixation dienende Funktion der Muskulatur stören, als ihre früheren Stadien, die Rundzellenherde etc. Der Grund liegt zu offen in der Qualität des neugebildeten Gewebes, dem immerhin eine gewisse Festigkeit innewohnt; daß die ungebrochene Tätigkeit des nicht erkrankten Muskelgewebes natürlich mehr wert sein muß für die Fixation, leuchtet ebenso selbstverständlich ein.

Wir kämen jetzt dazu, die Arbeitsweise der Muskulatur des Papillarmuskelsystems selber unter dem Einfluß materieller Schädigungen zu betrachten. Physiologisch waren die genannten Muskelzüge als Synergeten aufzufassen — das hatten wir gefunden —: jedem von ihnen fiel zwar eine Modifikation der Bewegung zu, ihnen allen war aber das gemeinsam, daß bei ihren Kontraktionen die Spiralen, welche sie mit ihrem Verlaufe in der Diastole beschreiben, sich streckten und daß hieraus neben der Verkleinerung des Innenraumes der eigentliche Bewegungsmodus der Herzspitze resultierte. Möglich wird diese spezifische Bewegung (Rotation, Hebelbewegung (Elevation) durch die einseitig nach vorn gerichtete Anordnung der fraglichen Muskelbündel und dann die bestimmte Lage ihrer Fixpunkte.

Die Bedeutung dieser anatomisch präparierbaren Muskelzüge als Synergeten überhebt uns im Grunde der Mühe, die Rolle jedes einzelnen unter pathologischen Bedingungen gesondert zu analysieren. Wird durch die Gegenwart der bekannten histologischen Veränderungen die Leistungsfähigkeit der Muskulatur geschwächt, so folgt daraus einfach ganz allgemein, daß je nach Umfang und

Qualität der Erkrankungsherde die der freien Wand des interpapillaren Raumes durch die Muskeln erteilte Bewegung entsprechend hinter der Norm zurückbleiben muß. Das würde folgendes heißen: die freie Wand der linken Kammer von der Kuppe der Papillaren an bis zur Herzspitze herab (untere zwei Drittel der Kammerhöhe) kann nicht in horizontaler Richtung ad maximum dem Septum genähert werden (Aktion der intramuralen Teile der beiden Papillaren, wegen ihrer queren Richtung, und der trabekulären Partie des vorderen Papillarmuskels); zweitens die Drehung des freien linken Kammerrandes über die vordere Wand nach rechts hin bleibt mehr oder weniger aus, drittens die Aufrichtung der Spitze muß gleichfalls abgeschwächt erscheinen (Wirkung des spiralen Verlaufes der verschiedenen Partien und ihrer asymmetrischen Anordnung). Diese Folgen sind gedacht, wenn sämtliche Teile des Papillarmuskelsystems krankhaft verändert sind.

Bedenken wir eine andere Möglichkeit, daß die zirkumskripten Störungen nur einzelne Teile befallen haben — tatsächlich braucht nicht immer das ganze genannte Muskelsystem krankhaft verändert sein, vielmehr, wie aus Kösters Bestimmungen hervorging, z. B. nur die trabekulären Portionen — so ist die entsprechende Konstruktion einfach genug vorzunehmen; praktisch wird das Ergebnis der Überlegung aber nur dahin lauten, daß der Kraftnachlaß der Muskulatur und die durch ihn bedingte Abschwächung der Bewegungserscheinungen einen verhältnismäßig geringeren Umfang, wie vorhin erkennen läßt. Mehr wird sich in Wirklichkeit nicht erreichen lassen, denn die bestimmte Kontraktionsweise jedes einzelnen Gliedes der als Synergeten auftretenden Teile des Papillarmuskelsystems differiert von den anderen nicht so sehr, um qualitativ aus der Gesamtarbeitsweise des Spitzenteils erkennbar zu sein; deshalb gehe ich auch nicht genauer auf diese Eventualität ein.

Das wäre die Folge von Erkrankung im Gebiet des Papillarmuskelsystems, wobei die Fixpunkte als intakt gedacht sind. Daß Defekte in den letzteren allein schon die Kontraktion der zu ihnen gehörigen Muskulatur schädigen, erfuhren wir oben. Sind nun aber schließlich beide, die muskulären Fixpunkte und das Papillarmuskelsystem affiziert, so folgt erst recht ein Nachlaß der Funktion gegenüber der Norm, wir hätten in diesem Falle, natürlich ceteris paribus, den höchsten zu beobachtenden Grad von Schwäche bei zirkumskripter Erkrankungsform, es sorgt dann neben dem noch arbeitsfähigen Rest von Muskelsubstanz allein die Integrität der nicht muskulären Fixpunkte dafür, daß ein Effekt aus der Kontraktion der Herzspitze für die Zirkulation resultieren kann.

Aus diesen bisherigen Überlegungen folgt nun schon ein wichtiger Satz: existieren zirkumskripte Erkrankungen im Herzspitzenteil, d. h. der Muskulatur des interpapillaren Raumes, so geben sie zwar von ihrer Gegenwart charakteristische, unverkennbare Zeichen — wie sich dieselben klinisch äußern, werden wir noch sehen — aber eine genauere Lokalisation der Erkrankungsherde, ob in diesem oder jenem Teile der fraglichen Muskulatur, läßt sich allein aus der Beobachtung der veränderten Arbeitsweise dieses Herzabschnittes nicht gewinnen.

Eine der ersten unausbleiblichen Folgen der muskulären Leistungsschwäche bei den besprochenen Zuständen besteht nach dem eben Gesagten wie früheren Ausführungen also natürlich in der Dilatation des Spitzenteils: die Wandmuskulatur ist nicht im stande, sich gehörig zu verkürzen und kann deshalb nur einen Teil des Kammerinhaltes entleeren. Wir sind mit dieser allgemeinen Feststellung bei Dingen angelangt, die als bekannt gelten dürfen. Nur in dem Punkt sind wir weiter gekommen, daß wir kennen gelernt haben, wie bei einer — zunächst lokalisierten — Dilatation sich an dem dilatierten Abschnitt die Bewegungsvorgänge im einzelnen abspielen, ferner, daß jene immer eintreten muß, obgleich die muskuläre Insuffizienz in verschiedenen Variationen und in welchen auftreten kann. Und dann ist noch eine Eigentümlichkeit der Dilatation, soweit sie zirkumskripten Erkrankungen ihre Entstehung verdankt, zu erwähnen: es leuchtet ein, daß bei diesen Fällen, da bei ihnen funktionsschwächere oder -unfähige Muskulatur eingeschlossen ist von leistungsfähiger, die Dilatation sich besonders dort markieren muß, wo die Krankheitsherde liegen, vorausgesetzt, daß dieselben nur eine gewisse Größe besitzen, mit anderen Worten, solche Stellen erscheinen mehr oder weniger hervorgebuchtet. Ein vollendetes Beispiel haben wir in dem sogenannten Aneurysma der Herzspitze, aber selbstverständlich gilt das für alle Erkrankungsformen, wenn nur die genannten Bedingungen erfüllt sind. Auch unter meinem Material war an dem Herzen des Kanzleidieners Sch. deutlich zu sehen, wie bei der allgemeinen Dilatation des Spitzenabschnittes die hintere Wand desselben ausgebuchtet war. Wir werden die Nutzanwendung aus diesem Verhalten noch kennen lernen.

Bis dahin hatten wir nur die Verhältnisse erörtert, soweit sie sich aus der Längenverkürzung der pathologisch veränderten Muskulatur ergeben, aber wir haben noch einen Faktor in Betracht zu ziehen, der nicht ohne Bedeutung ist, nämlich die Zunahme des Dickendurchmessers der Muskeln bei der Kontraktion. Äußerlich zwar, und daher bei der klinischen Beobachtung, ist direkt nichts von ihm sichtbar, für die Zirkulation spielt er aber trotzdem eine nicht unbedeutende Rolle.

Neben der Längenverkürzung trägt die Dickenzunahme der Muskeln, besonders in der trabekulären Schicht, einerseits dazu bei, den Innenraum der Kammer zu verkleinern, indem sie bestrebt ist, die während der Diastole zwischen den Trabekeln gelegenen Spalten und Zerklüftungen der Wand auszugleichen. Neben dieser, hier zu vernachlässigenden Aufgabe, resultiert aus der

Dickenzunahme und der Längenverkürzung der genannten Schicht die charakteristische Umformung der Innenfläche des interpapillaren Raumes, welche an den von Hesse gefertigten Gipsabgüssen von der Innenwand des systolischen Spitzenteils sich durch spiralig angeordnete Blätter verrät, als Ausdruck ebenso geformter, bluterfüllter Spalten zwischen den Erhebungen der Wand im lebenden Herzen. Aus der Muskellehre wissen wir, daß Kontraktionskraft, also Leistungsfähigkeit eines Muskels, der Grad seiner Verkürzung und Zunahme seiner Dicke in bestimmtem, direktem Abhängigkeitsverhältnis zu einander stehen. Wir haben demnach das Recht, überall dort, wo wir bei unseren bisherigen Betrachtungen von Schwäche und mangelnder Kontraktionsfähigkeit der trabekulären Bildungen auf der Kammer-Innenwand unter der Voraussetzung von herdförmiger Erkrankung sprachen, auch hinzuzusetzen, daß damit gleichzeitig ihre Fähigkeit herabgesetzt oder aufgehoben ist, sich zu den kräftigen und starken Wülsten umzuformen, die in der Norm entstehen sollen. Demnach muß natürlich das Bild des Innenraums der Herzspitze ein verändertes Aussehen annehmen, das je nach dem Grade der Unfähigkeit mehr dem in der Diastole ähneln wird.

Die Natur besitzt ihre normalen Einrichtungen sicherlich nicht umsonst, am allerwenigsten eine so eigenartig hervortretende; wenn sie aber mit dieser Einrichtung überhaupt einen Nutzen verbindet, wovon früher schon die Rede war, so haben wir auch die Verringerung oder Vernichtung des Nutzens unter pathologischen Bedingungen zu berücksichtigen. Wir kommen damit zu funktionellen Folgen der muskulären Leistungsschwäche.

Ich hatte Hesses Hinweis zu eigen aufgenommen, indem er den Nutzen jener Umformung darin sah, daß der durch die Systole in Bewegung gesetzte Blutstrom eine Drehung erfährt, wie eine Kugel im Laufe eines mit Zügen versehenen Gewehrs. Mit einer solchen Einrichtung würde dem austretenden Blute eine erhöhte Anfangsgeschwindigkeit erteilt. Ich hatte ferner abgeleitet, daß in der Muskelanordnung, welche eine spiralige Drehung des Blutstroms bewirkt, die Natur ein Mittel besäße, um mit gegebener Kraft einen möglichst großen Effekt zu erzielen oder umgekehrt gesagt, um einen festbestimmten Effekt mit möglichst geringer Anstrengung zu erreichen.

Bei eintretender Schwäche des hierzu in Betracht kommenden Muskelsystems muß daher auch unabweislich jener Nutzen verringert werden oder ganz verloren gehen: nicht allein also, daß der Spitzenteil nur eine geringere Blutmenge auszuwerfen im stande ist, so haben wir auch jetzt die greifbare Vorstellung davon in der Hand, wie und wodurch in diesem Falle der Blutstrom verlangsamt wird. Eine Insuffizienz der trabekulären Portionen der Papillarmuskeln spielt demnach eine besonders verhängnisvolle Rolle; gleichzeitig mit der Schädigung der motorischen Qualität wird der Arbeitsmodus ungünstig beeinflußt, indem das Herz damit eines Teils des Nutzens seiner Bauart verlustig geht und mehr oder weniger zur Rolle eines einfachen Hohlmuskels herabsinkt. Etwas ähnliches erleben wir an sonstigen Hohlmuskeln, z. B. der Blase, nicht, ein Beweis mehr dafür, wie notwendig die Analyse der einzelnen Komponenten der komplizierten Herzmuskelaktion ist.

Einen weiteren Einfluß des Ausbleibens der spiraligen Drehung des Blutstroms werde ich später noch zu besprechen haben, sobald die Verhältnisse am suprapapillaren Raum analysiert sind. Ebenso schiebe ich aus bestimmten Gründen bis dahin auch die Erörterung über die eingetretenen Veränderungen der äußerlich sichtbaren Bewegungs- und Umformungen des Herzspitzenteils auf.

Zunächst also erst die Verhältnisse am suprapapillaren Raum. Daß seine Muskulatur nicht zum wenigsten von myocarditischen Prozessen befallen zu werden pflegt, war an der Hand von Kösters Notizen erwähnt, ich hatte auch die Ortsbestimmung ihres Lieblingssitzes gegeben, wobei ich die analogen Befunde eines eigenen drastischen Falles verwerten konnte. Wollen wir uns nun die unter dem Einfluß solcher lokalisierten Störungen veränderte Arbeitsweise dieses Herzabschnittes klar machen, so müssen wir auf dem gleichen Wege, wie bisher, vorangehen.

Fürs erste wäre zu bedenken, können durch die muskulären Erkrankungen die Fixpunkte eine Änderung ihrer Aufgabe erleiden? Die Frage ist gleich von vorherein mit nein zu beantworten. In Betracht kommen, wie wir wissen, drei Punkte: 1) der fibröse Atrioventrikularring, 2) die Kuppe der Papillaren und 3) die Aortenwurzel, zwischen denen die Bewegung der Muskulatur sich abspielt.

Von früher wissen wir, daß der Abstand zwischen Atrioventrikularring und Papillarmuskelkuppe ein fest gegebener ist, jedenfalls nicht erst durch den Eintritt der Muskelkontraktionen fixiert wird, dann aber ist die Aortenwurzel vollends für immer der unbeweglichste Punkt des ganzen Herzens aus leicht begreiflichen Gründen. Also eine irgendwie geartete Lokalisation pathologischer Prozesse ändert an der physiologischen Aufgabe dieser Teile, ein Stützpunkt für die sich kontrahierende Muskulatur des suprapapillaren Raumes zu sein, nichts. Darin hat dieser Raum vor dem Spitzenteil einen sichtlichen Vorrang.

Die Muskeln, deren isolierten Einfluß und Zusammenarbeit wir zu untersuchen haben, sind, wie bekannt, das sphinkterartig angeordnete, mächtige „Mittelstück“ (Krehl), zweitens die den Kammerraum zunächst begrenzende trabekuläre Schicht, die sich besonders in zwei Gruppen ordnen läßt, den vorderen Längswulst und die fächerförmig ausgebreiteten, zur Bildung des hinteren keilförmigen Längswulstes zusammentretenden Trabekeln, drittens die äußeren Umhüllungsschichten. Von der Septumfläche sehe ich einstweilen ab. Trotz der anscheinend differenten Verlaufsrichtung ihrer Lamellen bilden die angeführten Muskeln richtige Synergeten mit dem Ziel, vorzugsweise eine zirkuläre Verengerung des Basisraumes unter Abflachung der stark ausgesprochenen diastolischen Wölbung seiner Wand zu bewirken, wobei der Charakter dieser Bewegung nur dahin modifiziert würde, daß er gleichzeitig eine Rotation erfährt in ähnlicher Weise und in derselben Richtung wie sie der Spitzenteil zeigt, nur weniger prägnant ausgedrückt. Auch hier ist der Endeffekt die Summe aus der Längenverkürzung der Muskellamellen und ihrer Dickenzunahme bei der Kontraktion.

Haben wir nun unter den uns hier im allgemeinen interessierenden Bedingungen zirkumskripte Erkrankungen an diesen Muskeln vor uns, so würde ein isoliertes Befallensein des Mittelstücks dessen Anteil an der Gesamtfunktion vermindern oder vernichten, je nach dem Umfang der Erkrankung: d. h. die in der transversalen Ebene erfolgende allseitige Annäherung der freien Wand an das Septum bliebe in entsprechendem Maße hinter der Norm bezw. den speziellen Anforderungen des Einzelfalles zurück.

Eng verknüpft, physiologisch freilich noch mehr, als anatomisch, ist mit dieser Ringmuskelschicht die innere trabekuläre. Die Längenverkürzung der im diastolischen Herzen in starkem Bogen verlaufenden Lamellen der trabekulären Muskeln bewirkt bekanntlich eine Abflachung dieses Bogens und damit eine Unterstützung der raumverengernden Wirkung des Mittelstücks; zweitens vermöge der Richtung ihrer Bogen eine, wenn auch nur mäßige Unterstützung einer Bewegung im Sinne der am Spitzenteil schärfer ausgeprägten Rotation. Nicht weniger wichtig, wie ihre Verkürzung, vielleicht noch bedeutungsvoller ist die Zunahme ihres Dickendurchmessers in der Systole, durch welche ihr spezifischer Einfluß auf die systolische Umformung der inneren Kammerfläche hervortritt. Durch den letzten Faktor kommt es zum Verschwinden der unendlich vielen Buchten und Nischen der Kammerinnenfläche, zweitens wird dadurch vornehmlich die gewölbeartige Ausbuchtung der Kammerwand an der Basis der Mitralis ausgefüllt, weiter aber — und das ist ein sehr wichtiger Punkt — trägt die Dickenzunahme der trabekulären Schicht in bestimmten Abschnitten (Ausläufer des hinteren keilförmigen Längswulstes) sehr wesentlich dazu bei, ein muskulöses Polster, einen lebendigen Stützpunkt für die Aortenklappen, wie einen Teil der Ausströmungsbahn zur Aorta hin zu bilden. Wir haben also auch am suprapapillaren Raum, ebenso wie im Spitzenteil in der Arbeitsleistung der subendocardialen Muskellagen äußerst wichtige Unterstützungsmittel für die Blutbewegung, trotzdem in der äußerlich sichtbaren Herzbewegung ihr Arbeitsanteil gar keine Spuren hinterläßt.

Denken wir uns jetzt diese Bewegungs- und Umformungserscheinungen durch pathologische Einflüsse der bekannten Art vermindert, so ergibt sich durch Verminderung der längenverkürzenden Kraft eine mangelnde Unterstützung der eben besprochenen Bewegung des „Mittelstücks“, der zirkulären Verengerung des Basisraums wie der durch das Papillarmuskelsystem eingeleiteten spiraligen Drehung des Blutstroms; durch Beeinträchtigung der Dickenzunahme ergibt sich ebenfalls eine mangelnde Unterstützung der allgemeinen raumverkleinernden Wirkung der zirkulären Lagen (Fortfall des Ausgleichs der gewölbeartigen Ausbuchtung an der Basis der Mitralis), zweitens aber eine Verschlechterung oder Vernichtung des muskulösen Stützpunktes für die Aortenklappen wie eine mangelhafte Ausbildung des Strombettes für das in die Aorta einströmende Blut.

Ich habe der Einfachheit halber gleich diese allgemeine Fassung gewählt; es mag dabei erwähnt sein, daß im speziellen Falle nicht alles zusammen so eintreffen wird, daß vielmehr die Lage und in gewisser Weise die Art der pathologischen Produkte es bedingen wird, welche von den genannten Bewegungs- und Umformungserscheinungen alteriert sein werden. An der Hand des normalen Schemas wird sich jeder leicht im Einzelfalle zurecht finden können; hier kommt es mir darauf an, die allgemein gültigen Folgen eines Ausfalls in der Bewegung dieser Muskellagen zu besprechen.

Das wären die Verhältnisse an der freien Wand des suprapapillaren Raumes; es bliebe noch übrig die vom Septum gebildete Wand. Der Bau dieser Wand unterscheidet sich bekanntlich von der ganzen übrigen Innenfläche des linken Ventrikels dadurch, daß ihr unterhalb der Aortenbasis jegliche Trabekel fehlen. Die Hauptmasse der oberflächlichen Lagen des Septums besteht aus Lamellen, die einander parallel, mehr oder weniger in der Längsrichtung des Ventrikels verlaufen. Die tiefere Lage geht schräg, spiralig von vorn oben nach unten und hinten, es sind das die Züge, deren untersten Ausläufern wir schon begegnet sind, nämlich als denen, die die trabekuläre Portion des hinteren Papillarmuskels von außen her umgreifen; in ihrem vorderen, oberen, am Atrioventrikularring gelegenen Abschnitt vereinigen sie sich mit gleichgerichteten subendocardialen Lagen zur Bildung des vorderen Aortenwulstes. (Tafel I, Fig. 1 u. 2, Tafel III, Fig. 4.) Von außen umfaßt wird diese gesamte Muskulatur von der mittelsten Septumschicht, d. h. dem hier liegenden Teil des zirkulär gefaserten „Mittelstücks“.

Die Aktion der zirkulären Schicht des Mittelstücks bewirkt eine Verkürzung des sagittalen Durchmessers des Septums; konstruieren wir uns die Wirkung der innersten, subendocardialen Schichten, so kommen wir zu dem gleichen Resultat, daß die Lamellen wegen ihrer spiraligen Anordnung ebenfalls eine Verkürzung des genannten Durchmessers zu stande bringen müssen. Dies ist die Folge allein schon der Längenverkürzung, in Verbindung mit der gleichzeitigen Dickenzunahme treten nun aber noch ganz spezifische Folgen zu Tage: die Umformung der oberflächlichsten Partien schafft erstens eine vollständig glatte, ebene Fläche in der Richtung zur Aorta hin, zweitens ein Vorspringen des vorderen Aortenwulstes (der hintere war schon erwähnt) gegen den Kammerraum, wodurch im Verein mit der gleichen Umformung des hinteren Aortenwulstes eine rinnenartige Vertiefung entsteht, ein richtiges, glattes Strombett mit uferartigen Begrenzungen. Unterstützend wirkt zu dem letzten Zweck die Aktion der zirkulären Lagen mit.

Erkrankungen in diesem Gebiet würden also neben Schwächung der Leistungsfähigkeit der Muskulatur je nach Ausdehnung und Sitz gleichfalls noch besondere Folgen haben. Aus der Konstruktion der Arbeitsweise dieser Muskeln im einzelnen unter pathologischen Bedingungen würde allgemein folgen, daß das Septum mehr oder weniger seine Dimensionen, die es in der Diastole besaß, beibehält. Das wäre der Fall bei Läsionen des dem Septum angehörigen Teils des Mittelstücks, ebenso wie bei Läsionen der tieferen Lage der inneren Längsschicht und zwar so weit Wirkung der Längenverkürzung durch die Kontraktion in Frage kommt. Die mit dieser mangelhaften Längenverkürzung einhergehende mangelhafte Dickenzunahme wird als wesentlichen Effekt eine mangelhafte Ausprägung des vorhin bezeichneten wallartigen Längsvorsprungs (vorderen Aortenwulstes) erkennen lassen müssen. Ein weiterer Schaden wäre aus der verschlechterten Aktion des Septums nicht zu besorgen, denn, während für die freie Wand das Verschwinden der Nischen und Buchten zwischen den Trabekeln durch die Systole einen für die Zirkulation nützlichen Vorgang darstellen muß, der durch Läsion der Muskulatur geschädigt werden kann, brauchen wir an der Septumfläche des suprapapillaren Raumes mit solchen Dingen garnicht zu rechnen. Selbst im diastolischen Herzen besitzt hier die Kammerscheidewand auf ihrer Innenfläche nichts von solchen Bildungen, also kann eine Schwächung der Muskulatur in dieser Richtung keinen Schaden stiften.

Das wäre die Konstruktion der einzelnen Komponenten für die Bewegung der Wand des suprapapillaren Raumes unter pathologischen Bedingungen. Was bedeutet nun und welche physiologischen, funktionellen Konsequenzen liefert eine Verschlechterung der normalen Bewegungs- und Umformungsvorgänge in diesem Gebiet?

Wir wissen, daß in der Annäherung der freien Kammerwand an das Septum, d. h. also in der queren Verengerung des Kammerraums das Herz das eigentliche Mittel besitzt, um das Blut in die Aorta und die Körperarterien zu treiben. Dieser Umstand liefert Krehl daher das wohlbegründete Recht, die Ringmuskulatur mit dem Namen „Triebwerkzeug“ zu belegen. Ist nun dieses Triebwerkzeug — und wir können wohl den Begriff ebensogut auch physiologisch fassen, dann damit aber zugleich die in gleichem Sinne, wie die Ringmuskelschicht arbeitenden anderen Muskelgruppen einbegreifen — ist also dieses Triebwerkzeug geschädigt, so ist die erste unausbleibliche, allbekannte Folge eine dem Grade der Leistungsschwäche entsprechende Dilatation des Basisraums. Die allgemeinen Beziehungen dieses Begriffes interessieren uns in diesem Abschnitt ja nicht weiter, die sind früher erledigt. Erwähnenswert ist dagegen, aber auch ohne weiteres verständlich, daß die Dilatation unter der Voraussetzung einer Herderkrankung gerade an dem Sitze der letzteren am deutlichsten sich ausprägen muß, d. h. daß gerade am Ort der Herderkrankung, wie wir das schon beim Spitzenteil sahen, eine Ausbuchtung der Kammerwand sichtbar werden wird. Nur dürfen wir aber eines nicht vergessen: ich hatte schon bei der normalen Anatomie des Herzens erwähnt, daß bereits eine Stelle des Basisraums in ganz gesundem Zustande eine besondere Hervorwölbung erkennen läßt, nämlich die Partie, die oberhalb von der Kuppe des hinteren Papillarmuskels liegt. Damit darf eine pathologische Ausbuchtung nicht verwechselt werden. Ist jedoch, wie die Besprechung der Prädilektionsstellen der Myocarditis ergab, hier gerade der Sitz eines Erkrankungsherdes, dann muß als Folgezustand selbstverständlich erst recht eine bemerkenswerte dilatative Ausbuchtung der Wand an dieser Stelle zu stande kommen.

Zunächst will ich diese Verhältnisse hier feststellen, welche Bedeutung sie in der Symptomatologie sonst noch besitzen, wird im Zusammenhang später erledigt werden.

Außer der Aufgabe, den Kammerinhalt auszutreiben, fällt der Basismuskulatur noch eine weitere physiologische Aufgabe zu, nämlich für die bis zu einer bestimmten Grenze gehende systolische Verengerung der Ostien der Kammer zu sorgen, des venösen, wie arteriellen, gleichzeitig und trotzdem dabei aber auch noch die arterielle Öffnung für das ausströmende Blut frei zu machen. Einen sehr bedeutenden Anteil, ja eigentlich den bedeutendsten haben unter normalen Verhältnissen an diesem Effekt gerade die inneren trabekulären Schichten vermöge ihrer Dickenzunahme.

Dieses Moment ist sehr wichtig, allgemein schon bekannt, zum Teil auch schon verwertet, aber in allen seinen Einzelheiten nicht beachtet oder vielmehr genügend gewürdigt worden. Der Zweck einer Verengerung der Ostien besteht bekanntlich darin, eine regelrechte und geordnete Funktion der mit ihnen verbundenen Klappen zu ermöglichen: denn erst von einem gewissen Grade dieser Verengerung an sind die Klappensegel im stande, sich mit ihren Rändern zu berühren und damit die Kammer gegen den Vorhof abzuschließen; auf der anderen Seite bedarf auch die Aorta für ihre Klappen des gleichen Schutzes.

Eine Störung in dem zugehörigen muskulösen Apparate kann also unter Umständen bedeutende funktionelle Schädigungen zur Folge haben. Bei dem Spitzenraum waren wir zu dem Schluß gekommen, daß mit einer Schwächung der Leistungsfähigkeit des Papillarmuskelsystems eo ipso ein entsprechender, zum Teil bedeutender Anteil des Nutzens seiner Arbeit für das Herz überhaupt verloren geht. Glücklicherweise brauchen wir den analogen Schluß nicht auch beim suprapapillaren Raum auszusprechen.

Wenn irgendwo die Tatsachen, welche mich zur Aufstellung des von mir sogenannten Gesetzes von der doppelten Besetzung der Funktionen veranlaßten, eine Nutzanwendung erfahren und damit das Gesetz aus dem Rahmen einer spekulativen Spielerei herausheben, dann ist es hier bei der Mechanik des Klappenschlusses der Fall. Zunächst ist, wie wir sahen, der Ventilschluß an den Herzostien nicht allein eine mechanische Funktion der Klappensegel selber, sondern unbedingt abhängig auch von muskulösen Einrichtungen. Gehen wir weiter, so finden wir, daß auch die hierfür verantwortlichen muskulösen Einrichtungen nicht in der Einzahl vorhanden sind: außer der Längenverkürzung der Lamellen des Mittelstücks kommt sehr wesentlich die Dickenzunahme der trabekulären Schicht in Betracht. Dann bildet diese letztere durchaus keine Einheit, weder anatomisch, noch in dem Sinne, daß sie mit Vorliebe total erkrankt und deshalb für die Arbeitsleistung ausfällt. Auch außerdem werden wir beim Ventilschluß später noch Beispiele für die Anwendung des obigen Gesetzes finden.

Verfügt aber das Herz zur Ausführung eines bestimmten Zweckes und, wir können wohl gleich hinzusetzen, zur Sicherung seines Effektes über eine Reihe von Hilfskräften, dann müssen wir daraus unbedingt ableiten, daß, ist der Zweck der Herzmuskelaktion in der fraglichen Richtung tatsächlich vereitelt, so muß erst eine ganz bestimmte Konstellation von Bedingungen eingetreten sein, und aus dem Grunde sagte ich vorhin, daß eine muskuläre Störung nur unter Umständen die schwerwiegende Konsequenz einer Schlußunfähigkeit der Mitralis nach sich zieht. Weiter will ich hier diesen Gedanken einstweilen nicht verfolgen, da ich weiter unten noch ausführlicher darauf zurückkommen muß. Dann wird sich ergeben, welche speziellen Umstände wir zu bedenken haben.

Ähnlich, wenn auch nicht so kompliziert, liegen die Bedingungen für den Schluß der Aortenklappen. Auch dort entsteht der Endeffekt aus der mechanischen Ventiltätigkeit in Verbindung mit der Kontraktion von Muskeln. Diese wirkt auf doppelte Weise: einmal entsteht eine zirkuläre Verengerung durch den entsprechenden Teil des Mittelstücks, zu zweit durch die oben rekapitulierte Umformung der mit der Aortenbasis in Beziehung stehenden trabekulären Innenschicht der linken Kammer. Daß die letztere Bewegungserscheinung nun wieder neben der Unterstützung der Aortenklappen den Zweck verfolgt, in der Systole eine glatte

Strombahn für das den Ventrikel verlassende Blut zu bilden, bildet ein Beispiel mehr für das von mir ausgesprochene Gesetz.

Es muß unter pathologischen Verhältnissen eben stets daran gedacht werden, daß eine bestimmte Muskelkontraktion nicht einem einzigen funktionellen Zweck allein dient, sondern mehrfache physiologische Wirkungen zur Folge hat. Die weitere funktionelle Bedeutung der Bildung einer arteriellen Strombahn wird später erörtert.

Welche Momente aus diesen Konstruktionen für die Erkennung des Sitzes der Erkrankung verwertbar sind und wie, werde ich weiter unten auseinandersetzen. An dieser Stelle wollte ich nur vorläufig im einzelnen ausführen, wie sich die direkten und indirekten Folgen aus der Wirkung zirkumskripter Prozesse für die Bewegung und Mechanik des linken Ventrikels gestalten und dies an der Hand der von mir im ersten Teil dieser Arbeit gelieferten Resultate meiner Untersuchungen über den Bau der Kammermuskulatur. Die bisherigen Konstruktionen haben unter allen Umständen ihre Gültigkeit, ob sie zunächst eine praktische Verwertung zulassen oder nicht. Das Genauere werden wir ja erfahren.

Ich komme damit zum rechten Ventrikel. Ich möchte auf dem bisher beschrittenen Wege weitergehen und aus der Konstruktion der Funktionsstörung der einzelnen, eine physiologische Einheit repräsentierenden Muskelgruppen, wie der Kombination der dadurch erhaltenen Werte zur Erklärung der tatsächlich vorhandenen und bekannten pathologischen Erscheinungen zu gelangen suchen.

Da sind nun aber gleich von vornherein die total anders gearteten allgemeinen Verhältnisse an dieser Kammer zu bedenken. Wir haben gesehen, daß der rechte Ventrikel eine dem interpapillaren Raum des linken Ventrikels entsprechende Bildung nur in rudimentärer Form besitzt. Als ausschlaggebenden Grund für meine Behauptung sehe ich das an, daß die charakteristischen, gegen einander nicht scharf abzugrenzenden Beziehungen zwischen den spezifischen Teilen dieses Abschnittes, den Papillarmuskeln und dem zugehörigen Wandabschnitt vermißt werden. Das ist jedoch der maßgebende Faktor und daher fällt dann auch die ganze Reihe von Überlegungen, welche sich an jenen Kammerabschnitt knüpfen, für den rechten Ventrikel eigentlich fort.

Im Gegensatz dazu besitzt, wir wir sahen, der rechte Ventrikel viel schärfer ausgeprägt eine Scheidung zwischen einem „taschenförmigen Ein-“ und einem „röhrenförmigen Ausströmungsteil“ (Krehl), deren Grenze durch einen am Boden des Ventrikels befindlichen Muskelwulst gebildet wird. — Wie früher haben wir zur Konstruktion der Bewegungs- und Umformungsvorgänge uns über die Fixpunkte Rechenschaft zu geben. Es kommen in Betracht: 1) der Atrioventrikularring,

2) die Spitze der Papillaren, 3) die ganze Fläche des systolischen Septums, 4) in bedingter Weise der Grenzwulst zwischen Recessus und Conus.

Von ihnen wird, auf Grund der als bekannt vorauszusetzenden Überlegungen, die Rolle der beiden ersten auch unter pathologischen Verhältnissen nicht geändert werden können. Mag ein Erkrankungsherd liegen, wo er will, und eine Bedeutung haben, wie er will, er wird niemals den genannten Punkten die Fähigkeit nehmen können, für die mit ihnen zusammenhängende Muskulatur, so weit sie sonst nur arbeitsfähig ist, als feste Stütze zu dienen. Anders natürlich mit dem vierten Punkt. Denn wie wir sahen, wird dieser erst ein Fixpunkt für bestimmte Muskelgruppen, wenn er durch die Kontraktion seiner Lamellen scharf ausgeprägt ist. Seine Rolle ist daher eine labile; zum Glück besitzt er für die gesamte Arbeit der Kammer keine allzu einschneidende Bedeutung, trotzdem er, wie wir erfuhren, besonders leicht von zirkumskripten Erkrankungsherden heimgesucht wird. Eine besondere Eigentümlichkeit unter den Fixpunkten besitzt für die Bewegung der Kammerwand noch das Septum, sein Einfluss dominiert bei weitem unter den übrigen: denn nicht allein, daß es überhaupt einen Stützpunkt liefert, es diktiert bekanntlich geradezu die Form, welche der rechte Ventrikel in der Systole annehmen soll und zwar vermöge seiner übermächtigen Muskelmasse, auf welche die freie Kammerwand selbstverständlich nicht ändernd Einfluß gewinnen kann.

An dieser Einrichtung, dieser besonderen Bedeutung des Septums als Fixpunkt für die gesamte Muskulatur der rechten Kammer, kann im allgemeinen unter krankhaften Bedingungen natürlich nichts geändert werden. Was sich aber ändern kann, ist der Einfluß der systolisch umgeformten Scheidewand auf die Raumverkleinerung der rechten Kammer. Denn fällt unter pathologischen Bedingungen der Grad der Wölbung des Septums geringer aus und wird dabei sein sagittaler Durchmesser weniger verkürzt, so fehlt ein in der Norm wirksames Moment, welches den Längendurchmesser der rechten Kammer (der bekanntlich nahezu parallel mit dem Querdurchmesser der linken Kammer läuft) verkürzen hilft. Es läßt sich dieser Umstand auch modifiziert so aussprechen: bei allgemeinen Schwächeerscheinungen des linken Ventrikels oder isolierter des Septums wird gleichzeitig dem rechten eine zu seiner Systole notwendige Hilfskraft entzogen. Eine gegen sonst gleiche systolische Raumverkleinerung kann der rechte Ventrikel dann also nur durch gesteigerte Kraft seiner eigenen Muskulatur erreichen.

Die unter physiologischen Gesichtspunkten ausgeführte Zergliederung der rechten Ventrikelwand hatte ergeben, daß wir nur zwei Schichten von Muskeln zu trennen haben, eine subpericardiale Lage, deren Lamellen in mehrfacher Richtung sich kreuzen, doch im allgemeinen so verlaufen, daß ihre Hauptrichtung in die Längsachse der Kammer, oder was dasselbe heißt, in die Querachse der linken Kammer fällt; zweitens eine innere, trabekuläre Schicht. Diese besitzt gegenüber der analogen am anderen Ventrikel die wesentliche Eigentümlichkeit, daß sie eine verhältnismäßig selbständige Bildung darstellt und erst durch die Systole mit der Außenschicht zu einer Masse verschmilzt. In drei Gruppen ließen sich die trabekulären Netze nach der Richtung ihrer Balken scheiden: eine am Boden des Recessus liegende, quer zwischen Außenwand und Septum ausgespannte Gruppe, eine zweite, die bogenförmig von hinten unten nach vorn oben, parallel der Atrioventrikulargrenze gegen den Conus hin ausstrahlt und eine dritte, welche anfangs gleichgerichtet sich nach oben gegen die Kammergrenze wendet. (Tafel III, Fig. 5). Die Papillaren der Außenwand sind Teile des trabekulären Netzwerks am Boden der Kammer (Krehl), der zu zweit genannten Gruppe der Trabekeln.

Das Grundprinzip für die Konstruktion der Bewegungsvorgänge am rechten Ventrikel ist ein ähnliches, wie am linken: die freie Wand bewegt sich in horizontaler Ebene gegen das Septum hin als Kontraktionseffekt der einzelnen in ihrer gegenseitigen Stellung zu einander als Synergeten tätigen Muskelgruppen: die äußerlich sichtbaren Erscheinungen dieser Bewegung, also die sichtbare Differenz zwischen einem diastolischen und einem systolischen Ventrikel bestanden 1) in Verkürzung der Länge des Ventrikels, 2) Abflachung der gewölbten Außenwand, 3) Verschmälerung (Annäherung des oberen Randes an den unteren); diese Bewegungen resultieren aus der Längenverkürzung der äußeren, wie der trabekulären Schicht, die sich beide Hand in Hand arbeiten.

Haben wir nun, worauf es uns ankommt, Krankheitsherde in der Kammerwand vor uns, so muß die systolische Form der Kammer natürlich das Resultat aus der Bewegung und Umformung der einzelnen noch intakt gebliebenen Partien der Kammerwand darstellen. Die Konstruktion bietet im einzelnen keine Schwierigkeiten. Denken wir uns zunächst die äußeren Schichten erkrankt — wir können dieselben auch hier als Einheit betrachten; denn besitzt sie zirkumskripte Defekte, die überhaupt funktionellen Einfluß ausüben können, so werden dieselben bei dem geringen Gesamtdurchmesser dieser Wandschicht kaum nur einzelne ihrer Lagen befallen haben, sondern gleich ihre gange Dicke durchsetzen — so wird unter solchen Bedingungen ihre Kontraktionskraft hinter der Norm, proportional der Schwere und Ausdehnung der histologischen Störungen, zurückbleiben müssen: die freie Außenwand der Kammer wird in den oben genannten drei Richtungen nicht mit der gleichen Kraft gegen das Septum heranbewegt werden können; in schweren Fällen,

— die isolierte Erkrankung der äußeren Lagen vorausgesetzt — würde die tatsächliche Kontraktion also besonders die Wirkung der trabekulären Schicht allein darstellen.

Ist nun aber diese letztere vorzugsweise Sitz der krankhaften Veränderungen, so wird der Ausdruck der dadurch veränderten Arbeitsweise der Kammer auch keinen anderen, als den vorhin bezeichneten Eindruck hinterlassen. Ein Fixpunkt für sie sind noch die Kuppen der Papillaren: zieht sich gegen diese die in ihrer Kraft geschwächte Muskulatur zusammen, so werden sich — die verschiedenen Richtungen der Netze arbeiten als Synergeten und deshalb können wir ihre Wirkung hier zusammenfassen — die Maschen des stark entwickelten Trabekelnetzes nur ungenügend an einander legen und dadurch einen geringeren Zug auf die mit ihnen verbundene Außenwand ausüben. Die Richtung dieses Zuges, bestimmt durch die anatomische Anordnung der Maschen, erfolgt im übrigen genau im Sinne der eben vorhin rekapitulierten Kontraktionsrichtung der äußeren Wandschicht. Eine spezielle Einwirkung ist ausgeschlossen, dazu bedürfte es anderer, nicht vorhandener Verbindungen zwischen Papillaren und eigentlicher Wand des Ventrikels.

Der andere Faktor, den wir als wesentlich bei der Tätigkeit der trabekulären Schicht am linken Ventrikel haben berücksichtigen müssen, war die Dickenzunahme der Muskulatur; setzen wir den auch hier in Rechnung, dann würde eine Verschlechterung dieses Effektes zunächst ebenfalls die Maschen mehr oder weniger so bestehen lassen, wie der diastolische Ventrikel sie zeigt, und damit würde die gewölbeartige Ausbuchtung der ruhenden Kammerwand zwischen der Basis der Tricuspidalis und der Ventrikelwand in der Systole gleichfalls nicht in der erforderlichen Weise zum Verschwinden gebracht werden, wie es die Norm verlangt.

Die gesamte Konstruktion bestätigt also meine Worte, daß eine Funktionsverschlechterung der inneren trabekulären Lage keine gesonderten Erscheinungen in der Bewegung der Kammerwand erkennen lassen kann. Für normale Verhältnisse war ich zu dem Ausspruch gekommen, daß die Kontraktionsweise des Recessus stark der eines einfachen Hohlmuskels ähnele, nur mit dem Unterschiede, daß ihm durch die systolische Septumform eine bestimmte Gestalt vorgeschrieben wird. Die extreme systolische Verengerung der Kammer stellt bekanntlich einen sich um die nach rechts konvexe Fläche des Septums herumbiegenden Spalt dar, die diastolische Form zeigt eine rundliche, ausgebuchtete Tasche, mehr diesem letzten Zustande muß die Form des Ventrikels unter den besprochenen pathologischen Bedingungen ähneln.

Ebenso einfach sind die pathologischen Einflüsse auf die Bewegung des Conus abzuleiten. Auch hier sind zwei Muskelschichten zu bedenken: eine äußere, als Fortsetzung der äußeren Schicht der freien Wand der rechten Kammer — ihre Richtung verläuft zur Achse des Conus quer —, zweitens eine innere subendocardiale Schicht — deren Lamellen liegen parallel der Längsachse des Conus angeordnet, aber in gleichmäßiger Nebeneinanderlagerung ohne Differenzierung in trabekelähnliche Bildungen! Die Grenze gegen den Recessus bildet der trabekuläre Wulst, der den vorderen Papillarmuskel trägt, gegen das arterielle Ostium hin der Ansatz der Semilunarklappen. Die beiden sich in ihrer Richtung nahezu rechtwinklig kreuzenden Muskellagen verfolgen jederseits denselben Zweck, die allseitige Raumverkleinerung des Conus zu bewirken, dem die Richtung seiner Gesamtbewegung gleichfalls durch die systolische Septumform vorgeschrieben ist.

Die äußere Querschicht verengert den Conus; eine Schwächung derselben wird demnach „die diastolische Wölbung des Kegels" in verschieden stark ausgesprochenem Grade fortbestehen lassen: das sind äußerst einfache notwendige Folgerungen. Die Wirkung der sich kontrahierenden inneren Schicht besteht, wie sich gleichfalls leicht ergibt, in einer Verkürzung der Länge des Conus, also des Abstandes zwischen den Fixpunkten: Anfang der Pulmonalis und Grenzwulst zum Recessus. Diese Bewegung unterstützt natürlich die äußere Schicht in ihrem Bestreben, die diastolische Wölbung verschwinden zu lassen. Das Gleiche gilt von der anderen Komponente der Muskeltätigkeit, der Dickenzunahme der Bündel. Als weiterer Kontraktionseffekt wird schließlich die Bildung von Muskelwülsten, die in der Längsrichtung des Conus verlaufen, auf seiner Innenfläche beobachtet. Pathologische, schwächende Einflüsse werden natürlich alle diese Bewegungsvorgänge zur Rückständigkeit zwingen. Trotz der einfachen Konstruktion dieser Dinge müssen wir sie gut im Auge behalten, da ja die Wand des Conus zu den Stellen gehört, welche mit Vorliebe Sitz zirkumskripter Erkrankungsherde sind.

Als unausbleibliche funktionelle Folge einer abgeschwächten Kontraktionsenergie in einzelnen Teilen der Kammerwand tritt uns also auch hier auf Schritt und Tritt eine Dilatation entgegen. Ich war bei der eben vorgenommenen Besprechung davon ausgegangen, eine Läsion der einzelnen Schichten in ihrer Totalität anzunehmen. So wird sich in praxi natürlich schwerlich ein Fall verhalten; am ersten ist die Konstruktion anwendbar bei diffuser Muskelerkrankung, dann jedoch, das mag hier hinzugesetzt werden, liegt entschieden keine entzündliche vor. Aber schon beim linken Ventrikel führte ich aus, daß auch umschriebene Muskelerkrankungen denselben allgemeinen Effekt einer allgemeinen Dilatation, nur weniger intensiv, zeigen müssen, und dabei natürlich ebenfalls — das wird bei dem dünnwandigen rechten Ventrikel noch deutlicher in die Erscheinung treten müssen — am Ort des Erkrankungsherdes eine lokalisierte Ausbuchtung der Wand zu Wege bringen werden. An welchen Stellen der Wand wir gewöhnlich diese Folgen zu suchen haben, das lehrt die früher gelieferte Übersicht über die Prädilektionsstellen der Myocarditis. Ich brauche hier nicht weiter darauf einzugehen.

Eine nicht unwesentliche Besonderheit gegenüber dem linken Ventrikel muß aber wohl noch betont werden. Bei der Stärke der linken Kammerwand können zirkumskripte Herde, wenn sie klein sind, existieren, ohne die Tätigkeit der Lamellensysteme sichtlich zu stören, oder aber, wenn sie größer sind, viel eher zirkumskripte Wirkung ausüben, weil benachbarte Muskelzüge sich intakt genug erhalten können, um vikariierend einzuspringen; finden sich aber in der Wand des rechten Ventrikels gleich große Herde, so werden sie sehr leicht gleich die ganze Dicke der Wand durchsetzen — besonders am Conus ist das der Fall, wo die äußere and innere Schicht fester zusammenhängen —: es kommt also am rechten Ventrikel wegen der gleichzeitigen Beteiligung der verschiedenen Schichten durch zirkumskripte Herde ungemein leicht zu ausgedehnterer, sit venia verbo diffuserer, Funktionsstörung, und da hier kleinere Herde schon einen Effekt verursachen, entschieden auch frühzeitiger dazu!

Aus klinischer Erfahrung kennen wir die Vorliebe des rechten Ventrikels zur Dilatation. Die eben angeführten anatomischen Notizen könnten wohl schon eine Erklärung liefern. Aber auch der Bau der rechten Kammer gibt noch Fingerzeige, fast möchte man sagen, daß die Natur mit solchen Vorkommnissen rechnet. Jedem Untersucher ist, es kann ja auch kaum anders sein, die hervorragende Selbständigkeit der trabekulären Netzschicht und ihre verhältnismäßig lockere Verbindung mit der übrigen Wand aufgefallen, ganz im Gegensatz zum linken Ventrikel. Niemand kann aber doch annehmen, daß einer solchen, scharf ausgesprochenen Einrichtung ein bestimmter Zweck fehlt. Wie sich fand, ist die Ansicht, das trabekuläre Netzwerk zu den Papillaren zu rechnen, und seinen Kontraktionseffekt darin zu suchen, die venösen Klappen herabzuziehen, absurd: das Netzwerk rechnet einschließlich der Papillaren in seiner funktionellen Bedeutung einzig und allein zur eigentlichen Kammerwand, es bildet, wie Krehl sich ausdrückt, in der Systole eine Verstärkung der letzteren. Deutlich übersichtlich wird dies bei maximaler Kontraktion, wo es durch die Umformung nahezu verschwindet; je weniger aber die Kammer diesen Grad erreicht, um so mehr muß ein Netzwerk sichtbar bleiben: das folgt unabweislich. Hieraus folgt aber ebenso einfach wie notwendig der Schluß, daß, wenn in dem anatomischen Bau der rechte Ventrikel eine seinem Zweck am meisten entsprechende Einrichtung besitzt, er häufig, wenigstens nicht selten in der Lage ist, mit untermaximaler Kontraktion zu arbeiten oder, was dasselbe heißt, ein in seiner Größe wechselndes Schlagvolumen auszuwerfen und also entsprechend oft in die Lage kommt, sich einem verschieden großen Inhalt anpassen zu müssen. Bei einer solchen Anforderung würde das

Netzwerk unschätzbare Dienste leisten können. Die Höhe der Papillaren resp. der Abstand ihrer Kuppen von der Klappenbasis kann stets gleich bleiben — ich spreche hier von physiologischen oder doch denen sich nähernden Zuständen — und doch kann die äußere Wand sich möglichst weit und frei ausdehnen, ohne daß die Mitarbeit des Netzwerks in der Systole in irgend einer Weise gefährdet ist.

Wenn also der Ventrikel schon innerhalb der physiologischen Breite mit Einrichtungen bedacht ist, welche bei Eintritt einer Erweiterung seines Innenraumes einer Schädigung der Mechanik der Kammer vorbeugen können, so kann jedenfalls der denkbar mögliche Einwand fallen gelassen werden, daß der klinische Befund von einer besonderen Vorliebe dieses Ventrikels für Dilatation auf Täuschung beruht, zumal wenn wir bedenken, wie leicht es zu einer solchen überhaupt kommen kann auf Grund der eigenen Erkrankung oder auch nur als Folge einer Erkrankung des linken Herzens.

Natürlich wird aber der Nutzen einer Schutzvorrichtung oder eines Apparates, der als Sicherung gegen gewisse Gefahren vorhanden ist, nur bis zu einer bestimmten Grenze reichen können, dann muß auch er versagen; um so eher muß dieser fatale Augenblick eintreten, wenn die Muskulatur wegen histologischer Veränderungen überhaupt nicht mehr auf der Höhe ihrer Leistungsfähigkeit steht. Solche Bedingungen beschäftigen uns hier jetzt, wenn wir von zirkumskripten Erkrankungen handeln.

Außer der Aufgabe, die Austreibung des Inhalts zu bewerkstelligen und gleichzeitig mit der Erfüllung dieser Aufgabe hat, ebenso wie am linken Ventrikel, die rechte Kammerwand einen sehr wesentlichen Anteil an dem Abschluß des Kammerraums gegen den Vorhof als unterstützenden Faktor für die Atrioventrikularklappen. Die Grundzüge, nach denen die Natur bei Ausführung dieser Aufgabe verfährt, sind bei beiden Ventrikeln die gleichen, im einzelnen differieren aber die Mittel, derer sie sich hierzu bedient.

Am linken Ventrikel gehören die die Insertion der Chorden bildenden Papillaren beide zur freien Kammerwand. Wie diese beide anatomisch ein einheitliches Ganze bilden, so sind sie physiologisch, funktionell natürlich ebenso unzertrennlich von einander. Wenn nun von der Aufgabe gesprochen ist, die fragliche Chordeninsertion in der Systole „an die Stelle des Kammerraums zu führen“, welche für den Schluß der Mitralsegel die günstigsten Bedingungen bietet, so kann diese demnach kurz als Aufgabe der Wand des interpapillaren Raumes bezeichnet werden. Denn jede Kontraktion der Papillarmuskeln muß eine Annäherung derselben an das Septum zu stande bringen. Daß diese Bewegung so stattfindet, ist ja sicher, ob aber die Behauptung darin Recht hat, daß die Bewegung t a t s ä c h l i c h E i n f l u ß a u f d e n K l a p p e n s c h l u ß besitzt, will ich hier unerörtert und unentschieden lassen, ich komme später darauf zurück. Jedenfalls liegen die analogen Verhältnisse am rechten Ventrikel grundsätzlich anders. Ein großer Unterschied tritt darin zu Tage, daß ein Teil der Chorden der Tricuspidalis nicht von der freien Wand, sondern vom Septum entspringt: damit wäre also der ersteren schon ein ganz wesentlicher funktioneller Anteil an dem behaupteten Zweck entzogen. Dann hatte sich gefunden, daß die Papillaren der freien Wand Bestandteile des selbständigen trabekulären Netzwerks und nicht der eigentlichen Wand sind. Daraus — die einzelnen Momente habe ich schon oben angeführt — geht aber hervor, daß hier mit der Kontraktion der Papillarmuskeln und des zugehörigen Trabekelnetzes durchaus nicht eo ipso eine Lokomotion, eine Annäherung der Papillaren und der Chordeninsertion an das Septum in der Horizontalebene verbunden ist. Das trabekuläre Netz wird gegen die Spitze der Papillaren heraufgezogen, daher kann die Ortsveränderung der letzteren erst erfolgen, wenn die Maschen des Netzes völlig verstrichen sind! Wir erhalten hier also in gewisser Beziehung die gegenteilige Erscheinung, daß nämlich die oben genannte Funktion der Kammer, die Chorden „an die Stelle des Kammerraums zu führen," die für den Schluß der Tricuspidalis am günstigsten ist, zum Teil dem Einfluß der Kammerwand entzogen ist!

Diese Differenz in der Einrichtung des analogen Mechanismus muß bei Beurteilung der pathologischen Zustände natürlich beachtet werden, es werden durch sie später Einzelheiten erklärlich, die sonst kaum verständlich wären.

Es fehlt dem rechten Ventrikel für das venöse, wie arterielle Ostium eine dem Mittelstück des linken Ventrikels ähnliche selbständige, sphinkterartige Bildung an seiner Basis. Wie steht es demnach mit der Funktion der Kammerbasis, den für den Schluß der Tricuspidalis erforderlichen Grad von Verengerung am venösen Ostium herbeizuführen? Tatsächlich wird die Funktion ausgelöst, aber nur durch die gemeinsame, im selben Sinne tätige Kontraktion der gesamten Wandmuskulatur; zum Verständnis dieser Modifikation, glaube ich, genügt der Hinweis auf die bedeutsame Rolle, welche einerseits die systolische Form der Scheidewand auf die Arbeitsweise der Kammer ausübt, dann aber auf die Tatsache, daß die rechte Kammer wegen der Kürze ihrer arteriellen Bahn keinen so hohen Blutdruck zu überwinden hat und deshalb auch nicht eines besonders stark ausgebildeten „Triebwerkzeugs" bedarf, ebenso wenig, wie sie einen besonderen Hilfsmotor besitzt, der der linken Kammer in seinem Spitzenteil zur Verfügung steht.

Erreicht nun die Leistungsschwäche der Kammerwand in in Folge muskulärer Erkrankungen einen bestimmten Grad, so wird der Nutzen des dem Ventilschluß dienenden Mechanismus gestört werden, genau so, wie wir die analogen

Verhältnisse am linken Ventrikel kennen lernten; aber, darüber klärt der Vergleich zwischen den entsprechenden Einrichtungen an beiden Kammern auch auf, es muß der untere Grenzwert, an dem das Versagen des Mechanismus beginnt, am rechten Ventrikel tiefer liegen, als am linken.

An beiden Kammern ist auch die Einrichtung vorhanden, daß die systolische Verengerung der venösen und der arteriellen Ostien zeitlich zusammenfällt und durch denselben muskulären Apparat bewerkstelligt wird. Im übrigen gilt für die Pulmonalöffnung dasselbe, was ich eben von der venösen Mündung anführte. Die Konfiguration der Innenwand des systolischen Conus bedarf keiner besonderen Besprechung, es decken sich hier die Verhältnisse mit den entsprechenden an der Aortenmündung. Die sonst aus seiner Alteration folgenden Abweichungen für die Ventiltätigkeit werde ich später im Zusammenhange erörtern.

Das wären die Verhältnisse, wie vorhin am linken, so jetzt am rechten Ventrikel unter der gleichen Annahme, wie dort, eine Annahme, die aber wegen der vorliegenden tatsächlichen Befunde durchaus keine hypothetische ist.

Im vorstehenden habe ich an der Hand meiner früher begründeten Auffassung vom Bau der Herzkammern ausgeführt, welche Folgen die Beeinträchtigung der motorischen Kraft unter der Voraussetzung umschriebener Krankheitsherde im Myocard der Kammern (als Beispiel dienten die Verhältnisse bei der Myocarditis) im einzelnen nach sich ziehen muß. Ich stehe mit einem solchen Versuch allein da; wie ich aber schon ausführte, konnte ich den Versuch wagen, weil ich meine normal-anatomischen Untersuchungsresultate für genügend fundiert ansehen darf, auf der anderen Seite zur Konstruktion der Bewegungsanomalien nur einfachste, allgemein gültige Erfahrungssätze herangezogen werden brauchten. Eine notwendige Ergänzung würde natürlich in dem experimentellen Nachweis zu erbringen sein, den bleibe ich jedoch schuldig. Denn erstens dürfte er in mehr als einer Beziehung unausführbar sein, z. B. eine isolierte funktionelle Vernichtung der trabekulären Schicht der Kammern zu erzeugen, dann aber erscheint er mir nicht so unbedingt notwendig und zwar aus dem Grunde, weil uns die Natur selber, wenn ich so sagen soll, mit Experimenten zu Hilfe kommt.

Ich meine damit pathologische Zustände: es dürfte allmählich sich mehr und mehr die Ansicht Geltung verschaffen, daß wir in den klinischen Beweisen ein ebenbürtiges Gegenstück der Tierexperimente besitzen. Unsere Aufgabe wäre es unter diesen Gesichtspunkten also, die krankhaften Zustände und Erfahrungen, soweit sie sich natürlich überhaupt durch anatomische Tatsachen erklären lassen, unter Zuhilfenahme der obigen, zunächst theoretischen Konstruktionen zu analysieren: eine Kongruenz zwischen den Ergebnissen dieser Untersuchungen mit bekannten Anschauungen würde keinen Schaden bedeuten, — denn gelangt man auf verschiedenen Wegen zum selben Ziel, so dürfte das letztere kaum als unrichtig gelten können. Eine Divergenz der Ergebnisse andererseits würde auf den ersten Blick zwar Verwirrung zu stiften scheinen, aber das doch nur dann und so lange, bis der Nachweis erbracht ist, wessen Ansicht besser fundiert ist. Kurz: es handelt sich darum, wer am besten und sichersten im stande ist, eine den komplizierten Tatsachen am meisten entsprechende Deutung der klinischen Symptome zu liefern.

Ideal wäre der Zustand, wenn wir nun für jede der einzelnen gestörten Bewegungskomponenten oder ihrer Folgen ein klinisches Bild zur Verfügung hätten und vor uns verfolgen dürften. Das ist aber für ewig eine Utopie. Um da am sichersten trügerischen Spekulationen und unfruchtbaren Hypothesen zu entgehen, bleibt uns nach meiner Überzeugung überhaupt kein anderer Ausweg, als der oben von mir wiederholt bezeichnete: erst eine möglichst detaillierte Kenntnis der normalen Vorgänge auf irgend eine Weise zu sammeln und damit die tatsächlichen Beobachtungen an Kranken zu vergleichen. Die Bedeutung des Studiums der normalen Anatomie erhellt daraus erst recht.

---

a) Symptome als Ausdruck der krankhaft veränderten Bewegungs- und Umformungserscheinungen an den Kammern.

9. Kapitel.

Die Dilatation in klinisch-diagnostischer Beziehung.

Das Recht, diese Erscheinung zu den Störungen der Bewegungs- und Umformungsvorgänge der Herzhöhlen zu rechnen, beruht einfach darauf, weil wir an ihr erkennen, daß jene überhaupt aus irgend einem Grunde gestört sein müssen und daß sie nicht ausreichen, den Innenraum der Kammer bis zu dem als „Norm“ bekannten Grade zu verkleinern. Überall gelangen wir bei Erkrankungen der Muskulatur in einem fort zu diesem Begriff: die Dilatation ist in der Tat das allergemeinste und vulgärste Symptom einer muskulären Erkrankung; wir vermissen sie fast nur in einem einzigen Falle, nämlich dann, wenn es sich um das erste, progressive Stadium einer chronischen Myocarditis ohne Klappenläsionen handelt oder, wie man bisher gesagt hatte, in Fällen von beginnender idiopathischer Hypertrophie, also in Zuständen, die, wie meine frühere Besprechung ergab, zum Teil überhaupt keinerlei Zeichen von ihrer Existenz, weder am Herzen, noch am Zirkulationsapparat liefern konnten. Mit dieser Ausnahme muß eine Dilatation also stets bei Affektionen des Myocards vorhanden sein, und aus meinen Darlegungen glaube ich, ist auch zur Genüge hervorgegangen, daß und weshalb bei einer Dilatation die allgemeine Kraft der Muskulatur noch erhalten sein kann, oder nicht: ich erinnere nur an die Attribute primäre oder sekundäre Dilatation. Die Punkte sind sehr wichtig.

Ihre allgemeine und spezielle Entstehung ist genügend erörtert, ebenso ihre allgemeinen Folgen und Begleiterscheinungen für die Zirkulation, ich verweise auf die bezüglichen Abschnitte: uns interessiert hier jetzt nur noch besonders die symptomatologische Seite dieser Veränderung, die Bedeutung der durch die Dilatation geänderten äußeren Gestalt des Herzens.

Die Erkennung einer pathologischen Erweiterung der Herzhöhlen beruht auf dem einfachen Satze, daß in diesem Falle der Herzumfang vermehrt sein muß. So einfach dieser Satz ausgesprochen ist, so schwer ist ihm aber unter Umständen am Krankenbett Genüge zu tun: das weiß ein jeder. Wir kennen außer der Dilatation noch ein für die Vergrößerung des Herzens in Betracht kommendes Moment, nämlich die „Hypertrophie", wir wissen auch, daß sie neben der Dilatation vorkommt. Alle übrigen Umstände extracardialer Natur, die mit dem eigentlichen Herzmuskel also nichts zu tun haben, aber eine scheinbare Vergrößerung des Herzens vortäuschen, schließe ich aus der Besprechung gänzlich aus.

Wie bestimmen wir den Anteil, den jede der beiden Veränderungen, die Dilatation oder „Hypertrophie", im konkreten Falle besitzt? — so müßte die nächste Frage lauten. Bis zu einer gewissen Grenze ist sie wohl zu beantworten; die spezielle Ausführung muß ich aber hier unterlassen, weil Erscheinungen für die Differentialdiagnose verwertet werden müssen, die erst noch zu besprechen sind.

Bis in die neuere Zeit hinein hat sich merkwürdigerweise die diagnostische Folgerung erhalten, daß aus einer Verbreiterung der Herzgrenzen fast schlankweg auf eine „Hypertrophie" geschlossen wurde. Erst neuerdings beginnen die richtigeren Vorstellungen Platz zu greifen, wie mir scheint, nicht zum wenigsten auf den Ausspruch von Martius hin, daß, wenn wir verbreiterte Herzgrenzen vor uns haben, erst die Dilatation nachgewiesen ist, die eventuelle Hypertrophie muß noch besonders bewiesen werden! Dieser Grundsatz kann nicht genug festgehalten werden. Eines besonderen Beweises für diesen Satz bedarf es jedoch an dieser Stelle wohl nicht mehr, ein großer Teil meiner Ausführungen ist eine Stütze desselben und die Beweise hier anführen, hieße nur, alles noch einmal überflüssiger Weise wiederholen. Das ergibt sich ebenfalls aber aus dem Vorhergehenden, daß die Diagnose einer Hypertrophie, einer Dickenzunahme der Wandungen nur durch Benutzung der Zeichen, die wir von der Leistungsfähigkeit der Muskulatur besitzen, ermöglicht werden kann, dann aber nicht zum wenigsten durch Verwertung pathologisch-anatomischer Erfahrungen, d. h. durch möglichst genaue Feststellung der Qualität des krankhaften Vorganges. Im Gegensatz zu der sonst so leicht genommenen Diagnose Hypertrophie bedarf es also einer ganzen Reihe von einzelnen Überlegungen, bis man sich zu der Annahme einer solchen verstehen kann. Das sollte man nie vergessen!

Also schon die gegenseitige Abgrenzung dieser zwei, eine Volumzunahme des Herzumfangs bedingenden Zustände macht Schwierigkeiten. Die weiteren Schwierigkeiten bei der Feststellung einer Herzvergrößerung erwachsen uns bekanntlich durch die Technik des Nachweises selber, deren Vervollkommnung deshalb schon manchem Forscher am Herzen gelegen hat. Es liegt in der Natur der klinischen Tätigkeit, daß wir jedes sich uns bietende Mittel benutzen, um zum Ziel zu kommen; wenn wir daher auch im allgemeinen sagen können, das suveräne Mittel zum Nachweis einer Dilatation ist die Perkussion, so soll nicht gesagt sein, daß wir nicht noch andere Hilfsmittel kennten, gilt es doch auch nicht einmal streng für das gesamte Herz, sondern nur für diejenigen Abschnitte, welche den übrigen Sinneswerkzeugen, Gesicht und Gefühl, nicht zugänglich sind. Wenn möglich, verzichten wir lieber auf die Perkussion, aber — nur der linke Ventrikel gibt uns im allgemeinen, leider auch wieder nicht in allen Fällen, sicht- und fühlbare Zeichen von seiner Tätigkeit und von der Lage bestimmte Punkte. Also im ganzen ist eben der umständlichere Weg, die Herzgrenzen auf die Brustwand zu projizieren, nicht zu umgehen.

Damit ist aber auch zugleich die Grenze bezeichnet, wo wir mit unseren Schlüssen Halt machen müssen. Im allgemeinen ist uns unter den günstigsten Umständen — ich sehe dabei absichtlich von der großen Reihe von Täuschungsmöglichkeiten, auch von den eigentlichen technischen Schwierigkeiten, wie der Besprechung der technischen Maßnahmen ab — die Aufgabe gestellt, aus den Konturen der durch Perkussion gewonnenen Projektionsfigur herauszulesen oder zu bestimmen, ob und wie ein Herz vergrößert ist. Daraus ergibt sich schon das eine, daß diese Aufgabe nur dann zu lösen ist, d. h. also, daß nur dann eine Dilatation durch Perkussion nachweisbar sein kann, wenn auch wirklich die äußersten seitlichen Grenzen, also in der Frontalebene, eine Verschiebung über die Norm hinaus erlitten haben. Frühere Überlegungen hatten aber nun zu dem Resultat geführt, daß es sehr wohl, und zwar häufig genug Bedingungen gibt, die zwar eine Dilatation zu stande bringen, aber die seitlichen Grenzen durchaus nicht in besonderer Weise verändert haben brauchen. Natürlich handelt es sich in diesen Fällen um zirkumskripte Vorgänge, aber, wie wir noch sehen werden, durchaus nicht an gleichgültigen Orten, nämlich an der Rückfläche des linken und Vorderfläche des rechten Ventrikels: es ist also der sagittale Durchmesser vergrößert. Selbst wenn wir die Tatsache zu Hilfe nehmen, daß neben diesen umschriebenen dilatativen Ausbuchtungen der Wand, immer ein gewisser Grad allgemeiner Dilatation vorhanden sein muß, so wird zum Nachweis dieser Vergrößerung in der Richtung von vorn nach hinten die Perkussion nie im stande sein, die richtige Antwort zu erteilen. Wir werden eben nicht mehr, wie nur eine geringe oder mäßige Ausdehnung der seitlichen Herzgrenzen finden: der wahre Sachverhalt, der eigentliche Grund für die gefundene Ausdehnung, der Sitz der Dilatation in diesem Falle muß uns entgehen.

Jedoch: uns interessieren auch noch andere Bestimmungen. Wir wollen erfahren, welche Herzhöhlen erweitert sind, welchen speziellen Anteil bestimmte Herzhöhlen an der allgemeinen Vergrößerung nehmen oder welchen Grad die Vergrößerung besitzt. Denn wir wissen, daß ebenso gut, wie es eine totale Dilatation gibt, also eine Erweiterung des ganzen Herzens, eine solche einzelner Höhlen, eine partielle Dilatation vorkommt, und die Feststellung dieser Tatsache ist bekanntlich ein wichtiges Glied zur Stellung der Diagnose. Eine Begründung für das Vorkommen einer partiellen Dilatation zu geben, dürfte überflüssig sein, ich erinnere nur an das Verhalten der Herzhöhlen bei Klappenfehlern. Ebenso kommen aber auch partielle Erweiterungen durch primäre Gefäß- oder Myocard-Affektionen vor, wenn sie sich oder doch vorzugsweise an einem Herzabschnitt entwickelt haben. Ich kann diese Bedingungen wohl als bekannt voraussetzen.

Beim Vorhandensein einer partiellen Dilatation nimmt nun die Perkussionsfigur bestimmte charakteristische Formen an: es sind das Dinge, die jedes Lehrbuch beschreibt. Verschiebt sich die äußerste Grenze der Perkussionsfigur einseitig nach rechts oder nach links hin, so bezieht man das durchschnittlich — selbstverständlich nach Ausschluß aller sonst eine Täuschung ermöglichenden Bedingungen — auf eine Erweiterung des rechten oder linken Herzens. In den Grundzügen trifft dies ja auch zu, immerhin halte ich es doch für wichtig, sich die anatomische Begründung recht eindringlich klar zu machen, mehr, als es im allgemeinen geschieht.

Bekanntlich ruht das Herz in situ mit der unteren äußeren Fläche des rechten Ventrikels auf dem Zwerchfell, nach rechts wird seine Grenze durch den rechten Vorhof gebildet. Stellen wir uns nun eine Dilatation des rechten Vorhofs vor, so ist die Verschiebung der normalen Verhältnisse unschwer zu konstruieren.

Der Vorhof ist durch die Einmündungen der Hohlvenen verhältnismäßig fixiert, seine Dilatation wird also besonders nach zwei Richtungen erfolgen können: einmal nach vorne in der Richtung des Herzohrs, zweitens wird sie seine rechte Wand, d. h. die zwischen der oberen und unteren Hohlvene liegende Partie vorwölben. Durch die Perkussion wird in diesem Falle eine Verbreiterung der Herzdämpfung nach rechts gefunden: also ist genau genommen diese Verbreiterung nur durch den Vorhof bedingt. Diese bekannten Tatsachen wollte ich hier nur noch einmal besonders hervorheben.

Konstruieren wir uns nun den Einfluß der Dilatation des rechten Ventrikels, so sind im allgemeinen ebenfalls zwei Möglichkeiten zu bedenken. Einmal müßte das ganze Herz um den Grad der Dilatation nach oben verschoben erscheinen, wenn das Zwerchfell eine unnachgiebige Grundlage abgäbe. Da es jedoch nachgiebig ist, wird die Verschiebung des Herzens nach oben zwar eintreten, aber nicht in dem Maße, wie es dem Umfange der Herzerweiterung entspricht, sondern das Zwerchfell wird zum Teil selber tiefer gedrängt werden. Hieraus resultieren zwei klinische Symptome. Ist das Zwerchfell tiefer getreten, so wird es unter Umständen möglich, mit dem Finger dicht unter dem Processus xiphoides des Sternum die Pulsation des rechten Ventrikels zu fühlen, während die Verschiebung des ganzen Herzens nach oben sich dadurch verrät, daß die Herzdämpfung ebendahin vergrößert ist. Vielfach wird nun leicht der Irrtum begangen, diese Zunahme der Dämpfungszone auf das linke Herz zu beziehen: aus den eben mitgeteilten Gründen zu Unrecht, das Phänomen kann bestehen, ohne daß eine Beteiligung des linken Herzens vorliegt. Ich betone diese Möglichkeit ganz ausdrücklich, denn soweit ich habe finden können, ist diese Eventualität nicht erwähnt trotz ihrer Bedeutung. Ihr tatsächliches Vorkommen habe ich in verschiedenen Fällen klinisch beobachten und verwerten können.

In diesem Falle kommt also der Einfluß der Dilatation des rechten Ventrikels dadurch zum Ausdruck, daß die seitlichen Konturen der Dämpfung über die „Norm“ hinausgerückt werden, die eingetretenen Veränderungen sind durch Perkussion nachweisbar.

Curschmann verdanken wir nun, wie ich glaube, eine außerordentlich wichtige Bereicherung unserer Kenntnisse über die Konfiguration des Herzens bei Dilatation des rechten Ventrikels dadurch, daß er uns gelehrt hat, wie wir unter Umständen — das muß natürlich betont werden — Kenntnis von der Erweiterung des rechten Ventrikels im sagittalen Durchmesser erhalten können.

Er beschreibt nämlich[1]) die Tatsache, daß der dilatierte rechte Ventrikel sich entsprechend dem Grade der Dilatation, mehr oder

---

[1]) Curschmann, Über eine eigentümliche Lokalisation des systolischen Geräuschs, besonders bei frischen Mitralklappen-Fehlern. (Arbeiten aus der medizin. Klinik zu Leipzig, 1893.)

weniger, über die Vorderfläche des linken Ventrikels herüberschiebt, so daß der letztere ganz von der Brustwand abgedrängt wird. „Die Verhältnisse sind damit so geworden, daß nun vom linken Herzen überhaupt nur noch das erweiterte Herzohr der vorderen Brustwand anliegt, während alle übrigen sie unmittelbar berührenden Teile dem rechten Herzen und hauptsächlich dem rechten Ventrikel angehören." Dies Verhalten zieht bestimmte klinische Erscheinungen nach sich. Abgesehen von der Lokalisation des die Mitralinsuffizienz verratenden systolischen Geräusches kommt es dazu: „daß zu einer bestimmten Zeit jene (die rechte Kammer) allein der vorderen Brustwand anliegt und auch den nun sehr verbreiterten undeutlichen Spitzenstoß veranlaßt, während der linke Ventrikel mit der eigentlichen Herzspitze sich von der Brustwand vollkommen ab nach links und hinten gewandt hat."

Die Tatsache selber ist aus Curschmanns Schilderung klar erkenntlich, nur möchte ich, aus später zu erörternden Gründen, die Symptome präziser in folgender Weise fassen: da durch die Ausdehnung des rechten Ventrikels der linke von der Brustwand abgedrängt ist, so verschwinden die am Lebenden äußerlich wahrnehmbaren Umformungserscheinungen der linken Kammer, d. h. der eigentliche „Spitzenstoß". Das, was Curschmann „verbreiterten undeutlichen Spitzenstoß" nennt, bedeutet etwas anderes, nämlich, wie er selber schon andeutet, die fühlbare Aktion des rechten, erweiterten Ventrikels. Auf die Begründung dieser Fassung komme ich im nächsten Kapitel zurück, hier interessieren uns zunächst andere Seiten dieser Frage.

Wie Curschmann ausführt, wird durch die Überlagerung des linken Ventrikels durch den dilatierten rechten die Hörbarkeit des für die Mitralinsuffizienz pathognomonischen systolischen Geräusches nach Ort und Intensität beeinflußt: es fehlt an der Spitze und ist dafür an der Basis hörbar. Ich entsinne mich ebenfalls eines Falles von Mitralinsuffizienz mit abweichender Lokalisation des Geräusches, die ihre Erklärung schließlich denselben hier besprochenen Verhältnissen verdankt. Es handelte sich um ein 14jähriges Mädchen, bei der es mir ganz besonders auffiel, daß das Geräusch in der Gegend der Herzspitze fehlte, dagegen überaus laut und deutlich auf der ganzen Rückenfläche der linken Thoraxhälfte zu hören war. Aus diesem Verhalten, das sich auf Grund des anatomischen Befundes zwanglos erklärt, müssen wir den einzig möglichen Schluß ziehen, daß der Inhalt des, den linken Ventrikel überlagernden, stark dilatierten rechten Herzens die vom ersteren ausgehenden Schallwellen für das auskultierende Ohr erheblich mehr abschwächt, als die lufthaltige Lunge zwischen Rückseite des Herzens und Rückenfläche des Thorax.

Auf diesen Schluß kommt es mir hier an: ich glaube, durch ihn können wir für manche Verhältnisse Anhaltspunkte zur Beurteilung einer Dilatation des rechten Herzens gewinnen. Ich möchte auch hier wieder auf ein persönliches Erlebnis hinweisen. Klinisch schwierig ist es bekanntlich festzustellen, wie verhalten sich die Herzgrenzen bei Emphysematikern, trotzdem die Lösung dieser Frage eine gewisse Bedeutung hat. Wenn wir auch wissen, daß diese Kranken allmählich zunehmend eine Dilatation des rechten Herzens bekommen, so genügt doch für eine möglichst exakte Diagnose nicht eine solche Erfahrungstatsache an sich. Bei einem Patienten dieser Art war aus bestimmten Gründen der Nachweis von der Beteiligung des Herzens erwünscht. Die Perkussion ergab geradezu normale Dämpfungsgrenzen, das bedeutet also bekanntlich bei Emphysematikern eine Vergrößerung des Herzens. Spitzenstoß war unfühlbar, auch bei der Auskultation der Herzgegend war nirgends eine Stelle zu finden, die — bei den überhaupt äußerst schwach hörbaren Herztönen — eine besondere Intensität derselben hätte erkennen lassen. Dagegen fand sich, daß auf der Rückfläche der linken Thoraxhälfte die Herztöne lauter und deutlicher zu hören waren, als vorne. Auf Grund der vorhin mitgeteilten Curschmannschen Beschreibung hielt ich mich für berechtigt, in diesem Verhalten den Beweis zu erblicken, daß eine erheblichere Dilatation des rechten Herzens vorlag und daß durch sie der linke Ventrikel nach hinten gedrängt war. Im weiteren Verlaufe des Falles verschob sich mit zunehmender Besserung diese Erscheinung, so daß allmählich, trotz gleichbleibender Größe der Dämpfungsfigur, die Stelle der größten Intensität der Hörbarkeit der Herztöne an normaler Stelle — vorne — wieder erschien. Auf diese Weise läßt sich die verbesserte Einsicht in den Mechanismus, oder besser, die Kenntnis von Einzelheiten bei der Dilatation für die klinische Beurteilung gewisser, sonst der Erkenntnis schwer zugänglicher Fälle nutzbringend verwenden.

Diese von Curschmann geschilderten Verhältnisse liefern, möchte ich sagen, die Illustration dazu, wenn ich davon sprach, daß es durch die Perkussion nur gelingt, eine Dilatation zu erkennen, soweit sie eine Änderung der Herzgrenzen in der frontalen Ebene bewirkt. Wir erkennen die Dilatation in der sagittalen Ebene also nur auf indirektem Wege, indem wir auf eine spezifische Gestaltveränderung des Herzens schließen und zwar dadurch, daß Herzabschnitte, welche normaler Weise der Vorderfläche des Thorax nahe liegen und hier nachweisbar sind, offenbar nach rückwärts gedrängt werden. Leider trifft dies aber auch nur für einzelne Fälle zu.

Übersichtlicher und bekannter liegen nun die einschlägigen Verhältnisse am linken Herzen. Kommt es zur einseitigen Dilatation seiner beiden Höhlen, so können diese sich frei ausdehnen, nur die benachbarten Lungenränder und -Flächen werden zur Seite gedrängt: das Herz wird, wie man sich ausdrückt, in größerem Umfange wandständig und diese Verhältnisse sind dann dem Nachweise durch die Perkussion zugänglich. Näher will ich hier nicht auf diese Bedingungen und die begleitenden Erscheinungen eingehen, ich wollte hier lediglich die Änderungen der äußeren Gestalt des Herzens ins Auge fassen und ihren Nachweis. Die Änderung der Arbeitsweise der dilatierten Ventrikel und deren klinischen Ausdruck werde ich in den nächsten Kapiteln erörtern.

Ich habe bisher als diagnostisches Hilfsmittel immer nur die Perkussion genannt. Man hat nun in der Neuzeit, eben weil die Resultate jener nicht befriedigten, sich nach weiteren Hilfsmitteln umgesehen und so sind zwei Methoden in Gebrauch gekommen, deren Resultate auch in der Literatur niedergelegt sind, die Benutzung der Phonendoskopie und der Röntgenstrahlen.

Die erstere der beiden Methoden hat sich allerdings nur eines, wie ich zu sehen glaube, recht beschränkten Kreises zu erfreuen. Eine eingehende Besprechung derselben gehört nicht hierher. Wenn ich sie erwähne, so will ich mich vielmehr auf die mit ihr gewonnenen „Resultate“ beziehen. Und da muß ich sagen, sind Dinge entstanden und daran Behauptungen geknüpft, die wohl mit keiner bekannten Tatsache sich vereinigen lassen. Einmal sind die bekannt gegebenen Projektionsbilder einem Herzumriß so unähnlich, wie nur möglich; dann aber ist es eine durch nichts gerechtfertigte Prätention, durch akustische Hilfsmittel eine Abgrenzung des rechten vom linken Ventrikel oder der Vorhöfe von den Kammern erreichen zu wollen, wie es von den Vertretern der Methode behauptet ist, um darauf hin die große Überlegenheit derselben anderen gegenüber zu preisen! Weitere Auseinandersetzungen darüber sind daher wohl gänzlich überflüssig; die tatsächlichen Lücken, die die Perkussion läßt, beseitigt sie in keiner Weise.

Ganz ungleich wertvoller, in gewissem Sinne sogar ganz außerordentlich wertvoll ist uns die Durchleuchtung des Thorax mit Röntgenstrahlen geworden. Wir erhalten durch sie ein direktes, sichtbares Schattenbild von dem Umfange des Herzens. Daß der Methode bisher noch große Mängel angehaftet haben, beweist nichts gegen ihre grundsätzliche Bedeutung. Auch zeigen ja die Vorschläge von Moritz (Kongress für innere Medizin 1901), daß die Methode, speziell fürs Herz erheblicher Verbesserungen fähig ist und damit kann sie zu einer bedeutungsvollen Bereicherung unseres diagnostischen Apparates führen.

Nichtsdestoweniger muß ich doch auch an dieser Stelle wieder darauf hinweisen, daß bisher leider immer nur ein einseitiges Bild vom Herzen geliefert ist, nämlich auch nichts weiter, als die Bestimmung der äußersten Konturen seines Umfanges in der Frontalebene. Damit ist der innere Wert bisher an sich nicht höher, als etwa der einer technisch bestgelungenen, unanfechtbaren Bestimmung der „großen“ Dämpfung. Es fehlt uns zur Zeit auch ein Überblick über die Konturen in der Sagittalebene. Ob dies technisch aber überhaupt durchführbar ist, darüber enthalte ich mich jedes

Urteils; ich bezweifle fast die Durchführbarkeit, weil sich an den eigentlichen Herzschatten nach rückwärts der Schatten der großen Gefäße und der Wirbelsäule anschließt, also vielleicht eine genaue Differenzierung von diesen Gebilden nicht gut möglich ist. Die Begründung der Wichtigkeit einer Feststellung der sagittalen Durchmesser des dilatierten Herzens glaube ich, genügend klar gemacht zu haben, vielleicht bestimmt das die sich mit Röntgenstrahlen beschäftigenden Kollegen, Versuchen in dem erwähnten Sinne näher zu treten.

Es mag noch darauf hingewiesen werden, daß es an sich wichtig wäre, schon geringe Grade von Dilatation zu bestimmen. Denn geringe Differenzen im Umfange oder Durchmesser einer Kammer bedeuten schon eine verhältnismäßig beträchtlichere Inhaltsvermehrung, wie eine einfache mathematische Überlegung beweist: man vergleiche z. B. nur den Inhalt zweier Kegel mit verschieden großer Basis bei gleicher Höhe.

---

10. Kapitel.

Veränderungen des Spitzenstoßes und abnorme Pulsationen in der Herzgegend.

Die an Kranken mit Myocarditis gefundenen und beschriebenen Alterationen des Spitzenstoßes umfassen so ziemlich alle Möglichkeiten, die wir von diesem Phänomen überhaupt kennen; ich will hinzusetzen, um Zweideutigkeiten zu vermeiden, Myocarditis in dem Sinne gebraucht, wie ich den Begriff bisher vertreten habe. Es ist ziemlich belanglos, wenn ich die Angaben der einzelnen Autoren wortgetreu referiere.

Ich beschränke mich der Einfachheit halber auf die Angaben eines Lehrbuches. So sagt Eichhorst[1]) unter Myocarditis: „Spitzenstoß, Herzstoß und Herztöne sind außerordentlich schwach“; rechne ich nun aber seine sonstigen Angaben hinzu, die ich bei meiner Auffassung von der Myocarditis hinzurechnen muß, so finde ich folgende Angaben. Im Kapitel Dilatation gibt er an: „Spitzenstoß nicht selten verbreitert aber schwach“; unter dem Kapitel Hypertrophie: Spitzenstoß steht abnorm tief und nach außen breiter, breiter, als daß ihn zwei Fingerkuppen decken können für Hypertrophie spricht speziell seine Qualität: „ungewöhnlich hebend und resistent“.

Diese Symptome kehren bei allen klinischen Schilderungen wieder; es führt uns nicht weiter, im einzelnen immer dasselbe zu wiederholen. Zu erwähnen wäre an dieser Stelle noch die

---

[1]) Eichhorst, Pathologie und Therapie, 2. Aufl. 1885. Bd. I.

Arbeit von Martius[1]): „Der Herzstoß des gesunden und kranken Menschen", eine Arbeit, in der er besonders einen Begriff, die „Stärke" des Spitzenstoßes einer eingehenden Analyse unterzieht und darauf hinweist, daß zur Beurteilung der Kraftleistung eines Herzens nicht der „verbreiterte und verstärkte" Stoß an sich einen Maßstab gibt, sondern die Art, wie die systolisch umgeformte Herzspitze, ob schnell oder überhaupt nicht von der Brustwand zurückfedert. Zur Unterstützung der Beurteilung benutzt er weiter das gleichzeitige Verhalten des Pulses, ob kräftig und voll oder schwach und klein.

Diese wesentlichen, unzweifelhaft richtigen, erweiternden Bemerkungen von Martius finden sich bei späteren Autoren mit Recht hervorgehoben und soweit ich sehe, durchgehends bestätigt. So drückt Rosenbach[2]) denselben Gedanken aus: „der Spitzenstoß ist zuweilen auffällig abgeschwächt, ein andermal ist wieder der Gegensatz zwischen der imposanten Stärke des Herz- und Spitzenstoßes und dem rapiden Kleinerwerden des Pulses charakteristisch für die Diagnose (der Herzmuskelinsuffizienz)".

Auch die neuesten Publikationen, z. B. von Krehl[3]), Vierordt[4]) nehmen bestätigend Bezug auf die Ausführungen von Martius.

In den klinischen Notizen ist am meisten die Rede von der Ausdehnung und Stärke des fühlbaren Spitzenstoßes. Eine Bedeutung hat noch, das ist meistens an anderen Stellen hervorgehoben, der Ort des fühlbaren Stoßes, meist in Form der Verlagerung desselben. Die Eigenschaft gehört also auch noch zum vollständigen Bilde.

Nun liegt uns ja aber nicht allein etwas an der einfachen Aufzählung der Symptome, sondern viel mehr an der Deutung, weil erst dadurch das Symptom seinen Wert für das ärztliche Handeln erhält. Wollen wir die Stellung der Autoren zu dieser Frage erfahren, dann müssen wir uns an andere Quellen wenden, im großen und ganzen am einfachsten an die Darstellungen in den Lehrbüchern der Diagnostik. Wir gehen in der Einzelbesprechung auch wohl am besten von solchen allgemeinen Darstellungen aus.

Von den tatsächlich gelieferten Erklärungen läßt sich zusammenfassend vorausschicken, daß zum Teil völlige Übereinstimmung herrscht, vielfach eine zutreffende Erklärung gegeben ist, wenn man nur nicht zu sehr in Einzelheiten eingeht, zum Teil aber geradezu Verwirrung zu konstatieren ist.

Am auffälligsten tritt die Verwirrung in der Nomenklatur zu Tage: in dem, was man überhaupt Spitzenstoß nennt. An sich

[1]) Volckmanns Sammlung klinischer Vorträge, No. 113, 1894.

[2]) Rosenbach, Grundriss der Pathologie und Therapie der Herzkrankheiten 1899, Seite 93.

[3]) Krehl, Die Erkrankungen des Herzmuskels. (Nothnagels Handbuch. 1901, Seite 15.)

[4]) Vierordt, Diagnostik der inneren Krankheiten. 6. Aufl. 1901.

würde das nicht viel bedeuten, die Hauptsache bliebe es, wenn nur die Sache richtig getroffen wäre; aber hier ergibt es sich, daß mit der abweichenden Benennung bei den Autoren bestimmte differente Anschauungen von dem Wesen der Symptome verbunden sind: keiner will seine Bezeichnungen als nebensächlich angesehen wissen. Daß bei dieser allgemeinen Unklarheit trotzdem noch eine gewisse Einigung in der Erklärung der klinischen Bilder besteht, kann nur dadurch möglich geworden sein, weil gewisse feststehende allgemeine Tatsachen einen Rückhalt gewähren. Jedenfalls ist ein völliges Verständnis, eine Deutung, welche die sämtlichen beobachteten Möglichkeiten und die kaleidoskopartig wechselnde Änderung der Symptome umfasst, in den bisherigen Erklärungen nicht gegeben; für unsere klinischen Zwecke bedürfen wir aber einer solchen.

Eichhorst allein[1]) spricht direkt ein gleiches Verlangen aus, indem er sagt: „vielleicht würde die diagnostische Ausbeute bei der Untersuchung des Spitzenstoßes eine größere sein, wenn unsere Kenntnisse über die Entstehung des Spitzenstoßes abgeschlossene und völlig gesicherte wären."

Zur Besprechung und zum Vergleich der verschiedenen Erklärungen ist nun die vorausgeschickte Feststellung der Bezeichnungen ein unabweisliches Bedürfnis.

Martius[2]) spricht vom Herzstoß und bezeichnet damit die Vorwölbung einer umschriebenen Stelle der Brustwand, erzeugt durch die mit Erhärtung einhergehende Formveränderung des Ventrikels.

Eichhorst[3]) definiert als Spitzenstoß eine am gesunden Menschen im fünften linken Intercostalraum zwischen linker Mamillar- und Parasternallinie wahrnehmbare und fühlbare zirkumskripte Erhebung; als Herzstoß bezeichnet er „die diffusen Erschütterungen, welche sich in der Herzgegend als Folgen der systolischen Bewegungen des Herzens erkennen lassen". Dieselben sind vielfach, wie der Spitzenstoß sicht- und fühlbar, können neben dem letzten vorkommen, aber auch nach dem Verschwinden des Spitzenstoßes allein wahrnehmbar bleiben. Als sonstige sicht- und fühlbare Bewegungserscheinungen bespricht Eichhorst „sichtbare Pulsationen" im Bereich der Herzgegend. — Eichhorst macht also schon einen absichtlichen Unterschied zwischen Spitzenstoß und Herzstoß, während Martius mit Herzstoß bezeichnet, was Eichhorst Spitzenstoß nennt.

Rosenbach[4]) macht der mit Eichhorsts Worten referierten Auffassung, nach der unter Herzstoß jede durch die Herztätigkeit

[1]) Eichhorst, Lehrbuch der klinischen Untersuchungsmethoden. 4. Aufl. 1896, Seite 418.

[2]) Martius, l. c.

[3]) Eichhorst, Lehrb. d. kl. Unters.-Methoden. 4. Aufl. 1896, Seite 408.

[4]) Rosenbach, Grundriss etc. Seite 14 u. 15.

hervorgebrachte Erschütterung oder Vorwölbung der vorderen Brustwand verstanden wird im Gegensatz zu zirkumskripten Vorwölbungen, zu denen der Spitzenstoß rechnet, den Vorwurf, zu „großen Unklarheiten“ geführt zu haben und stellt seinen Standpunkt so dar: „bezeichnen wir als Herzstoß das Phänomen an der vorderen Brustwand, welches der Erhärtung des Herzmuskels seine Entstehung verdankt, während der Spitzenstoß nur bei völliger Kontraktion der Kammern und Entleerung des Blutes in die großen Gefäße eintritt.“ — „Der Herzstoß kann auch bei entblutetem Herzen oder frustranen Kontraktionen stattfinden und dabei sogar auffallend sichtbar sein, der Spitzenstoß nie.“! Daß eine größere Klarheit hiermit erreicht sein soll, kann ich nicht finden — ich glaube, eher das Gegenteil. So weit ich sehe, steht Rosenbach auch allein mit seinen Worten; da er kaum im stande sein dürfte, seine Gründe mit den heute feststehenden Tatsachen über Umformung und Bewegung des Herzens in Einklang zu bringen, so lohnt es sich nicht, auf seine Nomenklatur besonders einzugehen; ich habe ihn zitiert, weil er eine glänzende Illustration dazu liefert, wenn ich sagte, daß die Benennung nicht ein rein äußerliches Ding, keine Wortklauberei bei unserer Besprechung ist, sondern einen zum Teil recht tiefen Einblick in die Auffassung der Autoren tun läßt.

Krehl[1]) gebraucht neuerdings, wie er ausdrücklich betont, Herzstoß und Spitzenstoß synonym.

Kurz zusammengefaßt gebrauchen also Krehl und Martius Herzstoß und Spitzenstoß promiscue für das bekannte Phänomen; Eichhorst bezeichnet im Grunde mit Herzstoß pathologische Erscheinungen; Rosenbach zerlegt die physiologische Erscheinung in zwei Komponenten, nach ihm gehören Herz- und Spitzenstoß zu jeder Systole. Es sind das wohl Varietäten genug!

Und nun die Deutungen der pathologischen Veränderungen des Spitzenstoßes selber. Über seine Lageveränderungen, soweit Zustände des Herzens selber und nicht extracardiale Ursachen dieselben bedingen, herrscht wohl durchweg Einigkeit. Die wesentlichste für uns in Betracht kommende Erscheinung ist die Dislokation des Stoßes nach unten und außen, wobei natürlich die allgemeine Lage des Organs selber als normal angenommen ist. Allgemein wird dies Symptom als Zeichen einer Vergrößerung des linken Ventrikels gedeutet.

Die Breite des normalen Spitzenstoßes wird beim gesunden Erwachsenen auf ca. $2^1/_2$ cm angegeben; unter pathologischen Verhältnissen wird dieser Wert überschritten „und es treten auch in anderen Intercostalräumen pulsatorische Bewegungen auf.“ (Krehl.) Alle extracardialen Ursachen sind prinzipiell hier von der Betrachtung ausgeschlossen; unter solcher Voraussetzung wird

---

[1]) Krehl, Die Erkrankungen des Herzmuskels, Seite 9.

das genannte Symptom gleichfalls als Zeichen dafür betrachtet, daß „der ihm (sc. dem Spitzenstoß) entsprechende Herzabschnitt an Umfang zugenommen hat“ (Eichhorst), also als Zeichen einer Volumzunahme des linken Ventrikels. Diese Worte Eichhorsts spiegeln wohl die Ansicht der meisten Autoren wieder: ein Zusammenhang zwischen Verbreiterung des Spitzenstoßes und anderweitigen „pulsatorischen Bewegungen“ wird aber nirgends berührt, außer von Krehl und dieser Autor ist meines Wissens der Einzigste, der sich von den bisherigen Erklärungen nicht befriedigt erklärt. Er sagt): „Für das Eintreten der Erscheinung (sc. der ausgedehnten Pulsationen) kommt es einmal auf das Beiseiteschieben der Lungenränder und weiter auf eine starke Anlagerung des Herzens an die Brustwand an. Das erstere findet ja bei jeder Vergrößerung des Herzens statt und für das zweite sind Momente ausschlaggebend, die wir noch nicht vollständig übersehen. Jedenfalls findet man die abnorm ausgedehnten Pulsationen nicht in allen Fällen von Dilatation oder Hypertrophie des Herzens.“ Ich meine auch, an dieser Stelle besitzen die bekannten Erklärungen recht große Lücken und zwar nach verschiedener Richtung hin. Wir wollen nicht allein wissen, sind diese Pulsationen pathologisch, sind sie nur ein Zeichen mehr für Volumzunahme des Ventrikels, oder läßt sich durch Feststellung ihrer Entstehungsbedingungen noch Genaueres über den Zustand des Herzmuskels herauslesen. Ich komme darauf zurück; hier mag es erst genügen, festzustellen, daß wir es auf Grund der bisherigen Arbeiten nicht wissen.

Über die diagnostische Beurteilung der Kraft des Spitzenstoßes hat die wiederholt zitierte Arbeit von Martius entschieden klareren Anschauungen die Wege geebnet, wenn er ausführt, daß das Gefühl eines verstärkten Stoßes durchaus nicht allein pathognomonisch für größere Kraft eines vergrößerten Herzmuskels sei, daß es vielmehr sehr häufig an schwachen, erweiterten Herzen sich finde. Zu verwerten ist die Beurteilung der Stärke des Spitzenstoßes durch den tastenden Finger lediglich, unter Ausschluß aller extracardialen Momente, unter steter Berücksichtigung der sonstigen Kraftäußerungen des Herzmuskels besonders zum Vergleich seines Kräftezustandes am selben Individuum zu verschiedenen Zeiten. Zum Vergleich der Herzkraft verschiedener Individuen ist diese Methode aber nicht geeignet, weil zu viele, verschiedene, direkt störende Momente die Beurteilung erschweren, ja zum Teil unmöglich machen. Martius Ansichten scheinen ein gesichertes Gut der Diagnostik geworden zu sein, wie sie es auch mit Recht verdienen.

Ich glaube, daß es in dieser Zusammenstellung der allgebräuchlichen Deutungen über die zur Diskussion stehenden Symptome klar genug zum Ausdruck kommt, wenn ich oben sagte, daß

[1]) Krehl, Erkrankungen des Herzmuskels, Seite 14.

trotz völliger Verwirrung in einzelnen Fragen, die Beziehungen der krankhaften Erscheinungen in bestimmten Grundzügen übereinstimmend und zutreffend gedeutet sind, daß uns aber doch nach mancher Richtung hin eine eingehende Kenntnis fehlt.

Nach diesen Ausführungen kann ich es, bevor ich an die Sache selber herantrete, nicht umgehen, meine eigene Nomenklatur zu begründen. Ohne eine solche Bestimmung dürften wohl Mißverständnisse kaum zu vermeiden sein. Die Schwierigkeiten, wenn man von solchen überhaupt reden will, liegen nach meiner Überzeugung nur in der richtigen Auffassung und Unterscheidung dessen, was normal oder krankhaft ist. Ich selber bin mit Krehl der Ansicht, die ich an entsprechender Stelle ja auch schon vertreten habe, daß wir heute, zumal nach den Feststellungen Brauns, über die Entstehung des als Spitzenstoß bekannten Phänomens nicht mehr im Zweifel sein dürfen. Der Spitzenstoß ist nichts weiter, als die aus ganz bestimmten, bekannten Gründen gegen die Brustwand gerichtete fühl- und zum Teil sichtbare Bewegungs- und Umformungserscheinung eines bestimmten Teiles des Herzspitzenabschnittes: die Benennung dieser Erscheinung als Spitzenstoß entspricht also allen gerechten Ansprüchen. Will man synonym damit von Herzstoß sprechen, so dürfte dagegen nicht das Geringste einzuwenden sein, Bedingung ist nur, daß man damit auch nichts anderes bezeichnen will. Ganz abzulehnen ist natürlich Rosenbachs Ansicht, beide Begriffe als Teile eines Ganzen aufzufassen, ihr widerspricht ganz einfach der nackte Tatbestand.

Auch ich werde deshalb im folgenden Spitzenstoß oder Herzstoß synonym als Ausdruck für den bekannten physiologischen Vorgang gebrauchen. Was kennen wir außerdem noch von sicht- oder fühlbaren Tätigkeitsäußerungen des Herzens innerhalb der physiologischen Breite? Es kommen nur zwei Dinge in Betracht: einmal eine fühlbare Bewegungserscheinung unmittelbar unterhalb des Processus xiphoides, die sogenannte Pulsatio epigastrica, welche ihre Entstehung dem rechten Ventrikel verdankt (natürlich nicht zu verwechseln mit der von der Aorta herrührenden Pulsation im Epigastrium); zweitens in gewissen Fällen eine fühlbare Erschütterung im zweiten linken Intercostalraum, herrührend von der Arteria pulmonalis oder genauer gesagt, vom Conus. Diese beiden Erscheinungen liegen noch im Bereiche der Norm. Alles, was wir darüber hinaus beobachten, haben wir als pathologisch anzusehen, oder doch wenigstens als so weit von der Norm abweichend, daß wir uns die besonderen Gründe für das Zustandekommen der beobachteten Bewegung klar zu machen haben. Es gilt das also auch von allem, was Eichhorst als Herzstoß bezeichnet.

In Anlehnung an den Charakter der beobachteten Bewegungen schlage ich nun vor, alles, was nicht Spitzenstoß ist, mit Pulsation zu bezeichnen. Der Ausdruck schließt kein

Urteil in sich und, wie wir sehen werden, kann das nur ein Vorteil sein. Da aber diese verschiedenen Pulsationen wieder unter einander nicht gleichwertig sind, weder nach Herkunft noch nach Bedeutung, so müssen sie nähere Epitheta erhalten; die aber ergeben sich ohne weiteres. Erstens können wir normale (dazu gehören die eben namentlich aufgeführten) unterscheiden von abnormen. Diese Scheidung ist auch am Krankenbette durchführbar, da wir ja eben gesehen haben, welche Pulsationen normal vorkommen; ferner aber brauchen wir, um überhaupt ein jederzeit unparteiisch verwertbares Material zu haben, nur den Ort bestimmen, wo wir die Pulsation beobachten. Mehr ist zur diagnostischen Verwertung dieser Erscheinungen nicht nötig, aber dies ist dafür unbedingt erforderlich, denn, wie wir noch sehen werden, können zwei Pulsationen z. B. nicht weit von einander vorkommen, doch aber verschiedenen Ventrikeln angehören. Wir können, wenn wir eine Ortsbezeichnung hinzusetzen, sogar auf die Bezeichnung normal oder abnorm verzichten: unsere Aufgabe ist es eben nur, festzustellen, worauf eine Pulsation im einzelnen zu beziehen ist. Wie wir diese Bestimmungen möglich machen, damit werden wir uns zu beschäftigen haben.

Auf diese Weise aber, finde ich, sind alle Schwierigkeiten zu umgehen, die aus verschiedener Auffassung entspringen, Mißverständnisse sind so auf ein Minimum reduziert und die Diskussion kann ganz von nebensächlichen Dingen absehen, sich dagegen völlig auf das Wesentliche, nämlich den Inhalt der Beobachtung konzentrieren. Ich denke, daß ich meinen Vorschlag nicht weiter zu begründen nötig habe, die folgenden Ausführungen, hoffe ich, werden ihre eigene Sprache reden. Zu meiner Freude finde ich schon Henschen in seinen früher zitierten Arbeiten ähnliche Bezeichnungen gebrauchen. Das eine will ich aber nicht vergessen hinzuzusetzen, daß die Bezeichnung Klappenstoß, als Ausdruck der häufigen Fühlbarkeit des Schlusses der Semilunarklappen der Aorta, durch meine Nomenklatur nicht beeinträchtigt wird.

Ich sagte vorhin, daß der Spitzenstoß nichts weiter ist, als die aus ganz bestimmten, bekannten Gründen gegen die Brustwand gerichtete fühl- und zum Teil auch sichtbare Bewegungs- und Umformungserscheinung des Herzspitzenteils, d. h. des linken Ventrikels. Das, was nun gegen den Intercostalraum andrängt, ist die unter dem Namen „systolischer Herzbuckel“ von Braun am kontrahierten Herzen beschriebene, genau lokalisierbare, am erschlafften Herzen fehlende, kuppelartige Hervorwölbung etwas oberhalb der anatomischen Herzspitze auf der Vorderwand des Ventrikels. Daß der systolische Herzbuckel gegen den Thorax andrängt, das folgt seinerseits wieder notwendig aus der spezifischen Bewegungsart des Herzspitzenteils, nämlich der Rotation und Hebelbewegung, Bewegungen, die, wie ich im einzelnen nachgewiesen habe, nichts weiter sind, wie der Kontraktionseffekt der einseitig angelegten, charakteristisch ineinandergefügten Muskelzüge des interpapillaren Raumes des linken Ventrikels. Dafür nun, daß der Ort und die Bildung des systolischen Herzbuckels dem tastenden Finger an der Außenwand des Thorax erkennbar werden, sind wieder bestimmte Bedingungen maßgebend. Wie Martius unter Zitation von Guleke ausführt, kann selbst in der Norm in bestimmten Lebensjahren der Spitzenstoß unfühlbar sein. Doch davon sehe ich hier ab, das spielt für uns keine Rolle. Die Gründe für die Fühlbarkeit des Spitzenstoßes überhaupt liegen darin, daß nur eine schmale Zunge vom vorderen Rande des linken unteren Lungenlappens die Herzspitze von der Thoraxwand trennt; dieser dünne Saum von Lungengewebe wird in der Systole von dem sich zusammenziehenden Herzen zur Seite geschoben und dadurch kommt der systolische Herzbuckel mit der Thoraxwand in Berührung, er kann im nachgiebigen Intercostalraum gefühlt werden.

Die Beziehungen des vorderen Lungenrandes zum Spitzenstoß sind uns nach mehrfacher Richtung bekannt: so wissen wir, daß vielfach der Stoß während des Exspiriums deutlicher zu fühlen ist, als im Inspirium, ferner können Adhäsionen des Lungenrandes den Spitzenstoß unfühlbar machen, ebenso abnorme Ausdehnung des Lungenrandes bei Emphysem etc. etc.; es wird also eine an sich normale Aktion des Herzens schon dadurch unfühlbar, daß es, wie man sich ausdrückt, weniger „wandständig" ist. Alle sonstigen extracardialen Störungeu übergehe ich hier, da sie für uns unwesentlich sind. Ein Unfühlbarsein des Stoßes kann dann noch eintreten, indem der Herzbuckel gerade nicht gegen einen Intercostalraum andrängt, sondern gegen die Hinterfläche einer Rippe, also ebenfalls unter ganz normalen Bedingungen.

Für die charakteristische Art, wie der Spitzenstoß fühlbar ist, liegt nun eine wichtige Ursache in der Weise, daß und wie die Rückfläche des Herzens eine hinreichende Stütze und Unterlage findet (Ausschlag der Hebelbewegung), und dann in dem bestimmten Verhältnis der Mitarbeit des suprapapillaren Raumes. Ich betone, daß dies nicht für die Umformung des Spitzenteils an sich Bedeutung hat, sondern nur für die Fühlbarkeit des Stoßes und für die Tatsache, daß der Stoß nicht während der ganzen Dauer der Systole zu fühlen ist. (cf. Martius und meine früheren Ausführungen darüber im ersten Teil dieser Arbeit.)

Wenn wir also die scheinbar simple Tatsache feststellen, daß bei einem Individuum an typischer Stelle, im fünften linken Intercostalraum unterhalb und einwärts von der Mamillarlinie der Spitzenstoß in „normaler" Weise zu fühlen ist, so machen wir im Grunde genommen damit stillschweigend schon eine große, vieles Wichtige umfassende Überlegung durch — die bedeutende diagnostische Wichtigkeit dieses Phänomens ist ja auch nie in Zweifel gezogen worden. Sehen wir dabei nun von allen, andeutungsweise gestreiften Beziehungen der Lungenränder und der

Umgebung des Herzens ab — und uns sollen ja hier nur die Bedingungen am Herzen selber beschäftigen — so sind wir zu einem Schluß berechtigt, der sich so fassen läßt: die spezifische Bewegungsform des interpapillaren Raumes des linken Ventrikels ist als ungestört verlaufend anzusehen, weil und wenn, wie es sein soll, vom systolischen linken Ventrikel nur ein kleiner, umschriebener, bestimmter Bezirk wandständig ist und deshalb fühlbar wird, dessen Zugehörigkeit zur anatomischen Herzspitze sich durch Perkussion definitiv feststellen läßt. Fassen wir unser Urteil in dieser Weise, so ist der Übergang und damit die Erklärung der pathologischen Spitzenstoßformen unschwer gegeben.

Diese pathologischen Formen sind folgende: der Ort des Spitzenstoßes ist nach unten oder unten und außen gerückt, der Stoß selber erscheint dem untersuchenden Finger verbreitert, ist verstärkt oder abgeschwächt, neben ihm werden an ganz bestimmter Stelle abnorme Pulsationen bemerkbar, schließlich bleiben nur diese übrig und der eigentliche Spitzenstoß wird unfühlbar. Es handelt sich demnach um eine ganze Zahl von Alterationen, die ihre Erklärung nunmehr sämtlich durch die Benutzung von Tatsachen finden sollen, welche wir aus den bisherigen Untersuchungen und Betrachtungen als sichere Errungenschaft davon getragen haben.

Ich habe die Symptome in eine Reihe geordnet und zwar absichtlich, denn diese Reihe stellt direkt eine Art Stufenleiter dar, wie sich die Symptome mit zunehmender Schwere der Erkrankung verhalten; mit dieser Behauptung, die ich natürlich noch zu beweisen habe, ist, wenn der Beweis stichhaltig ausfällt, geradezu der größte Teil der Bedenken und Zweifel zerstreut, die Krehl mit den oben zitierten Worten aussprach, daß wir die Bedingungen der abnormen Pulsationen bislang noch nicht völlig übersehen können, weil sie eben nicht in allen Fällen von Dilatation und Hypertrophie des Herzens vorhanden seien. Natürlich nicht: denn die Schwere der Erkrankung, die proportional der Intensität und Extensität der pathologischen Prozesse geht, redet, verbunden mit der speziellen Lokalisation der Prozesse ein gewichtiges Wort mit. Die Gründe werden bald klar sein.

Das erste der angeführten Symptome, die Dislokation des Spitzenstoßes ist gewissermaßen die Basis für die sämtlichen anderen Symptome, denn — ich betone noch einmal, daß ich alle extracardialen Bedingungen ausdrücklich ausschließe — in dieser Erscheinung haben wir das klinische Zeichen dafür, daß eine Volumzunahme des linken Ventrikels vorliegt. Nun, darüber braucht nichts weiter ausgeführt zu werden, der ganze Abschnitt, den ich jetzt abhandle, steht ja unter der Voraussetzung von der Gegenwart einer Dilatation. Es kann also das Gesagte genügen.

Damit ist unsere Aufgabe, unter Benutzung der obigen Fassung des Begriffes Spitzenstoß, aber sofort dahin präzisiert: kann eine Dilatation des interpapillaren Raumes und dann, wie kann sie zum Auftreten der verschiedenen Spitzenstoßalterationen in der bestimmten Reihenfolge führen?

Hier kommen wir jetzt zur Nutzanwendung der oben vorgenommenen theoretischen Konstruktion von der Bewegung der einzelnen Muskellamellensysteme unter dem Einfluß umschriebener pathologischer Prozesse, speziell also hier im interpapillaren Raum des linken Ventrikels. Damals hatte sich unter dieser Voraussetzung ergeben, daß die asymmetrisch, spiralig angeordneten Lamellen des Papillarmuskelsystems in der Systole diese Spirale nicht genügend strecken können, dadurch unterblieb proportional dem Grade ihrer Kraftverminderung die Annäherung der freien Ventrikelwand an das Septum in der Horizontalebene, d. h. es kam zur Dilatation; weiter aber konnte sich die spezifische Art ihrer Bewegung nach außen nicht in gleicher Weise, wie im gesunden Zustande, ausprägen, d. h. die Rotation und Hebelbewegung der Spitze mußte ebenfalls proportional dem Grade der Leistungsschwäche weniger deutlich werden, einschließlich natürlich dann auch die Ausbildung des systolischen Herzbuckels. Weiter haben wir aber nichts nötig, um jetzt eigentlich mit einem Schlage die ganze Reihe von Spitzenstoßalterationen übersehen und verstehen zu können.

Durch die Dilatation als solche wird, wie wir positiv wissen, eine stärkere Anlagerung des dilatierten Herzabschnittes an die Brustwand zu stande gebracht; im normalen Situs ist fast der gesamte vordere Teil des Herzens vom rechten Ventrikel gebildet, vom linken ist nur ein schmaler Streifen seiner vorderen Wand sichtbar, der im geschlossenen Thorax vom linken Lungenrand bedeckt ist. Ein dilatierter linker Ventrikel drängt nun diesen Lungenrand beiseite und kommt dadurch der Thoraxwand näher: er wird „wandständig". Das sind ganz feststehende Dinge. Damit haben wir aber alle erforderlichen Bedingungen beisammen.

Besitzt nun ein Herz solche pathologischen Zustände, daß der spezifische Bewegungscharakter des interpapillaren Raumes noch nicht völlig erloschen ist, d. h. also, findet verhältnismäßig noch eine leidliche Kraftentfaltung statt, dann wird sich ein flacherer systolischer Herzbuckel an einem dilatierten Spitzenraum ausbilden. Das ist klar; klinisch heißt das aber doch nichts weiter, als: wir fühlen in einem solchen Falle einen Spitzenstoß, der niedriger, oder schwächer, dabei aber verbreitert ist. Dies letztere deshalb, weil ein größerer Bezirk der Spitze gegenüber der Norm, in Folge der Dilatation wandständig geworden ist. Die Bedeutung eines verstärkten, verbreiterten Stoffes werde ich nachher besprechen.

Gehen wir nun weiter, so ist nichts natürlicher, als daß die Verbreiterung des Spitzenstoßes um so mehr zunehmen muß, als ein noch größerer Bezirk des Spitzenabschnittes sich in Folge seiner Dilatation an die Thoraxwand anlagert. Die Ursache hierzu ist dann also selbstverständlich in einer weiter vorgeschrittenen Kraftverminderung der Muskulatur gegeben. Aus den anatomischen Verhältnissen folgt aber, daß bei weiterer Zunahme der Dilatation successive die mehr nach oben, also basalwärts gelegenen Partien des interpapillaren Raumes wandständig werden und daß damit die fühlbare Verbreiterung des Spitzenstoßes sich nach dieser Richtung hin erstrecken muß. Nun ergibt sich aus diesem Verhalten auf die einfachste Weise folgendes. Wir würden tatsächlich einen solchen nach außen wie nach oben und außen verbreiterten Spitzenstoß fühlen, wenn keine Rippen vorhanden wären; da aber in deren Bereich natürlich nichts gefühlt werden kann, so merken wir, außer an der Stelle des Spitzenstoßes, eine von der Kontraktion und spezifischen Bewegungsart der Ventrikelwand herrührende, gegen die Thoraxwand gerichtete, hebende Bewegung in den oberhalb von der Herzspitze gelegenen Intercostalräumen; mit anderen Worten, wir erhalten das, was wir oben als abnorme Pulsationen neben einem verbreiterten, abgeschwächten Spitzenstoß bezeichnet haben.

Gehen wir noch einen Schritt weiter in der Annahme, daß die muskuläre Leistungsfähigkeit immer tiefer sinkt, so bedarf es jetzt wohl keiner weiteren Ausführung mehr, um zu verstehen, daß dann die nur noch oberflächliche Kontraktion keinen oder kaum fühlbaren Effekt hinterläßt, oder was für uns dasselbe heißt, wir fühlen bei noch weiter zunehmender Dilatation immer weniger von den Pulsationen und dem Spitzenstoß.

Auf diese Weise erklärt sich zwanglos ganz auf dem Boden der bisher festgestellten Tatsachen das Auftreten der abnormen Pulsationen neben Verbreiterung und Abschwächung des Spitzenstoßes ebenso, wie der enge Zusammenhang zwischen diesen Phänomenen. Fasse ich das Gesagte noch einmal kurz zusammen, so würde das etwa so lauten: in der Norm nehmen wir nur an umschriebener Stelle einen Spitzenstoß wahr, aus dem Grunde, weil nur die Stelle des systolischen Herzbuckels wandständig wird und gegen die Brustwand andrängt; werden aber unter krankhaften Einflüssen weitere Partien des linken Ventrikels wandständig, so fühlen wir auch deren Bewegung, der Spitzenstoß muß dabei schrittweise von seiner Prägnanz verlieren, denn die zu seiner Ausbildung führenden Bewegungen der Spitze, die Rotation und Hebelbewegung, besitzen geringere Exkursionen.

Wenn ich diese Bewegungsänderungen und ihre Erscheinungen bisher mehr systematisch entwickelt habe unter dem Gesichtspunkt der allmählich zunehmenden Muskelschwäche, so darf doch nicht vergessen werden, daß, wie wir schon erfuhren, am Krankenbett recht häufig ein ziemlich auffälliger Wechsel in dem Grade der Muskelschwäche beobachtet wird: dann sehen wir natürlich damit Hand in Hand gehend eine Änderung und ebenfalls einen z. T. plötzlichen Wechsel in den besprochenen Symptomen. Unter Leitung der obigen Ausführungen wird es in solchen Fällen möglich werden, allein durch Vergleich der zeitlich verschiedenen Befunde, ohne Zuhilfenahme sonstiger Kennzeichen ein Urteil abzugeben, ob sich die Muskelkraft des Herzens gehoben oder verschlechtert hat. So entsteht uns aus einer klareren Kenntnis vom Zustandekommen eines klinisch wichtigen Symptoms bei Beurteilung eines Kranken eine positive Hilfe, die uns nach den bisher vorliegenden Erklärungen eben nicht zu Gebote stand. Recht oft habe ich Gelegenheit gehabt, von diesen Ergebnissen Gebrauch zu machen, sie werfen auch ein besonderes Schlaglicht auf Dinge, die in der Herzpathologie viel erörtert sind, aber außerhalb des Rahmens dieser Arbeit fallen.

Bisher hieß es, die in Rede stehenden Spitzenstoßänderungen sind abhängig von der Dilatation des Herzens: gewiß, das ist nicht unrichtig, aber auch nicht ganz richtig. Ich glaube, es hinreichend klar gemacht zu haben, daß es vielmehr heißen muß, die Symptome sind unmittelbar, in erster Linie abhängig von der Dilatation allein des interpapillaren Raumes des linken Ventrikels, sie sind der direkte, fühlbare Ausdruck von dessen Bewegung im so veränderten Zustande.

In zweiter Linie gibt es auch Bedingungen, unter denen die Dilatation des ganzen linken Ventrikels oder auch die Dilatation des gesamten Herzens mittelbar Alterationen am Spitzenstoß erzeugt: die sind dann aber anderer Natur.

Ich erinnerte früher an die Bedeutung der Tätigkeit des suprapapillaren Raumes des linken Ventrikels für das Fühlbarwerden des Spitzenstoßes unter normalen Verhältnissen. Ist dieser Raum dilatiert, vorzugsweise durch eigene zirkumskripte Erkrankung, ohne daß der Spitzenabschnitt nennenswert mit beteiligt ist, so kann aus früher angegebenen Gründen daraus eine stärkere Anlagerung und ein Andrängen des systolischen Herzbuckels, des Spitzenteils an die Brustwand resultieren. Wir können also in einem solchen Falle, bei einer perkutorisch nachweisbaren mäßigen Dilatation eine gewisse Verstärkung, vielleicht Verbreiterung des Spitzenstoßes erleben, wir werden unter dieser Voraussetzung aber doch nicht zugleich ausgedehnte abnorme Pulsationen neben abgeschwächtem und verbreitertem Spitzenstoß, wie vorhin, zu konstatieren in der Lage sein.

Eine andere Möglichkeit von mittelbarer Beeinflussung des Charakters des Spitzenstoßes, ohne daß also eine nennenswerte Affektion des Spitzenteils des linken Ventrikels vorhanden ist, wurde schon erwähnt: nämlich, als ich Curschmanns

Arbeit[1]) von dem Einfluß des dilatierten rechten Ventrikels auf das gesamte Herz besprach. In diesem Falle muß der Spitzenstoß mit allem, was zu ihm gehört, natürlich überhaupt verschwinden. Durch das erweiterte rechte Herz wird das linke noch mehr von der Brustwand abgedrängt, als es schon ohnehin der Fall ist: von einem gewissen Punkte an kann dann natürlich trotz an sich guter Muskelkraft die sich aufrichtende Spitze des linken Ventrikels mit dem systolischen Herzbuckel nicht mehr die vordere Brustwand berühren und bleibt damit für die Palpation unauffindbar. Das ist nach allem vorhergehenden jetzt so einfach verständlich, daß ich mich nicht weiter damit aufzuhalten brauche.

Die Erwähnung der Curschmannschen Arbeit gibt mir aber Gelegenheit, gleich auf einen weiteren Punkt einzugehen. Ich stellte oben die Forderung auf, bei der Beobachtung von abnormen Pulsationen deren Lage zu bestimmen, um die Möglichkeit zu haben, festzustellen, welchem Herzabschnitt sie ihre Entstehung verdanken.

Curschmanns Schilderung ist selber eine treffliche Illustration dazu, wie notwendig die Erfüllung meiner Forderung ist. Ich wiederhole deshalb noch einmal seine eigenen Worte. Es kommt dazu, „daß zu einer bestimmten Zeit jene (sc. die rechte Kammer) allein der vorderen Brustwand anliegt und auch den sehr verbreiterten, undeutlichen Spitzenstoß veranlaßt, während der linke Ventrikel mit der eigentlichen Herzspitze sich von der Brustwand vollkommen ab, nach links und hinten gewandt hat.“

Nach den von mir entwickelten Grundsätzen ist hier überhaupt der Begriff Spitzenstoß zu Unrecht angewendet, der kann, wie wir eben noch erfahren haben, in diesem Falle überhaupt nicht gefühlt werden. Wie nun aber Curschmann ausdrücklich ausspricht, wird die fühlbare, stoßartige Bewegung vom dilatierten rechten Ventrikel geliefert, also von einem Herzabschnitt, von dem in der Norm an der Thoraxwand überhaupt nichts zu fühlen ist, abgesehen vom Conus! Also kann hier trotz des unzutreffenden Gebrauchs des Wortes Spitzenstoß kein Zweifel obwalten, was wirklich gemeint ist. Korrekter wäre es deshalb wohl ausgedrückt, wenn wir diese fühlbaren Bewegungen ebenfalls als abnorme Pulsationen bezeichneten und nur mit dem Zusatz versähen, wo wir sie bemerken. Allgemein haben wir ja festzuhalten, wird irgend ein Herzbezirk wandständiger, als es normal der Fall ist, so kann seine Bewegung am Thorax unter Umständen direkt gefühlt oder auch gesehen werden. Am Gesunden wissen wir das vom Conus; Curschmanns Worte geben uns, wenn wir es sonst noch nicht wüßten, Kenntnis davon, daß das Gleiche von

---

[1]) Curschmann, Über eine eigentümliche Lokalisation des systol. Geräusches etc. (Arbeiten aus d. med. Klinik zu Leipzig, 1893.)

der freien Wand der rechten Kammer gilt, natürlich unter pathologischen Verhältnissen, die Verhältnisse am linken Ventrikel habe ich eben erst auseinandergesetzt.

Soll uns aber die Ortsbestimmung der abnormen Pulsationen von diagnostischem Nutzen werden, dann müssen wir auch lernen, wie und mit welchem Recht wir solche äußerlich wahrnehmbaren Bewegungen auf einen bestimmten Bezirk des Herzens beziehen dürfen. Darüber enthalten nun die Lehrbücher der Diagnostik, auch die sonstigen Arbeiten, so weit ich habe sehen können, nichts und doch sind wir im stande, wie ich glaube, nahezu haarscharf die geforderte Bestimmung durchführen zu können, natürlich unter sonst überhaupt günstigen Bedingungen. Ich sagte, die Ortsbestimmung ist nirgends Gegenstand einer Besprechung geworden: das stimmt auch; eine kleine Einschränkung muß ich jedoch hinzusetzen. Es hat nämlich Henschen seinen verschiedenen Arbeiten über Dilatation Diagramme beigefügt und in ihnen ist das, was ich als abnorme Pulsationen benannt habe, durch Kreuze bezeichnet. Diese Zeichnungen sind das einzigste, was ich finde; über ihre Bedeutung in meinem Sinne führt Henschen nichts aus: trotzdem konnte ich mir instruktivere Bilder für meine folgenden Ausführungen kaum wünschen.

Auf Grund meiner Erklärungen von dem innigen inneren Zusammenhange zwischen Spitzenstoßalterationen und den vom dilatierten Spitzenteil des linken Ventrikels abhängigen abnormen Pulsationen dürfte es, zumal der Ort des Spitzenstoßes, also der Ausgangspunkt, am leichtesten feststellbar ist, auch am einfachsten sein, über das gegenseitige Lageverhältnis dieser Punkte ins reine zu kommen. In der Tat zeigt die Lage der am linken Ventrikel ausgelösten abnormen Pulsationen ein ganz typisches Verhalten, das mit nichts anderem verwechselt werden kann. Diese Pulsationen finden sich nämlich stets nur streng am äußersten linken Rande der Herzdämpfung, entweder nahe diesem Rande oder direkt mit ihm zusammenfallend, allenfalls ihn um ein geringes nach links hin, also axillarwärts, überschreitend. Sind mehrere von ihnen vorhanden, so liegen sie in einer Linie, die an der Stelle des Spitzenstoßes beginnt und von hier nach oben und gewöhnlich auch zugleich nach außen bogenförmig ansteigt, im großen und ganzen jedoch mit der linken Begrenzung der Dämpfung parallel geht bezw. zusammenfällt. Es handelt sich in diesen Fällen stets um Dilatationen und deshalb finden wir die Verbindungslinie gewöhnlich außerhalb der Mamillarlinie, allenfalls in ihr. Nach dieser Bestimmung wird, wie ich glaube, jeder aus Henschens Zeichnungen die Pulsationen, welche vom dilatierten Spitzenteile des linken Ventrikels ausgehen, bezeichnen können. Der Grund für dieses Verhalten ist unschwer zu durchschauen. Selbst der dilatierte linke Ventrikel kann sich immer nur mit einem beschränkten

Teil seiner Oberfläche an die Thoraxwand anlagern, stets aber liegt die Partie seiner Wand, deren Pulsation wir fühlen können, unmittelbar nahe dem linken Herzrande, also der äußersten Begrenzung des Herzens nach links: deshalb muß dann auch das Lageverhältnis der abnormen Pulsationen zu den Grenzen des Projektionsbildes vom Herzumfange auf der vorderen Brustwand so sein, daß wir jene in der Nähe des äußersten linken Randes der Dämpfung zu suchen haben und zwar mehr oder weniger parallel mit diesem. Daß wir die Pulsationen zum Teil aber auch außerhalb, lateralwärts von der linken Grenzlinie der Herzdämpfung finden können, rührt davon her, daß die perkutorischen Grenzen natürlich nicht mit den wirklichen Herzgrenzen sich decken und, wenn nun namentlich während der Exspiration sich die Lungenränder zurückziehen, so kann der sonst von ihnen bedeckte Herzrand der Palpation zugänglicher werden.

Praktisch also, bei der Untersuchung eines Kranken gilt es, zunächst nach bekannten Grundsätzen den Ort der Herzspitze und die Beschaffenheit des Spitzenstoßes festzustellen, dann mit dessen Lage den Ort der abnormen Pulsationen zu vergleichen: diejenigen von ihnen, welche wir als Ausdruck der Bewegung des dilatierten interpapillaren Raumes des linken Ventrikels anzusehen haben, besitzen die charakteristische Eigenschaft, daß sie sich nach oben an den Spitzenstoß anschließen und eng an den Verlauf der perkutorisch nachweisbaren linken, lateralen Herzgrenze anlehnen.

Alles übrige von abnormen Pulsationen geht nicht vom Spitzenteil der linken Kammer aus. Mit der Abtrennung jener ersten Gruppe ist deshalb differentialdiagnostisch schon ein Schritt vorwärts getan: denn es bleibt ja nun nichts weiter übrig, als alle sonstigen abnormen Pulsationen einfach auf den rechten Ventrikel zu beziehen, d. h. natürlich im Bereiche des Bezirks, der mit Fug und Recht der Lage dieser Kammer entspricht, genauer gesagt, im Bereiche der absoluten Herzdämpfung medianwärts von der Spitze und lateral von der Sternallinie. Es scheiden also alle Pulsationen aus, welche z. B. der Gegend der aufsteigenden Aorta angehören etc. Die oben zitierte Beschreibung Curschmanns liefert, wie ich ebenfalls schon erwähnte, ein Beispiel ihres Vorkommens, dann gehört vielfach das, was von den Autoren als diffuser Herzstoß bezeichnet wird, hierher. Streng genommen vielleicht nicht, denn wir können ja nicht genau genug aus den Literaturangaben entscheiden, wie weit die von der Spitze des linken Ventrikels gelieferten Pulsationen mit eingerechnet sind, weil bisher deren charakteristische Eigenschaften unbekannt waren und sie daher auch nicht diagnostisch verwertet sind.

Praktisch gestaltet sich das Erkennen der vom dilatierten rechten Ventrikel ausgehenden abnormen Pulsationen ebenfalls im ganzen und unter überhaupt möglichen Umständen nicht schwer: es sind diejenigen, die medianwärts vom Spitzenstoß fühlbar sind, fast stets durch einen merklichen Zwischenraum von ihm getrennt bleiben und dann näher an der Sternallinie gefühlt werden. Wichtig ist nur, sich in jedem Falle vor der Verwechselung einer nahe an oder in der Mamillarlinie fühlbaren stoßartigen Bewegung mit einem wirklich verbreiterten Spitzenstoß zu hüten, wie das bei hochgradiger Dilatation schon möglich wäre. Wir müssen uns dabei u. a. die von Curschmann betonten Bedingungen, wie sie durch das stark erweiterte rechte Herz geschaffen werden, gegenwärtig halten und uns klar machen, daß in solchen Fällen, also in denen wir die nach ihren Eigenschaften auf das rechte Herz zu beziehenden abnormen Pulsationen gewahr werden, unter Umständen der Spitzenstoß überhaupt unfühlbar ist. Unter solchen Verhältnissen können dann natürlich, wie das nach früheren Ausführungen wohl kaum noch hinzugesetzt werden braucht, nie vom Spitzenteil der linken Kammer ausgehende abnorme Pulsationen gefühlt werden.

Wie man sich in solchen Fällen vor der genannten Verwechselung schützt, das muß sich aus dem sonstigen Befunde ergeben und aus den Gründen, die man für die — allgemein gesagt — Gestaltbestimmung des Herzens anführen kann, mit anderen Worten — das hängt von der sonstigen allgemeinen Diagnose ab, welche Abschnitte als besonders dilatiert anzusehen sind. In komplizierten Fällen kann auch fortgesetzte Beobachtung zu Hilfe kommen, so daß die Zahl der wirklich unbestimmbar bleibenden Fälle außerordentlich zusammenschrumpft.

Unter günstigen Umständen können wir unter den vom rechten Ventrikel ausgelösten abnormen Pulsationen noch besonders die dem Conus angehörenden trennen; dazu gehört es natürlich, daß wir seine ungefähre Lage aus der ganzen Konfiguration des Befundes bestimmen können. Wir erfuhren ja schon, daß zum Teil unter ganz normalen Verhältnissen seine Bewegung als Pulsation fühlbar ist, wir kennen also seine normale Lage. Auf der anderen Seite besitzen wir die Erfahrung, daß seine Muskulatur eine der Prädilektionsstellen für myopathische Affektionen abgibt; in solchen Fällen würde sich unter sonst günstigen allgemeinen Bedingungen und den wiederholt ausgeführten Grundsätzen eine verbreiterte, bei größerer Ausdehnung wegen der dazwischen liegenden Rippen eine in einzelne Pulsationen aufgelöste stoßartige Bewegung fühlen lassen und zwar an der seiner Lage entsprechenden Stelle. Sind diese günstigen Bedingungen aber nicht erfüllt, dann dürfen wir einen Schluß in dieser Richtung nicht wagen: wir dürfen es z. B. schon nicht, sobald eine stärkere allgemeine Dilatation des rechten Ventrikels aus dem Untersuchungsbefunde hervorgeht, denn dann haben wir keine Gewähr mehr dafür, daß die Stelle, wo wir jetzt

Pulsationen gefunden haben, auch wirklich der Lage des dilatierten Conus entspricht.

Ich glaube, zur Genüge meine zu Anfang dieses Abschnittes ausgesprochene Forderung erklärt zu haben, daß wir zwischen normalen und abnormen Pulsationen zum Zweck der klinischen Diagnose zu unterscheiden haben. Die normalen sind uns durch fast unzählige Erfahrung bekannt. Die abnormen sind einfach alle diejenigen, die nicht zu ihnen rechnen. Und nun, um zwischen diesen die praktisch erforderliche Unterscheidung zu ermöglichen, hatte ich den Vorschlag gemacht, einfach die Stelle zu bestimmen, wo wir sie fühlen. Als Richtschnur diente der Spitzenstoß: als diesen bezeichne ich ganz allein die fühlbare stoßartige Bewegung der Herzspitze, besser gesagt, des interpapillaren Raumes des linken Ventrikels, aber nichts weiter. Das zweite Mittel zur Orientierung geben die Begrenzungen der Perkussionsfigur, der „Herzdämpfung" ab. Und so folgte unter Zuhilfenahme der Konstruktion der Herzbewegung auf Grund meiner eigenen anatomischen Untersuchungen, daß die abnormen Pulsationen, welche bei verbreitertem und gewöhnlich abgeschwächtem, aber nicht verstärktem Spitzenstoß vorkommen und sich dabei an die laterale, linke Begrenzung der Herzdämpfung anlehnen, vom dilatierten interpapillaren Raum des linken Ventrikels herstammen; daß alle übrigen, also mehr im Innern der Herzdämpfung gelegenen, auf den rechten Ventrikel zu beziehen sind. Die Genese der Symptome und ihr Zusammenhang ergibt sich zwanglos aus feststehenden, im übrigen unter Benutzung einfacher und bekannter Grundsätze gewonnenen Tatsachen; die Nomenklatur bringt diese Tatsachen zum Ausdruck und beseitigt die bis dahin bestehende, auf unklaren Vorstellungen beruhende Verwirrung in den Anschauungen. Die zur Diagnose erforderlichen und von mir hervorgehobenen Momente sind im ganzen am Lebenden einfach zu gewinnen.

Nur ein Punkt bleibt noch zu besprechen. Das charakteristische Merkmal der bis dahin abgehandelten Spitzenstoßveränderungen bestand in Verbreiterung und Abschwächung, weiterhin verbunden mit dem Auftreten von abnormen Pulsationen. Nun kennen wir aber unter bestimmten Bedingungen noch einen verbreiterten, aber verstärkten, zum Teil sogar ausgiebig verstärkten, „hebenden" Spitzenstoß, z. B. bei Aortenklappeninsuffizienz. Welches sind die Entstehungsbedingungen für diese Abweichung?

Ich kann mich nach den vorausgegangenen Ausführungen wohl kurz fassen. Die Verbreiterung hat natürlich dieselbe Ursache in diesem Falle, wie die früher besprochene, wir fühlen auch unter diesen Umständen die Kontraktion eines dilatierten interpapillaren Raumes. Aber wir müssen bedenken, daß bei dieser Dilatation die Beschaffenheit der arbeitenden Muskulatur eine andere ist. Bei den bisherigen Zuständen handelte es sich um progressive Kraftabnahme, also um die Erscheinungen des zweiten, degenerativen Stadiums, hier haben wir es noch mit einer vollauf kräftigen Muskulatur zu tun, wie die pathologisch anatomischen Untersuchungen ergaben. Somit haben wir natürlich auch nicht den geringsten Grund zur Annahme, daß die spezifischen Bewegungs- und Umformungserscheinungen des Spitzenteils der linken Kammer eine Abweichung von der Norm zeigen, dieselben vollziehen sich nur an einer in ihrer Masse verstärkten und vermehrten Kammerwand. Das ist der ausschlaggebende Faktor. Aus dem Grunde bildet sich bei der Rotation und Hebelbewegung der Spitze, entsprechend dem größeren Muskelvolumen, ein kräftigerer „systolischer Herzbuckel" aus und, da also ein größerer Bezirk der Spitze, als am gesunden Herzen, gegen den Thorax vordrängt, sind alle Bedingungen erfüllt, daß wir einen verbreiterten, aber verstärkten Spitzenstoß palpieren können. Selbstverständlich kann dies natürlich nur so lange der Fall sein, als die Muskelkraft noch ungeschwächt ist, also im ersten, progressiven Stadium oder, wie es sonst heißt, im Stadium der Kompensation; läßt jene später nach, nun dann verlieren sich auch die Eigentümlichkeiten und es kommt zu den früher besprochenen Erscheinungen.

Aus dieser Erklärung geht ohne weiteres hervor, daß bei verstärktem und verbreitertem Spitzenstoß während des progressiven Stadiums einer chronischen Myocarditis keine Gelegenheit gegeben ist, vom Spitzenteil des linken Ventrikels ausgehende abnorme Pulsationen zu beobachten. Voraussetzung war für diese ja, daß die Rotation und Hebelbewegung nicht mehr mit der erforderlichen Kraft ausgeführt werden konnte, es entstand so eine Dilatation: dadurch wurden höher auf- und basalwärts gelegene Partien der Spitze wandständig und direkt fühlbar. Bei der zuletzt erwähnten Alteration des Spitzenstoßes fehlt das, und aus dem Grunde müssen auch die entsprechenden Erscheinungen ausbleiben. Es ist wohl überflüssig, noch einmal hinzuzusetzen, daß das Phänomen eines verbreiterten und verstärkten Stoßes selbstverständlich mit einer Dislokation der Spitze verbunden sein muß.

In diesen Bestimmungen sind nun aber auch die Grenzen zwischen physiologischen und pathologischen Zuständen enthalten. Es erscheint mir aus einer persönlichen Erfahrung heraus nicht unwichtig, hierauf hinzuweisen. Es gibt Ärzte, die schon einen nicht dislozierten, nicht verbreiterten, aber verstärkten Herzstoß für pathologisch ansehen. Dazu liegt, wenn sonst keinerlei Symptome einer Kreislaufstörung oder subjektive krankhafte Empfindungen vorhanden sind, keinerlei Grund vor. Ein eigenes Erlebnis mag das Gesagte illustrieren. Ein kräftiger, junger Mann hat ohne irgend welche Störung eine mehrwöchentliche, anstrengende militärische Übung absolviert: nach der Übung handelte es sich für ihn um die Aufnahme in eine Lebensversicherung. Der untersuchende Arzt hat Bedenken, die erst nach längerer Weile für ihn hinfällig werden. In dem Befinden tritt nicht die geringste Störung ein, trotzdem wird der junge Mann ein Jahr später beim Antritt einer neuen Übung von dem amtierenden Militärarzt für untauglich erklärt, er sei herzleidend und es deshalb höchste Zeit, daß er etwas dagegen anwende. Der objektive Befund hatte sich in dem Jahr, bei absolutem subjektivem Wohlbefinden in nichts geändert, es bestand eine ruhige Herztätigkeit, normale Grenzen und nur ein verstärkter, aber nicht verbreiterter Spitzenstoß; auch sonst keine Abnormität am ganzen Körper. Ein weiteres Jahr später ist dann derselbe junge Mann von einem anderen Militärarzt anstandslos zu einer Übung zugelassen, jetzt war der Spitzenstoß nicht mehr verstärkt, dabei aber der Herzumfang genau derselbe, wie in den letzten Jahren, das subjektive Befinden auch durch nichts gestört. Dabei will ich bemerken, daß der betreffende Herr sich in der Zwischenzeit, trotz der ominösen Diagnose und der alarmierenden Erlebnisse in keiner Weise körperlich geschont, im Gegenteil sich vielfach fast überanstrengt hat. Ich bin der festen Überzeugung, daß, hätte er eben nicht einen durchaus gesunden Herzmuskel besessen, er in den reichlich zwei Jahren durch sein Verhalten sich unfehlbar eine Dilatation hätte zuziehen müssen.

Also: darauf kam es mir an, ein verstärkter Spitzenstoß ist absolut nichts Pathologisches, wenn er nicht disloziert oder verbreitert ist. Die Spitzenstoßveränderungen im ersten Stadium einer Myocarditis zeigen neben der Verstärkung immer Verbreiterung oder Dislokation. Selbstverständlich ist es freilich, daß der Grad der Verstärkung oder Verbreiterung neben der Dislokation variabel ist. Das braucht nicht mehr besonders betont zu werden.

---

b) Symptome als Ausdruck der pathologisch veränderten Mechanik der Kammern.

11. Kapitel.

Relative Klappeninsuffizienzen.

Ich kann nunmehr auf eine andere Symptomengruppe übergehen: ihr gemeinsames charakteristisches Merkmal besteht im Auftreten hörbarer Geräusche, fast ausnahmslos systolischer, in selteneren Fällen jedoch auch diastolischer.

Bekanntlich bildet das Hörbarwerden von Geräuschen das sinnfällige, viel erörterte Symptom eines Klappendefektes, genauer einer materiellen Läsion der Klappensegel überhaupt. Dann hat uns die ärztliche Beobachtung mit der Tatsache bekannt gemacht, daß die gleichen, auskultatorischen Phänomene wahrnehmbar sein können, ohne daß sich bei der Autopsie irgend eine sichtbare Veränderung am Klappenapparat des Herzens aufdecken läßt: die sich hieran anknüpfenden Überlegungen führten zur Ausbildung der Lehre von der sogenannten „relativen Klappeninsuffizienz" und den „accidentiellen", „anorganischen" oder sogenannten „anämischen" Geräuschen. Die sollen uns nun hier beschäftigen.

Kranke mit Myocarditis aus irgend einem Grunde geben häufig genug Gelegenheit zur Beobachtung der genannten Erscheinungen. Über das Faktum ihres Vorkommens herrscht ja auch nicht der geringste Zweifel; dagegen herrscht noch, trotzdem Arbeiten der Neuzeit uns einen außerordentlich tüchtigen Schritt nach vorwärts geholfen haben, eine rechte Unklarheit in der Deutung der Erscheinung.

Zunächst nun die relativen Klappeninsuffizienzen.

In der Geschichte der Erklärungen dieses Phänomens lassen sich zwei Phasen unterscheiden: eine ältere Anschauung ging von dem Gedanken aus, daß bei einer Dilatation der Herzkammern — und dieser pathologische Zustand war ja der stete Begleiter unseres Symptoms — ein Augenblick eintreten könne, wo die ausgespannten Klappensegel wegen des dilatierten Ostiums nicht mehr im stande wären, sich mit ihren Rändern zu berühren und das Ostium abzuschließen. Dadurch würden also genau solche Folgezustände geschaffen, als ob die Klappen durch eigene Erkrankung schlußunfähig geworden wären. Man bezeichnete diese Form der Klappeninsuffizienz als „relative". In der Tat gibt es solche Verhältnisse, unter denen diese Erklärung zutrifft; aber die fortgesetzte Kritik führte den Nachweis, daß dieser Modus nur in der Minderzahl der Fälle anzunehmen sei, in der großen Mehrzahl dagegen andere Gründe maßgebend sein müßten. Und diese wurden gefunden im Bau und der Funktion der Kammermuskulatur. Aus der veränderten Auffassung entsprang eine veränderte Bezeichnung, nämlich: „muskuläre Insuffizienzen" (Krehl). Die veränderte Auffassung selber lautete so: „nicht die bestehende Erweiterung, sondern nur die mangelhafte systolische Verengerung von Herzostien stört die Funktion der betreffenden Klappen".[1]) Es war also das Schwergewicht auf die Tätigkeit der Kammermuskulatur gelegt.

Das wäre die zweite Phase, von der ich eben sprach; ihren Anfang nahm sie von den Arbeiten Hesses und Krehls über den Bau des Herzens. Hier haben wir einzusetzen, wenn wir uns jetzt die pathologische Erscheinung klar machen wollen. Weitere, all-

---

[1]) Kelle, Arbeiten aus der medizinischen Klinik zu Leipzig 1893, Seite 175.

gemeine oder eingehendere Angaben aus der reichen Literatur (mit einer noch zu erwähnenden Ausnahme) halte ich an dieser Stelle für nebensächlich, sie würden uns nicht die geringste Förderung bringen, auf der anderen Seite werden Einzelheiten an passender Stelle ihre Erwähnung finden.

Nachdem nun so die bedeutsame Rolle der Muskulatur proklamiert war, galt es natürlich auch die hierbei tätigen Muskelzüge namhaft zu machen. Hesse[1]) führt folgendes aus: füllt man den schwachen Ventrikel von der Aorta her, so läßt die Mitralis Flüssigkeit ausfließen, wiederholt man den Versuch an einem Herzen mit künstlicher oder mit Totenstarre, so schließt die Mitralis. Man habe dies Verhalten der Wirkung der Papillarmuskeln zugeschrieben, indes, da man durch künstliche Verkleinerung der Basis (durch Umlegen von Fäden oder Eingipsen) auch am erschlafften Herzen die Vorhofsklappen zum Schluß bringt, so müsse man der Verengerung der Vorhofsöffnung eine wesentliche Beteiligung an dem Vorgange zuerkennen. Entsprechend gestalte sich der Mechanismus an der Tricuspidalis.

Diese klaren Feststellungen Hesses wurden von Krehl[2]) später auf Grund seiner eigenen anatomischen Untersuchungen voll anerkannt und die bei Hesse nicht ausgeführten Verhältnisse an den Semilunarklappen der großen Arterien mit in Betracht gezogen. So sagt Krehl, nachdem er die Bildung der Strombahn und die „Stellung" der Klappen besprochen hat: „hört die Systole auf, schließen sich die Klappen (an der Aorta), der Verschluß wird dann durch die Differenz zwischen Aorta- und Ventrikeldruck aufrecht erhalten, und diese genügt, nachdem die Klappen einmal geschlossen sind, offenbar auch, wenn die Muskeln der Klappe erschlaffen und die muskulären Unterstützungen der Kammer wegfallen". Dies Verhalten sei wichtig: die relative Insuffizienz habe offenbar ihre Ursache in ungenügender Bildung der für schnellen Verschluß des Ostiums notwendigen Muskelwülste am Boden der Semilunarklappen. Der auf demselben Prinzip beruhende Bau des Pulmonalarterien-Ostiums biete genau dieselben Bedingungen.

Mit diesen Ausführungen war klipp und klar alles das widerlegt, was man sich früher über die seit Ludwig unausgesetzt wiederholte Rolle der Papillarmuskeln beim Schluß der venösen Klappen, indem dieselben in der Systole die Klappensegel herabziehen sollten, und dem Zustandekommen der relativen Insuffizienz zurechtkonstruiert hatte. Es bedarf wohl keiner näheren Er-

[1]) Hesse, Beiträge zur Mechanik der Herzbewegung. (Archiv für Anatomie von His und Braune. 1880.)

[2]) Krehl, Zur Kenntnis der Füllung und Entleerung des Herzens. (Abhandlungen der math.-phys. Klasse der Königl. sächs. Gesellsch. der Wissensch. Bd. XVII. 1890.)

örterung mehr über diese Theorie, nachdem sich aus meinen früheren Auseinandersetzungen ergeben hat, daß die Tätigkeit der Papillaren völlig unzutreffend aufgefaßt war. Es war jetzt, wie wir sahen, im Gegensatz dazu von den zitierten Autoren auf die Kammerbasis hingewiesen worden. „Jedenfalls ist die Tätigkeit der um die venösen Ostien gehenden Ringmuskeln, sowie die Führung der Papillaren nach bestimmten Stellen im Innern der Kammer zum Klappenschluß absolut notwendig und ebenso sicher können Anomalien davon die einzige Ursache von Klappeninsuffizienzen bilden und tun das zweifellos auch sehr häufig." — Mit diesen Worten faßt neuerdings Krehl[1]) seine gesamte Anschauung zusammen, einschließlich der Rolle der Papillaren für die vorliegende Frage.

Nachträglich ist nun aber noch von namhafter Seite zur Erklärung der relativen Insuffizienzen der venösen Klappen auf die Klappenmuskulatur verwiesen worden. So sagt v. Leube[2]): „dieselben (die relativen Insuffizienzen) kommen bekanntlich dadurch zu stande, daß bei vollständiger anatomischer Intaktheit der Mitralklappen der Schluß derselben nicht erfolgt, weil der Klappenmuskelapparat, sowohl die Papillarmuskeln, als die von der Vorhofswand in die Klappen eintretenden Muskelfasern ungenügend fungieren." Später noch einmal: „der Papillarmuskeln und der Muskelfasern der Klappe selbst." Das ist ein ganz anderer Faktor, auf den wir natürlich Rücksicht nehmen müssen, wenn auch diese Erklärung der eben abgelehnten verhältnismäßig nahe kommt.

Ein Mißverständnis kann bei der präzisen Ausdrucksweise v. Leubes nicht obwalten, er kann nur das gemeint haben, was auch wir als Klappenmuskulatur besprochen haben: nach den Auseinandersetzungen im physiologischen Teil dieser Arbeit kann ich da aber gleich vorwegnehmen, daß seine Deutung wohl kaum der Kritik standhalten kann. Es dürfte nicht überflüssig sein, wenn wir uns an dieser Stelle noch einmal den komplizierten Mechanismus der Klappentätigkeit in seinen Einzelheiten klar legen.

Wir haben zu unterscheiden zwischen den Vorbereitungen zum Klappenschluß und dem eigentlichen Klappenschluß selber. Für jede der beiden Phasen besitzt die Natur eine Reihe von Vorkehrungen. Die Vorbereitung besteht darin, daß die Klappensegel während der Diastole der Kammern, also während und eigentlich trotz der Systole der Vorhöfe so gerichtet werden, daß sie mühelos sofort mit Beginn der Kammerkontraktion schlußfähig sind: die Klappen werden „gestellt", wie man sich ausdrückt. Es wird dies durch zwei Einrichtungen erreicht: erstens durch

---

[1]) Krehl, Erkrankungen des Herzmuskels.

[2]) v. Leube, Deutsches Archiv f. klinische Medizin, Bd. 57. 1896.

die Gegenwart und die bestimmte Insertion der basalen Chorden, von denen früher ausführlich die Rede war. Hierdurch wird es verhindert, daß sich die Klappensegel beim Einströmen des Blutes aus dem Vorhof in die Kammer an die Wand der letzteren anlegen können, es wird also sicher gewährleistet, daß zwischen unterer Klappenfläche und Ventrikelwand stets „bluterfüllte Räume“ vorhanden sind, auf deren Oberfläche die Klappensegel gewissermaßen schwimmen. Die zweite Einrichtung besteht in der Unterstützung dieses Mechanismus durch Muskelzüge, eben durch die vom Vorhof zur Insertion der basalen Sehnenfäden an der Außenfläche der Klappen ziehenden Klappenmuskulatur, oder, wie ich vorgeschlagen habe, sie zu nennen, Chordenmuskulatur. Diese Muskeln, die sich isochron mit der Vorhofmuskulatur zusammenziehen müssen, spannen die Chorden, wirken also genau im obigen Sinne. Nebenbei schafft ihre Tätigkeit die günstigsten Bedingungen für das Einströmen des Blutes in die Kammer: sie formiert eine trichterförmige Ausflußöffnung zur Kammer hin.

Unmittelbar an die Systole der Vorhöfe schließt sich bekanntlich die der Kammern an. Erst mit diesem Augenblick beginnt der Schluß der Ventile und auch dazu verfügt die Natur über mehrere Hilfsmittel. Das ist klar, daß allgemein auch die geringste Drucksteigerung in dem Ventrikelinhalt die in Folge der eben skizzierten Einrichtung auf dem Inhalte schwimmenden Klappen nach oben treiben muß: schon das führt zur Entfaltung der Segel und der Berührung ihrer freien Ränder. Unterstützt aber wird die Entfaltung noch durch die drehende Bewegung des aufsteigenden Blutstroms, einer Folge der spezifischen Bewegungsweise der Kammermuskulatur besonders des interpapillaren Raumes (Rotation der Spitze!). Das Mittel, welches schließlich dann die sich entfaltenden Segel so formiert, daß ihre Ränder zum definitiven Schluß des Ostiums sich fest aneinanderpressen, besitzt die Natur in dem durch die Basismuskulatur ausgeübten Druck: durch deren Kontraktion werden die Segel so zusammengeschoben, wie man „ein Faltenfilter zusammenlegt“, es ist das dieselbe Bewegung, die gleichzeitig und vornehmlich der Austreibung des Blutes aus der Kammer dient. Besonders noch in Betracht kommt für die Verengerung der venösen Ostien die innere trabekuläre Schicht des suprapapillaren Raumes.

v. Leube denkt sich nun die Insuffizienz entstanden durch Störung des Vorbereitungsaktes; Hesse und Krehl machen den Mechanismus des eigentlichen Klappenschlusses verantwortlich. Das dürfte ohne weiteres folgen, daß ceteris paribus Störungen in der „Stellung“ der Klappen unmöglich dieselbe fatale Bedeutung haben können, wie Schädigungen der dem eigentlichen Klappenschluß dienenden Einrichtungen.

Bleiben wir einstweilen bei den Momenten der Vorbereitungszeit. Als Grundbedingung für das Zustandekommen einer relativen

Klappeninsuffizienz wird allgemein eine bemerkenswerte Dilatation der Kammern angegeben; um nur v. Leubes Worte anzuführen: „die Vergrößerung der Herzdämpfung ist stets beträchtlich und zwar nach links und rechts hin, weil die Dehnung sich in diesen Fällen nicht nur auf den linken, sondern auch auf den rechten Ventrikel erstreckt.“ [1]) Lassen wir jetzt v. Leubes Deutung gelten, daß eine Insuffizienz durch verschlechterte „Stellung“ der Klappen zu Wege gebracht werde, so muß doch die mechanische Rolle der basalen Sehnenfäden in dieser Phase selbst bei bestehender Dilatation als intakt vorausgesetzt werden. Ihre Unversehrtheit gehört ja zu den notwendigen Vorbedingungen für eine „relative“ Insuffizienz, also alle Schuld könnte ganz allein nur die Klappen- oder Chordenmuskulatur treffen, jedoch in keiner Weise, wie v. Leube irrtümlich annimmt, auch noch die Papillarmuskeln. Diese sind zu diesem Zeitpunkt überhaupt noch völlig untätig! Nun aber haben wir erfahren, daß diese Klappenmuskulatur lediglich zur Unterstützung für die mechanische Aufgabe der basalen Sehnenfäden da sein kann: im Grunde genommen verfolgt die Natur mit diesen beiden Gebilden denselben Zweck. Fällt aber die Aktion der unterstützenden Muskulatur aus, so ist damit noch keineswegs die Rolle dieser Sehnenfäden, als Halt und Widerlager für die Klappensegel zu dienen, beeinträchtigt. Nur diese spezielle Funktion der Muskeln kommt für unsere Zwecke in Betracht, denn daß sie die Ausströmungsöffnung für den Vorhof mit bilden hilft, ist an dieser Stelle irrelevant.

Eine einfache fernere Überlegung führt uns indes noch weiter: eine Dilatation der Kammer muß die in Rede stehende Funktion der basalen Chorden eher unterstützen, wenigstens innerhalb gewisser Grenzen, kann sie jedoch nicht vernichten. Tritt eine Dilatation ein, also ein Kraftnachlaß der Wandmuskulatur, so müssen notwendigerweise die basalen Sehnenfäden stärker gespannt werden: denn der Innenraum der Kammer ist vergrößert, damit aber auch der Abstand zwischen fibrösem Atrioventrikularring und der Basis der Papillarmuskeln, d. h. der Stelle ihrer Insertion in der Kammerwand. Tritt solche Dilatation ganz langsam und allmählich ein, dann kann es natürlich kommen, daß das Gewebe der Sehnenfäden mit gedehnt wird, in allen anderen Fällen aber gibt ihre starre, fibröse Struktur nicht nach und eher werden dann die Papillaren elongiert erscheinen: unter allen Umständen jedoch müssen dabei die Sehnenfäden selber, wie schon gesagt, straffer gespannt werden. Es wird dann durch den pathologischen Zustand schon das erreicht, was in der Norm die unterstützende Klappenmuskulatur besorgt, es wird also trotz der Vorhofssystole auch jetzt ein Andrängen der nachgiebigen Klappensegel an die Kammerwand durch die gespannten Sehnenfäden

[1]) v. Leube l. c., Seite 235.

verhindert. Auch der sonstige Nutzen dieser Einrichtung geht nicht verloren: denn bei der Dilatation sind ja doch die Kammerwände nach außen vorgebuchtet, die Ventrikel enthalten noch mehr Residualblut, wie in der Norm; mit Vorliebe ist ferner, wie wir genügend erfahren haben, im dilatierten Ventrikel gerade der Raum zwischen Klappeninsertion am Atrioventrikularring und dem Basisabschnitt der Kammer ausgedehnt, also es steckt ein größeres Blutquantum gerade an der Stelle, wo es zum späteren Schluß der Klappensegel besonders nötig ist.

Daraus folgt nun aber, daß durch Anomalien der Klappenmuskulatur, also Störung der muskulären Komponente in der Vorbereitungszeit des Klappenschlusses, überhaupt ein nennenswerter Schaden für den Klappenschluß als solchen nicht erwachsen kann. Nur noch eine einzige entfernte Möglichkeit gäbe es: es wäre denkbar, daß mit dem Fortfall der muskulären Unterstützung die Promptheit und Schnelligkeit der Funktion leiden könne. Wollen wir daran denken, dann betreten wir ein Gebiet, wo kaum noch eine Diskussion möglich ist, jedenfalls ist darüber nichts zu beweisen oder abzulehnen, auf der anderen Seite, d. h. bei Ablehnung der ganzen Leubeschen Erklärung und Benutzung anderer Deutungen stehen uns leicht übersichtliche Bedingungen, wie pathologisch anatomische und experimentelle Beweise im positiven Sinne zur Verfügung, so daß die eben hervorgehobene Möglichkeit in ihrem Werte völlig dagegen verschwindet. Wir müssen demnach v. Leubes Ansicht wohl als unzutreffend bezeichnen. Die Gegengründe sind eigentlich nur theoretischer Natur, trotzdem besitzen sie aber Beweiskraft genug und zwar deshalb, weil wir den Mechanismus der Herzaktion in dieser Richtung hinreichend übersehen können.

Wir kämen nun zur Abschätzung der Erklärung, welche die Ursache zur relativen Klappeninsuffizienz in einer Störung des eigentlichen Schlusses der venösen Klappen sucht. Zunächst haben wir da die ältere Anschauung, die zur Benennung: relative Insuffizienz Anlaß gab. Die Voraussetzung hierzu bestand darin, daß durch eine hochgradige Dilatation das Ostium zu weit gedehnt werde, um noch durch die entfalteten Klappensegel bei ihrer einmal gegebenen Größe gedeckt werden zu können. Handelt es sich nun wirklich um Fälle von hochgradiger Dilatation, so steht nichts im Wege, die Erklärung anzuwenden. Jedoch sehr häufig beobachten wir eine solche, ohne daß sich eine Schlußunfähigkeit der venösen Klappen feststellen ließe; daraus folgt dann aber, daß doch nicht die hochgradige Dilatation schlechtweg die Ursache sein kann, sondern wiederum erst spezielle Vorkommnisse bei ihr. Das Verdienst der Leipziger Schule ist es, auf Grund genauer anatomischer und physiologischer Untersuchungen einen Weg gewiesen zu haben, auf dem wir entschieden die Wahrheit zu suchen haben.

Hesses Experimente lieferten den Beweis, daß nicht die allgemeine Dilatation, sondern nur die Dilatation der Herzbasis verantwortlich zu machen sei; Krehl nannte auf Grund seiner Arbeiten die hierbei tätige Muskulatur: nämlich die Ringmuskelschicht und die Papillaren. Weitere pathologische Arbeiten schlossen den Kreis der Beweisführung durch die Auffindung pathologischer Produkte gerade im Bereich der als gefährdet bezeichneten Partie der Kammer.

Das Fazit dieser bisherigen Untersuchungen besteht also darin, daß wir anzunehmen haben, die uns hier beschäftigende Insuffizienz kommt durch Störung der Muskeltätigkeit an der Herzbasis und an den Papillaren zu stande. Das muß dieser Erklärung zugestanden werden, daß sie in ihren Grundzügen nicht anzufechten ist. Wenn ich mich nach den Ergebnissen meiner eigenen Untersuchungen nun doch aber zu einer Kritik derselben veranlaßt sehe, so können demnach nur bestimmte Einzelheiten in Frage kommen. Wie das folgende lehren wird, ist die Theorie vor allen Dingen erweiterungsfähig, in gewisser Beziehung auch direkt verbesserungsbedürftig: der Kern ist aber ein für alle Male gewonnen.

Zwei muskuläre Funktionen, deren Störung zur Insuffizienz führen soll, machen Krehl, Kelle etc. namhaft: die verengernde Kraft der Ringmuskelschicht und zweitens den Vorgang, daß durch die Systole die Papillarmuskeln an „bestimmte Stellen im Ventrikel“ hingeführt werden. Ist das nach unseren jetzt erweiterten Kenntnissen von der Arbeitsweise des Herzmuskels zu verteidigen?

Ich beginne mit der für die Papillaren beanspruchten Rolle. Wir können an dieser Stelle von der wiederholt erörterten Bewegung des Papillarmuskelsystems, also des notwendig zu den Papillaren rechnenden Teils des Spitzenteils des Herzens absehen, hier kommt es ganz allein nur auf die Ortsveränderung der Kuppen der Papillarmuskeln an und darauf, ob diese eine besondere Aufgabe zu erfüllen hat. Die Lokomotion der Kuppen dieser Gebilde, also damit die untere Insertion der Sehnenfäden erfolgt bekanntlich in zweifacher Weise: einmal werden in der Systole beide Papillaren — ich beziehe mich der Einfachheit halber erst auf den linken Ventrikel — einander, zweitens gemeinsam dem Septum genähert. Allgemein ist ferner bekannt, daß von jedem Papillarmuskel die Sehnenfäden an zwei benachbarte Segel gehen; treten nun die Papillarmuskeln in der Systole in unmittelbare Berührung, so resultiert daraus, daß die untere Chordeninsertion mehr in einem Punkte konzentriert wird. Die Annäherung der jetzt eng aneinander gelagerten Papillaren an das Septum erfolgt, wie wir erfuhren, in der Horizontalebene mit einer Neigung zur Dislokation nach vorn (Folge der Rotationsbewegung der Spitze.)

Diese kurz zusammengefaßte Bewegung ist natürlich das Resultat der sich kontrahierenden Kammerwand, welche Muskelzüge dabei und wie in Betracht kommen, ist früher besprochen, ebenso ist von mir die Modifikation besprochen, die wir beobachten, wenn die anzuschuldigenden Muskelzüge wegen Erkrankung mit verminderter Kraft arbeiten müssen. Hier haben wir zu erörtern, kann durch muskuläre Erkrankung in dem betreffenden Kammerabschnitt die Ortsveränderung der Papillarmuskelkuppen so beeinträchtigt werden, entweder durch geringere Exkursion der Lokomotion oder — das wäre das schlimmste denkbare Vorkommnis — durch Ausbleiben derselben, daß dadurch ein Schaden für die Schlußfähigkeit der Mitralis entsteht?

Die Antwort lautet: nein. Es folgt das aus der viel erörterten Bedeutung der Sehnenfäden überhaupt. Es inserieren eben alle Sehnenfäden, die basalen, wie die valvulären an der Kuppe der Papillaren: die ersteren aber haben, wie wir wissen, auf den beweglichen Teil der eigentlichen Klappensegel auch nicht den minimalsten Einfluß wegen ihrer eigentümlichen Beziehungen zum fibrösen Gewebe des Atrioventrikularringes, sie sind straff gespannte sehnige Verbindungen zwischen Klappen b a s i s und Papillarmuskeln. Sollten aber die Papillaren überhaupt eine Bewegung der Klappensegel beeinflussen können, so würde ihnen die Gegenwart der basalen Chorden stets und ständig im Wege sein müssen und das führt ad absurdum. Es kann also keine Hemmung in der Entfaltung der valvulären Chorden und des beweglichen Teils der Klappensegel eintreten, ob die untere Insertion der Chorden näher zusammen mehr in einem Punkt konzentriert wird oder weiter auseinandergezogen bleibt, ob sie nahe ans Septum tritt oder weiter entfernt bleibt.

Zwei Momente kommen bei dieser Überlegung noch zu Hilfe. Hesse erreichte im toten Herzen einen Schluß der Klappe, wenn er einen Ring oder Faden um die Herzbasis legte. Im toten Herzen fehlt die geforderte Lokomotion der Papillarmuskelkuppen, die Umschnürung der Herzbasis mit einem Faden erstreckt sich in ihrer Wirkung auch nicht so weit zur Spitze hin, um experimentell dem ähnliche Bedingungen schaffen zu könnnen. Daraus geht aber schon hervor, daß zum Ventilschluß die Rolle der Papillaren indifferent ist.

Das Gleiche folgt aus bestimmten pathologischen Verhältnissen. Da wir jetzt wissen, daß Papillarmuskeln und Muskulatur des Herzspitzenteils ein zusammengehöriges Ganze sind, so wissen wir auch, daß bei ausgiebiger Dilatation dieses Kammerabschnittes die Bewegung der Papillarmuskelkuppen gestört sein muß. Solche Fälle mit Dilatation der Spitze gibt es klinisch nicht so selten, aber kein Autor hat behauptet, daß etwa Dilatation des Spitzenteils des linken Ventrikels eine notwendige Voraussetzung oder eine notwendige Begleitung einer relativen Mitralis-Insuffizienz sei.

Aus dem Grunde müssen wir die von Krehl etc. für die muskuläre Schlußunfähigkeit der venösen Klappen geforderte Bedingung, daß die systolische Ortsveränderung der Papillarmuskelspitzen von Bedeutung sei, fallen lassen. Es bliebe demnach nur die Rolle der Ringmuskelschicht an der Kammerbasis als wesentlich übrig, und hier sind auch tatsächlich alle Bedingungen vereinigt, die wir nötig haben.

Wie ich schon sagte, an dem Kern dieser Erklärung ist in keiner Weise zu rütteln. Nun aber muß ich gestehen, so viel ich auch die einschlägigen Arbeiten durchgesehen habe, so vermisse ich doch genauere Angaben. Es heißt zwar gewöhnlich, daß im allgemeinen höhere Grade von Dilatation erforderlich sind, um zur muskulären Klappeninsuffizienz zu führen; ich kenne aber doch auch Erlebnisse an Kranken, daß dies nicht der Fall war und trotzdem unzweifelhaft eine solche Insuffizienz mit ihren klassischen Eigenschaften beobachtet werden konnte. Dazu kommt noch eine Erfahrung aus den pathologisch-anatomischen Untersuchungen. Mir selber ist weder aus meinen Fällen noch aus der Literatur irgend ein Beispiel bekannt geworden, daß die Produkte einer anatomischen Erkrankung einen Umfang erreicht hätten, um den Schluß zu ermöglichen, daß die ganze Ringmuskelschicht, richtiger gesagt, die gesamte Basismuskulatur funktionell vernichtet sei. Solche Erkrankungen liefern nur disseminierte Produkte, wohl mit besonderer Lokalisation an einer bestimmten Stelle jener Muskulatur, aber nie, auch nicht bei „diffusen“ Erkrankungen, durch ihre ganze Ausdehnung hindurch. Auf der anderen Seite liefern Fälle von anatomischer Erkrankung des Myocard die hauptsächlichste Gelegenheit für das Zustandekommen von muskulärer Klappeninsuffizienz.

Bei der Konstruktion der Arbeitsweise der pathologisch geschwächten Ringschicht müssen wir daher Rücksicht auf diese feststehende Tatsache nehmen, daß nur stellen- oder streckenweise die Tätigkeit dieser Muskulatur geschwächt ist. Dann aber erfuhren wir, daß uns die allgemeine Konstruktion keinen rechten Anhalt bot, zu erklären, weshalb in einem Falle eine Klappeninsuffizienz resultiert, in einem anderen, allgemein gleichen, keine. Ich schloß damals schon, es müßten eben besondere Bedingungen die Veranlassung sein. An dem Punkte stehen wir auch jetzt wieder und da uns bisher nicht die nötigen Deutungen zur Verfügung stehen, müssen wir versuchen, sie zu erlangen.

In erster Linie ist an die Tatsache zu denken, daß die Verengerung des Basisraums und damit des venösen Ostiums nicht allein die Funktion der Ringmuskelschicht darstellt, sondern aus der gemeinsamen gleichartigen Aktion sämtlicher Schichten des Basisraums, vornehmlich auch der inneren trabekulären Schicht resultiert. Wir erfuhren auch, daß an der letzten geradezu die systolische Dickenzunahme es war, welche nicht unwesentlich zur Verkleinerung des Kammerraumes beiträgt. Dadurch ist gegenüber Hesse und Krehl, welche nur von der Rolle der Ringschicht handeln, ein erweiterter Standpunkt gewonnen, und der Kreis der Möglichkeiten, wie muskuläre Störungen sich äußern können, vergrößert. Unsere Aufgabe war dahin präzisiert, unter diesen Möglichkeiten, speziell also bei materiellen muskulären Erkrankungen in der Wand des suprapapillaren Raumes, die besonderen Bedingungen herauszufinden, welche bei anatomisch unversehrtem Klappenapparat dessen Schlußfähigkeit zu stören im stande sind.

Am nächsten liegt es unstreitig, die Frage zu erörtern, ist nicht eine bestimmte Lokalisation der Krankheitsherde in der Basismuskulatur verantwortlich zu machen? Ich glaube, sie gleich vorweg bejahend beantworten zu können.

Um das aber zu beweisen, sind die früher besprochenen physiologischen Vorgänge beim Klappenschluß nicht ausreichend, wir müssen noch einige Einzelheiten heranziehen.

Zuerst die Verhältnisse an der Mitralis. Es ist bekannt, daß der „Aortenzipfel" der Mitralis angeheftet ist an die linke Aortenwand und beinahe als eine Fortsetzung derselben in die Kammer hineinragt. Vorn und hinten findet er seine Insertion an den seitlichen Stützpunkten der Aortenbasis, die beim Menschen aus fibrösem Gewebe, beim Tiere zum Teil aus echtem hyalinem Knorpel bestehen. Dies anatomische Verhalten ist allgemein bekannt, aber — ich habe wenigstens nichts anderes gefunden — es ist dies in der Physiologie nirgends verwertet. Es folgt aber hieraus ohne Frage eine bemerkenswerte Tatsache für unsere Zwecke, nämlich die, daß der Aortenzipfel mit seiner Basis wegen seiner unmittelbaren Beziehungen zu nicht muskulösen Teilen, in der Systole keinerlei Ortsveränderung fähig sein kann, er ist gezwungen, sich passiv zu verhalten. Bei Beginn der Kammerkontraktion werden die basalen Chorden, die in diesem Zipfel zum Teil in der Substanz des Segels selber verlaufen, stark gespannt, die valvulären und mit ihnen der bewegliche Teil des Aortenzipfels entfalten sich, der letztere wird gegen den Vorhof hin aufgebläht und vom Aorteneingang fortgetrieben. Das ist die einzigste Bewegung, die denkbar ist, also auch der einzig mögliche Anteil dieses Teils der Mitralis an dem Schluß derselben. Alle und jede Muskelaktion, die überhaupt beim Schluß der venösen Klappe in Frage kommt, kann demnach nur allein dadurch sich betätigen, daß der Wandzipfel der Mitralis an den Aortenzipfel herangeschoben wird: der Wandzipfel ist also der eigentlich aktive, wenn wir so sagen dürfen.

Nun liefert noch eine andere Eigentümlichkeit des systolischen Ostium einen weiteren bedeutsamen Fingerzeig. Sehen wir nämlich bei eröffnetem Vorhof von oben auf das venöse Ostium im systolischen Zustande, so präsentiert es sich in Form eines von vorn nach hinten gerichteten Spaltes. Früher hatte ich auf Krehls Beschreibung verwiesen, daß die obere Öffnung des linken Ventrikels durch das Vorspringen der Aortenwülste in der Systole die Figur einer ∞ liefert: damit steht meine jetzige Behauptung nicht im Widerspruch, im Gegenteil. Die letzte Figur entsteht dann, wenn Aorta, Vorhof, Septum atriorum und Mitralis fortpräpariert sind; durch die vorspringenden Muskelwülste wird die venöse von der arteriellen Öffnung geschieden. In der Situation, die ich jetzt meine, ist aber natürlich von der arteriellen Öffnung überhaupt nichts zu sehen, ich beziehe mich lediglich auf das Aussehen des venösen Ostium. Der Eindruck eines Spaltes in der Systole ist dabei nicht zum mindesten durch das vorhin beschriebene Verhalten des Aortenzipfels der Mitralis bedingt, dann aber auch durch die mehr oder weniger gradlinige, senkrecht zur Ebene des Atrioventrikularringes verlaufende Richtung der Vorhofscheidewand. Diese deckt sich bekanntlich nur zum Teil mit der der Kammerscheidewand, nämlich nur vorn und hinten im Bereich der Aortenwülste, zwischen diesen letzteren ist sie frei ausgespannt und liegt mit dem Aortenzipfel der Mitralis in derselben Vertikalebene; es fehlt ihr die Ausbuchtung nach rechts hin, welche die Kammerscheidewand zur Bildung einer Ausströmungsbahn nach der Aorta hin erfährt. So erscheint die mediane Seite des systolischen venösen Ostium als mehr oder weniger gerade Linie mit nur leichter Ausbuchtung nach rechts hin. Die laterale Begrenzung des Spaltes verläuft mehr in einer nach außen konvexen Bogenlinie, aber immerhin kann sie nicht den allgemeinen Eindruck eines Spaltes verwischen.

Die systolische Umformung des Septum besteht darin, daß es sich von vorn nach hinten verkürzt, seine Länge aber beibehält; ganz ungleich ausgiebiger ist dagegen die Bewegung der freien Wand der linken Kammer: sie verengt den Innenraum des Ventrikels dadurch, daß sie sich konzentrisch — auf dem Querschnitt gesehen — ad maximum gegen das Septum heranbewegt. Dabei müssen natürlich die seitlichen Patien der freien Wand eine bei weitem ausgiebigere Ortsveränderung erfahren, als die dem Septum vorn und hinten unmittelbar benachbarten Partien. Der mit der freien Wand am Atrioventrikularring in Zusammenhang stehende Wandzipfel der venösen Klappe wird bei der Kontraktion nun zusammengefaltet (Verringerung des Umfanges des Querschnitts) und so an den Aortenzipfel heranbewegt; durch die Drucksteigerung und die sonst unterstützenden Faktoren erfolgt dabei die Entfaltung und Aufblähung des beweglichen Segelabschnittes gegen den Vorhof und schließlich die Berührung desselben mit dem ebenfalls geblähten anderen Zipfel: mit anderen Worten der Schluß der Klappe. Die Schlußlinie der Klappe von oben gesehen muß daher in der Hauptsache als nahezu gerade Linie von vorn nach hinten verlaufend imponieren.

Drittens kommt eine weitere Eigentümlichkeit im Bau der Mitralis in Betracht. Vergleichen wir die Größe ihrer Segel, so ergibt sich, daß der Aortenzipfel der entschieden größte von allen ist; die nächstdem größte Fläche besitzt der mittlere Teil des Wandzipfels, also der jenem gerade gegenüberliegende Teil der Klappe. Vorn und hinten im Ventrikel, also im Zwischenraum zwischen Aorten- und Wandzipfel liegen außerdem noch ganz kurze Segel, von denen das hintere das etwa größere ist. Wir können diese zweckmäßig wohl als Hilfssegel bezeichnen.

Das wären die erweiterten Grundlagen für die Erörterung der pathologischen Zustände. Zum leichteren Verständnis derselben wollen wir uns einen Horizontalschnitt durch den suprapapillaren Raum vorstellen und uns diesen, vielmehr den den Durchschnitt der freien Wand darstellenden Bogen in drei gleiche Teile zerlegt denken: einen mittleren, einen vorderen und einen hinteren. Die Bezeichnung versteht sich von selbst: das mittlere Drittel umfaßt die äußerste Peripherie des Durchschnitts, das vordere liegt zwischen dem mittleren Teil und dem vorderen Septumrande, das hintere Drittel analog am hinteren Septumrande. Eine solche Teilung der Gesamtmuskulatur des Basisabschnittes für die Erörterung pathologischer Zustände lehnt sich unmittelbar an Tatsachen an, ist daher kein einfaches Phantasiegebilde.

Setzen wir nun den Fall, daß einer dieser drei Teile durch Erkrankung funktionsuntüchtig wird: beispielsweise das mittlere Drittel. Die Vernichtung seiner Leistungsfähigkeit und der Einfluß dieser Störung auf die Schlußfähigkeit der Mitralis ist nicht schwer zu übersehen. Wenn die Muskulatur in diesem Kammerabschnitt sich nicht genügend oder garnicht, je nach der Schwere der Erkrankung, zusammenziehen kann, so wird im Bereich dieses Drittels der Wandzipfel an seiner Basis nicht genügend gefaltet, er behält mehr seine diastolische Form, und da der Basisraum an dieser Stelle jetzt natürlich dilatativ ausgebuchtet ist, bleibt das Segel entsprechend fern vom Aortenzipfel stehen. Trotzdem wird der Wandzipfel in gewissem Grade dennoch dem Septum in toto genähert; jedoch erfolgt die Annäherung mehr oder weniger passiv, nämlich dadurch, daß das vordere und hintere Drittel der Basismuskulatur, die ja kräftig genug arbeiten, jenes an das Septum heranziehen. So können also bei dem angenommenen Defekt die übrigen Teile der Wand vikariierend einspringen. Der Klappenschluß kann unter solchen Umständen ungestört erfolgen, es wird nur die Länge des Wandzipfels mehr in Anspruch genommen und die Schlußlinie rückt näher an den freien Rand der Klappensegel, wie es in der Norm der Fall ist.

Für diese Eventualität liegen also die Verhältnisse noch günstig, zumal auch gerade das zur Deckung herangezogene Segel der Mitralis eine größere Fläche besitzt.

Weniger günstig gestaltet sich aber ein Defekt im vorderen oder hinteren Drittel vom Umfang der Wand des Basisteils. Ist das letztere nicht im stande, sich zusammenzuziehen, so kann das funktionsfähige mittlere Drittel durch seine Kontraktion das Segel innerhalb seines Bereiches falten; durch die Mitarbeit des intakten vorderen Drittels wird es mit dem entsprechenden Abschnitt, also vorne, an das Septum herangezogen, sein hinteres Ende jedoch wird dem Septum nicht nahe genug gebracht werden können. Dadurch wird die vorhin geschilderte spaltartige Form des systolischen venösen Ostium charakteristisch verändert: der Spalt läuft jetzt nach hinten nicht spitz aus, sondern er klafft hier durch eine bogige Begrenzung. Damit ist aber die Schlußfähigkeit des Klappenapparates unmittelbar gefährdet. Im Bereich des vorderen und seitlichen Drittels sind noch alle Bedingungen für eine Berührung der Klappensegel vorhanden, aber hinten steht zur Ausfüllung der Lücke nur das Segel, das ich oben als hinteres Hilfssegel bezeichnete, zur Verfügung. Dessen Hilfe ist nicht hoch anzuschlagen, aus dem einfachen Grunde, weil es nur verhältnismäßig kurz ist und deshalb schwer die Lücke schließen kann. Ist die Muskelschwäche hier also irgendwie nennenswert, so wird leicht der Punkt überschritten, wo die Entfaltung des Segels nicht genügt, seinen Rand mit dem der anderen Segel der Mitralis in Berührung zu bringen — kurz der Klappenschluß ist unvollständig.

Ganz analog gestalten sich die Bedingungen, wenn das hintere und mittlere Drittel funktionieren, aber das vordere in seiner Kraft beeinträchtigt ist. Auch hier steht zur Deckung der entstehenden Lücke nur die kleine Fläche des vorderen Hilfssegels zur Verfügung, also auch dann kann es leicht zur Insuffizienz kommen. Die Entstehung im einzelnen gestaltet sich genau so, wie es eben ausgeführt ist, ich kann daher die Details übergehen.

Aus diesen einfachen Überlegungen und Konstruktionen, die sich auf wirkliche Tatsachen stützen, ist die Möglichkeit verständlich geworden, daß und wie bei Defekten an bestimmten Partien der Wand des suprapapillaren Raumes leicht eine Insuffizienz der Mitralis zu stande kommen kann, daß also zur Entstehung dieser pathologischen Erscheinung durchaus nicht muskuläre Schwäche der gesamten Wand des Raumes oder der gesamten Ringmuskelschicht nötig ist. Theoretisch erwiesen sich als besonders gefährlich in dem genannten Sinne ein Defekt im vorderen oder hinteren Drittel vom Umfange des Basisraumes und zwar ein Defekt, der nicht allein die Ringschicht in diesem Bezirk, sondern auch die innere trabekuläre Schicht in ihrer Leistungsfähigkeit eingreifend schädigt. Weniger bedeutungsvoll zeigte sich die Alteration der seitlichen Partie der freien Wand.

Zu diesem Ergebnis haben wir unter Benutzung unserer erweiterten Kenntnisse vom Bau der Kammermuskulatur und ihrer Arbeitsweise kommen können. Nun fragt es sich nur noch, ob die pathologisch anatomischen Befunde an einschlägigen Fällen diese theoretische Konstruktion bestätigen. Zu meiner Genugtuung kann ich auch diese Frage bejahen.

Ich kann mich auf zwei Fälle in der Literatur stützen, die so genau beschrieben sind, daß sie für uns die Rolle eines Experiments übernehmen könnten. Und dabei ist noch von besonderem Wert, daß ihre Beschreibung völlig unparteiisch ohne Rücksichtnahme auf die uns hier beschäftigenden Dinge dasteht. Das sind: erstens Riegels Fall[1]) und zweitens Rombergs Fall Rohland[2]).

Riegel betont ausdrücklich in seiner Beschreibung, daß sein Kranker häufig genug die Zeichen der Klappeninsuffizienz dargeboten hätte. Die Obduktion ergab zahlreiche interstitielle Herde (Schwielen) im Myocard; wichtig und auffallend war eine größere unter ihnen, die auf der hinteren Fläche des linken Ventrikels gelegen war, von der Insertion des hinteren Papillarmuskels nach oben sich erstreckte, die ganze Dicke der Kammerwand an dieser Stelle durchsetzte und in die Substanz der Papillaren ausstrahlte. Die Schwiele hatte die äußere Schicht, die Ringschicht und den hinteren keilförmigen Längswulst durchsetzt: so hatten wir die Lokalisation nach meinen Grundsätzen oben bestimmen müssen. Hier haben wir die Bedingungen, von denen ich sprach: eine bemerkenswerte Zerstörung von Muskelgewebe in der hinteren Wand des suprapapillaren Raumes. Daß die Erscheinungen der Klappeninsuffizienz in diesem Falle nicht konstant waren, erklärt sich zwanglos. Wir brauchen uns nur in die Erinnerung zu rufen, was ich von der Bedeutung der Kombination der pathologischen Produkte früher ausführte: die Muskulatur, welche die Schwiele begrenzt, ist in solchen Zuständen stets entzündlich infiltriert, diese Infiltration in Verbindung mit anderen Prozessen, z. B. Lymphgefäßektasien stellt einen variablen Faktor dar und deshalb kann die Leistungsfähigkeit der Muskulatur in solchem Falle zu verschiedenen Zeiten verschieden stark alteriert erscheinen.

Noch schöner ist der Fall Rombergs, dessen Beschreibung sich ganz auf Krehls Methode aufbaut, die in ihren Grundzügen

---

[1]) Riegel, Zeitschrift für klinische Medizin. Bd. 14, Heft 4, 188-.

[2]) Romberg, Über die Bedeutung des Herzmuskels für die Symptome und den Verlauf der akuten Endocarditis und der chronischen Klappenfehler. (Deutsches Archiv für klinische Medizin. Bd. 53, 1894.)

auch für unsere Untersuchungen maßgebend war. Es handelt sich um ein 6jähriges Kind, das in Folge von Gelenkrheumatismus eine Peri- und Myocarditis acquirierte, nur minimale Auflagerungen an den Klappen davontrug und doch die ausgesprochensten Erscheinungen einer Insuffizienz der Mitralis, der Tricuspidalis und schließlich der Aortenklappen zeigte. Ich will nun Rombergs eigene Worte anführen (l. c. Seite 156.): „Trotzdem (d. h. trotz „kleiner, nur den Klappenrand einnehmender Effloreszenzen") sehen wir von Anfang an eine ausgebildete Mitralis-Insuffizienz mit einem während der ganzen Systole andauernden Geräusch, wir sehen eine Tricuspidalis-Insuffizienz hinzutreten, die nach dem deutlichen Venenpuls nicht ganz unbedeutend war, eine Aorten-Insuffizienz das letzte Stadium der Krankheit einleiten, die ebenfalls nicht gering war, wenn wir nach der Stärke der Dilatation des linken Ventrikels urteilen dürfen. Wir beobachten überdies einen deutlichen Wechsel in den Erscheinungen der Tricuspidalisinsuffizienz. Drängt sich da nicht unwillkürlich die Annahme auf: hier kann die Klappenaffektion allein nicht die Ursache der Symptome sein. Hier war auch die Tätigkeit des Herzmuskels gestört. Und in der Tat konstatieren wir eine hochgradige interstitielle Myocarditis an der Atrioventrikulargrenze der Ventrikel. Wir wissen, wie wichtig gerade die Kontraktion der Kammerbasis für den sicheren Schluß der Klappen ist, und können daher wohl mit gutem Recht der Entzündung dieses Abschnittes einen Anteil an der Entstehung der Insuffizienz der verschiedenen Klappen zusprechen. Wir werden in dieser Anschauung durch die bemerkenswerte Tatsache bestärkt, daß die Myocarditis in der Umgebung des Mitralostiums, das vom Beginn der Beobachtung an mangelhaft verschlossen wurde, am ältesten war. Sie hatte hier zur Bildung myocarditischer Schwielen geführt, zu deren Entwickelung nach anderen Erfahrungen einige Wochen erforderlich sind, während sie am Tricuspidal- und Aortenostium jüngeren Datums zu sein schien."

Hier ist also deutlich und klar der Einfluß myocarditischer Produkte auf die Schlußfähigkeit der Klappen erörtert, es ist aber in Rombergs Worten, wie bisher immer, die Muskulatur der Kammerbasis überhaupt angeschuldigt. Und doch sagte ich oben, Rombergs Fall bildete eine Illustration für meine erweiterte Ansicht, daß vorzugsweise die Erkrankung bestimmter Stellen der Kammerbasis die Ursache der Insuffizienz sei! Nun ich brauche zu dem Zweck nur wörtlich den Obduktionsbefund anführen (ich übergehe die Punkte, die uns hier nicht interessieren). Romberg sagt (Seite 149): „Myocard stark infiltriert an der Atrioventrikulargrenze am Ansatz der Mitral-, Tricuspidal- und Aorten-Klappen, ebenso die Außenwand des linken Vorhofs. Auch die sehnige Anheftungsstelle der Aortenklappen stark infiltriert. In den oberen $^5/_7$ der Hinterwand des linken Ventrikels in allen Schichten, besonders aber der inneren und mittleren zahlreiche kleine Schwielen mit jungem, gefäß- und kernreichem Bindegewebe, Faserresten, Pigmenthäufchen, mit Infiltration am Rande ohne Veränderung der sie durchziehenden Gefäße .... Sonst nur hier und dort ganz unbedeutende Myocarditis, vereinzelte große Zellen in den Interstitien."

Nun darin ist doch klipp und klar das ausgesprochen, wozu ich auf theoretischem Wege gekommen war: hier hatte die Myocarditis ganz vorzugsweise die Partie des linken Ventrikels in der Nähe seiner Basis befallen, die eine ihrer Lieblingssitze darstellt, dann aber auch, worauf es uns ankommt, die Stelle ist, deren Störung besonders den Schluß der Mitralis gefährden muß. Quod erat demonstrandum.

Theoretisch spielt die korrespondierende Stelle auf der Vorderseite des linken Ventrikels dieselbe Rolle, praktisch kommt sie jedoch aus dem Grunde wenig in Betracht, weil sie nicht mit der gleichen Vorliebe erkrankt, wie die Rückseite. Dann geht auch aus Rombergs Schilderung das hervor, was ich im Gegensatz zu Kelle und Krehl hervorhob, daß nämlich nicht allein die Ringschicht, sondern auch gleichzeitig die innere trabekuläre von einschneidender Bedeutung für den Schluß der Mitralis ist. Ich habe wohl nicht zuviel gesagt, wenn ich Rombergs Fall ein Experiment genannt habe, das positiv meine theoretischen Ausführungen bestätigt.

Nicht ohne Bedeutung scheint es mir zu sein, auf meinen Fall, Kanzleidiener Sch., hinzuweisen, wenn auch nur nach der negativen Seite hin. Wie geschildert, lag in seinem Myocard eine große Schwiele mit ähnlicher Anordnung, wie in Riegels Fall; aber in der ganzen monatelangen Beobachtung ist doch nie eine relative Mitralis-Insuffizienz beobachtet worden. Ich glaube, auf Grund meiner oben ausgeführten Konstruktionen auch hierfür die Ursache namhaft machen zu können. Hier lag der Defekt mehr in den seitlichen Partien der Kammer, also in dem Teil, den ich oben als mittleres Drittel bezeichnet hatte und zweitens waren die Gegend des hinteren Aortenwulstes nach dem Annulus fibrosus zu und die damit zusammenhängenden Ausläufer des hinteren keilförmigen Längswulstes bis in die Nähe des hinteren Papillarmuskels nahezu intakt, hier funktionierte also noch die Partie der Kammerbasis, die in Rombergs Fall am meisten geschädigt war. So stützt auch dieser negative Fall meine obigen Ausführungen.

Was ich von der Mitralis ausgeführt habe, gilt weiter mutatis mutandis auch von der Tricuspidalis. Es genügt deshalb, glaube ich, kurz die Kernpunkte zu markieren.

Weit ausgesprochener ist am rechten venösen Ostium dessen spaltartige Form in der Systole: die Gründe dafür kennen wir schon. Die Form kommt nämlich zu stande, indem das systolische Septum die allgemeine Richtung vorschreibt, wie sich die freie Wand der Kammer zu bewegen hat.

Die Aktionsweise der Ventrikelmuskulatur diktiert im Verein mit der bekannten Eigenart der Chordeninsertion auch hier unmittelbar die physiologische Rolle der verschiedenen Segel der Tricuspidalis. Ein Teil der Klappe inseriert mit seiner Basis und seinen sehr kurzen Papillarmuskeln bekanntlich am Septum: die Bedeutung dieses Segels für den Ventilschluß muß noch mehr, wie die des Aortensegels der Mitralis, eine passive sein. Am linken Ventrikel gehörten beide Papillaren wenigstens noch zu der besonders für die Verkleinerung des Kammerraums tätigen freien Wand; am rechten Ventrikel aber gehen die Papillaren des Scheidewandteils der Tricuspidalis von dem Teil aus, der nur bestimmend für die Form des systolischen Ventrikels ist, mithin nur indirekt bei der Systole mitwirkt: sie haben also nicht einmal mehr Beziehungen zu dem besonders aktiven Teil der Kammerwand. Der Anteil des Scheidewandzipfels an dem eigentlichen Klappenschluß beruht demnach lediglich auf seiner mechanischen Funktion, d. h. darauf, daß er bei und durch die Steigerung des Innendrucks im Beginn der Systole gehoben und ausgespannt wird. Alles, was Muskelarbeit zum Schluß der Klappe überhaupt beitragen kann, kommt daher ganz allein auf Rechnung der übrigen, mit der freien Wand zusammenhängenden Zipfel der Tricuspidalis. Diese Zipfel sind also die eigentlich aktiven. Im einzelnen wiederholen sich hier nun die schon beim Wandzipfel der Mitralis besprochenen Verhältnisse.

Alle Möglichkeiten, die eine muskuläre Insuffizienz der Tricuspidalis erzeugen können, müssen und können daher nur durch Veränderungen in der freien Wand zu stande gebracht werden. Wo haben wir diese hier besonders zu suchen? Die anatomischen Untersuchungen haben ergeben, daß der rechte Ventrikel an seiner Basis keine solche Ringmuskelschicht besitzt, wie der linke, wo diese Schicht von Krehl ja vor allen Dingen angeschuldigt wurde. Dann hatte ich schon oben für den linken Ventrikel nachgewiesen, daß wir für pathologische Zwecke die funktionell gleichwertigen inneren trabekulären Lagen, als richtige Synergeten der Ringschicht, mit heranziehen mußten: hier am rechten Ventrikel ist die Berücksichtigung der inneren Schicht auf Grund der früheren physiologischen Besprechungen erst recht nötig. Für die muskuläre Mitarbeit am Klappenschluß kommt die gesamte Kammerwand in Betracht. Am linken Ventrikel konnten wir uns noch auf den Basisraum beschränken, das geht aber am rechten auch nicht mehr an: denn dem letzteren fehlt ein eigentlicher interpapillarer Raum, wenigstens in der Bedeutung, wie ihn der linke besitzt. Wenn ich früher zu dem Schluß kam, daß der Kontraktionsmodus der rechten Kammer sich mehr dem eines einfachen Hohlmuskels nähere, so muß dieser Schluß ebenfalls auf die pathologischen Verhältnisse übertragen werden. Eine Besonderheit kommt aber am rechten Herzen noch in Betracht: das ist die typische, eigenartige Verbindung der Papillaren der freien Wand mit dem trabekulären Netz am Boden der Kammer und die verhältnismäßig selbständige Bedeutung dieser Bildung. Diese sämtlichen Modifikationen im Bau und Bewegung der Kammerwand zwingen natürlich notwendig zu einer Modifikation der Fragestellung bei Erörterung der besonderen Bedingungen für das Zustandekommen einer muskulären Tricuspidalis-Insuffizienz. Sie muß nicht lauten, welche besonderen Bedingungen sind bei der Aktion der Basismuskulatur maßgebend, sondern, welche besonderen Bedingungen haben wir anzuschuldigen an bestimmten Partien der freien Wand überhaupt oder haben wir das Recht, wegen der gewissen Selbständigkeit der trabekulären Schicht, diese außerdem noch von der übrigen Kammerwand getrennt zu betrachten?

Die spaltartige Form des systolischen Ostium gibt im Verein mit der Lage und Länge der einzelnen Klappenzipfel nach denselben Gesichtspunkten, wie sie für die Mitralis entwickelt waren, uns das Recht, auch hier den Satz auszusprechen, daß die Enden des Spaltes, also die vordere und hintere Berührungsstelle der freien Wand mit dem Septum die besonders gefährdeten Stellen sind, daß es also durch Läsion der Muskulatur an diesen Stellen besonders leicht zu einer Unsicherheit im Abschluß der Klappe kommen kann.

Dem Scheidewandzipfel diametral gegenüber liegt ein Zipfel der freien Wand, beide besitzen ausreichende Länge, so daß, wenn das Wandsegel nur einigermaßen nahe genug ans Septum herangeführt wird, eine ausgiebige Berührung zwischen beiden und damit der Klappenschluß erfolgen kann. Wie die am linken Ventrikel ausgeführte Konstruktion ergab, spielt bei dieser Heranführung des Wandzipfels eine wesentliche Rolle die Tätigkeit der mit dem hinteren und vorderen Septumrande unmittelbar in Zusammenhang stehende Wandpartie. Das Gleiche gilt auch für den rechten Ventrikel. Also beim Zustandekommen einer Insuffizienz ist die Schädigung dieser Abschnitte bedeutungsvoller, als die des mittleren Teiles vom Umfang der Wand. Nun findet sich hinten, zwischen dem freien Wandzipfel und dem Scheidewandzipfel auch am rechten Ventrikel ein kleines, kurzes Hilfssegel: wird hier der Spalt nicht genügend verengt, so kommt eine Einrichtung in Gefahr, die im günstigsten Falle überhaupt nur beschränkt helfen kann. Daraus geht hervor, daß hier sicher eine schwache Stelle beim Schluß der Klappe vorhanden sein muß.

Diametral diesem Hilfssegel gegenüber liegt an der vorderen Stelle des systolischen Spaltes — nämlich über dem Conus-Eingang — ein größeres Segel: das dritte Hauptsegel. Aus den eben noch rekapitulierten theoretischen Gründen müßte auch hier eine besonders gefährdete Stelle existieren; dem scheint an sich aber die größere Fläche des Segels zu widersprechen, die immerhin im stande ist, durch ihre Entfaltung einen gewissen Kraftnachlaß in der Muskulatur an dieser Stelle zu kompensieren. Indes haben wir mit der pathologischen Erfahrung zu rechnen, daß gerade der Conus an der Stelle seines Überganges zum Recessus eine Lieblingsstelle für muskuläre Erkrankungen abgibt.

Dies alles würde sich mit den Verhältnissen am linken Ventrikel decken: auch am rechten Ventrikel müssen Erkrankungen bestimmter Wandpartien eine besondere Gefahr für den Schluß der Tricuspidalis herbeiführen. Es war nun jedoch noch die spezielle Frage erhoben, ob die Gefahr erhöht wird mehr durch die Beteiligung der trabekulären Netzschicht oder der eigentlichen kompakten Wand. Die Frage ist zur Zeit wohl kaum recht zu unterscheiden. Nur auf eines möchte ich hinweisen. Wir hatten früher erfahren, daß die Kontraktion des den Conus vom Recessus scheidenden, den vorderen Papillarmuskel der Tricuspidalis tragenden Muskelwulstes einen Fixpunkt für die Conus-Muskulatur abgibt, daß seine Schädigung daher die letztere, auch wenn sie selber intakt ist, in Mitleidenschaft ziehen muß. Anatomische Erkrankungen in dieser Gegend müssen daher wegen verschiedenartiger Beeinflussung der Kontraktionskraft der Kammer besonders die Möglichkeit schaffen, daß die Annäherung der Wand an das Septum in der Systole hinter der Grenze zurückbleibt, wo der entfaltete vordere (Conus-) Zipfel der Tricuspidalis in Berührung mit Scheidewand- und Wandzipfel treten kann, d. h. daß hier die Stelle liegt, wo die muskuläre Insuffizienz zur Ausbildung gekommen ist.

Klinisch bekannt ist das relativ häufigere Vorkommen einer muskulären Insuffizienz an der Tricuspidalis gegenüber der Mitralis. Das ist nach den obigen Ausführungen nunmehr wohl leicht genug verständlich; ich wies ja schon darauf hin, daß dem rechten Ventrikel eine eigene Ringmuskulatur an seiner Basis fehlt, dann kommt in Betracht, daß die Segel der Tricuspidalis kürzer, als die der Mitralis sind und auf der anderen Seite gibt es eine Fülle von Gelegenheiten zur Dilatation, also einem Zustande, in dem die Wandmuskulatur in der Aufgabe gehindert ist, das venöse Ostium gehörig zu verengern. Ja gerade am rechten Ventrikel sind die Bedingungen des öfteren gegeben, wo die alte Erklärung als „relative" Insuffizienzen völlig zu Recht besteht, d. h. das Ostium ist im allgemeinen bei und durch eine Dilatation so weit geworden, daß die Ränder der Klappensegel sich nicht mehr gegenseitig zur Berührung erreichen können. Handelt es sich um Fälle, wo wir eine hochgradige Dilatation des rechten Ventrikels durch Perkussion feststellen können, dann dürfen wir diese alte Erklärung wohl gelten lassen; in den anderen Fällen jedoch, wo die Dilatation nach dem Ergebnis der Perkussion unter Umständen sogar noch zweifelhaft sein kann und wir trotzdem die Symptome der Tricuspidalis-Insuffizienz finden, da handelt es sich sicher um Vorgänge, die an umschriebener Stelle wirksam sind. Diese Stelle dürften wir dann dort zu suchen haben, wo die Schlußfähigkeit, wie ich ausführte, besonders gefährdet sein muß.

Nach dieser meiner Erklärung können also muskuläre Insuffizienzen der Atrio-Ventrikularklappen zu stande kommen, ohne daß die sie begleitende Dilatation bei der klinischen Untersuchung irgendwie nennenswerte Dimensionen erkennen ließe; denn, wie ich früher klar machte, liegen die dabei besonders in Betracht kommenden Stellen so, daß das Herz im sagittalen Durchmesser vorzugsweise erweitert ist, die Klinik verfügt jedoch durch die Perkussion leider nur über die Möglichkeit, das Projektionsbild der Herzgrenzen in der frontalen Ebene entwerfen zu können und ihr Umfang braucht in diesem Falle nicht erheblich erweitert zu sein. Außerdem stehen uns bekanntlich noch andere Zeichen zur Verfügung, welche eine Schlußunfähigkeit der Klappen anzeigen, z. B. der Jugularvenenpuls bei Insuffizienz der Tricuspidalis, die Verstärkung des zweiten Pulmonaltones bei der der Mitralis. Zu ihrer Ausbildung gehört wieder eine gewisse Größe der Insuffizienz, bezw. eine gewisse Zeitdauer. Bis dahin bleibt das einzige Symptom das systolische Geräusch, ein Symptom, das leider ja nicht eindeutig ist. Wenn man nun bei Krehl[1]) die Äußerung liest: „wir haben sogar die Vorstellung, daß sie (sc. die funktionelle Insuffizienz der Atrioventrikularklappen) öfters die Entstehung dieser accidentellen Geräusche bedingen“, so kann ich oder vielmehr muß ich solchem Satz voll zustimmen. Wer mir gefolgt ist, wird verstehen, wie leicht unter bestimmten Verhältnissen sich eine Insuffizienz ausbilden, aber auch, wie schnell eine solche wieder verschwinden kann: ein kleines Plus an Muskelkraft ist im stande, einen solchen, kleinen Defekt auszugleichen. Jedoch: eine solche Einsicht hilft uns nicht über die Klippe hinweg, im Einzelfalle zu entscheiden, ob das systolische Geräusch eine funktionelle Insuffizienz der venösen Klappen anzeigt, oder anderen Ursprungs ist. Wir müssen zur Zeit ruhig unsere Unfähigkeit eingestehen; nur darauf will ich doch hinweisen, daß wir in einer Reihe von Fällen bei Gegenwart eines Geräusches auch da, wo die übrigen Untersuchungsmethoden uns im Stich oder doch im Zweifel lassen, durch Beobachtung früher besprochener Symptome einen Anhalt gewinnen können, ob der sagittale Durchmesser des Herzens als vergrößert angenommen werden darf. Ich erinnere daran, daß die Beobachtung des Spitzenstoßes nach dieser Richtung zu verwerten ist, ebenso die Bestimmung abnormer Pulsationen

[1]) Krehl, Pathologische Physiologie, II. Aufl. 1898, Seite 100.

nach ihrer Herkunft. Damit will ich nur Fingerzeige geben, aber selbstverständlich nicht behaupten, daß nicht die alten klassischen Symptome, Verstärkung des zweiten Pulmonaltones etc. bedeutend schwerer in die Wagschale fallen.

Gegenüber der muskulären Insuffizienz der venösen Klappen stellt nun eine funktionelle Insuffizienz der Semilunarklappen an Aorta und Pulmonalis ein relativ seltenes Ereignis dar, aber sie kommen doch sicher vor. Die ältere Deutung, welche den Grund dafür in einer starken Erweiterung des Anfangsteils der großen Gefäße suchte, wodurch die Berührung der Klappenränder unmöglich gemacht würde, führte auch hier zur Bezeichnung: relative Insuffizienz. Für eine Reihe von Fällen trifft diese Deutung sicher zu. Für eine andere müssen wir wieder Krehl Recht geben, der auf Grund seiner anatomischen Studien sich dafür aussprach, „daß fehlerhafte Kontraktionen die sie (die Semilunarklappen) tragenden Muskelwülste nicht zur Ausbildung gelangen lassen“ und dadurch die Ursache zur Insuffizienz werden.

Ich habe dem nichts weiter hinzuzusetzen. Wir hatten in der normalen Anatomie Krehls Befunde bestätigen können, welche die Beziehungen zwischen den Aortenwülsten, dem zwischen ihnen liegenden Septumabschnitt und dem Ventilschluß der Aorta klar legen. Wir haben dann erfahren, daß besonders der hintere Aortenwulst zu einem Gebiet der linken Kammer gehört, welches verhältnismäßig leicht und häufig erkrankt und daraus ergibt sich von selbst, daß eine Erkrankung dort gelegentlich auch zur Störung des Ventilschlusses an der Aorta führen kann. Rombergs oben von mir zitierter Fall Rohland liefert auch hierzu eine Illustration.

An der Pulmonalis liegen die Verhältnisse ganz ähnlich.

---

12. Kapitel.

Accidentelle Geräusche.

Ich verlasse damit diese Frage und gehe nun über zur Erörterung eines bisher viel dunkleren, oder überhaupt noch sehr dunklen Gebietes, nämlich der Natur der systolischen Geräusche, die man als accidentelle, anämische, funktionelle oder anorganische bezeichnet hat.

Das wird jeder zugeben; so viel über dies Thema bisher verhandelt ist, niemand erklärt sich für befriedigt. Alle Lehrbücher, alle Autoren nehmen Notiz von den vorhandenen Ansichten, sind damit aber auch fertig.

Um Mißverständnissen vorzubeugen, dürfte es sich empfehlen, genau zu präzisieren, um welche Geräusche es sich handelt. Daß systolische gemeint sind, war schon gesagt; zu zweit ist zu sagen, daß sie am häufigsten hörbar sind „am Ostium pulmonale, also im zweiten Intercostalraum links am Sternum“, weniger häufig an der Herzspitze vorkommen.

Eine wertvolle Präzisierung differentialdiagnostischer Kriterien für die in Frage stehenden Geräusche verdanken wir v. Leube; er fordert[1]): „1) die Herzdämpfung darf die normale Perkussionsgrenze nicht überschreiten, der Spitzenstoß befindet sich an der normalen Stelle, 2) der zweite Pulmonalton ist nicht verstärkt; 3) das Geräusch ist am Ostium pulmonale, also im zweiten Intercostalraum links am Sternum, allein oder wenigstens am deutlichsten zu hören“. Dazu kommt noch, was schon gesagt ist: „das Zeitmoment, in dem die accidentellen Geräusche einsetzen, ist die Ventrikelsystole.“

So scharf umschrieben habe ich nirgends die begleitenden Eigenschaften der Geräusche geschildert gefunden und deshalb glaube ich, bilden die Worte des genannten Klinikers wohl am besten den Ausgangspunkt für unsere Betrachtungen. Durch die unter 2 aufgestellte Forderung, daß keine Verstärkung des zweiten Pulmonaltones vorhanden sein darf, ist deutlich ausgesprochen, daß alle diejenigen Fälle von der folgenden Erörterung ausgeschlossen sind, in denen ein systolisches Geräusch an der Herzspitze oder der Basis das Symptom einer muskulären Mitralis-Insuffizienz darstellen muß.

Somit wären wir dabei angelangt, den Entstehungsort der Geräusche bestimmen zu müssen. Die Möglichkeit, daß sie am Ostium venosum zu stande kämen — der gesamte Klappenapparat muß ja dabei anatomisch und funktionell intakt sein — wäre nach dem eben Gesagten ausgeschlossen. v. Leube spricht sich dafür aus, daß die großen Gefäße der Ort sind, wo sie zur Ausbildung gelangen. Am besten führe ich wohl wieder seine eigenen Worte an. Er sagt[2]): „Über die Entstehung der accidentellen bezw. anämischen Geräusche ist viel geschrieben worden, ohne daß bis jetzt eine der vielen verschiedenen Erklärungen des Zustandekommens derselben allgemein befriedigt. Ich halte diejenigen für die plausibelsten, die das Geräusch nicht an der Mitralis, sondern an den großen Gefäßen, speziell an der Pulmonalarterie entstehen lassen, nicht nur, weil die anämischen Geräusche im Anfangsteile der Pulmonalarterie allein oder hier wenigstens am lautesten zu hören sind, sondern vor allem deswegen, weil Deutungen der Genese derselben in anderer Richtung, speziell Erklärungen, die auf Schwingungsfähigkeit der Mitralis oder auf „Wirbel“ der Blutflüssigkeit u. a. rekurrieren, mit den neuesten Ansichten über die Ton- und Geräuschbildung nicht in Einklang stehen.“ Diesen negativen Beweisen fügt er aber noch

[1]) v. Leube, Spezielle Diagnose der inneren Krankheiten. 1902, 6. Aufl.

[2]) v. Leube, Zur Diagnose der systolischen Herzgeräusche. (Deutsch. Archiv f. klin. Medizin. Bd. 57. 1896, Seite 227.)

einen positiven hinzu. Er macht nämlich darauf aufmerksam, daß, wenn das Geräusch im Anfangsteil der Pulmonalis tatsächlich entsteht, neben dem Geräusch notwendig ein erster Ton hörbar sein muß. „Denn", fährt er fort, „bei meiner Erklärung ist ja vorausgesetzt, daß die Mitralklappe schließt; es besteht also eine Verschlußzeit und muß der erste Ton, wie gewöhnlich im ersten Teil der Systole gebildet werden, während die Entstehung jenes Geräusches in der Pulmonalarterie ein kleinstes Zeitmoment später, nämlich in der Austreibungsperiode erfolgen würde. In der Tat kann man sich leicht überzeugen, daß bei accidentellen Geräuschen, wenigstens in einem Teil der Fälle, der erste Ton an der Herzspitze ohne das Geräusch oder sehr deutlich neben demselben gehört wird und weiterhin, daß an dem Pulmonalarterienostium im zweiten Intercostalraum links erst ein Ton wahrnehmbar ist, an den sich sofort das Geräusch anschließt, d. h. also, daß das Geräusch erst einsetzt, nachdem durch die Lageveränderung und die Schwingungen der geschlossenen halbmondförmigen Klappen im ersten Teil der Systole ein Ton erzeugt worden war." Eine ähnliche Ansicht v. Bambergers zitiert Eichhorst.[1])

Dem ist wohl kaum etwas hinzuzusetzen, wenn ich nicht den allgemein angenommenen Satz noch anführen soll, daß „aus der Stelle der Herzgegend, an der ein Herzgeräusch zu hören ist, bezw. an der es am lautesten zu hören ist, geschlossen werden kann auf die Stelle, an der es entsteht."[2]) Am deutlichsten ist das Pulmonalgeräusch aber gerade dort zu hören, wo wir die Wurzel des Gefäßes zu suchen haben. Ernstliche Einwände gegen die zitierten Feststellungen dürften sich kaum ausfindig machen lassen.

Wie weit werden nun aber die tatsächlich ausgesprochenen Erklärungen den zu stellenden Anforderungen gerecht, d. h. wie weit decken sich die Erklärungen mit den klinisch beobachteten Eigentümlichkeiten und Begleiterscheinungen der accidentellen Geräusche?

Zunächst ist in diesem Sinne die allgemein betonte, hervorstechende Prädilektion der Geräusche für das Pulmonalarterienostium zu bemerken, wogegen sie, wie Eichhorst sagt, „am seltensten über der Aorta vorkommen, während Vierordt erklärt, „über der Aorta kommen sie so gut, wie nie vor." Natürlich sollen zweitens die Geräusche nur in der Systole zu hören sein. Ein etwas verschieden gefaßter dritter Punkt betrifft den allgemeinen Zustand des Herzens. v. Leube fordert, wie schon zitiert: daß die Herzdämpfung die normalen Perkussions-Grenzen nicht überschreiten darf; Eichhorst: „ganz besonders charakteristisch ist es für sie, daß Veränderungen am Herzmuskel ausbleiben, oder sich auf eine einfache Dilatation beschränken." (Seite 459);

---

[1]) Eichhorst, Lehrbuch der klinischen Untersuchungsmethoden, 4. Aufl. 1896, Seite 459.

[2]) Vierordt, Diagnostik der inneren Krankheiten, 6 Aufl. 1901, Seite 216.

Vierordt: „Zuweilen findet sich gleichzeitig eine mäßige Dilatation des Herzens, wie sie bei Anämie vorkommt", stärkere Dilatation schließt auch er völlig aus.

Hier scheint keine absolute Übereinstimmung zu herrschen. Doch ich sage ausdrücklich, es scheint: denn umfangreichere Dilatationen schließen alle Autoren aus. Wenn v. Leube aber auch sagt, daß die Herzdämpfung die normalen Grenzen nicht überschreiten darf, so sind seine Worte wohl wörtlich, d. h. vom Standpunkt des Diagnostikers aus aufzufassen. Es ist nun jedoch wiederholt davon die Rede gewesen, daß, wenn auch die Grenzen der Herzdämpfung als normal oder als noch nicht pathologisch zu bezeichnen sind, doch umschriebene Dilatationen an dem Herzen vorhanden sein können, die wir nur nicht durch Perkussion einwandfrei nachzuweisen im stande sind. So fasse ich von meinem Standpunkt Leubes Forderung auf; denn, vergleichen wir seine übrigen Angaben damit, dann finden wir, daß er, in Übereinstimmung mit sämtlichen Autoren, als Ursache der Geräusche Zustände am Herzen hinstellt, die, wie wir positiv wissen, von Dilatation, allgemeiner oder umschriebener, begleitet werden. So spricht er von „den verschiedenen Formen der Anämie, ferner Intoxikationen, speziell der Wirkung der Toxine der verschiedenen Infektionskrankheiten auf das Herz und die großen Gefäße". Das heißt nun aber doch nichts anderes, als daß Zustände gemeint sind, welche bekanntlich die Arbeitskraft des Herzmuskels und Widerstandskraft der Gefäßwände herabsetzen; damit ist nach früheren Auseinandersetzungen ohne weiteres ausgesprochen, daß unter solchen Bedingungen eine Dilatation eintritt. Eine Frage wäre es nur, wie stark die Dilatation ausfällt; die Frage ist aber schon beantwortet.

Das sind die Grundsätze, denen eine richtige Erklärung unter allen Umständen gerecht werden muß. Aber nicht das allein: die Erklärung muß, was eigentlich selbstverständlich sein sollte, die allgemeinen physikalischen Bedingungen klar erkennen lassen, unter denen die Bildung von Geräuschen überhaupt möglich ist. Im vorigen Kapitel, bei der relativen Insuffizienz, bin ich nicht näher darauf eingegangen, denn dort kam eine Differenz hierüber nicht in Frage, hier jedoch ist die Erwähnung dieser Faktoren nicht zu vermeiden.

Überall, wo wir am Herzen sonst Geräusche zu hören bekommen, bei Stenosen der Ostien oder Insuffizienz ihrer Klappen, also bei organischen Läsionen, findet sich das Gesetz bestätigt, daß dort, wo Blut durch eine enge Öffnung in ein erweitertes Rohr einströmt, es zu Wirbelbewegungen in der Flüssigkeit und dabei zur Entstehung hörbarer Geräusche kommt. Das steht fest, Details sind wohl allerdings der Diskussion noch nicht entzogen: so z. B. wenn man weiter fragt, ist das Blut selber der geräuschbildende Faktor oder, wie

Weber schon früher behauptet hatte, die Wand des Rohres („die Wand die schwingende Saite, das Blut der Fidelbogen"). Ich glaube aber, für unsere Zwecke ist es nicht nötig, so weit in Einzelheiten einzugehen, es genügt, nachzuweisen, daß die allgemeinen physikalischen Bedingungen bei den anorganischen, accidentellen Geräuschen keine anderen sein brauchen und dürfen, wie bei den organischen.

Das muß festgehalten werden und hieran wären die vorliegenden Erklärungen zu prüfen. Es lohnt indes nicht, im einzelnen alle bekannt gewordenen, verschiedenen Anschauungen durchzugehen, gefördert würden wir nicht; denn sonst würden die Arbeiten und Notizen aus den letzten Jahren nicht mit der größten Einmütigkeit die völlige Unzulänglichkeit der bisherigen Versuche bekennen. Es werden wohl die allgemeinen Begriffe angeführt, die überhaupt in Betracht kommen; es wird z. B. von Wirbeln im Blut gesprochen, aber es klafft sofort eine große Lücke, wenn wir fragen, wie denken sich die Autoren das Zustandekommen dieser Wirbel. Mit dem Begriff, „abnorme Muskelkontraktionen" ist ebenso wenig etwas anzufangen, denn auch hier fehlt jede nähere Erläuterung. Das sind schon die allgemeinen Bedenken. Dazu kommt nun aber vor allen Dingen noch der Faktor, daß bisber niemand, wovon er auch in seiner Erklärung ausgegangen sein mag, der Forderung hat gerecht werden können, weshalb gerade an der Pulmonalis mit der größten Vorliebe die Geräusche entstehen. Denn, wenn auch z. B. v. Leube meint, daß „mindestens in einem Teil der Fälle" seine Erklärung Geltung habe, so weiß ich nicht, wie er sich mit den eben gemachten, aber unabweislichen Forderungen abfinden will. Seine Voraussetzung, daß in anämischen Zuständen oder im Verlauf von Infektionskrankheiten die Wand der Pulmonalis einen geringeren Tonus besitzt, ist anzuerkennen, aber das Gleiche wissen wir doch auch von der Aorta. Wenn er dann weiter sagt: „Indem nun das Blut in der Systole in die Pulmonalarterie gepreßt wird, dehnt sich die Arterienwand stärker, als gewöhnlich aus; so entsteht eine mit der Systole isochron auftretende Dilatation des Anfangsteils der Pulmonalarterie. Die der Wand nächstliegenden Flüssigkeitsteilchen gehen dabei dieser adhärent weiter nach außen, wodurch in der Mitte eine Saugwirkung entsteht; diese hat ein Nachinnenschwingen der Wand zur Folge, worauf wieder ein Nachaußenschwingen derselben eintritt u. s. w. Damit sind die Bedingungen für die Geräuschbildung gegeben" — so verstößt diese Erklärung zunächst wieder gegen dieselbe eben genannte Forderung. Denn warum soll dasselbe an der Aorta nicht ebenso der Fall sein können? Dann kommt aber noch eins dazu: der ganze Unterschied, den v. Leube zwischen normalen und pathologischen Verhältnissen bestehen läßt, beruht darauf, daß unter krankhaften Bedingungen die normalen Dehnungen und Schwingungen der Arterienwandungen beim Einströmen des Blutes ebenso vor sich gehen, wie sonst, nur in verstärktem Maße. Wäre das aber die Ursache von Geräuschbildung, dann müßten wir sie tagtäglich überall am Gefäßsystem wahrnehmen können. Die Erklärung genügt daher, finde ich, in keinem Falle.

Nicht umgangen werden darf aber die Ansicht Neukirchs[1]), der betont, daß es auch eine relative Stenose der Herzostien gibt. „Man denke sich, daß die Herzhöhlen an Umfang zunehmen, und deshalb ungewöhnlich viel Blut in sich aufnehmen; so kann es geschehen, daß sich, wenn die Herzostien intakt geblieben sind, eine relative Verengerung gegenüber der ungewöhnlich großen Blutmenge herausstellt." Ich glaube, die Ansicht enthält einen sehr richtigen Kern, weshalb sie aber nicht für uns zutrifft, liegt daran, daß Neukirch immerhin eine nennenswerte Dilatation voraussetzt, wir aber sahen, daß gerade diese Fälle für uns auszuschalten sind: es darf höchstens eine geringe Dilatation vorhanden sein. Ferner ist die Prädilektion für die Pulmonalis auch darin nicht erklärt.

Positives ist also in dem, was uns bis jetzt vorliegt, sehr wenig enthalten, natürlich meine ich damit nicht die Feststellung der empirisch gefundenen Erscheinungen und Tatsachen bei Gegenwart von accidentellen Geräuschen, sondern nur deren Theorie. Denn über sonstige Ansichten, z. B. über den behaupteten Einfluß der Blutveränderungen, Viscositätsänderungen und dergl. ist doch eigentlich keine ernsthafte Diskussion möglich, abgesehen davon, daß keine von diesen Erklärungen den aufgestellten Forderungen gerecht werden kann. Nun glaube ich aber, auf Grund der früher im einzelnen ausgeführten Konstruktionen von der Arbeitsweise des pathologisch veränderten Herzmuskels in der Lage zu sein, bei den hier in Betracht kommenden krankhaften Vorgängen eine Erklärung für die accidentellen Geräusche liefern zu können, die sämtlichen obigen Forderungen gerecht wird.

Es entstand, wie wir sahen, das Geräusch im Anfangsteil der großen Gefäße; erzeugt kann es natürlich dort nur durch einen Faktor werden, nämlich durch die Tätigkeit der Muskulatur des zugehörigen Ventrikels und da es sich allgemein um Zustände handelt, welche mit Vorliebe zu anatomischer Läsion der Muskulatur führen, kann als Tätigkeit des Ventrikels nur eine abgeschwächte in Frage kommen. Das muß aber noch hinzugesetzt werden, die Muskelschwäche darf nicht den ganzen Ventrikel befallen, — denn dann erhalten wir eine allgemeine Dilatation desselben, die für uns ausgeschlossen ist — es kann sich nur um eine umschriebene handeln.

---

[1]) Zitiert bei Eichhorst, Lehrb. der klinischen Untersuchungsmethoden Seite 459.

Fassen wir zunächst nun den rechten Ventrikel und die Pulmonalis ins Auge, so haben wir wiederholt die Tatsache kennen gelernt, daß mit Vorliebe im Conus eine anatomische Erkrankung sich lokalisiert, hier auch zu umschriebener Dilatation führt, daß wir aber diese Dilatation durch Perkussion nicht nachweisen können.

In der Tat, glaube ich, daß bei isolierter Conus-Erkrankung die Bedingungen vorhanden sind, welche zur Bildung von accidentellen Geräuschen führen. Wie und wodurch ist das nun möglich?

Es dürfte das wohl gleich klar sein, wenn ich auf die physiologische Bedeutung des Conus für den rechten Ventrikel hinweise: er stellt den „Ausströmungsteil“ (Krehl) des Ventrikels oder um einen physikalischen Ausdruck zu gebrauchen, das Ausflußrohr, das Ansatzstück dar, welches die Aufgabe hat, das durch die Kammersystole in Bewegung gesetzte Blut in die Arterie zu leiten. Der Umfang der letzteren ist gemäß der Konstruktion ihrer Wandelemente ein gegebener, ihr Lumen also ein verhältnismäßig feststehendes. Im Gegensatz dazu ist der Rauminhalt der Kammer ein recht wechselnder, ihr Querschnitt deshalb auch keine konstante Größe; schon der normale Wechsel zwischen Systole und Diastole verändert die Größe des Innenraums, dann aber unterliegt auch die absolute Inhaltsmenge der Kammer während der Systole oder Diastole einem gewissen Wechsel, ebenfalls noch innerhalb der Norm. Dazu kommt die charakteristische Kontraktionsweise der Kammer, die sich in der Systole zu einem spaltartigen, um die rechte konvexe Fläche der Scheidewand sich herumkrümmenden Raum umwandelt. Unter allen diesen Bedingungen ist rein physikalisch gedacht, die Einschaltung eines Ausflußrohres von bestimmtem, im großen und ganzen trichterförmigem Bau, zwischen Kammer und Arterienrohr von sichtlichem Nutzen. Aus der Physik wissen wir, daß die Gestalt des Ausflußrohrs einen wesentlichen Einfluß auf Menge und Geschwindigkeit der ausströmenden Flüssigkeit besitzt, das muß also auch am Herzen der Fall sein, dann aber ist hier, wo es sich nicht um frei ausströmende Flüssigkeit handelt, zu beachten, daß durch das Ansatzrohr dem Blutstrom eine ganz bestimmte Direktion auf dem Wege zur Arterie hin erteilt wird. Und dieser Punkt ist hier nach meiner Ansicht der Kernpunkt in der Bedeutung des Conus.

Wir hatten oben wiederholt erfahren, daß in der Systole der Conus, wie jeder andere Herzabschnitt, durch zwei Momente seine Form ändert: durch Längenverkürzung, zweitens durch Dickenzunahme seiner Muskulatur. Das erste Moment kommt besonders für die Außenschichten seiner Wand in Betracht, das zweite für die innere Längsschicht. So bildet sich, durch die gemeinsame Wirkung beider Momente, die spaltartig verengte Ausflußröhre, deren Innenwand dem Blutstrom nicht nur keinen Widerstand entgegensetzt, weil sie keine netzartigen trabekulären Bildungen, wie die übrige Kammerwand, besitzt, sondern vielmehr jenen durch die zur Pulmonalis hin gerichteten flachen Längsfalten leitet und unterstützt. Außerdem liefern diese Längsfalten ein muskulöses Stützpolster für die Semilunarklappen der Lungenarterie. Ein Blick nun auf das Verhältnis des systolischen Conus zur Pulmonalis genügt, um erkennen zu lassen, daß das Lumen des Conus in dieser Phase die direkte, gerade Fortsetzung der Achse der Pulmonalis darstellt, während die peripheren Partien des Gefäßraums in die Verlängerung der muskulösen Innenschicht des Conus fallen.

Damit sind alle Faktoren beisammen, welche für die physiologische Beurteilung des Conus als Ansatzrohr von Bedeutung sind.

Da durch die Systole die freie Wand des rechten Ventrikels gegen die konvexe Fläche des systolischen Septum heran bewegt wird, muß durch den dabei ausgeübten Druck der Kammerinhalt sich in ganz bestimmter Weise in Bewegung setzen: er strömt zum locus minoris resistentiae, d. h. zum vorderen Ausgang des Ventrikels, erhält aber dabei durch die Form des Septum eine bestimmte Richtung. Und zwar muß diese Bewegungsrichtung — wenn wir uns einstweilen Conus und Arterie wegdenken — tangential zum vorderen Teil des Septum verlaufen, würde also ohne besondere Einrichtung sich eher vom vorderen Septumabschnitt entfernen, als den Eingang zur Pulmonalis treffen. Dies letztere zu ermöglichen, ist die Aufgabe des Ausströmungsteils, des Conus: derselbe fängt mit seiner trichterförmig erweiterten Partie den Blutstrom auf; durch seine Kontraktion, welche im ganzen auch wieder in der Annäherung der freien Wand an die konvexe Septumfläche besteht, gibt er dem Strom ebenfalls die Richtung, welche das Septum vorschreibt, korrigiert also quasi die ursprüngliche Richtung und durch seine Verbindung mit der Arterie leitet er den Strom in die letztere hinein. Dabei ist nun sein oben betontes Verhältnis zur Arterie sehr wichtig: nämlich er leitet nicht allein den Butstrom überhaupt in das Gefäß, sondern vielmehr genau zentriert, genau in die Achse der Pulmonalis.

Durch diesen Vorgang, durch diese Art, wie das Blut in die Arterie einströmt, findet es natürlich die günstigsten Bedingungen für seine Fortbewegung, damit also auch die geringsten Widerstände. Notwendigerweise müssen nun aber auch durch die größere Geschwindigkeit, welche so den axialen Partien des Blutstroms innerhalb des Gefäßes erteilt ist, die ruhenden peripheren Partien mit fortgerissen werden. Das kann jedoch nicht sofort im Anfangsteil der Arterie erfolgen, denn die periphersten Flüssigkeitsteile an dieser Stelle, namentlich die, die im Taschenraum unmittelbar über den halbmondförmigen Klappen gelegen sind, werden durch die bei der Öffnung der Klappen sich aufrichtenden Segel gegen den eindringenden Blutstrom direkt geschützt, erst die weiter oberhalb in der Arterienwurzel befindliche Blutsäule kann durch das neu eintretende Blut direkt in Bewegung gesetzt werden. Durch die Differenz in der Stromgeschwindigkeit der zentralen neu eindringenden und der in dem Taschenraum oberhalb der Semilunarklappen noch befindlichen Blutmenge müssen innerhalb der letzteren notwendig Wirbelbewegungen erzeugt werden, welche wichtig sind für die „Stellung" der halbmondförmigen Klappen; aber akustisch erhalten wir keine Kenntnis von ihnen, aus dem einfachen Grunde nicht, weil es sich bei den besprochenen Vorgängen um gleichmäßige und gleichförmige Wirbel handelt, durch welche die betreffenden Gefäßwandpartien in absolut regelmäßige Bewegungen resp. Schwingungen versetzt werden.

Wie wird nun, worauf es uns ankommt, durch isolierte Erkrankung der Conus-Wand eine Änderung in diesen Beziehungen und Vorgängen zu stande kommen? Erkrankung der Conus-Wand heißt für uns pathologisch-physiologisch Nachlaß seiner Muskelkraft, d. h. er ist nicht im stande, sich in erforderlicherweise mit der freien Wand dem Septum zu nähern, sein Innenraum wird dilatiert. Dieser Vorgang ist uns bekannt genug: aus der Einzelkonstruktion wissen wir auch, daß unter diesen Umständen die systolische Umformung seiner Innenfläche unvollkommen erfolgt, speziell die Muskelwülste zum Schutz der Semilunarklappen nicht vollkommen genug ausgeprägt sind. Kontrahiert sich nun unter diesen veränderten Bedingungen am Conus der intakt gebliebene Ventrikel, so wird dem Blutstrom natürlich durch den intakten Ventrikel zunächst die gleiche, oben gezeichnete Richtung erteilt: also tangential zur vorderen Krümmung der systolischen konvexen Septumfläche. Die Richtung dieses Blutstroms muß natürlich den Conus an seiner vorderen Wand treffen; seine Kontraktion ist jetzt aber mangelhaft, also muß auch sein korrigierender Einfluß mangelhaft ausfallen: er ist nicht im stande, in physiologischer Weise dem Blutstrom die Richtung parallel zur Scheidewandkrümmung zu erteilen und derselben anzupassen. Je mehr seine Muskelkraft sinkt, um so mehr müssen die einfachen physikalischen Eigenschaften seiner Wand in Anspruch genommen werden, d. h. der die Innenfläche der Conuswand treffende Blutstrom wird durch die elastische Wand einfach reflektiert und so in die Richtung zur Pulmonalis hingetrieben. Damit wäre aber die physiologische Richtung geändert, wie der Blutstrom die Arterie treffen soll, zumal noch durch die unvollkommene Ausbildung der inneren Längsfalten in Folge der Muskelerkrankung das weitere, in gleichem Sinne wirksame Moment gestört ist. Der Blutstrom wird nicht zentriert, nicht in die Achse der Pulmonalis eintreten, sondern, da er ja an der vorderen Conus-Wand zurückprallte, hier reflektiert wurde, wird er statt senkrecht, vielmehr unter spitzem

Winkel auf die Arterie treffen, also eine Richtung erhalten, die durch das Pulmonalostium gegen die hintere Arterienwand verläuft; hier muß er wieder reflektiert und nun allmählich erst vermöge der Elastizität der Gefäßwand in die gehörige Bahn gelenkt werden.

Durch diese pathologischen Vorgänge sind nun die Bedingungen dafür erfüllt, daß wir ein systolisches Geräusch an der Pulmonalis hören können. Erstens nämlich können sich im Taschenraum oberhalb der Semilunarklappen nicht, wie in der Norm, regelmäßige Wirbel bilden, sondern, wie ersichtlich, müssen sie wegen der schrägen Einfallsrichtung des Blutstroms ungleichmäßig ausfallen; es wird die hintere Wand der Arterie in stärkere Spannung, also entsprechende Schwingungen versetzt, wie die vordere.

Nun kommt noch ein wichtiger Faktor hinzu. In meiner Erklärung ist der Ventrikel als gesund angenommen, hat also normalen Umfang und Lage; die Lage der Pulmonalis ist überhaupt eine gegebene, verändert ist dagegen nur das Zwischenstück und zwar ist es erweitert. Verfolgen wir die Gestalt der gesamten Kammerhöhle unter diesen Bedingungen, so ergibt sich, daß der sonst gleichmäßig bogige Verlauf derselben parallel der Septumkrümmung im Bereich des Conus eine stumpfwinklige Knickung erfahren hat. Eine solche Knickung im Verlauf der Strombahn schafft für den Anfangsteil der Pulmonalis, für deren Ostium, jedoch, wie leicht zu verstehen sein wird, die Bedingungen einer relativen Verengerung; das wird um so deutlicher, wenn wir uns gegenwärtig halten, daß der Muskelapparat unterhalb der Semilunarklappen so weit funktionsfähig sein muß, daß keine relative Insuffizienz der letzteren eintreten kann. Denn das war eine der unbedingten Voraussetzungen für die gesamte Frage. Schließlich besitzt unter den in Rede stehenden pathologischen Zuständen die Arterienwandung häufig, wenn auch keineswegs konstant, wie von allen Autoren mit Fug und Recht hervorgehoben ist, eine leichtere, abnorme Dehnbarkeit; nötig ist dieser Faktor nicht, aber unterstützend kommt er schon in Rechnung.

Damit sind für die accidentellen Geräusche die gleichen allgemeinen physikalischen Bedingungen vorhanden, wie sie für die Entstehung der organischen maßgebend sind: das Blut strömt durch ein relativ verengtes Arterienostium in ein abnorm leicht dehnbares, also leicht zu erweiterndes Gefäßrohr ein; die Richtung des Stromes ist eine abnorme, dadurch erzeugt er einseitig stärkere Schwingungen der Gefäßwand und somit unregelmäßige Wirbel im Gefäßinhalt. Es wird das Geräusch erzeugt durch die fehlerhafte Beschaffenheit bestimmter muskulöser Teile des Ventrikels, der

Ort der Entstehung ist die Arterienwurzel, dort also, wo es dem auskultierenden Ohr am deutlichsten hörbar ist.

Die hier vorausgesetzte isolierte Erkrankung der Conus-Muskulatur ist durchaus kein Phantasiegebilde, denn es zählte dieser Bezirk zu den Prädilektionsstellen für die myocarditischen Prozesse am rechten Ventrikel: das berechtigt genügend dazu, die obige Voraussetzung zu Grunde zu legen. Ferner war früher auch im einzelnen ausgeführt, wie die muskuläre Funktion der freien Conus-Wand durch verschiedene Möglichkeiten geschädigt werden kann; so durch direkte Läsion seiner Wand, also seiner eigentlichen aktiven Bestandteile, dann aber indirekt auch durch Beeinträchtigung seiner Fixpunkte, d. h. hier der eng mit dem trabekulären Netzwerk am Boden des Recessus verbundenen, Recessus und Conus scheidenden Muskelstränge. In meiner Erklärung habe ich jedoch in keiner Weise behaupten wollen, daß die „funktionellen" systolischen Geräusche an der Pulmonalis in entzündlicher Erkrankung der vorderen Conus-Wand ihre Ursache besitzen, sondern darauf liegt der Nachdruck, daß eine umschriebene Dilatation durch irgend welche Prozesse an den dabei in Betracht kommenden Muskelpartien und die durch solche Dilatation veränderte Stromrichtung des Kammerinhaltes die Veranlassung bietet.

Das in Rede stehende Symptom kommt bei Myocarditis vor, indes, das muß ausdrücklich erwähnt werden, es ist, wie bekannt, bei Anämischen ungleich häufiger. Diese Eigenschaft ist nicht schwer zu erklären. Bei Anämischen kennen wir die Vorliebe zur Erkrankung der trabekulären Schichten des Ventrikels: durch sie kann also eine funktionelle Verschlechterung der motorischen Kraft, damit eine isolierte Dilatation entstehen. Bei Myocarditis kommt aber eine isolierte Dilatation eigentlich nur in einer Reihe von Fällen vor; ist die Myocarditis etwas ausgedehnter, dann beschränkt sie sich nicht so leicht allein auf den Conus, sondern befällt auch die übrige Kammermuskulatur, ganz abgesehen davon, daß an solchen Herzen überhaupt leicht Bedingungen zu stande kommen, welche eine allgemeine Dilatation des rechten Ventrikels erzeugen. Tritt aber zu der isolierten Conus-Dilatation eine solche des Recessus, handelt es sich also um Dilatation des gesamten Ventrikels, dann sind nicht mehr die oben besprochenen Bedingungen für das Zustandekommen der accidentellen Geräusche vorhanden. Es fällt nämlich, wie man sich leicht konstruieren kann, in diesem Falle das hauptsächlichste Moment bei dem ganzen Vorgange, die stumpfwinklige Knickung der Strombahn fort: aus der gemeinsamen Dilatation beider Kammerabschnitte resultiert ein gleichmäßig dilatierter Hohlraum ohne die scharfe Trennung seiner Teile. Der Blutstrom fängt sich in diesem Falle nicht in einer isolierten Ausbuchtung des Conus, sondern er verläuft wegen der Gleichmäßigkeit seiner Bahn mehr oder weniger gleichlaufend mit der Achse des Conus-Raums, die ihrerseits parallel zur Scheidewandkrümmung geht. Damit trifft das Blut auch nicht unter spitzem Winkel die Arterienwurzel. Es entstehen dann wieder ähnliche Verhältnisse, wie in der Norm, nur mit dem Unterschiede, daß die Achse des dilatierten gesamten Ventrikels weiter entfernt vom Septum liegt, als unter physiologischen Bedingungen; der dem Schluß der Semilunarklappen dienende muskulöse Appart ist natürlich in diesem Falle funktionell gleichfalls intakt gedacht, denn seine Läsion scheidet ja überhaupt prinzipiell aus.

Somit wird meine Erklärung ganz und gar den empirisch festgestellten Anforderungen gerecht, daß bei nennenswerter Dilatation des rechten Herzens, oder, was dasselbe heißt, bei Vergrößerung seiner Perkussionsfigur kein accidentelles Geräusch an der Pulmonalis zu hören ist: genauer ausgedrückt, wenn unter solchen Umständen dort ein systolisches Geräusch vorhanden ist, es nicht als accidentelles gedeutet werden darf. Die isolierte Dilatation des Conus ist die eigentliche Ursache dafür, sie entgeht aber, wie erklärt und des öfteren erwähnt ist, dem Nachweise durch die Perkussion.

Wenn auch vielfach unsere Pulmonalgeräusche schwach und leise sind, sind sie doch oft recht kräftig und laut. Das Ostium pulmonale ist hierbei mit allen seinen Bestandteilen anatomisch intakt — denn sonst dürften wir ja nicht accidentelle Geräusche annehmen — also alle Qualitäten des Geräusches müssen sich aus einer Änderung der ursächlichen Ventrikelbewegung resp. den Kombinationen der dabei in Betracht kommenden Faktoren erklären lassen. Das ist bei meiner Erklärung möglich, jedoch kaum unter einer anderen Annahme. Das Faktum ist ja bekannt, daß unter sonst gleichen Bedingungen ein Geräusch um so lauter ist, je besser der Allgemeinzustand und die Kraft der Muskulatur in dem betreffenden Herzabschnitt ist. Nach meiner Theorie kann das Geräusch zu stande kommen, wenn die Kraft des rechten Ventrikels überhaupt normal geblieben ist, denn es entstand ja nur dadurch, daß die Richtung des Einfallswinkels, in dem der Blutstrom die Pulmonalis trifft, sich geändert hatte. Je weniger dieser Winkel also von der Norm abweicht, um so mehr haben wir normale Verhältnisse, d. h. um so weniger, oder um so schwächer müssen wir ein Geräusch wahrnehmen. Das kann der Fall sein, wenn die anzuschuldigende Ausbuchtung der Conus-Wand nur gering ausfällt, oder aber auch, wenn die Muskelkraft des Recessus selber beginnt, schwächer zu werden, als in der Norm. Höhere Grade von Schwächezuständen sind natürlich ausgeschlossen. Was davon im Einzelfalle vorliegt, ist ja nicht immer zu sagen, die genannten Möglichkeiten müssen aber bedacht werden; manchmal werden wir durch die Perkussion oder sonstige oben besprochene Erscheinungen einen Anhalt gewinnen können, denn Muskelschwäche des Recessus führt zur Dilatation mit allen ihren Folgen!

Auf die Unterschiede meines Erklärungsversuches gegenüber v. Leube brauche ich wohl nun nicht mehr näher einzugehen, sie ergeben sich aus Vorstehendem. Dasselbe gilt von meiner Stellung zu Neukirchs Erklärung.

Nur ein außerordentlich wesentlicher Punkt, den ich bei der Kritik der älteren Anschauungen in den Vordergrund stellen mußte, harrt noch der Erörterung: nämlich, wie es kommt, daß die accidentellen Geräusche mit Vorliebe über der Pulmonalis hörbar sind. Wenn meine Deutung zu Recht besteht, daß diese Geräusche im Anfangsteil der Pulmonalis beruhen auf einer Alteration des physiologischen Verhältnisses zwischen rechter Kammer und ihrem Ausströmungsteil, dem Conus, und zwar herbeigeführt durch Störung des letzteren, dann muß sich die Prädilektion für die Pulmonalis ergeben, entweder aus einer physiologischen Differenz in der analogen Einrichtung am linken Ventrikel überhaupt, oder aus pathologischen Gründen, der Art, daß die Lokalisation der krankhaften Prozesse die in Frage kommende Einrichtung zu verschonen pflegt, oder daß diese Prozesse nicht im stande sind, eine Störung in dem namhaft gemachten Verhältnis herbeizuführen. Etwas anderes ist nicht anzunehmen; zu umgehen ist ein Nachweis hierüber jedoch nicht.

Am besten erörtern wir diese einzelnen Möglichkeiten der Reihe nach. Wir erfuhren früher schon die wesentlichen Unterschiede im Bau und der Konfiguration der Ausströmungsbahn an den beiden Ventrikeln. Die Pulmonalarterie liegt in der Verlängerung des vorderen Abschnittes der rechten Kammer, sie ist mit dem eigentlichen Kammerraum durch den dazwischen gelagerten Conus verbunden. Das systolisch in Bewegung gesetzte Blut muß also vor seinem Eintritt in die Arterie den Auströmungsteil passieren: dieser Teil besitzt Form und Bedeutung einer geschlossenen, trichterartigen Ansatz- oder Ausflußröhre. Einen ganz anderen Bau besitzt die analoge Einrichtung am linken Ventrikel. Die Aortenbasis liegt über der Mitte des Septum, also der rechten Seitenwand der Kammer. Zu ihr wird das Blut gleichfalls vermittelst einer Ausströmungsbahn hingeleitet aber — und nun kommt der allerwesentlichste Unterschied — diese Bahn stellt nicht eine neben der Kammer besonders dastehende Ansatzröhre vor, sondern vielmehr nur eine Art Rinne in der Fläche des obersten Septumabschnittes im Bereiche des suprapapillaren Raumes. Um ein triviales Bild zu gebrauchen: der Ventrikel hat eine Ausflußrinne, wie ein Topf eine Ausgußtülle besitzt. Früher erfuhren wir weiter, daß die Ausbildung dieser Rinne das Werk der systolischen Umformung der Kammermuskulatur ist: vorwiegend sind die beiden vorspringenden Aortenwülste wie der Mangel jeglicher trabekulärer Bildungen im Bereiche des obersten Septumteiles die Hauptfaktoren zu ihrer Entstehung. Diese Differenz im Bau der analogen Einrichtung an beiden Ventrikeln muß unbedingt, trotz der prinzipiellen Übereinstimmung physiologische Differenzen zur Folge haben.

Die vorhin am rechten Ventrikel hervorgehobene Bedeutung des Ausströmungsteils, den Blutstrom unter den günstigsten Bedingungen, nämlich axial in die Arterie zu lenken, ist zwar auch für den linken nachweisbar. In der Systole erhält bekanntlich die rechte Semilunarklappe der Aorta eine muskulöse Stütze durch das Septum und zwar so ausgiebig, daß eigentlich die ganze rechte Hälfte des Gefäßes auf dem Septum ruht. Dadurch kommt es, daß die Verlängerung der Achse der Aorta nach unten fast in die Fläche des oberen Septumabschnittes fällt. Die beiden anderen Semilunarklappen werden durch die beiden entsprechenden Aortenwülste gestützt. Die Flächen dieser Wandbestandteile, der oberen Septumfläche und der beiden Aortenwülste, bilden aber die Ausflußrinne und, wie wir zur Genüge erfuhren, ist dieser Kammerbezirk derjenige, gegen welchen die Bewegung der gesamten übrigen Wandmuskulatur erfolgt. Der Kammerinhalt muß also hierher gedrängt werden und an der Wand des Septum in die Höhe steigen; an einem Ausweichen nach oben und nach der dem Septum abgewandten Seite wird er durch den von der linken Aortenwand herabhängenden Aorten-Zipfel der Mitralis gehindert: aus den erwähnten Gründen wird demnach der Blutstrom in seiner Richtung senkrecht auf das Aortenostium auftreffen und beim weiteren Vordringen axial in das Gefäß eintreten müssen.

So deckt sich zwar die allgemeine Bestimmung der Ausströmungsbahn an beiden Ventrikeln, aber, es besteht, wie sich ohne weiteres ergibt, doch ein sehr erheblicher Unterschied in der Art, wie die Natur ihren Zweck erreicht. Am rechten Ventrikel muß die ursprüngliche Bewegungsrichtung, die dem Blutstrom durch die Kammer erteilt wird, durch aktive Kontraktion des Ansatzrohres eine gewisse Korrektur erfahren und erst durch sie erhält der Blutstrom die Möglichkeit, axial in die Arterie einzutreten; am linken Ventrikel dagegen ist vielmehr die Ausströmungsrinne wegen der unmittelbaren Verbindung mit dem unbeweglichsten Teil des ganzen Herzens, der Aortenwurzel, gleichfalls ein verhältnismäßig unbeweglicher Bezirk der Kammer, sie spielt also, zumal der vollkommene Schluß der Rinne durch eine bindegewebige Membran, den Aortenzipfel der Mitralis, erfolgt, nicht jene selbständige, vielmehr weit eher eine passive Rolle. Für die späteren pathologischen Erörterungen muß noch darauf hingewiesen werden, daß durch die als Rotation bekannte Bewegung der Kammer der

Blutstrom eine drehende Bewegung, wie eine Kugel im gezogenen Gewehr, erhält; ganz abgesehen von der Bedeutung einer solchen Bewegung für die Erhöhung der Stromgeschwindigkeit trägt sie notwendigerweise dazu bei, dem Strom eine axiale Richtung beim Eintritt in die Aorta zu geben.

Mit diesen physiologischen Differenzen haben wir natürlich unter pathologischen Verhältnissen zu rechnen.

Ich hatte oben den Satz gewonnen, daß bei erhaltener motorischer Kraft des Recessus des rechten Ventrikels, aber bei gleichzeitiger Kontraktionsschwäche der freien Wand des Ansatzrohrs (des Conus) der systolische Blutstrom nicht senkrecht, sondern unter spitzem Winkel das intakte Pulmonalostium trifft, dadurch werden unregelmäßige Wirbel im Anfangsteil der Arterie, wie einseitig stärkere Schwingungen ihrer Wand erzeugt und dieser Vorgang wird uns als systolisches Geräusch hörbar. Wie und unter welchen Bedingungen kann sich der gleiche Vorgang am Aortenostium abspielen, um hier ebenfalls die Ursache für systolische Arteriengeräusche zu liefern?

Ohne Zweifel dürfen wir die dafür etwa anzuschuldigenden Veränderungen im Ausströmungsteil nur an dessen einzig veränderlichen, nämlich den muskulösen Bezirken, suchen. Denn der Aortenzipfel der Mitralis wird wegen seiner unveränderlichen Lage zur Aortenwurzel seiner Teilaufgabe, eine Bahn für das ausströmende Blut bilden zu helfen, unter allen Umständen gerecht werden können. Bei Beurteilung von Schwächezuständen in den die Ausflußrinne bildenden Muskelwänden und ihren Folgen hätten wir den Fall zu überlegen, daß die gesamte Muskulatur in ihrer Kraft nachgelassen hätte. Es handelte sich dann um schlechte Zusammenziehung der Ringschicht im Bereich des Septum: dabei würden die beiden Aortenwülste einander weniger genähert werden; zweitens um eine geringere Dickenzunahme der genannten Wülste selber: dadurch würden sie weniger stark vorspringen. Unter diesen Bedingungen — die Aktion der gesamten übrigen Kammermuskulatur ist als normal anzusehen — würde aber die Stromrichtung des austretenden Blutes nicht geändert sein: denn der einzige Unterschied bestände darin, daß der Blutstrom in einem breiteren Bette vorwärtsdringt, der Winkel, in dem er die Arterie trifft, ist dagegen nicht verändert. Bei dieser Annahme ist nun aber eins zu beachten. Eine Verschlechterung in der motorischen Kraft der genannten Muskelpartien führte, wie wir erfuhren, leicht zur Entstehung einer relativen Insuffizienz der Aortenklappen, weil diese ihre muskulösen Stützpunkte einbüßten! Das muß aber ausgeschlossen bleiben.

Demnach bliebe nichts weiter übrig, als an eine teilweise Alteration der die Ausflußrinne konstituierenden Muskeln zu denken. Der soeben zuletzt gemachte Zusatz führt uns dazu, von einem isolierten Einfluß der Ringschicht in dieser Richtung wohl überhaupt abzusehen: ihre Zusammenziehung ist ja der wesentlichste Faktor bei der Bildung einer Stütze für die Semilunarklappen, die jedoch erhalten bleiben muß. Sind wir also per exclusionem darauf zurückgedrängt, allein eine mangelhafte Ausprägung der Aortenwülste anzunehmen, so hätten wir zu erörtern, ob nur einer von ihnen oder beide als geschwächt zu denken sind. Da sie verschiedenen Lagen der Kammerwand entstammen, so steht beiden Annahmen eigentlich nichts im Wege. Nun, ich kann mich wohl kurz fassen: das dürfte leicht einzusehen sein, daß die gleichzeitige Schwäche beider Aortenwülste weniger Ungleichheiten beim Einströmen des Blutes in die Aorta schaffen muß, als isolierte Schwäche eines einzelnen. Denn im ersten Falle handelt es sich gleichfalls wieder um eine verhältnismäßig regelmäßige Erweiterung des Strombettes, im zweiten Falle dagegen, wenn nur ein Aortenwulst seine Schuldigkeit tut, ist unterhalb des Aorteneingangs die Stromrinne einseitig und zwar nach der Seite erweitert, die dem schwachen Aortenwulst entspricht; das Aortenostium selber hat dabei seine einmal gegebene Weite, die Klappen sind ebenfalls genügend durch Muskulatur gestützt. Unter diesen Umständen wird also ein Teil des Blutstroms axial einströmen können, nämlich der, welcher am Septum und am intakten Aortenwulst entlang strömt und durch sie geleitet wird, der andere Teil des Blutstroms aber wird an die erweiterte Stelle der Strombahn geraten, hier zurückbranden müssen und dann erst in und durch das Ostium eindringen können. Die Blutsäule tritt also jetzt nicht mit einheitlicher Richtung in die Aorta ein, sondern es kreuzt sich die Richtung ihrer einzelnen Schichten: auf diese Weise hätten wir dann die Bedingungen, die den am Conus des rechten Ventrikels gefundenen ähnlich wären und damit wäre die Möglichkeit denkbar, wie und wann an der Aorta systolische Geräusche entstehen könnten, bei anatomisch völlig und funktionell relativ intaktem Ostium.

Nun das ist eine theoretische Konstruktion, wie ein solches Vorkommnis denkbar ist. Praktisch hat das Zusammentreffen aller notwendigen Faktoren seine großen Schwierigkeiten. Denn, wenn wir von accidentellen Geräuschen sprachen, so verstanden wir mit v. Leube darunter solche, welche bei völlig intaktem Ostium ohne Gegenwart einer perkutorisch nachweisbaren Dilatation der Kammer hörbar waren. Die letzte Forderung ist unter der Voraussetzung, daß eine isolierte Störung eines der beiden Aortenwülste vorliegt, erfüllbar. Denn eine Erkrankung dieser Muskeln macht keine bemerkbare Dilatation. Aber die andere Forderung, daß die Ostien intakt sein und bleiben müssen, ist nicht in gleicher Weise erfüllbar. Denn das war schon erwähnt, daß durch Erkrankung der Aortenwülste die Aortenklappen leicht ihren Stützpunkt verlieren und dann nicht mehr gehörig schließen: es könnten also die Entstehungsbedingungen der accidentellen Geräusche nur bei einer bis zu einem gewissen, nicht zu hohem Grade reichenden Muskelschwäche der Aortenwülste vorhanden sein. Ob ein solcher Grad überhaupt genügt, die Geräusche zu erzeugen, muß an sich noch dahingestellt bleiben. Ferner haben wir wiederholt die Tatsache kennen gelernt und dann auch damit rechnen müssen, daß die Muskelpartien, welchen der hintere Aortenwulst zugehört, zu den Stellen zählen, welche mit Vorliebe erkranken (keilförmiger Längswulst des suprapapillaren Raumes). Wenn ich also bisher überhaupt allgemein von isolierter Störung eines der beiden Aortenwülste sprach, so würde praktisch aus dem angegebenen Grunde der hintere vorwiegend oder doch in erster Linie in Frage kommen. Die Erkrankung dieser Wandpartie bot aber leicht die Möglichkeit zu dem Zustandekommen einer muskulären Insuffizienz der Mitralis. Mit dem Eintritt eines solchen Ereignisses ist ebenfalls wieder die Grenze überschritten, wo wir ein systolisches Geräusch nicht mehr als accidentelles Aortengeräusch deuten dürfen oder, da sich die auskultatorischen Zeichen bei beiden Zuständen decken, wenigstens schwer unterscheiden können, ob das Geräusch von der nicht schließenden Mitralis herrührt oder im Aortenostium entsteht.

Eine denkbare Möglichkeit, wie der Einfallswinkel, unter dem der Blutstrom die Aorta trifft, sich ändern kann, läge nun noch darin, daß nicht eine Alteration der Ausflußrinne, sondern umgekehrt eine pathologische Aktion der eigentlichen Wandmuskulatur, besser gesagt, des interpapillaren Raumes anzuschuldigen wäre, weil dessen Tätigkeit (Rotation) besonders die Stromkraft und Stromrichtung innerhalb der Kammer beeinflußt. Eigentlich sollten wir diese Möglichkeit ohne weiteres ablehnen, denn ein defekter interpapillarer Raum ist dilatiert, und zwar so, daß Perkussion und Palpation uns Kenntnis davon geben können. Nach v. Leubes Definition der systolischen accidentellen A r t e r i e n g e r ä u s c h e scheiden Fälle mit Dilatation des Herzens aber gänzlich aus. Ich war in meiner Darstellung von derselben Voraussetzung ausgegangen, aber zwei Gründe haben mich doch bestimmt, trotzdem kurz auf diese Eventualität einzugehen: erstens die, daß v. Leube accidentelle systolische Geräusche an der Aorta in seiner oben zitierten Arbeit überhaupt nicht erwähnt, er spricht nur von solchen an der Pulmonalis — seine Deduktionen über relative Mitralis-Insuffizienz gehören natürlich nicht hierher —, zweitens sind in m a n c h e n F ä l l e n v o n D i l a t a t i o n tatsächlich systolische Geräusche an der Aorta hörbar, die alle sonstigen Eigenschaften der accidentellen besitzen, nicht konstant sind etc. etc.

Bei genauerer Überlegung muß aber jene Annahme fallen, daß alleinige Dilatation des Spitzenteils jene Geräusche an der Aorta zu stande bringen könnte. Ich muß auf die früheren Ausführungen über die Stellung des Aortenzipfels der Mitralis bei dilatiertem Ventrikel verweisen: diese mechanische Einrichtung in Verbindung mit der feineren, der verschiedensten Abstufungen fähigen Einwirkung der muskulösen Seitenflächen der Ausflußrinne können, wenn letztere nur intakt geblieben sind, genügend die ihnen zugeführte Blutmenge umfassen, leiten und so die ursprünglich fehlerhafte Richtung korrigieren, so daß sie in normaler Weise, senkrecht auf die Aorta auftreffen kann. Dagegen: tritt hierzu nur eine sonst verhältnismäßig geringfügige Alteration in der Muskulatur der Ausflußrinne, die allein noch nichts ausmachen brauchte, deren Vorkommen jedoch in solchen Herzen nach unseren Erfahrungen keine Seltenheit ist, dann kann der Einfallswinkel des Blutes in die Aorta verändert werden und dadurch die allgemeinen physikalischen Bedingungen entstehen, die zur Bildung der in Rede stehenden auskultatorischen Zeichen führen. Immerhin liegt in diesem Falle doch auch wieder der Schwerpunkt in der funktionellen Störung der Muskulatur unterhalb des Aorteneingangs, analog den bisherigen Feststellungen; die Dilatation des Spitzenteils bildet nur das komplizierende Moment.

Natürlich sind dieselben Überlegungen am Platze, wenn nicht der interpapillare Raum allein, sondern das ganze linke Herz dilatiert ist. Aber ich gehe hierauf nicht näher ein, weil wir dann erst recht auf den schon berührten Punkt geraten, wo wir zu entscheiden haben, ob ein systolisches Geräusch dann nicht vielmehr auf eine muskuläre Mitralis-Insuffizienz zu beziehen ist resp. ob nicht daneben noch ein systolisches Aortengeräusch entstanden ist.

Was ich hier sagen wollte, diente dazu, zu zeigen, daß die ab und zu an dilatierten Herzen hörbaren systolischen Aortengeräusche dieselbe Entstehungsgeschichte besitzen können, als wie wir sie bis dahin kennen gelernt haben; natürlich rede ich nur von „accidentellen“ Geräuschen, schließe dabei streng alle die Fälle aus, in denen es sich etwa um atheromatöse Prozesse im Anfangsteil der Aorta etc. handelt.

Rekapituliere ich nunmehr das, was ich am linken Ventrikel ausgeführt habe, so hatte sich gefunden, daß pathologische Veränderungen zwar prinzipiell, aber doch nur in ganz begrenztem Umfange und dann auch an ganz bestimmter Stelle der Ausströmungsbahn, im stande sind, die allgemeinen physikalischen Bedingungen zur Entstehung der systolischen accidentellen Aortengeräusche zu schaffen; mit anderen Worten heißt das wohl, häufig kann diese erforderliche Kombination nicht eintreten. Die von mir als ursächlich hingestellten Bedingungen an der Ausströmungsbahn des rechten Ventrikels traten im Gegensatz dazu verhältnismäßig leicht ein; die Hauptursache für diese Erscheinung liegt in dem verschiedenen Bau der analogen Einrichtung an beiden Ventrikeln: die Ausströmungsbahn des rechten Ventrikels nimmt eine selbständige Stellung ein, bildet ein regelrechtes, muskulöses Rohr mit eigener selbständiger Muskulatur, die des linken dagegen stellt in ihrem muskulösen Teil nur eine Rinne dar, deren Wandungen in engster Wechselbeziehung zu den übrigen Teilen der Kammer stehen; deshalb fehlt der Ausflußrinne ihr selbständiger Charakter.

So glaube ich also, nachgewiesen zu haben, wie sich die Verschiedenheiten an beiden Ventrikeln erklären, und dadurch steht meine Deutung der accidentellen Geräusche an den arteriellen Ostien auch im Einklang mit der von allen Seiten betonten Tatsache, daß die Geräusche an der Pulmonalis häufig, selten oder, wie von anderer Seite gesagt wurde, so gut wie nie an der Aorta vorkommen; sie steht damit endgültig im Einklang mit sämtlichen für dieses Phänomen charakteristischen Eigentümlichkeiten. Darin unterscheidet sie sich wesentlich von allen bisher gemachten Versuchen, welche nur auf einzelne Eigenschaften Bezug nehmen. Schließlich nimmt meine Erklärung dieselben physikalischen Bedingungen als Basis an, welche wir ganz allgemein als Grundlage von Geräuschbildungen am Herzen und Gefäßsystem kennen. Damit glaube ich, allen Anforderungen gerecht geworden zu sein.

Ich habe mich bis dahin mit einer Reihe von klinischen Symptomen beschäftigt, denen wir im zweiten, degenerativen Stadium einer Myocarditis, dem Stadium der Inkompensation begegnen, bezw. begegnen können. Ein gemeinsamer Gesichtspunkt war für sie leitend: wir konnten sie uns erklären durch Abnahme der motorischen Kraft verschiedener, in jedem Fall aber bestimmter Muskelzüge der Kammern. Um welche Muskelzüge es sich handelte, das erfuhren wir durch die Benutzung der Resultate meiner anatomischen Zergliederung der Ventrikel: dadurch war die feste Basis geschaffen, die es ermöglichte, sicher Stellung zu vorhandenen Erklärungen zu nehmen, sei es, daß wir sie nun anerkannten, oder auch, daß wir sie erweiterten oder schließlich durch neue ersetzten.

Meine Erklärung beschränkt sich jedoch nicht auf den engen Kreis der Myocarditis — sie hat viel umfassendere Bedeutung. Die genannte Muskelaffektion habe ich nur zum Ausgang der Darstellung benutzt, besonders deshalb, weil sie uns mit ihren verschiedenen Formen, ihren verschiedenen, mannigfaltigen Produkten Gelegenheit dazu bietet, wie keine andere Herzerkrankung, fast sämtliche überhaupt vorkommenden Symptome beobachten und analysieren zu können. Im übrigen aber hat meine Erklärung Gültigkeit für alle pathologischen Zustände irgend welcher Art, welche zu lokalisierter Beeinträchtigung der motorischen Kraft der Muskulatur führen. Dies letztere allein war die allgemeine Voraussetzung für sämtliche Überlegungen.

Es wurden hin und her auch schon solche Möglichkeiten gestreift, z. B. auf die Anämie hingewiesen, die ja auch anatomisch nachweisbare Spuren ihrer Anwesenheit im Herzmuskel hinterlassen kann. Dann brauche ich in Anlehnung an früher ausführlicher besprochene Dinge nur zu rekapitulieren, daß toxische etc. Einwirkungen den Herzmuskel schädigen können, wie wir zu sagen pflegen, „funktionell", wobei es nicht ausgeschlossen ist, daß solche Einwirkungen streng genommen, zum Teil sehr wohl zu anatomischen Läsionen führen würden, wenn nur die nötige Zeit zu ihrer Entwickelung und Ausbildung gegeben wäre.

---

c) Symptome als Ausdruck der pathologisch veränderten sonstigen Eigenschaften der Muskulatur.

13. Kapitel.

Arhythmie.

In der Übersicht zu Anfang dieses ganzen Abschnittes hatte ich noch ein weiteres Symptom, das in den Kreis unserer Betrachtungen fällt, angeführt, nämlich Störungen der Rhythmik der Herztätigkeit.

Mein Ziel war es, zu zeigen, welche Folgen und Zustände am Herzen durch Alteration des eigentlichen Organparenchyms entstehen und wie sie entstehen. Vor wenigen Jahren noch konnte es als gewagt erscheinen, unter diesem Gesichtspunkt an das genannte Symptom heranzutreten: heute ist auch darin die Lage mehr geklärt, verschiedene bedeutungsvolle Arbeiten der Neuzeit haben uns die Wege bereits geebnet.

Bis dahin galt es fast als Ketzerei, bei Störungen im Rhythmus der Herztätigkeit an etwas anderes, als an Nerveneinflüsse zu denken. Was sich indes die Vertreter dieser Richtung bei dieser Erklärung gedacht haben, haben sie bis zum heutigen Tage niemand verraten können.

Nun liegt mir im Grunde nichts ferner, als in den allgemeinen Streit um diese Frage einzutreten: ich will bei ganz konkreten Dingen stehen bleiben. Es wird sich dann ergeben müssen, ob und wie wir uns bestimmte Dinge verständlich machen können, ebenso ob und wie wir bestimmte Beziehungen zwischen dem in Rede stehenden Symptom und materieller Herzmuskelerkrankung feststellen können, lediglich unter Benutzung feststehender physiologischer Tatsachen, unter Umgehung aller noch unentschiedener theoretischer Streitfragen.

Es hat die klinische Literatur — wie mir scheint, nach Rühles Vorgang — den Satz fixiert, daß bei der chronischen

Myocarditis bestimmte Störungen in der rhythmischen Tätigkeit des Herzens nicht allein häufig vorkommen, sondern geradezu typisch seien. In seiner schon oft zitierten Abhandlung führt Rühle[1]), um es an dieser Stelle noch einmal zu wiederholen, an, daß bei der Auskultation des Herzens unter den sonstigen Erscheinungen „die Regellosigkeit in Stärke und Aufeinanderfolge der Herztöne“ auffalle. Weiter sagt er dann bei Besprechung des Pulses: dessen Unregelmäßigkeit kann hohe Grade erreichen, konstant sei dabei noch seine Ungleichmäßigkeit. Die letztere sei aber ohne den „typischen Charakter der Irregularität“, also nicht ein bigeminus, alternans etc. „Der Puls bei Myocarditis chronica diffusa ist ohne alle Regel und gerade das ist seine wesentliche Eigenschaft.“ Schließlich führt er noch eine charakteristische Eigenschaft des Pulses an, die für uns von großer Bedeutung ist, daß er nämlich nach Zeit und therapeutischem Einfluß nicht immer gleichen Grad von Regellosigkeit besitze, aber niemals sei die Regellosigkeit völlig zum Schwinden zu bringen! Die gleichen Eigenschaften des Pulses finden wir durchweg von anderen Autoren angegeben, bis in die Neuzeit hinein, wo sich Krehl in seiner jüngsten Arbeit genau so ausgesprochen hat.

Es handelt sich also um das gleichzeitige Vorkommen von Irregularität und Inäqualität des Pulses, in diesem Falle also gleichbedeutend damit, der Herztätigkeit. Wenn auch dieses Symptom und seine Beziehung zur chronischen Myocarditis zunächst nur empirisch gefunden und festgestellt war, so kann doch kein Zweifel sein, daß tatsächlich ein innerer Zusammenhang bestehen muß: wenn nichts anderes, so spricht allein schon dafür die Sicherheit, mit der die Erscheinung von den Klinikern zur Diagnose hat verwendet werden können, selbstverständlich einer solchen, die durch Obduktion ihre Bestätigung erfahren hat.

Wenn nun Rühle die Irregularität und Inäqualität der Herzaktion als eins der klassischen Symptome der chronischen Myocarditis hinstellt, so muß von meinem Standpunkt aus diese Meinung eine Einschränkung erfahren. Ich muß daran erinnern, daß meine Fassung des Begriffes Myocarditis eine bedeutend weitere ist. Von früher her wissen wir schon, daß Rühle mit chronischer Myocarditis nur bestimmte Formen derselben bezeichnet und zwar die, welche in Schwielenbildung endigen. Für solche Zustände besitzt Herz- und Pulsarhythmie allerdings etwas Charakteristisches. Aber unter meiner Auffassung von der Myocarditis finden wir diese Symptome nicht schlechtweg in allen Fällen dieser Erkrankung oder in der überwiegenden Mehrzahl derselben vor: es kann nur heißen, daß Herzarhythmie von der

[1]) Rühle, Zur Diagnose der Myocarditis. (Deutsches Archiv für klinische Medizin, Bd. XXII. 1878.)

geschilderten Beschaffenheit nur in bestimmten Fällen von Myocarditis vorkommt. Diesen Zusatz habe ich besonders deshalb hinzugefügt, um nicht Mißverständnissen ausgesetzt zu sein, die aus verschiedener Auffassung über den Begriff Myocarditis entspringen könnten. Damit ist auch sogleich eine präzisere Fassung in den Beziehungen zwischen Arhythmie und Zustand der Muskulatur ausgesprochen, wie wir bald sehen werden, und damit eine Klippe vermieden, die in der abweichenden Stellung zu den allgemeinen Begriffen liegen könnte.

Wir haben also auf der einen Seite bestimmt charakterisierte Änderungen der Herztätigkeit, auf der anderen Seite eine Erkrankung der Herzmuskulatur, die pathologisch-anatomisch weit genug zu übersehen ist, demgemäß unter Zuhülfenahme unserer Kenntnisse vom normalen Bau und der Funktion des Herzmuskels auch nach der pathologisch-physiologischen, klinischen Seite hin eine Deutung erlaubt, d. h. eine Deutung der durch die krankhaften Produkte veränderten Arbeitsweise des Herzens. Darin liegt ein fester, stets kontrolierbarer Ausgangspunkt für unsere Erklärungsversuche. Einen anderen Weg halte ich für ausgeschlossen, um zum Ziele zu gelangen. Wie weit wir mit unseren Deutungen gelangen, ob sie annehmbar sind, oder nicht, was anders erklärt werden muß, als es bisher geschieht, das sind alles Fragen, die erst in der weiteren Diskussion klar gelegt werden können. Eines läßt sich aber sicher so gewinnen, nämlich, daß überhaupt eine ernsthafte Diskussion möglich wird! Ich stehe ganz und gar mit Henschen auf dem gleichen Standpunkt, wenn er meint[1]): „Meiner Meinung nach scheint es [dagegen] am wahrscheinlichsten, daß, wenn es einst gelingen wird, sich der Lösung dieses komplizierten Problems zu nähern, es auf dem Wege der klinischen Forschung in Verbindung mit der pathologisch-anatomischen Erfahrung geschehen dürfte. Durch eine Analyse klinisch-anatomischer Befunde und auf Grund von erhärteten physiologischen Tatsachen über die periodische Funktion des Herzens ist demnach das Problem zu lösen."

Ich habe also zunächst nur dies eben bezeichnete engbegrenzte Gebiet aus dem Kapitel der Herzarhythmie im Auge. Die Suche nach bisher in der Literatur niedergelegten Erklärungen dieses Symptoms mit der gemachten Beschränkung dürfte an sich kein reiches Ergebnis liefern, noch viel weniger haben wir zu erwarten, wenn wir uns darauf beschränken wollen, nur die Ansichten zu hören, welche allein die Muskulatur und ihre Veränderungen verantwortlich machen. Rühle selber umgeht einen Erklärungsversuch. Er macht auf die Ähnlichkeit zwischen der uns beschäftigenden Pulsbeschaffenheit und der bei Dilirium cordis aufmerksam:

---

[1]) Henschen, Zur Lehre von der Herzarhythmie. (Mitteilungen aus der med. Klinik zu Upsala. Bd. I. 1898, Seite 3.)

während sie jedoch beim letzteren vorübergehend vorkomme, sei sie bei Myocarditis konstant. Besonders werde ein Dilirium cordis bei Stenose des Ostium venosum sinistrum beobachtet, und dabei sei einige Male die „Klappendegeneration" gerade gegen die hintere Fläche des linken Ventrikels hochgradig entwickelt gefunden worden, die bekanntlich eine Lieblingsstelle der Myocarditis darstelle. „Doch", so fährt er fort, „möchte ich mich nicht weiter darauf einlassen, diese Koinzidenz anatomischer Befunde zu einer Erklärungshypothese der Regellosigkeit der Herzkontraktionen in beiden Fällen zu benutzen, denn an die Herzganglien kann dabei jeder denken."

Etwas ähnliches finden wir allerorts bei anderen Autoren angegeben, es lohnt sich nicht, näher die Ansichten im einzelnen namhaft zu machen. Erst mit der Erweiterung der physiologischen Kenntnisse im letzten Jahrzehnt, die sich vornehmlich an den Namen Engelmanns anknüpfen, beginnt eine neue Ära der Versuche, unserem Problem von dem uns hier beschäftigenden Gesichtspunkt aus näher zu treten. Bevor ich nun auf die tatsächlichen Deutungsversuche der neueren Autoren eingehe, ist es wohl zweckmäßig, erst die heute feststehenden, ein gesichertes Gut der Physiologie bildenden experimentellen Grundlagen zusammenzustellen, soweit wir hier mit ihnen zu rechnen haben.

Bekanntlich hat in der Neuzeit, nicht zum mindesten auf Grund der Arbeiten Engelmanns und der Leipziger Schule, die Ansicht von der myogenen Natur der Rhythmizität der Herzaktion bedeutend an Boden gewonnen. Die Streitfrage geht uns hier im ganzen wenig an, denn so einflußreich natürlich ihre endgültige Klarstellung an sich wäre, so kommen wir doch schon vorwärts dadurch, daß wir tatsächlich feststehende physiologische, wenn auch vor der Hand noch unerklärte Daten in Rechnung setzen. Ob wir die myogene Theorie vom Rhythmus der Herztätigkeit anerkennen oder nicht, das Faktum steht fest, daß der motorische Impuls, ein automatisch entstehender Reiz für die Systole des Herzens ausgeht von den Vorhöfen und zwar den Einmüdungsstellen der großen Venen. Von hier pflanzt er sich auf den übrigen Teil der Vorhöfe und von da auf die Kammern fort, in der genannten Reihenfolge die Kontraktion der Herzabschnitte auslösend. Die Muskulatur der Vorhöfe ist reizerzeugend, die der Kammern reizleitend. Die Engelmannschen Versuche haben uns eindeutig darüber aufgeklärt, daß die letztgenannte Eigenschaft der Kammern lediglich eine spezifische Eigenschaft der Muskelsubstanz darstellt, also ganz unabhängig von irgend einem anderen Faktor, speziell den Nerven dasteht.

Der von den Vorhöfen ausgehende motorische Reiz wiederholt sich nun bekanntlich im ganzen in annähernd regelmäßigen Intervallen und dem entspricht die ausgeführte Bewegung: der erneute Impuls setzt ein, sobald die Kammermuskulatur von der durch den vorhergehenden Reiz ausgelösten Bewegung sich erholt hat (periodischer Reiz). Im regelmäßigen Eintritt, bezw. in der regelmäßigen Wiederkehr eines in seinem Wesen uns unbekannten periodischen Reizes liegt also der treibende Faktor der rhythmischen Herzaktion: „die Vorhöfe geben den Takt an." Die experimentelle Physiologie hat nun aperiodische Reize erzeugen gelehrt und hat ihre genaueren Beziehungen und Folgen festgestellt. A priori wäre es denkbar, daß einem derartigen Reiz eine ähnliche Kammerkontraktion folgte, aber so einfach liegen die Dinge nicht. Es macht einen Unterschied, allgemein gesagt, in welchem Zeitpunkt ein solcher aperiodischer, oder wie er auch genannt wird, Extrareiz einsetzt. Eben war gesagt, daß ein neuer periodischer Reiz den Muskel diastolisch ausgeruht trifft; kommt nun ein verfrühter, aperiodischer Reiz zur Geltung, so muß er bei seinem Inkrafttreten natürlich frühere Kontraktionsphasen der Muskulatur vorfinden. Das ist von Bedeutung und führt zu bestimmten Bewegungsänderungen.

Folgendes ist experimentell festgestellt, wobei ich nur das hervorhebe, was für uns später von Bedeutung ist. Trifft der Extrareiz so früh ein, daß der Muskel sich in der Kontraktionsphase befindet, trifft er also noch in die Systole, so bleibt er ohne Wirkung; in der Systole erzeugt selbst ein starker erneuter, motorischer Reiz keine neue Systole („refraktäre Phase"). Erst kurz nach dem Aufhören der Systole wird jenes möglich („erregbare Phase"); das gilt von der Vorhofs- wie Ventrikelmuskulatur in gleicher Weise: „der Vorhof ist erst nach seiner eigenen Systole, aber schon während der Systole der Kammer reizbar." Befindet sich somit der Muskel in der Diastole, so kommt es, ohne erst eingetretene völlige Erholung, an dem Zeitpunkte, wo der neue Reiz einwirkt, zur erneuten Zusammenziehung, die aber im ganzen geringere Kraft zeigt, und zwar um so geringer, je näher die neue Systole dem Kulminationspunkt der vorhergehenden liegt. Während der Diastole wächst die Erregbarkeit der Muskulatur mit der Dauer der Diastole. Nach einer solchen „Extrasystole" tritt dann eine längere Ruhe des Herzmuskels ein („kompensatorische Ruhe").

Diese experimentell gewonnenen Tatsachen scheinen auf den ersten Blick etwas ganz besonderes zu bedeuten; es scheint mir auch nicht der Versuch gemacht zu sein, sie unserem Verständnis, d. h. allgemeineren physiologischen Begriffen näher zu bringen. Und doch könnten wir nach dem Stande unserer heutigen Kenntnisse dies unternehmen.

Ich habe wiederholt Gelegenheit genommen, für unsere Zwecke auf Verworns Abhandlung Bezug zu nehmen. Auch an dieser Stelle ist dies angebracht, und da erfahren wir denn, daß seine Resultate uns das Verständnis der eben erwähnten Eigentümlichkeiten der arbeitenden Herzmuskulatur ganz bedeutend erleichtern.

Allgemein gilt der Satz — ich führe ihn des leichteren Verständnisses wegen hier wiederholt an — daß jede Bewegungserscheinung eines lebenden Gewebes „der Ausdruck chemischer Stoffbewegungen ist", beruhend auf „Wechselbewegungen zwischen Außenwelt, Protoplasma und Kern." Beide Phasen der Bewegung, die Ausdehnung und Zusammenziehung, sind aktiver Natur und zwar ist die „dauernd wirksame physiologische Ursache der Ausbreitungs- oder Expansionserscheinungen . . . . die Affinität gewisser Teile zum Sauerstoff des Mediums. Daneben können unter Umständen auch andere chemische Stoffe, besonders Nahrungsstoffe, welche chemische Affinität zu Teilen des Protoplasmas haben, Ausbreitungserscheinungen veranlassen."

Weiter entwickelt sich die Bewegung aus folgenden Gründen: „2) die mit O gesättigten Protoplasmateilchen stehen auf dem Höhepunkt ihrer chemischen Konstitution und haben große Neigung zum Zerfall, die unvollkommen oxydierten nur geringe, 3) der Zerfall erfolgt in geringem Umfange schon spontan, in großem Umfange nach Reizung; 4) nach dem Zerfall sind die Protoplasmateilchen chemotropisch nach gewissen unter Mitwirkung des Kerns gebildeten Stoffen, die im Protoplasma derartig verteilt sind, daß sie von der Peripherie her nach der Umgebung des Kerns hin an Menge zunehmen (= Kontraktionsphase); 5) die durch Aufnahme von Protoplasma- und Kernstoffen regenerierten Protoplasmateilchen werden wieder chemotropisch nach Sauerstoff."

Wenden wir diese allgemeinen Bewegungsgesetze auf unsere speziellen Verhältnisse am Herzen an, besonders auf die Art der Einwirkung aperiodischer Reize, so erhalten wir die gewünschte Aufklärung. Fällt der Extrareiz in die Zeit der Systole, so bleibt eine entsprechende Extrasystole aus: natürlich, denn die Protoplasmateilchen sind ja schon dabei, sich mit Kernstoffen zu sättigen und strömen infolgedessen dem Kern zu; also ein neuer motorischer Reiz kann gar keinen anderen Effekt zu stande bringen. Weiter: erst in der Diastole ist die Muskulatur von neuem reizbar und zwar wächst die Reizbarkeit mit der Dauer der Diastole. Der erste Teil des Satzes ergibt sich aus dem eben Gesagten; der zweite Teil ist aber nichts weiter als eine Umschreibung des Vervornschen zweiten Satzes, daß die mit O gesättigten Protoplasmateilchen auf dem Höhepunkt ihrer chemischen Konstitution stehen und große Neigung zum Zerfall haben; also: die O-Sättigung vollzieht sich erst im Laufe der Diastole, weiter die Konsequenz: die Reizbarkeit des Herzmuskels zu erneuter Kontraktion ist am höchsten am Ende der Diastole. — Dann: die unvollkommen oxydierten Protoplasmateilchen haben nur geringe Neigung zum Zerfall oder in unserem speziellen Fall: wird der Herzmuskel von einem Extrareiz getroffen, nachdem kaum die Diastole begonnen hat, so hat er nur geringe Neigung, sich zu kontrahieren, oder: es ist ein um so größerer Reiz erforderlich, je schneller nach Beendigung der Systole der aperiodische Reiz einsetzt, um diese „geringe Neigung“ zu überwinden. Denn, da der Muskel wegen noch nicht vollkommener Sättigung mit O nicht auf dem „Höhepunkt seiner chemischen Konstitution“ steht, seine Protoplasmateilchen überdies von der eben erst beendeten Kontraktion noch genug Kernstoffe enthalten, so ist sein chemotropisches Bedürfnis nach ihnen nur gering, er vollführt daher keine energische Zusammenziehung: die Extrasystole fällt also, wenn sie im Beginn der Diastole zu stande kommt, nur gering aus. Schließlich ergibt sich die Eigenschaft des Herzmuskels, daß er nach einer Extrasystole einer längeren Ruhe bedarf, gleichfalls aus Verworns Sätzen. Denn eine Zelle, die sich mit Kernstoffen reichlich gesättigt und damit den vorhandenen Bestand erheblich angegriffen hat, ist positiv chemotropisch nach O und Nahrungsstoffen, sie braucht diese zu ihrem Stoffwechsel, also auch dazu, um von neuem wieder Kernstoffe bilden zu können. Erst dann beginnt ihre Reizbarkeit von neuem. Diese auch „kompensatorische“ genannte Ruhepause ist also eine Art flüchtiger Ermüdungserscheinung; denn es sind entweder Kernstoffe in der Zelle mehr verbraucht, wie angängig ist, oder es mangelt an der erforderlichen Regeneration der chemischen Bestandteile. Das ist ja aber der Inhalt des Ermüdungsbegriffes, daß ein Muskel noch nicht reizbar ist, weil er regressive Stoffwechselprodukte in sich aufgehäuft und dieselben entweder noch nicht ausgeschieden oder nicht genügend oxydiert hat. Ist dieser Prozeß abgelaufen, dann stehen die mit O gesättigten Protoplasmateilchen auf dem „Höhepunkt ihrer chemischen Konstitution“: nun erst hat die Muskulatur ihre Reizbarkeit wieder erlangt.

Unter Benutzung der Verwornschen Resultate verlieren also die Tatsachen, die nach Einwirkung aperiodischer Reize am Herzen experimentell festgestellt sind, alles zunächst eigenartige; es folgt, daß der Herzmuskel, soweit Ausführung der Bewegungen wie die Beantwortung motorischer Reize in Frage kommen, ganz und gar nicht eine besondere Stellung einnimmt, sondern genau den allgemeinen Gesetzen untertan ist, welche für die Bewegung der „lebenden“ bewegungsfähigen tierischen Substanz überhaupt Gültigkeit haben. —

Ich kann nunmehr auf die Deutung der Arhythmie eingehen. Die erwähnten physiologischen Tatsachen haben wiederholt die Grundlage dafür abgegeben. Am allgemeinsten ist dies wohl von Wenkebach[1]) unternommen worden, der das Zustandekommen vieler Arhythmien durch das Eintreten von vorzeitigen Extrasystolen (Extrakammerkontraktionen) erklärt. Seine Sätze,

[1]) Wenkebach, Analyse des unregelmässigen Pulses. (Zeitschrift für klinische Medizin. Bd. XXXVI, Seite 181 ff.)

soweit sie für uns Interesse haben, lauten: 1) „Extrasystolae, wie sie im physiologischen Experiment mannigfach beobachtet werden, spielen eine große Rolle bei verschiedenen pathologischen Unregelmäßigkeiten der Herztätigkeit“; 2) „diese Extrasystolae sind die Ursache des Pulsus intermittens und können sogar bei gesundem Herzen einen (pararhythmischen) Pulsus irregularis, inaequalis et intermittens veranlassen“. Dazu sagt er in einer Anmerkung: „Für den Pulsus regulariter intermittens wird vorläufig eine Ausnahme gemacht werden müssen“.

In der Tat ist Wenkebachs Gedankengang geeignet, uns das auffällige pathologische Symptom verständlich zu machen. Denn ist eine Extrasystole eingetreten und es erfolgt jetzt ein neuer normaler Vorhofsreiz, so wird dieser nicht, wie in der Norm, in die Pause fallen, sondern in eine andere Bewegungsphase des Herzens. Daraus ergibt sich, daß die dem neuen, wenn an sich auch periodischem Reize entsprechende Zusammenziehung der Kammern eine abweichende Beschaffenheit zeigen wird, entsprechend den oben mitgeteilten experimentellen physiologischen Tatsachen. Es kann also eine neue Systole auf den zweiten Reiz hin überhaupt ausbleiben, wenn derselbe noch in die vorhergehende Systole fällt; es kann eine unvollkommene Systole ausgelöst werden, wenn der Reiz in den Beginn der Diastole fällt u. s. w. Durch die so durch Verschiebung einer Systolendauer unregelmäßig gestaltete Herztätigkeit kann es leicht geschehen, daß die folgenden normalen Vorhofsreize nicht in das Ende der Kammerdiastole fallen, somit also wieder eine Verschiebung der Intensität und Dauer der Systole bewirken und damit von neuem zur Ausbildung von Extrasystolen Anlaß geben. Mit anderen Worten, es kann eine Irregularität der Herzaktion die Folge von solchen Extrasystolen in ihren verschiedenen Kombinationen sein.

Wir können Wenkebach durchaus Recht geben, daß sich die Entwickelung einer arhythmischen Herztätigkeit in der von ihm angenommenen Weise, die sich auf tatsächliche physiologische Daten stützt, abspielen kann, zum Teil sogar muß. Aber eine Frage muß sich doch dabei notwendig aufdrängen, nämlich die, was liefert den Anstoß zur Extrasystole? Wenkebach selber sagt: „Aber in der Klinik waren die Extrasystolae noch nicht erkannt und wir wissen noch nichts Gewisses über ihre Ursache. Es sind aber wohl Andeutungen vorhanden, in welcher Richtung die Sache untersucht werden muß“. Er weist hin auf Gifte verschiedener Herkunft und Nerven!

In einem weiteren Artikel desselben Verfassers[1]) finden wir nun weitere, sehr wertvolle Anregungen: er bespricht die Analyse des „regelmäßig intermittierenden Pulses“ und sagt darüber: „daß

[1]) Wenkebach, Zeitschrift für klinische Medizin. Bd. XXXVII, Seite 479 u. 485.

der regelmäßig intermittierende Puls nicht durch Extrasystolae hervorgerufen wird und also eine ganz andere Ursache und Bedeutung hat, als der nur dann und wann intermittierende Puls". Ferner: „Es ist wohl der Beweis geliefert, daß der regelmäßig intermittierende Puls eine rhythmische Arhythmie (Allorhythmie) ist, welche von dem verringerten Leitungsvermögen des Herzmuskels hervorgerufen wird." Mit diesem letzten Satz ist nach meiner Überzeugung eine außerordentlich wichtige Andeutung ausgesprochen worden, aber mehr auch nicht: unsere Wißbegier ist deshalb noch nicht gestillt. Wir verlangen für unsere praktischen Zwecke nach konkreten Begriffen, erst die machen uns die Erklärung eines Symptoms nutzbar für die Verwendung am Krankenbett. Arhythmien kennen wir in den allerverschiedensten Situationen, prognostisch sind sie ein zum Teil sehr ernstes, zum Teil verhältnismäßig gleichgültiges Symptom und wir streben nach einer Erkenntnis dieser Dinge. Wenkebach führt uns also noch nicht weit genug: im übrigen sind seine Deduktionen außerordentlich bedeutungsvoll. Auch Krehl[1]) ist der Ansicht, daß der besprochene Deutungsversuch praktisch noch nicht verwertbar ist.

Zwei weitere, aus der Neuzeit stammende, für uns sehr wichtige Deutungen über das Zustandekommen der Arhythmie sind die von Radasewsky und Henschen. Beide — und das hebt sie besonders hervor — nehmen ihren Ausgang von materieller Erkrankung des Myocards.

Der erstere[2]) fand eine „fibröse Veränderung des Herzfleisches" an einer Reihe von Herzen (6) und zwar viel stärker an den Vorhöfen als an den Ventrikeln ausgebildet. Unter Benutzung der feststehenden physiologischen Tatsache, daß der Rhythmus des Herzschlages von der Einmündungsstelle der großen Venen aus bestimmt wird, unternahm er den Schluß, daß die Arhythmie in den von ihm untersuchten Fällen durch die materielle Erkrankung der Vorhöfe bedingt sei.

Dasselbe physiologische Faktum — die Bedeutung der Vorhöfe — war auch in Henschens[3]) Erklärung maßgebend, nur in etwas erweiterter Bedeutung. Es handelte sich bei ihm um einen Fall von Stenose und Insuffizienz der Mitralis: er führte die bei diesem Fall beobachtete Bigeminie des Herzstoßes zurück auf den Einfluß des hochgradig in seiner Struktur veränderten, exzessiv dilatierten Vorhofs. Bei der Wichtigkeit dieser Arbeit, glaube ich am besten zu tun, Henschens Worte selber anzuführen (Seite 17): „Im vorliegenden Falle finden wir nun überhaupt alle physiologischen Be-

[1]) Krehl, Die Erkrankungen des Herzmuskels. 1901, Seite 57.

[2]) Radasewsky, Über die Muskelerkrankungen der Vorhöfe des Herzens. (Zeitschrift für klinische Medizin. Bd. XXVII, Seite 381.)

[3]) Henschen, Zur Lehre von der Herzarhythmie. (Mitteil. aus der mediz. Klinik zu Upsala. Bd. I, 1898.)

dingungen einer arhythmischen Tätigkeit. Die Muskelfasern der Vorhöfe sind hypertrophisch, was wohl die Kraft und den Umfang der Herzkontraktionen beeinflussen kann . . . . . .; auf große Strecken ist der Vorhof der Muskulatur beraubt, die Wand ist in eine sehnige Haut umgewandelt, mächtige Bindegewebsfaszikel sind zwischen die Muskelfasern eingelagert, was wohl auf das Leitungsvermögen der Muskelsubstanz einwirken muß. Endlich ist der Rhythmus der physiologischen Reize der Vorhöfe infolge der Insuffizienz und Stenose des Mitralostiums und der enormen Ausdehnung der Vorhöfe, besonders der des linken, wesentlich verändert. Infolgedessen sind abnorme Blutdruckverhältnisse vorhanden, welche selbst bei den verschiedenen Herzkontraktionen wechseln.

Die durch die Kammersystole in den Vorhof zurückgeworfene Blutmasse kehrt unmittelbar nach der Systole des Vorhofs in den Vorhof zurück. In dieser Periode hat die Vorhofsmuskulatur eine sehr herabgesetzte Reizbarkeit und der durch den vermehrten Blutdruck hervorgehobene Reiz kann aus physikalischen Gründen erst nach der Systole der Kammern eine Kontraktion des Vorhofs einleiten, welche dann, sobald die Diastole der Kammer beginnt, auch eine Extrakammersystole hervorruft. Diese Kontraktion ist . . . . an Umfang und Kraft herabgesetzt. . . . . .

Nach der Extrasystole ist nach den obigen physiologischen Untersuchungen nunmehr sowohl die Leitungsfähigkeit des Vorhofs, wie der Kammer wesentlich herabgesetzt. Die durch die zweite Kammersystole in den Vorhof zurückgeworfene Blutmasse kann deshalb nicht mehr eine Vorhofssystole auslösen, sondern eine lange kompensatorische Ruhe tritt in Form einer langen Diastole ein. Während dieser Zeit wächst nun von neuem die Reizbarkeit der Herzmuskelsubstanz und zugleich gewinnen die Vorhöfe Zeit, sich mit Blut aus den Venen zu überfüllen. Dadurch steigt der Blutdruck zu einer Höhe, daß eine neue Vorhofssystole eingeleitet werden kann, welche alsdann auch eine Systole der ausgeruhten Kammer verursacht."

Ich habe den Gedankengang Henschens so ausführlich an dieser Stelle wiedergegeben, weil seine Erklärung sich streng an physiologische Tatsachen anlehnt, unter Benutzung der pathologisch-anatomischen Befunde seines Falles jene zur Anwendung bringt und so zu einer völlig geschlossenen Deutung der klinischen Symptome gelangt. Er deutet die Arhythmie (Bigeminie) bei einer Stenose und Insuffizienz der Mitralis; er sucht aber auch die hier gewonnenen Resultate auf das sonstige Vorkommen von Arhythmie auszudehnen. Ihr Auftreten bei idiopathischer Myocarditis, akuter wie chronischer, glaubt er aus der bekanntlich bei dieser Erkrankung nicht allzu seltenen relativen Mitralis-Insuffizienz ableiten zu dürfen: es beständen dann ähnliche Verhältnisse, wie in dem eben geschilderten Falle, indem die „zurückgehende Blutwelle (durch das unvollständig geschlossene venöse Ostium) den Vorhöfen den abnorm vorzeitigen Reiz gibt." Sollte diese Voraussetzung zutreffen, so wäre Henschens Ansicht schon annehmbar. Über die Ursache der Arhythmie bei sonstigen Herzerkrankungen (Atherom, Dilatation aus verschiedenen Ursachen, nervösen Zuständen) lehnt er eine bestimmte Stellung ab, möchte jedoch seine einmal gewonnene Anschauung auch hierbei angewandt wissen.

Ich glaube, nicht zu viel zu behaupten, wenn ich sage, die Arbeiten der drei eben genannten Autoren bedeuten einen Wendepunkt in der Geschichte der Lehre von der Arhythmie, weil sie gänzlich von den bis dahin angewandten unklaren Begriffen und Wendungen abstrahieren. Speziell Henschens Arbeit zeichnet sich, wie einfach zu übersehen ist, dadurch aus, daß sie die festgefügte Lehre der Extrasystolen mit dem pathologisch-anatomischen Befunde des konkreten Falles kombiniert.

Indes seine Annahme ist zu spezialisiert; streichen wir aus seiner Schlußreihe einzelne Komponenten, oder, was dasselbe heißt, versuchen wir die gleiche Arhythmie unter anderen pathologischen Bedingungen zu deuten, dann versagt der Versuch. Tatsache ist es, daß in einer ansehnlichen Zahl von Myocarditiden organische oder relative Insuffizienz der Mitralis fehlt, dann aber auch, daß zwar zeitweise eine relative Klappeninsuffizienz vorhanden ist, die begleitende Arhythmie ohne Frage jedoch auch in den Zeiten besteht, in denen die Klappen völlig funktionsfähig sind, also sicher ganz unabhängig von dieser Erscheinung (cf. u. a. unten den Fall Riegels.)

Da also die Klappeninsuffizienz entschieden kein unbedingt notwendiger Faktor für das Zustandekommen der Arhythmie ist, so müssen wir nach anderen Bedingungen forschen. Es wäre zu überlegen, ob diese Bedingungen an solchen Herzen nicht erfüllt seien durch Befunde, wie sie Radasewsky im Auge hatte. Aber auch das trifft sehr häufig nicht zu. Aus meinem Material kann ich den Beweis führen, daß typische Arhythmie, ganz mit dem von Rühle beschriebenen Charakter, vorhanden ist, ohne die Voraussetzungen, wie sie Henschen und Radasewsky verlangen.

Andere tatsächliche Erklärungsversuche, welche die gebührende Rücksicht auf die Herzmuskulatur nehmen, liegen nicht vor, obgleich in mancher Arbeit, die sich sonst mit diesem Problem oder einzelnen Seiten desselben beschäftigt, wertvolle Einzelheiten zur Beurteilung der Frage enthalten sind. Sie werden an passender Stelle erwähnt werden. Wie kommen wir aber nun erst in den Grundzügen weiter?

Um es erst aus dem Vorhergehenden noch einmal zu rekapitulieren, lautet unser allgemeines Programm folgendermaßen: wie erklärt sich die dauernde Irregularität und Inäqualität des Pulses und der Herztätigkeit in Fällen von chronischer, sogenannter „schwieliger oder fleckiger"

Myocarditis, welche weder zur Entstehung einer relativen Insuffizienz der Mitralis geführt haben, noch eine nennenswerte oder vorwiegende Erkrankung der Vorhöfe trotz genauer mikroskopischer Untersuchung erkennen lassen. Die Erklärung soll sich lediglich aus der Veränderung der Muskulatur ableiten lassen.

Die letzte Forderung braucht wohl nicht mehr begründet zu werden. Denn die Begleiterscheinung der Irregularität, die Inäqualität bezw. Schwankungen in der Pulsqualität, oder was hier dasselbe heißt, der Herztätigkeit, hatten wir aus der krankhaften Veränderung des Organparenchyms bereits früher ableiten können. Einen Sprung bedeutet es daher keineswegs, wenn wir es unternehmen, die Irregularität ebenfalls auf die Muskulatur zurückzuführen, also ganz von anderen Faktoren zu abstrahieren. Die Gründe dafür sind genau dieselben, die wir früher kennen lernten, als wir von der Erklärung der Herzinsuffizienz in unseren Fällen sprachen. Speziell sind deshalb alle Nerveneinflüsse ausgeschlossen. Es könnte etwa noch die Rede davon sein, eine Erkrankung der Koronargefäße als ursächlichen Faktor anzuschuldigen. Damit wäre indes auch nichts gewonnen, überhaupt nichts mit gesagt; denn eine pathologische Herztätigkeit ist schließlich nur eine Variation der normalen Funktion des Herzmuskels, dann aber steht fest, daß anatomische Erkrankungen der Gefäße das Muskelgewebe direkt oder indirekt schädigen. Sprechen wir also von einem Einfluß der Gefäße, so kann nur von einem mittelbaren die Rede sein, der Kernpunkt der Frage liegt stets darin, wie ist die Muskulatur beeinflußt. Wie wir die Frage angreifen mögen, wenn wir sämtliche Faktoren in Rechnung setzen wollen, gelangen wir immer wieder zu demselben Endpunkte und daraus folgt, daß es weder Willkür noch parteiische Voreingenommenheit für die myogene Theorie von der Automatie des Herzmuskels ist, wenn wir die Arhythmie in unseren Fällen aus der Alteration des Muskelgewebes erklären wollen.

Die erste Frage wird nun die sein müssen, worin ist bei der in Rede stehenden Form der Myocarditis der für das Symptom ausschlaggebende Faktor enthalten?

Die Myocarditis als solche kann es unmöglich sein, denn es gibt eine ganze große Reihe von Myocarditiden ohne Irregularität der Herzaktion. Das nächste wäre dann, an den Einfluß durch die Qualität der Produkte der Erkrankung zu denken: es käme dabei alles in Betracht, was früher darüber erörtert ist. Wollten wir nun aber von allgemeinen Gesichtspunkten aus diese verschiedenen Möglichkeiten der Reihe nach durchgehen, so dürfte es ein mühseliges und verwirrendes, deshalb auch wohl recht unfruchtbares Unternehmen werden, ganz allein schon wegen der ansehnlichen Zahl von Möglichkeiten, die durch die niemals außer acht zu lassende Kombination der verschiedenen Produkte geliefert wird. Wir würden oft genug die Erfahrung machen müssen, daß in einem Falle Arhythmie vorhanden ist, in einem anderen anscheinend gleich gearteten dagegen nicht. Noch verwickelter würde die Sachlage werden, wenn wir, was wohl nach der Erweiterung unserer Kenntnisse von der Tätigkeit des Herzens eine notwendige Forderung ist, noch die Lokalisation der entzündlichen Produkte mit bedenken würden und was ebenfalls von Bedeutung ist, die Ausdehnung der Erkrankung. Die Schwierigkeiten würden auf diese Weise außerordentlich und ganz unnötig wachsen.

In Wirklichkeit bestehen aber Schwierigkeiten nicht in dem Maße, wenn wir uns nur streng an den Wortlaut unseres Programms halten. Wir verlangen zunächst eine Erklärung für die dauernde Irregularität bei chronischer Myocarditis. Ein dauernd vorhandenes Symptom kann aber nur durch dauernd wirkende Ursache zu stande kommen: das ist wohl klar.

Betrachten wir unter diesem Gesichtspunkt die Produkte der Myocarditis, so kann garnichts anderes in Frage kommen, als die vollendete Schwiele, sie ist unter allen Produkten der Entzündung das einzig dauernde. Unsere ganze Aufgabe schrumpft auf diese Weise also zu der Frage zusammen. welche Bedingungen müssen die Schwielen erfüllen, um eine Arhythmie verursachen zu können, und da wir auf der anderen Seite die Tatsache kennen, daß Schwielen im Herzmuskel existieren können, ohne die rythmische Tätigkeit zu stören, lautet die Frage noch präziser, welche räumliche Ausdehnung oder Lokalisation der Schwielen, resp. beide Faktoren zusammen, entscheiden über das Zustandekommen der Irregularität? Das ist die Grundfrage, die wir zunächst zu lösen haben, wohlgemerkt: es sind Schwielen im Gewebe der Ventrikel gemeint, denn Beteiligung der Vorhöfe, wie sie Radasewsky beschreibt, sind für uns zunächst beiseite zu lassen.

Die Fragen sind selbstverständlich nur an konkreten Beispielen zu behandeln; daß solche vor der Hand recht spärlich vertreten sind, ist klar, denn, wenn es bei irgend einem der klinischen Symptome notwendig ist, daß die Registrierung der Befunde nach dem von mir aufgestellten Schema vorgenommen wird, dann trifft das hier zu. Wir werden die Gründe dafür bald kennen lernen.

Als klassisches Beispiel kam unter meinem eigenen Material nur ein Herz in Betracht: ein Fall, der trotz aller therapeutischen Versuche, trotz einer gewissen allgemeinen Besserung, doch stets während der ganzen monatelangen Beobachtungsdauer stets einen typischen, irregulären, inäqualen Puls und entsprechende Herztätigkeit zeigte, genau in der von Rühle geforderten Weise. Vorübergehende, auch länger bestehende, aber dann immer wieder verschwindende Arhythmie hatten auch andere Kranke, deren

Herzen ich untersuchen konnte, aber zur Bestimmung der Grundbedingungen können sie nicht verwendet werden. Was die Fälle mit temporärer Arhythmie lehren, und wie sie mit den Zuständen von permanenter Arhythmie zu vergleichen sind, das findet sich dann später.

Der Fall mit dauernder Irregularität, den ich meine, betraf den Kanzleidiener Sch. (Herz IV); der anatomische Befund ist genau von mir beschrieben und wiederholt skizziert, ich kann also darauf verweisen. Hier soll nur rekapituliert werden, was sich auf unsere Frage bezieht. Ich behauptete eben, daß die Permanenz des klinischen Symptoms nur durch permanente pathologische Produkte sich erklären lasse, d. h. also durch narbige Schwielen. Das qu. Herz besaß neben einer ziemlichen Anzahl kleiner eine sehr ausgedehnte in der Rückwand des linken Ventrikels. Die trabekuläre Portion des hinteren Papillarmuskels war in ein plattes, fibröses Band, das kaum noch muskuläre Reste enthielt, verwandelt; die Schwiele durchsetzte von hier aus fast die ganze Dicke der Kammerwand, nur eine dünne oberflächliche, subendocardiale wie subpericardiale Schicht Muskulatur verdeckte sie nach außen; nach links reichte sie bis über den hinteren Rand des vorderen Papillarmuskels; nach unten fast bis zur Herzspitze; nach oben überragte sie eine Strecke weit die Kuppe des hinteren Papillaren. Ihre Breitenausdehnung betrug etwa 5, die Länge etwa 6 cm! Außer der trabekulären Portion des hinteren Papillarmuskels war also zerstört: ein nennenswerter Teil von dessen intramuraler Portion, ein Teil des hinteren keilförmigen Längswulstes und zwar dessen nach unten gewandte, trabekuläre Partie und von seiner intramuralen ein Bezirk, der unmittelbar hinter dem Rande des vorderen Papillarmuskels lag. Erhalten war von seiner trabekulären Portion nur der hintere Aortenwulst und die arkadenartigen Verbindungen unterhalb des Annulus fibrosus. Dazu waren noch Teile der Kammerwand, die zwischen dem hinteren Rande des hinteren Papillaren und dem Septum lagen, auch mit in Narbe aufgegangen. So weit reichte die eigentliche Schwiele; funktionell ebenso minderwertig war nun noch eine die Schwiele rings umgebende Zone von Muskelgewebe, dieselbe besaß die Eigenschaften nekrobiotischer Substanz. Doch das mag einstweilen unberücksichtigt bleiben. Die übrige Muskulatur der linken Kammer war, wenn auch pathologisch verändert, so doch der funktionstüchtigere Teil gewesen und weiter brauchen wir von ihm augenblicklich nichts zu erwähnen.

Das wären also die anatomischen Grundlagen unseres Paradigmas. Wenn ich es unternehmen wollte, aus ihm bestimmte Gesetze abzuleiten, so tauchte aber immer der Einwand auf: habe ich ein Recht, trotz der klassischen Symptome, die der Fall bot, ihn in Parallele zu stellen zu den Fällen, aus denen Rühle seine Beschreibung ableitete? Rühle selber wies auf keine bestimmten muskulären Veränderungen hin; Köster, der die anatomischen Daten zu Rühles Arbeit lieferte, beschränkte sich auf zu allgemeine Angaben, als daß wir aus ihnen entnehmen können, was uns hier interessiert. Ein Hinweis Kösters aber auf eine genauere Beschreibung eines myocarditischen Herzens durch Riegel, das analoge Verhältnisse bot, als sie von ihm gemeint waren, und das wir auch schon früher erwähnt haben, schuf den Ausweg.

Dieser Fall Riegels[1]) hatte, wie ich auch schon zitierte, klinisch eine Arhythmie besessen: die Obduktion ergab eine schwielige Myocarditis. Es fanden sich zahlreiche interstitielle Herde (Schwielen), besonders wichtig war eine größere unter ihnen in der Hinterfläche der linken Kammer. Aus der Riegelschen Beschreibung: — die Schwiele entsprach der Insertion des hinteren Papillaren, drang durch die ganze Dicke der Kammerwand an dieser Stelle und strahlte in die Substanz des Papillarmuskels hinein aus — geht hervor, um diese Darstellung mit meinem Schema in Einklang zu setzen, daß die Schwiele die äußeren Schichten, die Ringschicht des suprapapillaren Raumes und den hinteren keilförmigen Längswulst durchsetzte; außerdem hatte sie einen Teil der trabekulären Portion des hinteren Papillarmuskels zerstört und, auch das ist sicher anzunehmen, einen Teil von der intramuralen Portion des hinteren Papillaren. So viel steht unter allen Umständen fest, daß die Lage der großen Schwiele in Riegels Fall im ganzen der in meinem Fall Sch. entspricht und daß in beiden, neben anderen Partien, auch genau korrespondierende Partien der Kammerwand zerstört sind. Diese Ähnlichkeit ist wichtig für uns: erstens nämlich befindet sich in beiden Fällen die Schwiele an dem Lieblingssitz auf der Rückseite der Kammer, zweitens ist nach Kösters Worten Riegels Fall in seinem Charakter identisch mit seinen eigenen Befunden und Kösters Beschreibung ist die anatomische Ergänzung für Rühles klassische Darlegungen. Die betonte Übereinstimmung beseitigt also den etwaigen Einwand, als sei ich in der Wahl meines Beispiels willkürlich verfahren oder als lägen nur zufällige Bedingungen vor: im Gegenteil, ich kann meinen Fall vielmehr mit Fug und Recht zur Ableitung allgemeiner Gesetze benutzen, er stellt nicht bloß einen „Fall" dar, sondern er repräsentiert mindestens eine bestimmte Gruppe von Beispielen, er ist gewissermaßen ein Typus für die in Betracht kommenden Dinge.

Ich habe hier gleich die große Schwiele in den Vordergrund gerückt, selbstverständlich kann man die Gegenbehauptung aufstellen, daß, wenn überhaupt Schwielen ursächlich eine Rolle spielen, dann nicht die großen allein, sondern die ganze Summe aller interstitiellen Herde für die dauernde Arhythmie verantwortlich zu machen seien. Das ist aber leicht zu widerlegen. Unter

[1]) Riegel, Zeitschrift für klinische Medizin. Bd. XIV. Heft 4. 1888.

meinem eigenen Material, dann aber auch bei der Durchsicht der in der Literatur beschriebenen Fälle, befinden. sich Herzen genug, die wohl eine gleiche Zahl kleiner und mittlerer fibröser Schwielen besitzen, aber nicht eine gleich ausgedehnte große. Diese haben aber im Leben keine dauernd irreguläre Herztätigkeit erkennen lassen; die große Schwiele in der Rückwand des linken Ventrikels ist dagegen das unterscheidende Merkmal; und aus dem Umstande folgt Berechtigung genug, den an sich auffälligsten anatomischen Befund auch mit den klinischen Erscheinungen in Verbindung zu setzen.

Ich sagte eben, mein Fall Sch. sei ein Typus: es zeichnet ihn nämlich noch das aus, daß die Vorhöfe gegenüber den hochgradigen geweblichen Veränderungen der linken Kammerwand fast gesund zu nennen sind. Dieser Umstand läßt eine Nutzanwendung von Radasewskys Erklärung also als untunlich erscheinen. Zweitens hat er klinisch zu keiner Zeit der Beobachtung Zeichen einer muskulären Mitralis-Insuffizienz geboten, trotz der starken Dilatation, aus dem Grunde können wir Henschens Deutung auf diese Verhältnisse ebenfalls nicht übertragen. Wir müssen versuchen, die Irregularität lediglich aus der Erkrankung der Kammerwand uns verständlich zu machen, nur die kommt in Frage. Das ist das typische an dem Fall.

Das wären nun die materiellen, anatomischen Grundlagen für die gestellte Frage. Physiologische Daten stehen uns in genügender Weise zu Gebote, um eine Erklärung von Störungen des Rhythmus wagen zu dürfen, ja wir haben schon direkte Nutzanwendungen derselben kennen gelernt.

Wenn ich jetzt dazu übergehe, die irreguläre Herzaktion in meinem Falle Sch. zu erklären, so heißt das also jetzt nichts anderes mehr, als: ich habe nachzuweisen, wie und weshalb sind die hier vorhandenen, eben rekapitulierten krankhaften Veränderungen im stande, Extrasystolen zu erzeugen. Das war die Lücke, die wir zu füllen haben; können wir jene Bestimmung vollführen, dann sind die übrigen Glieder der Schlußreihe als bekannt anzusehen.

Was wir bisher in den früheren Kapiteln von dem Einfluß fibröser Herde auf die Aktion der Kammerwand erfahren haben, lautet dahin, daß sie zu einer dilatativen Ausbuchtung der Ventrikelwand führen und neben anderen Produkten für die motorische Schwäche der Muskulatur mit verantwortlich zu machen sind. Weiter kam bisher nichts in Betracht. Außer diesen mehr groben Einflüssen sind jedoch noch feinere zu bedenken.

Die Schwielen existieren auf Kosten des Muskelgewebes: es ist also das mit spezifischen Eigenschaften ausgestattete Organparenchym ersetzt durch ein indifferentes Flickgewebe ohne weitere spezifischen Eigenschaften. Zu den besonderen Eigentümlichkeiten der Herzmuskulatur, speziell der

Kammermuskulatur rechnet nun, wie wir wissen, die Fähigkeit, einen empfangenen motorischen Reiz weiterzuleiten, dazu braucht dies Gewebe keine Vermittelung durch Nervenbahnen; von dem fibrösen Bindegewebe einer Schwiele kennen wir eine solche Eigenschaft nicht. In diesen Verhältnissen liegt nach meiner Ansicht die Veranlassung dafür, daß die große Schwiele in meinem und Riegels Fall die Ursache der irregulären Herztätigkeit geworden ist. Damit stehe ich also genau auf der Stelle, die Wenkebach mit seinen oben zitierten Worten bereits als Ausgangspunkt bezeichnet hat. Das war die äußerste Grenze seiner Ausführungen; hier haben wir einzusetzen und nun zu bestimmen, weshalb die Schwielen diesen Effekt vollbringen. Wenn ich aber sage, daß Arhythmie entsteht, weil durch die Einschaltung der fibrösen Bindegewebsmasse die Leitungsfähigkeit der Kammermuskulatur an bestimmten Stellen dauernd vernichtet ist, so ist das erst der allgemeine Grund, es gehören noch ganz bestimmte Bedingungen dazu. Zu ihrer Feststellung helfen mir meine Angaben über den Bau der Kammerwand; prüfen wir an ihnen Lage und Ausdehnung der großen fibrösen Herde in unseren Beispielen, dann ergibt sich, daß die Schwielen einen gewissen Umfang haben müssen und zwar einen derartigen, daß der Querschnitt einer geschlossenen, selbständigen Muskellamellengruppe, wie ich sie früher als makroskopische und physiologische Einheit beschrieben habe, völlig oder so gut wie völlig vernichtet ist. Zwei nennenswerte Muskelzüge sind in beiden Fällen, in meinem, wie in Riegels, in ihrer Kontinuität unterbrochen: erstens die Lamellen des hinteren keilförmigen Längswulstes an der Stelle, wo sie sich in die Substanz des interpapillaren Raumes einsenken und zweitens die zur Kuppe hinstrebenden Lamellen des hinteren Papillarmuskels, in seiner trabekulären wie intramuralen Portion.

Wie kommen nun aber durch die in Folge der Kontinuitätsunterbrechung dieser Lamellen bedingte Störung in der Leitungsfähigkeit der Ventrikelmuskulatur Extrasystolen zu stande?

Nach meiner Überzeugung spielt sich der Vorgang in folgender Weise ab. Festgehalten muß nur werden: da der Vorhof in unseren Fällen anatomisch intakt ist, haben wir keinen Anlaß, anzunehmen, daß seine Tätigkeit gestört wäre. Er kann daher periodisch von den Venenmündungen her seine Reize empfangen und dementsprechend seine regelrechten periodischen Kontraktionen ausführen. Ein periodischer Kontraktionsreiz wird also durch ihn auch der Kammer mitgeteilt.

Aus unseren früheren physiologischen Erörterungen im ersten Teil dieser Arbeit, auf Grund des Studiums des normalen Baues des Herzens und in Übereinstimmung mit verschiedenen anderen Tatsachen folgte, daß sicherlich nicht die ganze Kammer bei Beginn der Systole in toto sich kontrahiert, sondern daß die Kontraktion an bestimmten Stellen ihren Anfang nimmt und sich erst von da auf die übrige Wand ausbreitet. Bei niederen Tieren schreitet ja überhaupt die Bewegung nach Art einer Welle über das Herz fort! So gut, wie völlig sicher erwiesen ist anzusehen, daß der erste Punkt, der sich im Ventrikel zusammenzieht, die Papillaren sind, d. h. also nach meinen anatomischen Bestimmungen eo ipso damit das Papillarmuskelsystem im Spitzenteil des Ventrikels. Die dafür sprechenden Beweise sind früher angegeben. Von da aus geht dann der Reiz durch die Verbindungen des Papillarmuskelsystems mit der Nachbarschaft auf den suprapapillaren Raum über.

Nun liegen, wie wir eben erfuhren, in unseren kranken Herzen die Verhältnisse so, daß das Papillarmuskelsystem teilweise (hinterer Papillarmuskel) in seinem Zusammenhange durch Narbengewebe unterbrochen ist, ebenso der hintere keilförmige Längswulst einschließlich seiner Verbindungen mit den Papillaren. Der von dem hinteren Papillaren aufgenommene motorische Reiz kann also nicht direkt auf dem nächsten Wege, in der Kontinuität, auf den erhalten gebliebenen Rest seiner intramuralen Portion (Fall Sch.) oder seiner trabekulären Portion (Riegels Fall) und damit auf die vordere Kammerwand weitergegeben werden, sondern er kann hierher nur auf Umwegen gelangen, nämlich durch die Vermittelung von Muskelbrücken vom funktionsfähig gebliebenen vorderen Papillarmuskel aus. Der von Zelle zu Zelle fortschreitende Reiz kann nur in deren Längsrichtung fortgeleitet werden, weil sie ja nur in dieser Richtung mit ihren schmalen Enden bezw. seitlichen Fortsätzen verbunden sind. Dabei erinnere ich daran, wie locker die Verbindungen zwischen intramuraler Portion des hinteren und trabekulärer Portion des vorderen Papillarmuskels überhaupt angelegt sind, die Lamellen durchflechten sich zum Teil, aber stehen durch Faseraustausch durchaus nicht in dem engen gegenseitigen Zusammenhange, wie die sonstige Kammermuskulatur! Von der gedachten Störung ist also ein ganz beträchtlicher Bezirk des Spitzenteils betroffen. Ähnlich gestaltet sich die erschwerte Fortpflanzung des motorischen Reizes von dem Papillarmuskel auf den suprapapillaren Raum; auch in diesem Falle können nicht die unmittelbaren, direkten Wege (hinterer keilförmiger Längswulst und seine Verbindungen mit der Ringschicht) benutzt werden, sondern auch nur wieder Um- und Nebenwege.

Die Benutzung von Umwegen bei der Fortpflanzung des Reizes muß jedoch notwendigerweise eine Verzögerung in seiner Geschwindigkeit zur Folge haben; mag dieselbe klein oder groß ausfallen, ist eine Sache für sich. Ist aber die Fortpflanzungsgeschwindigkeit innerhalb der Kammerwand auch nur um ein weniges verringert, so kann hieraus nur ein Vorgang resultieren, nämlich der, daß die gesamte Kontraktionsdauer, d. h. die Systole um den entsprechenden Zeitabschnitt verlängert ist. Es muß dies ganz im allgemeinen eintreten, ob man sich den Vorgang so denkt, daß einfach längere Zeit vergeht, bis sämtliche Muskelpartien von dem auf Umwegen zugeleiteten motorischen Impuls erreicht sind, oder ob man annimmt, daß zunächst sich die Lamellen kontrahieren, welche dem Reiz am ersten und leichtesten zugänglich sind und die übrigen, welche denselben erst später erhalten, wenn ich so sagen soll, nachklappen, so daß also die gesamte Kammerwand sich in Absätzen kontrahierte.

Unsere myocarditischen Herzen zeigen weiter fast durchweg noch ein Symptom, eine Frequenzzunahme der Herzschläge. Die Frequenzsteigerung, wissen wir, erfolgt wesentlich auf Kosten der Pause: je schneller die Herzkontraktionen, um so kleiner die Pause. Somit erhalten wir jetzt also: eine Verkürzung der Pause durch die gesteigerte Frequenz der Schläge und eine verlängerte Systolendauer bei — und das ist wichtig — an sich gegebener Dauer der gesamten Herzrevolution. Diese wurde bestimmt durch den „Takt angebenden", ruhig und regelmässig weiter schlagenden Vorhof. Daß der Vorhof unbekümmert um den Zustand und die Arbeitsweise der Kammer seine periodischen Bewegungen vollführen kann, steht physiologisch fest, schlägt er doch noch im absterbenden Herzen, wenn überhaupt schon Stillstand der Kammern eingetreten ist.

Wenn wir also in unserem Falle wegen frequenter Herzaktion eine Verkürzung der Pause beobachten und erfahren, daß gleichzeitig bei gegebener, bestimmter Dauer der ganzen Herzrevolution die Systole zu ihrer Vollendung längere Zeit gebraucht, als ihr eigentlich zur Verfügung steht, so heißt das aber doch nichts anderes, als daß die nächste Systole beginnen muß auf Kosten des Restes der zur vorhergehenden Herzrevolution gehörigen Pause: die Pause erscheint also noch mehr verkürzt oder fällt vielleicht sogar auch ganz aus. Die nächstfolgende Systole braucht jetzt wieder, ebenso wie vorhin, eine längere Zeit, daran schließt sich die Diastole; bevor nun aber diese ganz ihr Ende erreicht hat, ist die Zeit verflossen, wo der regelmäßige, periodische vom Vorhof ausgehende Kontraktionsreiz von neuem sich bemerkbar macht, es tritt die entsprechende folgende, wieder verlängerte Systole ein.

Setzen wir diese Überlegungen im einzelnen fort, so ergibt sich ohne weiteres, daß nach einer Reihe von Herzrevolutionen der Vorhofsreiz, statt wie normal, in die Pause oder in das Ende der Diastole, immer näher an den Anfang der letzteren fallen muß, mithin die Kammermuskulatur chemisch noch nicht völlig restauriert antrifft (refraktäre Phase). Vom Standpunkt der Ventrikelkontraktion aus angesehen, hätten wir damit einen vor Ablauf der Diastole, also vorzeitig eingetretenen und erneuten motorischen Reiz, also nichts anderes, als das, was man mit einem aperiodischen oder Extrareiz bezeichnet hat.

Jetzt ist die Fortsetzung der Konstruktion nach den früher mitgeteilten physiologischen Gesetzen leicht gegeben. Einem solchen Extrareiz entspricht eine nur unvollkommene Kontraktion: Extrasystole; dieselbe wird um so unvollkommener sein, je näher sie zeitlich der eben abgelaufenen Systole liegt. Darauf folgt dann eine längere kompensatorische Ruhepause; diese wird um so länger dauern, je unvollkommener die Extrasystole war oder je weniger Zeit die Muskulatur vorher noch zur diastolischen Ausdehnung gefunden hatte.

Während diese Ruhepause nämlich begonnen hat, war wiederum das Zeitintervall vergangen, wo der regelmäßige Vorhofsreiz einsetzt; da jedoch die Muskulatur bekanntlich noch nicht wieder empfänglich für Reize ist, bleibt die entsprechende Systole aus und erst die nächste wiederum regelmäßig einsetzende Vorhofssystole erzeugt eine neue, jetzt energische Kammerkontraktion. Von da beginnt der geschilderte Vorgang seinen Kreislauf von neuem.

Auf diese Weise läßt sich unter Benutzung der oben referierten physiologischen Daten eine Störung im Rhythmus der Herzaktion wohl erklären, allerdings wie ich gern zugebe, in schematischer Weise. Denn wir haben ja nur ganz allgemeine Faktoren zur Deutung herangezogen in der stillschweigenden Voraussetzung, daß sie sich stets gleichbleiben. Am Lebenden ist das natürlich nicht der Fall, die Frequenz z. B. wechselt aus mannigfachen Gründen, dadurch tritt schon eine gewisse Verschiebung in den entworfenen Vorgängen ein, weil die Pausen- und Diastolendauer beeinflußt wird, dann sind die wechselnden Einflüsse der Atmungsphasen auf die Herzkontraktionen zu berücksichtigen, dann nervöse etc. Einflüsse, schließlich sind auch, wovon noch die Rede sein wird, die anatomischen Bedingungen im Herzmuskel selber keine unveränderlichen Faktoren. Das sind alles Dinge, die das entworfene Schema vielfach variieren können, an die deshalb im Einzelfalle gedacht werden müßte, aber eine rechnungsmäßige Verwertung dieser Faktoren ist zur Zeit, vielleicht auch noch für einen großen Teil der Zukunft unmöglich. Wir müssen uns daher, wohl oder übel, noch mit einem Schema zufrieden geben.

Aus dem Grunde will ich in meinen Ausführungen auch nichts anderes suchen, als einen Versuch, uns an unserem Beispiel in Anlehnung an bekannte Tatsachen das Zustandekommen von Herzirregularität überhaupt klar zu machen. Meine Ausführungen bestehen in einer Erweiterung der in derselben Richtung bisher unternommenen Versuche: die Entstehung der Extrasystolen geht hier nicht von einem durch irgendwelche Störungen erzeugten vorzeitigen Vorhofsreiz aus, sondern die notwendige Zeitverschiebung, durch welche das zeitlich regelmäßige Verhältnis zwischen Vorhofs- und Kammertätigkeit gestört ist, entsteht durch eine verlängerte Systolendauer der Kammermuskulatur bei gleichmäßig und regelrecht fortgesetzter Vorhofsaktion. Das ist das gesuchte Bindeglied zwischen bekannten physiologischen Gesetzen und pathologisch anatomischen Befunden an unseren myocarditischen Herzen mit ausschließlicher Erkrankung der Kammern ohne relative Insuffizienz der Mitralis.

Bisher habe ich nur von Alteration des Rhythmus gesprochen; unzertrennbar damit verbunden war jedoch eine Eigenschaft der Herzaktion, die besonders deutlich am Pulse hervortrat, nämlich die Ungleichheit der einzelnen Schläge. Zum Teil ist die Erklärung bereits früher gegeben, ich brauche nur die einzelnen Momente etwas genauer hervorzuheben. Ich sprach es aus, daß wegen Verkürzung der Pausen- und Diastolendauer der regelmäßige Vorhofsreiz mit der fortschreitenden Zahl der Herzschläge immer näher an den Beginn der Diastole heranrückt. Wir hatten dann aus der Benutzung der Verwornschen Sätze schon erfahren, daß, je mehr dies der Fall ist, um so weniger ausgiebig sich die motorische Kraft der angeregten Extrasystole äußern muß. Mit anderen Worten heißt das, genau entsprechend der verringerten Qualität der Herzkontraktionen muß das Schlagvolumen verringert werden, das durch die Systole weiter befördert wird: die Arterien werden also weniger gefüllt werden. Die mit ihrer Kraft sich der Norm nähernden oder sie erreichenden Systolen befördern natürlich ein größeres Schlagvolumen: die entsprechenden Pulse sind voller; analog äußert sich die wechselnde motorische Kraft des Ventrikels in einer wechselnden Höhe der Pulswelle resp. wechselnden Füllung der Arterien.

Der so innerhalb einer verhältnismäßig geringen Zahl von Pulsen fühlbare Gegensatz fällt uns auf: wir sprechen von Ungleichheit des Pulses. Die Erklärung bot nicht die geringsten Schwierigkeiten. Mit Recht macht Krehl[1]) darauf aufmerksam, daß wir nicht allein die Pausen- und Diastolendauer, die ja bekanntlich besonders die Füllung der Herzhöhlen und damit die Größe des Schlagvolumens bedingen, sondern auch die Tatsache bedenken müssen, daß bei gleicher Füllung die Muskulatur sich von vornherein ungleichmäßig zusammenzieht. Ich glaube, dieser Forderung wird die obige Deutung gleichzeitig mit gerecht, denn es ergibt sich, daß die auf eine zu kurze Diastole folgende Extrasystole eine geringere Triebkraft besitzt, also mehr Inhalt in der Kammer zurücklassen muß. Zu dem pathologisch vermehrten Residualblut kommt durch die nächste Vorhofssystole ein neues Plus, der Inhalt kann so trotz verkürzter Diastole immer nahezu gleich

[1]) Krehl, Erkrankungen des Herzmuskels, Seite 58.

groß bleiben, bis nach der „kompensatorischen“ Ruhepause eine energische Kontraktion einsetzt und nun ein erheblich größeres Schlagvolumen in die Aorta befördert. So schieben sich die beiden, die Größe des Schlagvolumen bedingenden Momente unter diesen pathologischen Verhältnissen in und durch einander.

Die Ausbeutung der obigen Darlegungen führt uns nun noch auf ein anderes Faktum. Die Extrasystole konnte verschieden schnell auf die vorhergehende Systole folgen, je schneller beide auf einander folgten, um so geringer war die Triebkraft der Extrasystole. Durch die Systole wird eine bestimmte Menge Blut in die Aorta geworfen; mit Beginn der Diastole schließen sich die Aortenklappen; die jetzt folgende Extrasystole kann nur dann Ventrikelinhalt in die Aorta treiben, wenn ihre Kraft groß genug ist, den noch in der Aorta herrschenden Blutdruck zu überwinden. Der Aortendruck kann aber in diesen Fällen unter Umständen noch höher sein, als ihn eine sonst regelrechte Systole bei ihrem Beginn vorfindet, die Extrasystole jedoch ist in ihrer Kraft stets geringer, als eine regelrechte Systole. Aus dem Grunde ist nichts natürlicher, als daß eine Extrasystole erfolgen kann, ohne daß sie die Aortenklappen zu öffnen vermag. Dies Mißverhältnis wird also wieder besonders auffällig sein, wenn Extrasystole und Systole schnell auf einander folgen, die Kraft der ersteren ist ja dann am geringsten; tritt sie etwas später nach dem Aufhören der Systole ein, dann ist der Aortendruck durch das Abströmen des Blutes zur Peripherie hin schon etwas gesunken, sie kann also dann von einer gewissen Grenze an in die Lage kommen, wenigstens einen Teil des Blutes aus dem Ventrikel auszutreiben: stets aber wird und muß das von der Extrasystole beförderte Schlagvolumen nennenswert geringer bleiben müssen, wie das von einer Systole beförderte.

Klinisch erhalten wir von diesem Vorgange zum Teil sehr drastisch Kenntnis. Kann eine Extrasystole die Aortenklappen nicht öffnen, so beobachten wir eine Herzaktion, ohne daß sie einen Puls zu stande bringt, befördert sie aber schon eine geringe Menge Blut in die Aorta, dann ist der entsprechende Puls natürlich klein, wenig gefüllt. Es handelt sich hierbei um bekannte Erscheinungen, welche von Hochhaus und Quincke[1]) mit dem Namen „frustrane Herzkontraktionen“ belegt sind, aber auch schon früher von Riegel und Lachmann[2]) beschrieben waren.

Diese auf den ersten Blick etwas sonderbaren Vorgänge folgen also ohne weiteres aus den bisherigen Erklärungen: es würde sich daraus ergeben, daß die frustranen Kontraktionen durchaus

---

[1]) Hochhaus und Quincke, Über frustrane Herzkontraktionen. (Deutsches Archiv für klinische Medizin. Bd. 53. 1894.)

[2]) Riegel und Lachmann, Beiträge zur Lehre von der Herztätigkeit. (Deutsches Archiv für klinische Medizin. Bd. 24. 1880.)

nicht der selbständige Ausdruck einer eigenartig veränderten Herztätigkeit sind, sondern nichts, als notwendige Begleiterscheinungen der irregulären Herzaktion in unseren Fällen überhaupt. Auf diese Differenz zwischen meiner Auffassung und der von Hochhaus und Quincke werde ich weiter unten zurückkommen.

Jetzt will ich erst aus gleich zu nennenden Gründen auf die Eigenschaften der frustranen Kontraktionen eingehen; ich kann es, trotzdem ich die eben erwähnte Differenz zunächst unerledigt lasse. Die Kurven, welche beide Autoren ihrer Arbeit beigegeben haben und die von ihnen als Paradigmata hingestellt werden, sind, wie der Augenschein lehrt, typische Kurven von unregelmäßiger und ungleichmäßiger Herzaktion und entsprechender Pulsbeschaffenheit. Die Kranken, von denen sie stammen, besaßen Klappenfehler und damit im Zusammenhang stehende Herzmuskelveränderungen: es handelt sich also um Störungen, die sich den von uns abgehandelten anlehnen oder gar mit ihnen decken; sprechen doch Hochhaus und Quincke in einem Falle direkt von Mitralinsuffizienz und Myocarditis. Ferner mag schon hier hinzugefügt werden, daß nach ihren eigenen Angaben frustrane Kontraktionen aber durchaus nicht ein Charakteristikum dieser Herzerkrankungen darstellen, sondern die Begleiterscheinung einer großen Zahl von Erkrankungen bilden, deren gemeinsame Eigenschaft nur in einer besonderen Vorliebe zu Alteration des Myocard besteht.

Mir selber war es aus äußeren Gründen nicht möglich, Kurven aufzunehmen, trotz des natürlich außerordentlichen Wertes derselben; um so willkommener sind mir daher jene Arbeiten, und das um so mehr, als ich an ihnen die Fragen erörtern und beweisen kann, welche in meiner Erklärung zunächst nur als Behauptung enthalten sind. Selbstverständlich ist dafür die Übereinstimmung der maßgebenden Verhältnisse in Hochhaus und Quinckes, wie in meinen Fällen wichtig.

Von ausschlaggebender Bedeutung für uns ist die einfache Tatsache, daß in den genannten Kurven die den frustranen Kontraktionen entsprechenden Erhebungen den typischen Charakter von Extrakontraktionen zeigen. Ein Blick auf die Abbildungen lehrt uns nämlich, daß die frustranen Kontraktionen nichts sind, wie nach abnorm kurzer Diastole eingetretene, also verfrühte, aperiodische Kontraktionen.

Aber die Autoren schildern auch die Eigenschaften entsprechend. So heißt es (Seite 422): „Gewöhnlich, aber nicht immer, setzt die frustrane Kontraktion verfrüht ein, nach einer kürzer, als normal dauernden Diastole, man darf dann annehmen, daß die Füllung der Ventrikel von den Vorhöfen her bei Beginn der Kontraktion noch nicht den Durchschnittsgrad erreicht hat; die nächstfolgende Diastole ist dafür gewöhnlich verlängert!"
Dann bei Besprechung der Kurven der frustranen Kontraktionen:

„der Kurvengipfel abgerundet und niedriger ..... die Gesamtdauer der Erhebung verkürzt“. „Der Kurvengipfel liegt bei den frustranen Kontraktionen etwas niedriger, als bei den normalen, dies mag teilweise von der aus Verkürzung der Diastole herrührenden geringen Füllung der Ventrikel abhängen“ (Seite 424.)

Wenn ich sagte, die Kurven zeigen den typischen Charakter von aperiodischen Extrasystolen, so scheint damit die Fassung von Hochhaus und Quincke im Widerspruch zu stehen, daß nur gewöhnlich die frustranen Kontraktionen verfrüht einsetzen sollen, also vor Ablauf der regelrechten Diastole, aber nicht immer. Ich würde nicht besonders darauf eingehen brauchen, aber sie legen hierauf besonderes Gewicht, indem sie gegen Riegel polemisieren, der gleichfalls der Verkürzung der Diastole entschiedenen Wert beilegt.

Bemerkenswert ist es trotz ihrer Bedenken aber auf alle Fälle, daß ihnen diese Tatsache besonders aufgefallen sein muß, denn sie sagen darüber an anderen Stellen: „eine besondere Besprechung verdient noch die so häufige Verkürzung der unserer frustranen Herzaktion voraufgehenden Diastole“; ferner: „Wie die der frustranen Kontraktion voraufgehende Diastole meist verkürzt ist“ (Seite 424). Ihren Einwänden selber glaube ich folgendes entgegenhalten zu müssen. Dafür, daß „die frustrane Kontraktion einer normal langen Diastole“ folgt, finde ich kein Beispiel in den mitgeteilten Fällen; von der anderen Möglichkeit, daß „die der verkürzten Diastole folgende Stoßkurve ganz normale Gestalt“ hat, nur ein Beispiel. Numerisch besteht also ein ganz erhebliches Übergewicht in dem Sinne, daß positiv die frustrane Kontraktion nach einer verkürzten Diastole einsetzt. Genau besehen, möchte ich aber überhaupt die hier auf eine verkürzte Diastole folgende, als „normal“ bezeichnete Stoßkurve nicht als solche erklären, denn in der von Hochhaus und Quincke als Beweis benutzten Kurve 1 läßt sich erkennen, daß die fraglichen Kurvengipfel, sowie sämtliche anderen derselben Kurve, die auf verkürzte Diastole folgen, immerhin etwas niedriger sind, als die im Beginn der Kurve gezeichneten normalen Ferner ist noch sehr zu bedenken, daß der Fall ein komplizierter ist, weil es sich um einen Klappenfehler handelt, und, wie wir sonst schon wissen, können hierbei Vorgänge in Betracht kommen, welche das regelrechte Schema ganz wesentlich zu stören vermögen. Schließlich aber — wir werden nachher noch einmal darauf zurückkommen — wäre es ein direkter Fehler, aus der Höhe der Herzstoßkurve allein einen Schluß auf die motorische Kraft der betreffenden Kontraktion machen zu wollen. Darauf aber kommt es hier an. Sicherlich ist dies eben in Rede stehende Vorkommen schon nach dem numerischen Verhältnis die Ausnahme, diese bedarf also einer besonderen Erklärung; das „gewöhnliche“ Verhältnis dagegen wäre das, daß die frustranen Kontraktionen auf eine verkürzte Diastole folgen.

Die Eigenschaften der Extrasystolen, wie sie auf Grund der physiologischen Experimente festgestellt sind und im Einklang mit allgemeinen physiologischen Gesetzen stehen, sind dann aber von Hochhaus und Quincke im übrigen an ihren pathologischen Kontraktionsformen genügend scharf skizziert, um die von ihnen als frustrane Kontraktionen bezeichneten Systolen für identisch mit den sogenannten Extrasystolen erklären zu dürfen. Ganz besonders charakteristisch dafür ist noch die ausdrücklich hervorgehobene Verlängerung der auf sie folgenden Diastole.

Wenn ich nun, um nach diesen Feststellungen weiter zu gehen, das Zustandekommen der Irregularität in meinem Beispiel darauf zurückgeführt hatte, daß durch die Zerstörung ihrer Leitungsfähigkeit in bestimmter Weise die Kammermuskulatur zur Ausführung ihrer durch sonst regelmäßige Vorhofsreize ausgelösten Kontraktion längere Zeit gebraucht, als ihr normal zur Verfügung steht, und daß dadurch der folgende Vorhofsreiz, vom Standpunkt der Kammertätigkeit aus gedacht, verfrüht erscheinen muß, schließlich daß nach einer bestimmten Zahl von Systolen durch Summierung der genannten Vorgänge es zu einem Punkte kommen muß, wo der Vorhofsreiz abnorm zeitig, bald nach Beginn der Diastole oder gar noch früher einsetzt (in die refraktäre Phase fällt) — wenn diese Erklärung richtig ist, so muß eine ganz bestimmte Erscheinung die Folge sein.

Der Vorhof ist als gleich- und regelmäßig arbeitend gedacht, die Zeitdauer, um welche die pathologischen Systolen verlängert sind, können wir gleichfalls zunächst als konstant ansehen, denn die pathologischen Bedingungen (Schwielen) sind konstant. Diese beiden Komponenten, Vorhofstätigkeit und Kammersystole würden also jede für sich bestimmte, aber noch regelmäßige Zeitintervalle beanspruchen; die ganze Zeitverschiebung, welche zur Entstehung einer Extrakontraktion führt, spielt sich in der Diastole ab. Die letztere muß also unter der gemachten Annahme von einer Herzrevolution zur anderen um eine bestimmte, regelmäßige Zeitdauer verkürzt werden. Ist dann die Extrasystole wirklich eingetreten, in ihrem Gefolge die kompensatorische Ruhepause oder „verlängerte Diastole“, dann beginnt das Spiel von neuem. Denken wir uns den Ablauf der Vorgänge in dieser Weise, dann ist eine Art Periodenbildung unausbleiblich, d. h. die Extrasystole muß nach einer bestimmten, wenn auch für jeden Fall verschiedenen Zahl von „normalen“ Systolen sich wiederholen. Sie wird es um so früher tun, je träger die Systole erfolgt im Verhältnis zur regelmäßig wiederkehrenden Vorhofsaktion, oder was dasselbe heißt, je mehr die Diastole der Kammer verkürzt erscheint. Im großen und ganzen wird dies der Fall sein, wenn die Qualität der Herztätigkeit herabgesetzt ist, weil dann durch Steigerung der Frequenz, die natürlich vom Vorhof ihren Anfang nimmt, schon so wie so die Diastole verkürzt ist.

Diese theoretische Konsequenz meiner Erklärung findet sich von Hochhaus und Quincke ausdrücklich als Tatsache hervorgehoben. Sie sagen hierüber: „Die Frequenz der frustranen Kontraktionen ist außerordentlich verschieden. Zur Zeit pflegt häufig ein gewisser Rhythmus zu bestehen, so daß z. B. je die 2., die 3. u. s. w. bis etwa 10. oder 15. Kontraktion eine frustrane ist. Dies kann Stunden oder Tage hindurch währen, um mit ebenso langen Perioden einer regelmäßigen, oder einer andersartig unregelmäßigen Herzaktion zu wechseln. Ausnahmsweise folgen mehrere frustrane Kontraktionen unmittelbar auf einander. Ganz ungeregeltes, vereinzeltes Auftreten frustraner Kontraktionen kam mir begreiflicherweise nicht häufig zur Beobachtung, scheint aber nach den Angaben der Kranken ein gar nicht seltenes Vorkommnis zu sein."

Es ist also zunächst in diesen Worten positiv das ausgedrückt, was ich aus meiner Erklärung folgern mußte. Schon einmal betonte ich oben, daß ich natürlich zunächst nichts weiter erklären wollte und konnte, wie das Zustandekommen der Irregularität in unseren Fällen von schwieliger Myocarditis überhaupt. Unverständlich ist deshalb jedoch durchaus nicht die Tatsache, daß der Rhythmus der Perioden wechseln kann oder auch ganz ausbleibt, um später wieder zum Vorschein zu kommen. Denn erstens war meine Annahme die, daß der Vorhofsreiz regelmäßig und gleichmäßig erfolgte. Der kann begreiflicherweise durch verschiedene, früher genannte Einflüsse wechseln, das sind bekannte Dinge: dann verschieben sich aber sofort die Verhältnisse. Oder aber der Zustand der von mir als ursächlich angeschuldigten Kammermuskulatur wechselt. Ich komme darauf später noch einmal zurück, hier will ich nur darauf hinweisen, daß die uns beschäftigenden Autoren in ihren Kurven uns ein deutliches Beispiel liefern. Es stammen z. B. die Kurven 3^a, 3^b und 8 von demselben Kranken. In den beiden erstgenannten Kurven ist jede vierte Kontraktion eine frustrane oder Extrakontraktion, in Kurve 8 aber erst jede sechste Kontraktion. Dabei stammt die letzte Kurve aus der Zeit einer relativen Besserung des Patienten. Das deckt sich dann mit dem, was ich schon sagte und noch zu sagen habe: in der Besserung wird nämlich die Diastolendauer sämtlicher Herzabschnitte verlängert, die Vorhofsaktion wird weniger frequent, sie differiert alsdann weniger in ihrer Gesamtdauer mit der durch die pathologischen Produkte träger gewordenen Kammertätigkeit und die Folge davon kann nur die sein, daß erst nach einer längeren Reihe von Herzrevolutionen der Augenblick zur Bildung einer Extrasystole eintritt.

Die beiden eben besprochenen Vorgänge beim Zustandekommen von Extrasystolen in unseren Fällen: die Verkürzung der Diastolendauer und die Periodenbildung der Extrakontraktionen gehören nun, wie wohl aus dem Vorstehenden klar wird, eng zusammen.

Bedeutet doch die Periodenbildung nichts anderes, als eine von einer Herzrevolution zur anderen erfolgende stetige Abnahme der Diastolendauer um ein bestimmtes Zeitmaß. Sehen wir uns darauf hin die mitgeteilten Kurven noch genauer an, so läßt sich das an fast allen ganz deutlich demonstrieren. Am lehrreichsten sind wohl die Kardiogramme 4 und 8. An Kurve 4 ist ganz deutlich zu erkennen, wie auf die Kontraktion, welche sich an die kompensatorische Ruhepause anschließt, eine Diastole folgt; dann kommt die nächste Systole, der dazu gehörige absteigende Kurvenschenkel erreicht, besonders in Kardiogramm 4, schon nicht, mehr die Abscisse, ist also kürzer, wie nach der ersten Systole und bevor noch eine gleich lange Diastole, wie vorhin, sich ausgebildet hat, geht die Kurve schon wieder zur Bildung des systolischen Schenkels in die Höhe. Daran schließt sich der absteigende Schenkel, aber bereits vor Ausbildung der Diastole, noch in der Diastole selber, setzt die neue, jetzt natürlich aber unvollkommene Systole ein, auf welche dann eine erheblich verlängerte Diastole oder kompensatorische Ruhepause folgt. Ganz ähnliche Verhältnisse zeigt die Kurve 8.

Ich kann also meine Theorie durch die besprochenen von anderen Gesichtspunkten ausgehenden Untersuchungen stützen. Ich könnte mich mit diesen Vergleichen begnügen, aber es steht meine Ansicht noch in einem gewissen Gegensatz zu Hochhaus und Quincke, soweit nämlich das Wesen der frustranen Kontraktionen oder Extrasystolen in Betracht kommt.

Einen integrierenden Bestandteil der Erörterungen hierüber und der Beweise, vielleicht den Kernpunkt bilden die Eigenschaften des Spitzenstoßes. Denn unter den Merkmalen der frustranen Kontraktionen war nach Hochhaus und Quincke „die Hauptsache das Mißverhältnis zwischen der Schwäche des Arterienpulses einerseits und der Intensität des Herzstoßes und des ersten Tons andererseits. Während letztere eine gesteigerte Energie der Herzaktion anzudeuten scheinen, ist die wirkliche Arbeitsleistung des Herzens herabgesetzt, der entsprechende Radialpuls ist nicht nur für den tastenden Finger kleiner oder fehlend, auch das Sphygmogramm von Radialis oder selbst von Carotis läßt die Welle kleiner erscheinen oder gänzlich ausfallen.“ Der Spitzenstoß „ist manchmal stärker hebend, manchmal ist auch der diffuse Herzstoß verbreitert und stärker, gewöhnlich auch qualitativ verändert, für den palpierenden Finger schnellend und schleudernd. In manchen Fällen ist er durch Emphysem oder Beschaffenheit des Thorax freilich so undeutlich, daß auch die abnorme Verstärkung nicht gefühlt werden kann.“ (Seite 421/422.)

Wer mir in den früheren Abschnitten und Kapiteln meiner Arbeit gefolgt ist, wird diese Eigenschaften des Spitzen- und Herzstoßes, wie das Mißverhältnis zwischen seiner „Stärke“ und der Schwäche des entsprechenden Pulses nicht mehr verwunderlich, sondern geradezu notwendig finden. Ich habe Martius folgen können, daß es ein diagnostisch verhängnisvoller Irrtum ist, aus der sogenannten „Stärke" des Herz- oder Spitzenstoßes allein oder gar des „diffusen Herzstoßes" den Schluß auf eine Verstärkung der motorischen Kraft ziehen zu wollen (cf. die gleichlautenden Bemerkungen Riegels). Wir erfuhren, daß, besonders die betonten Eigenschaften des „diffusen Herzstoßes" garnichts weiter bedeuten, als daß das Herz, „direkt oder indirekt" in größerem Umfange wandständig geworden ist: dadurch sehen und fühlen wir dann die Bewegungen von Herzabschnitten, welche normal dem Auge oder der Palpation nicht zugänglich sind. Und dies wiederum kann nur möglich sein — von extracardialen Bedingungen können wir hier absehen — wenn das Herzvolumen vergrößert ist oder, was in unseren Fällen dasselbe heißt, das Herz dilatiert ist. Das letztere dürfen wir auch noch aus dem Grunde aussprechen, weil wir die pathologischen Prozesse in der Wand der Kammern und ihren Einfluß kennen. Ein dilatiertes Herz arbeitet aber, wie die allereinfachsten Überlegungen zeigten, in diesem Falle nicht mit stärkerer, sondern geradezu mit verminderter Kraft: sonst wäre es ja eben garnicht zur Dilatation gekommen. Schließlich ist ein „verbreiterter diffuser Herzstoß" durchaus nicht einmal stets auf den linken Ventrikel zu beziehen und kann daher dann die Qualität des Carotis- oder Radialis-Pulses überhaupt nicht den Maßstab für seine Kraft liefern!

Die Richtigkeit dieser Behauptungen bestreiten nun Hochhaus und Quincke, indem sie sagen: „Martius erklärt diese Erscheinung aus der unvollkommenen Kontraktion eines über die Norm gefüllten Herzens. Wir geben zu, daß das für manche Fälle richtig sein kann; für alle ist sie es sicher nicht, denn in unseren Fällen zeigt sich die Erscheinung oft gerade bei unvollkommen gefülltem Ventrikel." Gewiß handelt es sich in vielen Fällen um unvollkommene Füllungen; aber darin liegt doch nicht der Schwerpunkt. Es war schon besonders betont, es war das auch als anatomische Tatsache bei unseren Fällen beschrieben, daß eine Dilatation zu stande gekommen ist und zwar deshalb, weil die Kammerwände wegen ihrer materiellen Erkrankung und daraus folgender Leistungsabnahme zu schwachen Druck auf den Inhalt ausüben, also ein vergrößertes Residualvolumen zurücklassen. Weiter läßt sich leicht ableiten, wie wir das getan hatten, daß die motorische Kraft zwischen je zwei frustranen Kontraktionen von Kontraktion zu Kontraktion eher sinken muß, beim Eintritt der frustranen Kontraktion selber besitzt der Ventrikel demnach den relativ höchsten Grad von Dilatation, weil das von jeder vorhergehenden Systole unbewältigt gebliebene Residualblut sich allmählich angehäuft hat. (Verworns Sätze!) Das Herz ist dann also am stärksten wandständig, was sich in den genannten Spitzenstoßveränderungen ausprägt und das also trotz seiner geringen motorischen Energie.

Ein Blick auf Kurve 4 und 8 unterstützt uns. Die energischste Kontraktion ist sicherlich die auf die frustrane Kontraktion folgende. Der wesentlichste Beweis ist der, daß dieser Systole jedesmal die stärkste Erhebung in der Pulskurve entspricht, als Ausdruck einer stärkeren Welle. Sie ist in Übereinstimmung mit allgemeinen physiologischen Gesetzen aber deshalb die kräftigste, weil ihr eine verlängerte Diastole, d. h. eine ausgiebigere Zeit zur chemischen Restauration ihrer Bestandteile vorausgeht. Das Gegenteil gilt von den frustranen Kontraktionen und trotzdem entspricht ihnen nach Hochhaus und Quincke gerade ein „verbreiterter Herzstoß."

Wenn wir also ein Recht haben, trotz anscheinender Verstärkung des Spitzenstoßes oder, wir wollen lieber präziser sagen, bei ausgedehnterer Fühlbarkeit eines verbreiterten Spitzenstoßes und Vorhandensein eines stets eine Dilatation anzeigenden „diffusen Herzstoßes" eine Verringerung der motorischen Leistungsfähigkeit der Kammermuskulatur anzunehmen, dann fällt jeder Grund fort, die frustranen Kontraktionen anders in ihrem Wesen aufzufassen, als was sie nach meiner Ansicht nur sein können, nämlich eine Art Ermüdungserscheinung der Herzmuskulatur. Hochhaus und Quincke erklären sie als Zeichen „einer krampfhaften Erstarrung des Herzens, das sich wenig verkleinert und plötzlich erschlafft." Gewisse Bedenken verraten sie selber in folgendem Zusatz: „Allerdings entspricht dem starken Eindruck, welchen der tastende Finger empfängt, in der Kurve nicht eine stärkere, sondern gewöhnlich eine geringere Erhebung. Es ist kaum möglich, aus der Form der Kurven, namentlich dem steileren Abfall allein diesen starken Tasteindruck zu erklären; hier kommt vermutlich auch die größere Härte des krampfhaft kontrahierten Ventrikels im Vergleich mit dem normalen in Betracht."

Nun, wie gesagt, meine abweichende Ansicht vom Wesen der frustranen Kontraktionen oder der Extrasystolen, glaube ich, unter Benutzung ganz allgemein gültiger physiologischer Gesetze lückenlos abgeleitet zu haben; der anscheinende Widerspruch zwischen Beschaffenheit des Spitzenstoßes und des Pulses ist in früheren Kapiteln ebenfalls wohl genügend geklärt. Ich rekapitulierte noch eben meine Resultate darüber: Hochhaus und Quinckes Anschauung hängt dagegen eigentlich in der Luft. Ein auch nur annähernder Beweis fehlt ihnen, sie selber müssen ihrer Ansicht noch Bedenken hinzufügen.

Ich mußte mich an diese ausführlichere Diskussion begeben, um die in der Arbeit der genannten Autoren enthaltenen Tatsachen als Ergänzung für meine Behauptungen verwenden zu können: der Kernpunkt war der, daß die sogenannten „frustranen Kontraktionen" identisch sind mit dem, was die experimentelle Physiologie Extrasystolen genannt hat.

Jedenfalls hat sich kein Moment ergeben, was meiner Erklärung der Arhythmie in unseren Fällen entgegenstünde: im

Gegenteil, ich bin zu dem Ende gekommen, die dauernde Arhythmie bei Myocarditis auf die großen Schwielen in der linken Kammerwand zurückführen zu können. Ganz ausgeschlossen habe ich dabei, wie ich das auch als erstrebenswert hingestellt hatte, irgendwelche Einflüsse des Herznervenapparates, auf welche gerade Hochhaus und Quincke zum Schluß ihrer Arbeit hinweisen.

Es galt mir, erst ein Schema zu finden, wie wir uns die Ventrikeltätigkeit durch die Gegenwart einer Schwiele von bestimmter Ausdehnung verändert denken können. Soll aber ein Schema lebensfähig sein, dann muß es, ohne im Prinzip Schaden zu leiden, sich auch ausdehnen lassen. Ich glaube, auch dem gerecht werden können. Ich beschränke mich jedoch, wie am Anfang ausdrücklich betont wurde, trotzdem streng auf die Verhältnisse bei der Myocarditis.

Ich war zu dem ersten Zwecke, die dauernde Arhythmie zu erklären, absichtlich von einem möglichst vollendeten Falle ausgegangen. Myocarditische Herzen zeigen uns jedoch noch andere Eigenschaften der Arhythmie. Natürlich wird ein Versuch, solche zu deuten, nur theoretischer Natur sein können, aber das Material dazu, um das Verständnis zu gewinnen, liegt positiv vor.

Ich hatte zu meiner grundlegenden Erklärung zunächst eine gewisse Willkür walten lassen, indem ich den Fall setzte, daß eine Schwiele von der geschilderten Eigenschaft inmitten sonst gesunder Muskulatur läge. Das entspricht nun ja aber nicht genau den Tatsachen, die wir kennen gelernt haben, wenn es auch dem gemachten Erklärungsversuch nicht prinzipiell hinderlich ist. Die Schwiele war in dem Fall Sch. noch in der Weiterentwickelung, in der Zunahme begriffen, d. h. die sie umgebende Muskulatur war mehr oder weniger zum Teil hochgradig krankhaft verändert; das eigentliche Muskelgewebe war teilweise nekrobiotisch, aber auch andersartig erkrankt, dann bestand interstitielle Rundzellenanhäufung, lokalisiertes Ödem etc. Alles in allem handelte es sich um Dinge, die das Organparenchym in seiner Kontraktionsfähigkeit unter allen Umständen beeinträchtigen müssen.

Physiologisch steht nun fest, daß Kontraktionskraft und Reiz-Leitungsvermögen der Muskulatur direkt proportional zu einander sind. Daher dürfen wir auch gewissen Erkrankungen des Muskelgewebes für unsere Zwecke dieselben Eigenschaften beilegen, wie der Schwiele. Nekrose oder Nekrobiose der Muskulatur ist sicher einer Schwiele in diesem Sinne völlig gleichzustellen, denn so verändertes Gewebe übt überhaupt keine Funktion mehr aus. Rundzelleninfiltrationen können wir jedoch allgemein nicht genau abschätzen, wahrscheinlich ist nur, daß wir bei einem qualitativ und quantitativ recht ausgedehnten Befunde der Art auch wohl eine Verschlechterung in der Reizleitungsfähigkeit annehmen dürfen. Nicht vergessen wollen wir hierbei, daß die Beschaffenheit der Muskulatur innerhalb des Infiltrationsbereiches auch eine Rolle spielt, indem nämlich Muskelveränderungen, welche an sich noch verhältnismäßig indifferent sein können, in Verbindung mit Rundzelleninfiltraten sehr wohl die fragliche funktionelle Herabsetzung zu erklären vermögen. Ich habe auf die Wichtigkeit des Zusammentreffens der verschiedenen pathologischen Produkte schon früher aufmerksam gemacht, hier scheint es mir jedoch besonders Bedeutung zu besitzen. Von großem Einfluß ist sicherlich noch die Gegenwart eines lokalisierten Ödems der Muskulatur (Ektasien der Lymphbahnen), als Begleiterscheinung der Rundzelleninfiltration. Ein Ödem ist nie gleichgültig für die Funktion von Organparenchym, das ist aus allgemeinen physiologischen Gründen auch durchaus verständlich, handelt es sich doch dabei stets um die Anhäufung regressiver Stoffwechselprodukte, also um Verschlechterung in der chemischen Konstitution der wesentlichen Organelemente. Nach Engelmann wissen wir speziell noch, daß das Reizleitungsvermögen der Herzmuskulatur abhängig ist von der Gegenwart von Sauerstoff!

Nun hatte ich oben aus den angeführten Beispielen als Bedingung dafür, wenn Schwielen in der Kammerwand zu dauernder Irregularität der Herzaktion führen, die Forderung abgeleitet, die Schwielen müßten einen bestimmten Umfang besitzen, so daß die gesamte Kontinuität von Muskelzügen unterbrochen ist, welche wir als makroskopisch-anatomische und physiologische Einheit beim Aufbau der Ventrikelwände kennen gelernt hatten. Es gibt nun aber Schwielen von kleinerem Umfange, die also die Kontinuität dieser Lamellengruppen nicht total unterbrechen. Das braucht jedoch auch nur für bestimmte Zeit zu gelten, z. B. wenn die Entzündung in der Umgebung zum totalen Stillstand gekommen ist. Vorher aber, oder auch später, z. B. bei progredienter Erkrankung sind die Schwielen von einer Zone umgeben, welche uns gewöhnlich die eben erwähnten anatomischen Krankheitsprodukte in mannigfacher Kombination erkennen lassen. *Dabei kann es leicht passieren, daß die Schwiele in Verbindung mit den andersartigen Produkten der Entzündung einen Bezirk einnimmt, der durch den ganzen Querschnitt der eine „Einheit“ bildenden Lamellengruppen hindurchreicht* und noch darüber hinausgeht. Aus diesen als möglich hingestellten Gründen hätten wir dann aber, wenn ich so sagen darf, *eine funktionelle Kontinuitätsunterbrechung in diesen Muskelzügen*; denn die zwar noch existierenden, aber qualitativ mehr oder minder veränderten Muskelzellen bilden für die Ausübung der Funktion, d. h. an dieser Stelle: für die Fortpflanzung des Reizes ein ähnliches Hindernis, als ob sie überhaupt vernichtet wären. Damit würden aber dann genau die Bedingungen für das Zustandekommen der Arhythmie gegeben sein, wie ich sie aus der Existenz der großen Schwiele abgeleitet habe.

Die hier zunächst als möglich bezeichneten anatomischen Verhältnisse entsprechen aber durchaus der Wirklichkeit; wir haben ja früher solche Fälle besprochen. Aus ihnen erfuhren wir auch noch weiter die wichtige Tatsache, daß die pathologischen Produkte durchaus nicht stationär bleiben, sondern zum Teil, sei es spontan, sei es in Folge therapeutischer Eingriffe, entschieden labiler Natur sind. Ich erinnere u. a. nur an die Bedeutung der Lymphgefäßektasien bei chronisch interstitieller Myocarditis! Kommt es nun aus irgend einem Grunde zu einem Verschwinden dieser Produkte, so verbessert sich natürlich entsprechend die funktionelle Leistungsfähigkeit der jetzt befreiten Muskelzellen: die „funktionelle" totale Kontinuitätsunterbrechung der Lamellengruppen ist zum Teil aufgehoben, sie besteht nur noch teilweise durch die narbigen Schwielen fort, aber es sind damit die erforderlichen Bedingungen für die Irregularität nicht mehr ganz erfüllt.

Diese nach meiner Überzeugung völlig in sich geschlossenen Deduktionen enthalten nun den Schlüssel zum Verständnis verschiedener klinischer Erfahrungen. Wir haben damit konkrete Dinge als Ursache für die Verschlechterung des muskulären Leitungsvermögens in Händen — damit war aber auch die Lücke gefüllt, die nach Wenkebachs Konstruktionen noch bestehen bleiben mußte, wie seine eigenen Worte ergeben.

An die zuerst besprochene, die dauernde Form der Irregularität der Herzaktion reiht sich als nächste wohl die von Rühle schon betonte Eigentümlichkeit an, daß der Grad der Irregularität Schwankungen zeigen, sie selber aber nie ganz zum Schwinden gebracht werden kann. Das würde nach den eben gemachten Feststellungen dann der Fall sein können, wenn eine Kombination von dauernden pathologischen Veränderungen mit temporären vorliegt und zwar derart, daß die ersteren einen Umfang besitzen, welcher allein schon im wesentlichen eine Kontinuitätstrennung der in Betracht kommenden Muskelzüge bewirkt. Die Zeiten der Verschlimmerung wären dann dadurch bedingt, daß die mehr labilen pathologischen Produkte in der Umgebung der Schwielen neben diesen zur Geltung kämen, umgekehrt die Zeiten der Besserung würden durch das Verschwinden der letzteren sich erklären. Wenn wir uns auf den Begriff Myocarditis beschränken, wie er von Rühle gemeint war, dann wären wir am Ende; wählen wir jedoch die weitere, von mir vertretene Fassung des Begriffs, dann erleben wir es keineswegs selten, vielmehr recht häufig, daß die Arhythmie mehr oder weniger lange Zeit anhält, jedoch nur vorübergehend zu beobachten ist.

Hierher gehört es, daß es Kranke mit chronischer Myocarditis gibt, die im Stadium der Inkompensation oder zu Zeiten interkurrenter Insuffizienz regelmäßig an Arhythmie zu leiden haben, in der sonstigen Zeit jedoch nicht. Das früher ausführlich beschriebene Herz der Frau R. ist ein typisches Beispiel dieser

Gattung. Welches wäre die anatomische Grundlage in solchen Fällen? In diesem Herzen der Frau R. bestanden schwielenartige Wucherungen des periarteriellen Bindegewebes durch die ganzen Kammerwandungen hindurch, daneben mäßig stellenweise frische Rundzelleninfiltrationen, aber auch ausgedehnte Ektasien der Lymphwege, das Muskelparenchym war verschiedentlich mit erkrankt. Ich hatte oben ausgeführt, daß und wie wir uns zur Zeit der Insuffizienz das anatomische Substrat vorzustellen haben. Für unsere Frage, die Arhythmie in der Insuffizienzzeit, können wir daraus nur das ableiten, daß die schwielenartigen interstitiellen Wucherungen allein nicht verantwortlich zu machen sind, denn sie erreichen nicht die geforderte Ausdehnung, andererseits haben sie nicht zur völligen Vernichtung der eingeschlossenen Muskulatur geführt, wie im Herzen des Kanzleidieners Sch. Wie wir aber die interkurrenten Insuffizienzerscheinungen überhaupt nur auf die labilen Erkrankungsprodukte beziehen mußten, so können wir das mit gleichem Recht auch jetzt zur Erklärung der Arhythmie tun, im Grunde genommen entsteht diese ja auch nur als Folge der Insuffizienz einer bestimmten Muskelpartie von gewisser Ausdehnung. Stellen wir uns auf Grund dieser Erfahrungen, wie ich das vorhin schilderte, die Bindegewebswucherungen mit Rundzelleninfiltration kombiniert vor, besonders aber mit der ein lokales Oedem begleitenden Ektasie der Lymphkapillaren und zwar dies an den vorzugsweise gefährdeten Partien der Kammerwand — eine Vorstellung, die wir zum Teil durch das Mikroskop erhärten können — dann erhalten wir genau dieselben Bedingungen, welche, wie ich es nannte, zur „funktionellen Kontinuitätstrennung" von Muskelgruppen führen. Diese labilen Entzündungsprodukte waren durch therapeutische Maßnahmen in verhältnismäßig sehr kurzer Zeit günstig zu beeinflussen und dementsprechend machte die hochgradig irreguläre und schwache Herztätigkeit einer kräftigen und regelmäßigen Platz.

Der ganze Unterschied zwischen der nur in den Zeiten der Kompensationsstörung auftretenden und der stetig dauernden Irregularität bei chronischer Myocarditis besteht also lediglich in dem Anteil, den die nicht persistierenden Erkrankungsprodukte an dem ganzen Prozesse besitzen resp. an dem gegenseitigen Verhältnis zwischen dauernden und temporären Produkten. Im Prinzip ist nichts geändert. Das ist wohl leicht genug zu verstehen und folgt ungezwungen aus den einschlägigen tatsächlichen Verhältnissen.

Gehen wir noch einen Schritt weiter, indem wir die dauernden Veränderungen überhaupt ausschließen und nur mit den labilen Produkten rechnen, dann stehen wir bei den Fällen von akuter Myocarditis. Von ihnen ist uns positiv bekannt, daß sie in einem gewissen Stadium zu irregulärer Herzaktion führen, die aber mit der Genesung völlig schwindet. Denken wir u. a. nur an die Myocarditis bei Diphtherie. Auch das reiht sich also mühelos dem Vorhergehenden an.

Mit diesen Erweiterungen entsteht uns jedoch eine neue Frage, die beantwortet werden muß, wenn meine Behauptungen Gültigkeit haben sollen: nämlich die Frage, wodurch vollzieht sich auf Grund der physiologischen Gesetze der Übergang von der irregulären zur regulären Herztätigkeit. Die Grundbedingung für meine bisherige Erklärung bestand darin, daß die physiologische Kongruenz zwischen Beginn der Vorhofssystole und Ende der Kammerdiastole gestört war: die Kammersystole brauchte zu ihrer Vollendung eine abnorm verlängerte Zeit; bevor die darauffolgende Diastole ihr normales Ende erreichen konnte, erfolgte die neue Vorhofskontraktion und durch die Summierung dieses Vorgangs mußte es nach einer bestimmten Zahl von Herzrevolutionen zur Entstehung einer Extrasystole kommen. Wir haben dann in einem fort die Tatsache verwendet, daß bei, aus irgend welchem Grunde eintretenden, Schwächezuständen des Herzens allgemein die Frequenz steigt und zwar bildet sich diese auf Kosten der Diastole aus, indem dieselbe verkürzt wird. Es verkürzt sich also, da das Tempo der Herzaktion vom Vorhof angegeben wird, auch dessen Diastolendauer; die Systole der Kammern bleibt aber natürlich auch weiterhin verlängert, ihre Diastole ebenfalls verkürzt. So ist die Folge unausbleiblich, daß die neue Vorhofssystole noch verfrühter einsetzen wird und damit werden sich jetzt noch zeitiger Extrasystolen ausbilden, als bisher.

Weiter ist aber wohl nichts klarer, als daß alle therapeutischen Unternehmungen zur Verbesserung der Herztätigkeit nur dadurch wirken können, daß sie den überhaupt leistungsfähig gebliebenen oder erholungsfähigen Teil des Organparenchyms in Anspruch nehmen. Steht davon im Vergleich zu dem funktionell unbrauchbaren zu wenig zur Verfügung, oder sind die destruierenden Vorgänge selber zu einschneidend, als daß sich die Muskulatur schnell genug erholen kann, dann bleiben eben die kurativen Bestrebungen vergeblich.

Denken wir uns nun die günstigere Möglichkeit und erinnern uns der außerordentlich wichtigen Tatsache, daß das Herz sich selber durch seine eigene Tätigkeit das Ernährungsmaterial zuführen muß, so heißt das: wenn sich die Funktion eines irgendwie geschwächten Herzmuskels heben läßt, dann wird die Durchströmung mit Ernährungsmaterial ausgiebiger erfolgen, also verbessert werden. Die Aufnahme von — allgemein gesagt — Ernährungsmaterial erfolgt bekanntlich in der Zeit der Diastole: aber nicht allein das, sondern die Diastole selbst, d. h. die Expansionsphase ist ein aktiver Vorgang, überhaupt nur der Ausdruck dafür, daß sich die Zellen mit Nahrungsstoffen zu sättigen suchen. Selbstverständlich muß sich dieser Vorgang am günstigsten für die Zellen gestalten, wenn sie die nötige, ausgiebige Zeit und Gelegenheit finden, den „Höhepunkt ihrer chemischen Konstitution“ zu erreichen; wohlverstanden, ich meine hier nur die Zellen, mit deren Hilfe das kranke Organ überhaupt arbeitet und deren Konstitution nicht einschneidend verändert ist, die also die Eigenschaft behalten haben, die ihnen bekömmlichen Stoffe zu assimilieren. Dann aber bedeutet, wenn wir sagen, irgendwelche Maßnahmen verbessern eine schwache Herzaktion, dies nichts anderes, als, indem sie dies tun, erhöhen sie für die leistungsfähig gebliebenen Zellen Gelegenheit und Zeitdauer, ihr positiv chemotropisches Bedürfnis nach O und Ernährungsmaterial zu befriedigen. Der sinnfällige Ausdruck dafür ist ein Bewegungsvorgang, vielmehr genauer gesagt, eine Änderung desselben, nämlich: die Expansionsphase d. h. die Diastole verlängert sich. Es ist also im Prinzip demnach auch gleichgültig, welcher Art die zum Zweck der Hebung der Herzkraft getroffenen Maßnahmen sind.

Es ist ja längst bekannte Tatsache, daß die verbesserte Herztätigkeit gegenüber der schwachen einhergeht mit einer Verlängerung der Diastole; durch die vorgenommene Umschreibung oder Zergliederung des Vorgangs lernen wir aber verstehen, wie es zu ihr kommen muß. Ist nun auf diese Weise die Diastole verlängert, also die chemische Konstitution der Zellen durch Aufnahme von Stoffen aus ihrer Umgebung verbessert, so wird die Kontraktionsphase natürlich gleichfalls Nutzen aus dieser veränderten Situation ziehen müssen; denn die zu ihrer Erzeugung erforderliche Bildung von Stoffwechselprodukten des Protoplasmas und Kerns, der „Kernstoffe“, erfolgt entschieden proportional unter um so günstigeren Bedingungen, je mehr Nährmaterial die Zelle in der Expansionsphase sich hat zu eigen machen können. Und damit schließt sich der Kreis: irgendwelche Maßnahmen führen den gesund gebliebenen Zellen mehr Nährmaterial zu, die Expansionsphase, d. h. die Diastole verlängert sich dadurch, damit wieder bessert sich die Energie der Kontraktionsphase, diese schafft ihrerseits durch Verbesserung der Zirkulation mehr Nährmaterial heran und so fort. Wie wir umgekehrt die physiologische Tatsache kennen, daß Blutmangel an Zellen Zustände von Erregung zeitigt, sehen wir jetzt ein, wie bessere Durchströmung mit Blut langsamere, ruhigere, aber kräftigere Bewegungen schafft.

Diese im Gefolge der zunehmenden Besserung von Herzschwächeerscheinungen auftretende Verlängerung der Diastole ist nun der Punkt, auf den es uns ankommt, wenn wir das Verschwinden von Irregularität erklären wollen: es ist das Gegenteil von dem zu stande gekommen, als wenn ich vorhin sagte, daß durch zunehmende Verkürzung der Vorhofsdiastole bei gleich verlangsamter Kammersystole vermehrte Gelegenheit zur Bildung von Extrasystolen geboten wird. Jetzt hat die Kammermuskulatur Zeit, ihre durch den zum Teil permanenten Defekt im Reizleitungsvermögen bedingte verlängerte Systole auszuführen, kann sich auch noch, mehr oder weniger, diastolisch ausdehnen, bevor der Zeitpunkt herangekommen ist, wo die nächste Vorhofssystole und ihrem Reiz entsprechend die neue Kammersystole einsetzen wird. Auch das geht nun noch hieraus hervor, daß die Krankheitsprodukte in der Kammerwand, welche im Grunde genommen die Arhythmie verschulden, durchaus nicht gleich verschwinden brauchen und trotzdem kann dies Symptom aufhören. Es besitzt dies immerhin eine gewisse Wichtigkeit. Der springende Punkt ist nur der, um wie viel ist die Dauer der Kammersystole in Folge der pathologischen Zustände verlängert: ist diese Zeit nur so klein, daß die Therapie die Vorhofsdiastole künstlich um so viel verlängern kann, daß die folgende Vorhofssystole nun an das normale Ende der Kammerdiastole fällt, dann kann keine Extrasystole entstehen und die Herzaktion bleibt trotz des kranken Parenchyms regelmäßig. Ist diese Bedingung nicht erfüllt, dann besteht die Arhythmie fort, wenn auch unter veränderten Erscheinungen, längeren Periodenbildungen etc., wie wir das kennen gelernt haben.

Diese Feststellungen haben mir das Verständnis eines Falles ermöglicht, der mir lebhaft erinnerlich, aber früher völlig unerklärlich geblieben war. Ein älterer Herr, der ein dilatiertes Herz besaß, dabei jahrelang zu beobachtende irreguläre Herzaktion, aber völliges Zirkulationsgleichgewicht und gutes subjektives Befinden zeigte, erkrankte an einer schweren Herzinsuffizienz mit allen ihren Erscheinungen: starken Ödemen der Beine, Ascites, Atemnot, verringerter Urinausscheidung etc., der Puls war frequenter, kleiner, völlig unregelmäßig und ungleichmäßig. Im Verlauf der Behandlung, hier speziell nach Anwendung großer Coffein-Dosen, wurde der Puls langsamer, regelmäßig; die Urinmenge stieg erheblich, die Ödeme nahmen ab, aber was dabei sehr merkwürdig war, das subjektive Allgemeinbefinden war quälend, bemerkenswert schlechter, als früher. Die Insuffizienzerscheinungen gingen völlig zurück, mit der zunehmenden Rekonvaleszenz trat nun aber auch die früher beobachtete dauernd irreguläre Herzaktion wieder auf und damit hob sich gleichzeitig das subjektive Wohlbefinden. Die Zirkulation schien hier geradezu eingestellt auf arhythmische Herztätigkeit.

Nach den vorhin gemachten Ausführungen ist mir dieser Fall auch erklärlich. Durch die Anwendung der Herzmittel wurde die Herztätigkeit gebessert, dies erfolgte unter Verlängerung der Diastole und zwar mußte hier diese Verlängerung gerade die Grenze erreicht haben, daß die regelrechte Vorhofssystole jedesmal von neuem zur Entstehung gelangte, wenn die Kammer nach ihrer verzögerten Systole ihre Diastole völlig oder nahezu völlig beendet hatte. Aber jene Verlängerung der Diastole war nur eine künstliche und vielleicht nur besonders weit getrieben: daher verkürzte sie sich mit dem Aussetzen der Mittel wieder um etwas, die Kongruenz zwischen Vorhofs- und Kammertätigkeit hörte auf, mit dem Augenblick setzte die Vorhofstätigkeit früher ein und die Arhythmie war wieder da; inzwischen war jedoch Zeit genug vergangen, oder auch die die Insuffizienzperiode bedingenden Krankheitsprodukte durch die bessere Durchströmung so weit entfernt, daß der Muskel sich von seiner Schwäche hatte erholen können. Als anatomische Grundlage dieses Falles nehme ich an, daß ziemlich ausgedehnte Schwielen vorhanden waren: diese waren die Ursache für die schon früher existierende dauernde Irregularität, daneben kamen dann in der Insuffizienzperiode temporäre Krankheitsprodukte zur Geltung. Nicht unwahrscheinlich ist es mir, daß unter ihnen die Lymphgefäßektasien eine besondere Rolle gespielt haben, dafür scheint mir die verhältnismäßig schnelle Besserung zu sprechen.

Meine Erklärung wird den bekannten Tatsachen gerecht, daß irreguläre Herzaktion durchaus nicht ein Symptom der eigentlichen Inkompensationsperiode zu sein braucht, es aber auch wieder sein kann. Demgemäß ist denn auch die prognostische Bedeutung der Arhythmie eine verschiedene, jedenfalls aber nicht aus der Feststellung des Faktums, daß sie überhaupt existiert, zu bestimmen. Das ist ja genügend von vielen anderen Seiten betont. Zu prognostischer Verwertung müssen noch andere Symptome mit verwendet werden. Doch hier kommt es zunächst nur auf die Erklärung der Erscheinung an.

Aus der Benutzung der von Verworn statuierten Sätze ergab sich, daß jede Verbesserung einer vorher qualitativ minderwertigen Herzmuskulatur mit Verlängerung der Diastole einhergehen muß. Wenn wir nun die Verlängerung der Diastole unter anderem auch als eine Wirkung der Digitalis kennen, so wird es uns verständlich, wie der Gebrauch dieses Mittels eine arhythmische Herztätigkeit in eine regelmäßige verwandeln kann. Die Irregularität kann dauernd oder wenigstens lange Zeit danach verschwinden, wenn die sie bedingenden pathologischen Produkte zu den labilen gehören, also während und durch die in Folge des Mittels verbesserte Herztätigkeit entfernbar sind; das Symptom wird aber nur gemildert, wenn es sich um dauernde, pathologische Produkte handelt, resp., was wohl gewöhnlicher ist, um eine Kombination von dauernden und labilen. Nebenbei mag bemerkt sein, daß sich auf diese Weise vielleicht auch die sogenannte kumulative Wirkung der Droge erklärt, daß im Grunde nicht eine solche eigenartige Eigenschaft anzunehmen ist, sondern daß vielmehr wohl, wie Sahli als Vermutung äußerte, die Unterbrechung eines Circulus vitiosus maßgebend sei, der durch die spezifischen Verhältnisse der Herzeinrichtungen möglich wird. Daß dies aber nicht eine einfache Vermutung bleiben braucht, daß wir uns vielmehr unter der Unterbrechung eines solchen Circulus vitiosus ganz bestimmte, konkrete Dinge vorstellen können, glaube ich, gezeigt zu haben.

Meine Auseinandersetzungen gingen von der Tatsache aus, daß die Kammermuskulatur vorzugsweise erkrankt sei; ich hatte aber noch angeführt, daß wir uns in anderen Fällen von Arhythmie, bei denen die Vorhöfe der besondere Sitz der Erkrankung sind, zumal, wenn die venösen Klappen insuffizient sind, durchaus Henschen anschließen können. Die günstige Wirkung der Digitalis unter solchen Verhältnissen wird sich in letzter Instanz selbstverständlich ebenfalls aus der verlängerten Diastole herleiten lassen; aber in diesem Falle beseitigt sie nicht unmittelbar dadurch die Arhythmie, vielmehr hat wohl Henschen auch Recht damit, wenn er in den von ihm gemeinten Zuständen ein Mittelglied annimmt und zwar in der durch die verbesserte motorische Kraft zuwege gebrachten stärkeren Verengerung des insuffizienten venösen Ostium. Hierdurch kann in der Tat eine Insuffizienz der venösen Klappen bis zu einem gewissen Grade in ihren pathologischen Wirkungen paralysiert werden. Doch das mag nur nebenbei erwähnt sein, um zu zeigen, daß wir mit der gemachten Erklärung verschiedenen Tatsachen gerecht werden können.

Ein Punkt harrt noch seiner Erledigung. Es war, so weit von den bei Myocarditis zu Arhythmie führenden Krankheitsprodukten die Rede war, im Anschluß an einen konkreten Fall nur deren Lokalisation in der hinteren Wand der linken Kammer berücksichtigt. Sehen wir die verwendbare kasuistische Literatur durch, wobei ich besonders die genau geschilderten Fälle Krehls, Rombergs, aber auch die von Hochhaus im Auge habe, so finden wir, namentlich in akuten Fällen, diese Lokalisation keineswegs bestätigt. In den erwähnten Fällen, soweit sie natürlich Irregularität gezeigt haben, wird vielmehr die starke Anhäufung von Entzündungsprodukten einschließlich der eigenartigen Parenchymalteration an der Spitze des Herzens besonders hervorgehoben, vornehmlich in der vorderen Wand des linken Ventrikels oder auch im Septum nahe der Spitze. Daß eine ähnliche Lokalisation auch wohl bei der Arhythmie in der Insuffizienzperiode bei der Frau R. mitgespielt hat, ist mir mehr, wie wahrscheinlich; denn es finden sich die Reste abgelaufener Entzündung an der fraglichen Stelle in besonders ausgedehntem Maße.

Nun wüßte ich aber nicht, daß und wie diese Tatsachen meiner Erklärung widersprechen sollten. Hier ist die Substanz des Papillarmuskelsystems entzündlich infiltriert und zwar an der Stelle, wo die bis dahin geschlossenen Lamellen fächerförmig auseinanderweichen und dabei in Verbindung mit benachbarten Lamellengruppen treten. Für unsere Zwecke folgt aber daraus, daß an dieser Stelle die funktionelle Qualität, zu der das Reizleitungsvermögen auch gehört, herabgesetzt sein muß; damit sind ähnliche Bedingungen erfüllt, als wir sie durch Einlagerung von Schwielen in dasselbe Muskelsystem, nur an anderer Stelle, kennen lernten. Ganz wesentlich hierzu ist jedoch, wie sich das aber ja auch ausdrücklich in der Beschreibung der Fälle betont findet, die starke, extensive und intensive Infiltration des Spitzenabschnittes.

Ganz besonders interessant erscheint mir die eben erwähnte Lokalisation von entzündlichen Produkten für die Theorie der Herzirregularität, wenn wir ein physiologisches Experiment von Krehl und Romberg mit heranziehen. Es scheint dies zwar auf den ersten Blick meiner Erklärung zu widersprechen; ich glaube aber, der Widerspruch löst sich auf einfache Weise zu Gunsten meiner Ansicht.

Krehl und Romberg[1]) reizten die Spitze eines freigelegten Kaninchenherzens mit dem faradischen Strom mittelst einer 2 mm Durchmesser besitzenden Knopfelektrode: „Dabei zeigte sich die auffallende Erscheinung, daß die Faradisierung der Herzspitze eine Störung der regelmäßigen Schlagfolge schon bei einer Stromstärke herbeiführte, welche am übrigen Herzen nichts machte. Starke Unregelmäßigkeit und Beschleunigung, Sinken des arteriellen Drucks infolge unvollkommener Kontraktion, bisweilen ein meist vorübergehendes Delirium cordis sind die unmittelbaren Folgen einer derartigen Reizung der Herzspitze. Die Erscheinungen treten gleichzeitig mit oder bald nach Beginn der Reizung ein und überdauern dieselben meist einige Sekunden. Es folgt mit dem Eintritt regelmäßiger Pulsationen eine kurze Drucksteigerung von 15—20 Sekunden Dauer, welche von dem reichlicheren Blutzufluß zum Herzen herrührt.“

Eins geht hieraus mit zwingender Notwendigkeit hervor, daß sicherlich die Herzspitze oder, wie wir sagen müssen, die Muskulatur des Papillarmuskelsystems an dieser Stelle eine besondere Rolle spielt. Dem widerspricht meine frühere Erklärung ja auch keineswegs, im Gegenteil, auch ich habe von Anfang an betont, daß gerade diese Lamellen deshalb ihre Bedeutung haben, weil mit ihrer Kontraktion die Systole der Kammer beginnt und sich von ihnen aus weiter verbreitet. Nun kommt aber der anscheinende Widerspruch: Krehl und Romberg führen die Ursache der Irregularität auf „Reizung der Herzspitze“ zurück. Sie sagen darüber: „die eigentümliche Empfindlichkeit der Herzspitze gegen den faradischen Strom ist wohl unschwer zu erklären. Die Herzspitze ist ein Punkt, an dem außerordentlich zahlreiche Muskel-

[1]) Krehl und Romberg, Über Bedeutung des Herzmuskels und der Herzganglien für die Herztätigkeit des Säugetiers. (Arbeiten aus der med. Klinik zu Leipzig, 1893, Seite 90.)

fasern aus der äußeren in die innere Schicht umbiegen. Von allen Punkten der Herzoberfläche her ziehen die Fasern nach der Herzspitze hin, um von ihr aus wieder in den verschiedensten Richtungen in die innere Schicht auszustrahlen. Eine Reizung der Herzspitze trifft also einen beträchtlichen Teil aller den Herzmuskel bildenden Bündel. Dagegen beeinflußt die gleich starke Reizung irgend eines anderen Punktes der Herzoberfläche nur eine beschränkte Zahl von Muskelbündeln, deren Verlauf eine viel einheitlichere Richtung besitzt."

Also Krehl und Romberg sprechen es aus, daß ein Reiz auf ausgedehntere Muskelpartien die Ursache der Arhythmie ist; ich habe dagegen behauptet, daß gerade die Vernichtung oder doch wenigstens die Verschlechterung des Reizleitungsvermögens, also Schwächung der Muskelfunktion die Ursache sei. Für mich spricht einstweilen nichts weiter, als die Tatsache, daß von den eben genannten Autoren die pathologischen, entzündlichen Produkte in der Muskulatur arhythmisch arbeitender Herzen, einschließlich der Parenchymalteration an anderer Stelle genau ebenso eingeschätzt sind, nämlich, daß sie die physiologische Qualität des Muskelgewebes herabsetzen müssen. Danach bestünde, wenn wir überhaupt die genannten pathologischen Veränderungen ursächlich anschuldigen dürfen, bei Krehl und Romberg selber ein Widerspruch.

Nun haben wir aber zunächst zu bedenken, daß der faradische Strom ganz eigenartig, durchaus anders auf den Herzmuskel wirkt, wie auf den Skelettmuskel. Einzelheiten darüber brauchen wir hier nicht weiter. Doch davon abgesehen, in Krehls und Rombergs Versuchen handelte es sich jedenfalls um Stromstärken, die reizerzeugend, nicht lähmend wirkten. Ferner ist ihnen in jeder Weise zuzugestehen, daß sie durch ihre Versuchsanordnung im stande waren, den Reiz auf eine „engumgrenzte" Stelle wirken zu lassen. Weiter folgt aber aus ihrer Beschreibung, daß sie dann bei der umschriebenen Reizung der Herzspitze nichts, als das Papillarmuskelsystem treffen mußten und zwar im zweiten Drittel seines Verlaufs oder Beginn des dritten (untersten) Drittels und daß sie hierdurch ihren Effekt erzielten. (Tafel I, Fig. 2, Tafel II, Fig 3a u. 3b.). Dies folgt deshalb, weil bekanntlich seine Lamellen auf der vorderen Fläche des Spitzenteils nahe der Spitze fast unmittelbar unter dem Pericard liegen, dann weil hier zwei wesentliche Teile des genannten Systems, die trabekuläre Partie des vorderen Papillaren und die intramurale des hinteren auf die vordere Fläche der Spitze übertreten und nahe einander zum Septum weiter verlaufen, während alle übrigen Muskelzüge an dieser Stelle weder den gleichen geschlossenen Verlauf, noch überhaupt eine annähernd gleiche Muskelmasse und daher auch nicht die gleiche funktionelle Bedeutung besitzen. Reizten sie irgend eine andere Stelle, z. B. wie im Protokoll aufgeführt ist, die „Mitte des Ventrikels", so war der Erfolg bei gleicher Stromstärke ein weit schwächerer; natürlich, denn hier wären günstigstenfalls nur einige der obersten Züge des genannten Systems erreichbar, dann aber tritt der Erfolg deshalb nicht gut ein, weil die Muskelzüge tiefer unter der Herzoberfläche, ja sogar näher der Innenfläche liegen und nach außen von anderen Zügen überlagert sind. (Tafel II, Fig. 3b.) An dieser Stelle kann also nur ein Teil des Stromes die Muskelzüge jenes Systems treffen. Es ist deshalb durchaus zu verstehen, daß die elektrische Reizung bei gleicher Stromstärke an der Herzspitze ein differentes Resultat liefern muß, als an jeder anderen Stelle des Ventrikels, festzuhalten ist dabei aber unter allen Umständen, daß das experimentelle Resultat durch Reizung des Papillarmuskelsystems zu stande kam.

Nun aber der Effekt der Reizung selber. Krehl und Romberg stellen in diesem Fall Reizung als gleichbedeutend hin mit Reiz schlechtweg. Darin liegt nach meiner Überzeugung ihr Irrtum. Derselbe ergibt sich aus ihren eigenen Notizen von selbst.

Bekanntlich steht es fest, daß der Herzmuskel in der Systole gegen einen elektrischen, wie ja auch gegen den physiologischen Reiz refraktär ist, erst eine Zeit nach Beginn der Diastole zeigt sich die Fähigkeit, auf den Reiz mit einer Kontraktion zu antworten. Nun sagen Krehl und Romberg ausdrücklich: „Die Reizdauer betrug meist 5 Sekunden“. Nehmen wir eine Bewegungsphase, welche wir wollen, und lassen in ihr die elektrische Reizung den Anfang nehmen, so übersteigt die Zeit von 5 Sekunden doch erheblich die Zeitdauer einer einzigen Phase, ja sogar noch überhaupt die einer ganzen Herzrevolution beim Kaninchen. Denn die letzte nur gleich 5 Sekunden gesetzt, ergäbe eine Frequenz von nur 12 Schlägen in der Minute und das hieße doch für ein solches Tier eine ganz beträchtliche Pulsverlangsamung.

Denken wir uns nun, der elektrische Reiz, wie ihn die genannten Autoren ausführten, wird auf die Spitze appliziert und fällt in die Pause, so erzeugt er eine Kontraktion, die auch so erfolgen würde, aber es kommt, zumal der faradische Strom leicht tetanische Kontraktionen erzeugt, während der Dauer seiner Einwirkung überhaupt zu keiner Diastole. Denn sonst müßte seine Wirksamkeit schon eher aufhören, bevor noch die Elektroden entfernt sind; davon steht jedoch nichts im Protokoll. Die Kontraktionsphase wird also, wenn ich es so ausdrücken soll, so lange festgehalten, als die Applikation des Stromes dauert.

Das wäre eine Möglichkeit. Wird der Strom während der Systole appliziert, so bleibt der Reiz zunächst unwirksam; wäre dann die Zeit dieser noch durch den physiologischen Reiz eingeleiteten Systole zu Ende und es hätte die Diastole begonnen, so müßte mit demselben Augenblick als Effekt der nun wirksam werdenden elektrischen Reizung eine Extrasystole zunächst des

Papillarmuskelsystems, von da aus der übrigen Kammerwand erfolgen; die Extrasystole schlösse sich also ohne jede Unterbrechung unmittelbar an die Systole an. Etwas ähnliches wäre die Folge, wenn der Beginn der elektrischen Reizung in die Diastole fiele, wir erhielten auch da eine Extrasystole.

Also, wie wir uns drehen: wenn der Strom während der genannten Zeit von 5 Sekunden wirksam ist, so muß er unter allen Umständen länger dauern, wie die Zeit einer einzigen Bewegungsphase, ja die einer ganzen Herzrevolution in Anspruch nimmt; seine Wirkung muß daher darin bestehen, daß er abnorm verlängerte Kammersystolen oder Kammerextrasystolen erzeugt, vielleicht gar von einer Länge, die genau übereinstimmt mit der Zeitdauer seiner Applikation.

Damit sind wir wieder auf dem Punkte angelangt, den ich bei Fällen von Myocarditis mit vorwiegender Erkrankung der Ventrikelwand als für die Entstehung der Arhythmie maßgebend ansah. Die Vorhofstätigkeit wird durch die elektrische Reizung der Kammer ja nicht berührt, sie erfolgt in ihren regelmäßigen Intervallen; die Vorhofssystole trifft aber wegen der verlängerten Systole der Kammer deren Muskulatur in anderer Bewegungsphase, als normal: eine Störung des Rhythmus ist deshalb, wie wir sahen, unausbleiblich und es kann erst nach Ablauf der auf die Ventrikel-Extrasystolen folgenden kompensatorischen Ruhe wieder eine zeitliche Kongruenz zwischen Vorhofssystole und Kammerpause und damit die regelmäßige Herztätigkeit eintreten. In Wirklichkeit ruft also 5 Sekunden lang dauernde Applikation des faradischen Stromes auf das Kaninchenherz unter allen Umständen eine abnorm verlängerte Kammersystole hervor, bedingt also eher eine Hemmung der Herztätigkeit, nicht jedoch einen einfachen „Reiz“. Dies nicht beachtet zu haben, führt Krehl und Romberg zu irrtümlicher Deutung ihres Experimentes. Die übrigen oben erwähnten Konsequenzen des Experimentes brauchen jetzt keine weiteren Erklärungen mehr, denn sie decken sich mit den allgemeinen uns schon bekannten Folgezuständen von Extrasystolen, die häufig die Eigenschaft von „frustranen Kontraktionen“ besitzen.

Trotzdem also auf den ersten Blick ausgedehnte Rundzelleninfiltrationen und Parenchymerkrankung der Herzspitze himmelweit in ihrer Bedeutung zu differieren scheinen von den Bedingungen des eben besprochenen physiologischen Experimentes, so führen doch, wegen der speziellen Bedingungen des letzteren beide zu denselben allgemeinen funktionellen Störungen der Herztätigkeit. Die Bedeutung des Papillarmuskelsystems hierfür leuchtet aus dem Tierexperiment so klar hervor, wie man es a priori kaum hoffen könnte; die pathologischen Verhältnisse, die Lokalisation der Entzündungsprodukte innerhalb der Lamellen des Papillarmuskelsystems und ihre unmittelbaren pathologisch-physiologischen Folgen können wir demnach mit vollstem Recht für die Entstehung des klinischen Symptoms, der Irregularität der Herzaktion verantwortlich machen. Voraussetzung bleibt nur, daß neben dieser Lokalisation die Ausdehnung der Erkrankung — eventuell mit den verschiedenen Kombinationen ihrer Produkte — so groß ist, daß eine „funktionelle Kontinuitätstrennung" des gesamten Muskelquerschnittes zu stande kommt resp. auch die Verbindungen zu benachbarten anderen Lamellensystemen gleichzeitig mit vernichtet sind.

Ich hatte die Arhythmie bei der Myocarditis erklären wollen; die bisher bekannten Versuche, welche den mikroskopisch demonstrierbaren Zustand der Muskulatur zum Ausgang nahmen, genügten nicht völlig, weil sie nicht den Vorgang erklären konnten, wenn der Sitz der Erkrankung im Ventrikel lag. Dieser Tatsache jedoch mußte Rechnung getragen werden und, wie ich glaube gezeigt zu haben, läßt sich die klinische Erscheinung mit ihren verschiedenen Eigenschaften lückenlos deuten, auf Grund unserer heutigen, erweiterten Kenntnisse über Physiologie und Anatomie des Herzens.

Es ist natürlich außerordentlich verführerisch, diese Resultate auf die Zustände auszudehnen, die wir als funktionelle Störungen bezeichnen. Um nicht Mißdeutungen ausgesetzt zu sein, verstehe ich aber nur solche darunter, bei denen die genaue systematische Untersuchung des Herzmuskels keine anatomischen Störungen erkennen läßt. Ob auch hier in letzter Instanz dieselben Gründe die oft zu beobachtende Irregularität erklären dürfen, muß unbeantwortet bleiben: ich halte eine Diskussion hierüber zur Zeit für gänzlich aussichtslos: schon aus dem einfachen Grunde, weil wir kaum einen tatsächlichen Beweis dafür beibringen können, daß die als Voraussetzung geltende Störung auch wirklich vorhanden oder nur hypothetischer Natur ist. Wir stehen höchstens erst im Beginn der Erkenntnis, müssen uns daher durchaus beschränken und lieber zur rechten Zeit unseren Verzicht aussprechen. Wir dienen der Sache dann sicherlich zunächst am besten!

Schluss.

Ich stehe am Schluß meiner Betrachtungen und zwar mit Absicht. Nicht als ob die Möglichkeiten darüber sämtlich erschöpft wären, wie der Bau des Herzmuskels eine Rolle in der Pathologie des Herzens spielt: bei weitem nicht. Mich bestimmten vielmehr eigentlich Gründe äußerlicher Natur. Es lag mir daran, den Umfang der vorliegenden Arbeit nicht zu weit anschwellen zu lassen, um nicht die Einheitlichkeit und Übersichtlichkeit zu gefährden: aus dem Grunde sind einzelne, in ihrem Werte deshalb aber durchaus nicht nebensächliche Fragen stellenweise nur angedeutet worden und behalte ich mir vor, bei anderer Gelegenheit auf sie einzugehen und sie dort genauer auszuführen. Zweitens aber, um wegen anderer Fragen, die teilweise außerordentlich brennend sind, positiv in meinem Sinne Stellung zu nehmen, dazu genügte mir mein Material noch nicht, und Unfertiges zu bringen — es würde das nur heißen, vorhandene Hypothesen um eine weitere zu vermehren — das lag mir so fern, wie nur irgend etwas. Ich hätte direkt gegen meine eigenen Vorsätze gesündigt.

In der Einleitung sprach ich davon, wie notwendig es für die praktische Tätigkeit des Arztes sei, die gültigen Lehren aus der Pathologie und Klinik der Herzkrankheiten ihrer Unklarheiten, ihres Hypothetischen zu entkleiden, daß wir mit allen Mitteln dahin streben müßten, aus diesem Gebiet die Schlagwörter zu verbannen. Die Kritik der bisherigen Bestrebungen, in unserer Erkenntnis vorwärts zu kommen, zeigte den Weg, der allein nach meiner Überzeugung aussichtsvoll werden konnte, weil er eine feste, unverrückbare Basis schuf, die leider bisher noch nicht zu Gebote stand. Der Weg hieß: nach Möglichkeit Erweiterung unserer anatomischen Kenntnisse; dann hieß es, von diesem Gesichtspunkte aus, an die pathologischen und klinischen Fragen heranzutreten. Möglich mußte der Weg sein, handelte es sich beim Herzen doch nur um ein muskulöses Organ, ein Organ, das vor allen Dingen die Aufgabe hat, mittelst Bewegung der Bewegung zu dienen.

Schon mit meiner Forderung mußte ich in einen gewissen Gegensatz geraten zu bestimmten herrschenden Strömungen, die bei der Tätigkeit am Krankenbett gerade von der Anatomie und ihrer Verwertung abstrahieren wollen und dort nur die Beobachtung der Funktion resp. ihrer Änderungen für maßgebend erklären.

So wurde es nötig, erst ein Tatsachen-Material zu schaffen, um aus ihm die beabsichtigten Konsequenzen ziehen zu können; — die gesamte vorstehende Arbeit ist das Resultat dieser Unternehmungen und ohne Übertreibung glaube ich jetzt wenigstens das sagen zu können, daß mein Vorhaben keine Utopie war. Alle Erörterungen stehen unter dem Zwange des einen Gesichtspunktes, wie und weshalb lassen sich die physiologischen Bewegungsvorgänge und ihre Störungen unter krankhaften Verhältnissen zurückführen einerseits auf die Bauart des Herzens: auf die Anordnung der Muskelzüge in den Herzabschnitten, mittelst derer die Natur die komplizierten Bewegungserscheinungen zu stande bringt und andererseits auf die einfachen, unter allen Bedingungen gültigen Gesetze der allgemeinen Bewegungslehre. Auf diesem Wege bin ich dahin gelangt, — wenn ich die Grundidee des Erreichten kurz zusammen fassen soll — es auszusprechen: die Funktion des Herzmuskels ist nichts anderes, als die Folge, der Effekt bezw. der Zweck der Kontraktion der Herzmuskulatur zwischen bestimmten, genau namhaft zu machenden Punkten des Organs (also lediglich Folge ihrer Anordnung), wobei die Art der Bewegung der Muskulatur nur abhängig ist von den Gesetzen der Bewegung der lebenden Substanz überhaupt. Das ist der alleinige, für alle Verhältnisse maßgebende Grundsatz geworden.

Demnach verstehe ich unter Störung einer bestimmten Funktion konsequenterweise nichts anderes, als die kurze Fassung der Begriffe und der Tatsachen, daß bestimmte Muskelgruppen, eben die, welche zu einem bestimmten Zwecke zusammenarbeiten, in ihrer Tätigkeit, Energie, allgemeinen Eigenschaften durch irgend ein krankhaftes Agens alteriert worden sind; ferner, daß überhaupt Folgen und zwar welche unter dem Einfluß dieser Alteration auf die übrige intakte Muskulatur entstehen. Dem steht der früher zitierte Ausspruch entgegen: die funktionelle Untersuchung soll es ermöglichen, „schon geringere Grade von Herzschwäche zu erkennen“, denn es gelte, „die Initialsymptome aufzufinden, die Funktionsstörung, die sich allmählich zur Erkrankung ausbildet.“

Oft genug ist nicht die Fassung eines Axioms charakteristisch, wohl aber gehen aus den Konsequenzen einer Behauptung die Differenzen deutlich hervor. Die Vertreter der gegnerischen Anschauung werden im Verfolgen ihres Gedankenganges zu der Erklärung geführt, die ich mit Rosenbachs früher zitierten Worten noch einmal hersetzen will: „In welcher Form sich auch immer auf dem Leichentische ein Herzmuskel, der in abnormer Weise funktioniert hat, präsentieren mag, im Leben war es doch sicher nur möglich, die Diagnose einer mehr oder weniger ausgeprägten Insuffizienz der Herzkraft, des weakened heart zu stellen." Ich bin im Gegensatz dazu durch Verwertung meiner leitenden Gesichtspunkte, mit meiner Fassung des Begriffes Funktionsstörung, zu dem Versuch gekommmen, eine Lokalisationsbestimmung von Erkrankungsherden innerhalb des Herzmuskels zu wagen; ich habe damit ein Gebiet betreten, das bisher außerordentlich wenige, man kann fast sagen, so gut wie gar keine Früchte geliefert hat. Der Kommentar für diese allgemeine Differenz mit den Vertretern der erwähnten Richtung ist in meiner Arbeit genügend enthalten.

In welcher Form sich nun eine Funktionsstörung als Folge der geweblichen Alteration des Parenchyms äußert, oder anders ausgedrückt, welche Symptome die Erkrankung liefert, resp. welche Kombination unter ihnen mit ihren möglichen qualitativen und quantitativen Schwankungen dann zur klinischen Kenntnis gelangen, das ist lediglich die Konsequenz der Lokalisation der die Muskelkraft schädigenden Vorgänge innerhalb der Kammermuskulatur, ihres Umfanges, ihres Weiterschreitens, Rückgängigwerdens etc., je nachdem sich die Vorgänge mit einander kombinieren.

Damit ist aus der theoretischen Erkenntnis heraus ein praktisches Resultat gezeitigt. Sind wir im stande, uns die Funktionsstörungen vollkommen genug erklären zu können, dann sind wir umgekehrt in Zukunft auch berechtigt, in gleichen Fällen die Erklärung zur Bestimmung des Sitzes einer Affektion innerhalb des Organgewebes zu benutzen. Dieses Moment begreift natürlich nur eine Seite der Diagnose: es fehlt das weitere Moment, welcher Art ist die schädigende Affektion. Aber auch zu deren Bestimmung, zur Feststellung des eigentlichen krankhaften Prozesses ließen sich durch Erweiterung unserer Kenntnisse vom Bau des Myocards in Verbindung mit der pathologisch-anatomischen Untersuchung neue Momente gewinnen, die wohl die Möglichkeit, in vielen Fällen die absolute Sicherheit gewähren, auch diesem Teil der Diagnose in vivo gerecht zu werden.

Mehr, wie überflüssig dürfte es sein, ein Wort über den Wert einer gesicherten Diagnose zu verlieren! Krehl betont schon, daß die Bestimmung der qualitativen geweblichen Veränderungen in seinen kranken Herzen Ausblicke gewährt, wie wir uns zur Behandlung von ähnlichen Kranken gegenüber einzelnen in Betracht kommenden Methoden zu verhalten haben. Ich halte den Satz für außerordentlich wichtig, ich halte ihn aber noch für bedeutend erweiterungsfähig.

Bei der Behandlung von Herzkranken verfügen wir über eine große Anzahl außerordentlich wirksamer Heilfaktoren, deren Wirksamkeit im allgemeinen auch von keiner Seite bestritten wird. Was uns jedoch nicht immer befriedigt, ist die Tatsache, daß die Mittel in einem Falle wirken, in einem anderen, anscheinend gleichartigen, versagen. Hier glaube ich, liegt der Punkt, wo die Untersuchungen der Zukunft einzusetzen haben.

Ich selber verfüge bereits über eine Reihe von Erfahrungen, die mich immer mehr darin bestärkt haben, daß unsere mangelnde Fähigkeit, genau scharf die Grenzen der Indikation für die einzelnen Heilfaktoren zu bestimmen: seien es Medikamente, seien es mechanische, hydriatische etc. Prozeduren, darauf beruhen, daß wir mit der Erkenntnis des im betreffenden Herzen sich abspielenden Prozesses, des Stadiums des Prozesses, seiner Ausbreitung etc. nicht weit genug vorgeschritten waren. Meine eigenen Untersuchungen haben mir in der Richtung bereits wertvolle Dienste geleistet, zumal wenn ich mir eigene, mich selber früher frappierende Erlebnisse vergegenwärtige.

Daß wir nicht immer in der Lage sein werden, zu helfen, ist absolut klar: das zuzugestehen und eine infauste Prognose zu stellen, bedeutet wahrlich noch nicht ein Zeichen unserer Ohnmacht, ist auch kein Armutszeugnis für die innere Medizin. Unser Streben hat nur dahin zu gehen, daß wir möglichst die Situation bezeichnen lernen, in der unsere Hilfe aufhört, so gut wie der Chirurg diesen und jenen Fall als inoperabel bezeichnet und damit die Grenze seines Könnens festlegt. Ein Zeichen der Ohnmacht und ein Armutszeugnis ist es nur, wenn wir gezwungen sind, ohne genaue Kenntnis der intimen Vorgänge, ohne Übersicht über unser Können und unsere Kraft an die Behandlung eines Falles heranzutreten. Ein bloßer Routinier ist bei der Behandlung gerade von Herzkranken nicht nur am wenigsten am Platze, er bedeutet für sie direkt eine Gefahr!

Damit schließe ich. Mögen die vorstehenden Ausführungen dazu beitragen, uns dem gesteckten Ziel eine Strecke näher zu bringen!

Abkürzungen

in den

Figurenbezeichnungen auf Tafel I—III.

Ao = Aorta.
Art. p. = Arteria pulmonalis.
Ao.w. h. = hinterer Aortenwulst.
Ao.w. v. = vorderer Aortenwulst.
C. = Conus des rechten Ventrikels.
K. r. = rechte Kammer.
L. h. = hinterer Längswulst des suprapapillaren Raumes.
L. h. tr. = trabekuläre Portion des hinteren Längswulstes.
L. h. i. = intramurale Portion des hinteren Längswulstes.
L. s. = Längswulst des Septum.
L. v. = vorderer Längswulst der linken Kammer.
L. v. tr. = trabekuläre Portion des vorderen Längswulstes.
L. v. i. = intramurale Portion des vorderen Längswulstes.
P. h. = hinterer Papillarmuskel der linken Kammer.
P. h. tr. = trabekuläre Portion des hinteren Papillaren.
P. h. i. = intramurale Portion des hinteren Papillaren.
P. v. = vorderer Papillarmuskel der linken Kammer.
P. v. tr. = trabekuläre Portion des vorderen Papillaren.
P. v. i. = intramurale Portion des vorderen Papillaren.
R. = Recessus der rechten Kammer.
S. = Septum.
V. l. = linker Vorhof.
V. r. = rechter Vorhof.
W. = Herzwirbel.

Buchdruckerei A. W. Zickfeldt
Osterwieck/Harz.

Tafel I.

Fig. 1.

Linker Ventrikel eines Schafherzens.

Linke Kammer an der linken Seite durch Längsschnitt geöffnet und flächenhaft ausgebreitet. Durch Formalin fixiert. Endokard abpräpariert.

Zur Demonstration des Verlaufs der oberflächlichen Muskelzüge auf dem Septum.

Allgemeine Bezeichnungen vorstehend.

1. Die Spitze der trabekulären Portion des hinteren Papillaren abgehoben, um zu zeigen, wie dieselbe die Fortsetzung des Septum-Längswulstes deckt.

2. Verbindungszüge zwischen oberflächlicher Septumschicht und trabekulärer Portion des hinteren Papillarmuskels.

NB. In Folge eines Versehens trifft die Linie 2 nicht die richtige Stelle. Ihr Endpunkt innerhalb der Figur muß um ca. $^1/_2$ cm tiefer, näher zur Herzspitze hin und etwas dichter am Papillarmuskel liegen.

Fig. 2.

Linker Ventrikel eines Schafherzens.

Linkes Herz an der Übergangsstelle der vorderen Wand ins Septum gespalten, flächenhaft ausgebreitet, durch Formalin fixiert.

Zur Demonstration des Papillarmuskelsystems von innen.

Allgemeine Bezeichnungen oben angegeben.

An den Papillaren sind Fensterschnitte angebracht; stehen geblieben ein Teil der oberflächlichen trabekulären Züge; in den Ausschnitten die tieferen, intramuralen Züge sichtbar.

Am hintern Papillarmuskel ist die rechte, hintere Hälfte der trabekulären Portion erhalten, sichtbar im Zusammenhang mit ihr die oberflächlichen Verbindungen mit dem Längswulst des Septum; ferner intakt geblieben die äußerste (linke) Grenze seiner intramuralen Lamellen. Im Ausschnitt: der einseitig nach links und vorn, abwärts gerichtete Verlauf seiner intramuralen Lamellen (von innen gerechnet oberflächlichste Schicht derselben).

Vorderer Papillarmuskel: stehen geblieben außer seiner Kuppe ein schmaler Rand seiner trabekulären Portion (**P. v. tr.**); deutlich erkennbar die Art, wie er die innerste Schicht der intramuralen Lamellen des hinteren Papillarmuskels deckt. Bei **L. h. i** die ebenfalls vom vorderen Papillarmuskel verdeckte Fortsetzung der intramuralen Lamellen des hinteren Längswulstes des suprapapillaren Raumes.

Oberhalb der Kuppe des vorderen Papillaren ein Teil des vorderen Längswulstes entfernt, um das Lageverhältnis der intramuralen Züge des vorderen Papillarmuskels zu demonstrieren.

Bei **1** eine bis zur Kammergrenze reichende starke (nicht konstante) Verbindung der Spitze des vorderen Papillarmuskels mit den trabekulären Bildungen des suprapapillaren Raumes.

Der hintere keilförmige Längswulst des suprapapillaren Raumes nur vom bedeckenden Endokard befreit. Bei **2** seine Verbindung mit den intramuralen Zügen des hinteren Papillarmuskels.

Auf dem Septum Fensterausschnitt: stehen geblieben oben die glatte Ausströmungsbahn zur Aorta, an der Spitze des Herzens der oberflächliche Längswulst des Septum und die unterste Partie des vorderen Längswulstes; freigelegt die in der oberflächlichsten Lage der mittleren sog. queren Septumschicht liegenden fächerförmigen (intramuralen) Ausstrahlungen des vorderen Längswulstes. Bei **4** die zum vorderen Aortenwulst aufsteigenden Züge des Septum, zwischen diesen beiden, bei **3**, einzelne tiefere Züge der mittleren (queren) Septumschicht. Bei **5** die auf dem Schnitt schräg getroffene Fortsetzung der trabekulären Portion des vorderen Papillarmuskels beim Übergang ins Septum (ungefähre Gegend des „systolischen Herzbuckels").

Deutlich auf dem Durchschnitt der Kammer erkennbar, in welchem Umfange die Lamellen des Papillarmuskelsystems zum Aufbau der freien Wand des interpapillaren Raumes beitragen.

Zu bemerken ist, daß infolge der flächenhaften Ausbreitung des Präparates die Richtung der Papillaren gestreckter, als in Wirklichkeit verläuft, daher ihre tangentiale Lage zur Spitze nicht deutlich hervortritt (cf. Fig. 3a).

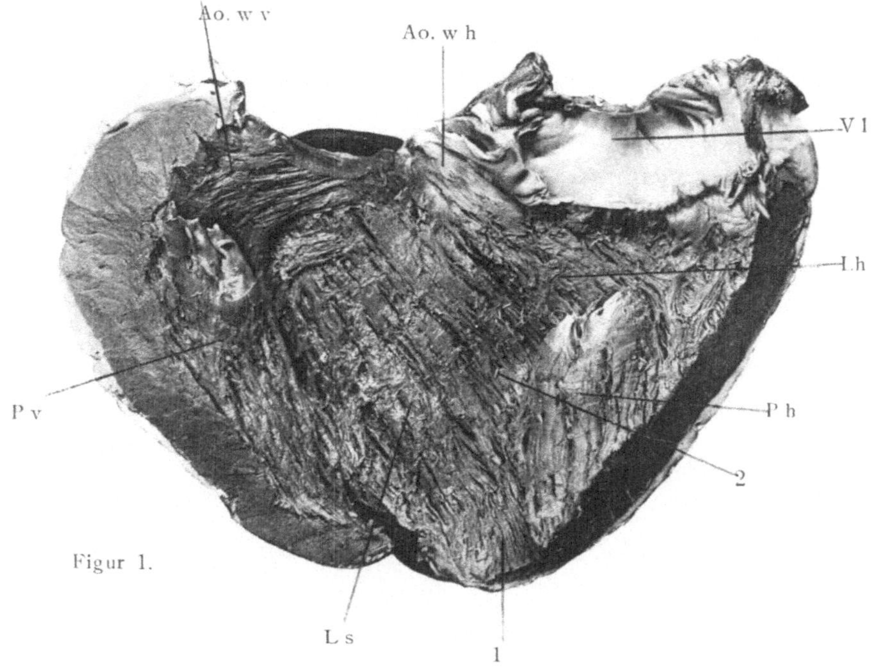

Figur 1.

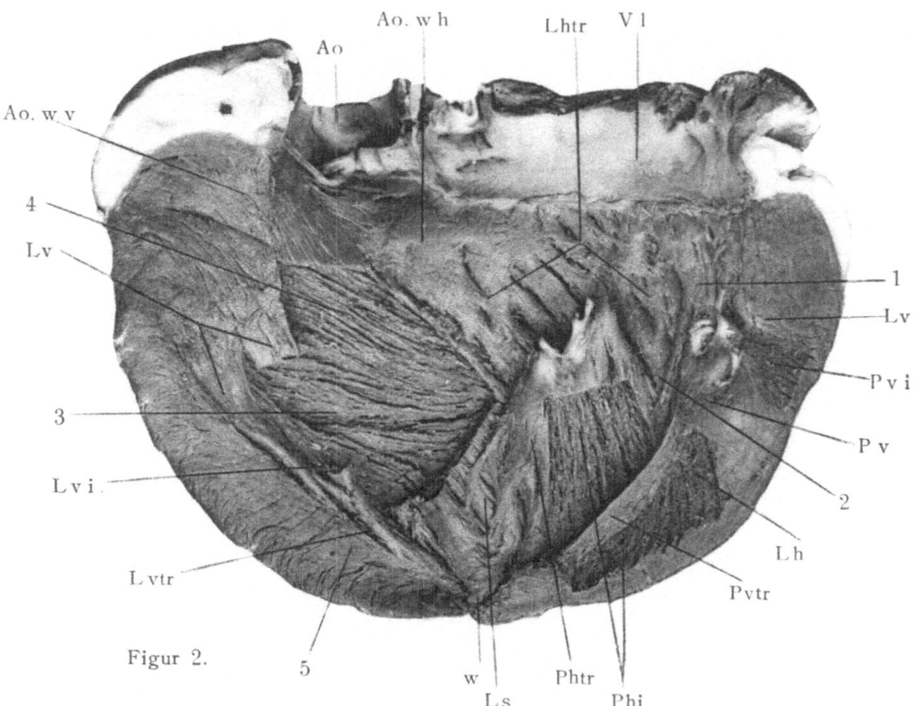

Figur 2.

Verlag von Julius Springer in Berlin.

Tafel II.

Fig. 3a.

Linker Ventrikel eines Schafherzens.

(Innenfläche der Außenwand.)

Herz in Formalin fixiert, Septum größtenteils entfernt.

Allgemeine Bezeichnung oben genannt.

Der vordere Längswulst der Kammer in der Hauptsache entfernt (es stehen nur Reste oben dicht unter dem vorderen Aortenwulst und an der Spitze); ferner fortgenommen die Züge des vorderen Längswulstes, welche ins Septum hinein ausstrahlen und die Fortsetzung der trabekulären Portion des vorderen Papillarmuskels decken (cf. Fig. 2, **L. v. i.**)

1. Übergang eines Teils der trabekulären Portion des vorderen Papillarmuskels ins Septum (in die oberflächlichere Lage der mittleren, queren Schicht des letzteren).

2. Stelle, welche in dem zugehörigen Präparat (Fig. 3b) durch die Sonde **4** markiert ist.

3. Stelle, welche in dem gleichen Präparat durch die Sonde **5** markiert ist.

Deutlich erkennbar der tangentiale Verlauf der Längswülste des interpapillaren Raumes in Beziehung zum Herzwirbel, der die dünnste Stelle der Kammer repräsentiert.

Fig. 3b.

Das in Fig. 3a dargestellte Herz von außen präpariert.

Allgemeine Bezeichnungen wie bisher.

An der vorderen Fläche der linken Kammer ein Ausschnitt angelegt, um die Muskelzüge des Papillarmuskelsystems von außen in ihrem Verlauf und in ihrem Verhältnis zu den übrigen Muskellagen zu demonstrieren.

1. Äußere (umhüllende) Schichten der linken Kammer.

2. Centrale Schicht des suprapapillaren Raumes (Henles „Sphincter" — Krehls „Mittelstück").

3. Sonde, welche durch eine Muskellücke geführt ist und die linke, vordere Seitenfläche der Spitze des hinteren Papillarmuskels markiert.

4. Sonde, welche die obere Grenze der intramuralen Lamellen des hinteren Papillarmuskels bezeichnet (cf. Fig. 3a, **2**).

5. Sonde, welche neben der Kuppe des vorderen Papillarmuskels liegt (cf. Fig. 3a, **3**).

6. Gegend des „systolischen Herzbuckels".

Die Züge, welche unterhalb von dem mit **6** bezeichneten Punkte liegen, stammen von der im Septum liegenden Fortsetzung des vorderen Längswulstes der Kammer ab (cf. Fig. 2 **L. v. i.** und Taf. III. Fig. 4, **2**).

Die Züge, welche unterhalb der Austrittstellen der Sonden **3** und **4** liegen, vorn horizontal verlaufen, nach hinten steil in die Höhe gehen, sind die der perikardialen (Außen-) Fläche zunächst liegenden Züge der intramuralen Portion des hinteren Papillarmuskels, die also den vorderen Papillaren von außen umgreifen und so verdecken.

Die Züge, welche parallel hierzu, oberhalb von den durch die Sonden markierten Stellen verlaufen, sind die intramuralen Fortsetzungen des hinteren keilförmigen Längswulstes (cf. Fig. 2, **L. h. i.**).

Das Präparat zeigt, wie tief die intramuralen Züge des hinteren Papillarmuskels und des hinteren keilförmigen Längswulstes in der Nähe des hinteren Septumrandes liegen und wie oberflächlich sie auf der Vorderfläche des Herzens, besonders in der Gegend der Herzspitze verlaufen.

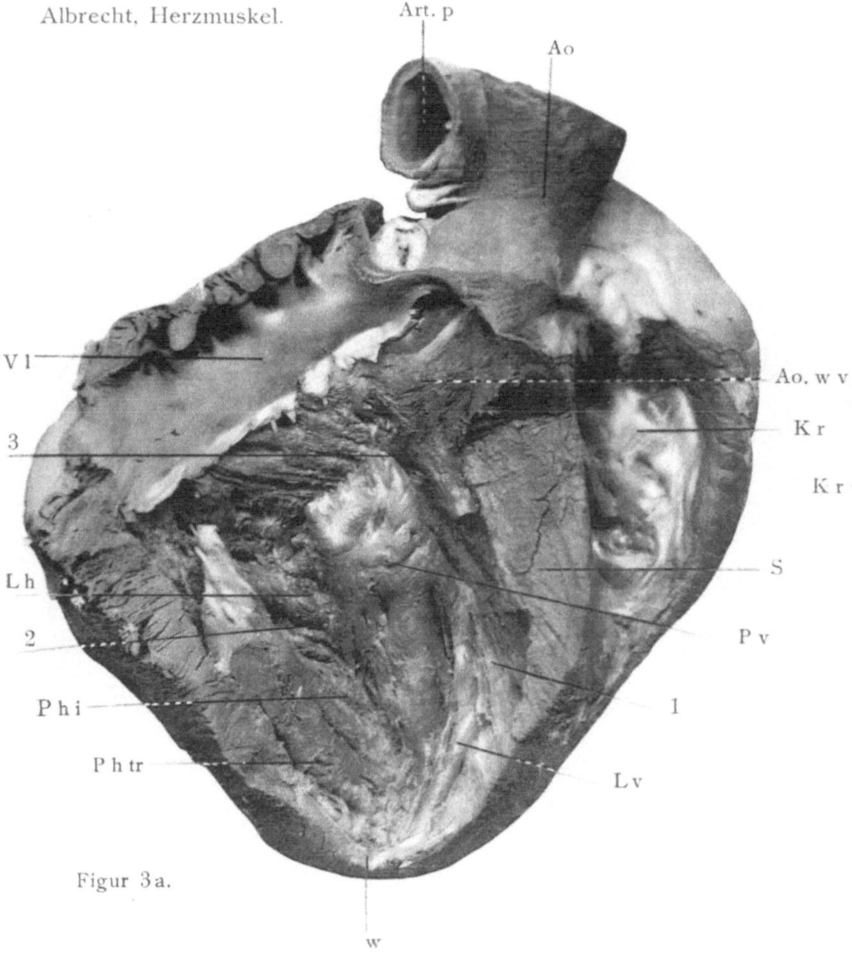

Figur 3a.

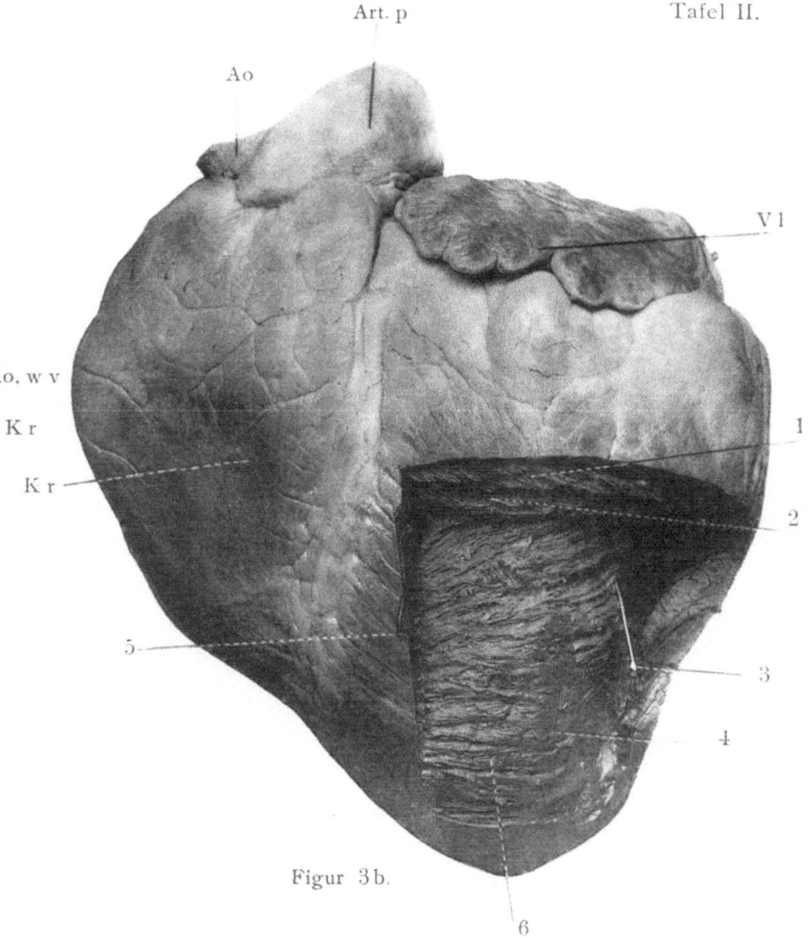

Figur 3b.

Verlag von Julius Springer in Berlin

Tafel III.

Fig. 4.

Linker Ventrikel eines Schafherzens.

Herz vorbereitet wie in Fig. 1 (Taf. I).

Der Schnitt liegt zwischen beiden Papillarmuskeln, hat deshalb die untere „Spitze“ des hinteren Längswulstes des suprapapillaren Raumes durchtrennt, aber deutlich dessen Verbindung mit der Kuppenpartie des vorderen Papillaren stehen gelassen (**L. h. tr.**).

Das Präparat demonstriert besonders die oberflächlichsten Lagen der mittleren, sog. queren Septumschicht und die Konstitution der Aortenwülste.

Die hinteren, oberen Ausläufer des hinteren Längswulstes streben zum hinteren Aortenwulst in die Höhe, teilweise ist deren oberflächliche Schicht entfernt und sieht man so die gleiche Richtung der tieferen Lage (**A o. w. h**).

Der vordere Aortenwulst der Länge nach halbiert: seine oberflächlichen Partien sind Teile des vorderen Längswulstes, seine tieferen Partien bestehen aus Zügen, (**1**) welche schräg von hinten, unten her nach vorn und oben das Septum durchsetzen.

2. Fächerförmig schräg nach hinten und unten ausstrahlende intramurale Portion des vorderen Längswulstes; geschieden vom Innenraum der Kammer durch den oberflächlichen Längswulst des Septum.

Fig. 5.

Rechter Ventrikel eines Schafherzens.

(Innenfläche der freien Wand in systolischer Form.)

Allgemeine Bezeichnungen oben angegeben.

Herz in Formalin fixiert. Außenwand der rechten Kammer am Septum abgetrennt, dessen Reste am hinteren, unteren und vorderen Rande sichtbar sind; Endokard abpräpariert. (Zur Demonstration der verschiedenen Richtungen der trabekulären Bildungen der Wand.)

Bei **1** die Züge, welche am Boden der Kammer quer zwischen ihrer Außenwand und dem Septum verlaufen.

2. die hinten unten entspringenden und bogig nach vorn zur Grenze zwischen Conus und Recessus aufsteigenden Trabekel.

3. Die bogig nach oben und vorn verlaufenden Trabekel des suprapapillaren Raumes.

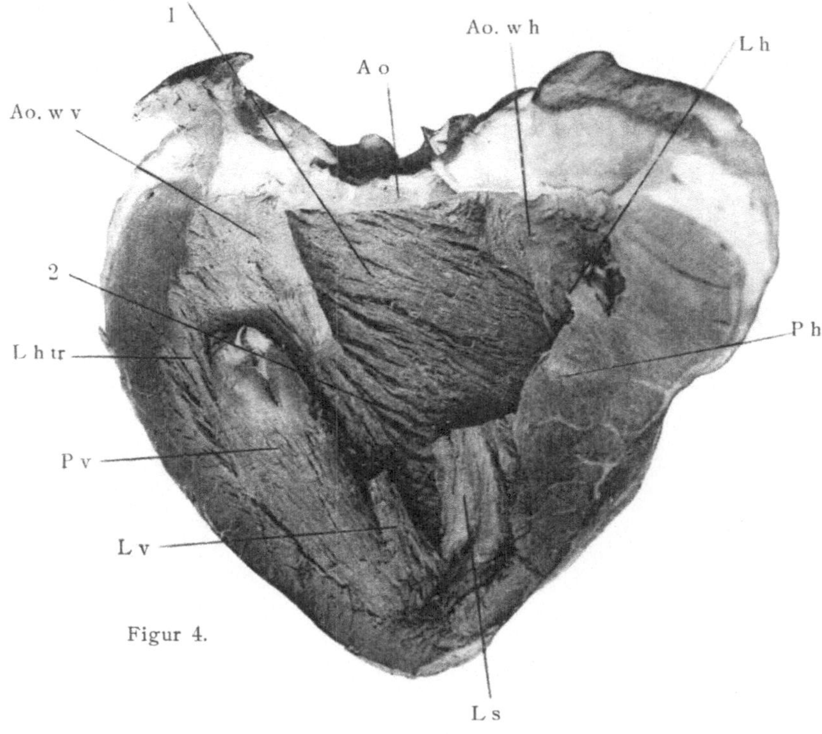

Figur 4.

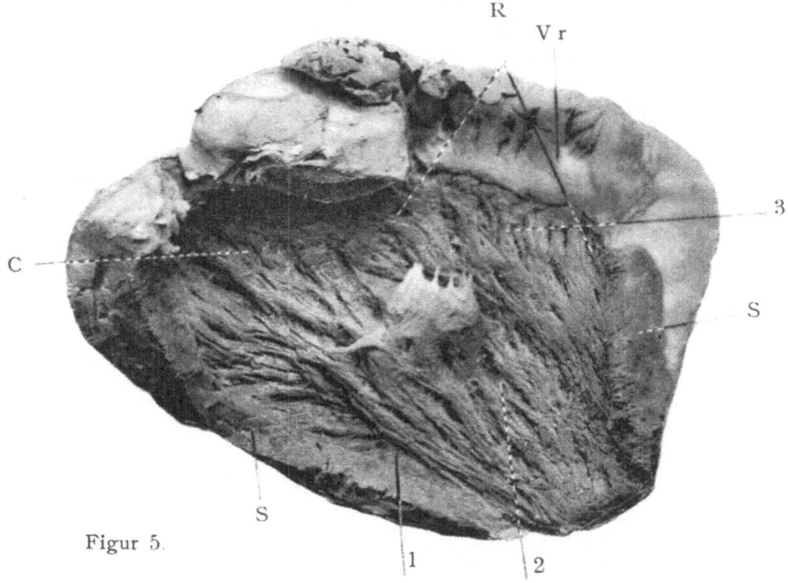

Figur 5.

Verlag von Julius Springer in Berlin.

Tafel IV.

Fig. 6.

Valvula mitralis vom Schaf.

Das Präparat wurde gewonnen durch Abpräparieren des Endokards.

Anordnung und Verteilung der Klappenmuskulatur.

Durch die horizontale punktierte Linie wird der Anheftungsrand der Klappe bezeichnet; ebenso ist der Verlauf der mit den Muskelzügen in Verbindung tretenden Chorden an der äußeren Klappenfläche durch punktierte Linien angedeutet.

Ao = abgeschnittene Aorta.
a = vorderer (Aorten-) Zipfel der Mitralis.
b = hinterer Zipfel derselben.
c = Gegend des linken Herzohrs.
d = Stelle der beiden Nodi valvulae atrio-ventricularis resp. der Herzknorpel.

Fig. 7.

Valvula tricuspidalis desselben Schafherzens.

Darstellung und Zweck des Präparates, wie vorhin. Durch die horizontale punktierte Linie ebenfalls der Anheftungsrand der Klappe markiert.

a und $\mathbf{a}_1$ = vorderer Lappen ⎫
b = der durchschnittene hintere ⎬ der Tricuspidalis.
c = der Scheidewand-Lappen ⎭
d = Gegend des rechten Herzohrs.
e = Gegend des Ostium arteriosum.

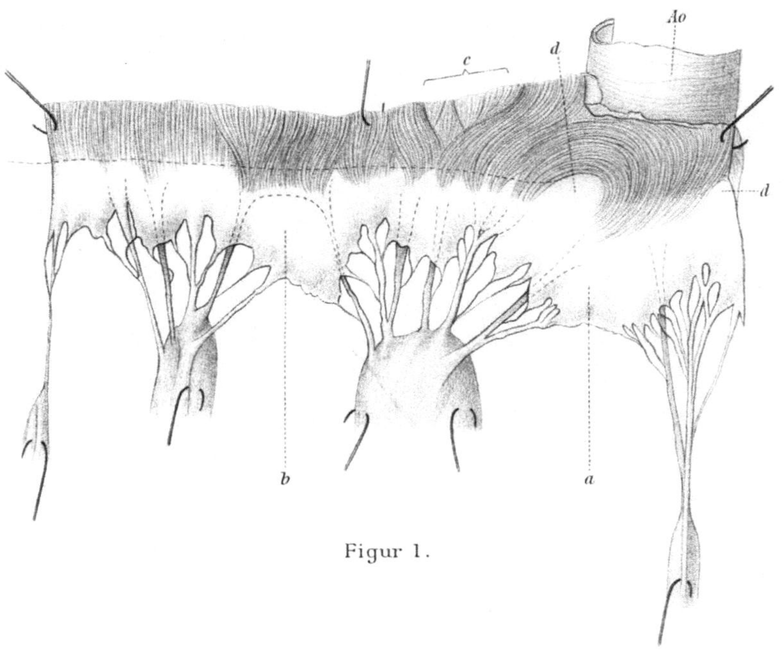

Figur 1.

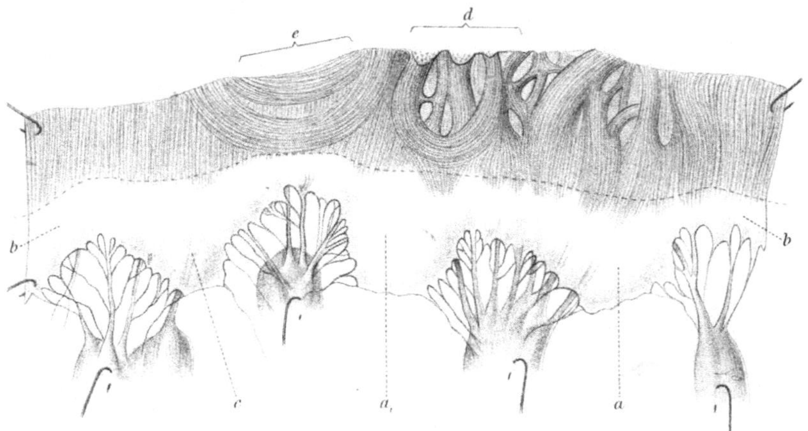

Figur 2.

Verlag von Julius Springer in Berlin. Lith. Anst. v. Werner & Winter, Frankfurt a/M.

Tafel V.

Fig. 8.

Längsschnitt aus dem hinteren Mitralis-Zipfel eines Katzenherzens.

(Schwach vergrößert.)

Die basale Chorde teilt sich in drei Abschnitte: der Abschnitt **b** geht an die Ventrikelwand in den Atrio-Ventrikularring, der Teil **a** zum freien Klappenrand hin, während der Teil **c** mit der Klappenmuskulatur in Verbindung tritt.

Fig. 9.

Flächenschnitt durch die Klappenmuskulatur.

(Hinterer Mitralis-Zipfel der Katze.)

Durch den Schnitt ist die oberflächliche Lage der Klappenmuskulatur fortgenommen, nur links sind noch einige Züge derselben erhalten. — Schwach vergrössert. —

Zur Demonstration der tieferen Schicht der Klappenmuskulatur. Man sieht, wie Bündel der transversalen Muskellage des Vorhofs nach unten abbiegen und längsgerichtet in die Klappe zur basalen Chorde hin eindringen.

a = durch den Schnitt getroffene Chordeninsertionen.

Fig. 10.

Schnitt aus dem linken Ventrikel eines Katzenherzens, dessen Lymphbahnen mit Berliner Blau injiciert sind.

Schnittrichtung senkrecht zur Längsrichtung der Muskulatur.

Vergrößerung: Hartnack Objektiv VII, Ocular III, Tubuslänge 180 mm.

Die dunklen Linien stellen die mit der Injektionsflüssigkeit gefüllten Lymphkapillaren dar; die punktierten Linien bezeichnen die in tieferen Schichten des Schnittes verlaufenden Kapillaren, welche erst bei Senkung des Tubus scharf hervortreten; die stärkeren Sammelgefäße in den Henleschen Spalten sind schraffiert gezeichnet.

mk = Kerne der querdurchschnittenen Muskelzellen.
c = querdurchschnittene Blutkapillaren.
sch = in der Dicke des Schnittes verlaufende Lymphscheide der Blutkapillaren.

Fig. 11.

Aus einem Schnitt des linken Ventrikels eines Hamsters, der mit Höllensteinlösung injiciert war.

(Vergrößerung wie vorhin.)

Ein starkes Lymphgefäß zeigt Endothelauskleidung mit den charakteristischen Zellgrenzen. Mit ihm steht durch Vermittelung eines kurzen Stämmchens (**a**) das in der Längsrichtung der Muskulatur länglich eckige Maschen bildende Lymphkapillarnetz (**l c**) in kontinuierlichem Zusammenhang.

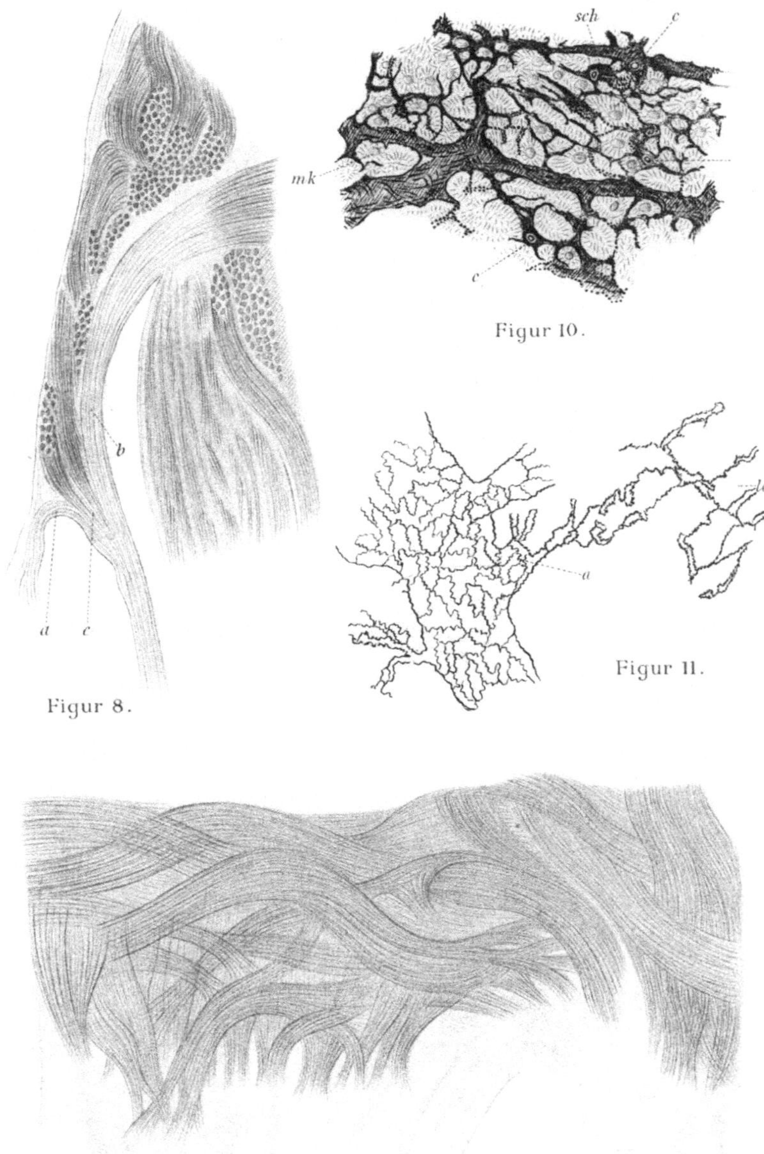

Figur 8.

Figur 9.

Figur 10.

Figur 11.

Verlag von Julius Springer in Berlin.

Lith. Anst.v Werner & Winter, Frankfurt a/M.

Tafel VI.

Fig. 12.

Schnitt aus dem Herzen der Frau R.

(Paradigma II. siehe Text.)

Aus dem linken Ventrikel, interpapillaren Raum (intramurale Lamellen des hinteren Papillarmuskels kurz vor ihrem Eintritt ins Septum).

Querschnitte der Muskelzellen. — In Formalin fixiert, gefärbt nach Heidenhains Methode mit Hämatoxylin und Kali bichromic. Vergrößerung Hartnack Obj. VII, Oc. III. Tubus-Länge 180 mm.

a = vergrößerte Muskelzellen mit vermehrtem centralen und peripheren Sarkoplasma (kontraktions- und leistungsfähige Zellen).

b = Zelle mit großer Vakuole. (Es ist der obere Rand der Vakuole eingestellt und in ihr noch Reste der Zelle in Gestalt von Brücken sichtbar.)

c = Zelle mit zwei kleinen Vakuolen.

d = Zellen mit verschieden weit vorgeschrittener partieller Degeneration (die degenerierten Partieen heller gefärbt).

e = in Degeneration begriffene Zellen (Vermehrung des Sarkoplasmas und Atrophie der kontraktilen Substanz).

Fig. 13.

Aus einem Schnitt desselben Herzens.

(Linker Ventrikel, Basis, vordere Fläche).

Stück mit Sublimat und folgend mit Alkohol fixiert, mit Hämatoxylin und Alaun nach Heidenhain gefärbt. — Vergrößerung wie Fig. 12.

Vergrößerte Zelle mit „treppenförmiger" Querstreifung. — Längsschnitt.

Fig. 14.

Aus einem Schnitt desselben Herzens.

(Linker Ventrikel, seitlicher Bezirk der Basis.)

Fixierung mit Formalin, Alkohol; Färbung mit Hämatoxylin und Kali bichromicum nach Heidenhain. — Vergrößerung die gleiche, wie vorhin.

a = in körniger (und fettiger?) Degeneration begriffene Muskelzellen.

b = kontraktionsfähige Muskulatur mit gut ausgeprägter Querstreifung.

c = Muskelzellen mit auffälliger Längsstreifung (Ausdruck von starker Zunahme des Sarkoplasmas auf dem Längsschnitt).

Fragmentation der Muskelzellen.

Fig. 15.

Aus einem Schnitt desselben Herzens.

(Seitlicher Bezirk des interpapillaren Raumes).

Fixierung in Formalin und Alkohol. Färbung mit Hämatoxylin und Alaun nach Heidenhain. — Vergrößerung die gleiche, wie vorhin.

Fragmentation kernhaltiger Muskelzellen. Die Zellen an verschiedenen Stellen ihres Körpers zerrissen, bei **b** gerade in der Gegend des Kerns.

a = Zellen mit deutlicher, kräftiger Querstreifung.

Die Muskelfragmente in der Mitte des Schnittes zeigen nur Andeutung der Querstreifung, aber deutliche Zunahme der Längsstreifung.

Verschiedene Formen von Muskelkernen in den vergrößerten Muskelzellen mit ihren charakteristischen Längsstreifen.

Fig. 16.

Aus einem Schnitt desselben Herzens.

(Aus der Spitze, Gegend des Herzbuckels.)

Fixierung in Formalin und Alkohol, Färbung mit Hämatoxylin und Alaun nach Heidenhain. — Vergrößerung die gleiche, wie vorhin.

Ektasierte (zum Teil stark) Lymphkapillaren, zwischen vergrößerten (hypertrophischen) Muskelzellen (quergeschnitten); die Muskelzellen zeigen die mannigfaltigen Formen der „einfachen" Leistenkerne (Typus derselben in leistungsfähigen Zellen).

Bindegewebsvermehrung nur interfaszikulär, im Innern der Lamelle keine Hyperplasie desselben.

a = längsgeschnittenes interfaszikuläres Lymphgefäß mit seinen charakteristischen, flachen, länglichen Endothelkernen.

b = quergetroffene Blutkapillaren (von den Muskelzellen durch die Lymphräume geschieden).

c = kleine Gruppe von Rundzellen.

d = Gruppe von (neugebildeten?) nicht vergrößerten Muskelzellen.

e = Bindegewebszelle.

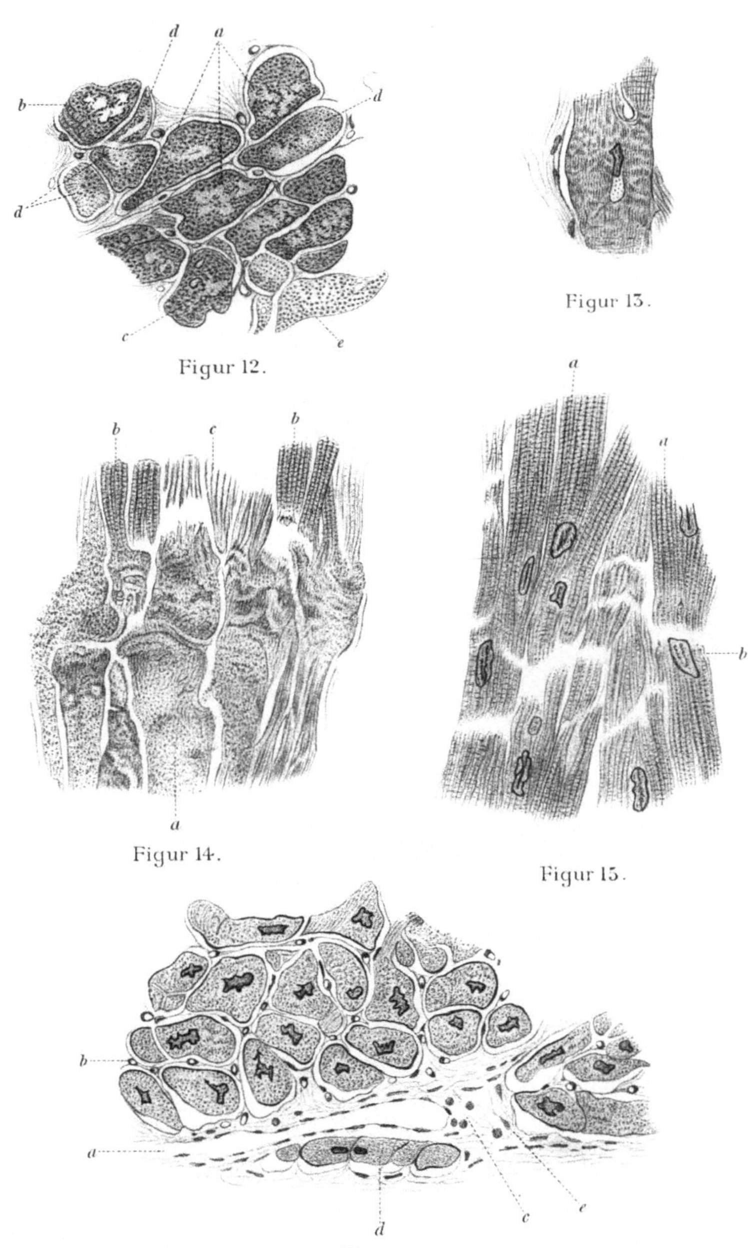

Figur 12.

Figur 13.

Figur 14.

Figur 15.

Figur 16.

Verlag von Julius Springer in Berlin.

Lith. Anst. v. Werner & Winter, Frankfurt a/M.

Tafel VII.

Fig. 17.

Aus einem Schnitt desselben Herzens.

(Aus demselben Schnitt, wie Fig. 12, gleiche Vergrößerung.)

Querschnitt einer Gruppe von „hypertrophischen" Muskelzellen (starke Vermehrung des centralen — Zelle **b** — und peripheren — Zelle **c** — Sarkoplasmas) aus dem Innern einer Muskellamelle mit intercellulärer Hyperplasie des Bindegewebes (Typus von kontraktions- und leistungsfähigen Zellen).

Zur Demonstration des Lage-Verhältnisses der Blutkapillaren (Querschnitte derselben bei **a**) zu den (hier erweiterten) Lymphkapillaren bei Gegenwart von intercellulärer Bindegewebsvermehrung.

Fig. 18.

Aus einem Schnitt des Herzens des Kapitäns D.

(Paradigma I, cf. Text).

Aus dem interpapillaren Raum des linken Ventrikels.

Fixierung in Formalin und Alkohol, Färbung mit Hämatoxylin und Alaun nach Heidenhain. — Vergrößerung die gleiche wie in den bisherigen Figuren.

Aus der centralen Partie eines kleinen Rundzellenherdes. — Muskelzellen in den verschiedensten Stadien des körnigen Zerfalls, durchsetzt von zahlreichen Rundzellen. Die letzteren zum Teil in die Muskelzellen selber eingedrungen (bei **a**), zum Teil in einer oberflächlichen Vertiefung derselben liegend (z. B. bei **b**).

Fig. 19.

Aus demselben Schnitt, wie Fig. 18.

(Gleiche Vergrößerung.)

Randzone eines Rundzellenherdes.

a = „hypertrophische" Zellen mit „einfachen" Leistenkernen. (Kontraktionsfähige Zellen.)

Die anderen Muskelzellen (im übrigen von unterschiedlicher Größe) besitzen die verschiedensten abweichenden Kernformen (rundlicheren Querschnitt, deutlich schwächere Tinktion, bei **d** kleine Vakuole im Kern) neben deutlich schlechterer Tinktion der kontraktilen Substanz, zum Teil partielle Degeneration des Zellkörpers.

b = körnig zerfallende Muskelzelle, in deren Inneres eine Rundzelle eingedrungen ist.

c = „zerklüftete" Zellen.

Fig. 20.

Aus der weiteren Umgebung des zum Teil in Fig. 18 gezeichneten Rundzellenherdes.

(Die gleiche Vergrößerung, wie bisher.)

Zwischen den Muskelzellen-Querschnitten (zu beachten deren unterschiedliche Größe) längsgetroffenes, interfasziculäres Lymphgefäß.

Die Wandkerne desselben springen stärker in das Lumen hinein vor, sind rundlicher, einzelne in Teilung begriffen, In unmittelbarer Umgebung der Lymphgefäßwand einzelne Rundzellen; bei **a** Rundzelle im Innern des Lymphgefäßes; **r** = Rundzelle auf der Wanderung zwischen dem Lumen des Lymphgefäßes und den Muskelinterstitien begriffen.

Fig. 21.

Aus dem linken Ventrikel desselben Herzens.

Fixierung in Formalin und Alkohol, Färbung mit Hämatoxylin und Alaun nach Heidenhain. — Vergrößerung wie bisher.

Muskelzellen aus der Randzone einer „alten" fibrösen Schwiele.

Zellen besitzen starke Zunahme des Sarkoplasmas. „Zerklüftung" der Muskelzellen in verschiedenen Stadien.

a = noch kernhaltige Zelle mit beginnender Zerklüftung.

b = weiter vorgeschrittene Zerklüftung.

c = Zerfall der zerklüfteten Zellteile.

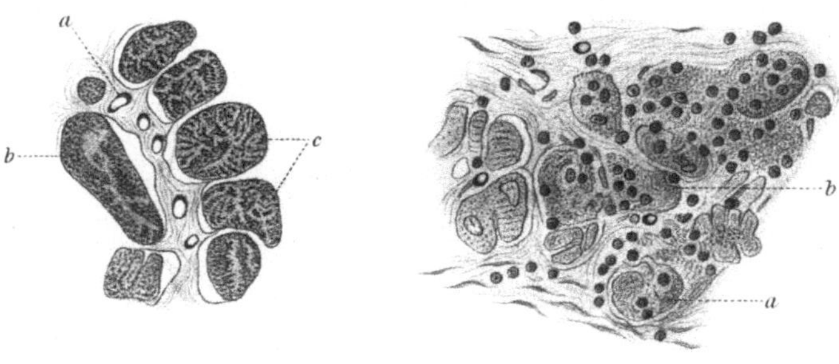

Figur 17.

Figur 18.

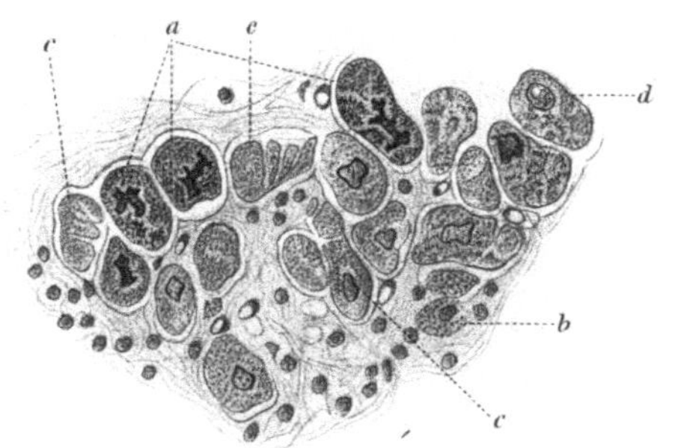

Figur 19.

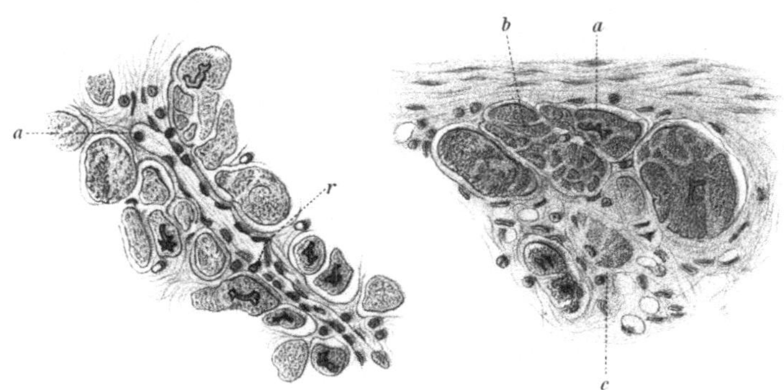

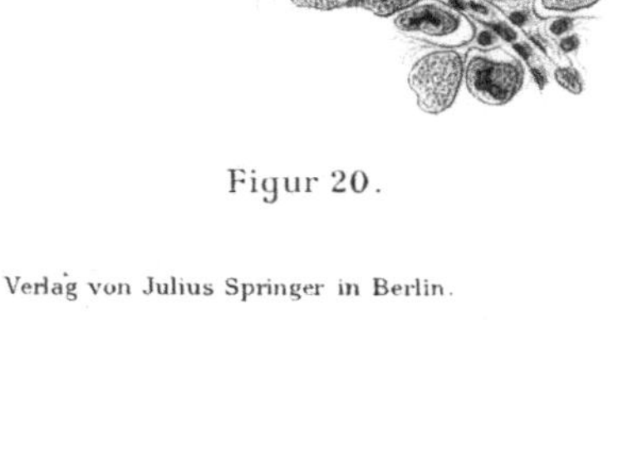

Figur 20.

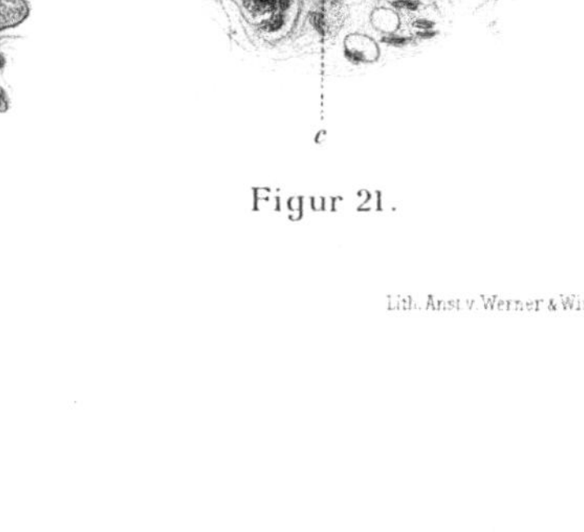

Figur 21.

Verlag von Julius Springer in Berlin.

Lith. Anst. v. Werner & Winter, Frankfurt a/M.